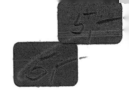

D1728150

Geiger Jonas Lenz Kramer

Nierenerkrankungen

Nieren-erkrankungen

Pathophysiologie, Diagnostik und Therapie

Herausgegeben von **Helmut Geiger, Dietger Jonas, Tomas Lenz, Wolfgang Kramer**

Unter Mitarbeit von Wolf-Dietrich Beecken, Ralf Bickeböller, Jochen Binder, Matthias Eishold, Ulf Gerhardt, Jan Gossmann, Ingeborg A. Hauser, Dietrich Höffler, Jon Jones, Markus Kosch, Roland M. Schäfer, Jürgen E. Scherberich, Marc Wolfram, Michael Zieschang

Geleitwort von Wilhelm Schoeppe

Mit 169 Abbildungen und 94 Tabellen

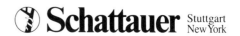

Schattauer Stuttgart New York

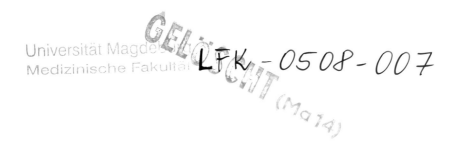
Bibliografische Information der Deutschen Bibliothek

Die Deutsche Bibliothek verzeichnet diese Publikation in der Deutschen Nationalbibliografie; detaillierte bibliografische Daten sind im Internet über <http://dnb.ddb.de> abrufbar.

Besonderer Hinweis:
Die Medizin unterliegt einem fortwährenden Entwicklungsprozess, sodass alle Angaben, insbesondere zu diagnostischen und therapeutischen Verfahren, immer nur dem Wissensstand zum Zeitpunkt der Drucklegung des Buches entsprechen können. Hinsichtlich der angegebenen Empfehlungen zur Therapie und der Auswahl sowie Dosierung von Medikamenten wurde die größtmögliche Sorgfalt beachtet. Gleichwohl werden die Benutzer aufgefordert, die Beipackzettel und Fachinformationen der Hersteller zur Kontrolle heranzuziehen und im Zweifelsfall einen Spezialisten zu konsultieren. Fragliche Unstimmigkeiten sollten bitte im allgemeinen Interesse dem Verlag mitgeteilt werden. Der Benutzer selbst bleibt verantwortlich für jede diagnostische oder therapeutische Applikation, Medikation und Dosierung.
In diesem Buch sind eingetragene Warenzeichen (geschützte Warennamen) nicht besonders kenntlich gemacht. Es kann also aus dem Fehlen eines entsprechenden Hinweises nicht geschlossen werden, dass es sich um einen freien Warennamen handelt.

© 2003 by Schattauer GmbH, Hölderlinstraße 3, D-70174 Stuttgart, Germany
E-Mail: info@schattauer.de
Internet: http://www.schattauer.de
Printed in Germany

Lektorat: Dr. med. Elke Ruchalla, Trossingen
Umschlagabbildung: Die auf dem Umschlag dargestellten Bilder entsprechen den Abbildungen 3.7, 5.2 und 13.2.
Umschlaggestaltung: Bernd Burkart
Satz: LogoPhil GbR, Stuttgart
Druck und Einband: Mayr Miesbach Druckerei und Verlag GmbH, Miesbach
Gedruckt auf chlor- und säurefrei gebleichtem Papier.

ISBN 3-7945-2177-3

Geleitwort

In einer Zeit, die sich für ihre Berufsfelddiskussionen die Schlagworte Spezialisierung, Kompetenz, Synergie und Kooperation als Markierungspunkte gewählt hat, und deren Gestalter daraus auch Handlungsmaximen ableiten, setzt das vorliegende Buch über Nierenerkrankungen neue Akzente.

Nur in der Spezialisierung ist wahre Kompetenz aufzubauen, die dazu im Stande ist, Synergien zu entwickeln, was praktisch nur in Arbeitskombinationen umgesetzt werden kann. Das vorliegende Werk zeigt am Beispiel von Nierenerkrankungen, wie eine Kooperation zwischen den Disziplinen für den einzelnen Patienten optimal gestaltet werden kann.

In 14 Monographien gelang es den Herausgebern, fokussiert auf spezielle Themen wie akutes Nierenversagen oder chronische Niereninsuffizienz bis zu minimal invasiven Interventionstechniken an der Niere oder zur Pharmakotherapie, ihre Spezialkenntnisse nicht nur zusammenzuführen, sondern ihre Gemeinsamkeiten in der Annäherung auf die Problematik des jeweiligen Patienten herauszuarbeiten und für die praktische Anwendung darzustellen. Zentrale Problemstellung ist dabei die Nierentransplantation, die zwingend die Kooperation der zwei Fachrichtungen Urologie und Nephrologie fordert.

Ein Ansatz dieser Art stellt hohe Ansprüche an Autoren und Leser. Der Versuch, traditionelle Pfade und die sozusagen hermetischen Bereiche der Spezialisierung zu verlassen, soll mit dem Ziel, optimale Diagnostik- und Behandlungspläne für die betroffenen Patienten zu gestalten, diese aber auch unter verschiedenen Gesichtspunkten sehen zu können, keinesfalls herkömmliche Systematisierungen ersetzen oder gar beseitigen. Er soll vielmehr eine Hilfe sein, allzu enge Einschränkungen aufzubrechen, um so wie eine Pflugschar wirken zu können, die den Boden für eine neue Saat aufbereitet. Die Ernte wird dem Kranken zugute kommen.

Möge das Buch mit seiner weiterführenden Konzeption erfolgreich sein.

Prof. em. Dr. med. Wilhelm Schoeppe

Vorwort

Im Volksmund heißt es: „Nierenerkrankungen sind tückisch". Auch heutzutage können zunächst unerkannte und selbst auch früh diagnostizierte Nierenerkrankungen Wohlbefinden, Leistungsfähigkeit und letztlich auch die Lebenserwartung beschränken. Zu Beginn des 21. Jahrhunderts steht den gesundheitlichen Bedrohungen durch schwerwiegende oder irreversible Erkrankungen der Niere jedoch ein diagnostisches und therapeutisches Arsenal verschiedener Disziplinen gegenüber, welches die Aussichten für Betroffene in einem wesentlich günstigeren Licht erscheinen lässt, als noch vor wenigen Jahrzehnten. Beispiele hierfür sind die modernen Methoden der Nierenersatztherapie oder die minimal invasive Urologie. Die Konzeption des vorliegenden Buches ist daher, die Erkrankungen der Niere aus unterschiedlichen Blickwinkeln zu beleuchten. Einerseits sollen die pathophysiologischen sowie die breit gefächerten diagnostischen und therapeutischen Aspekte der Spezialdisziplin Nephrologie dargelegt werden, andererseits die entsprechenden Möglichkeiten des urologischen Fachgebiets. Dabei wird ein breiter Bogen von entzündlichen Nierenerkrankungen, der Nierentransplantation bis hin zu den modernsten therapeutischen Verfahren der Urologie gespannt. Klassische Therapieregime von Nierenerkrankungen wie die Dialysebehandlung oder die Pharmakotherapie werden aktualisiert. Dieser interdisziplinäre Ansatz soll gewährleisten, dass der Leser besonders bei „Grenzfällen" mit Überschneidungen zur jeweiligen Nachbardisziplin Hilfestellungen durch das vorliegende Buch erfährt. Aufgrund der demographischen Entwicklung werden Nierenerkrankungen zukünftig häufiger anzutreffen sein als heute. Auch diese Tatsache erfordert den interdisziplinären Austausch, um vorhandene Ressourcen möglichst nutzbringend für den Patienten einsetzen zu können. Darüber hinaus wird auch der nicht spezialisierte Internist oder Assistent in der Facharztausbildung sicherlich manche Anregung durch dieses Buch erfahren können. Die Herausgeber hoffen, dass das vorliegende Buch vom Leser als sinnvolle und hilfreiche Ergänzung zum bestehenden Lehrbuchangebot angenommen wird.

Besonderer Dank gilt den engagierten Autoren sowie dem Lektorat beim Schattauer Verlag, in erster Linie Frau Dipl. Biol. D. Flemming und Frau Dr. med. E. Ruchalla. Herrn Prof. Dr. med. H.-J. Gröne vom Deutschen Krebsforschungszentrum in Heidelberg sind wir wegen der Überlassung und Kommentierung nierenpathologischer Präparate ebenfalls zu großem Dank verpflichtet.

Frankfurt am Main, im Winter 2002

Die Herausgeber

Anschriften

Herausgeber

Prof. Dr. med. Helmut Geiger
Medizinische Klinik IV, Funktionsbereich
Nephrologie, Universitätsklinikum
Theodor-Stern-Kai 7
60590 Frankfurt am Main

Prof. Dr. med. Dietger Jonas
Klinik für Urologie und Kinderurologie,
Universitätsklinikum
Theodor-Stern-Kai 7
60590 Frankfurt am Main

Prof. Dr. med. Tomas Lenz
KfH Kuratorium für Dialyse und
Nierentransplantation e.V., Dialysezentrum
Maxstraße 48
67059 Ludwigshafen am Rhein

Priv.-Doz. Dr. med. Wolfgang Kramer
Urologische Klinik,
Kliniken des Main Taunus Kreises GmbH
Kronberger Str. 36
65812 Bad Soden im Taunus

Autoren

Dr. med. Wolf-Dietrich Beecken
Klinik für Urologie und Kinderurologie,
Universitätsklinikum
Theodor-Stern-Kai 7
60590 Frankfurt am Main

Priv.-Doz. Dr. mcd. Ralf Bickeböller
Urologische Gemeinschaftspraxis,
Zeil 123
60313 Frankfurt am Main

Priv.-Doz. Dr. med. Jochen Binder
Kantonsspital Frauenfeld,
Urologie
Pfaffenholzstr. 4
CH-8501 Frauenfeld

Dr. med. Matthias Eishold
Klinik für Urologie und Kinderurologie,
Universitätsklinikum
Theodor-Stern-Kai 7
60590 Frankfurt am Main

Dr. med. Ulf Gerhardt
Medizinische Klinik und Poliklinik D,
Westfälische Wilhelms-Universität
Albert-Schweitzer-Str. 33
48129 Münster

Priv.-Doz. Dr. med. Jan Gossmann
KfH-Zentrum, Transplantationsambulanz
Schleusenweg 22
60528 Frankfurt am Main

Priv.-Doz. Dr. med. Ingeborg A. Hauser
Medizinische Klinik IV, Funktionsbereich
Nephrologie, Universitätsklinikum
Theodor-Stern-Kai 7
60590 Frankfurt am Main

Prof. Dr. med. Dietrich Höffler
Ehem. Medizinische Klinik III,
Klinikum Darmstadt
Grafenstrasse 9
64283 Darmstadt

Dr. med. Jon Jones
Klinik für Urologie und Kinderurologie,
Universitätsklinikum
Theodor-Stern-Kai 7
60590 Frankfurt am Main

Dr. med. Markus Kosch
Medizinische Klinik und Poliklinik D,
Westfälische Wilhelms-Universität
Albert-Schweitzer-Str. 33
48129 Münster

Prof. Dr. med. Roland M. Schäfer
Medizinische Klinik und Poliklinik D,
Westfälische Wilhelms-Universität
Albert-Schweitzer-Str. 33
48129 Münster

Prof. Dr. med. Jürgen E. Scherberich
II. Medizinische Klinik,
Krankenhaus München-Harlaching
Sanatoriumsplatz 2
81545 München

Dr. med. Marc Wolfram
Klinik für Urologie und Kinderurologie,
Universitätsklinikum
Theodor-Stern-Kai 7
60590 Frankfurt am Main

Dr. med. Michael Zieschang
Dialysezentrum Alicepark
Stiftstr. 4
64287 Darmstadt

Inhalt

Verzeichnis häufig verwendeter Abkürzungen

ADH	Antidiuretisches Hormon
ANA	Antinukleäre Antikörper
ANF	Atrialer natriuretischer Faktor
ANV	Akutes Nierenversagen
APZ	Antigenpräsentierende Zelle
ARDS	Adult respiratory distress syndrome
ATN	Akute Tubulusnekrose
ATP	Adenosintriphosphat
c-ANCA	Antineutrophile zytoplasmatische Antikörper mit zytoplasmatischem Muster
CAPD	Kontinuierliche ambulante Peritonealdialyse
CAVH	Kontinuierliche arteriovenöse Hämofiltration
CAVHD	Kontinuierliche arteriovenöse Hämodialyse
CCPD	Kontinuierliche zyklusunterstützte Peritonealdialyse
CK	Kreatinkinase
CMV	Zytomegalievirus
CsA	Ciclosporin A
CVVH	Kontinuierliche venovenöse Hämofiltration
CVVHD	Kontinuierliche venovenöse Hämodialyse
DIC/DIG	Disseminierte intravasale Gerinnung
DMSA	Dimercaptobernsteinsäure
DSA	Digitale Subtraktionsangiographie
EBV	Epstein-Barr-Virus
EPH	„Edema", Proteinurie, Hypertonie
ERPF	Effektiver renaler Plasmafluss
FSGS	Fokal segmentale Glomerulosklerose
GFR	Glomeruläre Filtrationsrate
HELLP	Hemolysis, Elevated Liver enzymes, Low Platelets
HLA	Humane Leukozyten-Antigene
HMG-CoA	Hydroxymethylglutaryl-CoenzymA
HUS	Hämolytisch-urämisches Syndrom
IgAN	IgA Nephropathie
KG	Körpergewicht
KO	Körperoberfläche
LDH	Lactatdehydrogenase
MAG3	Mercaptoacetyltriglycin
MCN	Minimal-Change-Nephropathie
MGN	Membranöse Glomerulopathie
MMF	Mycophenolatmofetil
MPGN	Membranoproliferative (mesangio-kapilläre) Glomerulonephritis
NHBPEP	National High Blood Pressure Education Program (der USA)
PAN	Panarteriitis nodosa
p-ANCA	Antineutrophile zytoplasmische Antikörper mit perinukleärem Muster
PRA	Panel-reactive antibodies
PTA	Perkutane transluminale Angioplastie
RAAS	Renin-Angiotensin-Aldosteron-System
RAS	Renin-Angiotensin-System
RPGN	Rasch progrediente Glomerulonephritis
RTA	Renal tubuläre Azidose
SLE	Systemischer Lupus erythematodes
SSW	Schwangerschaftswoche
TTP	Thrombotisch-thrombozytopenische Purpura

1 Akutes Nierenversagen

H. Geiger

Fallstricke/Fußangeln

- Akutes Nierenversagen auch bei „normaler" Harnmenge möglich (polyurisches Nierenversagen)
- Symptome durch Kumulation von Medikamenten mit renaler Ausscheidung (Digoxin)
- Selbstmedikation als Ursache (Analgetika)
- Initiale Hypovolämie prädisponierend (später bei Anurie Ödeme)

Leitsymptome

- Oligurie/Anurie → Überwässerung
- Anstieg harnpflichtiger Substanzen → Azotämie
- Elektrolytentgleisung → Hyperkaliämie

Kasuistik

Eine 74-jährige somnolente, exsikkierte Patientin wird in der Notfallambulanz aufgenommen. Aus der Fremdanamnese ergibt sich der Hinweis auf einen gastrointestinalen Infekt mit Diarrhö und Erbrechen sowie erhöhten Temperaturen, die zur Einnahme eines „fiebersenkenden Medikaments" geführt hätten. Eine vorbestehende Nierenerkrankung sei nicht bekannt. Seit etwa 3 Tagen bestehe ein deutlicher Rückgang der Urinmenge, trotz regelmäßiger Einnahme eines Diuretikums wegen Hypertonie und Herzinsuffizienz. Seit 2 Tagen würden zunehmende Müdigkeit und Somnolenz beobachtet.

Der Blutdruck wird mit 105/65 mm Hg gemessen bei einer Herzfrequenz von 105/min. Bei der körperlichen Untersuchung fallen eine trockene Haut und ein urämischer Fötor auf. Im Serum werden erhöhte Werte für Kalium (6,1 mmol/l), Kreatinin (5,2 mg/dl) und Harnstoff (212 mg/dl) gemessen. Das Blutbild ist bis auf eine geringgradige Leukozytose und einen hochnormalen Hämatokrit unauffällig. Bei einer Stundenharnmenge unter 10 ml finden sich im Urin eine hohe Osmolarität (675 mosmol/l) und ein niedriges Natrium (23 mmol/l). Im Urinstix werden keine Erythrozyten, keine Leukozyten und eine Spur Eiweiß nachgewiesen. Sonographisch zeigen sich altersentsprechend normal große Nieren (10,5 cm im Längsdurchmesser) mit echoarmem Parenchym; ein Aufstau der ableitenden Harnwege kann ausgeschlossen werden.

Aufgrund der vorliegenden Befunde wird die Verdachtsdiagnose eines funktionellen prärenalen Nierenversagens gestellt. Unter vorsichtiger Volumengabe (freies Wasser und physiologische Kochsalzlösung) bessert sich die Vigilanz rasch. Wegen zunächst persistierender Oligurie wird mehrere Tage eine intermittierende Hämodialysebehandlung durchgeführt. Nach Zunahme der Harnmenge und Zwischenstadium der Polyurie normalisiert sich die Nierenfunktion.

1.1 Definition

> Das akute Nierenversagen (ANV) ist charakterisiert durch eine rasche Abnahme der Nierenfunktion, die über Tage oder Wochen nachweisbar und in der Regel reversibel ist.

Das Ausmaß der Nierenfunktionseinschränkung wird in der Literatur nicht einheitlich definiert. Ein Anstieg des Serumkreatinins um mindestens 0,5 mg/dl (44 mmol/l) oder um mehr als 50% des Ausgangswertes wird als Voraussetzung gefordert, wobei in vielen Fällen Vorwerte als Bezugsgröße nicht verfügbar sind.

Ein ANV mit einem Harnvolumen unter 400 ml/ 24 h wird als **oligurisches ANV** bezeichnet im Gegensatz zum **nonoligurischem Nierenversagen** mit einer Urinausscheidung im „normalen" Bereich.

In seltenen Fällen wird ein hyperkataboles ANV beobachtet mit einem inadäquat schnellen Anstieg des Serumharnstoffes, bezogen auf das Serumkreatinin, als Hinweis auf eine extrarenale Ursache.

1.2 Epidemiologie

Angaben zur **Inzidenz** des akuten Nierenversagens variieren beträchtlich und sind abhängig von der Patientenselektion und der Krankheitsdefinition. Die Inzidenz des nonoligurischen Nierenversagens nimmt in den letzten Jahren zu.

Bei etwa 10% der betroffenen Patienten ist eine Dialysebehandlung erforderlich. Der Anteil von Patienten mit akutem Nierenversagen liegt bei Aufnahme in ein Krankenhaus bei etwa 1% und kann in chirurgischen Kliniken postoperativ bis auf 10% ansteigen. Der Anteil der Patienten mit akutem Nierenversagen wird im intensivmedizinischen Bereich zwischen 15 und 25% angegeben. Die Häufigkeit des akuten Nierenversagens in der Gesamtbevölkerung wird – unter Berücksichtigung vieler unterschiedlicher Einflussfaktoren – auf 100 Patienten pro 1 Million Einwohner und pro Jahr geschätzt.

1.3 Ätiologie

Nach amerikanischen Statistiken sind prärenale Faktoren die häufigste Ursache (70%) des ANV, während das intrarenale Nierenversagen (25%) und das postrenale Nierenversagen seltener auftreten (Brady u. Singer 1995) (Tab. 1.1). Im Gegensatz dazu wird in einer prospektiven spanischen Multicenter-Studie die akute Tubulusnekrose (intrarenale Genese) mit 45% als häufigste Ursache des ANV angeführt, gefolgt vom prärenalen ANV (21%), der akuten Verschlech-

Tab. 1.1 Einteilung und Ursachen des akuten Nierenversagens

Ursache/Lokalisation	Pathophysiologie	Beispiele
Prärenal		
	Flüssigkeitsverlust	Erbrechen, Durchfall, Blutung, Diuretika
	Lebererkrankung	hepatorenales Syndrom
Intrarenal		
1. Akute Tubulusnekrose	Ischämie	Blutdruckabfall, Schock
	exogene Toxine	Kontrastmittel, Medikamente
	endogene Toxine	Rhabdomyolyse, Hämolyse, Tumorlyse
2. Gefäßerkrankungen	große Gefäße	Nierenarterien-/-venenthrombose, arterielle Embolien
	kleine Gefäße	Vaskulitis, HUS/TTP, maligne Hypertonie
3. Glomerulonephritis	immunologische Prozesse	rasch progrediente Glomerulonephritis, Goodpasture-Syndrom
4. Tubulointerstitielle Erkrankungen	Allergie	interstitielle Nephritis
	Infektion	Pyelonephritis
5. Geänderte Hämodynamik	renale Minderperfusion	nichtsteroidale Antiphlogistika, ACE-Hemmer
Postrenal		
Niere		Harnsäure, Oxalsäure, Calciumphosphat
Ureteren		Steine, Papillennekrosen, Blutgerinnsel, gynäkologische Neoplasien, retroperitoneale Fibrose
Harnblase		Karzinom, Prostataprozesse
Urethra		entzündliche Prozesse

HUS = hämolytisch-urämisches Syndrom; TTP = thrombotisch-thrombopenische Purpura

terung der Nierenfunktion bei vorbestehender chronischer Nierenerkrankung (13%) und dem postrenalen Nierenversagen (10%).

Zu den **prärenalen Ursachen** zählen die Volumendepletion (Dursten, medikamentöse Diuresesteigerung, Erbrechen, Durchfall, Blutung) und eine Verminderung des effektiven zirkulierenden Blutvolumens (Herzinsuffizienz, Leberzirrhose).

Intrarenale Ursachen des ANV sind Glomerulonephritis, interstitielle Nephritis, akute Tubulusnekrose, vaskuläre Nierenerkrankungen (Lupus erythematodes, Wegener-Granulomatose), Verschluss der Nierengefäße (Nierenarterienembolien, Nierenvenenthrombose), Systemerkrankungen (hämolytisch-urämisches Syndrom = HUS/thrombozytisch-thrombopenische Purpura = TTP, maligne Hypertonie), exogene (Kontrastmittel, Medikamente) und endogene (Hämolyse, Rhabdomyolyse) Toxine. Sehr selten kann die bilaterale Pyelonephritis zum ANV führen.

Ursachen für eine **postrenales Nierenversagen (Obstruktion)** finden sich bei Stenosen des Ureters und der Urethra sowie bei Verlegung der ableitenden Harnwege durch Steine oder durch Tumoren der Prostata, der Harnblase oder des Uterus.

In vielen Fällen ist die Pathogenese des ANV multifaktoriell, wenn z.B. bei nephrotischem Syndrom neben einer primären Nierenerkrankung das zirkulierende Blutvolumen durch Ödembildung vermindert ist oder bei Sepsis sowohl Toxine als auch der massive Blutdruckabfall und die notwendige Applikation hochdosierter Katecholamine zum Nierenversagen führen. Eine „klassische" Trias ist die Kombination aus Fieber, Exsikkose und die Einnahme von nichtsteroidalen Antiphlogistika.

1.4 Pathophysiologie

Die Pathogenese des ANV wird durch eine Funktionsstörung der Nephrone verursacht. Zugrunde liegen können:

- Perfusionsstörung der Glomeruli mit Abnahme der glomerulären Filtration
- durch Ischämie, Toxine oder Obstruktion bedingte Schädigung der Tubuluszellen
- Verlegung der Tubuli

Es wurden zahlreiche Hypothesen und Konzepte mit komplexen Reaktionskaskaden entwickelt, die die Entstehung und den Verlauf des ANV erklären sollen. Trotz großer Anstrengungen und immenser Literatur zu dieser Thematik sind die kausalen Zusammenhänge letztendlich nicht befriedigend erforscht, nicht zuletzt deshalb, weil tierexperimentelle Daten in vielen Fällen nicht die Situation beim Menschen widerspiegeln.

Ganz entscheidend dürfte in den meisten Fällen eine **Minderung der renalen Perfusion** um mehr als 50% sein, die durch eine Widerstandserhöhung der afferenten Arteriole und/oder Tonusminderung der efferenten Arteriole verursacht werden kann. Sowohl neurale (Sympathikus) als auch humorale Mechanismen (Renin-Angiotensin-System, Adiuretin [Vasopressin], Endothelin, Thromboxan A_2) sind dabei involviert. Für die Praxis ist dabei von Bedeutung, dass die renale Perfusion durch vielfältige ärztliche Eingriffe beeinträchtigt werden kann: So vermindert die Verabreichung von Katecholaminen in hoher Dosis den renalen Blutfluss und die glomeruläre Filtration, die Anwendung von ACE-Hemmern senkt den Tonus der efferenten Arteriole, und die Gabe von nichtsteroidalen Antiphlogistika beeinträchtigt durch Hemmung der Zyklooxygenase 1 die Nierendurchblutung, die renale Filtrationsleistung und die tubulären Transportprozesse von Wasser und Elektrolyten.

Wichtig für die Feinregulation der Nierendurchblutung ist die sensible Balance zwischen vasokonstriktorischen (Angiotensin II, Endothelin) und vasodilatatorischen Substanzen (NO, atrialer natriuretischer Faktor = ANF). In vielen tierexperimentellen Untersuchungen konnte gezeigt werden, dass die prophylaktische Hemmung von vasokonstriktiven Faktoren und die Verabreichung von vasodilatierenden Pharmaka ein ischämisches oder toxisches Nierenversagen verhindern oder den Verlauf günstig beeinflussen können.

Veränderungen der Oberflächeneigenschaften von renalen Endothelzellen, Störungen der Interaktion von Endothelzellen mit Thrombozyten sowie eine Inbalance des intravasalen Gerinnungssystems können zur Bildung von Gefäßthromben in der Nicrc und zum kompletten Verschluss eines Gefäßbettes führen. Diese pathophysiologischen Mechanismen liegen der bilateralen Nierenrindennekrose, der thrombotischen Mikroangiopathie (HUS, TTP) und der malignen Hypertonie zugrunde.

Die **Schädigung tubulärer Zellen** spielt ohne Zweifel eine entscheidende Rolle in der Pathogenese des ANV, insbesondere bei der durch Ischämie oder durch Toxine verursachten akuten Tubuluszellnekrose. Welche Rolle eine tubuläre Obstruktion durch Zelldetritus und Proteinzylinder spielt, ist ungeklärt und wird kontrovers diskutiert. Ebenso ist der Stellenwert der passiven Rückdiffusion von Primärfiltrat (backleak) im Rahmen einer Permeabilitätsstörung des Tubulusepithels umstritten.

Forschungsergebnisse in den letzten Jahren haben vermehrt das Interesse für **zelluläre Vorgänge** im Rahmen ischämischer und toxischer Prozesse geweckt. Insbesondere der Energiestoffwechsel der Zelle (ATP), die Rolle freier Sauerstoffradikale und die Bedeutung des intrazellulären Calciums wurden in vielen experimentellen Studien untersucht. Ein länger bestehender Sauerstoffmangel führt zum Abfall des zellulären ATP-Gehaltes, zur Umstellung auf anaeroben Stoffwechsel und zur Entwicklung einer Azidose. Durch Blockierung des transmembranösen Calciumtransportes kommt es zur Anhäufung von intrazellulärem Calcium und Aktivierung intrazellulärer Phospholipasen mit Veränderung der Membranstrukturen. Nach Besserung der Durchblutung und Behebung der Ischämiesituation wird die zelluläre Azidose korrigiert. Die in der Ischämiephase im Überschuss gebildete Xanthinoxidase führt nun unter Sauerstoffzufuhr zur Synthese von freien Radikalen, die eine deletäre Wirkung auf die Integrität zellulärer Reaktionszyklen entfalten können. Somit kommt es nach Behebung der Sauerstoffmangelsituation – was Ziel der primären therapeutischen Intervention ist – in der Reperfusionsphase zu einem zellulären Schädigungsprozess, der ganz entscheidend für den weiteren Verlauf der Erkrankung ist. Das wissenschaftliche Interesse richtet sich zunehmend auf das Ziel, diesen Reperfusionsschaden zu verhindern oder zumindest abzuschwächen.

Die **Rolle von NO** in der Pathogenese des akuten Nierenversagens ist komplex und nur zum Teil geklärt. Hypoxische Tubuluszellen weisen im Tiermodell eine gesteigerte NO-Synthese auf, die der Zellschädigung vorausgeht. Ob NO beim ANV des Menschen den effektiven renalen Plasmafluss steigert, die Leukozytenmigration vermindert und prothrombotische Mechanismen hemmt oder im Gegensatz dazu zytotoxische Eigenschaften entfaltet, ist noch unklar.

Eine schematische Darstellung der pathophysiologischen Vorgänge, die zum akuten Nierenversagen führen können, zeigt Abbildung 1.1.

1.5 Pathologie

Histologisch findet man bei prärenalem ANV unauffällige Glomeruli und Nierengefäße. Die immunhistologischen Befunde sind negativ. Die Tubulusepithelien sind geschwollen, selten findet man Einzelzellnekrosen. Da wegweisende und therapierelevante Ergebnisse nur bei renaler Genese des Nierenversagens zu erwarten sind, sollte eine Nierenbiopsie nur dann durchgeführt werden, wenn eine glomeruläre Erkrankung bei nephritischem Sediment, z.B. eine rapid progressive Glomerulonephritis, wahrscheinlich ist oder das ANV einen sehr protrahierten Verlauf nimmt. Verschiedene pathohistologische Befunde zeigen die Abbildungen 1.2 bis 1.7 (s. S. 7f.).

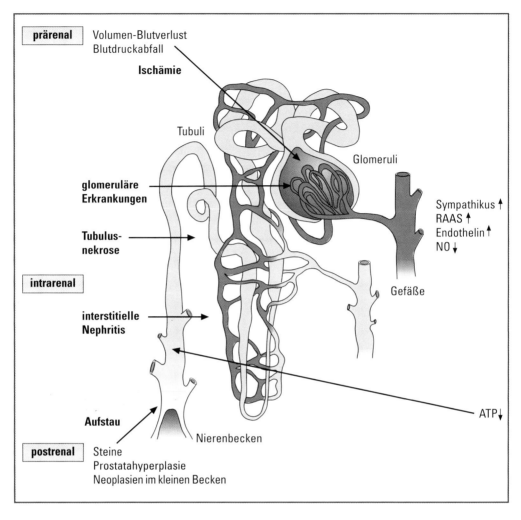

Abb. 1.1 Pathophysiologische Mechanismen, die zum akuten Nierenversagen führen. RAAS = Renin-Angiotensin-Aldosteron-System.

1.6 Diagnose und Differenzialdiagnose

Die Patienten klagen über Müdigkeit, Schwäche und Abgeschlagenheit. In einem fortgeschrittenen Stadium der Erkrankung können Erbrechen, Juckreiz, Somnolenz und Koma auftreten.

Das ANV – insbesondere die nonoligurische Form – kann für den betroffenen Patienten bei spontaner Remission unbemerkt verlaufen. In vielen Fällen ist die Erkrankung aber lebensbedrohlich. Dies trifft vor allem für intensivpflichtige Patienten mit Sepsis oder nach operativen Eingriffen zu, insbesondere wenn sie älter und multimorbide sind. Außerdem kann eine sich rasch entwickelnde Komplikation der Nierenfunktionsstörung, z.B. eine Hyperkaliämie, in kurzer Zeit vital bedrohend sein. Dies macht deutlich, dass bei jedem ANV eine rasche dia-

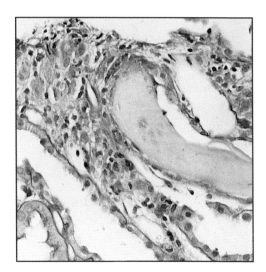

Abb. 1.2 Akutes Nierenversagen bei „Plasmozytom-Niere" mit abgeflachten Epithelien, die fokal proliferieren; das Interstitium ist rundzellig infiltriert.

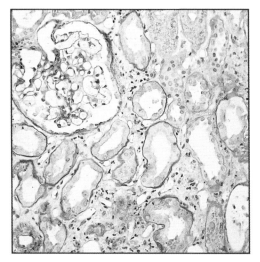

Abb. 1.3 Akutes Nierenversagen in einer Transplantatniere mit Präservationsschaden und abgeflachten Epithelien. Bürstensaum in der Mehrzahl proximaler Tubuli abgeflacht oder nicht bewahrt.

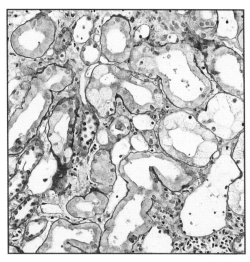

Abb. 1.4 Akut geschädigte Tubuli mit irregulärer Vakuolisierung der Epithelien, die teils abgeflacht, teils ausgeprägt ödematös sind.

gnostische Abklärung durchgeführt werden muss. Die **diagnostischen Maßnahmen** sollen folgende Fragen beantworten:
- Handelt es sich um ein akutes oder chronisches Nierenversagen?
- Gibt es vital bedrohliche Komplikationen, die eine rasche therapeutische Intervention erforderlich machen?

- Was ist die Ursache des akuten Nierenversagens?
- Ist eine Nierenbiopsie notwendig?

Zur Beantwortung dieser Fragen sind folgende Untersuchungen erforderlich:
- Eigen-, Fremd- und Familienanamnese
- körperliche Untersuchung

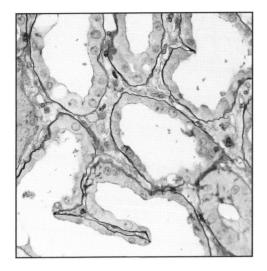

Abb. 1.5 Schwerer Tubulusschaden. Der proximale Ursprung dieser Zellen ist am schmalen Bürstensaum, der schwach rötlich gefärbt ist, fokal noch zu erkennen.

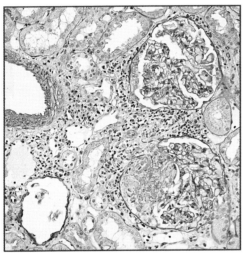

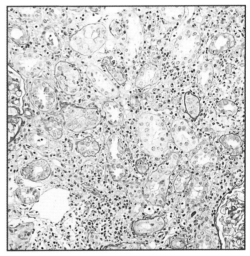

Abb. 1.6 Tubulusschaden bei akutem Nierenversagen im Rahmen einer nekrotisierenden Glomerulonephritis. Die Nekrose eines Glomerulus ist im rechten unteren Teil des Bildes zu erkennen.

Abb. 1.7 Akutes Nierenversagen bei schwerer interstitieller Nephritis.

- Blut- und Urindiagnostik
- Sonographie des Abdomens, der Nieren und der ableitenden Harnwege
- fakultativ Duplexsonographie der Nierengefäße
- fakultativ Röntgen und Szintigraphie
- fakultativ Nierenbiopsie

1.6.1 Anamnese

Ist der Patient anamnesefähig, sollte zunächst nach **Vorerkrankungen** gefragt werden, die zu Nierenschädigungen führen können (Hochdruck, Diabetes mellitus, Nierenerkrankungen) sowie nach Informationen, die auf eine eventuelle länger bestehende Nierenerkrankung hinweisen (Befunde früherer Untersuchungen beim Hausarzt oder während eines Krankenhausaufenthaltes, Ödeme, Dysurie, Nykturie, Hämaturie). Von zunehmender Bedeutung ist die **Einnahme von Medikamenten**, insbesondere nichtsteroidaler Antiphlogistika, Antibiotika, Diuretika und Allopurinol, wobei frei verkäufliche Präparate in vielen Fällen vom Patienten nicht als Medikament eingeordnet und erst auf gezieltes Nachfragen angegeben werden. Wichtig ist in diesem Zusammenhang auch die Frage nach vorausgegangenen Kontrastmittelgaben im Rahmen einer Röntgenuntersuchung, da der Patient in der Regel darin keine kausale Beziehung sieht. Unverzichtbar ist die Frage nach einer aktuellen oder abgelaufenen Infektion. Fieber und/oder Gelenkschmerzen können Hinweis auf eine immunologische Systemerkrankung oder eine Vaskulitis sein.

Nicht vergessen werden sollte die Frage nach Volumenverlusten durch Erbrechen oder Diarrhö, die über Exsikkose die Grundlage für die Entwicklung eines akuten Nierenversagens legen.

1.6.2 Körperliche Untersuchung

Am Anfang stehen die Messung des Blutdruckes, der Pulsfrequenz und der Körpertemperatur sowie der kardiopulmonale Status.

Der Klinikarzt sieht sehr häufig Patienten mit ANV zuerst auf chirurgischen und internistischen Intensivstationen. Wegweisend für die Klärung der Ätiologie ist in vielen Fällen der Volumenstatus des Patienten (Hautturgor, Schleimhäute), vor allem Zeichen der Exsikkose nach gastrointestinalen Flüssigkeitsverlusten, bei Fieber oder nach größeren Blutungen sind zu beachten. Die reduzierte Vigilanz oder ein komatöser Zustand bei Patienten mit ANV zeigt ein fortgeschrittenes Stadium mit urämischer Symptomatik an. Untersuchung des Herzens und der Lunge liefern Befunde für eine kardiopulmonale Genese des ANV (Herzinsuffizienz, Lungenembolie) oder weisen bereits auf schwer-

wiegende Folgen des ANV hin (Lungenödem, Perikardreiben). Die spezielle Untersuchung des Urogenitaltraktes sollte die Klopfschmerzhaftigkeit des Nierenlagers, die Perkussion der Harnblase und einen rektalen Tastbefund mit einbeziehen.

Mit klinischer Erfahrung kann durch eine gründliche Anamnese und eine subtile körperliche Untersuchung bei über 80% der Patienten eine Verdachtsdiagnose gestellt werden, die durch die nachfolgende Labordiagnostik und den Einsatz technischer Verfahren bestätigt wird.

1.6.3 Blut- und Urindiagnostik

Die **Blutbasisdiagnostik** umfasst Blutbild, Nierenretentionswerte (Kreatinin, Harnstoff), Elektrolyte (Na^+, K^+, Cl^-, Ca^{2+}, PO_4^{3-}) und Säure-Basen-Status (Blutgase). Ergänzend können bei entsprechender klinischer Konstellation CK (Rhabdomyolyse), LDH (Hämolyse), Amylase/Lipase (Pankreatitis) bestimmt und eine Elektrophorese/Immunelektrophorese (Plasmozytom) sowie eine Blutkultur (Sepsis) durchgeführt werden (Tab. 1.2).

Eine (normochrome) **Anämie**, vor allem stärkeren Ausmaßes, deutet nach Ausschluss einer akuten Blutung und einer Hämolyse auf einen chronischen Verlauf des Nierenversagens oder auf eine zugrunde liegende chronische Nierenerkrankung hin. Eine Leukozytose findet sich häufig bei Sepsis, eine Thrombozytopenie bei HUS/TTP und Hantavirusinfektion.

Der **Serumkreatininwert** sowie die **Harnstoffkonzentration** korrelieren mit dem Ausmaß der Nierenfunktionseinschränkung. Im Gegensatz zum Kreatinin ist die Harnstoffausscheidung vom Ausmaß der Diurese abhängig. Eine isolierte Erhöhung des Harnstoffes kann extrarenaler Genese sein (Proteinexzess, Proteinkatabolismus, Blutungen im Magen-Darm-Trakt, Aminosäureinfusion, Glucocorticoidtherapie), während der Anstieg des Serumkreatinins ein spezifischer Parameter für die Nierenfunktion ist.

Tab. 1.2 Labordiagnostik bei akutem Nierenversagen

Urindiagnostik	Differenzialdiagnose		
	Prärenal	**Intrarenal**	**Postrenal**
Osmolarität (mosmol/l)	> 500	< 350	unspezifisch
Spezifisches Gewicht	> 1020	< 1010	unspezifisch
Natrium (mmol/l)	< 20	> 40	unspezifisch
Sediment	aktives Sediment bei glomerulärer Erkrankung		
Blutdiagnostik	**Interpretation**		
Kreatinin	Abschätzung der GFR		
Harnstoff	diureseabhängig: überproportionale Erhöhung bei Exsikkose, Proteinkatabolismus, intestinalen Blutungen; dysproportional niedrige Werte bei gestörter Harnstoffsynthese (hepatorenales Syndrom)		
Natrium, Kalium, Chlorid	Elektrolytentgleisungen		
Blutgase (Bicarbonat)	Azidose		
Blutbild	Hämoglobin: DD akut/chronisch, Blutung Leukozyten: Infektion Thrombozyten: TTP, HUS		
Calcium, Phosphat	DD: akut/chronisch; hyperkalzämisches ANV		
Ergänzend			
CK, LDH, Amylase/Lipase, Blutgase	spezifische Ursachen des ANV		
C3-C4-Komplement	akute Glomerulonephritis		
ANA/Anti-dDNA-Antikörper	Lupus erythematodes u.a.		
p-/c-ANCA	Wegener-Granulomatose u.a.		

HUS = hämolytisch-urämisches Syndrom; TTP = thrombotisch-thrombopenische Purpura; ANA = antinukleäre Antikörper; ANCA = antineutrophile zytoplasmatische Antikörper

Disproportional hohe Kreatininspiegel (bezogen auf den Harnstoffspiegel) finden sich bei Myopathien, proteinarmer Ernährung, gestörter Harnstoffsynthese (Leberzirrhose mit hepatorenalem Syndrom) und eingeschränkter Nierenfunktion bei anaboler Stoffwechsellage (Anabolika, Insulin, Glucoseinfusionen).

Unter den **Serumelektrolyten** stellt Kalium den wichtigsten Messparameter dar. Bei Oligurie und beeinträchtigter tubulärer Funktion droht die Hyperkaliämie, die lebensbedrohend sein kann und durch die gleichzeitig auftretende metabolische Azidose noch verstärkt wird. Die Kaliumbestimmung gehört deshalb zum notfalldiagnostischen Programm und sollte im Zweifelsfall wiederholt ausgeführt werden, um Artefakte auszuschließen. Erniedrigtes Serumcalcium bei gleichzeitig erhöhtem anorganischem Phosphat kann ein Hinweis auf eine bereits länger bestehende (kompensierte) Niereninsuffizienz sein, die sich jetzt akut verschlechtert hat. Die parallel durchgeführte

Blutgasanalyse zeigt, ob bereits eine metabolische Azidose mit hoher Anionenlücke (Natrium minus der Summe aus Chlorid und Bicarbonat > 14 mmol/l) als Ausdruck eines chronischen Nierenversagens mit verminderter renaler HCO_3-Bildung vorliegt.

Eine Hyperkalzämie kann Ursache einer rasch verlaufenden Niereninsuffizienz sein und sollte deshalb rasch entdeckt und behandelt werden. Sie wird beobachtet bei Tumorerkrankungen, primärem Hyperparathyreoidismus und bei Sarkoidose. Ein ANV bei ausgeprägter Hyperphosphatämie findet sich bei einem Tumorlysesyndrom oder bei schwerer Rhabdomyolyse.

Für die Differenzialdiagnose des ANV ist die **Harnanalyse**, der leider viel zu wenig Beachtung geschenkt wird, von großer Bedeutung. Ein aktives Urinsediment mit dysmorphen Erythrozyten (insbesondere Akanthozyten) und Proteinurie spricht für eine intrarenale Ursache des ANV (Glomerulonephritis) und erfordert die rasche Durchführung einer Nierenbiopsie. In diesem Fall sollten ergänzend im Serum antinukleäre Antikörper (ANA), antineutrophile zytoplasmatische Antikörper (p-ANCA, c-ANCA) sowie die Komplementfaktoren C3 und C4 bestimmt werden.

Zur Abgrenzung der prärenalen Genese des Nierenversagens eignet sich am besten die **fraktionelle Natriumexkretion** (FE_{Na}: der Urin-Serum-Quotient von Natrium dividiert durch den Urin-Serum-Quotienten von Kreatinin), die den Anteil des im Endharn ausgeschiedenen Natriums bezogen auf die primär filtrierte Natriummenge wiedergibt. Bei prärenalem Nierenversagen liegt die FE_{Na} unter 1% (analog einer Urinnatriumkonzentration unter 10 mmol/l) im Gegensatz zur akuten Tubulusnekrose mit einer FE_{Na} über 2% (Urinnatrium über 50 mmol/l). Berücksichtigt werden muss, dass das Messergebnis durch die natriuretische Wirkung von Diuretika verfälscht wird. Möglicherweise ist die fraktionelle Exkretion von Harnsäure wegen der geringeren Beeinflussbarkeit durch Diuretika als differenzialdiagnostischer Parameter besser geeignet (prärenales ANV: FE_{Hs} unter 12%, akute Tubulusnekrose: über 20%). In der Praxis hat sich leider herausgestellt, dass bei akuter Tubulusnekrose in Einzelfällen auch niedrige Werte für die fraktionelle Natriumexkretion gemessen werden, z.B. bei vermindertem effektivem Blutvolumen oder nach Kontrastmittelgabe, sodass die FE_{Na} nur zusammen mit der klinischen Situation interpretiert werden kann.

Das **spezifische Gewicht** und die **Urinosmolarität** lassen Rückschlüsse auf die Konzentrationsfähigkeit der Niere und damit indirekt auf das Vorhandensein einer schweren tubulären Schädigung zu. Verliert die Niere bei einer ausgeprägten Tubulusnekrose weitgehend die Fähigkeit, den Urin angepasst an die Erfordernisse zu konzentrieren, so liegt der Quotient aus Urin- und Plasmaosmolarität annähernd bei 1 bzw. das spezifische Gewicht bei 1010 (Isosthenurie).

1.6.4 Ultraschalluntersuchung

Die Ultraschalluntersuchung der Nieren bei akutem Nierenversagen sollte ohne Zeitverzögerung durchgeführt werden. Eine postrenale Ursache, die zum Aufstau des Nierenbeckenkelchsystems führt, lässt sich rasch erkennen und erspart weitere kostenintensive Diagnostik. Mit diesem nichtinvasiven Verfahren sollten die Nierengröße, die Parenchymbreite und -dichte sowie der Zentralreflex beurteilt werden.

Insbesondere bei Verdacht auf eine akute Minderdurchblutung der Nieren (z.B. arterielle Embolien nach Kathetereingriffen) oder der progredienten Abnahme der Nierenfunktion bei ischämischer Nephropathie liefert die **farbkodierte Duplexsonographie** wegweisende Informationen, genauso wie bei akuter venöser Abflussstörung (Nierenvenenthrombose). Gerade bei einseitigen Prozessen, die in kürzester Zeit zum Verlust einer Niere führen können und sich häufig nicht einmal mit einem deutlichen

Anstieg des Serumkreatinins bemerkbar machen, ist die Duplexsonographie unverzichtbar. In der Differenzialdiagnose des Nierenversagens nach Nierentransplantation hat die Duplexsonographie einen hohen Stellenwert, wobei die sonographische Zugänglichkeit des transplantierten Organs gute Voraussetzungen für eine exakte Beurteilung der renalen Durchblutungssituation liefert. Leider haben die Entwicklungen in der vaskulären Nierendiagnostik nicht immer auch zu adäquaten Fortschritten in der Therapie geführt (Nierenrindennekrose).

1.6.5 Röntgendiagnostik

In der Diagnostik des ANV hat die Sonographie die konventionelle Röntgendiagnostik verdrängt. Allenfalls beim postrenalen Nierenversagen spielt die Röntgenleeraufnahme zur Lokalisierung von Konkrementen eine Rolle. Zur weiteren Abklärung von Abflusshindernissen und zur Beurteilung der ableitenden Harnwege ist das **intravenöse Pyelogramm** in vielen Fällen noch unverzichtbar und führt allerdings nur zu aussagefähigen Bildern bei Serumkreatininwerten unter 2,5 mg/dl. Außerdem sollte berücksichtigt werden, dass die intravenöse Applikation von Röntgenkontrastmittel eine bestehende Nierenfunktionseinschränkung verschlechtern oder bei vorgeschädigter Niere (Diabetes mellitus, Plasmozytom) ein Nierenversagen induzieren kann.

Der Einsatz der **Nierenangiographie** in der Diagnostik des ANV ist nur dann sinnvoll, wenn der Verschluss von Nierengefäßen gesichert werden muss und rekanalisierende Maßnahmen (PTA, Thrombolyse, operative Gefäßrekonstruktion) in Erwägung gezogen werden.

Die **Computertomographie** (ohne oder mit Kontrastmittel) ist selten notwendig. Als ergänzende Untersuchung zur weiteren Diagnostik einer obstruktiven Uropathie kann sie wichtige Informationen zur Situation im kleinen Becken liefern.

1.6.6 Magnetresonanztomographie

Der Stellenwert dieser Methode zur Abklärung des ANV ist etwa vergleichbar mit der Computertomographie. Vorteil dieser Methode ist der Verzicht auf das potenziell nephrotoxische Röntgenkontrastmittel.

1.6.7 Nierenperfusionsszintigraphie

Die Nierenperfusionsszintigraphie zur Beurteilung der Nierenperfusion steht in Konkurrenz zur Duplexsonographie. Durch die semiquantitative Bewertung der Nierenperfusion und der exkretorischen Funktion sowie den Nachweis einer Seitendifferenz ohne Kontrastmittelbelastung bietet diese Technik in vielen Fällen wertvolle Zusatzinformationen, die das weitere diagnostische und therapeutische Vorgehen erleichtern. Außerdem eignet sich dieses Verfahren ebenso wie die Duplexsonographie zur Verlaufskontrolle des Nierenversagens bei Beeinträchtigung der Nierenperfusion.

1.6.8 Nierenbiopsie

Eine Nierenbiopsie ist dann indiziert, wenn der Verdacht auf eine Nierenerkrankung besteht, die einer spezifischen Therapie zugänglich ist, z.B. rasch verlaufende Glomerulonephritis, oder wenn bei verzögerter Besserung der Nierenfunktion eine Diskrepanz zwischen vermuteter Diagnose und erwartetem Verlauf des Nierenversagens manifest wird.

1.6.9 Differenzialdiagnose

Die Erstuntersuchung eines Patienten mit Nierenfunktionseinschränkung unklarer Genese und Ätiologie muss sich an folgenden Fragen orientieren:

- Liegt ein akutes oder chronisches Nierenversagen vor?
- Was ist die Ursache der Niereninsuffizienz?
- Ist eine rasche therapeutische Intervention erforderlich?
- Gibt es eine spezifische Therapie?

Differenzialdiagnostische Entscheidungsprozesse

Die wesentlichen Überlegungen stellt das Flussdiagramm in Abbildung 1.8 vor.

Differenzialdiagnose akutes/chronisches Nierenversagen

Eigen- und Fremdanamnese mit Hinweisen auf eine frühere oder seit längerer Zeit bestehende Nierenerkrankung können wegweisend sein. Eine normochrome Anämie mit Ausschluss anderer Ursachen für die Blutarmut spricht für eine chronische Nierenschädigung. In vielen Fällen hilft die Sonographie der Nieren weiter.

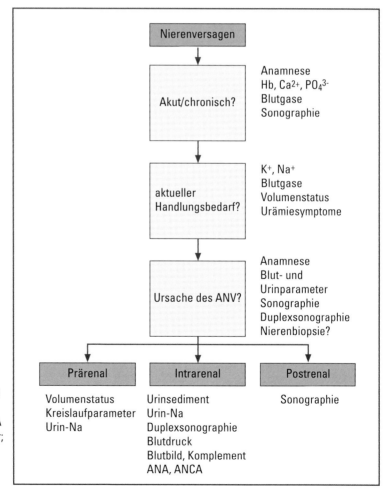

Abb. 1.8
Differenzialdiagnostische Entscheidungsprozesse bei Nierenversagen. ANA = antinukleäre Antikörper; ANCA = antinukleäre zytoplasmatische Antikörper.

> Große Nieren mit breitem Parenchym finden sich vor allem beim akuten Nierenversagen, während kleine Nieren mit geschrumpftem Parenchymsaum paradigmatisch für eine chronische Nierenerkrankung sind.

Ebenso untermauern Hypokalzämie und Hyperphosphatämie die Verdachtsdiagnose chronische Niereninsuffizienz, obwohl sie – allerdings viel seltener – auch bei einem akuten Nierenversagen beobachtet werden können.

Eine Oligurie und ein rascher Anstieg der Kreatininkonzentration innerhalb weniger Tage sprechen eher für ein akutes Geschehen. Einen Überblick zur Differenzialdiagnose akutes/chronisches Nierenversagen gibt Tabelle 1.3.

Tab. 1.3 Differenzialdiagnose akutes/chronisches Nierenversagen

Anamnese	• vorbekannte Nierenerkrankung • Hypertonie, Diabetes mellitus • Medikamente
Untersuchung	• Perikardreiben • Foetor uraemicus
Laborwerte	• Anämie • Calcium/Phosphat • metabolische Azidose
Sonographie	• Schrumpfnieren • Zystennieren • Parenchym-Pyelon-Relation

1.7 Klinik und Therapie

1.7.1 Therapeutische Intervention

Generell gilt: Hat sich die Niereninsuffizienz langsam entwickelt, verblieb dem Organismus genügend Zeit, sich an die veränderte Nierenfunktion anzupassen. Deshalb müssen therapeutische Maßnahmen nicht überstürzt durchgeführt werden, denn gerade dadurch kann der Patient zusätzlich gefährdet werden (Analge eines Shaldon-Katheters, schnelle Korrektur von Entgleisungen des Elektrolyt- und Säure-Basen-Haushaltes).

Dagegen kann eine ausgeprägte Hyperkaliämie, eine schwere Azidose oder ein gravierender Blutverlust bei akutem Nierenversagen den Patienten vital gefährden, da er keine Gelegenheit hatte, sich an diese Bedingungen zu adaptieren. In dieser Situation muss schnell, aber wohlüberlegt gehandelt werden. Einer Hyperkaliämie bei gleichzeitig bestehender Azidose kann durch intravenöse Alkalisierung gegengesteuert werden; allerdings kann der bei Oligurie überwässerte Patient durch zusätzliche rasche Volumengabe als Komplikation ein Lungenödem entwickeln.

1.7.2 Spezifische Therapie

Abhängig von der jeweiligen Ätiologie des ANV muss entschieden werden, ob ein Absetzen auslösender Ursachen zur Selbstheilung der Niere führt oder ob spezifische therapeutische Konzepte notwendig sind, um die Niere vor einer irreversiblen Schädigung zu bewahren. Prä- und postrenale Ursachen müssen behoben werden, eine rasch verlaufende glomeruläre Erkrankung bedarf einer spezifischen Therapie. Einzelheiten werden im Folgenden abgehandelt.

Prärenales Nierenversagen

Flüssigkeitsverluste vor Entwicklung des akuten Nierenversagens deuten auf eine prärenale Genese. Entscheidend ist die Verminderung des effektiven zirkulierenden Blutvolumens durch externe Verluste (Blutung, Erbrechen, Diarrhö, Verbrennung), aber auch durch Flüssigkeitsverschiebungen in den dritten Raum (Pleuraerguss, Aszites, Anasarka) bei Pankreatitis, Leberzirrhose oder nephrotischem Syndrom. Weitere Faktoren sind eine verminderte renale Perfusion bei Herzinsuffizienz oder Kreislaufschock. Bei Sepsis wird die Niere sowohl durch prärenale Mechanismen (Schock mit Blutdruckabfall) als auch durch exogene (Bakterien, Pilze) und endogene (Zytokine, NO?) Toxine geschädigt, was zur Entwicklung einer akuten Tubulusnekrose führt.

Typische Urinbefunde (vor Gabe von Diuretika) sind eine verminderte Urinausscheidung von Natrium (wegen der intakten tubulären Natriumrückresorption) mit Werten unter 10 mmol/l bzw. einer FE_{Na} unter 1%. Das Urinsediment ist nicht aktiv (keine Zellen, kein Eiweiß); vereinzelt finden sich vermehrt hyaline Zylinder. Wegen der erhaltenen Konzentrationsfähigkeit der Nephrone liegt das spezifische Gewicht über 1018.

Pathophysiologisch liegt dem prärenalen Nierenversagen bei vermindertem effektiven Blutvolumen eine funktionelle Gegenregulation von Volumen- und elektrolytretinierenden Mechanismen sowie blutdruckstabilisierenden Systemen zugrunde. Die Aktivierung des Renin-Angiotensin-Aldosteron-Systems (RAAS), vermehrte Ausschüttung von antidiuretischem Hormon (ADH) und Katecholaminen führt zur Vasokonstriktion und Natriumretention. Da primär eine funktionelle Störung von hormonellen Regelkreisen vorliegt, ist das prärenale Nierenversagen prinzipiell reversibel, wenn die zugrunde liegenden Ursachen beseitigt werden. Hat eine länger dauernde, renale Ischämie bereits zur tubulären Zellnekrose geführt, kann sich die Erholungsphase entsprechend verzögern.

Therapeutische Primärziele beim prärenalen Nierenversagen sind die **Erhöhung des effektiven Blutvolumens** (Flüssigkeitssubstitution) und die **Stabilisierung der Kreislaufsituation** (falls erforderlich, neben der Volumengabe Substanzen mit möglichst geringer renaler Vasokonstriktion). Die unkritische Anwendung von Schleifendiuretika bei klinischen Zeichen der Überwässerung (Ödeme) kann bei vermindertem effektiven Blutvolumen deletäre Folgen haben und zu einer weiteren Abnahme des intravasalen Volumens führen. Weiterführende Maßnahmen sind die spezifische Therapie der Grunderkrankung und das Absetzen bzw. Vermeiden aller nephrotoxischen Einflüsse (insbesondere Medikamente).

Postrenales Nierenversagen

Das postrenale Nierenversagen kann zu einer plötzlich auftretenden kompletten Anurie führen. In vielen Fällen wird die Obstruktion aber sehr spät bemerkt, da eine sich langsam entwickelnde Dehnung des Nierenbeckenkelchsystems in der Regel schmerzfrei verläuft und erst Urämiesymptome zum Arztbesuch führen. Zugrunde liegt eine **obstruktive Nephropathie**, die bei akuter Verlegung der ableitenden Harnwege durch Steine oder Blutkoagel von Flankenschmerzen begleitet wird. Durch eine Abflussbehinderung kann es zum Aufstau mit einer monströs geweiteten Harnblase kommen, die oberhalb der Symphyse palpierbar ist.

Im klassischen Sinne liegt das Hindernis extrarenal. Voraussetzung ist die komplette oder zumindest partielle bilaterale Obstruktion. In seltenen Fällen können Eiweißzylinder (Myelom) oder Ausfällungen von Harnsäure, Oxalsäure oder Calciumphosphat zu einer intrarenalen Abflussbehinderung führen. Häufigste Ursachen für das postrenale Nierenversagen sind die Prostatahypertrophie, gynäkologische Tumoren im kleinen Becken und die Verlegung beider Ureteren durch Steine oder Blutgerinnsel. Außerdem muss differenzialdiagnostisch an neurogene Blasenentleerungsstörungen und die seltene retroperitoneale Fibrose gedacht werden. Die Verlegung der Harnwege führt zum Rückstau des Urins in die Nieren mit Schädigung der Tubuli und Abnahme der glomerulären Filtration. Die genauen pathophysiologischen Vorgänge sind nur unzureichend geklärt. Der durch den

Rückstau entstehende erhöhte Druck führt zu einer Abnahme der Nierendurchblutung. In diesen Prozess sind vasoaktive Hormone wie Angiotensin II, Prostaglandine und das Kallikrein-Kinin-System involviert. Eine sehr lange bestehende Obstruktion kann den irreversiblen Funktionsverlust beider Nieren zur Folge haben. In Europa werden etwa 3–5% aller Fälle mit terminalem Nierenversagen bei Patienten über 65 Jahre auf eine Obstruktion der ableitenden Harnwege zurückgeführt.

Die obstruktive Nephropathie – insbesondere wenn sie länger wirksam ist – führt zu funktionellen Störungen der Nieren, die auch nach Beseitigung des Hindernisses zumindest temporär persistieren können. Irreversible Nierenschäden entstehen – abhängig von der Vorschädigung des Organs – etwa nach einer Obstruktion, die länger als 1 Woche dauert. Durch Schädigung des distalen Nephrons mit verminderter Adiuretinwirkung kann sich ein Diabetes insipidus renalis entwickeln. Die Urinosmolarität ist geringer als die Plasmaosmolarität, und das spezifische Gewicht des Urins liegt unter 1004. Interessanterweise kommt es nach Beseitigung eines kurzfristigen Abflusshindernisses sehr häufig zu einer reaktiven sog. postobstruktiven Polyurie, die bis zu 1 Woche andauern kann. Der Urin ist dabei isosthenurisch. Durch eine Schädigung der distalen Tubuluszellen mit Beeinträchtigung der Natriumreabsorption kann eine hyperchlorämische Azidose mit normaler Anionenlücke auftreten. Durch die verminderte Ausscheidungsfähigkeit der Niere für H^+ und K^+ lässt sich eine Azidose verbunden mit einer Hyperkaliämie nachweisen (renal tubuläre Azidose Typ IV).

Die Urinuntersuchung liefert unspezifische Ergebnisse. Wegweisend ist die Ultraschalluntersuchung der Nieren. Im Rahmen der weiteren Ursachenabklärung sind bildgebende Verfahren erforderlich, die die ableitenden Harnwege darstellen, wie die antegrade und retrograde Urographie. Therapeutisch muss das auslösende Hindernis beseitigt werden. Temporär – in einigen Fällen auch langfristig – muss die Urinableitung durch eine Nephrostomie oder eine Ureterschienung sichergestellt werden. Durch den Harnstau und die eventuell therapeutisch nötige Katheterisierung besteht ein erhöhtes Infektionsrisiko.

Intrarenales Nierenversagen

Beim intrarenalen Nierenversagen führt eine **primäre Schädigung renaler Strukturen** zur Beeinträchtigung bis zum kompletten Ausfall der Nierenfunktion. Betroffen sind Glomeruli, Tubuli und Interstitium sowie die Nierengefäße. Prinzipiell kann man drei Schädigungsmechanismen unterscheiden: Minderperfusion mit Ischämie, toxische Effekte und entzündliche Erkrankungen der Niere.

Unter klinischen und pathologischen Gesichtspunkten ist es hilfreich, das intrarenale Nierenversagen einzuteilen in:

- Makrozirkulationsstörung
- Mikrozirkulationsstörung
- Erkrankungen der Glomeruli
- akute Tubulusnekrose (durch Ischämie oder Toxine)
- tubulointerstitielle Erkrankungen

Etwa 90% der Fälle von akutem intrarenalem Nierenversagen werden durch eine ischämische oder toxische **akute Tubulusnekrose** (ATN) verursacht. ANV durch Makrozirkulationsstörungen ist selten. Zugrunde liegen können Atheroembolien, Thrombembolien, Thrombosen, disseziierendes Aortenaneurysma oder eine Vaskulitis. Atheroembolien können von aortalen Plaques während einer Arteriographie, Angioplastie oder einer Aortenoperation abgelöst werden. Erkrankungen der kleinen Gefäße schließen entzündliche (Glomerulonephritis, Vaskulitis) und nichtentzündliche (maligne Hypertonie) Veränderungen der Gefäßwand ein, außerdem thrombotische Mikroangiopathien (hämolytisch-urämisches Syndrom, thrombotisch-thrombozytopenische Purpura) und sehr selten Hyperviskositätssyndrome. Tubulointerstitielle Erkrankungen (außer ischämisch oder toxisch bedingten) sind zurückzuführen auf eine allergische interstitielle Nephritis, schwere Infektionen, Transplantatabstoßung und sehr selten auf infiltrierende Erkrankungen wie Sarkoidose, Lymphom oder Leukämie.

Makrozirkulationsstörungen

Atheroembolien in die großen Nierenarterien können spontan auftreten, viel häufiger gehen allerdings angiographische Untersuchungen oder gefäßchirurgische Eingriffe der Aorta voraus. Deshalb ist die Anamnese oft wegweisend. Die Patienten sind in der Regel über 50 Jahre alt und haben einen lange bestehenden Bluthochdruck. Durch die partielle Verlegung des Strombettes kommt es zur Ischämie, durch Okklusion der Endstrombahn zu Niereninfarkten. Häufig ist das Ereignis stumm, in wenigen Fällen werden dumpfe Flankenschmerzen beschrieben. Der Urinstatus ist unspezifisch. Eine Mikrohämaturie mit dysmorphen Erythrozyten und eine Proteinurie unter 2 g/Tag können auftreten, ebenso eine Eosinophilurie. Im Differenzialblutbild können die Eosinophilen erhöht, im Serum kann das Komplement erniedrigt sein. Ein Hinweis auf rezidivierende Atheroembolien in die Nieren können typische Hautveränderungen sein wie subkutane Knoten, erhabene Purpura und eine Livedo reticularis. Ist eine Nierenbiopsie kontraindiziert, sollte bei entsprechender dermatologischer Manifestation eine Hautbiopsie durchgeführt werden.

Sind Nierenarterienembolien einseitig, wird nur ein geringer Anstieg des Serumkreatinins gemessen, und die Diurese ist kaum beeinträchtigt; bei beidseitigem Geschehen kommt es zum ANV. Anamnestisch findet sich fast immer ein Vorhofflimmern oder ein vorausgegangener Myokardinfarkt. Die Embolisierung in die Nierenarterien führt zum Niereninfarkt mit Flankenschmerzen, häufig begleitet von Übelkeit und Erbrechen. Im Urin findet man eine

Mikrohämaturie und eine milde Proteinurie; im Blut kann eine LDH-Erhöhung gemessen werden. Blut- und Urindiagnostik sind aber unspezifisch. Die Sicherung der Verdachtsdiagnose muss mit Duplexsonographie, Nierenperfusionsszintigraphie oder digitaler Subtraktionsangiographie der Nierenarterien erfolgen. Die Indikation für eine Lysetherapie ist nur dann gegeben, wenn das Ereignis weniger als 180 min zurückliegt, da dies der Ischämietoleranz der normalen Niere entspricht. In der Regel wird die Diagnose aber erst mehrere Tage nach Embolisierung gestellt, nur bei ca. 30% der Patienten innerhalb von 24 Stunden. Die Lysetherapie wird mit Streptokinase oder Tissue Plasminogenaktivator (t-PA) durchgeführt und sollte zur Vermeidung des systemischen Blutungsrisikos nach Möglichkeit direkt intraarteriell erfolgen. Wenn die Thrombolyse kontraindiziert ist, sollte als Standardtherapie die intravenöse Heparinisierung begonnen werden, gefolgt von einer langfristigen oralen Therapie mit Cumarinen.

Die beidseitige Nierenvenenthrombose ist eine Rarität und wird nur beim nephrotischen Syndrom beobachtet. Flankenschmerzen und akute Anurie (Proteinurie und Makrohämaturie bei einseitiger Thrombose) sind die Leitsymptome. Die Duplexsonographie oder die selektive Renovasographie sichert die Diagnose. Die Indikation für eine prophylaktische Antikoagulation bei nephrotischem Syndrom wird an anderer Stelle besprochen (s. S. 46).

Mikrozirkulationsstörungen

Die thrombotische Mikroangiopathie, das hämolytisch-urämische Syndrom (HUS, Gasser-Syndrom) und die thrombotisch-thrombozytopenische Purpura (TTP, Moschcowitz-Syndrom) sind Erkrankungen der kleinen Gefäße, die ein ANV verursachen können. Diese Krankheiten sind charakterisiert durch eine mikroangiopathische Hämolyse und eine Thrombozytopenie mit bevorzugtem Befall der Nieren (HUS) oder des Gehirns (TTP). Durch Bildung von Mikrothromben und Proliferation renaler Endothelzellen entsteht eine obliterative Arteriolopathie. Oft kommt es rasch zur Anurie. Bei Oligurie findet sich ein aktives Sediment. Wegweisend sind die Hämolyse mit LDH-Erhöhung, Nachweis von Fragmentozyten und Abnahme des Haptoglobins, die Thrombozytopenie und nicht selten eine maligne Hypertonie. Die Therapie der nichtinfektiösen Formen von HUS/TTP wird mit der Gabe von „Fresh-frozen"-Plasma und Plasmapherese durchgeführt.

Pathogenetisch verwandte Krankheitsbilder werden bei maligner Hypertonie und schwerer Eklampsie mit HELLP-Syndrom beobachtet.

Glomeruläre Erkrankungen und Vaskulitiden

Ein akutes Nierenversagen kann bei verschiedenen glomerulären Erkrankungen auftreten. Insbesondere die **akute postinfektiöse Glomerulonephritis** kann zum raschen Abfall der glomerulären Filtrationsrate führen. Bei diesem Verlauf entwickelt sich eine Oligurie mit Volumenretention und Gefahr eines Lungenödems. Zugrunde liegen bakterielle Infektionen, die zur Immunkomplexbildung führen. Typischerweise kommt es zur Erniedrigung der Komplementfaktoren. Der Übergang in eine rasch progrediente Glomerulonephritis ist möglich (wie bei der IgA-Nephritis und der membranoproliferativen Glomerulonephritis).

Die **rasch progredient verlaufende Glomerulonephritis** (RPGN) hat keine einheitliche Pathogenese. Ein nephritischer Sedimentbefund mit Akanthozyten, Erythrozytenzylindern und (meist kleiner) Proteinurie sind wegweisend. Die Nierenbiopsie sollte immer zur Sicherung der Diagnose durchgeführt werden. In der Biopsie finden sich extrakapilläre Proliferationen von Epithelzellen mit charakteristischer Halbmondbildung. Beim Typ I der RPGN führen gegen die glomeruläre Basalmembran gerichtete Antikörper zum Nierenfunktionsverlust (bei der pulmorenalen Verlaufsform als sog. Goodpasture-Syndrom bezeichnet). Auch Autoimmunkrankheiten wie der Lupus erythematodes und die essenzielle Kryoglobulinämie können eine RPGN auslösen. Bei dieser Krankheitsgruppe

lassen sich Immunkomplexe durch Immunfluoreszenz nachweisen (Typ II). Verschiedene Vaskulitiden, die mit negativem fluoreszenzoptischem Befund in der Nierenhistologie assoziiert sind, können zum glomerulär bedingten Nierenversagen führen (pauciimmune Glomerulonephritis, Typ III der RPGN). Erkrankungen dieser Gruppe sind die Wegener-Granulomatose, die mikroskopische Polyangiitis und die Polyarteriitis nodosa.

Sehr häufig betreffen die oben beschriebenen Erkrankungen mehrere Organe (z.B. pulmorenale Symptomatik) oder manifestieren sich als Multisystemerkrankungen (mit Arthritis, Sinusitis, Exanthemen, Fieber). Antineutrophile zytoplasmatische Antikörper (ANCA), antinukleäre Antikörper mit Anti-dDNA-Antikörpern und Kryoglobuline sind krankheitsspezifisch. Die Therapie der RPGN besteht aus einer **Glucocorticoid-Stoßtherapie** in Kombination mit **Cyclophosphamid**. Die zusätzliche Anwendung der Plasmapherese sollte bei sehr aggressivem Krankheitsverlauf mit Therapieresistenz in Abhängigkeit von der Immunpathogenese der Erkrankung erwogen werden. Die Erfolgsrate liegt umso höher, je früher der Behandlungsbeginn erfolgt.

Akute Tubulusnekrose

Durch eine **persistierende Minderdurchblutung** der Nieren, seltener durch Toxine, kommt es zu einer funktionell bedingten Nierenschädigung mit Beeinträchtigung der tubulären Transportsysteme und des energieliefernden Enzymbesatzes der Tubuluszellen. Histologisch sieht man ein Schwellung der tubulären Epithelzellen, später eine Abflachung und einzelne Nekrosen der Tubulusepithelien. Ursachen für die akute Tubulusnekrose sind Schock, Sepsis, Medikamente und Toxine, deren Schädigungsmechanismen im nachfolgenden Absatz (Spezielle Krankheiten) beschrieben werden. Wichtige Mediatoren zur Sicherstellung der Durchblutung des Nierenmarks sind Prostaglandine, Stickoxid (NO), der atriale natriuretische Faktor (ANF) und verschiedene Wachstumsfaktoren. Initiale Mechanismen für die Nekrose der Tubulusepithelzellen sind der Verlust der Polarität und des Bürstensaums. Eine Vielzahl von Faktoren kann die renale Perfussion generalisiert oder lokal vermindern. Eine akute Tubulusnekrose wird häufig durch das Zusammentreffen mehrere Faktoren induziert, z.B. länger dauernde medulläre Durchblutungsstörungen in Kombination mit tubulotoxischen Medikamenten.

Akute tubulointerstitielle Nephritis

Die akute interstitielle Nephritis ist am häufigsten **medikamentös** bedingt. Im Gegensatz zur dosisabhängigen medikamentösen Schädigung des Tubulointerstitiums, die zu einer akuten Tubulusnekrose führt, ist die interstitielle Nephritis eine dosisunabhängige Folge einer Hypersensitivitätsreaktion und häufig mit extrarenalen Symptomen assoziiert. Hinweise auf eine Hypersensitivitätsreaktion sind Fieber, Arthralgie, Exanthem, IgE-Erhöhung sowie ein hoher Anteil von Eosinophilen im Blut und im Urin. Nach Absetzen des auslösenden Medikaments bessert sich die Nierenfunktion in den meisten Fällen. Besonders unter nichtsteroidalen Antiphlogistika wurde beschrieben, dass eine akute interstitielle Nephritis in seltenen Fällen zu einer ausgeprägten Proteinurie führen kann. Kommt es nicht zu einer spontanen Remission der Erkrankung nach Absetzen des Medikaments, wird die Gabe von Steroiden (1 mg/kg Körpergewicht) empfohlen.

1.8 Spezielle Krankheiten, die zum akuten Nierenversagen führen

1.8.1 ANV bei Sepsis

Das ANV bei Sepsis tritt häufig im Rahmen eines Multiorganversagens auf. Pathogenetisch liegen prärenale Faktoren (Blutdruckabfall mit Minderung der renalen Perfusion) und intrarena-

le Ursachen (tubuläre Nekrose) zugrunde. Endotoxine und Zytokine (Tumornekrosefaktor, Interleukin 1, plättchenaktivierender Faktor) führen zu einer Leukozytenaktivierung und zu einer Freisetzung vasoaktiver Substanzen aus dem Gefäßendothel. Die Therapie orientiert sich an der Grunderkrankung. Die notwendige Gabe von vasokonstriktorischen Medikamenten zur Kreislaufstabilisierung und die Applikation von nephrotoxischen Antibiotika zur Therapie der bakteriellen Infektion führt häufig zu einem protrahierten Verlauf des akuten Nierenversagens oder zur irreversiblen Funktionsminderung.

1.8.2 ANV durch Medikamente und Toxine

Medikamente und Toxine können aufgrund unterschiedlicher pathologischer Vorgänge zum akuten Nierenversagen führen. In vielen Fällen wird die Nierenschädigung durch eine Kombination mehrerer Mechanismen ausgelöst. Häufigste Ursache ist die Nekrose von Tubuluszellen (Aminoglykoside, Röntgenkontrastmittel, Rhabdomyolyse). Verschiedene Antibiotika (insbesondere Penicillinderivate), Diuretika, nichtsteroidale Antiphlogistika und andere häufig verordnete Medikamente (z.B. Allopurinol) können eine akute interstitielle Nephritis verursachen. Eine sterile Leukozyturie mit hohem Anteil an Eosinophilen im Urin kann dabei diagnostisch wegweisend sein. Auch eine Minderung der renalen Perfusion, z.B. durch ACE-Hemmer oder nichtsteroidale Antiphlogistika, kann zu einer akuten Nierenfunktionseinschränkung führen. Seltener sind eine intratubuläre Obstruktion (Methotrexat) oder eine mikroangiopathische Hämolyse (Ciclosporin A) verantwortlich für die Entwicklung des Nierenversagens.

Prädisponierende Faktoren wie eine bereits bestehende Nierenfunktionseinschränkung, Volumenmangel oder Hypotonie und bestimmte renale Vorerkrankungen wie Diabetes mellitus oder Plasmozytom begünstigen die Entstehung des akuten Nierenversagens.

> Die größte Bedeutung für die Praxis hat das Nierenversagen nach nichtsteroidalen Antiphlogistika, das Ansteigen der Nierenretentionswerte nach Kontrastmittelgabe und das progrediente Nierenversagen nach Cisplatintherapie.

Das akute Nierenversagen nach Angiographie mit Röntgenkontrastmittelgabe kann zwei unterschiedliche Ursachen haben: Ein Anstieg des Serumkreatinins innerhalb von 48 Stunden wird verursacht durch die nephrotoxische Wirkung des Kontrastmittels (Tubulusnekrose und Vasokonstriktion), während ein Nierenversagen nach 1 Woche durch Mikroembolien mit lokaler Fremdkörperreaktion ausgelöst werden kann. Die tubuläre Schädigung ist in der Regel reversibel; die Folgen der Atheroembolien führen häufig zum terminalen Nierenversagen.

1.8.3 ANV in der Schwangerschaft und im Wochenbett

Mit einer Inzidenz von etwa 0,01–0,1% ist das akute Nierenversagen in der Schwangerschaft und post partum heute viel seltener als früher, bedarf aber wegen seiner gravierenden Risiken für das Leben von Mutter und Kind einer besonderen Beachtung. Ein irreversibles Nierenversagen entwickelt sich vor allem dann, wenn es im Rahmen einer Präeklampsie oder Eklampsie auftritt.

Die Ursachen des akuten Nierenversagens während der Schwangerschaft oder nach Entbindung können in direktem Zusammenhang mit der Gravidität stehen oder – seltener – durch schwangerschaftsunabhängige Faktoren ausgelöst werden. Dazu gehören die typischen prärenalen (Erbrechen), intrarenalen (rapid progressive Glomerulonephritis) und postrenalen

(Ureterenobstruktion) Ursachen. Ein in der Schwangerschaft physiologisch erweitertes Nierenbecken darf dabei nicht fehlgedeutet werden. Viel bedeutender ist das schwangerschaftsassoziierte Nierenversagen im hämorrhagischen Schock, nach septischem Abort, nach vorzeitiger Plazentalösung, nach Fruchtwasserembolie und im Rahmen der akuten Schwangerschaftsfettleber. Sonderformen der Nierenbeteiligung in der Schwangerschaft sind die Präeklampsie und Eklampsie, das HELLP-Syndrom sowie postpartales HUS (hämolytisch-urämisches Syndrom) und TTP (thrombotisch-thrombozytopenische Purpura). Die bilaterale Nierenrindennekrose führt dabei immer zum irreversiblen Nierenfunktionsverlust. Generell wird bei nephrologischen Komplikationen mit potenziell fatalem Ausgang eine vorzeitige Entbindung und eine frühzeitige Einleitung der Nierenersatztherapie angestrebt. In vielen Fällen kommt es nach der Geburt des Kindes zu einer raschen spontanen Besserung der Nierenfunktion der Mutter.

Siehe dazu auch Kapitel 5.

1.8.4 ANV bei Paraproteinämie

Neoplastische Erkrankungen einer Plasmazelllinie führen zur Sekretion eines monoklonalen Immunglobulins (Paraprotein). Bei einem Bence-Jones-Myelom werden ausschließlich leichte Ketten synthetisiert. Eine geringe Menge monoklonaler Leichtketten wird unter physiologischen Bedingungen im Knochenmark sezerniert, glomerulär filtriert und tubulär rückresorbiert. Wenn ein Plasmozytom zur renalen Ausscheidung großer Mengen an Leichtketten führt (positive Sulfosalicylsäureprobe), führt dies nicht in allen Fällen zum Nierenversagen. Die Nierenschädigung korreliert nicht mit der Menge der Leichtketten, sondern wird durch andere Faktoren wie physikochemische

Eigenschaften der Paraproteine beeinflusst. Außerdem können Begleitfaktoren wie Hyperkalzämie und die Gabe von Röntgenkontrastmittel, nichtsteroidalen Antiphlogistika oder Furosemid zum raschen Funktionsverlust führen. Durch die Verbindung von Leichtketten mit dem Tamm-Horsfall-Protein kommt es zur intratubulären Ausfällung von Zylindern mit Obstruktion der distalen Tubuli und Ausbildung eines akuten Nierenversagens („Cast-Nephropathie"). Die Zylinderbildung wird durch geringe Diuresemengen und sauren Harn-pH begünstigt.

1.8.5 ANV bei Rhabdomyolyse

Schädigungen der Muskulatur durch Trauma („Crush-Niere"), Krampfanfälle, schwere Hypophosphatämie (< 0,4 mmol/l), Alkohol, Cocain und Medikamente (HMG-CoA-Reduktase-Hemmer) können zur Freisetzung großer Mengen von Myoglobin führen (CK > 1000 U/l). Myoglobin wird glomerulär filtriert und färbt den Urin lachsfarben. Bei dieser Erkrankung kommt es durch Ausfällung von Zylindern zur intratubulären Obstruktion und zum akuten Nierenversagen. Neben der Verlegung der intrarenalen Harnwege spielen direkte Effekte des Myoglobins auf die Tubuluszellen und Interaktionen mit vasoaktiven Substanzen (NO) eine pathogenetische Rolle. Bei ausreichender Diurese können die prophylaktische Gabe von isotoner Kochsalzlösung und die gleichzeitige Urinalkalisierung das anurische Nierenversagen verhindern.

1.8.6 ANV bei Hyperkalzämie

Eine Hyperkalzämie kann zum raschen Abfall der Nierenfunktion führen. Ätiologisch muss an ein Plasmozytom, an Paraneoplasien oder Osteolysen durch Tumoren, einen primären Hyper-

parathyreoidismus und die Sarkoidose gedacht werden. Die Gabe von calciumhaltigen Phosphatbindern bei gleichzeitiger Verordnung von Vitamin D ist die häufigste Ursache der Hyperkalzämie bei eingeschränkter Nierenfunktion. Pathogenetisch für die reversible Nierenschädigung sind ein intravasaler Volumenmangel durch hyperkalzämiebedingte Polyurie, eine Beeinträchtigung der renalen Perfusion und Calciumphosphatpräzipitationen. Die Wahrscheinlichkeit eines akuten Nierenversagens ist besonders dann hoch, wenn die Niere bereits vorgeschädigt ist. In diesem Fall verläuft die Erholungsphase der Nierenfunktion in der Regel sehr protrahiert.

1.8.7 ANV bei hepatorenalem Syndrom

Das hepatorenale Syndrom ist gekennzeichnet durch ein akutes Nierenversagen bei schwerer Leberinsuffizienz (Leberzirrhose). Die Diagnose wird nach Ausschluss anderer Ursachen gestellt. Pathophysiologisch liegt ein intravasaler Volumenmangel (prärenale Genese) mit renaler Vasokonstriktion zugrunde, der zur Oligoanurie führt. Wenn die Lebererkrankung nicht heilbar ist, ist das Nierenversagen irreversibel. Für die rein funktionelle Pathogenese der Nierenschädigung spricht die mögliche Reversibilität nach Lebertransplantation. Von großer klinischer Bedeutung ist die Tatsache, dass das hepatorenale Syndrom durch akute Volumenverluste aufgrund gastrointestinaler Blutungen oder aggressiver Diuretikatherapie induziert werden kann. Ganz entscheidend für die Prophylaxe ist die Aufrechterhaltung einer ausreichenden Hydrierung mit Stabilisierung des zentralen Venendrucks. Vor kurzem wurde über eine günstige Beeinflussung des hepatorenalen Syndroms durch eine Therapie mit N-Acetylcystein berichtet. Kontrollierte Studien liegen allerdings noch nicht vor.

1.8.8 ANV bei chronischer Niereninsuffizienz

Bei jeder vorbestehenden Nierenerkrankung mit eingeschränkter Nierenfunktion kann sich ein akutes Nierenversagen entwickeln. Insbesondere prärenale Faktoren und nephrotoxische Medikamente können zu einem raschen Anstieg der Retentionswerte führen. Häufig wird nach Besserung der Nierenfunktion der ursprüngliche Ausgangswert des Serumkreatinins nicht mehr erreicht, und es resultiert eine „Defektheilung". Die Zeitdauer und das Ausmaß der Nierenfunktionsbesserung hängen vor allem von der Art der Nierenschädigung und dem Alter des Patienten ab. Differenzialdiagnostisch sind zur Abgrenzung gegen ein ANV bei vorher gesunden Nieren die Anamnese, Kreatininwert vor der Erkrankung und die Nierensonographie (Schrumpfnieren vs. breites Parenchym) unverzichtbar.

1.9 Prophylaxe des akuten Nierenversagens

Prophylaktische Maßnahmen sind dann möglich, wenn zum Nierenversagen prädisponierende Faktoren (z.B. Exsikkose) korrigiert werden können oder bei zu erwartenden toxischen Effekten von Medikamenten (z.B. Aminoglykoside) bestimmte Vorsichtsmaßnahmen Berücksichtigung finden. Ein Beispiel ist die Rhabdomyolyse nach Trauma, bei der ein sich abzeichnendes oligurisches Nierenversagen durch frühzeitige forcierte Diurese und Alkalisierung in ein prognostisch günstigeres polyurisches Nierenversagen überführt werden oder sogar ganz verhindert werden kann.

Besonders gefährdet sind Patienten mit Plasmozytom oder Diabetes mellitus. In diesem Fall muss die Notwendigkeit einer **Röntgenkontrastmittelgabe** kritisch abgewogen und die Indikation bei zusätzlichen Risikofaktoren zurückhaltend gestellt werden. In der Literatur finden sich viele Untersuchungen zur Prophylaxe des kontrastmittelinduzierten Nierenversagens. Für die prophylaktische Anwendung von Diuretika (Mannitol, Furosemid, atrialem natriuretischem Faktor) oder Vasodilatatoren (Calciumantagonisten, ACE-Hemmer, Dopamin in niedriger Dosierung) sowie Theophyllin fanden sich keine überzeugenden Daten, die eine generelle Empfehlung dieser Substanzen rechtfertigen würden, obwohl in vielen Fällen ermutigende Ergebnisse in Tiermodellen publiziert worden sind. Der frühe Einsatz von Calciumantagonisten nach Nierentransplantation zur Minderung der Inzidenz einer akuten Tubulusnekrose (insbesondere beim Einsatz von Ciclosporin A als Immunsuppressivum) wurde durch kontrollierte Studien belegt. Vor kurzem wurde in einer prospektiven Studie gezeigt, dass die Gabe von zweimal 600 mg Acetylcystein am Vortag und am Untersuchungstag die Inzidenz des akuten Nierenversagens signifikant reduzieren kann.

Unbestritten ist der günstige Effekt einer ausreichenden Hydrierung vor Kontrastmittelapplikation. Nichtionische, niedermolekulare Kontrastmittel sind bei eingeschränkter Nierenfunktion vorzuziehen. Die großzügige Indikation zur raschen Hämodialyse mit High-Flux-Filtern nach Kontrastmittelgabe bei Patienten mit fortgeschrittener Niereninsuffizienz ist durch kontrollierte Studien nicht belegt und wird weiterhin kontrovers diskutiert.

Potenziell nephrotoxische **Antibiotika** sollten bei vorgeschädigter Niere nur dann verabreicht werden, wenn sie unverzichtbar sind. Für Aminoglykoside ist eine dynamische Anpassung der Dosis an die Nierenfunktion und ein engmaschiges Drugmonitoring unerlässlich. In den letzten Jahren konnte gezeigt werden, dass die Einmalgabe dieser Substanzen eine geringere Nephro- und Ototoxizität gegenüber der dreimal täglichen Applikation bei vergleichbarer bakterizider Effektivität aufweist.

1.10 Konservative Behandlung

Eine Minderung der Nierenfunktion durch potenziell reversible prärenale Faktoren hat eine bessere Prognose als strukturelle Läsionen der Glomeruli oder des Tubulointerstitiums. Eine interstitielle Fibrosierung kann noch nicht kausal therapiert werden.

Osmotisch wirksame Substanzen und **Schleifendiuretika** erhöhen den Urinfluss und können tubuläre Obstruktionen beseitigen. Außerdem vermindern sie die Zellschwellung der Epithelzellen (Mannitol) und reduzieren den Bedarf von ATP und Sauerstoff durch Hemmung des aktiven Transports in den Tubuli (Schleifendiuretika). Der Einsatz von Diuretika ist deshalb in der frühen Phase des ANV sinnvoll, um den Filtratfluss aufrechtzuerhalten und das Ausmaß der ischämischen Zellschädigung zu vermindern. Außerdem kann versucht werden, das oligurische in das prognostisch günstigere nonoligurische Nierenversagen zu überführen. Diuretika sollten nur dann Anwendung finden, wenn eine ausreichende Hydrierung des Patienten vorliegt. Bei persistierender Anurie muss der Einsatz von Diuretika unterbunden werden. Da der diuretische Effekt der Schleifendiuretika abhängig ist von der Kochsalzkonzentration im tubulären System, haben Schleifendiuretika bei fehlender glomerulärer Filtration keinen diuretischen Effekt. Wird glomerulär noch Natrium filtriert, kann eine Diuretikaresistenz in einigen Fällen durch eine sequenzielle Nephronblockade durchbrochen (Kombination eines Schleifen- mit einem Thiaziddiuretikum) und die Indikation zum maschinellen Volumenentzug verschoben werden.

Vasoaktive Substanzen wie Dopamin, Phenoxybenzamin und Phentolamin, Prostaglandin A_1 und E_1, Calciumantagonisten und atrialer natriuretischer Faktor wurden in Studien meist mit Fallzahlen von weniger als 100 Patienten untersucht. Ein entscheidender Vorteil für die Dauer und die Ausprägung des akuten Nierenversagens konnte mit diesen Substanzen nicht dokumentiert werden, auch wenn in Einzelfällen beeindruckende Daten in Tiermodellen gefunden wurden.

Toxinchelatbildner und **Sauerstoffradikalfänger** (Dimercaprol, Penicillamin, N-Acetyl-Cystein, Allopurinol, Leucovorin, Ethanol) können bei frühzeitiger Anwendung den Verlauf eines toxisch bedingten Nierenversagens günstig beeinflussen (siehe Übersicht in Lazarus und Brenner 1993).

Ein viel versprechender Ansatz ist die Anwendung von Wachstumsfaktoren in der Regenerationsphase der postischämischen Tubulusnekrose. Prospektive kontrollierte Studien mit überzeugenden Ergebnissen liegen beim Menschen allerdings noch nicht vor.

Von entscheidender Bedeutung ist die konservative Therapie von Störungen des Flüssigkeits-, Elektrolyt- und Säure-Basen-Haushaltes. Bei aufrechterhaltener glomerulärer Filtration kann die Flüssigkeitsbilanz mit Hilfe von Diuretika gesteuert werden. Dabei sollten neben den physikalischen Befunden auch die Röntgenaufnahme des Thorax („fluid lung") und der zentralvenöse Venendruck zur Beurteilung des Volumenstatus herangezogen werden.

Eine vital bedrohliche **Hyperkaliämie** muss sicher und kontrolliert normalisiert werden. Akut auftretende Kaliumwerte über 6,5 mmol/l sind lebensbedrohlich. Zur akuten (wenn auch nur kurzfristigen) Antagonisierung von Kalium an der Zellmembran eignet sich Calciumgluconat. Bei metabolischer Azidose führt die Alkalisierung mit Natriumbicarbonat zu einem Kaliumtransfer in die Zelle. Einen gleichen Wirkungsmechanismus haben Insulin (in Kombination mit Glucose zur Vermeidung einer Hypoglykämie) und Beta-2-Mimetika. Dabei sollte berücksichtigt werden, dass die Infusion von Bicarbonat und Glucose-Insulin eine weitere Volumenbelastung zur Folge haben, was bei Anurie und drohendem Lungenödem problematisch sein kann. Außerdem müssen hochprozentige Glucoselösungen über zentralvenöse Katheter verabreicht werden. Durch Ionenaustauschharze (oral oder als Einlauf) kann die weitere intestinale Resorption von Kalium gehemmt werden. Mithilfe von Schleifendiuretika und einer Kochsalzinfusion (cave Volumenbelastung!) wird die renale Ausscheidung von Kalium erhöht.

Eine **Hypokaliämie** kann in der polyurischen Phase auftreten und muss entsprechend korrigiert werden.

Bei der vermehrten Zufuhr von freiem Wasser entsteht eine **Hyponatriämie**. Freies Wasser kann durch osmotische Diuretika, aber nicht durch Schleifendiuretika entfernt werden, da die diuretische Wirkung der Schleifendiuretika an die Elimination von Kochsalz gekoppelt ist. In der polyurischen Phase kann entsprechend Natrium zugeführt werden.

Hypokalzämie bei gleichzeitiger Hyperphosphatämie wird vor allem bei chronischen Verläufen beobachtet oder bei akuter Funktionsverschlechterung auf dem Boden einer chronischen Niereninsuffizienz. In der Regel ist in der Akutphase zunächst keine schnelle Korrektur dieser Elektrolyte notwendig.

Hyperkalzämie bei gleichzeitiger Hyperphosphatämie tritt vor allem bei malignen Erkrankungen, beim primären Hyperparathyreoidismus und bei der Sarkoidose auf. Eine ausgeprägte Hyperphosphatämie wird außerdem beim Tumorlysesyndrom und bei Rhabdomyolyse beobachtet. Entscheidend sind die Behandlung der Grunderkrankung und eine ausreichende Flüssigkeitszufuhr. Das hyperkalzämieinduzierte Nierenversagen (insbesondere nach Vitamin-D-Überdosierung) kann sehr protrahiert verlaufen. Ganz wesentlich für den Verlauf des akuten Nierenversagens bei schwerkranken Patienten ist die Sicherstellung einer **hochkalorischen Ernährung** (30–50 kcal/kg und Tag). Nach Einleitung einer Dialysetherapie muss auf eine ausreichende Proteinzufuhr geachtet werden, um die Hyperkatabolie zu durchbrechen.

Malnutrition und Hungerketoazidose sind eine prognostisch ungünstige Komplikation des Nierenversagens; einige Patienten haben eine Proteinabbaurate, die über 200 g/Tag liegt.

Ein Augenmerk sollte auch auf die erhöhte **Infektionsrate** gerichtet werden. Ob die hohe Infektionsfrequenz eine Störung der Immunabwehr widerspiegelt oder Folge vieler notwendiger invasiver Eingriffe ist (zentralvenöse Katheter, Blasenkatheter, mechanische Ventilation), ist nicht geklärt. Eine frühzeitige und gezielte antibiotische Therapie kann die hohe Letalitätsrate deutlich senken.

Interessanterweise liegt die Rate von **gastrointestinalen Blutungen** bei Patienten mit akutem Nierenversagen bei 10–30%, wobei allerdings die auftretenden Blutungen sehr intensiv und schwerwiegend sind.

1.11 Maschinelle Nierenersatztherapie

> Bedrohliche Entgleisungen des Flüssigkeits-, Elektrolyt- und Säure-Basen-Haushaltes, die konservativ nicht beherrscht werden können sind ebenso eine Indikation zur Nierenersatztherapie wie klinische Symptome der urämischen Intoxikation.

Ein drohendes Lungenödem nach einer Anuriephase von mehr als 12 Stunden, eine Hyperkaliämie über 6,5 mmol/l, eine schwere metabolische Azidose mit einem pH-Wert unter 7,2, Serumkreatininanstiege von über 1,0 mg/dl pro Tag, Perikarditis, Somnolenz und Koma sind absolute Indikationen zum Einsatz der maschinellen Therapie. Entscheidend für den Beginn der Dialysetherapie sind aber vor allem der physische Zustand des Patienten und der Verlauf der Erkrankung. Auch die Notwendigkeit einer

Bluttransfusion bei ausgeprägter Anämie und Überwässerung kann ein extrakorporales Verfahren erforderlich machen. Erfahrungsgemäß lassen sich auch eine ausgeprägte Hyponatriämie und eine schwere Hypertonie durch Entzug von freiem Wasser bzw. von Volumen besser kontrollieren.

Für die Akutdialyse ist ein dicklumiger (in der Regel doppellumiger) zentralvenöser Katheter (Shaldon-Katheter) Voraussetzung. Für die Behandlung und Überbrückung des akuten Nierenversagens stehen heute unterschiedliche Dialyseverfahren zur Verfügung. Die Wahl des Verfahrens richtet sich nach den jeweils im Vordergrund stehenden Erfordernissen und den technischen Voraussetzungen. Als wichtigste **Nierenersatzverfahren** kommen in Betracht:

- intermittierende Hämodialyse
- kontinuierliche Hämofiltrations- und Hämodialyseverfahren
  - venovenös – CVVH und CVVHD
  - arteriovenös – CAVH und CAVHD (wenn ein venovenöses Verfahren nicht möglich ist)
- akute Peritonealdialyse (selten)

Zur eingehenderen Besprechung der einzelnen Verfahren sei auf das Spezialkapitel verwiesen (Kap. 6, S. 199ff.).

Die **intermittierende Hämodialyse** sollte dann bevorzugt werden, wenn ein rascher Kalium- oder Flüssigkeitsentzug bei stabilen Kreislaufverhältnissen notwendig ist. Außerdem bietet dieses Verfahren den Vorteil der geringeren Heparinisierung (bei blutungsgefährdeten Patienten), der kürzeren zeitlichen Anbindung (Möglichkeit der Durchführung externer diagnostischer Maßnahmen) und der besseren Steuerbarkeit von Pharmaka, die durch die Dialyse eliminiert werden.

Auf Intensivstationen werden beim analgosedierten beatmeten Patienten in der Regel **kontinuierliche Verfahren** bevorzugt. Diese Verfahren gewährleisten eine höhere Kreislaufstabilität (septischer Patient mit Multiorganversagen) und erleichtern die Flüssigkeitsbilanzierung sowie die Durchführung einer parenteralen Ernährung. Im Gegensatz zu arteriovenösen Verfahren ermöglicht die pumpengestützte kontinuierliche venovenöse Hämofiltration bzw. Hämodiafiltration eine Kontrolle der Azotämie des Patienten. Um dies zu gewährleisten, ist allerdings eine Hämofiltratmenge von 30 l/Tag oder eine Dialysatmenge von 1,5–2 l/h erforderlich. Ob die permanente Elimination proinflammatorischer Substanzen durch kontinuierliche Verfahren entscheidende Vorteile gegenüber der intermittierenden Hämodialyse liefert, ist nicht bewiesen. Eine Überlegenheit der kontinuierlichen Verfahren im Sinne einer signifikanten Senkung der Letalität konnte bisher nicht bewiesen werden. Allerdings ließ sich in den letzten Jahren in kontrollierten Studien zeigen, dass unabhängig vom einzelnen Dialyseverfahren die Verwendung biokompatibler Membranen (Polysulphon, Polyamid u.a.) die Letalität signifikant reduziert. Deshalb sollte dieser Membrantyp beim akuten Nierenversagen gegenüber den älteren Cuprophanmembranen bevorzugt werden. In einer kürzlich publizierten Studie konnte gezeigt werden, dass eine tägliche Hämodialysebehandlung die Prognose von Patienten mit akutem Nierenversagen verbessert.

1.12 Verlauf und Prognose

Der Verlauf des prärenalen akuten Nierenversagens ist immer dann als günstig einzuschätzen, wenn die zugrunde liegenden Ursachen (Volumen-/Blutverlust, Blutdruckabfall) rasch erkannt und korrigiert werden können. Das prärenale Nierenversagen hat immer dann eine gute Prognose, wenn keine irreversiblen strukturellen Schäden der Glomeruli aufgetreten sind. Der Verlauf des intrarenalen akuten Nierenversagens hängt von der jeweiligen Grunderkrankung ab. Bei der rasch verlaufenden akuten

Glomulonephritis kann durch eine frühe Diagnostik und Intervention häufig ein irreversibles Nierenversagen verhindert werden. Akute Schübe chronischer Nierenerkrankungen, die bereits zu einer fortgeschrittenen Fibrosierung des Nierenparenchyms geführt haben, sind in der Regel mit einem ungünstigen Verlauf der Nierenerkrankung assoziiert. Die akute interstitielle Nephritis ist prognostisch günstig einzuschätzen. Die akute Tubuluszellnekrose nimmt in der Regel immer einen günstigen Verlauf, auch wenn in Einzelfällen Wochen vergehen, bis die Regeneration des tubulären Systems wieder eine ausreichende Nierenfunktion ermöglicht. Postrenale Ursachen, die beseitigt werden kön-

nen, haben fast immer eine vollständige Erholung der Nierenfunktion zur Folge. Die Heilungsphase des oligo-/anurischen akuten Nierenversagens führt fast immer über das Zwischenstadium einer polyurischen Phase zur Normurie.

Generell kann die Prognose des akuten Nierenversagens als günstig eingestuft werden, wenn die auslösenden Faktoren beseitigt werden können, die Dauer der toxischen oder ischämischen Nierenschädigung kurz war, überwiegend funktionelle Störungen der Nierenphysiologie zugrunde liegen und wenn als struktureller Nierenschaden überwiegend Tubuluszellnekrosen für das Nierenversagen verantwortlich sind.

1.13 Synopsis – Akutes Nierenversagen

Ätiologie	Krankheit	Pathophysiologie	Diagnostik	Therapie
Prärenal	• Schock • Blutung • Diarrhö/ Erbrechen	• Blutdruckabfall • Flüssigkeitsverlust	• Kreislauf- parameter • Hydratations- zustand	• Flüssigkeits- substitution • Kreislauf- stabilisierung
Intrarenal	• akute Tubulus- nekrose • Gefäßer- krankung • Glomeru- lonephritis • tubulointer- stitielle Erkrankung	• Ischämie • immunologische Prozesse • Toxine • Blutdiagnostik	• Urindiagnostik • Natrium- exkretion • Sediment • Komplement • ANA • ANCA • BB, CK, LDH • Nierenbiopsie	• Corticoide • Immunsuppressiva • Plasmapherese • überbrückende Hämodialyse
Postrenal	• Prostatahy- perplasie • Neoplasie im kleinen Becken • Steine	• Harnstauung	• Sonographie	• Harnableitung • urologische Intervention

Literatur

Brady HR, Singer GG. Acute renal failure. Lancet 1995; 346: 1533–40.

Caramelo C, Alvarez Arroyo MV. Polymorphonuclear neutrophils in acute renal failure: new insights. Nephrol Dial Transplant 1998; 13: 2185–8.

Erley CM, Duda SH. Nephropathie durch Kontrastmittel. Dtsch Med Wschr 1995; 120: 806–10.

Forni LG, Hilton PJ. Continuous hemofiltration in the treatment of acute renal failure. N Engl J Med 1997; 336: 1303–9.

Hirschberg R. Rekombinante Wachstumsfaktoren: Neue therapeutische Perspektiven beim akuten Nierenversagen. Intensivmed 1998; 35: 680–90.

Holt S, Goodier D, Marley R, Patch D, BurroughsA, Fernando B, Harry D, Moore K. Improvement in renal function in hepatorenal syndrome with N-acetylcysteine. Lancet 1999; 353: 294–5.

John S, Griesbach D, Baumgartel M, Weihprecht H, Schmieder RE, Geiger H. Effects of continuous haemofiltration versus intermittent haemodialysis on systemic haemodynamics and splanchnic regional perfusion in septic shock patients: a prospective, randomized clinical trial. Nephrol Dial Transplant 2001; 16: 320–27.

Ketteler M, Abou-Rebyeh F, Frey A, Gawlik A, Peters H, Westenfeld R, Distler A. Stickstoffmonxid, L-Arginin und die Niere. Med Klinik 1998; 93: 15–21.

Kierdorf HP. Nierenersatztherapie beim akuten Nierenversagen in der Intensivmedizin. Intensivmed 1998; 35: 715–23.

Klahr S, Miller SB. Acute oliguria. N Engl J Med 1998; 338: 671–5.

Lazarus JM, Brenner BM. Acute Renal Failure. 3rd ed. New York: Churchill Livingstone 1993.

Lehnert T, Keller E, Gondolf K, Schäffner T, Pavenstädt H, Schollmeyer P. Effect of hemodialysis after contrast medium administration in patients with renal insufficiency. Nephrol Dial Transplant 1998; 13: 358–62.

Liano F, Pascual J, and the Madrid Acute Renal Failure Study Group. Epidemiology of acute renal failure: A prospective, multicenter, community-based study. Kidney Int 1996; 50: 811–8.

Liebl R, Krämer BK. Komplikationen nach Applikation von Röntgen-Kontrastmitteln bei Risikopatienten. Dtsch Med Wschr 1996; 121: 1475–9.

Ronco C, Bellomo R, Hound P, Brenolan A, Dan M, Piccinni P, La Greca G. Effects of different doses in continuous veno-venous haemofiltration on outcomes of acute renal failure: a prospective randomised trial. Lancet 2000, 355: 26–30.

Schiffl H, Lang SM, Fischer R. Daily hemodialysis and the outcome of acute renal failure. N Engl J Med 2002; 346: 305–10.

Star RA. Treatment of acute renal failure. Kidney Int 1998; 54: 1817–31.

Tepel M, van der Giet M, Schwarzfeld C, Laufer U, Liermann D, Zidek W. Prevention of radiographic-contrast-agent-induced reductions in renal function by acetylcysteine. N Engl J Med 2000; 343: 180–4.

Wrenger E, Brunkhorst R, Malfertheimer P, Neumann KH. Das hepatorenale Syndrom. Intensivmed 1998; 35: 390–400.

Thadhani R, Pascual M, Bonventre JV. Acute renal failure. N Engl J Med 1996; 334: 1448–60.

2 Chronische Niereninsuffizienz

H. Geiger

Fallstricke/Fußangeln

- Diskrepanz zwischen Serumkreatinin und glomerulärer Filtrationsrate bei geringer und sehr großer Muskelmasse
- Fehldeutung von Symptomen (Anämie, Perikarderguss)
- Abnahme der Nierenfunktion bei unveränderter Diuresemenge

Leitsymptome

- Ödeme
- Hypertonie
- Hämaturie
- Leistungsknick
- Nykturie

Kasuistik

Eine 38-jährige Patientin wird vom Hausarzt wegen einer Hyperkaliämie als Notfall in die Klinik eingewiesen. Bei Aufnahme wirkt die Patientin unruhig und nervös und berichtet über eine verminderte Leistungsfähigkeit seit etwa 6 Wochen. Bei der Auskultation des Herzens sind die Herztöne leise, der Puls ist rhythmisch mit einer Frequenz von 105/min, der Blutdruck wird mit 160/105 mm Hg gemessen. Auffällig ist eine Tachypnoe mit einer Atemfrequenz von 26/min. Die Auskultation der Lunge und die Palpation des Abdomens ist unauffällig, Lymphknoten sind nicht tastbar. Die Nierenlager sind nicht klopfschmerzhaft. Beidseits finden sich diskrete Beinödeme.

Bei der Blutuntersuchung zeigen sich eine normochrome Anämie mit einem Hämoglobin von 6,9 g/dl, erhöhte Konzentrationen für Kalium (6,4 mmol/l), Phosphat (8,3 mg/dl), Kreatinin (10,1 mg/dl) und Harnstoff (305 mg/dl), eine erniedrigte Calciumkonzentration (1,70 mml/l) sowie eine metabolische Azidose (pH 7,18, Bicarbonat 8 mmol/l). Im Urin findet sich kein nephritisches Sediment, der Test auf Eiweiß ist zweifach positiv. In der Sonographie finden sich beidseitige Schrumpfnieren mit multiplen Verkalkungen sowie ein Perikarderguss (2,2 cm). Anamnestisch gibt die Patientin an, bereits vor 5 Jahren seien leicht erhöhte Serumkreatininwerte und seitdem immer wieder erhöhte Blutdruckwerte gemessen worden; eine weitere Diagnostik sei von ihr abgelehnt worden. Eine medikamentöse Therapie – insbesondere zur Normalisierung des Blutdruckes – wurde nicht durchgeführt. Bei terminaler Niereninsuffizienz und urämischer Symptomatik wird noch am gleichen Tag die Hämodialyse über Shaldon-Katheter eingeleitet. Auf eine Nierenbiopsie wird bei Schrumpfnieren verzichtet, da eine histologische Differenzierung wahrscheinlich nicht mehr möglich ist und keine therapeutische Konsequenz zur Folge hätte. Die Komplementfaktoren und die Antikörpertests sind unauffällig. Die ergänzenden Blut- und Urinuntersuchungen ermöglichen nicht die exakte Klassifizierung der chronischen Nierenerkrankung.

2.1 Definition

Chronisch progrediente Nierenkrankheiten führen zum terminalen Nierenversagen. Der Verlauf chronischer Nierenkrankheiten wird bestimmt durch die Art und das Ausmaß der renalen Läsion, die Reaktion des Organismus und die Begleiterkrankungen des Patienten. Die progrediente Schädigung der Glomeruli führt zu einer **Abnahme der glomerulären Filtrationsrate**. Die tubulointerstitiellen Veränderungen haben eine interstitielle Fibrose zur Folge, die ganz entscheidend die Progression der Erkrankung determiniert. Parallel dazu werden weitere Funktionen der Nieren beeinträchtigt wie die Ausscheidung von Wasser und Elektrolyten sowie der Stoffwechsel von Hormonen und Vitamin D.

Bis zu einem Serumkreatinin von 3 mg/dl spricht man von einer beginnenden, dann bis zu einem Wert von 6 mg/dl von einer fortgeschrittenen Niereninsuffizienz, die dann in das präterminale Nierenversagen (Serumkreatinin über 6 mg/dl bzw 528 μmol/l oder Kreatinin-Clearance unter 15 ml/min) übergeht. Die Serumkreatininwerte sind dabei bezogen auf einen normalen mittleren Body Mass Index (23 kg/m^2).

2.2 Epidemiologie

Die Inzidenz und Prävalenz der Nierenersatztherapie bei chronischem Nierenversagen haben in den letzten Jahren zugenommen. In dem Bericht von QUASI (Qualitätssicherung) Niere zur Nierenersatztherapie in Deutschland wurden 1996 insgesamt 42952 Patienten mit einem Dialyseverfahren behandelt, dies entspricht 524 Patienten pro 1 Million Einwohner. Nimmt man die Patienten mit einem funktionierenden Transplantat hinzu, so errechnet sich eine Gesamtzahl von 57803 Patienten und eine Prävalenz von 713 Patienten mit Nierenersatztherapie pro Million Einwohner. Insgesamt wurde 1996 bei 12406 Patienten neu mit einer chronischen Nierenersatztherapie begonnen, was einer Inzidenz von 156 Patienten pro Million Einwohner entspricht.

Deutschland nimmt mit einer Prävalenz von 713 Patienten pro 1 Million Einwohner die Spitzenposition in Europa ein (im Vergleich 400–600 Patienten pro 1 Million Einwohner in anderen europäischen Ländern). Weltweit haben Japan mit 1200 und die USA mit fast 1000 Patienten pro 1 Million Einwohner den höchsten Prozentsatz an Patienten mit chronischer Nierenersatztherapie.

2.3 Ätiologie

Die wichtigsten Ursachen für die Entwicklung eines chronischen Nierenversagens sind **Erkrankungen der Niere** und die langfristigen Folgen von **Nephrotoxinen**; aber auch längere Zeit bestehende prärenale (verminderte Nierendurchblutung) und postrenale (Harnabflussbehinderung) Faktoren können zu einer chronischen Niereninsuffizienz führen.

Sowohl glomeruläre als auch interstitielle Erkrankungen können ein terminales Nierenversagen zur Folge haben. Der Anteil der Typ-2-Diabetiker mit diabetischer Nephropathie nimmt stetig zu. 1997 war die häufigste Ursache für die terminale Niereninsuffizienz in Deutschland der Typ-2-Diabetes mit 24% (Typ-1-Diabetes 7%), gefolgt von chronischen Glomerulonephritiden mit 16%, der vaskulären Nephropathie mit 14% und der interstitiellen Nephritis mit 13%. Der Anteil von hereditären Nierenerkrankungen liegt unter 10%; am bedeutensten ist dabei die polyzystische Nierendegeneration.

2.4 Pathophysiologie

Die progrediente Abnahme der Nierenfunktion führt durch Schädigung wichtiger Organsysteme zu urämischen Symptomen. Entscheidend für die klinische Symptomatik ist die stetige Minderung der Ausscheidungskapazität für Wasser, Elektrolyte und Säureäquivalente sowie die Beeinträchtigung der endokrinen Funktionen der Nieren. Wahrscheinlich ist die unzureichende Elimination von toxischen Metaboliten des Stoffwechsels, der sog. Urämietoxine, verantwortlich für die Organschäden. Als wichtige **Urämietoxine** werden AGE (advanced glycosylation end-products), GIP (Granulozyten-inhibierende Proteine), Polyamine, Phenole und das Parathormon diskutiert. Die klinische Beobachtung, dass durch eine eiweißarme Ernährung urämische Symptome gebessert und die Progredienz der Nierenschädigung günstig beeinflusst werden kann, spricht für die Bedeutung von Abbauprodukten des Proteinstoffwechsels.

Das Fortschreiten der Erkrankung beeinträchtigt sekretorische Funktionen der Nieren. Die Retention von Natrium und Wasser führt zur Oligurie mit Ödemen und Bluthochdruck. Die gestörte Ausscheidung von Kalium und H^+-Ionen hat eine Hyperkaliämie und metabolische Azidose zur Folge.

Der **Ausfall endokriner Funktionen** führt zu einer verminderten Hydroxilierung von Vitamin D_3, was im Zusammenspiel mit einer Hyperphosphatämie einen sekundären Hyperparathyreoidismus induziert. Folgen dieser Störung der Vitamin-D- und Parathormonregulation sind eine renale Osteopathie und Myopathie. Konsequenz einer unzureichenden Erythropoetinsynthese ist die renale Anämie. Durch Ausfall funktionsfähiger Nephrone kann es zu einer Abnahme, durch lokale Minderdurchblutung zu einer Zunahme der Reninfreisetzung kommen. Eine Stimulation des Renin-Angiotensin-Systems erhöht den Blutdruck; niedrige Reninspiegel können zur Entwicklung einer Hyperkaliämie (hyporeninämischer Hypoaldosteronismus) und zu einer renal-tubulären Azidose beitragen. Ein vermindertes Ansprechen der distalen Nephronabschnitte auf Adiuretin hat einen Diabetes insipidus mit Polyurie zur Folge.

Der Verlust intakter Nephrone führt zu Kompensationsvorgängen an den restlichen Nierenkörperchen. Die Hyperfiltration und der erhöhte glomeruläre Kapillardruck schädigen das Endothel und die Mesangiumzellen. Für die Folgeschäden spielt die Freisetzung von **Wachstumsfaktoren** (z.B. insulin-like growth factor, transforming growth factor β) eine wichtige Rolle.

2.5 Pathologie

Die pathohistologische Untersuchung einer Nierenbiopsie erlaubt bei der Mehrzahl der Patienten eine definitive Diagnostik; es können glomeruläre und tubulointerstitielle Erkrankungen unterschieden werden. Die glomerulären Erkrankungen werden weiter unterteilt in hereditäre, entzündliche, vaskuläre und metabolisch degenerative Erkrankungen. Der **klinische Wert** einer pathohistologischen Biopsiediagnose liegt in:

- Erzielung einer definitiven Diagnose
- Therapiehilfe
- verbesserter Abschätzung der Prognose der renalen Erkrankung

Therapie und Prognose einer renalen Erkrankung werden wesentlich bestimmt durch das Ausmaß chronischer tubulointerstieller Veränderungen (z.B. interstielle Fibrose, Tubulusatrophie).

Die pathohistologische Biopsiediagnostik wird an einem in gepuffertem Formaldehyd (4%) fixierten Gewebszylinder durchgeführt. Eine ausreichende Beurteilung des Biopsats ist nur unter Anwendung von drei **Untersuchungsverfahren** möglich:

- konventionelle Lichtmikroskopie
- Immunhistologie von Immunglobulinen, Komplementfaktoren und Fibrin
- transmissionselektronenmikroskopische Aufarbeitung (sog. Triple-Diagnostik)

In Einzelfällen wird diese Triple-Diagnostik ergänzt durch eine molekularbiologische Untersuchung (In-situ-Hybridisierung auf mRNA und DNA, PCR [Polymerase-Kettenreaktion]). Diese molekularbiologischen Untersuchungen können bei hereditären Nierenerkrankungen und bei Nierenerkrankunen, die durch DNS- oder RNS-Viren verursacht werden, notwendig sein. Die Triple-Diagnostik kann in der Regel nach fünf Arbeitstagen abgeschlossen werden; in eiligen Biopsiefällen (Verdacht auf Abstoßung eines allogenen Nierentransplantates, Verdacht auf nekrotisierende Glomerulonephritis) kann eine lichtmikroskopische und Immunfluoreszenzdiagnostik schon 3 Stunden nach Erhalt der Biopsie durchgeführt werden.

Eine inadäquate Fixierung, ein zu schmaler Biopsiezylinder (kleiner als der Durchmesser eines humanen Glomerulus) und Gewinnen von zu wenig kortikalem Parenchym können die Diagnostik sehr erschweren bzw. schränken die Aussagefähigkeit des Biopsats für die gesamte Niere ein.

2.6 Diagnose und Differenzialdiagnose

Eine chronische Niereninsuffizienz wird diagnostiziert durch eine Abnahme der Nierenfunktion über einen Zeitraum von mehreren Monaten oder Jahren. Der Verlust der glomerulären Filtrationsrate spiegelt sich wider in einem Absinken der endogenen Kreatinin-Clearance (direkte Messung oder Berechnung nach der Cockcroft-Gault-Formel) und korreliert im fortgeschrittenen Stadium mit dem Anstieg des Serumkreatinins. Bei schlanken Personen oder älteren Patienten kann bereits eine Niereninsuffizienz vorliegen, obwohl das Serumkreatinin „normal" ist.

Weitere Hinweise auf eine chronische Einschränkung der Nierenfunktion sind erhöhte Serumwerte für Harnstoff, Phosphat, Kalium und Harnsäure sowie eine Abnahme von Calcium und Hämoglobin (renale Anämie) und der Nachweis einer metabolischen Azidose. Klinisch wegweisend ist das Auftreten von Urämiesymptomen in der präterminalen Phase. Im Ultraschallbild findet man in der Regel Schrumpfnieren mit deutlich reduziertem Parenchymanteil.

2.6.1 Anamnese

Die Befragung des Patienten gibt Hinweise auf Müdigkeit, Leistungsminderung und Appetitlo-

sigkeit. Sehr häufig werden diese Symptome vom Patienten missgedeutet. Eine fehlende Schmerzsymptomatik führt häufig dazu, die Diagnose einer ernsthaften Nierenerkrankung zu verschleppen. Erhöhter Blutdruck, Hämaturie oder Nykturie können Hinweis auf eine Nierenerkrankung sein. Nierenkrankheiten in der Familienanamnese sind wichtig für die Differenzialdiagnose. Häufig belegen frühere „pathologische Urinbefunde", die nicht näher definiert oder abgeklärt wurden, oder Auffälligkeiten während einer Schwangerschaft das Vorliegen einer chronischen Nierenerkrankung.

2.6.2 Körperliche Untersuchung

Zunächst sollten der Blutdruck, die Pulsfrequenz und die Körpertemperatur gemessen werden. Die kardiovaskuläre, pulmonale und abdominelle Untersuchung kann zur Klärung der Ätiologie der Nierenfunktionsverschlechterung beitragen. Der Volumenstatus (Exsikkose oder Ödeme) liefert wichtige Hinweise zur Differenzialdiagnose und Therapieplanung. Bei bekannten Begleiterkrankungen (Diabetes mellitus, arterielle Hypertonie) können ergänzende Untersuchungen (Augenhintergrund) hilfreich sein, das Stadium und die Folgeschäden dieser Krankheiten einzuschätzen. Eine urämische Perikarditis und/oder eine urämische Enzephalopathie sind Indikationen zur raschen Einleitung einer Nierenersatztherapie.

2.6.3 Blut- und Urindiagnostik

Die endogene Kreatinin-Clearance und das Serumkreatinin geben Aufschluss über das Stadium der Niereninsuffizienz. Besonders im oberen Grenzbereich des Serumkreatinins ist die Bestimmung der Kreatinin-Clearance unerlässlich, da die Nierenfunktion trotz „normalem" Serumkreatininwert deutlich eingeschränkt sein kann (sog. „Kreatinin-blinder Bereich"). Ergänzend sollten der Harnstoff und die Harnsäure im Serum bestimmt werden. Unerlässlich sind die Elektrolytwerte (Na$^+$, K$^+$, Ca^{2+}, PO$_4^{3-}$), das Blutbild mit Hämoglobin, Leukozyten und Thrombozyten, sowie der Säure-Basen-Status.

Wegweisend für die Klärung der Pathogenese ist häufig die **Harnanalyse**. Ein nephritisches Urinsediment mit dysmorphen Erythrozyten (Akanthozyten) und Erythrozytenzylindern ist beweisend für eine glomeruläre Erkrankung. Eine sterile Leukozyturie und Isosthenurie (eingeschränkte Konzentrationsfähigkeit) mit begleitender Nykturie weisen auf eine chronische interstitielle Erkrankung hin. Die Quantifizierung der Proteinausscheidung und Differenzierung der Proteine (Selektivität) lässt eine Einengung der Differenzialdiagnose zu.

Zur weiteren Differenzialdiagnostik sei auf die folgenden Abschnitte mit Darstellung der einzelnen Krankheitsbilder verwiesen.

2.6.4 Ultraschalluntersuchung

Die Sonographie der Nieren nimmt einen hohen Stellenwert ein und ist unerlässlich. Kleine Nieren mit reduziertem Parenchym und schlechter Abgrenzbarkeit gegenüber dem umgebenden Gewebestrukturen beweisen eine langjährige chronische Nierenerkrankung. Die spezifischen Befunde bei diabetischer Nephropathie, Amyloidose, Plamozytom oder polyzystischer Nierendegeneration werden bei der jeweiligen Krankheit besprochen. An dieser Stelle soll noch einmal der typische Befund bei Analgetikanephropathie hervorgehoben werden: Schrumpfnieren mit Verkalkungen im Bereich der Nierenrinde und der Markpyramiden, die sich teilweise kokardenartig darstellen. Eine Differenzialdiagnose der verschiedenen Glomerulonephritiden ist mit Hilfe der Sonographie nicht möglich. Wichtig ist der Ausschluss einer Obstruktion als Ursache einer verschlechterten Nierenfunktion. Die **Duplexsonographie** gibt Aufschluss über eine ischämische Genese der Niereninsuffizienz oder den kompletten Funktionsverlust einer Niere durch eine Nierenvenenthrombose. Besonders Seitendifferenzen in der Nierengröße müssen durch die Duplexsonographie weiter abgeklärt werden.

Ergänzend sollte eine **Echokardiographie** durchgeführt werden, um eine prärenale Ursache der Niereninsuffizienz auszuschließen (Herzinsuffizienz, Perikarderguss).

2.6.5 Röntgendiagnostik

Die Röntgennativaufnahme der Niere bei chronischer Niereninsuffizienz spielt heute keine Rolle mehr. Die Gabe von Röntgenkontrastmittel gefährdet die vorgeschädigte Niere und kann zum kompletten Funktionsverlust führen. Bei einem Serumkreatinin über 2,5 mg/dl ist ein aussagefähiges intravenöses Urogramm nicht mehr durchführbar. Somit hat die **konventionelle Röntgendiagnostik** für die Abklärung der chronischen Niereninsuffizienz keinen Stellenwert.

Für spezifische Fragestellungen kann die **Computertomographie** eingesetzt werden. Auch hier gelten die Vorbehalte für die intravenöse Verabreichung von Kontrastmittel (siehe Kap. 1.10, S. 23f.) Prophylaxe des akuten Nierenversagens). Insbesondere bei der Abgrenzung von Tumoren oder Abszessen, bei unklaren zystischen Prozessen oder zur Darstellung des pararenalen und retroperitonealen Raumes kann dieses Verfahren hilfreich sein. Mit Hilfe der Spiral-CT-Angiographie können auch die Nierenarterien beurteilt werden.

2.6.6 Magnetresonanztomographie

Die Magnetresonanztomographie (MRT) ist ein teures bildgebendes Verfahren, das den Vorteil hat, auf klassische Röntgenkontrastmittel verzichten zu können. Die Indikationen für den Einsatz der MRT sind ähnlich wie bei der Spiral-CT. Durch Weiterentwicklung der Technik mit kürzeren Aufnahmesequenzen ist es möglich, mit Hilfe der MRT-Angiographie Nierenarterienstenosen zu diagnostizieren.

2.6.7 Nierenszintigraphie

Der Stellenwert nuklearmedizinischer Methoden in der Diagnostik von Nierenkrankheiten hat in den letzten Jahren abgenommen. Die exakte Messung der glomerulären Filtrationsrate mit radioaktiv markierten Substanzen (z.B. ^{99m}Tc-MAG3) und die seitengetrennte Beurteilung der Nierenfunktion stehen dabei im Mittelpunkt. Die Perfusionsszintigraphie in Kombination mit einem ACE-Hemmer spielt bei fortgeschrittener Niereninsuffizienz keine Rolle und sollte bei niedriger Sensitivität generell in Frage gestellt werden.

2.6.8 Nierenbiopsie

Die Nierenbiopsie ist im Frühstadium der Niereninsuffizienz in vielen Fällen trotz Ausschöpfung aller bisher beschriebener Methoden unverzichtbar, um eine exakte Diagnose zu stellen. Insbesondere wenn die histologische Beurteilung der Gewebeprobe Aussagen zur Therapie oder Prognose erwarten lässt, sollte man eine Nierenbiopsie durchführen. Im fortgeschrittenen Stadium der Niereninsuffzienz mit schlecht gegen das perirenale Gewebe abgrenzbaren Organgrenzen ist die Biopsie technisch schwierig und mit einem höheren Blutungsrisiko behaftet. Da in diesen Fällen viele Glomeruli im Biopsat verödet sind und das interstitielle Gewebe einen hohen Fibroseanteil ausweist, kann die Diagnose durch den Pathologen nicht mehr zweifelsfrei gestellt werden.

> In einer kritischen Risiko-Nutzen-Abwägung sollte man deshalb bei fortgeschrittener Niereninsuffizienz die Indikation zur Nierenbiopsie sehr zurückhaltend stellen.

2.6.9 Differenzialdiagnose

Werden Patienten mit Niereninsuffizienz erstmalig vorgestellt oder untersucht, muss zunächst zwischen akuter und chronischer Erkrankung differenziert werden. Anamnestische Hinweise auf eine Nierenkrankheit (Makrohämaturie), länger bestehende Erkrankungen, die die Nieren schädigen können (Hypertonie, Diabetes mellitus), eine normochrome Anämie, Hypokalzämie und Hyperphosphatämie sowie Schrumpfnieren im Ultraschall deuten auf einen chronischen Verlauf hin.

Auf die Differenzialdiagnose einzelner Nierenkrankheiten, die eine chronische Niereninsuffizienz verursachen können, wird in den folgenden Abschnitten eingegangen.

2.7 Klinik

2.7.1 Allgemeinsymptome

Bis zu einem Verlust von etwa 50% der normalen glomerulären Filtrationsrate (GFR) bleiben die Patienten in der Regel symptomfrei, da die renalen Funktionsreserven ausreichen, um Defizite zu kompensieren. Diese Phase der Niereninsuffizienz wird häufig mit dem irreführenden Begriff „Stadium der kompensierten Retention" bezeichnet, der einen Stillstand der Erkrankung nahelegt, obwohl der Krankheitsprozess fortschreitet. In der Phase der präterminalen Niereninsuffizienz (GFR unter 15 ml/min) treten urämische Symptome auf.

Die Allgemeinsymptome in der Frühphase der Niereninsuffizienz sind uncharakteristisch: Müdigkeit, Leistungsschwäche, Schlafstörungen, eventuell Ödeme. Im fortgeschrittenen Stadium treten Beschwerden wie Juckreiz mit Hautveränderungen (braunes Kolorit), Appetitlosigkeit, Übelkeit, Erbrechen, Foetor uraemicus, Muskelschwäche, Knochenschmerzen und Vigilanzstörungen auf.

2.7.2 Wasser-, Elektrolyt- und Säure-Basen-Haushalt

Eine **Oligurie** entwickelt sich erst im Terminalstadium der Niereninsuffizienz. Die Fähigkeit der Niere, den Harn zu verdünnen oder zu konzentrieren, kann aber bereits in einer frühen Phase der Nierenschädigung gestört sein. Dies ist insbesondere dann der Fall, wenn eine interstitielle Nephritis vorliegt. Das Unvermögen der Niere, die Harnosmolalität nach Bedarf zu variieren, führt zu einem Harn mit relativ fixer Osmolalität um 300 mosmol/l und wird als **Isosthenurie** bezeichnet. Der betroffene Patient benötigt dann eine Urinmenge von 2 l/Tag, um die im Stoffwechsel anfallenden Metabolite auszuscheiden. Eine deutlich höhere Zufuhr von Wasser bringt keine Vorteile.

Geschädigte Nephrone verlieren die Fähigkeit, Kochsalz in ausreichendem Maß auszuscheiden. Dieses Defizit wird durch funktionsfähige Nephrone zunächst kompensiert. Erst bei fortgeschrittener Niereninsuffizienz entwickelt sich eine **positive Natriumbilanz**, die zur Entstehung von Ödemen und Bluthochdruck beiträgt. Wenn diese Symptome auftreten, sollte eine moderate Verminderung der Kochsalzaufnahme empfohlen werden. Der **Serumkaliumspiegel** wird trotz Beeinträchtigung der renalen Kaliumsekretion lange Zeit im Normbereich reguliert. Dies wird ermöglicht durch erhöhte Kaliumsekretion funktionsfähiger Nephrone im distalen Abschnitt und vermehrter Sekretion von Kalium im Darm sowie einem Kalium-Shift in den Intrazellularraum. Eine gefährliche Hyperkaliämie wird erst in der terminalen Phase der Niereninsuffizienz und bei Oligurie beobachtet. Unabhängig davon kann eine Hyperkaliämie bereits in früheren Stadien auftreten, wenn kaliumsparende Diuretika verordnet werden, eine exzessive Kaliumzufuhr oder eine metabolische Azidose vorliegt oder wenn sich ein hyporeninämischer Hypoaldosteronismus entwickelt. ACE-Hemmer, AT_1-Blocker und nichtsteroidale Antiphlogistika begünstigen eine Hyperkaliämie.

Bei chronischer Niereninsuffizienz entwickelt sich eine **metabolische Azidose**, weil die Niere zu wenig Bicarbonat bildet. Dabei entsteht rechnerisch eine erhöhte Anionenlücke (Na^+ - [Cl^- + HCO_3^-]). Der Normalwert liegt bei 12 ± 2 mmol/l. Die erhöhte Anionenlücke wird verursacht durch den Anfall von PO_4^{3-}-, SO_4^{2-}- und organischen Säuren. Ergänzend sei angefügt, dass eine metabolische Azidose mit erhöhter Anionenlücke folgende Differenzialdiagnosen stellt: **K**etoazidose, **U**rämie, **S**alicylatintoxikation, **M**ethanolvergiftung, E(**Ä**)thylenglykol-vergiftung, **L**actatazidose (KUSMAL).

Bei fortgeschrittener Niereninsuffizienz kann eine **renal tubuläre Azidose** (RTA) entstehen. In diesem Fall ist die Anionenlücke normal (hyperchlorämische metabolische Azidose). Bei einer proximalen RTA liegt ein Rückresorptionsdefekt für HCO_3^- vor (Typ II), bei einer distalen RTA wird zu wenig NH_4^+ ausgeschieden (Typ I und Typ IV). RTA Typ I und II sind mit einer Hypokaliämie, Typ IV dagegen ist mit einer Hyperkaliämie assoziiert und entspricht einem Aldosteronmangel (hyporeninämischer Hypoaldosteronismus) oder einer verminderten Ansprechbarkeit der distalen Nephronabschnitte auf Aldosteron (Mineralocorticoidresistenz). Die RTA Typ III ist eine distale RTA mit HCO_3^--Verlust, deren Pathogenese nicht geklärt ist.

2.7.3 Nephrotisches Syndrom

Ein nephrotisches Syndrom ist definiert durch die Kombination:
- Proteinurie (> 3,5 g/Tag)
- Hypalbuminämie
- Ödeme
- Hyperlipoproteinämie

Ursache des nephrotischen Syndroms ist bei 80% der Patienten eine glomeruläre Erkrankung, im Kindesalter am häufigsten die Minimal-Change-Glomerulopathie, bei Erwachsenen die membranöse Glomerulopathie. Die häufigste Ursache des sekundären nephrotischen Syndroms (bei bekannter Grundkrankheit) ist die diabetische Nephropathie. Darüber hinaus gibt es noch eine große Anzahl von weiteren Erkrankungen (Infektionen, Systemerkrankungen, Stoffwechselkrankheiten, Tumoren, Allergien, angeborene Erkrankungen) sowie eine Reihe von Medikamenten (z.B. Gold- oder Penicillamintherapie bei rheumatoider Arthritis), die ein nephrotisches Syndrom auslösen können.

Der renale Eiweißverlust hat **Konsequenzen** wie Ödembildung, Störung des Fettstoffwechsels, Begünstigung von Thrombosen (Nierenvenenthrombose), Verlust von Transportproteinen (Eisenmangel, Antithrombin-III-Mangel) und Immunglobulinen (erhöhte Infektanfälligkeit) und verstärkt die Gefahr eines akuten (prärenalen) Nierenversagens.

Zur Klärung der Ätiologie sollte eine Nierenbiopsie durchgeführt werden. Diese Empfehlung wird gestützt durch die Beobachtung, dass in vielen Fällen nicht die primär vermutete Diagnose bestätigt wird und sich neue Aspekte hinsichtlich der Behandlung der Grundkrankheit ergeben können (Plasmozytom, Amyloidose).

2.7.4 Akute nephritische Erkrankung

Das akute nephritische Syndrom ist gekennzeichnet durch einen Beginn der Erkrankung häufig nach vorausgegangenen Infektionen, aktives Urinsediment (dysmorphe Erythrozyten mit Akanthozyten, Erythrozytenzylindern) mit Proteinurie, Abnahme der glomerulären Filtrationsrate und Auftreten von Ödemen durch Kochsalz- und Wasserretention. In vielen Fällen geht das nephritische Syndrom einher mit einem Komplementverbrauch und der Ablagerung von subepithelialen Immunkomplexen. Klassisches Beispiel für eine akute nephritische Erkrankung ist die Poststreptokokken-Glomerulonephritis. Auch Vaskulitiden und Autoimmunerkrankungen (z.B. Wegener-Granulomatose) sowie

akute glomeruläre Erkrankungen (z.B. IgA-Nephritis) können sich als akute Nephritis manifestieren.

2.7.5 Renale Osteopathie

Die wesentlichen Faktoren in der Pathogenese der renalen Osteopathie sind die verminderte renale Synthese von **Calcitriol** (1,25-(OH)$_2$-Vitamin-D$_3$), die verminderte Ansprechbarkeit auf Calcitriol und der **sekundäre Hyperparathyreoidismus** mit Hyperplasie der Nebenschilddrüse. Calcitriol begünstigt die intestinale Calcium- und Phosphatresorption und hemmt die Parathormonsekretion. Die Hyperphosphatämie verstärkt den Hyperparathyreoidismus und hemmt die renale Synthese von Calcitriol. Überschreitet das Calcium-Phosphat-Produkt 70 mg/dl, kommt es zu Verkalkungen (vaskulär, periartikulär, viszeral).

Die renalen Knochenerkrankungen werden eingeteilt in **Ostitis fibrosa** (Osteodystrophie), Osteomalazie, aplastische Knochenerkrankung und Mischformen. Während für die Entstehung der Ostitis fibrosa, die sehr früh beginnt (etwa ab Serumkreatininwerten von 2,0 mg/dl), vor allem der sekundäre Hyperparathyreoidismus entscheidend ist, treten **Osteomalazie** („Low-Turnover"-Mineralisationsstörung) und **Osteopenie** (dead bone disease, aplastische Knochenerkrankung) später auf und werden vor allem mit Aluminiumablagerungen (aus Phosphatbindern) in Verbindung gebracht. Bei der Osteomalazie ist das Serumparathormon normal oder gering erhöht, bei der Osteopenie erniedrigt.

Klinische Beschwerden wie Skelettschmerzen oder Spontanfrakturen werden nur bei 10% der Betroffenen beobachtet, obwohl radiologische Zeichen der renalen Knochenschädigung bei 40% auftreten. Zur diagnostischen Abklärung sollten Serumcalcium und -phosphat, die alkalische Knochenphosphatase, intaktes Parathormon und bei langjähriger Einnahme von aluminiumhaltigen Phosphatsenkern der Serumaluminiumspiegel (Desferaltest) bestimmt werden. Ein wichtiger Ansatzpunkt zur **Prävention** der renalen Osteopathie ist die Normalisierung des (erhöhten) Serumphosphats und des (erniedrigten) Serumcalciums mit calciumhaltigen Phosphatsenkern und die Substitution von Vitamin D. Entwickelt sich eine Hyperkalzämie, sollten calciumfreie Phosphatsenker eingesetzt werden. Zielgrößen sind ein Parathormonspiegel von 140–200 pg/ml (zwei- bis dreifacher Normwert) und eine Normalisierung der alkalischen Phosphatase. Der Nahrungsanteil des Phosphats sollte unter 1 g/Tag liegen. Bei schwerem, medikamentös nicht beherrschbarem sekundärem Hyperparathyreoidismus muss eine Parathyreoidektomie durchgeführt werden.

2.7.6 Hämatologische Symptome

Die wichtigsten hämatologischen Veränderungen bei chronischer Niereninsuffizienz sind die Anämie sowie die erhöhte Blutungs- und Thromboseneigung durch Störung der Thrombozytenfunktion und Gerinnungsdefekte.
Bei einer Abnahme der Nierenfunktion um mehr als 50% entwickelt sich eine **normochrome, normozytäre Anämie**, wobei das Ausmaß der Anämie mit dem Grad der Nierenfunktionseinschränkung korreliert. Bei chronischer Einnahme von Analgetika oder Blutverlusten im Magen-Darm-Trakt kann die Anämie bereits früher manifest werden. Patienten mit polyzystischer Nierendegeneration sind häufig bei fortgeschrittener Niereninsuffizienz noch normochrom, da es zur Erythropoetinsynthese in den Nierenzysten kommt. Das erhöhte Herzzeitvolumen bei renaler Anämie führt zu einer exzentrischen Linksherzhypertrophie, und ein häufig gleichzeitig bestehender Bluthochdruck begünstigt die Entwicklung einer konzentrischen Hypertrophie des linken Ventrikels, sodass bereits eine mäßiggradige Anämie zur Myokardischämie mit Angina pectoris führen kann. Im Gegensatz dazu können Patienten durch chronische Adaptationsprozesse bei sich langsam entwickelnder Anämie lange Zeit beschwerdefrei sein und sind in der Lage, sehr niedrige Hämoglobinwerte zu kompensieren („Patient kommt mit einem Hb-Wert unter 5,0 g/dl zu Fuß in die Klinik").

Ursachen der Anämie sind eine inadäquate Erythropoese durch Erythropoetinmangel, eine Hämolyse mit reduzierter Erythrozytenüberlebenszeit und gastrointestinale Blutverluste. Weitere Faktoren sind ein absoluter (entleerte Eisenspeicher) oder funktioneller (verminderte Verfügbarkeit des Eisens) Eisenmangel, Folsäuremangel (megaloblastäre Anämie), Aluminiumintoxikation, Medikamenteneffekte (ACE-Hemmer) und die Folgen von Systemerkrankungen (chronische Infekte, Neoplasien, Lupus erythematodes, hämolytisch-urämisches Syndrom).

Die Anämie bei Patienten mit chronischer Niereninsuffizienz wird bereits in der Prädialysephase durch die intravenöse oder sukutane Applikation von rekombinantem humanen **Erythropoetin** behandelt. Dies führt zu einem dosisabhängigen Anstieg der Erythropoese und zu einer Korrektur der Anämie. Neben der Verbesserung der kardialen Funktion werden einige urämieassozierte Symptome wie Müdigkeit, Juckreiz, sexuelle Störungen und kognitive Leistungsminderung positiv beeinflusst. Mögliche unerwünschte Nebenwirkungen einer Erythropoetintherapie sind Bluthochdruck, thrombotische Komplikationen, Krampfanfälle (selten) und grippale Symptome (Fieber, Gliederschmerzen). Die Frage, welcher Zielhämatokrit bei einer Erythropoetinbehandlung angestebt werden soll, war und ist Gegenstand vieler kontrollierter prospektiver Studien. Auf der Grundlage jetzt vorliegender Daten sollte bei einem Hämatokrit unter 30% mit der Erythropoetinsubstitution begonnen und ein Zielhämatokrit von 35% (entspricht einem Hb über 11 g/dl) angestrebt werden. In der Regel wird mit einer Initialdosis von 50 IU/kg dreimal pro Woche begonnen und bei Bedarf eine Erhöhung der Erythropoetindosis um 10 IU/kg in Abständen von 4 Wochen durchgeführt. Die subkutane Applikationsform ist der intravenösen Gabe in der Effektivität überlegen. Die Eisenspeicher müssen ausreichend gefüllt sein. Nach den Ergebnissen des European Survey on Anemia Management (ESAM) sollte ein Serum-Ferritin von 200–500 µg/l und ein Anteil der hypochromen Erythrozyten unter 2,5% (Transferrinsättigung 30–40%) angestrebt werden. Gründe für ein unzureichendes Ansprechen der Anämie auf eine Erythropoetinbehandlung sind Eisenmangel, chronische Blutverluste, Folsäuremangel, erhöhte Aluminiumspiegel, schwerer sekundärer Hyperparathyreoidismus, unzureichende Dialysebehandlung, maligne Erkrankungen, Medikamente (ACE-Hemmer, AT_1-Rezeptor-Blocker) und chronische inflammatorische Prozesse. In sehr seltenen Fällen wurde über eine Erythroblastopenie durch Bildung von Antikörpern berichtet.

Bei chronischer Niereninsuffizienz ist die Blutungszeit verlängert. **Ursachen der urämischen Blutungsneigung** sind die Anämie, Veränderungen der Gefäßwand, eine gestörte Thrombozytenfunktion, eine erhöhte Stickoxidsynthese und die Freisetzung eines abnormalen Faktor VIII (Willebrand-Faktor). Eine erhöhte Thromboseneigung wird zurückgeführt auf einen funktionellen Protein-C- und -S-Mangel, Antiphospholipid-Antikörper, inadäquate Freisetzung von t-PA und erhöhte Homocysteinspiegel. Therapieansätze zur Beandlung der urämischen Blutungsneigung sind die Gabe von 1-Desamino-8-D-Argininvasopressin (DDAVP), Kryopräzipitat oder konjugierten Östrogenen sowie die Korrektur der Anämie durch Erythropoetinapplikation. Die Möglichkeiten zur Prävention von Thrombosen orientieren sich an der individuellen Situation, wobei der effektive Einsatz von Heparin, Cumarinen oder Folsäure bisher nicht durch prospektive Studien belegt wurde.

2.7.7 Kardiovaskuläre Erkrankungen

Chronische Nierenkrankheiten führen in einem hohen Maße zu kardialen Folgeerkrankungen und zur Schädigung des Gefäßsystems. Dazu zählen die urämische Kardiomyopathie mit Herzinsuffizienz, die urämische Perikarditis, Herzklappenvitien, die koronare Herzkrankheit, die akzelerierte Atherosklerose und die renoparenchymatöse Hypertonie. Die Diagnose und Behandlung dieser kardiovaskulären Komplikationen ist deshalb von großer Bedeutung, weil sie Ursache von 50% aller Todesfälle bei Patienten mit terminalem Nierenversagen sind.

Bei terminaler Niereninsuffizienz weisen über 80% der Patienten pathologische echokardiographische Befunde auf (linksventrikuläre Dilatation und/oder Hypertrophie). Die **Herzinsuffizienz** ist dabei etwa gleich häufig bedingt durch eine systolische oder eine diastolische Funktionsstörung. Eine Herzinsuffizienz zu Beginn der Dialysebehandlung halbiert die mittlere Überlebenszeit. Pathogenetische Faktoren der urämischen Kardiomyopathie sind urämische Toxine, Anämie und Hypertonie, Volumenüberladung und hohe Parathormonspiegel.

Im Rahmen einer Polyserositis kann sich bei fortgeschrittener Niereninsuffizienz eine **urämische Perikarditis** (etwa 10% der Patienten) entwickeln, häufig begleitet von einer Pleuritis. Durch einen großen Perikarderguss kann es zur hämodynamischen Instabilität kommen, die eine rasche Entlastungspunktion erzwingt. Nichtsteroidale Antiphlogistika und systemische Steroide sind meist unwirksam. Die Behandlung der Wahl der urämischen Perikarditis ist die Einleitung oder Intensivierung der Dialysebehandlung mit täglicher Therapie.

Patienten mit chronischer Niereninsuffizienz weisen signifikant höhere Raten an **Herzklappenerkrankungen** auf als Nierengesunde. Eine Verkalkung der Aorten- und Mitralklappe kann bei etwa der Hälfte der Patienten im Stadium der terminalen Niereninsuffizienz nachgewiesen werden; die Prävalenz der Aortenklappenstenose wurde mit 13%, der Mitralklappeninsuffizienz mit 11% und der Mitralklappenstenose mit 5% beschrieben. Für die Prophylaxe der Klappenverkalkungen sind die Behandlung des Hyperparathyreoidismus und die Kontrolle des erhöhten Calcium-Phosphat-Produktes von entscheidender Bedeutung. Patienten mit polyzystischer Nierenerkrankung (kongenitale Zystennieren) weisen vermehrt kardiovaskuläre Komplikationen auf (Herzklappenvitien, Aneurysmen der Koronararterien). Am häufigsten wird ein Mitralklappenprolaps diagnostiziert (12%). Eine entscheidende Rolle für die erhöhte kardiovaskuläre Letalität bei chronischer Niereninsuffizienz spielt die **koronare Herzkrankheit**. Patienten mit diabetischer Nephropathie tragen ein besonders hohes Risiko. Erhöhter Blutdruck, Störungen des Fettstoffwechsels und möglicherweise erhöhte Homocysteinwerte im Plasma sind die pathogenetisch wichtigsten Faktoren.

In jüngerer Zeit wird vermehrt die Frage diskutiert, ob **entzündliche Reaktionen der Gefäßwand** für die Entstehung der Atherosklerose von Bedeutung sind. So konnte gezeigt werden, dass erhöhte Werte des C-reaktiven Proteins im Serum mit einer ungünstigen kardiovaskulären Prognose korrelieren. Im Vergleich zur Normalbevölkerung werden sowohl bei Patienten mit chronischer Niereninsuffizienz als auch bei Dialysepatienten erhöhte CRP-Spiegel gemessen. Nach Einleitung der Dialysebehandlung kommt es häufig zu einem beschleunigten Verlauf der Atherosklerose, die zur peripheren arteriellen Verschlusskrankheit und zu zerebralen Durchblutungsstörungen führt.

Bereits in frühen Stadien der Niereninsuffizienz kann sich eine **renoparenchymatöse Hypertonie** entwickeln. Die Häufigkeit der Hypertonie korreliert mit dem Grad der Nierenfunktionseinschränkung, wobei die Bedeutung der hypertensiven Nephrosklerose für das Erreichen einer terminalen Niereninsuffizienz umstritten ist. Dabei ist die Beziehung zwischen Niere und Hochdruck ambivalent: Der Bluthochdruck kann die Niere schädigen (hypertensive Nephrosklerose), und eine kranke Niere kann selbst eine Hypertonie induzieren (sekundäre Hypertonie). Tierexperimentelle Daten zeigen, dass die Entwicklung einer hypertensiven Nephropathie nur gebremst werden kann, wenn nicht nur der systemische, sondern auch der intraglomeruläre Druck gesenkt wird. Die Schädigung der Niere durch erhöhten Blutdruck führt zur interstitiellen Fibrose, die möglicherweise durch eine Interaktion zwischen zirkulierenden Monozyten und Endothelzellen getriggert wird, die zur Freisetzung von Zytokinen und Wachstumsfaktoren führt.

2.7.8 Neuromuskuläre Erkrankungen

Ein fortschreitender Verlust der Nierenfunktion führt zu einer raschen muskulären Ermüdbarkeit und einer Abnahme der körperlichen Leistungsfähigkeit; hinzu kommt eine erhöhte muskuläre Krampfbereitschaft. Ursachen für diese Beschwerden sind Veränderungen des Muskelstoffwechsels, eine Inaktivitätsatrophie, eine proximal betonte Myopathie und/oder eine Myositis ossificans (pseudotumoröse Kalzinose).

Störungen des Zentralnervensystems und der peripheren Nerven treten erst in der präterminalen Phase des chronischen Nierenversagens auf. Die Symptome der urämischen **Enzephalopathie** zeigen ein breites Spektrum, das von Konzentrationsschwäche und Schlafstörungen bis zu Krampfanfällen und Koma reicht. Die Beschwerden werden nach Einleitung der Dialysebehandlung gebessert. Die urämische **Polyneuropathie** führt zu einer distal betonten sensomotorischen Neuropathie. Bereits in früheren Stadien der Nierenfunktionseinschränkung können das Restless-Legs-Syndrom und das Burning-Feet-Syndrom auftreten, die gekennzeichnet sind durch Ruheparästhesien und vor allem in der Nacht auftretende quälende Missempfindungen der Beine und Füße. Die Patienten verspüren dabei einen Bewegungsdrang mit motorischer Unruhe. Therapeutisch wird L-Dopa erfolgreich eingesetzt: Etwa 80% der Patienten sprechen auf diese Behandlung gut an.

2.7.9 Gelenkerkrankungen

Treten bei chronischen Nierenkrankheiten auch Arthralgien und Arthritiden auf, müssen **Systemerkrankungen** differenzialdiagnostisch in Erwägung gezogen werden. Neben einer Vaskulitis (Lupus erythematodes, Wegener-Granulomatose) sollte auch an eine primär chronische Polyarthritis gedacht werden, bei der die Nierenschädigung durch potenziell nephrotoxische Behandlungsstrategien verursacht wurde. Akute Mon- und Oligoarthritiden treten bei Gicht und Pseudogicht auf, wobei urämische Patienten häufiger unter Pseudogicht leiden.

Mit abnehmender Nierenfunktion steigt die Harnsäurekonzentration im Serum an, obwohl die fraktionelle Exkretion der Harnsäure zunimmt. Die renal bedingte **sekundäre Hyperurikämie** führt nur sehr selten zu einer sekundären Gicht (unter 2%). Der häufig geübte unkritische Einsatz von Allopurinol bei renal bedingter Hyperurikämie ohne klinische Symptomatik ist deshalb fragwürdig, insbesondere unter dem Aspekt, dass der größte Anteil der Allopurinoltherapie mit der Diagnose „asymptomatische Hyperurikämie" begründet wird. Es liegen zurzeit keine gesicherten Studiendaten vor, die belegen, dass die Hyperurikämie ein unabhängiger Progressionsfaktor einer chronischen Nierenerkrankung ist oder dass durch Allopurinol der Verlauf günstig beeinflusst wird. Deshalb sollte eine Hyperurikämie bei Patienten mit chronischer Niereninsuffizienz nur dann behandelt werden, wenn die Serumharnsäurekonzentration über 10 mg/dl liegt oder mindestens zwei Gichtattacken in der Anamnese zweifelsfrei gesichert sind.

Davon zu unterscheiden sind die Konsequenzen einer **primären Hyperurikämie** (polygen vererbte Erniedrigung der fraktionellen Exkretion von Harnsäure). Prinzipiell kann die primäre Hyperurikämie zu verschiedenen renalen Schädigungen führen: die Nephrolithiasis mit Harnsäuresteinen, die chronische Uratnephro-

pathie (umstritten) und die akute Harnsäurenephropathie. Bei diesen sekundären renalen Erkrankungen steht die Therapie der Grundkrankheit Gicht im Vordergrund (purinarme Kost, Alkoholverzicht, Gewichtsabnahme, Allopurinol, Harnalkalisierung).

Die **Pseudogicht** (Chondrokalzinose) wird durch Ablagerung von Calciumpyrophosphat im Knorpel und der Gelenkkapsel (vor allem der Kniegelenke) ausgelöst. Therapeutisch entscheidend für die Prophylaxe ist die Senkung des erhöhten Calcium-Phosphat-Produktes im Blut und die Behandlung des sekundären Hyperparathyreoidismus. Im akuten Anfall sollten nichtsteroidale Antiphlogistika eingesetzt werden. Eine ähnliche Symptomatik wie bei Pseudogicht wird durch gelenknahe Ablagerung von Hydroxylapatit ausgelöst. Auch hier gelten die bereits für die Pseudogicht besprochenen pathogenetischen und therapeutischen Grundsätze.

Gelenkbeschwerden bei dialyseassoziierter Amyloidose (Beta-2-Mikroglobulin-Amyloidose) werden im Kapitel 6 „Blutreinigungsverfahren" besprochen.

2.7.10 Endokrinologische und Stoffwechselstörungen

Chronische Nierenkrankheiten führen zu Störungen des Kohlenhydrat-, Aminosäure- und Lipidstoffwechsels sowie zu vielfältigen endokrinen Veränderungen (Schilddrüse, Nebenniere, Sexualfunktion).

Mit zunehmender Beeinträchtigung der Nierenfunktion nimmt die Wirkung von Insulin an Muskelzellen ab. Diese **Insulinresistenz**, die wahrscheinlich durch einen Postrezeptordefekt verursacht wird, führt zu einem inadäquat hohen Insulinspiegel im Blut. Klinisch korreliert dies mit einem pathologischen Glucosetoleranztest. Eine Hyperglykämie wird beim niereninsuffizienten Patienten im Vergleich mit einem Gesunden mit einer geringeren Insulinsekretion beantwortet, was aber durch die verminderte renale Clearance von Insulin „kompensiert" wird.

Mangelernährung und erhöhte Proteinkatabolierate können zu einem **Defizit an essenziellen Aminosäuren** führen. Davon nicht betroffen sind Homocystein, Cystin und Methionin. Eine Erhöhung der Homocysteinkonzentration im Blut stellt ein erhöhtes Atheroseroserisiko dar. Der **Anstieg von Homocystein** bei terminaler Niereninsuffizienz ist bedingt durch einen verminderten tubulären Abbau, sodass über 80% der dialysepflichtigen Patienten erhöhte Homocysteinspiegel haben. Dies könnte eine wesentliche Ursache der akzelerierten Atherosklerose bei dieser Patientengruppe sein. Eine hochdosierte Behandlung mit Folsäure (5 mg/Tag) führt zu einer signifikanten Senkung der Homocysteinserumspiegel. Allerdings ist bisher nicht zweifelsfrei belegt worden, dass eine Senkung erhöhter Homocysteinwerte eine Abnahme der kardiovaskulären Letalität zur Folge hat.

Die Störung des Lipidstoffwechsels bei Patienten mit Niereninsuffizienz führt zu einer Abnahme des HDL-Cholesterins und zu einem Anstieg der Triglyzeride und von Lipoprotein (a) im Serum. Für die Entstehung dieser **Dyslipidämie** werden vor allem zwei Faktoren verantwortlich gemacht: die Hyperinsulinämie bei Insulinresistenz und der Mangel an Lipoproteinlipase. Zweifellos ist die Dyslipidämie ein Progressionsfaktor bei vielen Nierenerkrankungen, doch ist unklar, ob eine lipidsenkende Therapie das Fortschreiten der Nierenkrankheit aufhalten kann. Generell sollten niereninsuffiziente Patienten mit Hyperlipidämie auf entsprechende diätetische Maßnahmen und ein vermehrtes körperliches Training achten. Bei Hypercholesterinämie finden die Therapierichtlinien Anwendung, die auch für Patienten mit normaler Nierenfunktion Geltung haben.

Durch die Beeinträchtigung der renalen Zellfunktionen werden auch **hormonelle Regelkreise** gestört. Es kommt zu einem Anstieg von Insulin und Glucagon (verminderte renale Elimination) sowie von Parathormon (vermehrte Synthese in den Nebenschilddrüsen), andererseits zu einer Abnahme von Erythropoietin und Calcitriol (verminderte renale Bildung) sowie von Testosteron (verminderte extrarenale Synthese). Außerdem entwickelt sich bei „urämischem Milieu" eine Resistenz der jeweiligen Zielorgane mit verminderter hormoneller Wirkung.

Patienten mit chronischer Niereninsuffizienz weisen eine Verminderung von freiem und **Gesamtthyroxin** sowie **Trijodthyronin** auf. Die Plasmahalbwertszeit von **Cortisol** ist verlängert. Bei fortgeschrittener Niereninsuffizienz findet sich häufig eine Symptomkonstellation, die differenzialdiagnostisch unter anderem an einen Hypercortisolismus (Hypertonie, Glucoseintoleranz, Muskelschwäche) oder an eine Nebennierenrindeninsuffizienz (Hypotonie, Hyperkaliämie, Leistungsknick) denken lässt.

Störungen der **Sexualfunktion** können bei Männern zur Abnahme der Libido, zur erektilen Dysfunktion und zur Infertilität führen. Bei Frauen werden Beinträchtigung der Libido, Menstruationsstörungen und Infertilität beschrieben. Schwangerschaften sind bei Patientinnen mit terminaler Niereninsuffizienz selten, die Geburt eines lebensfähigen Kindes ist auf wenige Fälle beschränkt.

2.7.11 Gastrointestinale Symptome

Mit zunehmender Funktionsverschlechterung der Niere treten gehäuft gastrointestinale Symptome auf wie Appetitlosigkeit, Übelkeit, diffuse Bauchschmerzen, Störungen der Darmentleerung und Magen-Darm-Blutungen. Die Einnahme von aluminium- und calciumhaltigen Phosphatbindern begünstigt eine Obstipation. Für die hohe Inzidenz von gastrointestinalen Blutungen bei fortgeschrittener Niereninsuffizienz ist neben der gestörten Blutgerinnung auch die gehäufte Rate an intestinalen Angiodysplasien verantwortlich.

2.7.12 Hautsymptome

Das Auftreten von Hautveränderungen ist abhängig von Dauer und Stadium der Niereninsuffizienz. Der **Pruritus** ist das häufigste dermatologische Symptom bei urämischen Patienten (bei etwa 80%). Als Ursache werden vor allem kutane Ablagerungen von Calciumphosphat diskutiert, aber auch veränderte Eigenschaften von Mastzellen werden angeschuldigt. Die Therapie des urämischen Pruritus ist schwierig. Primär sollte eine Kontrolle des sekundären Hyperparathyreoidismus angestrebt werden, ggf. eine Parathyreoidektomie. Neben dem Einsatz von Antihistaminika ist der Einsatz einer UV-B-Bestrahlung gerechtfertigt. In einzelnen Fällen führt auch eine Steigerung der Dialyseeffektivität (Harnstoffclearance pro Behandlungszeitraum, Kt/V) zu einer Besserung der Symptomatik.

Neben Pigment- und Nagelveränderungen und einer erhöhten Verletzbarkeit der Haut sowie Ekchymosen (bei vermehrter Blutungsneigung) können bei chronischer Niereninsuffizienz noch eine Reihe weiterer Erkrankungen der Haut auftreten. Dazu zählen die aktinische Elastose, die kalzifizierende Pannikulitis, die metastatische Kalzinose, die kutane Oxalose, die Xerodermie und die bullöse Dermatose (Pseudoporphyrie).

2.8 Therapie

2.8.1 Allgemeine Grundsätze

Primärer Therapieansatz ist die **Behandlung der Grundkrankheit**, die zum chronischen Nierenversagen führt. Da in vielen Fällen keine kausale Therapie möglich ist, muss die Aufmerksamkeit auf alle Faktoren gerichtet werden, die das Fortschreiten der Nierenerkrankung begünstigen. Weitere wichtige Aspekte sind die Prophylaxe und Behandlung sekundärer Komplikationen und die Vermeidung nephrotoxischer Substanzen wie z.B. Aminoglykoside und Röntgenkontrastmittel. Bei allen Medikamenten, die vorwiegend renal eliminiert werden, sind auf eine Dosisreduktion oder eine Verlängerung des Dosisintervalls und Blutspiegelkontrollen zu achten. Ist die Gabe eines Röntgenkontrastmittels bei eingeschränkter Nierenfunktion notwendig, sind entsprechende präventive Maßnahmen zur Verhinderung einer Nierenfunktionsverschlechterung unverzichtbar (s. Kap. 1.10, S. 23f. Prophylaxe des akuten Nierenversagens).

2.8.2 Progressionsfaktoren

Der Typ der zugrunde liegenden Nierenkrankheit bestimmt die Prognose der Erkrankung. Unabhängig davon existieren eine Reihe von Faktoren, die den Krankheitsverlauf und den fortschreitenden Verlust der Nierenfunktion beeinflussen können. Dazu zählen die arterielle Hypertonie (und konsekutiv der erhöhte intraglomeruläre Druck), die Proteinurie, die Eiweiß- und Phosphatzufuhr, die Hyperlipidämie, die metabolische Azidose, Nikotin, Wachstumsfaktoren/Zytokine und Oxidanzien. Die mit der glomerulären Erkrankung assoziierte tubulointerstitielle Fibrose ist irreversibel, spiegelt den Grad des Nierenfunktionsverlustes wider und scheint selbst das Fortschreiten des Krankheitsprozesses zu begünstigen.

Die **Senkung erhöhter Blutdruckwerte** ist der wichtigste beeinflussbare Progressionsfaktor. Der Zusammenhang zwischen Höhe des Blutdrucks und Verschlechterung der Nierenfunktion ist unstrittig. Bei der Analyse der MRFIT-Studiendaten zeigte sich bei Patienten mit primärer Hypertonie, dass bei Weißen die Nierenfunktion durch Senkung der Blutdruckwerte stabilisiert werden konnte, d.h. ein Funktionsverlust wurde nur bei ungenügend antihypertensiv behandelten Patienten beobachtet. Bei schwarzen Patienten fand sich in dieser Studie kein Einfluss der antihpertensiven Therapie auf die Nierenfunktion. Allerdings wurden in dieser Studie Daten zu vorbestehenden Nierenerkrankungen nicht erhoben. Brazy et al. untersuchten den Einfluss erhöhter Blutdruckwerte auf den Verlauf einer nachgewiesenen glomerulären Erkrankung und fanden, dass der Abfall der glomerulären Filtrationsrate mit dem Anstieg der diastolischen Blutdruckwerte über 90 mm Hg invers korreliert (Brazy et al. 1989). In mehreren Studien konnte gezeigt werden, dass sich die Progression chronischer Nierenerkrankungen signifikant verzögern lässt, wenn der Blutdruck konsequent gesenkt wird. Dies gilt sowohl für die diabetische Nephropathie als auch für nichtdiabetische Nierenerkrankungen. Nach den Empfehlungen des Joint National Committee (6. Report) der USA und der Weltgesundheitsorganisation/International Society of Hypertension (WHO/ISH) von 1999 sollte der Zielblutdruck bei nierenkranken Patienten mit einer Proteinurie $\leq$ 1 g/24 h unter 130/85 mm Hg und bei einer Proteinurie > 1 g/24 h unter 125/75 mm Hg liegen. Gibt es Unterschiede in der Effektivität der einzelnen **Antihypertensivaklassen**, das Fortschreiten der Nierenerkrankung günstig zu beeinflussen? Für die Beantwortung dieser Frage muss berücksichtigt werden, dass in den meisten Fällen neben der Niereninsuffizienz Begleiterkrankungen vorliegen, die ebenfalls bei der Festlegung des optimalen antihypertensiven Therapieregimes einbezogen werden müssen. Generell gilt, dass die Senkung erhöhter Blutdruckwerte das Primärziel ist. Dies sollte mit einer Minimierung der medikamentösen Nebenwirkungen bei hoher Compliance-Rate angestrebt werden. Darüber hinaus ließ sich in den letzten Jahren durch randomisierte Studien zeigen, dass **ACE- (Angiotensin converting Enzyme)Hemmer** bevorzugt eingesetzt werden sollten. Analog dürfte dies auch für AT(Angiotensin)$_1$-Rezeptor-Blocker gelten, wobei dies bisher nicht durch entsprechende prospektive Studien belegt wor-

den ist. ACE-Hemmer führen dabei nicht nur zu einer Erweiterung der afferenten Arteriole (wie viele andere Antihypertensiva), sondern auch der efferenten Arteriole und senken dadurch den intraglomerulären Druck. Neben dieser günstigen hämodynamischen Wirkung scheint die Hemmung des Renin-Angiotensin-Aldosteron-Systems aber noch weitere vorteilhafte Effekte auf die Progression der Nierenerkrankung zu entfalten, z.B. eine Hemmung der Zellproliferation und der Matrixsynthese. Durch die Senkung des Blutdrucks kommt es in der Initialphase zu einer geringen Abnahme der glomerulären Filtrationsrate bei Zunahme des renalen Plasmaflusses und Abnahme der Filtrationsfraktion. Ein Anstieg des Serumkreatinins um weniger als 30% des Ausgangswertes sollte aber akzeptiert werden, da die Möglichkeit einer langfristigen Stabilisierung der Nierenfunktion im Vergleich mit dieser unerwünschten Nebenwirkung weitaus bedeutender ist. Durch Hemmung der Aldosteronfreisetzung bei ACE-Hemmer-Therapie besteht eine Neigung zur Hyperkaliämie. Deshalb sollte der Serumkaliumwert regelmäßig kontrolliert werden. Die Höhe der **Proteinurie** korreliert in der Regel mit der Geschwindigkeit der Nierenfunktionsverschlechterung. Die Untersucher der GISEN-Studie und der MDRD-Studie konnten beweisen, dass insbesondere Patienten mit einer Proteinurie von über 3 g/24 h von einer strengen Blutdrucksenkung profitieren und dass der Verlust der Nierenfunktion umso stärker gehemmt werden kann, je erfolgreicher die Proteinurie reduziert wird. ACE-Hemmer haben den Vorteil, dass sie die renale Eiweißausscheidung bei Patienten mit glomerulären Erkrankungen auch ohne Abnahme des Blutdruckes in gewissem Umfang senken können (um bis zu 25%). Die Senkung der Proteinurie ist also zumindest zum Teil ein blutdruckunabhängiger Effekt. Das Maximum der Proteinuriesenkung wird erst nach mehrwöchiger Therapie mit ACE-Hemmern erreicht, obwohl die hämodynamischen Effekte unmittelbar nach Beginn der Behandlung nachweisbar sind, was für direkte Wirkungen der ACE-Hemmer auf die glomeruläre Basalmembran spricht. Diese Hypothese wird auch gestützt durch die Beobachtung, dass sich das Proteinuriemuster unter ACE-Hemmer-Therapie hin zu einer höheren Selektivität (höherer Anteil an niedermolekularen Proteinen) verändert. Die antiproteinurische Wirkung der ACE-Hemmer wird verstärkt durch eine gleichzeitige Kochsalzrestriktion. Generell lässt sich die Proteinurie durch Senkung des intraglomerulären Druckes vermindern, z.B. durch eine Verengung der Vasa afferentia durch Prostaglandinsynthetasehemmer. Durch eine gleichzeitige, drastische Abnahme der glomerulären Filtrationsrate droht hierbei aber die Gefahr einer raschen renalen Funktionsverschlechterung. Substanzen, die präferenziell zu einer Dilatation des Vas afferens führen (z.B. Kalziumantagonisten vom Dihydropyridintyp), erhöhen zunächst den intrarenalen Druck und dadurch die Proteinurie. Deshalb muss bei diesen Medikamenten darauf geachtet werden, dass der arterielle Blutdruck gesenkt wird, um die ungünstigen Auswirkungen des erhöhten Systemdruckes auf die glomerulären Kapillargefäße zu verhindern.

Tierexperimentelle Befunde deuten darauf hin, dass eine eiweißreiche Ernährung zu einer glomerulären Hyperfiltration führt und langfristig die Entwicklung einer Glomerulosklerose begünstigt. Ob eine diätetische **Eiweißrestriktion** die Progression einer chronischen Nierenerkrankung beim Menschen bereits in einer frühen Krankheitsphase verzögern kann, ist nicht unumstritten, jedoch ist bei stark eingeschränkter Nierenfunktion (GFR unter 30 ml/min) die Empfehlung einer Einschränkung der Proteinzufuhr (0,6 g Eiweiß/kg KG) obligat. Die antiproteinurische Wirkung von ACE-Hemmern wird durch eine Proteinrestriktion noch verstärkt.

Viele Nierenerkrankungen führen zu einer Störung des **Lipidstoffwechsels**. Im Tierexperiment erhöht eine cholesterinreiche Ernährung die Sklerosierung der Glomeruli in verschiedenen Nierenläsionsmodellen. Bei Patienten mit diabetischer Nephropathie gibt es Hinweise für einen ungünstigen Effekt erhöhter Blutfettwerte auf das Fortschreiten der renalen Erkrankung. Leider liegen bis heute keine kontrollierten Studiendaten vor, die die protektive Wirkung einer lipidsenkenden Therapie beim Menschen belegen. Jedoch zeigen Untersuchungen an nierenkranken Patienten, dass mit HMG-CoA-Reductase-Inhibitoren die Proteinurie gesenkt werden kann. Bei Vorliegen weiterer unabhängiger kardiovaskulärer Risikofaktoren ist deshalb meiner Meinung nach der Einsatz dieser Substanzgruppe gerechtfertigt. Darüber hinaus konnte vor kurzem gezeigt werden, dass HMG-CoA-Reductase-Hemmer das Immunsystem modulieren und deshalb möglicherweise über die Lipidsenkung hinaus pathogenetische Mechanismen beeinflussen können, die für die Progredienz von glomerulären Erkrankungen von entscheidender Bedeutung sind.

Die diätetische Restriktion des Proteinanteils in der Nahrung ist in der Regel mit einer Abnahme der Phosphatzufuhr verbunden. Generell wird bereits in der frühen Phase eine **Phosphateinschränkung** empfohlen. Über die möglichen günstigen Effekte auf die Progression der Nierenerkrankung hinaus wird das Calcium-Phosphat-Produkt gesenkt und damit die Präzipitation von Calcium-Phosphat-Komplexen im Gewebe und in der Gefäßwand vermindert.

Obwohl viele experimentelle Daten für eine ungünstige Wirkung einer metabolischen Azidose auf den Verlauf einer Nierenerkrankung sprechen, ist bisher die Rolle einer azidotischen Stoffwechsellage für den Menschen nicht eindeutig belegt. Trotzdem gibt es gute Argumente, die den Einsatz einer **alkalisierenden Therapie** rechtfertigen, z.B. verminderte Calciumfreisetzung aus den Knochen und Senkung der Hyperkaliämie.

Untersuchungen in den letzten Jahren deuten darauf hin, dass **Nikotinkonsum** die Progression von Nierenerkrankungen beschleunigen kann. Deshalb sollte allen Patienten mit chronisch progredienter Nierenerkrankung geraten werden, das Rauchen aufzugeben.

2.8.3 Nephrotisches Syndrom

Für die Therapie des nephrotischen Syndroms steht die Beeinflussung der Grundkrankheit im Mittelpunkt (s. spezielle Abschnitte). Darüber hinaus gibt es noch einige allgemeine Grundsätze, die beachtet werden sollten. Dazu zählen die Einschränkung der Kochsalzzufuhr auf 5 g/Tag, die symptomatische Behandlung der Ödeme mit Diuretika (bei Bedarf sequenzielle Nephronblockade durch die Kombination Schleifen- mit Thiaziddiuretikum), die Senkung der Proteinurie durch ACE-Inhibitoren (siehe Abschnitt 2.9.2, S. 73ff., Progressionsfaktoren), die Reduktion der Hyperlipoproteinämie mit HMG-CoA-Reductase-Inhibitoren und die prophylaktische Antikoagulation besonders gefährdeter Patienten (Serumalbumin < 20 g/l, Antithrombin III < 70%).

2.8.4 Nierenersatztherapie

Gelingt es trotz Anwendung aller konservativer Therapiemaßnahmen nicht, das Fortschreiten der chronischen Nierenerkrankung zu stoppen, muss rechtzeitig der Einsatz eines extrakorporalen Nierenersatzverfahrens geplant werden. Grundsätzlich stehen dafür die Hämodialyse und die Peritonealdialyse sowie die Nierentransplantation zur Verfügung, die in einem späteren Abschnitt dieses Buches (Kap. 6, Kap. 7) eingehend besprochen werden.

Als Voraussetzung zur Durchführung einer chronischen Hämodialyse muss eine **arteriovenöse Fistel** operativ angelegt werden. In der Regel kann dieser Dialysezugang erst 3 bis 6 Wochen postoperativ genutzt werden. Um optimale operative Bedingungen zu schaffen, sollten die Unterarmvenen des vorgesehenen Shunt-Armes nicht punktiert werden. Alternativ kann eine chronische Hämodialyse auch über einen permanent implantierten **Vorhofkatheter** sofort durchgeführt werden, der aber nicht vergleichbare Blutflussbedingungen bietet wie eine arteriovenöse

Fistel. Für die Peritonealdialyse ist die Implantation eines **Peritonealkatheters** in den Bauchraum Voraussetzung und kann relativ kurzfristig angelegt werden.

Der **Zeitpunkt** zur Einleitung des Nierenersatzverfahrens wird durch verschiedene Kriterien festgelegt, wobei zwischen absoluten und relativen Indikationen unterschieden wird. Kriterien zur Festlegung des Dialysebeginns sind der klinische Status des Patienten, der Ernährungszustand und Parameter der Nierenfunktion. Eine Orientierung nur an Laborparametern ist unzureichend, doch sollte spätestens bei einer endogenen Kreatinin-Clearance unter 10 ml/min und einem Serumharnstoff über 200 mg/dl mit der Dialysebehandlung begonnen werden. Überwässerung mit Lungenödem, Hyperkaliämie und urämische Symptome (Perikarditis, Gastroenteritis, Enzephalopathie) sind absolute Indikationen zur Einleitung der Nierenersatztherapie. Ein früher Dialysebeginn senkt die Morbidität und Mortalität; dies trifft im besonderen Maße für Patienten mit diabetischer Nephropathie zu. Allerdings ist das Argument, ein früher Dialysebeginn verbessere langfristig die Lebensqualität, nicht unumstritten (Korevaar et al. 2002)

2.9 Spezielle Erkrankungen, die zur chronischen Niereninsuffizienz führen können

2.9.1 Glomerulopathien

Kasuistik ————————————————

Ein 58-jähriger Patient wird in der nephrologischen Ambulanz zur Abklärung von Öde-

---

men und einer Serumkreatininerhöhung (Kreatinin 1,4 mg/dl) vorgestellt. Der Patient berichtet über zunehmende Müdigkeit und Einbuße seiner Leistungsfähigkeit seit 2 Monaten, außerdem über einen Gewichtsverlust von 10 kg innerhalb der letzten 4 Monate. Der Patient war bisher nie ernsthaft erkrankt gewesen.

Die körperliche Untersuchung ist mit Ausnahme von ausgeprägten Lid- und Unterschenkelödemen unauffällig. Der Blutdruck wird mit 130/80 mm Hg gemessen, der Puls ist mit 96/min erhöht. Bei der Laboruntersuchung zeigen sich eine Proteinurie mit 24 g/Tag, eine Hypoproteinämie (4,5 g/dl) und Hypalbuminämie (1,5 g/dl) sowie eine Hypercholesterinämie (584 mg/dl) und Hypertriglyzeridämie (682 mg/dl). Auffällig ist eine normochrome Anämie (Hb 11,3 g/dl). Die Komplementfaktoren C3 und C4 liegen im Normbereich, die antinukleären Antikörper (ANA) sind negativ. In der Sonographie finden sich normal große Nieren mit gering reduziertem Parenchymanteil. Zur Abklärung des nephrotischen Syndroms wird eine Nierenbiopsie durchgeführt, die zur Diagnose einer membranösen Glomerulopathie führt.

Die bereits begonnene Therapie mit einem ACE-Hemmer, Diuretika und Albumin wurde ergänzt durch eine immunsuppressive Behandlung mit Ciclosporin, da der Patient eine Behandlung mit Steroiden und Cyclophosphamid ablehnte. Wegen der Gewichtsabnahme und des ausgeprägten Leistungsknickes wurde eine Tumorsuche eingeleitet. Dabei fand sich ein gering differenziertes Adenokarzinom der Lunge. Im Rahmen der Staging-Diagnostik ließen sich Metastasen in der Leber und in den Rippen nachweisen. Bei infauster Prognose wurde eine palliative Strahlentherapie der betroffenen Thoraxregion durchgeführt.

Pathogenese und Pathophysiologie

Die exakten Mechanismen, die zur glomerulären Schädigung führen, sind nur unvollständig geklärt. Grundsätzlich lassen sich die Glomerulopathien in zwei große Gruppen einteilen: in Glomerulopathien durch **Störungen des Immunsystems** und in Glomerulopathien, die durch **Veränderungen des Stoffwechsels** oder **der renalen Hämodynamik** verursacht werden. Bei der erstgenannten Gruppe sind Antikörper oder Immunkomplexe an der Pathogenese beteiligt, bei der zweiten Gruppe Zytokine, entzündliche Prozesse oder bestimmte Proteine, die glomerulär abgelagert werden. Glomerulopathien durch eine gestörte Immunreaktion sind die membranöse Glomerulopathie, die Lupusnephritis und die Anti-GBM-Nephritis. Nichtimmunologisch bedingte Glomerulopathien sind die diabetische Nephropathie, die Minimal-Change Glomerulopahie, die fokal segmentale Glomerulosklerose, die Wegener-Granulomatose, die Amyloidose und die Leichtkettennephropathie sowie die thrombotische Mikroangiopathie. Die Einzelheiten werden bei den jeweiligen Glomerulopathien dargestellt.

Die Synthese von **Antikörpern** kann sowohl durch exogene Substanzen (z.B. Medikamente, Bakterien, Viren) als auch endogene Antigene (Zellkernbestandteile, Tumorzellen) ausgelöst werden. In den meisten Fällen sind die auslösenden Antigene nicht bekannt. Die Antikörper sind dann direkt gegen Oberflächenstrukturen der glomerulären Basalmembran gerichtet oder beteiligen sich an der Bildung von Immunkomplexen. Die Entstehung von Immunkomplexen erfolgt dann als zweiter Schritt entweder in der Niere selbst (in situ) oder in der Zirkulation mit nachfolgender Ablagerung in den Glomeruli. Die Größe und Ladung der Immunkomplexe beeinflussen die Lokalisation der Immunkomplexdepots und bestimmen dadurch das klinische Bild und den Verlauf der Erkrankung: subendotheliale und mesangiale Immunkomplexe führen in der Regel zu einem nephritischen Sediment (rasche Besserung möglich), während subepitheliale Immundepots typischerweise eine Proteinurie mit nephrotischem Syndrom zur Folge haben (protrahierter Verlauf).

Neuere Forschungsergebnisse stützen die Hypothese, dass Granulozyten und Makrophagen aus dem Gefäßsystem den perivaskulären Raum infiltrieren und dort **Zytokine** freisetzen. Dabei spielen Adhäsionsmoleküle eine wichtige Rolle. Chemokine wie MCP-1, proinflammmatorische Zytokine wie TNF-α, Wachstumsfaktoren wie TGF-β und Stickoxid (NO), die selbst wieder bestimmten Regulationsmechanismen unterworfen sind, bilden eine Reaktionskaskade, die zu den glomerulären Veränderungen führt. Obwohl man viele Faktoren kennt, die in diese Regelkreise eingreifen und die Homöostase stören, ist unklar, was die glomeruläre Erkrankung letztendlich auslöst und steuert. Zumindest gilt es als gesichert, dass die Aktivierung des Komplementsystems eine wichtige Rolle im Krankheitsprozess spielt. Mit der Aufklärung einzelner Teilschritte im komplexen Ablauf der Glomerulopathieentstehung erhofft man sich, gezielt an verschiedenen Stellen und zu unterschiedlichen Zeitpunkten in das pathogenetische Geschehen eingreifen zu können. Erste Ansätze mit der Anwendung von monoklonalen Antikörpern zur Blockade einzelner „Schlüsselproteine" wurden im Tiermodell bereits versucht.

Die Auswertung der **Nierenhistologie** durch den Pathologen erfolgt nach deskriptiven Kriterien und ermöglicht in der Regel keine Aussage über Ätiologie oder Pathogenese. Zeigen weniger als die Hälfte der erfassten Glomeruli Läsionen, so wird dies als „fokale" Veränderung (Gegenteil: „diffus") bezeichnet. Bezogen auf die betroffenen Glomeruli spricht man von „globalen" Veränderungen, wenn alle Kapillaren erkrankt sind im Gegensatz zu „segmentalen" Läsionen. Bei einer fokal segmentalen Glomerulosklerose sind dementsprechend weniger als 50% der im Biopsat auswertbaren Glomeruli und nicht alle glomerulären Kapillarschlingen von der Krankheit betroffen.

Minimal-Change-Glomerulopathie

Die Minimal-Change-Glomerulopathie (Lipoidnephrose, nil disease) erhielt ihren Namen wegen minimaler oder fehlender lichtmikroskopisch nachweisbarer Veränderungen im Vergleich zur gesunden Niere. Sie ist die häufigste Ursache des nephrotischen Syndroms im Kindesalter und wird bei etwa 20% der Fälle von nephrotischem Syndrom bei Erwachsenen diagnostiziert.

In den meisten Fällen findet sich keine Ursache („idiopathisch"), in seltenen Fällen können Medikamente – insbesondere nichsteroidale Antiphlogistika – und Tumoren mit der Erkrankung in Verbindung gebracht werden.

Wahrscheinlich ist eine **gestörte T-Lymphozyten-Funktion** verantwortlich für die Entstehung der Erkrankung. Diese T-Zellen könnten ein Zytokin freisetzen, das zu einer Änderung der Eigenschaften der glomerulären Basalmembran führt. Die postulierte zirkulierende Substanz vermindert den Gehalt der gomerulären Basalmembran an Polyanionen (wie Heparansulfat) und reduziert die Ladungsselektivität (weniger negative Ladungen). Folge dieser Veränderungen ist eine vermehrte Durchlässigkeit der glomerulären Basalmembran für niedermolekulare Serumproteine unter 100 kD (z.B. Transferrin, Albumin).

Histologisch findet man im Lichtmikroskop unauffällige Glomeruli. In der Immunhistologie wird in einigen Fällen eine Ablagerung von IgM und C1q mesangial beobachtet, selten auch eine fokal segmentale sehr feine Ablagerung von C3, jedoch keine von IgA und IgG. Ultrastrukturell sind Fußfortsätze nicht abgebildet (Abb. 2.1).

Die **Durchlässigkeit der Basalmembran** hat eine selektive Proteinurie zur Folge, die zu einem nephrotischen Syndrom führt (Proteinurie, Hypoproteinämie, Ödeme, Hyperlipidämie). Eine extrem beschleunigte Blutsenkungsreaktion wegen der Dysproteinämie findet sich fast immer. In den meisten Fällen ist das Urinsediment nicht nephritisch (ohne Erythrozyturie) und der Blutdruck nicht erhöht. Differenzialdiagnostisch

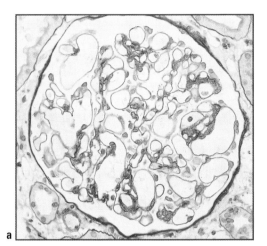

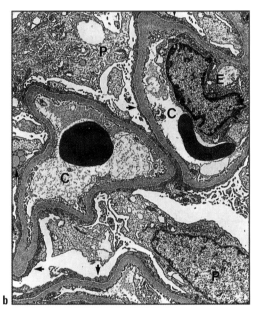

Abb. 2.1 Glomeruläre Minimalläsion:
a Glomerulus mit typischem Mesangium und regelrechtem Endothel (PAS-Färbung);
b fehlende Fußfortsätze der Podozyten (Pfeile), die Fett speichern (senkrechter Pfeil links im Bild) (Elektronenmikroskopie).
C = Kapillare; E = Endothel; P = Podozyten (aus Gröne et al. 1993).

muss die fokal segmentale Glomerulosklerose abgegrenzt werden, die sich häufiger durch Hypertonie und eine unselektive Proteinurie

auszeichnet. Eine geringe Zahl (weniger als fünf) von unauffälligen Glomeruli in einer Biopsie schließt eine fokale Sklerose nicht aus („sampling error"), besonders wenn juxtaglomeruläre Areale nicht erfasst wurden.durch Abgrenzung einer fokal segmentalen Glomerulosklerose sind Stufenschnitte bei der Diagnose der Minimal-Change-Glomerulopathie unabdingbar. Hierdurch wird der „Sampling Error" deutlich vermindert.

Bei Kindern und jungen Erwachsenen ist ein Therapieversuch mit Corticosteroiden ohne Nierenbiopsie gerechtfertigt. Bei älteren Patienten und abweichender Symptomenkonstellation (z.B. Hypertonie) sollte aber eine Nierenpunktion durchgeführt werden.

Therapie: Bei dieser Nierenerkrankung beobachtet man häufig sowohl Spontanremissionen als auch Rezidive des nephrotischen Syndroms, wobei der Verlauf bei Kindern und Erwachsenen unterschiedlich ist: Die therapeutische Ansprechbarkeit bei Kindern ist schneller, aber Erwachsene haben weniger Rezidive und längere Remissionsphasen. Die Behandlung mit 1 mg Prednison/kg Körpergewicht führt bei etwa zwei Drittel der Erwachsenen innerhalb von 4 Wochen zur Remission der Erkrankung. Die gesamte Behandlungsdauer sollte dann noch mit absteigenden Dosen 2 bis 5 Monate fortgeführt werden. Bei etwa der Hälfte der Patienten ist 6 bis 12 Monate nach Absetzen der Behandlung mit einem Rezidiv zu rechnen, das wiederum mit Corticoiden behandelt wird. Entwickelt sich erneut in kurzer Zeit ein Rezidiv (frequent relapser), können die Corticoide nicht ohne Wiederauftreten der Erkrankung abgesetzt werden (steroid-dependence) oder spricht die Erkrankung nach 12 Wochen Behandlung nicht auf Corticoide an (steroid-resistance), müssen alternative Therapiestrategien angewendet werden.

Für Patienten mit häufigen Rezidiven oder Steroidabhängigkeit stehen folgende Behandlungsalternativen zur Auswahl: vorübergehender Verzicht auf eine medikamentöse Therapie, alkylierende Substanzen, Azathioprin, Mycophenolsäure oder Levamisol. Sind die Ödeme und metabolischen Veränderungen nur gering ausgeprägt und ist eine engmaschige Überwachung gewährleistet, kann in seltenen Fällen über einen limitierten Zeitraum der weitere Verlauf ohne zytostatische Therapie abgewartet werden, da eine spontane Remission möglich ist. Sehr effektiv bei häufigen Rezidiven sind **zytotoxische Substanzen** (zusätzlich oder allein gegeben). Wir bevorzugen Cyclophosphamid (2 mg/kg) über einen Zeitraum von 8 Wochen. Alternativ kann Chlorambucil (0,2 mg/kg) eingesetzt werden.

Die Ergebnisse mit Azathioprin sind insgesamt enttäuschend, erste erfolgversprechende Studien mit der ähnlich wirkenden Mycophenolsäure sind präliminär. Zurzeit steht nur **Ciclosporin A** als einzige gesicherte Alternative gegenüber den alkylierenden Substanzen zur Verfügung. Als Initialdosis werden 5 mg/kg/Tag empfohlen. Eine eingeschränkte Nierenfunktion und eine bestehende Hypertonie sind ungünstige Voraussetzungen für diese Behandlung, da Ciclosporin A potenziell nephrotoxisch wirken kann. Kontrollen der Ciclosporinblutspiegel und engmaschiges Monitoring der Nierenfunktion sind unverzichtbar. Gegebenenfalls sollte eine Kontrollbiopsie durchgeführt werden, da funktionelle Nierenparameter häufig keine Früherkennung von Ciclosporinschäden ermöglichen. Sehr häufig treten Rezidive nach Absetzen von Ciclosporin A auf, insbesondere wenn über kürzere Zeiträume (unter 6 Monaten) behandelt wurde (ciclosporin-dependence). Levamisol, ein Immunstimulans, wurde mit mäßigem Erfolg bei Kindern mit Steroidresistenz eingesetzt.

> Zusammenfassend sind Cyclophosphamid und Ciclosporin A gleichwertige Alternativen und sollten abhängig von der individuellen Situation bevorzugt werden.

Eine Steroidresistenz kann erst dann diagnostiziert werden, wenn nach 12 Wochen Behandlung mit hohen Steroiddosen kein Rückgang der Proteinurie nachgewiesen werden kann. In diesen Fällen kann Cyclophosphamid oder Ciclosporin A eingesetzt werden. In letzter Zeit wurden mehrere Studien publiziert, die Ciclosporin (insbesondere bei Kindern) favorisieren. In vielen Fällen hat sich gezeigt, dass die Ciclosporinbehandlung mindestens 1 Jahr lang erfolgen sollte. Bei Patienten mit häufigen Rezidiven und/oder Steroidabhängigkeit nach initialer Wirksamkeit (sekundäre Steroidresistenz) sollte eine Rebiopsie der Niere durchgeführt werden. In vielen Fällen findet sich in der Zweitbiopsie eine fokale Glomerulosklerose, die den enttäuschenden Therapieerfolg erklärt.

Fokal segmentale Glomerulosklerose

Die fokal segmentale Glomerulosklerose (FSGS) ist eine häufige Ursache des nephrotischen Syndroms im Erwachsenenalter. In der schwarzen Bevölkerung wird diese Nierenerkrankung häufiger diagnostiziert, sodass vermutlich genetische und sozioökonomische Faktoren eine pathogenetische Rolle spielen. Eine familiäre Häufung der Erkrankung ist möglich. Von Bedeutung ist eine hohe Rezidivrate dieser glomerulären Läsion im Transplantat (etwa 30%).

Die fokal segmentale Sklerose kann durch unterschiedliche Faktoren ausgelöst werden. Grundsätzlich muss eine primäre (idiopathische) von einer sekundären Form unterschieden werden. Die Ätiologie der primären FSGS ist nicht aufgeklärt. Wichtige Ursachen für eine sekundäre FSGS sind die renale Dysplasie, die Refluxnephropathie und das chronische Transplantatversagen (mit reduzierter Nierenmasse) sowie der Diabetes mellitus, die Hypertonie und die Obesitas (mit initial normaler Nierenmasse). Von diesen beiden Formen müssen die HIV- und die heroinassoziierte FSGS abgegrenzt werden.

Die „**Collapsing Glomerulopathy**" ist eine eigenständige Krankheit, die durch eine Sklerose des gesamten Glomerulus mit gleichzeitigem Kollaps der glomerulären Kapillaren gekennzeichnet ist. Diese Form (idiopathisch oder

HIV-assoziiert) ist therapierefraktär und hat eine ungünstige Prognose.

Histologisch findet sich eine segmentale Sklerosierung der glomerulären Kapillaren mit fokaler Akzentuierung innerhalb der Niere. Zum einen gibt es die am vaskulären Pol lokalisierte Vernarbung, die wohl am ehesten hämodynamische Ursachen hat, und die fokal segmentale Glomerulosklerose am tubulären Pol, die sog. Tip Lesion, die insbesondere bei einer Assoziation mit der Minimal-Change-Glomerulopathie beobachtet wird. Bei einem unauffälligen Nierenbiopsiebefund bei nephrotischem Syndrom muss auch in Erwägung gezogen werden, dass sklerosierte Glomeruli in der Gewebeprobe nicht erfasst wurden, insbesondere wenn nicht tief biopsiert wurde. Bei Diagnosestellung durch den Pathologen stellt sich die Frage, ob eine primäre oder sekundäre Form der FSGS vorliegt, da eine immunsuppressive Therapie nur bei der primären Form indiziert ist. Primäre und sekundäre FSGS unterscheiden sich ultrastrukturell nicht. Die Differenzialdiagnose nach klinischen Kriterien ist schwierig. Ein rasches Auftreten der Erkrankung spricht mehr für die primäre FSGS, während eine langsame Zunahme der Proteinurie und der Nachweis möglicher kausaler Faktoren die Diagnose einer sekundären FSGS unterstützt.

Die Mehrzahl der Patienten mit FSGS hat eine große Proteinurie mit nephrotischem Syndrom. Sehr häufig ist eine Mikrohämaturie mit dysmorphen Erythrozyten und eine Hypertonie. Etwa 20% der Patienten weisen bei Diagnosestellung bereits eine eingeschränkte Nierenfunktion auf.

Die **Prognose** der FSGS ist im Vergleich mit anderen glomerulären Erkrankungen schlecht. Die Höhe der Proteinurie korreliert mit einem ungünstigen Verlauf der Erkrankung. Bei einer Proteinurie über 3 g/Tag entwickelt sich im Mittel nach 6 Jahren die terminale Niereninsuffizienz. Eine bereits eingeschränkte Nierenfunktion bei Diagnosestellung, eine ausgeprägte interstitielle Fibrose und ein Kollaps des glomerulären Kapillarknäuels sind Kriterien für einen rascheren Funktionsverlust der Nieren. Ein

Ansprechen des nephrotischen Syndroms auf Steroide mit Remission der Proteinurie spricht für eine günstige Prognose.

Differenzialdiagnostisch muss an die Minimal-Change-Glomerulopathie gedacht werden. Da sehr unterschiedliche Erkrankungen zu einer fokalen Sklerose führen können, muss in allen Fällen nach Ursachen einer sekundären FSGS gesucht werden.

Die Therapie des nephrotischen Syndroms bei FSGS wird mit **Steroiden** durchgeführt. Entscheidend für das Ansprechen der Behandlung ist eine hohe Dosierung (Prednison 1 mg/kg KG) über einen langen Zeitraum (4 Monate) mit danach langsam reduzierter Dosis. Nur wenn dieses Therapieregime konsequent durchgeführt wurde und keine Remission eingetreten ist, kann von einer Steroidresistenz des nephrotischen Syndroms gesprochen werden. Häufig führen gravierende Nebenwirkungen der hochdosierten Steroidtherapie (Hyperglykämie, Cushing-Syndrom) zu einem vorzeitigen Abbruch der Behandlung. Nach einer kompletten Remission treten Rezidive im Erwachsenenalter seltener auf als bei Kindern. Rezidive werden erneut mit Corticoiden oder der Kombination aus Steroiden und Cyclophosphamid (2 mg/kg KG, 8–12 Wochen) behandelt.

Alternativ kann bei Steroidresistenz ein Therapieversuch mit **Ciclosporin A** (5 mg/kg KG/Tag in zwei täglichen Dosen über 6 Monate) erwogen werden. Dabei sollten die Ciclosporinspiegel engmaschig kontrolliert werden (120–180 ng/ml). Wegen der potenziell nephrotoxischen Wirkung dieses Immunsuppressivums sollte die Indikation bei eingeschränkter Nierenfunktion und Hypertonie sehr kritisch abgewogen werden. Für den Einsatz von Tacrolimus, das ähnlich wirkt wie Ciclosporin A, liegen bei FSGS nur limitierte Erfahrungen vor. Generell ist der Einsatz von Immunsuppressiva nur bei primärer FSGS indiziert. Als additive Therapie sollten ACE-Hemmer eingesetzt werden, die vor allem durch Senkung des intraglomerulären Druckes die Proteinurie in vielen Fällen reduzieren. Da die Effekte von nichtsteroidalen Antiphlogistika hinsichtlich einer günstigen Beeinflussung von Proteinurie und Prognose sehr kontrovers diskutiert werden, sollte diese Substanzgruppe – auch wegen der Gefahr einer raschen renalen Funktionsminderung – nur in Ausnahmefällen eingesetzt werden.

Der erfolgreiche Einsatz der Plasmapherese oder adäquater Proteinadsorptionsmethoden bei Patienten mit Rezidiv einer FSGS im Nierentransplantat könnte ein Hinweis auf die pathogenetische Bedeutung einer im Blut zirkulierenden Substanz sein. Ein von Godfrin und Mitarbeitern entwickelter In-vitro-Test (GVV-Test) könnte hilfreich sein, diejenigen Patienten mit primärer FSGS zu identifizieren, die erfolgreich mit **Plasmapherese** behandelt werden können.

Bei Patienten mit sekundärer FSGS ist eine immunsuppressive Therapie nicht indiziert. Im Mittelpunkt steht die Behandlung der Grunderkrankung. Auf jeden Fall sollte eine begleitende Therapie mit einem ACE-Hemmer erfolgen, die in vielen Fällen zu einer signifikanten Abnahme der Proteinurie führt. Inwieweit dadurch die Langzeitprognose günstig beeinflusst wird, ist nicht sicher geklärt. Ob AT_1-Rezeptor-Blocker genauso effektiv wie ACE-Hemmer sind oder ob die Kombination beider Substanzgruppen möglicherweise wirksamer ist, wird durch zukünftige Studien geklärt werden.

IgA-Nephropathie

Die IgA-Nephropathie ist die häufigste Form der Glomerulonephritis. Im Gegensatz zur FSGS tritt sie in der schwarzen Bevölkerung seltener auf. Die meisten Fälle der IgA-Nephropathie sind idiopathisch. In den letzten Jahren wurde ein Zusammenhang der Nierenerkrankung mit verschiedenen infektiösen Erregern postuliert (Haemophilus parainfluenzae, HIV, Zytomegalievirus), für die aber kein kausaler Nachweis gelang. Bei etwa einem Drittel der Patienten mit Leberzirrhose und glutensensitiver Enteropathie (Sprue, Zöliakie) kommt es zu glomerulären IgA-Ablagerungen, die aber fast nie zu klinischen

Symptomen einer Nierenschädigung führen. In Kasuistiken wurde das Auftreten einer IgA-Nephropathie bei Patienten mit Wegener-Granulomatose beschrieben, die unter Immunsuppression in klinischer Remission waren.

Pathogenetisch spielt ein **gestörter IgA-Stoffwechsel** eine wichtige Rolle: In den meisten Fällen dieser Erkrankung sind zirkulierende Immunkomplexe, die IgA enthalten, nachweisbar. Nach Infektionen des oberen Respirationstraktes haben die Betroffenen eine hohe Zahl IgA-spezifischer B- und T-Lymphozyten, und bei etwa der Hälfte der Patienten ist der IgA-Spiegel im Plasma erhöht. Die IgA-Immunkomplexe werden vorwiegend in den Glomeruli abgelagert. Es handelt sich dabei bevorzugt um IGA_1, das nur im Knochenmark gebildet wird, wohingegen IgA_2 aus dem Respirationstrakt stammt. Durch die Bindung der Immunkomplexe an Fibronektin wird wahrscheinlich die Ablagerung im Mesangium begünstigt. Trotzdem ist unklar, inwieweit die IgA-Deposits für die klinische Manifestation der Erkrankung verantwortlich sind. Möglicherweise spielt die mit IgA assoziierte Kodeposition von IgG eine wichtige Rolle in der Krankheitsentstehung. Interessant ist die Beobachtung, dass nur polymeres IgA an Mesangiumzellen bindet. Dies führt zu einer Freisetzung von Interleukin 6, wobei das Ausmaß der IL-6-Ausscheidung im Urin mit dem Grad der Proliferation mesangialer Zellen korreliert. Als weiterer wichtiger pathogenetischer Faktor wird eine **Störung der zellulären Immunität** vermutet. Obwohl die IgA-Nephropathie sporadisch auftritt, weisen kasuistisch beschriebene familiäre Häufungen der Erkrankung auf genetische Faktoren hin.

Das Wiederauftreten der IgA-Nephropathie im Transplantat (20–75% bei Leichennieren, bis 83% bei Lebendspenden von Verwandten) mit Bevorzugung der HLA-Antigene B35 und DR4 deutet auf eine mögliche Rolle von zirkulierenden Immunkomplexen hin.

In der **Nierenbiopsie** finden sich IgA-Depots im Mesangium, seltener subendothelial, die häufig zusammen mit IgG und C3 nachweisbar sind.

Die glomeruläre Läsion kann auch nur fokal akzentuiert auftreten. Charakteristisch ist eine mesangiale Proliferation, sodass die IgA-Nephropathie eine Subgruppe der mesangioproliferativen Glomerulonephritiden darstellt. In der Regel lässt sich nur eine geriggradige Glomerulosklerose nachweisen. Wenn der Anteil fokal sklerosierter Glomeruli höher ist, manifestiert sich die IgA-Nephropathie mit einer Niereninsuffizienz und einer großen Proteinurie. Da andere Glomerulonephritiden und Systemerkrankungen wie der Lupus erythematodes mit mesangialen IgA-Depots einhergehen können, müssen diese Nierenkrankheiten differenzialdiagnostisch mit Hilfe pathomorphologischer Kriterien abgegrenzt werden (Abb. 2.2–2.4).

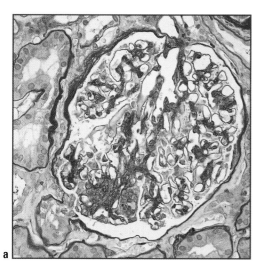

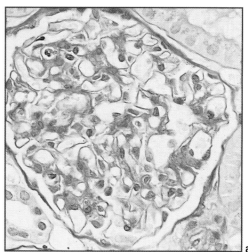

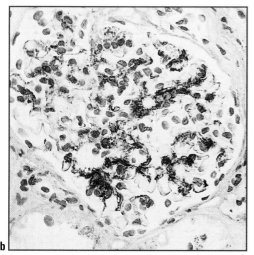

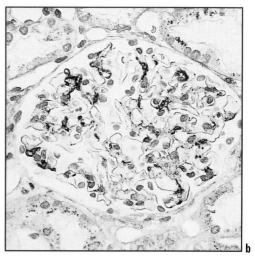

Abb. 2.2 Mesangioproliferative Glomerulonephritis:
a IgA-Nephritis mit Vermehrung der Zellen und der Matrix im Mesangium (PAS-Färbung);
b schollige IgA-Ablagerungen im Mesangium (Immunhistochemie) (aus Gröne et al. 1993).

Abb. 2.3 IgM-Nephritis:
a Glomerulus mit diskreter mesangialer Matrixzunahme;
b diffuse mesangiale Ablagerung von IgM (Immunhistochemie) (aus Gröne et al. 1993).

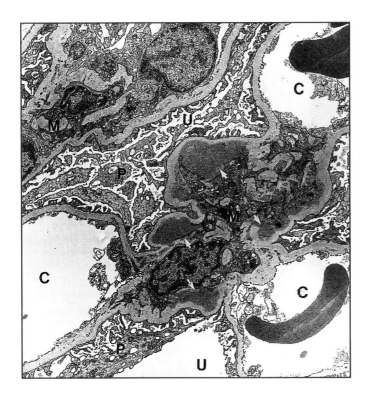

Abb. 2.4 Elektronenmikroskopisch nachweisbare Depots im Mesangium (Pfeile), die IgA-Ablagerungen entsprechen. Endothel, Podozyten und Basalmembran sind regelrecht. C = Kapillaren; M = Mesangium; P = Podozyt; U = Bowman-Kapsel-Raum (aus Gröne et al. 1993).

Es existiert keine klinische **Symptomenkonstellation**, die für die IgA-Nephropathie beweisend ist. Die IgA-Nephropathie kann sich monosymptomatisch mit einer Mikrohämaturie manifestieren, aber auch mit Makrohämaturie, Hypertonie und nephrotischem Syndrom präsentieren. Häufig sind junge Männer betroffen, die wegen einer Makrohämaturie wenige Tage nach einem Infekt des oberen Respirationstraktes den Arzt aufsuchen.

Begleitet werden diese Episoden mit Makrohämaturie nicht selten von Flankenschmerzen. Etwa ebenso häufig werden junge Patienten dem Nephrologen vorgestellt, bei denen im Rahmen einer Routineuntersuchung eine Mikrohämaturie und eine geringgradige Proteinurie entdeckt wurden. Der Anteil der Patienten, die initial durch Ödeme, Hypertonie und eine Niereninsuffizienz auffällig werden, liegt unter 10%.

Differenzialdiagnostisch kann sich fast jede glomeruläre Erkrankung initial mit einer isolierten Mikrohämaturie manifestieren, aber man

sollte vor allem das Alport-Syndrom und die Glomerulonephritis mit dünner Basalmembran in Erwägung ziehen. Während die IgA-Nephropathie bis zu 3 Tage nach einem Infekt der oberen Atemwege beobachtet wird, tritt die Poststreptokokken-Glomerulonephritis erst 1 bis 3 Wochen nach einer Angina tonsillaris auf. Generell können bakterielle und virale Infekte oder aktive Impfungen sowie körperliche Belastungen die Makrohämaturie bei Patienten mit IgA-Nephropathie auslösen.

Die Prognose der Erkrankung ist individuell sehr unterschiedlich. In einer prospektiven Studie mit Serienbiopsie bei Patienten mit normaler oder gering eingeschränkter Nierenfunktion und persistierender Proteinurie blieb die Erkrankung bei 41% stabil und verlief progredient bei 55% der Patienten. Die Progredienz der Erkrankung korreliert mit dem Grad der Proteinurie. Ungünstige prognostische Faktoren sind Hypertonie, erhöhtes Serumkreatinin und eine Proteinurie von mehr als 1 g/Tag. Manifestiert sich die Erkrankung vorwiegend mit Makrohämaturie, scheint der Verlauf eher günstig zu sein. Histologisch korreliert das Ausmaß der tubulointerstitiellen Schädigung (Fibrose) besser mit der Progredienz als die glomeruläre Läsion. Mehrere Studien haben gezeigt, dass die Genotypen des Angiotensin-Converting-Enzym-Gens Rückschlüsse auf die Prognose der Erkrankung zulassen: in den meisten Fällen mit einem progressiven Verlauf lässt sich der DD-Genotyp nachweisen.

Es ist nicht geklärt, ob die momentan angewandten **Therapieregime** tatsächlich den Verlauf der Erkrankung günstig beeinflussen oder nur einzelne Surrogatparameter verbessern. Alle Patienten – mit und ohne Hypertonie – sollten als Basismedikation einen ACE-Hemmer (bei Unverträglichkeit einen AT_1-Rezeptor-Blocker) erhalten. Bei nephrotischem Syndrom und histologischen Veränderungen analog der Minimal-Change-Nephropathie ist eine Corticosteroidtherapie indiziert, die sich an den Vorgaben bei der Minimal-Change-Nephropathie orientiert. Ob eine Steroidtherapie bei Patienten mit einer Proteinurie unter 3,5 g/Tag den Verlauf der Erkrankung verzögert, ist umstritten. Eine vor kurzem publizierte kontrollierte Studie bei 86 Patienten in Italien zeigte einen positiven Effekt (Pozzi et al.1999). Patienten, bei denen die IgA-Nephropathie einen rasch progredienten Verlauf nimmt, müssen umgehend mit einer Kombination aus Steroiden (Pulstherapie) und Cyclophosphamid behandelt werden; bei Therapieresistenz sollte die Plasmapherese durchgeführt werden. Die Datenlage zum Effekt einer Fischöltherapie (12 g/Tag mit ω-3-Fettsäuren) ist nicht eindeutig. Dennoch sollte ein Behandlungsversuch mit Fischöl gemacht werden, insbesondere wenn die Erkrankung einen progredienten Verlauf mit zunehmender Verschlechterung der Nierenfunktion nimmt. Als Alternative bei rascher Progression der Erkrankung kann die Applikation von hochdosierten intravenösen Immunglobulinen erwogen werden, auch wenn für dieses Behandlungskonzept noch keine gesicherten Studiendaten vorliegen.

Ein Krankheitsbild mit Hämaturie und Flankenschmerzen, das mit seiner klinischen Symptomatik wie eine IgA-Nephropathie imponiert, aber durch eine unauffällige Nierenhistologie gekennzeichnet ist, wird als **Flankenschmerz-Hämaturie-Syndrom** (loin-pain-hematuria syndrome) bezeichnet. Es befällt bevorzugt Frauen im dritten Lebensjahrzehnt und führt nicht zu einem Verlust der Nierenfunktion. Die Diagnose kann nur als Ausschlussdiagnose gestellt werden. Im Rahmen der Differenzialdiagnostik ist eine exakte Darstellung der Gefäßverhältnisse (mit digitaler Subtraktionsangiographie oder Spiralcomputertomographie mit Kontrastmittel) unverzichtbar. Ergibt sich der Verdacht auf ein **Nussknacker-Syndrom** der linken Seite (Abflussbehinderung der linken V. renalis mit Bildung von Umgehungskreisläufen), sollte eine selektive renale Vasographie mit direkter Druckmessung in der V. renalis durchgeführt werden.

Therapeutisch steht die Schmerzbekämpfung im Vordergrund. Autotransplantation der betroffenen Niere in die ipsilaterale Fossa iliaca führt zu einer kompletten Denervierung und in einigen Fällen zu Schmerzfreiheit bei fortbestehender Hämaturie. Beim Nachweis eines Nussknacker-Syndroms führt die operative Transposition der V. renalis bzw. die Autotransplantation der linken Niere zu persistierender Schmerzfreiheit.

In diesem Zusammenhang sollte auf die seltene isoliert Komplement **C3-positive Glomerulonephritis** hingewiesen werden, die sich bei der Mehrzahl der Patienten mit Hämaturie und Flankenschmerzen manifestiert. Es wird diskutiert, ob ein Teil der Patienten mit Flankenschmerz-Hämaturie-Syndrom der isoliert Komplementfaktor-C3-positiven Glomerulonephritis zuzuordnen ist.

Infektionsassoziierte Glomerulopathien

Bakterielle Infekte können nach einer zeitlichen Latenz von 1 bis 4 Wochen zu einer immunkomplexvermittelten Glomerulonephritis führen.

Früher wurde diese Form der glomerulären Erkrankung am häufigsten nach Streptokokkeninfekten des Nasopharynxbereiches oder der Haut beobachtet. In den letzten Jahren wurden vermehrt Glomerulonephritiden nach Infektionen mit Staphylokokken (Endokarditis) und zunehmend auch nach Infekten mit gramnegativen Erregern registriert. Für die Änderung des Erregerspektrums und die Beobachtung, dass auch ältere Menschen von dieser Krankheit betroffen werden, ist sicher in vielen Fällen ein gestörter oder insuffizienter Immunstatus mitverantwortlich. Beispielhaft für diese Glomerulonephritisform soll die Poststreptokokken-Glomerulonephritis ausführlicher dargestellt werden.

Ergänzend wird an dieser Stelle darauf hingewiesen, dass eine Vielzahl an unterschiedlichen glomerulären Erkrankungen nach bakteriellen (Syphilis, Lepra), viralen (Hepatitis B, Zytomegalie) und parasitären Infektionen (Bilharziose, Onchozerkose, Toxoplasmose, Malaria) beschrieben wurde, auf die aber nicht im Detail eingegangen werden kann.

Poststreptokokken-Glomerulonephritis

7 bis 28 Tage nach einer Streptokokkeninfektion kann eine Nierenerkrankung auftreten, für die wegen des symptomfreien Intervalls häufig die kausale Beziehung übersehen wird. Die klinischen Symptome entwickeln sich rasch und in vielen Fällen dramatisch. Wegen eines akuten Lungenödems oder einer neurologischen Symptomatik werden die Patienten mitunter zunächst bei anderen Fachdisziplinen vorgestellt, und die eigentliche Ursache der Beschwerden wird erst im Rahmen der weiteren Diagnostik aufgedeckt. Die Poststreptokokken-Glomerulonephritis ist eine akute Erkrankung, die in die spontane Remission übergeht, auch dann, wenn sich während der Akutphase ein Nierenversagen entwickelt hat. Nur bei etwa 1% der Patienten wird eine irreversible Niereninsuffizienz beobachtet. **Histologisch** finden sich eine endokapilläre mesangiale Proliferation sowie eine massive Infiltration der Glomeruli mit neutrophilen Granulozyten. In der Immunfluoreszenz lassen sich IgG

und C3 nachweisen. In der Frühphase der Erkrankung kommt es zur Durchwanderung von Immunkomplexen durch die Basalmembran. Dabei bilden sich segmental subendotheliale, intramembranöse und subepitheliale Depots („humps"). Die Eliminationsrate der Immunkomplexe ist hoch, sodass sie schon nach wenigen Wochen nicht mehr nachweisbar sind (Abb. 2.5).

Klinisch manifestiert sich die Poststreptokokken-Glomerulonephritis als nephritisches Syndrom, typischerweise mit Oligurie und Ödemen. Das Urinsediment ist aktiv mit dysmorphen Erythrozyten und Erythrozytenzylindern. Häufig kommt es zu einem Anstieg des Serumkreatinins bis zur Entwicklung eines akuten Nierenversagens. Die Komplementfaktoren sind zu Beginn der Erkrankung immer erniedrigt und normalisieren sich in der Ausheilungsphase. Sind die Komplementfaktoren länger als 6 Wochen vermindert und zeigt sich ein protrahierter Verlauf der Erkrankung ohne Heilungstendenz, müssen andere Formen der Glomerulonephritis sowie Autoimmunerkrankungen der Niere differenzialdiagnostisch in Erwägung gezogen werden. In diesen Fällen ist eine Nierenbiopsie zur histologischen Klärung der Ursache indiziert. In vielen Fällen ist der Antistreptolysin-O-Titer (bzw. der Anti-DNase-B-Titer) erhöht und kann als „Serumnarbe" nach Streptokokkeninfekt über viele Jahre persistieren. Gelegentlich lassen sich passager Kryoglobuline und Rheumafaktoren im Serum nachweisen. Als schwerwiegende Komplikation kann sich – vor allem im Kindesalter – eine Enzephalopathie entwickeln. Selten kommt es auf dem Boden einer Poststreptokokken-Glomerulonephritis zu einer rasch progredient verlaufenden glomerulären Erkrankung mit extrakapillärer Proliferation.

Eine **Nierenbiopsie** ist nur dann indiziert, wenn der klinische Verlauf und die Laborkonstellation Zweifel an der Diagnose einer Poststreptokokken-Glomerulonephritis aufkommen lassen oder wenn ein schneller Kreatininanstieg an eine rasch progrediente Glomerulonephritis denken lässt. Eine spezifische **Therapie** steht nicht zur Verfü-

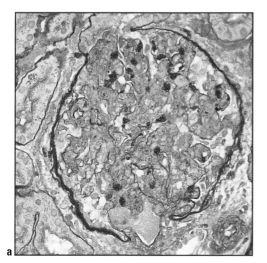

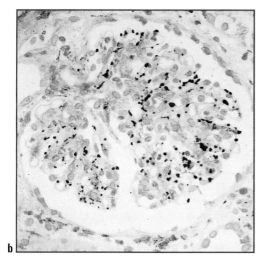

Abb. 2.5 Endokapilläre Glomerulonephritis
a Glomerulusinfiltration durch segmentkernige Granulozyten. Zunahme der endothelial und mesangial gelegenen Zellen (PAS-Färbung);
b granuläre IgG-Ablagerungen auf der glomerulären Basalmembran (Immunhistochemie) (aus Gröne et al. 1993).

gung. Supportive Maßnahmen wie Korrektur des Salz- und Wasserhaushaltes (Salzrestriktion) mit Behandlung der Ödeme (Schleifendiuretika) sowie bei Anurie die intermittierende Hämodialyse als überbrückende Therapie bilden die Grundlagen. Eine antibiotische Behandlung der -hämolysierenden Streptokokken wird bei florider In-

fektion sowie im Intervall empfohlen. Auch enge Kontaktpersonen sollten als mögliche Infektionsquelle in die Therapie miteinbezogen werden.
Die **Prognose** der Erkrankung ist – vor allem bei Kindern – günstig. Bei etwa 80% der Patienten kann mit einer kompletten Remission gerechnet werden. Tritt die Erkrankung im höheren Lebensalter auf, sind häufiger Defektheilungen sowie eine persistierende Minderung der glomerulären Filtrationsrate auch nach Jahren zu beobachten. In der Regel setzt die Diurese bei Oligurie innerhalb 1 Woche wieder ein, und die Serumkreatininwerte erreichen nach 4 Wochen wieder das Ausgangsniveau. Die Hämaturie verschwindet normalerweise nach einem Zeitraum von 3 bis 6 Monaten, wohingegen die Proteinurie länger persistiert. Eine milde Proteinurie ist als Defektheilung bei 15% der Patienten noch nach 3 Jahren nachweisbar. Interessanterweise kann eine große Proteinurie mit nephrotischem Syndrom noch nach 6 Monaten vorhanden sein, lange nachdem die Hämaturie verschwunden ist. Bei diesen Nierenkranken wird häufig an eine membranöse Glomerulonephritis oder eine glomeruläre Minimalveränderung gedacht, da ein so lange nachweisbares nephrotisches Syndrom bei Poststreptokokken-Glomerulonephritis ungewöhnlich ist. Beim Nachweis einer renalen Hypertonie oder einer progredienten Niereninsuffizienz sollte immer nach einer früher durchgemachten Poststreptokokken-Glomerulonephritis gefragt werden, da diese Symptome noch 10 bis 40 Jahre nach der initialen Erkrankung beobachtet werden können. Bei solch ungewöhnlichen Verläufen sollte aber auch die Korrektheit der Primärdiagnose hinterfragt werden, insbesondere ob bei fehlender Histologie nicht eher eine membranoproliferative Glomerulonephritis zugrunde gelegen hat, die sich typischerweise mit Hämaturie, Proteinurie und niedrigem Serumkomplement präsentiert und ebenfalls nach Infektionen des oberen Respirationstraktes auftreten kann. Regelmäßige Verlaufskontrollen sollten deshalb über einen längeren Zeitraum durchgeführt werden (zunächst in halb-, dann einjährigen Abständen).

Infektiöse Glomerulonephritis und Shunt-Nephritis

Sowohl eine bakterielle Endokarditis als auch ein infizierter ventrikuloatrialer Shunt können Ursache einer infektiösen Glomerulonephritis sein. In einer retrospektiven Studie fand man bei etwa 30% der Patienten mit **Endokarditis** eine Nierenbeteiligung mit akutem Nierenversagen. Der Nierenerkrankung bei infektiöser Endokarditis können drei unterschiedliche Pathomechanismen zugrunde liegen:

- postinfektiöse, immunkomplexvermittelte Glomerulonephritis
- antibiotikainduzierte akute interstitielle Nephritis
- Nierenischämie durch septische Emboli

Das bevorzugte **Erregerspektrum** wird von der auslösenden Infektion bestimmt: Staphylococcus aureus bei akuter Endokarditis, Streptococcus viridans bei subakuter Endokarditis und Staphylococcus epidermidis bei Shunt-Nephritis.

Die histologischen Befunde der infektiösen Glomerulonephritis entsprechen den Veränderungen bei der Poststreptokokken-Glomerulonephritis: glomeruläre Infiltration von Entzündungszellen und Immundeposits in der Kapillarwand des glomerulären Konvoluts. Im Unterschied zur Poststreptokokken-Glomerulonephritis zeigt sich oft ein längerer zeitlicher Verlauf der Erkrankung und ein höherer Grad an nachweisbaren Immunkomplexen (Abb. 2.6).

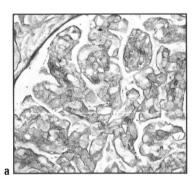
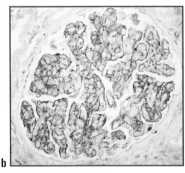
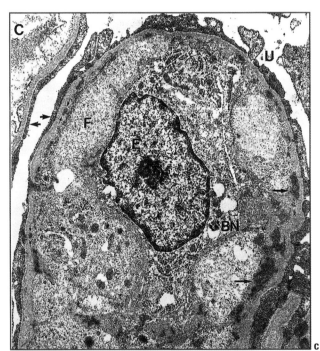

Abb. 2.6 Glomerulonephrits bei infiziertem intravenösem Langzeitkatheter:
a Lobuläre Konturierung des Glomerulus mit Proliferation mesangial und endothelial gelegener Zellen und monozytärer Infiltration (PAS-Färbung);
b überwiegend granuläre diffuse Ablagerung von Komplementfaktor C3 (Immunfluoreszenz);

c durch Endothelschwellung und subendotheliale Insudation verschlossene Kapillare; nicht erhaltene Fußfortsätze der Podozyten (kurze Pfeile); subendotheliale und intramembranöse Immundepots (Pfeile). C = Kapillare; BN = Basalmembran-Neubildung; E = Endothel; U = Bowman-Kapsel-Raum; F = subendotheliale Insudation (aus Gröne et al. 1993).

Die Grunderkrankung (Endokarditis oder infizierter Shunt) zeigt sich durch Fieber, Leukozytose, Anstieg der Entzündungsparameter (Blutsenkung, C-reaktives Protein, Procalcitonin), charakteristischen Auskultationsbefund (Endokarditis) und positive Blutkulturen. Die **klinischen Symptome** der Nierenerkrankung werden bestimmt durch eine Mikrohämaturie (Erythrozyten und Zylinder im Sediment), Hypertonie und Abnahme der glomerulären Filtrationsrate. Die infektiöse Glomerulonephritis bei Endokarditis hat selten ein nephrotisches Syndrom zur Folge, im Gegensatz zur Shunt-Nephritis, wo bei 30% der Patienten ein nephrotisches Syndrom beobachtet wird. Charakteristisch ist bei beiden Nephritisformen C3- und C4-Komplement vermindert – als Ausdruck einer Aktivierung des klassischen Komplementweges.

Differenzialdiagnostisch muss die medikameninduzierte interstitielle Nephritis erwogen werden. Typischerweise tritt sie erst nach 10 Tagen antibiotischer Therapie oder später auf. Der Nachweis einer erhöhten Zahl von Eosinophilen im Blut und im Urin kann wegweisend sein. Eine tubuläre Proteinurie und der fehlende Nachweis von Akanthozyten und Erythrozytenzylindern im Sediment spricht für eine tubulointerstitielle Erkrankung. Die ischämische Schädigung der Niere durch Embolien kann noch Wochen oder Monate nach negativem Blutkulturbefunden auftreten. Akute, unilaterale Flankenschmerzen oder Hinweise auf Embolisierung in die Endstrombahn (Osler-Knötchen) geben Hinweise. Im Zweifelsfall sollten schnell Untersuchungen zur Objektivierung der arteriellen Perfusion der Nieren (Duplexsonographie, Perfusionsszintigraphie, Angiographie) durchgeführt werden.

Die **Prognose** der infektiösen Glomerulonephritis wird bestimmt durch die Beherrschung bzw. Sanierung des infektiösen Herdes. Eine rasch eingeleitete, gezielte antibiotische Therapie kann zur Stabilisierung der Nierenfunktion und zur Remission der Erkrankung führen.

Membranöse Glomerulopathie

Die membranöse Glomerulopathie ist neben der diabetischen Glomerulosklerose und der fokal segmentalen Glomerulosklerose eine häufige Ursache für ein nephrotisches Syndrom im Erwachsenenalter (etwa 40% der Fälle). Im Kindesalter ist diese Erkrankung dagegen selten. Bei der lichtmikroskopischen Untersuchung der Nierenbiopsie findet sich eine Verdickung der glomerulären Basalmembran bei fehlender oder geringer Zellproliferation und Infiltration. Immunhistologie und Elektronenmikroskopie sind unverzichtbar, da geringgradige Veränderungen, die auch fokal segmental ausgebildet sein können, nicht sicher allein lichtmikroskopisch diagnostiziert werden können und das ultrastrukturelle Stadium der Erkrankung prognostisch wichtig ist. In der Elektronenmikroskopie findet man typischerweise subepitheliale Immunkomplexe (Abb. 2.7).

Zwei unterschiedliche **Entstehungsmechanismen der Antigen-Antikörper-Reaktion** werden diskutiert: Zirkulierende kationische Antigene (circulating antigens), die die anionisch geladene glomeruläre Basalmembran penetrieren, führen zu einer Immunkomplexbildung in den Glomeruli oder zirkulierende Antikörper, die gegen endogene, von der glomerulären Basalmembran präsentierte Antigene gerichtet sind, reagieren mit diesen Antigenen vor Ort (on-site antigens). Der gleichzeitige Nachweis von mesangialen und subendothelialen Depots weist stärker auf zirkulierende Immunkomplexe hin, wie man sie bei Lupusnephritis, Hepatitis-B-assoziierter Nephritis und Gold- oder Penicillamintoxizität vorfindet. Patienten mit mesangialen Depots scheinen eine günstigere Prognose aufzuweisen verglichen mit Betroffenen, bei denen sich ausschließlich subepitheliale Immunkomplexe nachweisen lassen.

Die Immundepots, die Immunglobuline (überwiegend IgG) und Komplement (vor allem C3) enthalten, werden auch durch die Immunfluoreszenzuntersuchung bestätigt. Der Nachweis von

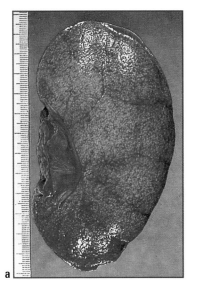

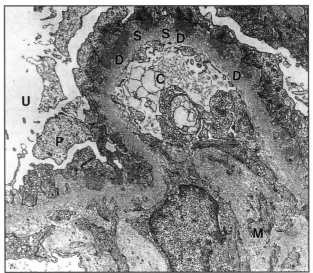

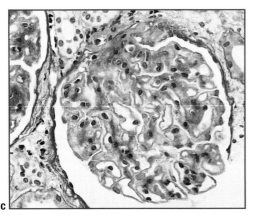

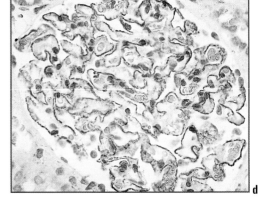

Abb. 2.7 Membranöse Glomerulonephritis: **a** Gelblich verfärbte Nierenoberfläche (Makroskopie); **b** elektronendichte subepitheliale Depots mit spikeartig vorstoßender neugebildeter Basalmembran (Elektronenmikroskopie); **c** Glomerulus mit gering verbreiterter Basalmembran (PAS-Färbung); **d** granuläre, fokal pseudolineare Ablagerung von IgG entlang der glomerulären Basalmembran (Immunhistologie). D = Depots; C = Kapillare; M = Mesangium; S = Spikes; P = Podozyt; U = Bowman-Kapsel-Raum (aus Gröne et al. 1993).

IgA und Immunkomplexen in der tubulären Basalmembran sowie tubuloretikulärer Strukturen deutet auf eine sekundäre membranöse Glomerulopathie bei Lupusnephritis hin. Die Assoziation der membranösen Glomerulopathie mit HLA-DR3 kann auf eine genetische Komponente dieser Erkrankung hinweisen. Nach pathologisch-anatomischen Kriterien wird die membranöse Glomerulopathie in vier Stadien (nach Ehren-reich und Churg) eingeteilt, die von prognostischer Bedeutung sind. Insbesondere Stadium I ist mit einer günstigen Prognose verknüpft.

Für die meisten Fälle der membranösen Glomerulopathie lässt sich keine Ursache finden: sie sind **„idiopathisch"**. Aber es existiert eine Vielzahl an Ursachen für diese Erkrankung, deren Nachweis die Therapie entscheidend beeinflusst. Generell müssen Autoimmunerkrankungen (vor

Tab. 2.1 Ätiologie bei membranöser Glomerulopathie

Art der Glomerulopathie (Häufigkeit)	Ursache
Idiopathische Glomerulopathie (ca. 80%)	● unbekannt
Sekundäre Glomerulopathie (ca. 20%)	● Tumoren ● Autoimmunerkrankungen ● Infektionskrankheiten ● Medikamente

allem der systemische Lupus erythematodes), Infektionen (vor allem Hepatitis B), Tumoren (vor allem Bronchial- und Kolonkarzinome), sowie Medikamente (vor allem nichtsteroidale Antiphlogistika) ausgeschlossen werden. Darüber hinaus gibt es noch eine Reihe an seltenen Ursachen (Tab. 2.1).

Da etwa 5–10% der Fälle mit membranöser Glomerulopathie durch eine maligne Erkrankung verursacht werden, wobei dieser Anteil in der Altersgruppe über 60 Jahre signifikant zunimmt, stellt sich die Frage nach dem **diagnostischen Prozedere** bei neu diagnostizierter membranöser Glomerulopathie. Der Anteil der unbekannten Tumoren bei Diagnosestellung der Glomerulopathie liegt allerdings bei unter 2%, sodass eine Tumorsuche nur bei Vorliegen einer unerklärten Anämie, positivem Hämoccultest oder ungewollter Gewichtsabnahme empfohlen wird. Eine erhöhte Blutkörperchensenkungsreaktion (BSG) ist kein Grund für die Einleitung einer extensiven Tumorsuche, da das nephrotische Syndrom zu einer signifikanten Beschleunigung der BSG führt.

Klinik: Mehr als zwei Drittel der Patienten entwickeln ein nephrotisches Syndrom bei großer Proteinurie mit Ödemen und Hyperlipoproteinämie. Erhöhte Blutdruckwerte sind im Vergleich mit anderen glomerulären Erkrankungen seltener (etwa 20% der Patienten). Obwohl typischerweise entzündliche Veränderungen in der glomerulären Histologie fehlen (daher die Bezeichnung Glomerulopathie und nicht Glomerulonephritis), lässt sich bei 50% der Patienten eine Mikrohämaturie nachweisen. Die

Komplementfaktoren sind nur dann erniedrigt, wenn eine immunologische Grunderkrankung (z.B. Lupus erythematodes) zur membranösen Glomerulopathie geführt hat. Die Nierenfunktion ist über lange Zeit stabil. Ein Anstieg des Serumkreatinins kann auch prärenal (Diuretikatherapie) bedingt sein oder durch eine Nierenvenenthrombose (Hyperkoagulabilität durch Anstieg von Gerinnungsfaktoren, gesteigerte Thrombozytenaggregation und renalen Verlust von Antithrombin III) verursacht werden.

Neben einer membranösen Glomerulopathie wird ein nephrotisches Syndrom im Erwachsenenalter am häufigsten durch eine Minimal-Change-Glomerulopathie und durch eine fokal segmentale Glomerulosklerose verursacht. Die **Differenzialdiagnose** dieser Erkrankungen ist eine der Hauptindikationen zur Nierenbiopsie, da das Ergebnis zu unterschiedlichen therapeutischen Konsequenzen führt. Klinische und laborchemische Parameter können bei der Differenzialdiagnose hilfreich sein: unselektive Proteinurie bei membranöser Glomerulopathie, selektive Proteinurie bei Minimal-Change-Glomerulopathie, unselektive Proteinurie mit Hypertonie bei fokal segmentaler Glomerulosklerose.

Für den individuellen **Verlauf** der Nierenerkrankung gibt es keine eindeutigen prognostischen Faktoren. Die Rate einer partiellen oder kompletten Spontanremission liegt zwischen 30 und 65% und macht die Entscheidung zur Durchführung einer medikamentösen Therapie sehr schwierig. Prognostisch ungünstig sind eine Einschränkung der Nierenfunktion bereits in der Frühphase der Erkrankung, der Nachweis einer interstitiellen Fibrose im Nierenbiopsat, männliches Geschlecht und Alter über 50 Jahre. Die Höhe der Proteinurie scheint mit der schlechten Prognose zu korrelieren, insbesondere ab Werten von über 6 g/Tag. Patienten mit einer spontanen oder medikamentös induzierten Remission haben eine gute Langzeitprognose. Ein Rezidiv tritt bei etwa 20% auf. Sehr selten kommt es zur Entwicklung einer rasch verlaufenden Glomerulonephritis mit glomerulärer Halbmondbildung.

Therapie: Die Empfehlungen für den Beginn einer medikamentösen Therapie variieren stark und sind einem stetigen Wandel unterworfen. Richtlinien für eine generell anwendbare optimale Therapie sind umstritten. Die Behandlung eines Patienten mit membranöser Glomerulopathie muss sich am Einzelfall orientieren. Am eindeutigsten sind die Vorschläge zur Behandlung der **sekundären membranösen Glomerulopathie**. Eine medikamentös ausgelöste Erkrankung kommt zur Remission, wenn das auslösende Medikament rechtzeitig abgesetzt wird. Bei einer virusinduzierten Glomerulopathie sollten immunsuppressiv wirkende Medikamente nicht eingesetzt werden, da sie den Krankheitsverlauf ungünstig beeinflussen können.

Bei der **idiopathischen membranösen Glomerulopathie** müssen nicht nur der langfristige Verlauf der Erkrankung mit Abnahme der Nierenfunktion, sondern auch die Folgen eines schwerwiegenden nephrotischen Syndroms in die Therapieentscheidung einbezogen werden. Bei normaler Nierenfunktion und mäßiggradiger Proteinurie (bis 3,5 g/Tag) sollten zunächst nur symptomatische Maßnahmen (ACE-Hemmer/ AT_1-Rezeptor-Blocker; diuretische Therapie, Lipidsenker, Thromboseprophylaxe, Behandlung von Infektionen) zur Anwendung kommen und der Spontanverlauf der nächsten 3 bis 6 Monate abgewartet werden. Beim Vorliegen von Faktoren, die auf einen ungünstigen Verlauf der Erkrankung hinweisen (s.o.), bei Anstieg des Serumkreatinins nach Ausschluss einer prärena-

len Ursache oder bei progredienten, nicht kompensierbaren Proteinverlusten mit deletären Sekundärkomplikationen (Thromboembolien, Anasarka, Infektionen) sollte die Einleitung einer immunsuppressiven Behandlung nicht zu lange hinausgezögert werden.

Im Verlauf der letzten Jahrzehnte wurden mehrere große prospektive Studien durchgeführt. Kleinere prospektive Untersuchungen sowie retrospektive Auswertungen größerer Patientenkollektive lieferten zusätzliche zum Teil widersprüchliche Ergebnisse, sodass heute mehrere **Therapiekonzepte** zur Auswahl stehen. Eine orale Steroidmonotherapie wird heute nur noch in seltenen Fällen durchgeführt und ist einer kombinierten immunsuppresssiven Therapie unterlegen. Das klassische immunsuppressive Protokoll mit der Kombination aus Steroiden und Chlorambucil stützt sich auf die Studienergebnisse der Gruppe um Ponticelli in Mailand. Das Behandlungskonzept umfasst einen Zeitraum von 6 alternierenden Therapiemonaten (Monat 1, 3 und 5 jeweils hochdosiert intravenöses Methylprednisolon 1 g für 3 Tage, gefolgt von oralen Steroiden 0,4 mg/kg/Tag; Monat 2, 4 und 6 Chlorambucil 0,2 mg/kg/Tag). Dieses Therapieschema führte in den ersten 4 Jahren signifikant häufiger zu Remissionen im Vergleich zu unbehandelten oder allein mit Steroiden behandelten Patienten. Im Vergleich zur unbehandelten Gruppe war die Überlebenswahrscheinlichkeit ohne Erreichen der terminalen Niereninsuffizienz unter kombinierter immunsuppressiver Therapie höher. Diese positiven Ergebnisse müssen allerdings unter dem Aspekt gewertet werden, dass in den Studienprotokollen überwiegend Patienten mit Stadium I eingeschlossen wurden und die Therapie sehr frühzeitig begonnen wurde.

Wegen der möglichen höheren Rate an Nebenwirkungen und des Risikos einer akuten Leukämie wurde Chlorambucil durch Cyclophosphamid ersetzt. Beide Therapieregime erwiesen sich als gleichwertig, wobei die Cyclophosphamidgruppe weniger Nebenwirkungen aufwies. In der Regel wird die tägliche orale Cyclophosphamidtherapie (1,5 mg/kg/Tag) einer monatlichen Bolustherapie vorgezogen.

> Ob eine immunsuppressive Therapie auch in fortgeschrittenen Stadien einer Niereninsuffizienz und bei spätem Beginn noch günstige Wirkungen entfalten kann, ist umstritten.

Während drei unkontrollierte Studien zu positiven Ergebnissen kamen, konnte in einer prospektiven Untersuchung an 26 Patienten bei Serumkreatininwerten über 2,3 mg/dl und einer Proteinurie über 11 g/Tag ein Fortschreiten der Erkrankung weder durch eine alleinige Steroidtherapie noch durch eine kombinierte Steroid-Cyclophophamid-Behandlung verhindert werden. Viele Studien haben gezeigt, dass der Nutzen einer zytotoxischen Therapie immer unwahrscheinlicher wird, je weiter fortgeschritten die Erkrankung ist.

Eine weitere schwierige Entscheidung ist die **Dauer der immunsuppressiven Therapie**, da offensichtlich verlässliche Aktivitätsmarker der Erkrankung nicht zur Verfügung stehen. Von einigen Autoren wird die Messung der C5b-9-Aktivität im Urin als Korrelat für die glomerulären Immunreaktionen angewendet. Da aber eine Komplementaktivierung auch im tubulären Epithel stattfinden kann und eine erhöhte C5b-9-Ausscheidung im Urin auch bei nichtentzündlichen Glomerulopathien wie fokaler Glomerulosklerose oder diabetischer Nephropathie nachweisbar ist, erscheint die Verlässlichkeit dieses Parameters als nicht gesichert. Besser geeignet ist die Ablagerung von C3c-Komplement, die mit Immunfluoreszenz nachgewiesen werden kann. Das Ausmaß der C3c-Aktivität im Gewebeschnitt korreliert direkt mit der Krankheitsaktivität; da allerdings regelmäßige Serienbiopsien nicht durchführbar sind, ist eine routinemäßige Anwendung dieser Untersuchung nicht möglich.

In letzter Zeit wird über günstige Effekte bei der Behandlung der membranösen Glomerulopathie mit **Ciclosporin** berichtet, allerdings wurden diese Untersuchungen in der Regel unkontrolliert und an kleineren Patientengruppen durchgeführt. Mit einer initialen Dosis von 3,5 mg/kg/Tag und unter Anstreben eines monoklonal gemessenen Blutspiegels von 150–200 µg/l wird eine Abnahme der Proteinurie nach 2 bis 4 Wochen beobachtet. Ein Nichtansprechen der Proteinurie auf Ciclosporin deutet auf einen progredienten Verlauf der Erkrankung hin. Eine Abnahme der Proteinurie unter Ciclosporin korreliert nicht mit einer Reduzierung der immunologischen Aktivität der Erkrankung und ist möglicherweise hämodynamisch bedingt. Rückschlüsse auf den Langzeitverlauf der membranösen Glomerulopathie unter Ciclosporintherapie sind zum jetzigen Zeitpunkt nicht möglich. Wegen der ungünstigen Effekte von Ciclosporin auf die Nierenperfusion und den Blutdruck sollte vor allem dann Ciclosporin mit Vorsicht als Therapieoption erwogen werden, wenn bereits eine Einschränkung der glomerulären Filtrationsrate oder eine arterielle Hypertonie vorliegt.

Frühere Berichte über günstige Effekte von nichtsteroidalen Antiphlogistika auf das Fortschreiten der Niereninsuffizienz bei membranöser Glomerulopathie und das Ausmaß der Proteinurie in unkontrollierten Studien konnte in späteren Untersuchungen nicht bestätigt werden. Da zudem die Gefahr eines akuten Nierenversagens bei Anwendung dieser Substanzgruppe besteht, wird die Verordnung dieser Medikamente bei membranöser Glomerulopathie nicht mehr empfohlen.

Ebenso wie bei der IgA-Nephropathie und der Wegener-Granulomatose wurde die Anwendung von **intravenösen Immunglobulinen** bei membranöser Glomerulopathie untersucht. Die Berichte beschränken sich derzeit auf Sammelkasuistiken oder unkontrollierte Studien mit kleinen Fallzahlen. Überwiegend wurden Immunglobuline dann eingesetzt, wenn „Standardregime" versagt hatten. Die Ergebnisse sind sehr widersprüchlich. Eine generelle Empfehlung ist nicht möglich. Noch unklar ist die Bedeutung der Dosis und der Dauer der Immunglobulinbehandlung. In „verzweifelten Fällen" mit großer Proteinurie und fehlender Ansprechbarkeit auf eine immunsuppressive Kombinationstherapie kann der Einsatz von Immunglobulinen erwogen werden, wenn alle Allgemeinmaßnahmen – insbesondere eine ACE-Hemmer-Therapie – ausgeschöpft und nicht erfolgreich sind. Der Wirkungsmechanismus der Immunglobuline bei membranöser Glomerulopathie ist unklar. Am wahrscheinlichsten entfalten Immunglobuline ihre Effekte durch Bindung an Aktivierungsprodukte von Komplement C3 und C4 oder hemmen die Immunantwort durch eine Antikörperblockade.

Limitierte Daten liegen für die Anwendung von **Azathioprin** bei membranöser Glomerulopathie vor. Eine generelle Anwendung von Azathioprin kann derzeit nicht empfohlen werden. Ein neueres Immunsuppressivum – das Mycophenolatmofetil – mit relativ selektiver Wirkung auf T- und B-Lymphozyten wurde auch bei membranöser Glomerulopathie eingesetzt. Die Ergebnisse aus Tierversuchen und an kleinen Patientengruppen erscheinen zunächst viel versprechend. Die bei der Anwendung dieses Medikaments bei Patienten nach Organtransplantation beobachteten gastrointestinalen Nebenwirkungen sowie die mögliche Entwicklung von Lymphomen müssen in die Therapieentscheidung mit einbezogen werden. Die Ergebnisse von laufenden prospektiven Studien liegen noch nicht vor, könnten aber Alternativen zu den bisher bekannten Therapiekonzepten eröffnen.

Zusammengefasst sollten nach Möglichkeit zunächst der Spontanverlauf der Erkrankung beobachtet und koservative Maßnahmen zur Behandlung des nephrotischen Syndroms ausgeschöpft werden. Dazu gehören Diuretika, ACE-Hemmer und (nicht zweifelsfrei gesichert) Cholesterinsenker. Generell wird eine diätetische Proteinrestriktion empfohlen, um den Nettoproteinverlust zu begrenzen. Doch muss unter diesem Diätregime die Serumkonzentration von Albumin und Gesamteiweiß streng kontrolliert werden. Abhängig vom Verlauf der Erkrankung und dem Vorliegen ungünstiger prognostischer Indikatoren sollte die Indikation für eine zytotoxische Therapie gestellt werden. Eine Steroidmonotherapie kann nicht mehr empfohlen werden. Gegenwärtig ist eine Kombinationstherapie aus Steroiden und oralem Cyclophosphamid die immunsuppressive Therapie der Wahl zur Induktion einer partiellen oder kompletten Remission. Ob mit dieser Therapie im Vergleich zu nicht mit zytotoxischen Substanzen behandelten Patienten die Nierenfunktion langfristig besser stabilisiert werden kann, ist nicht zweifelsfrei bewiesen. Bei einem Kreatininwert über 3,0 mg/dl sollte bei kritischer Nutzen-Risiko-Bewertung keine zytotoxische Therapie durchgeführt werden.

Membranoproliferative Glomerulonephritis

Die membranoproliferative Glomerulonephritis (MPGN) ist eine seltene glomeruläre Erkrankung und tritt vor allem bei Jugendlichen und jungen Erwachsenen auf. Zugrunde liegt eine Immunkomplexerkrankung. Histologisch ist diese Form der Glomerulonephritis gekennzeichnet durch eine Verdickung der glomerulären Basalmembran (durch Immunkomplexablagerungen) und eine Zunahme der glomerulären Zellen, insbesondere durch eine Hyperplasie der Mesangiumzellen, aber auch durch Eindringen von Monozyten (Abb. 2.8–2.11). Man unterscheidet mithilfe der Elektronenmikroskopie (Abb. 2.12, 2.13) drei verschiedene Formen der Erkrankung:

- **Typ 1** mit subendothelialen und mesangialen Immunkomplexdepots ist am häufigsten (50–100%). Bei Patienten mit dieser Glomerulonephritisform finden sich sehr häufig chronische Erkrankungen, bei denen Immun-

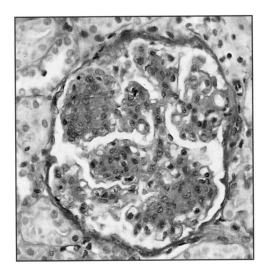

Abb. 2.8 Membranoproliferative Glomerulonephritis mit Lobulierung des Schlingenkonvoluts (PAS-Färbung) (aus Gröne et al. 1993).

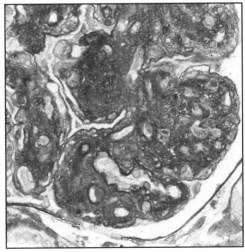

Abb. 2.9 Membranoproliferative Glomerulonephritis mit deutlicher glomerulärer Zellvermehrung und duplizierter Basalmembran (PAS-Färbung) (aus Gröne et al. 1993).

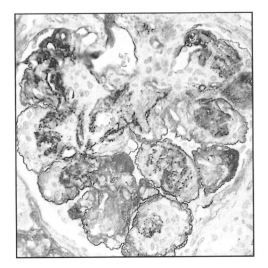

Abb. 2.10 Membranoproliferative Glomerulonephritis mit ausgeprägter Ablagerung von IgG entlang doppelkonturierter Basalmembranen und im Mesangium (Immunhistochemie) (aus Gröne et al. 1993).

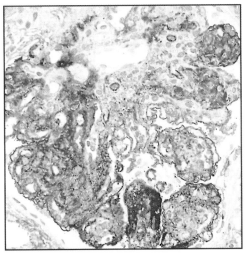

Abb. 2.11 Membranoproliferative Glomerulonephritis mit Ablagerungen von Komplementfaktor C3 (aus Gröne et al. 1993).

komplexe in der Pathogenese eine wichtige Rolle spielen: Hepatitis B und C, Kryoglobulinämie, Lupus erythematodes, subakute bakterielle Endokarditis, Shunt-Nephritis.

● **Typ 2** ist die „Dense Deposit Disease" mit Immunkomplexablagerungen entlang der glomerulären und tubulären Basalmembran. Diese Erkrankung tritt in einer transplantierten Niere fast immer erneut auf. Aufgrund dieser Beobachtung wird vermutet, dass ein zirkulierender, extrarenaler Faktor bei der Entstehung der Krankheit beteiligt ist. In

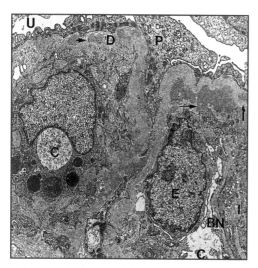

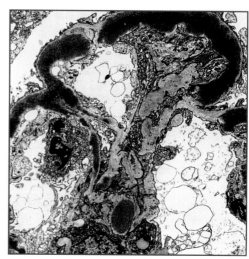

Abb. 2.12 Membranoproliferative Glomerulonephritis. Elektronenmikroskopisches Bild mit subepithelialen, einzelnen epithelialen und intramembranösen Depots. Herdförmig eine duplizierte Basalmembran mit Interposition einer mesangialen Zelle (Pfeile).
BN = Basalmembran-Neubildung; C = Kapillare; D = Depots; E = Endothel; I = mesangiale Zellinterposition; U = Bowman-Kapsel-Raum; P = Podozyt (aus Gröne et al. 1993).

Abb. 2.13 Dense Deposit Disease, ultrastrukturelle Darstellung. Lineare, stark elektronendichte Ablagerungen im Bereich der Lamina densa der peripheren glomerulären Basalmembran (aus Gröne et al. 1993).

einem analogen Tiermodell führte die Komlementaktivierung zur Bildung von C5b-9 (primärer membranattackierender Komplex).
● **Typ 3** weist subepitheliale Immunkomplexablagerungen auf.

Bei allen Typen der membranoproliferativen Glomerulonephritis findet sich in der Regel eine **Erniedrigung der Komplementfaktoren**: Bei Typ 1 wird der klassische Weg aktiviert, was zu einer Abnahme von C3- und C4-Komplement führt. Vor allem bei Typ 2 kann man einen C3-Nephritisfaktor nachweisen, einen Autoantikörper gegen C3-Konvertase, die C3 zu C3b aktiviert. Dieser Autoantikörper wird extrarenal gebildet und antagonisiert nicht, sondern stabilisiert die C3-Konvertase, sodass C3 ständig aktiviert und im Serum vermindert gemessen wird. Deshalb ist eine permanente Verminderung nur von C3-Komplement charakteristisch für den Typ 2 und Ausdruck einer Aktivierung des alternativen Weges. Für die Interpretation der Befunde ist es wichtig zu wissen, dass der C3-Nephritisfaktor nicht mit der Krankheitsaktivität korreliert und normale Komplementfaktoren ein Fortschreiten der Erkrankung nicht ausschließen.

Die membranoproliferative Glomerulonephritis tritt, wie bereits erwähnt, gemeinsam mit einer Reihe von Autoimmunerkrankungen (systemischem Lupus erythematodes, Sjögren-Syndrom, rheumatoider Arthritis) und chronischen Infektionen (Hepatitis B und C, Infektion eines ventrikoloatrialen Shunts, Abszessen, Bilharziose, Malaria, Lepra) auf. Neben vielen anderen in der Literatur beschriebenen Koinzidenzen – insbesondere mit malignen Erkrankungen und Krankheiten mit Paraproteinämie – sei vor allem das Auftreten bei chronisch lymphatischer Leukämie hervorgehoben.

Die membranoproliferative Glomerulonephritis zeigt kein einheitliches **klinisches Bild**. Sie kann sich als isolierte Mikrohämaturie oder Proteinurie manifestieren, aber auch mit Makrohämaturie und nephrotischem Syndrom präsentieren. Auch eine Kreatininerhöhung ohne weitere wegweisende Symptomatik oder ein nephritisches Sediment ist möglich. Ein nephrotisches Syndrom mit permanenter Komplementerniedrigung lenkt primär den Verdacht auf das Vorliegen einer membranoproliferativen Glomerulonephritis. Differenzialdiagnostisch muss bei Glomerulonephritiden mit Komplementerniedrigung an eine Lupusnephritis, eine Kryoglobulinämie und eine parainfektiöse (Endokarditis, infizierter Shunt) oder an eine postinfektiöse (Poststreptokokken-Glomerulonephritis) Glomerulonephritis gedacht werden (Tab. 2.2).

Die **Prognose** der idiopathischen membranoproliferativen Glomerulonephritis ist in vielen Fällen nicht günstig. Unbehandelt erreichen etwa 50% der Patienten nach 10 Jahren das Stadium der terminalen Niereninsuffizienz. Andererseits behält etwa ein Drittel der Patienten über viele Jahre eine stabile Nierenfunktion. Eine Spontanremission wird bei weniger als 10% beobachtet. Ungünstige prognostische Faktoren sind – wie bei fast allen chronischen glomerulären Erkrankungen – das nephrotische Syndrom, Kreatininanstieg, Hypertonie und „Halbmonde" (crescents) in der Nierenbiopsie.

Die **Therapie** der idiopathischen membranoproliferativen Glomerulonephritis ist unbefriedigend. Drei Therapieprinzipien wurden in Studienprotokollen untersucht: Steroide, Thrombozytenaggregationshemmer und immunsuppressive Substanzen. Da die Inzidenz der idiopathischen membranoproliferativen Glomerulonephritis niedrig ist, fehlen prospektive, kontrollierte Studien mit großen Fallzahlen. Die Beurteilung der Ergebnisse vorliegender Untersuchungen wird auch dadurch erschwert, dass unterschiedliche Endpunkte (Abnahme der glomerulären Filtrationsrate, Reduktion der Proteinurie) und verschiedene Behandlungszeiten zugrunde liegen. Studien, die vor mehr als 10 Jahren durchgeführt wurden, haben möglicherweise auch nicht den Bezug der Nierenerkrankung zu Systemkrankheiten (z.B. Hepatitis C) erkannt und die sekundäre membranoproliferative Glomerulonephritis fälschlicherweise als idiopathisch eingeordnet.

Steroide wurden vor allem bei Kindern mit MPGN Typ 1 untersucht. Behandelte Kinder wiesen nach 10 Jahren häufiger eine stabile Nierenfunktion auf im Vergleich zu unbehandelten Personen (61 vs 12%). Dieses günstige Ergebnis wurde allerdings beeinträchtigt durch die Folgen der Steroidtoxizität und eine höhere Hypertonierate. Eine Kombination der Steroidtherapie (mit kürzerer Behandlungsdauer) mit stringenter Normalisierung der Blutdruckwerte (initial mit ACE-Hemmern) führte zu einer Verminderung des Entzündungsprozesses in der Niere (bioptisch gesichert), Besserung des nephritischen Urinsedimentes und einer Zunahme der glomerulären Filtrationsrate. Für die MPGN bei Erwachsenen liegen keine gesicherten prospektiven Untersuchungen mit Steroiden vor. Retrospektive Studien zeigten keine signifikanten Vorteile.

Günstigere Ergebnisse für die MPGN bei Erwachsenen wurden unter einer Therapie mit **Thrombozytenaggregationshemmern** beschrieben. Hintergrund dieses Therapieansatzes ist ein erhöhter Verbrauch von Blutplättchen bei MPGN. Donadio und Mitarbeiter behandelten Patienten mit MPGN mit einer Kombination aus 975 mg Acetylsalicylsäure und 225 mg Dipyri-

Tab. 2.2 Ursachen für eine Erniedrigung der Serumkomplementfaktoren

- Poststreptokokken-Glomerulonephritis (temporär)
- Glomerulonephritis bei bakterieller Endokarditis
- Shunt-Nephritis
- membranoproliferative Glomerulonephritis
- Lupus erythematodes

damol pro Tag 1 Jahr lang. Unter diesem Behandlungsregime wurde die Abnahme der glomerulären Filtrationsrate signifikant reduziert und die Inzidenz eines terminalen Nierenversagens gesenkt. Allerdings ließen sich in einer Auswertung der Patientendaten nach 10 Jahren keine signifikanten Unterschiede zwischen behandelten und unbehandelten Patienten nachweisen. Als Konsequenz aus dieser Arbeit wurde in einer kontrollierten Untersuchung an 18 Patienten die Behandlungsdauer auf 3 Jahre ausgedehnt. Unter 500 mg Acetylsalicylsäure/ 75 mg Dipyridamol pro Tag, Eiweißrestriktion und strenger antihypertensiver Therapie wurde die Proteinurie am Ende des Beobachtungszeitraumes signifikant gesenkt bei vergleichbar stabiler Nierenfunktion in beiden Gruppen. Die zusätzliche Anwendung von Antikoagulanzien in weiteren Studien führte zu keinen besseren Resultaten, sondern hatte Blutungskomplikationen zur Folge.

Zur Beurteilung der Wirkung von **immunsuppressiven Substanzen** bei MPGN liegen nur limitierte Daten vor. Die Kombination von Cyclophosphamid mit Steroiden oder Thrombozytenaggregationshemmern konnte keine überzeugenden Ergebnisse liefern, die den Einsatz dieser Substanzgruppe rechtfertigen würden. Kontrollierte Studien mit neueren immunsuppressiven Substanzen wie Ciclosporin oder Mycophenolatmofetil an größeren Patientengruppen liegen zur Zeit noch nicht vor.

Zusammenfassend muss festgestellt werden, dass wir heute keine gesicherte Therapie der MPGN bei Erwachsenen zur Verfügung haben. Wie bei allen glomerulären Erkrankungen sollte eine arterielle Hypertonie auf Werte unter 135/85 mm Hg gesenkt werden, bevorzugt mittels ACE-Hemmern, alternativ AT_1-Blockern. Nach individuellen Aspekten (Abnahme der glomerulären Filtrationsrate und/oder Proteinurie > 5 g/Tag) ist ein Therapieversuch mit der Kombination aus Acetylsalicylsäure und Dipyridamol über einen längeren Behandlungszeitraum gerechtfertigt. Bei Progredienz der Erkrankung

mit raschem Abfall der glomerulären Filtrationsrate sollten Steroide in höherer Dosierung eingesetzt werden.

Bei einer sekundären membranoproliferativen Glomerulonephritis muss primär die Grundkrankheit behandelt werden: Chronische Hepatitis B oder C mit α-Interferon oder Nukleosidanaloga (Famciclovir, Lamivudin), maligne Tumoren mit Chemotherapie, Lupus erythematodes mit Steroiden und Immunsuppression, Kryoglobulinämie mit Immunsuppression und Plasmapherese, chronische Infekte mit Antibiotika. Unter einer erfolgreichen kausalen Therapie kommt es in der Regel zu einer zumindest partiellen Remission der Erkrankung oder sogar zur vollständigen Ausheilung der Glomerulonephritis.

Rasch progrediente Glomerulonephritis

Die rasch progrediente Glomerulonephritis (RPGN) führt zu einem Verlust der glomerulären Filtrationsrate innerhalb weniger Tage oder Wochen. Als glomeruläre Erkrankung ist sie eine mögliche Ursache des akuten Nierenversagens (s. Kap. 1, Akutes Nierenversagen). Entscheidend ist eine schnelle Diagnosestellung, um einen irreversiblen Verlust der Nierenfunktion zu verhindern.

Die RPGN hat keine einheitliche Pathogenese. Auf der Grundlage von immunhistochemischen Befunden unterteilt man sie in drei Typen:

- **Typ I:** Nachweis von Antibasalmembran-Antikörpern (lineare IgG-Ablagerungen entlang der glomerulären Basalmembran). Werden auch Lungenkapillaren durch Antibasalmembran-Antikörper geschädigt und treten als deren Folge pulmonale Symptome auf, so liegt ein Goodpasture-Syndrom vor (s. S. 85ff)
- **Typ II:** Nachweis von Immunkomplexen an den glomerulären Kapillaren. Zu dieser Gruppe zählen die postinfektiöse Glomerulonephritis, die IgA-Nephritis, die membra-

noproliferative Glomerulonephritis und Autoimmunerkrankungen.

- **Typ III:** Unauffällige (negative) Immunfluoreszenz der glomerulären Kapillaren („pauci-immune Glomerulonephritis"). Sehr häufig lassen sich im Serum dieser Patienten antineutrophile zytoplasmatische Antikörper (ANCA) nachweisen. Es liegt dann eine Wegener-Granulomatose (S. 82), eine mikroskopische Polyarteriitis (S. 82) oder eine Polyarteriitis nodosa (S. 84) vor.

Am häufigsten wird der Typ III gefunden. Allerdings sind „Überlappungen" zwischen Typ III und Typ I möglich. In diesen Fällen lassen sich in der Immunhistochemie der Nierenbiopsie Antikörper gegen die glomeruläre Basalmembran (Anti-GBM-Antikörper) und im Serum dieser Patienten ANCA nachweisen.

Bei der lichtmikroskopischen Untersuchung der Nierenhistologie finden sich bei allen drei Formen **„Halbmonde"** (crescents) in der Bowman-Kapsel. Dabei handelt es sich um eine extrakapilläre Proliferation der parietalen Epithelzellen sowie um eingewanderte Makrophagen und Monozyten, umgeben von Proteinen des Gerinnungssystems (Fibrin) und Fibroblasten (Abb. 2.14). Zahl und Zusammensetzung der Halbmonde ermöglichen Rückschlüsse über den Verlauf und die therapeutische Ansprechbarkeit: Weisen mehr als 80% der Glomeruli Halbmonde auf, spricht dies für eine schlechte Prognose. Überwiegen die zellulären Bestandteile, sind die Veränderungen akut entstanden und rechtfertigen eine aggressive Therapiestrategie. Sind dagegen fibrotische Veränderungen dominierend, kommt eine medikamentöse Intervention möglicherweise zu spät. Der Nachweis von Halbmonden bedeutet nicht in allen Fällen einen irreversiblen glomerulären Schaden.

Klinisch ist ein rascher Kreatininanstieg bei Patienten mit aktivem Sediment (dysmorphe Erythrozyten, Erythrozytenzylinder) wegweisend. Die Proteinurie liegt in der Regel unter 3 g/Tag, und die Nieren sind sonographisch meist normal groß. Der Nachweis von ANCA oder Antibasalmembran-Antikörpern führt zur Diagnosesicherung. Ergänzend sollten Komplementfaktoren, antinukleäre Antikörper, Antistreptolysintiter und Kryoglobuline untersucht werden. Bestehen keine Kontraindikationen (Blutgerinnung), sollte eine Nierenbiopsie so früh wie möglich durchgeführt werden. Die Information des Nierenpathologen sichert die klinische Verdachtsdiagnose und lässt Rückschlüsse auf die Therapiechancen und die Prognose der Erkrankung zu.

Differenzialdiagnostisch müssen andere Ursachen für das akute Nierenversagen abgegrenzt werden. Neben dem Ausschluss nichtglomerulärer Erkrankungen (prä- und postrenal) sollten weitere intrarenale Ursachen für einen raschen Anstieg des Serumkreatinins (renale Perfusionsstörung, interstitielle Nephritis) in Erwägung gezogen werden. Dabei kann die Analyse extrarenaler Symptome wegweisend sein (Hämoptoe, Arthralgien, Rhinitis/Sinusitis, Augensymptome, Fieber).

Die Behandlung der RPGN besteht aus einer Glucocorticoid-Stoßtherapie in Kombination mit Cyclophosphamid. Die zusätzliche Anwendung der Plasmapherese sollte bei sehr aggressivem Krankheitsverlauf erwogen werden, insbesondere bei Wegener-Granulomatose und Goodpasture-Syndrom. Die Prognose der RPGN ist generell schlecht, Spontanremissionen sind selten. Die Verdachtsdiagnose einer RPGN ist ein Notfall. Je früher die Sicherung der Diagnose erfolgt und die Therapie eingeleitet wird, um so höher sind die Erfolgschancen.

Nephropathie mit dünner Basalmembran

Normalerweise ist die glomeruläre Basalmembran 300–400 nm breit. Es wird geschätzt, dass 5–9% der Bevölkerung eine Verschmälerung der Basalmembran auf 150–225 nm aufweisen (Abb. 2.15). Da diese renale Abweichung familiär gehäuft beobachtet wird, vermutet man

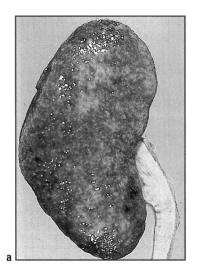
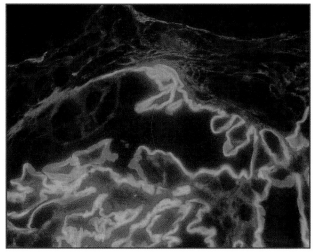
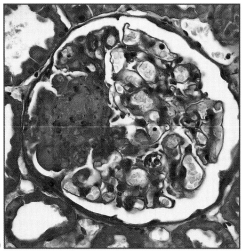
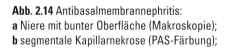
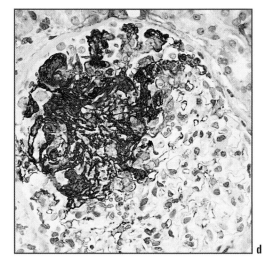

Abb. 2.14 Antibasalmembrannephritis:
a Niere mit bunter Oberfläche (Makroskopie);
b segmentale Kapillarnekrose (PAS-Färbung);

c lineare Ablagerung von IgG, die am Hilus aufhört und nicht auf die Kapsel oder Arteriolen übergreift (Immunfluoreszenz);
d Fibrin- und Fibrinogenablagerungen im Bereich der Nekrose, die die extrakapilläre Zellproliferation fördern (Immunhistochemie) (aus Gröne et al. 1993).

einen genetischen Defekt ähnlich wie bei hereditärer Nephritis (Alport-Syndrom). In einer betroffenen Familie wurde eine Veränderung im Gen für die Alpha-4-Kette des Typ IV Kollagens nachgewiesen. Im Gegensatz zum Alport-Syndrom mit X-chromosomalem Vererbungsmodus wird bei der Nephropathie mit dünner Basal-

membran ein autosomal dominanter Erbgang vermutet.

Leitsysmptom dieser Erkrankung ist eine Mikrohämaturie. Die Patienten sind zumeist asymptomatisch, und der Nachweis einer Erythrozyturie erfolgt häufig im Rahmen einer Routineuntersuchung. Die Nierenfunktion ist nicht ein-

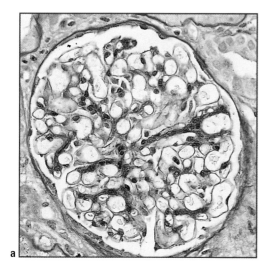

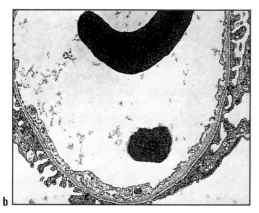

Abb. 2.15 Syndrom der dünnen Basalmembran:
a Weitgehend normal aufgebautes Glomerulus (PAS-Färbung);
b deutlich verschmälerte Basalmembran (Pfeile) (Elektronenmikroskopie) (aus Gröne et al. 1993).

geschränkt. Falls eine Proteinurie auftritt, liegt sie unter 1,5 g/Tag. Gelegentlich treten Flankenschmerzen auf und vermitteln das Bild eines „Flankenschmerz-Hämaturie-Syndroms" (s. S. 55, IgA-Nephropathie). Möglicherweise werden Episoden mit Makrohämaturie und Flankenschmerzen bei Patienten mit dünner Basalmembran durch eine gleichzeitig vorhandene Hyperkalzurie und/oder Hyperurikosurie verursacht. Differenzialdiagnostisch müssen andere

Ursachen für eine glomeruläre Hämaturie, insbesondere die IgA-Nephropathie und das Alport-Syndrom (Abb. 2.16) abgegrenzt werden. Sollte der Befund einer Hämaturie mit einer anderen gestellten Diagnose nicht vereinbar sein (z.B. diabetische Nephropathie), so sollte das gleichzeitige Auftreten einer Nephropathie mit dünner Basalmembran in Erwägung gezogen werden.

Diese glomeruläre Veränderung hat eine gute Prognose und wird deshalb auch als **benigne familiäre Hämaturie** bezeichnet. Eine Nierenbiopsie wird daher in der Regel selten durchgeführt. Ein interessanter neuer Ansatz zur Diagnosestellung könnte aber die Auswertung einer weniger invasiven Hautbiopsie liefern. Über die Spezifität und Sensitivität dieser Untersuchungsmethode liegen allerdings zur Zeit noch keine epidemiologischen Ergebnisse vor.

Es ist hilfreich, die Verwandten ersten Grades auf eine Hämaturie zu untersuchen. Die Übertragung der glomerulären Veränderung vom Vater auf den Sohn kann – neben anderen Aspekten wie Hörverlust, Augenschädigung und Niereninsuffizienz – zur Abgrenzung gegenüber dem Alport-Syndrom verwendet werden, da dies bei X-chromosomalem Vererbungsmodus nicht beobachtet wird.

Eine **Therapie** der Hämaturie bei stabiler Nierenfunktion ist nicht indiziert. Beim Auftreten von Flankenschmerzen mit Makrohämaturie wird in der Literatur der Einsatz von ACE-Hemmern zur Senkung des intraglomerulären Druckes empfohlen. Eine Aufklärung des Patienten über die günstige Prognose, verbunden mit Kontrollen der Nierenfunktion in regelmäßigen Zeitintervallen, sollte nicht versäumt werden.

Fibrilläre und immunotaktoide Glomerulopathien

Der elektronenmikroskopische Nachweis von **extrazellulären Fibrillen in den Glomeruli** kann ein unbedeutender Nebenbefund, aber auf der anderen Seite auch wegweisend sein für die

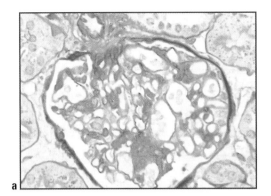

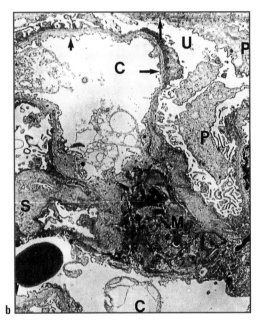

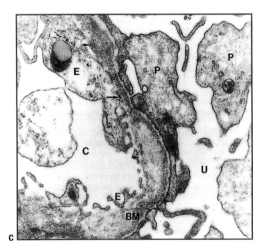

Diagnose einer Systemerkrankung, z.B. Kollagenose, lymphoproliferative Erkrankung, Kryoglobulinämie oder monoklonale Gammopathie bei Plasmozytom. An erster Stelle in der weiteren histologischen Diagnostik steht die Kongorotfärbung zum Nachweis oder Ausschluss einer Amyloidose. Bei negativer Amyloidfärbung wird mit Hilfe der Immunfluoreszenz untersucht, ob eine Ablagerung von Immunglobulinen vorliegt. Bei fehlendem Nachweis von Immunglobulinkomponenten muss an eine Fibrillenbildung im Rahmen eines Diabetes mellitus gedacht werden. Eine positive Immunglobulinreaktion wird bei monoklonalen Gammopathien unterschiedlicher Ätiologie, bei Lupus erythematodes und Kryoglobulinämie (essenziell oder im Rahmen von malignen Erkrankungen) beobachtet. Als Ausschlussdiagnose verbleiben die fibrilläre Glomerulonephritis und die immunotaktoide Glomerulonephritis. Beide Formen unterscheiden sich durch die Breite und Lage der Fibrillen (Übersicht bei Wullbrand u. Helmchen 1997). Im Gegensatz zu den Amyloidosen liegt keine international akzeptierte Nomenklatur und Klassifizierung der fibrillären Glomerulopathien vor.

Klinisch manifestiert sich die fibrilläre Glomerulopathie mit einer großen Proteinurie und nephrotischem Syndrom sowie einer langsamprogredienten Abnahme der glomerulären Filtrationsrate. Im Gegensatz zu den mit glomerulärer Fibrillenbildung assoziierten Systemerkrankungen scheinen die fibrilläre und die immunotaktoide Glomerulonephritis auf die Niere

Abb. 2.16 Alport-Syndrom:
a Glomerulus mit fokaler mesangialer Sklerose und Proliferation (PAS-Färbung);
b und **c** in ihrer Breite stark wechselnde glomeruläre Basalmembran (lange Pfeile), die stellenweise aufgesplittert erscheint (kurze Pfeile) (Elektronenmikroskopie).
BM = Basalmembran; C = Kapillare; E = Endothel; M = Mesangium; P = Podozyt; S = Skleroseherd; U = Bowman-Kapsel-Raum (aus Gröne et al. 1993).

beschränkt zu sein. Die Rekurrenz der fibrillä-ren Glomerulonephritis im Transplantat spricht für die pathogenetische Bedeutung eines extrarenalen Faktors.

Eine **Standardtherapie** für die fibrilläre und immunotaktoide Glomerulonephritis existiert nicht. Colchicin hat sich als nicht erfolgreich erwiesen. Bei Nachweis von extrakapillären Proliferationen mit Halbmondbildung wird ein Therpieversuch mit Steroiden und Cyclophosphamid empfohlen.

2.9.2 Systemerkrankungen

Viele Systemerkrankungen führen zu einem Befall der Nieren mit Beeinträchtigung der Nierenfunktion. In vielen Fällen ist die renale Beteiligung entscheidend für die Prognose und den Verlauf der Erkrankung.

Diabetes mellitus

Der Diabetes mellitus kann an der Niere zu verschiedenen Erkrankungen führen. Es besteht ein erhöhtes Risiko für ein akutes Nierenversagen, wenn nephrotoxische Substanzen appliziert werden (Kontrastmittel), und nicht selten kommt es zur Hyperkaliämie auf dem Boden eines hyporeninämischen Hypoaldosteronismus. Für die Prognose des Patienten entscheidend ist die Entwicklung einer diabetischen Glomerulopathie.

Die diabetische Nephropathie kann sowohl bei Patienten mit Typ 1 als auch Typ 2 nach einer Diabetesdauer von mindestens 6 Jahren als Folge einer chronischen Hyperglykämie auftreten. Das renale Risiko bei Typ-2-Diabetes wurde viele Jahre lang unterschätzt. Nach 25 Jahren Diabetesdauer entwickeln über 40% der Typ-1-Diabetiker und über 50% der Typ-2-Diabetiker eine Proteinurie; die Prävalenz eines Nierenversagens von proteinurischen Patienten liegt nach 5 Jahren bei 55% in beiden Gruppen.

> Der Diabetes mellitus Typ 2 ist mittlerweile die häufigste Ursache des terminalen Nierenversagens in Deutschland.

Ohne Behandlung führt die diabetische Nephropathie zu einer kontinuierlichen Abnahme der glomerulären Filtrationsrate von 10–20 ml/min/Jahr. Die mittlere Lebenserwartung liegt unbehandelt bei 5 Jahren, sodass die meisten Patienten ohne spezifische Therapie der diabetischen Nephropathie vor Erreichen der terminalen Niereninsuffizienz sterben.

Die **Entwicklung einer diabetischen Nephropathie** wird beeinflusst durch genetische Faktoren, die Stoffwechseleinstellung und den Bluthochdruck. Eine besondere Rolle scheint außerdem das Angiotensin II zu spielen. Rauchen erhöht das Risiko des Auftretens und des Fortschreitens einer diabetischen Nephropathie. In den letzten Jahren wurde eine Reihe von Zytokinen und Wachstumsfaktoren identifiziert, die an den hämodynamischen und strukturellen Veränderungen der diabetischen Nierenschädigung beteiligt sind. Dazu zählen Insulin-like Growth Factor 1, Transforming Growth Factor β und Platelet-derived Growth Factor, die mit Angiotensin II interagieren.

In der Frühphase der Erkrankung kommt es zu einem Anstieg der glomerulären Filtrationsrate und damit zu einer glomerulären Hyperfiltration. Die Dilatation des Vas afferens bei erhöhter Wandspannung des Vas efferens führt zu einem erhöhten glomerulärkapillären Filtrationsdruck und zu einer Hypertrophie der Glomeruli. Die Ablagerung von Glykoproteinen (AGE = advanced glycosylation endproducts) hat eine Störung der mechanischen und elektrostatischen Filterfunktion der Basalmembran zur Folge (größere Porendurchmesser und weniger negative Ladungsträger). Dadurch wird die Basalmembran durchlässig für Serumproteine, insbesondere Albumin. Diese Veränderungen führen schließlich zur **Glomerulosklerose Kimmelstiel-Wilson** mit Proteinurie und

Hypertonie mit konsekutiver interstitieller Fibrose (Abb. 2.17).

Bei etwa einem Drittel der Patienten mit Diabetes mellitus Typ 2 ist die Proteinurie nicht durch eine diabetische Nephropathie bedingt. Eine diabetische Nephropathie und diabetische Glomerulosklerose können auch bei Fehlen einer diabetischen Retinopathie vorliegen. Deshalb sollte im Einzelfall eine Nierenbiopsie zur Klärung der renalen Situation erwogen werden, wenn Zweifel an der Diagnose diabetische Glomerulosklerose bestehen. Bei der diabetischen Glomerulosklerose wird neben der nodulären Form vom Typ Kimmelstiel-Wilson auch noch die diffuse Form gesehen, die sich davon eindeutig unterscheidet. Das Frühstadium der diabetischen Glomerulopathie ist durch eine Verbreiterung der Basalmembran der betroffenen

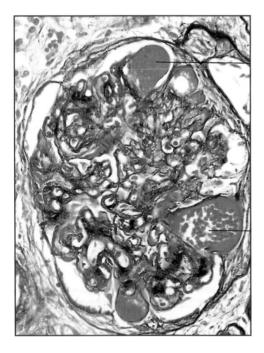

Abb. 2.17 Glomerulosklerose Kimmelstiel-Wilson: Kugelförmige Sklerosen (oberer Strich) und erythrozytenhaltiges Aneurysma (unterer Strich) in Glomerulusschlingen (Movat-Versilberung) (aus Gröne et al. 1993).

Glomeruli gekennzeichnet. Eine diabetische Glomerulosklerose kann auch ohne Hypertonie zu einer interstitellen Fibrose führen, jedoch ist bemerkenswert, dass die Mehrzahl der Biopsate mit diabetischer Nephropathie eine gleichzeitig bestehende erhebliche benigne Nephrosklerose aufweist, häufig in Verbindung mit einer Ablagerung von Lipiden innerhalb des Glomerulus.

Klinisch wird die Entwicklung der diabetischen Nephropathie in verschiedene Stadien eingeteilt:

1. In der frühen Phase der renalen Veränderungen tritt eine Zunahme der glomerulären Filtrationsrate (GFR) um mehr als 30% auf, begleitet von einer moderaten Zunahme der Nierengröße im Ultraschall (**Hyperfiltration**).
2. Nach einer Latenz von mehreren Jahren lässt sich eine Mikroalbuminurie (30–300 mg/Tag) nachweisen, häufig assoziiert mit geringem Blutdruckanstieg (**Mikroalbuminurie**).
3. Die Mikroalbuminurie kann dann, ebenfalls nach einer mehrjährigen Latenz, übergehen in eine Proteinurie (über 300 mg/Tag) und einen beginnenden Abfall der GFR bei manifester Hypertonie (**Proteinurie**).
4. Schließlich entwickelt sich eine Niereninsuffizienz mit progredienter Abnahme der GFR (**Niereninsuffizienz**). Dieses Stadium der diabetischen Nephropathie ist häufig gekennzeichnet durch eine ausgeprägte Hypertonie und ein nephrotisches Syndrom.

Patienten mit Diabetes mellitus müssen engmaschig überwacht werden im Hinblick auf die Früherkennung einer renalen Schädigung. Der Blutdruck und der $HbA1_c$-Wert sollten alle 3 Monate gemessen werden, die endogene Kreatinin-Clearance alle 12 Monate. Entscheidend ist die Kontrolle der Proteinausscheidung im Urin. Wegen der therapeutischen Konsequenz sollte ein Mikroalbumintest in sechsmonatlichem Abstand durchgeführt werden. Die üblichen Eiweißteststreifen (z.B. Combur-Test®, Albustix®) erfassen nur eine Proteinurie über 300 mg/Tag und sind deshalb für ein Früherkennungs-

Screening der diabetischen Nierenschädigung nicht geeignet. Für die Untersuchung des Spoturins stehen Testsysteme auf immunologischer (z.B. Micral-Test II®) und nichtimmunologischer (z.B. Mikrobumin-Test®) Basis zur Verfügung. Da verschiedene Faktoren wie schwere körperliche Arbeit oder Harnwegsinfekte zu einer Mikroalbuminurie führen können, sollten bei positivem Test zwei Kontrollen des Morgenurins im Abstand von 2 bis 4 Wochen erfolgen.

Prognose: Der Großteil der Diabetiker mit Mikroalbuminurie entwickelt eine Proteinurie (über 300 mg/Tag) und schließlich eine progrediente Niereninsuffizienz mit einer Abnahme der GFR um 0,5 ml/min/Monat. Dabei entspricht das renale Risiko des Typ-2-Diabetikers mit einer kumulativen Häufigkeit von 40% für das Eintreten einer terminalen Niereninsuffizienz dem des Typ-1-Diabetikers. Wegen des höheren Lebensalters der Typ-2-Diabetiker sterben allerdings viele Patienten an kardiovaskulären Komplikationen, bevor sie das Stadium des terminalen Nierenversagens erreichen.

Diagnostische Abklärung: Das Auftreten einer Proteinurie ohne nephritisches Sediment bei Diabetes mellitus spricht für eine diabetische Nephropathie. Da allerdings bei bis zu 30% der Fälle von Typ-2-Diabetes der Proteinurie andere renale Erkrankungen zugrunde liegen, ist es dennoch gerechtfertigt, eine Nierenbiopsie durchzuführen, insbesondere dann, wenn ein aktives Sediment oder eine fehlende Retinopathie Zweifel an der Diagnose aufkommen lassen. Bei einigen Patienten, vor allem bei genetischer Disposition, kann bereits eine ausgeprägte diabetische Glomerulosklerose vorliegen, auch wenn der Typ-2-Diabetes erst wenige Monate bekannt ist und nicht mit Insulin behandelt wird. Typischerweise findet man bei der sonographischen Unterschung der Nieren in der Initialphase der diabetischen Nephropathie normal große Organe mit reduziertem Parenchymanteil. Kommt es bei bekanntem Diabetes mellitus zu einem raschen Abfall der GFR, muss an ein durch additive nephrotoxische Substanzen (Kontrastmittel,

Medikamente) induziertes akutes Nierenversagen gedacht werden. Nicht vergessen werden sollte dabei, dass bei Diabetikern im Rahmen der Angiopathie gehäuft Nierenarterienstenosen auftreten und durch Hemmung des Renin-Angiotensin-Systems (ACE-Hemmer, AT_1-Blocker) ein Nierenversagen ausgelöst werden kann.

Unbehandelt nimmt die diabetische Nephropathie einen schicksalhaften **Verlauf**. Im Frühstadium einer diabetischen Nephropathie kann eine nahezu normoglykämische Stoffwechseleinstellung das Auftreten und die Progredienz der Albuminurie vermindern. Im weiteren Verlauf der diabetischen Nierenerkrankung wird die Hypertonie zum entscheidenden prognostischen Faktor. Eine frühzeitige Normalisierung des Blutdruckes kann das Fortschreiten der Nephropathie um Jahre verzögern. An erster Stelle sollten nichtmedikamentöse Maßnahmen wie Gewichtsabnahme, Einschränkung des Kochsalzkonsums, vermehrte körperliche Aktivität und Verzicht auf Nikotin stehen. Durch eine optimale Stoffwechselkontrolle mit $HbA1_C$-Werten unter 7,0% kann analog zur Risikoreduktion hinsichtlich einer Mikroangiopathie auch die Inzidenz einer diabetischen Nierenschädigung vermindert werden. Obwohl durch randomisierte Studien nicht belegt, kann davon ausgegangen werden, dass auch bei manifester Nephropathie eine normnahe Blutzuckerkontrolle günstig für die renale Prognose ist.

Eine wichtige Frage zur möglichen **Primärprävention** bei normotensiven Typ-1-Diabetikern ohne Mikroalbuminurie ist noch nicht geklärt. Obwohl erste Studien (EUCLID-Studie) auf einen möglichen protektiven Effekt von ACE-Hemmern bei dieser Patientengruppe hinweisen, gibt es bisher keinen sicheren Beleg für eine effektive Prophylaxe der Nephropathie durch ACE-Hemmer oder andere Medikamente. Dagegen bestehen keine Zweifel, dass eine strikte Blutdrucksenkung bei Typ-2-Diabetikern mit Hypertonie die Entwicklung einer diabetischen Nephropathie hemmt. Dies ist sowohl für

Betablocker als auch ACE-Hemmer belegt, wobei ACE-Hemmern der Vorzug gegeben werden sollte.

Bei normotensiven Typ-1- und Typ-2-Diabetikern mit Mikroalbuminurie führt der Einsatz von ACE-Hemmern zu einer Verzögerung des Fortschreitens einer diabetischen Nephropathie **(Sekundärprävention)**.

Für hypertensive Patienten mit Mikro- oder Makroalbuminurie zeigt eine Vielzahl an prospektiven Studien, dass eine **Blutdrucksenkung** die Progression der diabetischen Nephropathie hemmt. Zur Senkung der kardiovaskulären Morbidität und Letalität bei Patienten mit Diabetes ist die Blutdrucksenkung per se entscheidend. Für die Subgruppe der Patienten mit diabetischer Nephropathie scheinen ACE-Hemmer über ihren blutdrucksenkenden Effekt hinaus wirksam zu sein und sind deshalb anderen Substanzgruppen als Primärtherapie vorzuziehen. Die Ergebnisse der IRMA-2-Studie und der MARVAL-Studie (hypertensive Typ-2-Diabetiker mit Mikroalbuminurie) belegen eine nephroprotektive Wirkung von AT$_1$-Rezeptor-Antagonisten, die über die Blutdrucksenkung hinausgeht. Darüber hinaus haben die IDNT-Studie und die RENAAL-Studie (hypertensive Typ-2-Diabetiker mit Makroalbuminurie) gezeigt, dass es unter Therapie mit AT$_1$-Blockern signifikant seltener zur Progression der Nephropathie oder zum Tod kommt, auch im Vergleich mit einem Calciumantagonisten (IDNT-Studie). Wegen der möglichen ungünstigen Effekte von Calciumantagonisten hinsichtlich der kardiovaskulären Letalität bei Diabetikern sollten diese Substanzen nicht als Medikamente der ersten Wahl eingesetzt werden, sind aber häufig wegen der nötigen Mehrfachtherapie zur Blutdrucknormalisierung nicht entbehrlich. Viele Untersuchungen haben gezeigt, dass die nephroprotektive Wirkung der Antihypertensiva mit der Senkung der Proteinurie korreliert. Deshalb ermöglicht eine Kontrolle der Proteinurie Rückschlüsse auf die Effektivität der initiierten antihypertensiven Therapie. In diesem Zusammenhang sei darauf

hingewiesen, dass ACE-Hemmer in niedriger Dosis in der Lage sind, die Proteinausscheidung im Urin zu vermindern, ohne dass der Systemblutdruck reduziert wird. Dies ist von großer praktischer Bedeutung, da viele Diabetiker wegen einer autonomen Neuropathie zur Orthostase neigen, und eine Senkung des Blutdruckes in vielen Fällen problematisch ist. Ein weitere Vorteil der ACE-Hemmer ist die Verbesserung der Insulinsensitivität. Kommen ACE-Hemmer zum Einsatz, müssen Serumkalium und Serumkreatinin kontrolliert werden. Durch die Hemmung des Renin-Aldosteron-Systems besteht die Neigung zur Hyperkaliämie, verstärkt durch die verminderte renale Elimination bei eingeschränkter Nierenfunktion. Bei ausgeprägter Nephrosklerose (Mikro-Goldblatt mit Reninexzess) oder Stenose der Nierenarterien besteht die Gefahr eines akuten Nierenversagens unter ACE-Hemmer-Behandlung. Erhöht wird dieses Risiko, wenn das Renin-Angiotensin-System durch Diuretikagabe stimuliert ist.

Unabhängig von differenzialtherapeutischen Überlegungen ist entscheidend, dass die effektive Senkung des erhöhten Blutdruckes von wesentlicher Bedeutung ist, ohne Berücksichtigung der Medikamentenklasse. Die Normalisierung des Blutdruckes ist die wichtigste therapeutische Maßnahme zur Minderung der Morbidität und Letalität des hypertensiven Diabetikers. Unklar ist, was für diese Patientengruppe als „normal" zu bezeichnen ist oder als **Zielblutdruckwert** vorgegeben werden sollte. Legt man letzte Studienergebnisse zugrunde (HOT-Studie), so sollten Werte unter 135/85 mm Hg angestrebt werden, falls toleriert auch Werte darunter. Dies lässt sich in der Praxis erfahrungsgemäß nur durch eine Kombinationstherapie erreichen. Bei der Wahl der Antihypertensiva sollten neben einer möglichen spezifischen organprotektiven Wirkung auch Aspekte wie Langzeiterfahrung, Sicherheit, Nebenwirkungsprofil und Effekte auf den Stoffwechsel berücksichtigt werden. Neben dem Alter des Patienten sind außerdem im besonderen Maße vorliegende

Begleiterkrankungen wichtig für die Differenzialtherapie.

Ergänzend zur antihypertensiven Therapie bei diabetischer Nephropathie wird eine Reduktion der **Eiweißzufuhr** empfohlen, die nicht mehr als 10% der täglichen Energiemenge betragen sollte. Dies entspricht etwa 0,8 g/kg Körpergewicht. Obwohl kontrollierte Studien fehlen, scheint eine **Cholesterinsenkung** mit HMGCoA-Reductase-Hemmern (Statinen) bei Patienten mit diabetischer Nephropathie und koronarer Herzkrankheit bei LDL-Werten über 150 mg/dl sinnvoll. Ob eine cholesterinsenkende Therapie die Progredienz der diabetischen Nephropathie hemmen kann, ist nicht geklärt.

Sulfonylharnstoffe und Insulin werden auch renal eliminiert. Deshalb kann bei weiterer Einschränkung der Nierenfunktion eine Hypoglykämie auftreten, die durch Substanzen verstärkt werden kann, die die Insulinsensitivität verbessern (z.B. ACE-Hemmer). In vielen Fällen ist eine Reduktion der Insulindosis im Stadium der präterminalen Niereninsuffizienz notwendig.

Im Vergleich zu Patienten mit anderen Nierenerkrankungen ist die **Komplikationsrate** bei Diabetikern höher und die Überlebensrate an der Dialyse geringer. Wegen der Makroangiopathie ist die Anlage von arteriovenösen Fisteln für die Hämodialyse in vielen Fällen erschwert. Wegen der ungünstigen kardiovaskulären Risikokonstellation sollte die Nierenersatztherapie frühzeitig eingeleitet werden. Bei Normalgewicht und Restdiurese sollte die kontinuierliche ambulante Peritonealdialyse (CAPD) als gleichwertige Methode gegenüber der Hämodialyse als Nierenersatzverfahren angeboten werden, insbesondere weil Diabetiker an der Hämodialyse größere Volumenschwankungen schlecht vertragen und der Volumenentzug zu einem problematischen Blutdruckabfall führen kann.

Diabetiker mit terminalem Nierenversagen sollten frühzeitig für eine **Nierentransplantation** gemeldet werden, bevor mikro- und makroangiopathische Folgeschäden die Durchführung der Transplantation infrage stellen. Wegen der hohen Prävalenz an koronarer Herzkrankheit sollte bei allen Diabetikern im Rahmen der Transplantationsvorbereitung eine Koronarangiographie durchgeführt werden. Alternativ zur isolierten Nierentransplantation kann eine Simultantransplantation von Niere und Pankreas erwogen werden. Die höhere Morbidität bei kombinierter Transplantation ist der mögliche Gewinn einer Unabhängigkeit von der täglichen Insulininjektion gegenüberzustellen. Ob das Patientenüberleben nach Doppeltransplantation erniedrigt ist, wie in den ersten Studien nach Einführung dieses Verfahrens gezeigt wurde, muss nach Verbesserung der Operationstechniken und des Monitorings nach Transplantation erneut überprüft werden.

Lupus erythematodes

Der Lupus erythematodes ist eine Systemerkrankung, die alle Organe befallen kann. Sonderformen dieser Krankheit sind der diskoide Lupus, der nur zu Veränderungen der Haut führt (kutane Form), und der medikamentös induzierte Lupus. Unter den Organmanifestationen ist die Nierenbeteiligung entscheidend für die Prognose der betroffenen Patienten. Der systemische Lupus erythematodes (SLE) kann an der Niere zu verschiedenen Formen der Glomerulonephritis und zu tubulointerstitiellen Veränderungen führen.

Eine **genetische Disposition** ist wahrscheinlich, da ein gehäuftes familiäres Auftreten von SLE beobachtet wird. Möglicherweise liegt ein Defekt der B-Zellen zugrunde, der durch exogene Einflüsse wie Infektionen oder Medikamente zum Ausbruch der Erkrankung führen kann. Die hohe Prävalenz von SLE bei jungen Frauen wird darauf zurückgeführt, dass Androgene die Autoimmunität unterdrücken können und deshalb Männer seltener betroffen sind.

Klinik: Das Initialstadium des SLE verläuft uncharakteristisch mit Fieber, Abgeschlagenheit

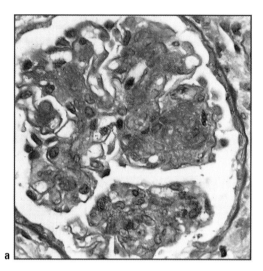

a

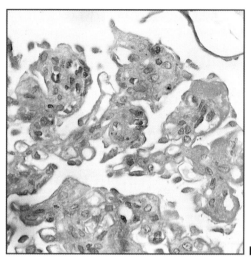

b

Abb. 2.18 Lupusnephritis:
a und **b** Membranoproliferative Glomerulonephritis bei Lupus erythematodes; lobulierte Glomeruli mit diffuser intrakapillärer und mesangialer Zellproliferation; Ausbildung von Drahtschlingen; einzelne Hämatoxylinkörperchen (PAS-Färbung);

c IgA-Ablagerungen entlang der glomerulären Basalmembran und innerhalb der Kapillaren (Immunhistochemie);
d breite subendotheliale Ablagerungen (Pfeil), fokale intramembranöse und subepitheliale Immundepots in Form von Humps (Elektronenmikroskopie). D = Depots; = E = Endothel; U = Bowman-Kapsel-Raum; H = Hump (aus Gröne et al. 1993).

und Gewichtsabnahme. Im Blutbild finden sich häufig eine Leuko- und Thrombozytopenie. An extrarenalen Manifestationen des SLE sei vor allem auf das Schmetterlingsexanthem des Gesichtes, eine Polyarthritis der peripheren Gelenke, Pleuritis und Perikarditis sowie neurologische Symptome hingewiesen.

Bei der **Labordiagnostik** findet sich häufig eine Verminderung der Serumkomplementfaktoren, eine hämolytische Anämie, Verminderung der Zellzahl für Lymphozyten und Blutplättchen, hohe Titer für antinukleäre Antikörper (ANA) wie Anti-Doppelstrang-DNS (anti-dDNS-AK) oder Sm-Kernantigen (anti-Sm-AK), ein positiver LE-Zelltest und eine falsch-positive Syphilisserologie. Bei etwa einem Drittel der Patienten lassen sich Antiphospholipid-Antikörper nachweisen, die auch als „**Lupusantikoagulans**" bezeichnet werden. Diese Antikörper treten nicht nur bei SLE auf, sondern können auch bei anderen Autoimmunerkrankungen,

Infektionen (HIV), Lymphomen und nach Medikamenteneinnahme induziert werden. In Kombination mit einer disseminierten intravasalen Gerinnung können diese Antikörper gegen Phospholipide ein Antiphospholipid-Syndrom auslösen, das durch rezidivierende Thrombosen, Aborte und eine thrombotische Mikroangiopathie gekennzeichnet ist. Als Screening-Methode eignet sich die Messung der partiellen Thromboplastinzeit.

Bei mehr als der Hälfte der Patienten mit SLE ist die Niere betroffen. Die Lupusnephritis ist das klassische Beispiel einer **Immunkomplexnephritis**. Die entzündlichen Reaktionen betreffen dabei die renalen Gefäße (Vaskulitis) und den Glomerulus (Glomerulonephritis). Die Immundepots lagern sich dabei subendothelial entlang der Gefäße, aber auch im Mesangium ab. Die Lokalisation der Immunkomplexe und das Ausmaß der Immunreaktion bestimmen das klinische Bild und die histologischen Verände-

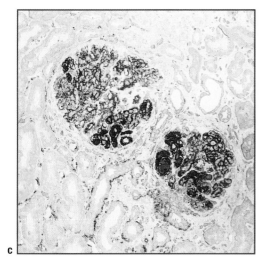

c

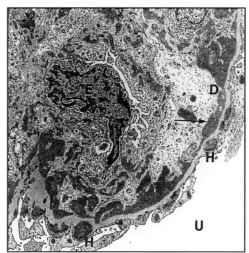

d

rungen. Die Immundepots haben einen großen prognostischen Aussagewert über den Verlauf der Nierenerkrankung und die Mortalität der Patienten, da sie die Aktivität des SLE und die Ansprechbarkeit auf die Therapie widerspiegeln (Abb. 2.18, 2.19).

Die Heterogenität der renalen Veränderungen deutet auf unterschiedliche pathogenetische

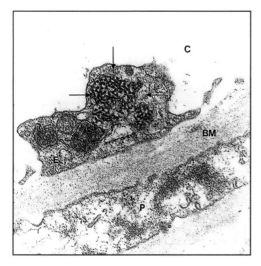

Abb. 2.19 Lupusnephritis. Tubuloretikuläre Strukturen (Pfeile) im Endothel des Glomerulus (Elektronenmikroskopie).
C = Kapillare; BM = Basalmembran; E = Endothel; P = Podozyt (aus Gröne et al. 1993).

Mechanismen hin. Heute wird die Hypothese vertreten, dass vorwiegend eine **In-situ-Immunkomplexbildung** für die glomeruläre Läsion verantwortlich ist und dass präformierte Immunkomplexe von geringerer Bedeutung sind. Die auf glomerulären Oberflächenstrukturen präsentierten Antigene setzen sich wahrscheinlich aus DNS-Fragmenten und Matrixbestandteilen zusammen. Obwohl DNS-Bruchstücke als Antigene dominierend sind, spielen sicher auch Kreuzreaktionen der Anti-DNS-Antikörper gegen Heparansulfat, Phospholipide, Laminin und Histone eine wichtige Rolle im Krankheitsprozess. Diese Vielfalt der Bindungsmöglichkeiten an glomeruläre Autoantigene ist charakteristisch für den SLE. Neben Anti-Doppelstrang-DNS-Antikörpern finden sich weitere Antikörper, die mit Zellkernbestandteilen reagieren. Zusätzlich kann die Bildung von Antikörpern erfolgen, die gegen Zytoplasma (Anti-Sm-RNP-Antikörper) oder die glomeruläre Basalmembran gerichtet sind.

Die Immunkomplexbildung induziert eine Reaktionskaskade, die eine Aktivierung des Komplementsystems und eine Freisetzung von Entzündungsmediatoren (Zytokine, Wachstumsfaktoren) zur Folge hat. Infiltrierende monozytäre Zellen setzen Sauerstoffradikale frei, die strukturelle Schäden verursachen und zur interstitiellen Fibrose führen.

Nach **histologischen Kriterien** werden die glomerulären Veränderungen nach der WHO-Klassifikation der **Lupusnephritis** in fünf Klassen (II–VI) eingeteilt, wobei Klasse I normalen Glomeruli entspricht:

- **Klasse II:** mesangiale Glomerulonephritis
- **Klasse III:** fokal segmentale Glomerulonephritis
- **Klasse IV:** diffus proliferative Glomerulonephritis
- **Klasse V:** membranöse Glomerulonephritis
- **Klasse VI:** chronisch sklerosierende Glomerulonephritis

In Abhängigkeit von der WHO-Klasse zeigen die Patienten eine unterschiedliche **Symptomatik**: bei mesangialer Proliferation eine Hämaturie mit Proteinurie, bei fokal segmentaler Glomerulonephritis ein nephritisches Sediment häufig mit nephrotischem Syndrom, bei diffus proliferativer Glomerulonephritis ein nephritisches Sediment, ein nephrotisches Syndrom und Abnahme der glomerulären Filtrationsrate, bei membranöser Glomerulopathie ein nephrotisches Syndrom und bei sklerosierender Glomerulonephritis eine fortgeschrittene Niereninsuffizienz als Ausdruck einer ausgebrannten Lupusnephritis. Generell gilt der Nachweis einer Proteinurie über 1 g/Tag oder ein nephritisches Sediment bei serologisch gesichertem SLE als Hinweis für eine renale Beteiligung.

Da die WHO-Klasse nicht aus dem Sedimentbefund diagnostiziert werden kann, sollte eine **Nierenbiopsie** durchgeführt werden. Die Nierenbiopsie gibt über die Klassifizierung der Glomerulonephritis hinaus auch Auskunft über die Aktivität der Erkrankung und leistet Hilfestellung für die Festlegung des Therapieregimes. Besonders für die Diagnose des renalen SLE gilt es, mit einem erfahrenen Nierenpathologen zusammen zu arbeiten, der sich zur Auswertung der Nierenbiopsie auch auf die Elektronenmikroskopie stützt.

Die histopathologische Beschreibung des Nierenpräparates liefert Kriterien für die Beurteilung der Aktivität (glomerulärer Aktivitätsindex 0–24) und für chronische Veränderungen (tubulointerstitieller Chronizitätsindex 0–6). Der **glomeruläre Aktivitätsindex** bezieht sich auf lichtmikroskopische Aktivitätszeichen, zelluläre Infiltration, Nekrose, immunhistologische (Fibrinablagerungen) und ultrastrukturelle Befunde, sowie Ausmaß der subendothelialen Depots. Der **tubulointerstitielle Chronizitätsindex** hat eine hohe prognostische Aussagekraft und gibt einen Anhalt für das Ausmaß der irreversiblen tubulären und interstitiellen Schäden (Tubulusatrophie, Fibrose). Serologische Parameter für die Beurteilung des Aktivitätsgrades sind das Serumkomplement C3 und C4 (Erniedrigung) sowie unspezifische Entzündungsparameter wie C-reaktives Protein (Erhöhung) und Blutsenkungsreaktion (Beschleunigung).

Ein weiteres Argument für die Durchführung der Nierenbiopsie ist die mögliche „**histologische Transformation**", d.h. der Übergang in eine andere WHO-Klasse durch Änderung des glomerulären Schädigungsmusters. Ergeben sich klinisch oder laborchemisch Hinweise für diese Variante der Erkrankung, sollte eine zweite Nierenbiopsie durchgeführt werden.

Die optimale **Behandlung** der Lupusnephritis ist trotz vieler verfügbarer klinischer und histologischer Parameter eine schwierige Entscheidung. Die Empfehlungen in der Literatur weichen teilweise weit voneinander ab und sind ständigen Wandlungen unterworfen. Grundsätzlich stellt sich die Frage, ob eine aggressive immunsuppressive Therapie durchgeführt werden soll oder eine eher abwartend-beobachtende Einstellung („watchful waiting") besser ist. Gerade bei jüngeren Patienten muss die Therapieentscheidung auch mögliche langfristige Konsequenzen wie das Tumorrisiko bei zytostatischer Behandlung in die Nutzen-Risiko-Kalkulation mit einbeziehen. Deshalb können die hier ausgesprochenen Therapieempfehlungen nur grundsätzliche Richtlinien liefern, der Einzelfall muss individuell entschieden werden.

Generell wird eine aggressive Therapie für die diffus proliferative Glomerulonephritis (WHO-Klasse IV) empfohlen. Dies trifft auch für die fokal segmentale Glomerulonephritis (WHO-Klasse III) zu, wenn frische nekrotisierende Veränderungen und viele subendotheliale Depots vorliegen. Hingegen erscheint bei WHO-Klasse I, II und VI eher therapeutische Zurückhaltung sinnvoll. Für die membranöse Glomerulopathie (WHO-Klasse V) gelten ähnliche Richtlinien wie für die SLE-unabhängige Erkrankung dieses Typs, wobei die SLE-assoziierte membranöse Glomerulopathie möglicherweise eine schlechtere Prognose hat.

Für die **immunsuppressive Therapie** der Glomerulonephritiden der WHO-Klasse IV und III wendet man eine kombinierte Steroid-Cyclophosphamid-Therapie an, wobei Cyclophosphamid wegen der geringeren Nebenwirkungsrate als Bolus verabreicht wird. Bei älteren Patienten sollte die tägliche orale Gabe wegen der besseren Steuerbarkeit vorgezogen werden. Im **Basisregime** werden Prednison 1 mg/kg KG pro Tag über 8 Wochen (dann Dosisreduktion) bis zum klinischen Ansprechen verabreicht (Normalisierung des Urinsediments, Proteinurie unter 1 g/Tag, Normalisierung des Serumkomplements) in Kombination mit monatlichen Cyclophosphamidstößen (0,75 g/m^2) (alternativ 2–3 mg Cyclophosphamid/kg KG pro Tag oral). Bei **rasch progredientem Verlauf** mit drohendem Verlust der Nierenfunktion sollten initial hoch dosierte intravenöse Steroidgaben (1 g/Tag über 3 Tage) verabreicht werden.

Nach einem Behandlungszeitraum von 6 Monaten muss über die Fortführung der Therapie in Abhängigkeit vom Ansprechen und dem Krankheitsverlauf neu entschieden werden. Bei Remission der Erkrankung sollte eine niedrig dosierte Steroidtherapie (0,25 mg/kg KG jeden 2. Tag) fortgeführt werden. Als Alternative für Cyclophospamid in der **Langzeittherapie** bietet sich Azathioprin an (2 mg/kg KG pro Tag). Bei Persistenz der renalen Erkrankung wird die Steroidtherapie ergänzt durch Cyclophosphamidstösse in 3-monatigen Abständen. In jedem Fall sollte die Therapie 1 Jahr nach Remissionseintritt fortgeführt werden. Begleitend muss ein Bluthochdruck normalisiert werden (bevorzugt mit ACE-Hemmern). Eine Hypercholesterinämie als Folge eines nephrotischen Syndroms rechtfertigt den Einsatz von HMG-CoA-Reductase-Inhibitoren, obwohl kontrollierte Studien fehlen. Bei Nachweis von Antiphospholipid-Antikörpern ist die prophylaktische Gabe von Acetylsalicylsäure in niedriger Dosis sinnvoll. Bei rezidivierender Thromboseneigung muss eine Cumarintherapie durchgeführt werden. Für therapierefraktäre Verläufe sollte auf jeden Fall ein Versuch mit konsequentem Einsatz der Plasmapherese unternommen werden. Vor kurzem wurden präliminäre Daten veröffentlicht, die eine erfolgreiche Behandlung mit hochdosierten intravenösen Immunglobulinen belegen. Vor einer generellen Empfehlung dieses Behandlungsregimes sollten die Ergebnisse kontrollierter prospektiver Studien mit größerer Fallzahl abgewartet werden.

Wenn trotz intensiver Therapie die Krankheit zur terminalen Niereninsuffizienz führt, sollte die **Dialysebehandlung** rechtzeitig eingeleitet werden. Interessanterweise kommt es unter chronischen Dialysebedingungen häufig zu einer deutlichen Besserung der extrarenalen Symptomatik des SLE („Ausbrennen der Erkrankung"). Die Behandlung mittels kontinuierlicher ambulanter Peritonealdialyse scheint nicht zu einer Aktivierung der Erkrankung zu führen und kann als Alternative zur Hämodialyse erwogen werden. Eine Nierentransplantation ist bei SLE-Patienten in der Regel ohne Probleme durchführbar. Die Krankheitsaktivität ist gering, zumal die Patienten unter Dauerimmunsuppression stehen.

Aussagen über die **Langzeitprognose** sind nur individuell möglich und zudem erschwert durch die mögliche histologische Transformation. Generell weisen ein irreversibler Anstieg des Serumkreatinins, eine Hypertonie, ein nephrotisches Syndrom und eine persistierende Erniedrigung des C3-Komplementfaktors auf einen ungünstigen Verlauf der Krankheit hin. Eine diffus proliferative Glomerulnoephritis (WHO-

Klasse IV), ein Aktivitätsindex über 12 und ein Chronizitätsindex über 3 sind mit einer schlechten Prognose verbunden.

Vaskulitiden

Als Vaskulitis bezeichnet man eine **Entzündung der Gefäßwand**. Die Diagnose einer Vaskulitis wird selten gestellt. Die Wegener-Granulomatose ist die häufigste primäre Vaskulitis (Inzidenz 30 Personen pro 1 Million Einwohner und Jahr). Abhängig von der Größe der befallenen Gefäße und den immunologischen Befunden werden unterschiedliche Krankheitsentitäten abgegrenzt. Gemeinsam ist allen Vaskulitiden, dass der entzündliche Gefäßwandprozess zur Lumeneinengung und konsekutiv zur Ischämie im versorgten Stromgebiet führt. Die heute gültige Einteilung basiert auf der Klassierung der Chapel-Hill-Konsensus-Konferenz. Klinisch von Bedeutung ist die Unterteilung in primäre Vaskulitiden (ohne erkennbare Ätiologie) und sekundäre Vaskulitiden nach Infektionen oder Medikamentenexposition und im Rahmen von Autoimmun- oder Tumorerkrankungen.

Sind präferenziell die kleinen Gefäße befallen, unterscheidet man zwischen ANCA-positiven (Wegener-Granulomatose, mikroskopische Polyarteriitis), immunkomplexbedingten (Purpura Schoenlein-Henoch, Kryoglobulinämie, Lupus erythematodes) und solchen Vaskulitiden, die durch Antikörper gegen die glomeruläre Basalmembran bedingt sind (Goodpasture-Syndrom). Im Gegensatz dazu sind bei der Panarteriitis nodosa die mittelgroßen Gefäße betroffen, und eine Glomerulonephritis tritt nicht auf.

Der **renale Vaskulitis** zeigt sich durch ein nephritisches Sediment und einen raschen Abfall der glomerulären Filtrationsrate. Bei systemischem Befall finden sich Allgemeinsymptome wie Fieber, Gewichtsabnahme und Arthralgien. Je nach Befall spezifischer Organsysteme treten Symptome auf, die den Patienten zunächst zu speziellen Fachdisziplinen führen (z.B. Sinusitis

bei Wegener-Granulomatose), bevor der Hintergrund der Erkrankung erkannt wird. Das gemeinsame Auftreten von Lungen- und Nierensymptomen wird als pulmorenales Syndrom bezeichnet und vor allem bei Wegener-Granulomatose, mikroskopischer Polyarteriitis und Goodpasture-Syndrom beobachtet.

Wegener-Granulomatose und mikroskopische Polyarteriitis

Die Wegener-Granulomatose ist eine nekrotisierende Entzündung der kleinen und mittelgroßen Blutgefäße mit Granulombildung. Sie führt zu entzündlichen Veränderungen der Niere (Glomerulonephritis) sowie des oberen und unteren Respirationstraktes. Die mikroskopische Polyarteriitis ähnelt im klinischen Bild der Wegener-Granulomatose, unterscheidet sich von ihr aber durch die fehlende Beteiligung des oberen Respirationstraktes und die nicht vorhandene granulomatösen Entzündung der betroffenen Organe. Bei unterschiedlichen systemischen Vaskulitiden sind **antineutrophile zytoplasmatische Antikörper** (ANCA) nachweisbar. Ob sie eine Rolle in der Pathogenese der Erkrankung spielen, ist unklar. Es gibt experimentelle Hinweise, dass ANCA zu einer Aktivierung der Neutrophilen führen können. Interessant ist die Beobachtung, dass im Nierengewebe von Patienten mit Glomerulonephritis Proteinase 3 und Myeloperoxidase exprimiert werden. Eine weitere attraktive Hypothese verneint eine primäre Rolle der ANCA in der Vaskulitispathogenese und sieht in ihnen statt dessen eine Sekundärantwort auf verborgene Neutrophilenantigene in den Entzündungsarealen. Dies würde auch erklären, warum nicht alle Patienten mit Vaskulitis ANCA-positiv sind. Der Nachweis dieser Autoantikörper ist aber nicht nur von diagnostischer Relevanz, sondern auch ein unverzichtbarer Parameter zur Beurteilung der Krankheitsaktivität, zur Erkennung von Rezidiven und zur Anpassung des Therapieregimes.

Mithilfe der indirekten Immunfluoreszenz unterscheidet man c-ANCA (granuläre Färbung) und p-ANCA (perinukleäre Färbung). **c-ANCA** sind gegen Proteinase 3 und **p-ANCA** gegen Myeloperoxidase gerichtete Antikörper. c-ANCA treten besonders häufig bei Wegener-Granulomatose und p-ANCA bei mikroskopischer Polyarteriitis auf. ANCA sind aber auch bei einer Reihe von extrarenalen Erkrankungen nachweisbar, insbesondere bei rheumatischen und gastrointestinalen Erkrankungen.

Symptome der Wegener-Granulomatose (WG) und der mikroskopischen Polyarteriitis (MP) können sich an vielen Organen zeigen. Die WG manifestiert sich vor allem am oberen Respirationstrakt (Rhinitis, Sinusitis, Tracheitis), und nur ein geringer Teil der Patienten hat zum Diagnosezeitpunkt ein nephritisches Sediment (unter 25%). Viel häufiger sind unspezifische Symptome wie Fieber, Glieder- und Muskelschmerzen, sodass sehr häufig die Fehldiagnose „schwerer grippaler Infekt" gestellt wird. Befall des unteren Respirationstraktes spiegelt sich in Hämoptoe und pulmonalen Rundherden im Thoraxröntgenbild wider (Fehldiagnose Lungenmetastasen). Darüber hinaus können praktisch alle Organe betroffen sein, herausgehoben seien Augen, Haut und Nervensystem. Die Symptomenliste der MP ähnelt der WG, ausgenommen Symptome des oberen Respirationstraktes.

Für die **Diagnose** einer Vaskulitis und die sofortige Einleitung einer immunsuppressiven Therapie ausreichend sind das klinische Bild zusammen mit dem eindeutigen Nachweis von ANCA. Trotzdem empfiehlt sich die Durchführung einer Nierenbiopsie, wenn ein nephritisches Urinsediment vorhanden ist. Zudem kann das Ausmaß der Vernarbung der extrakapillären Proliferate den weiteren Therapieverlauf beeinflussen. Eine Biopsie der Nasenschleimhaut bei Verdacht auf WG führt nach unseren Erfahrungen bei weniger als der Hälfte der Patienten zum Nachweis von charakteristischen Granulomen.

Differenzialdiagnostisch müssen bei der Kombination von Symptomen des oberen und unteren Respirationstraktes mit dem Auftreten einer Glomerulonephritis die IgA-Nephropathie, die Poststreptokokken-Glomerulonephritis und andere Vaskulitiden erwogen werden, die zu einem pulmorenalen Syndrom führen können: das Churg-Strauss-Syndrom (Asthma, Eosinophilie), das Goodpasture-Syndrom (Anti-GBM-Antikörper), der Lupus erythematodes (antinukleäre Antikörper, anti-dDNA-Antikörper) und die Sarkoidose (ACE-Erhöhung, Hyperkalzämie). In der klinischen Praxis bereitet es in Fällen mit dominierender pulmonaler Symptomatik, aber fehlendem ANCA-Nachweis manchmal erhebliche Schwierigkeiten, eine primär pulmonale Infektion (z.B. atypische Pneumonie) von einem Vaskulitisrezidiv zu unterscheiden, insbesondere weil die Patienten unter immunsuppressiver Therapie besonders infektanfällig sind.

Die **Therapie** der WG und der MP sind identisch. Man unterscheidet verschiedene Therapieziele:

1. Erreichen einer Remission
2. Erhaltung einer Remission
3. Behandlung von Rezidiven
4. Therapiekonzepte bei unzureichendem Ansprechen der Erkrankung auf die Standardbehandlung.

Für die Prognose und das Erzielen einer Remission ist ein frühzeitiger Beginnn der Behandlung ganz entscheidend. Ohne Therapie sterben bis zu 90% der Patienten mit WG innerhalb von 2 Jahren, überwiegend am Lungen- oder Nierenversagen. Die Standardtherapie zur Remissionsinduktion ist die **Kombination aus Steroiden und Cyclophosphamid**. Nach einer Steroidstoßtherapie mit 500 mg Methylprednisolon/Tag über 3 Tage wird die Behandlung mit 1 mg Prednisolon/kg und Tag fortgeführt, wobei eine Dosisreduktion im 4-Wochen-Intervall erfolgt. Parallel zu den Steroiden wird Cyclophosphamid 2 mg/kg und Tag verabreicht. Alternativ kann Cyclophosphamid auch intravenös in monatlichen Intervallen appliziert werden (0,5–1 g/m² Körperoberfläche). Die intravenöse Cyclophosphamidgabe scheint eine geringere Rate an Nebenwirkungen (Infektionen, hämorrhagische Zystitis) zu haben, Spätrezidive sind aber möglicherweise häufiger. Außerdem ist die tägliche orale Cyclophosphamidverabreichung besser steuerbar und kann bei älteren Patienten leichter angepasst werden. Nach Eintreten einer klinischen Remission können die verabreichten Dosen langsam reduziert werden. Alternative Medikamente zur Induktion einer Remission sind Trimethoprim-Sulfamethoxazol oder niedrig dosiertes Methotrexat. Beide Regime sollten aber nur bei milden Verläufen ohne Nierenbeteiligung in Erwägung gezogen werden.

Die **Dauer** der remissionserhaltenden Therapie mit Steroiden und Cyclophosphamid ist unklar und muss sich an den individuellen Gegebenheiten orientieren. Im Allgemeinen wird eine Behandlungsdauer von 12 Monaten als sinnvoll erachtet. In einigen Fällen ist es vertretbar, bereits ab 6 Monaten auf eine Cyclophosphamid-Monotherapie umzustellen. Entscheidend sind die klinischen Symptome sowie der Titer von ANCA- und C-reaktivem Protein (CRP) zur Orientierung. ANCA-Titer spiegeln in der Regel sehr gut die Krankheitsaktivität wider (insbesondere c-ANCA). Allerdings muss beachtet werden, dass diese Korrelation nicht immer gegeben ist und bei bis zu einem Drittel der Patienten nicht zutrifft. Alternative Therapieregime für eine remissionserhaltende Behandlung sind niedrig dosiertes Methotrexat (0,3 mg/kg einmal in der Woche) oder Trimethoprim-Sulfamethoxazol (Verminderung einer nasalen Besiedlung mit Staphylococcus aureus).

Bei etwa 40% der Patienten treten innerhalb der ersten 2 Jahre nach Remission Rezidive der Erkrankung auf. In diesen Fällen wird erneut eine Kombinationstherapie mit Steroiden und Cyclophosphamid eingeleitet. Im ersten Jahr sollten die ANCA-Titer monatlich gemessen werden. Ein Anstieg der ANCA-Titer allein ohne klinisches Korrelat rechtfertigt nicht den Beginn einer erneuten immunsuppressiven Therapie. In klinischen Studien war die Messung der ANCA-Titer der Kontrolle des Urinsediments in Kombination mit dem Monitoring der CRP-Werte als Marker für ein klinisch inapperentes Rezidiv nicht überlegen.

Bis zu 10% der Patienten sprechen unzureichend auf die klassische Standardtherapie mit Steroiden und Cyclophosphamid an. In diesen Fällen können folgende **Alternativen** erwogen werden: Erhöhung der Cyclophosphamiddosis (Orientierung an den Leukozytenzahlen), Etoposid, intravenöse Immunglobuline, Anti-T-Zell-Antikörper, Mycophenolatmofetil, Antagonisten von Zytokinen (Tumornekrosefaktor, Interleukin-10), Deoxyspergualin in Kombination mit Plasmapherese oder Immunadsorption.

Panarteriitis nodosa

Die Panarteriitis nodosa (PAN) ist eine nekrotisierende Vaskulitis vor allem der mittelgroßen Gefäße. Bei etwa 20% der Patienten lassen sich antineutrophile zytoplasmatische Antikörper nachweisen, vor allem bei Befall auch kleinerer Arterien. Spezifische Antikörper, die eine eindeutige Diagnose ermöglichen, existieren nicht. Die PAN ist somit eine Ausschlussdiagnose. Typisch für die PAN sind Mikroaneurysmen im Gefäßbett von Leber, Niere und Darm. Allerdings werden Mikroaneurysmen auch bei anderen chronisch entzündlichen Prozessen, bei Kollagenosen und bei der Purpura Schoenlein-Henoch gefunden. Bis zu 20% der Patienten sind HBS-Antigen-Träger, bei denen möglicherweise eine Immunkomplexbildung zu der Vaskulitis führt. Außerdem wurde ein Zusammenhang mit der Haarzellleukämie beschrieben.

Patienten mit PAN weisen immer **Allgemeinsymptome** wie Müdigkeit, Schwäche, Gewichtsverlust, Fieber und Gelenkschmerzen auf. Je nach Befall einzelner Organe entwickeln sich Hochdruck, Niereninsuffizienz, neurologische Funktionsstörungen oder Bauchschmerzen.

In Autopsiestudien ist die **Niere** das am häufigsten betroffene Organ. Die Entzündung und narbige Veränderung der Gefäße führt zu einer Ischämie der Glomeruli mit Aktivierung des Renin-Angiotensin-Systems und Hypertonie. Bei aktivem Urinsediment findet sich in der

Nierenbiopsie häufig eine fokale nekrotisierende Glomerulonephritis.

Typisch für die Beteiligung des **Nervensystems** und der **Haut** sind eine Mononeuritis multiplex bzw. eine Livedo reticularis. Bei „Overlap"-Syndromen mit Übergängen zur Hypersensitivitätsvaskulitis wurde in der Hautbiopsie eine leukozytoklastische Vaskulitis in den postkapillären Venolen beschrieben.

Abdominelle Schmerzen sind ein sehr frühes Symptom. Typisch ist eine **Angina abdominalis** nach dem Verzehr von Speisen. Am häufigsten ist dabei der Dünndarm betroffen. Bei einer Subgruppe der Patienten mit PAN sind fast ausschließlich die mesenterialen Gefäße befallen, sodass häufig viel Zeit vergeht, bis die Ursache der Bauchschmerzen entdeckt wird.

Obwohl generell jedes Organ betroffen sein kann, sei wegen der diagnostischen Odyssee mancher Patienten besonders auf Hodenschmerzen (Orchitis) und Sehstörungen (Retinopathie) als Manifestation der PAN hingewiesen. Das American College of Rheumatology hat 1990 eine Liste mit zehn Punkten veröffentlicht, wobei drei oder mehr Kriterien für die Diagnose einer PAN gefordert werden. Für die endgültige **Diagnosesicherung** sind die Biopsie betroffener Organe (Haut, Niere, Muskel) und die Angiographie bevorzugter Gefäßregionen (Darm, Niere) unerlässlich. Eine fokale nekrotisierende Glomerulonephritis in der Nierenbiopsie sollte immer die Vaskulitis als Differenzialdiagnose in die weitere Abklärung der Krankheitsursache mit einbeziehen.

Die **Therapie** der PAN orientiert an den Behandlungsrichtlinien der Wegener-Granulomatose. Bei moderaten Verläufen kann eine Steroidmonotherapie versucht werden. In den meisten Fällen ist eine Kombination mit Cyclophosphamid unverzichtbar. Bei fokaler nekrotisierender Glomerulonephritis mit extrakapillärer Proliferation sollten initial Corticosteroidstöße im Bereich mehrerer Gramm verabreicht werden (s. Therapie der rasch progredienten Glomerulonephritis, S. 69). Selbst bei Patienten, die eine Hämodialysebehandlung benötigen, kann es unter einer konsequenten Therapie zu einer Erholung der Nierenfunktion kommen. Bei therapierefraktären Verläufen sollte der Einsatz der Plasmapherese erwogen werden.

Die **Prognose** einer unbehandelten PAN ist schlecht (5-Jahres-Überlebensrate 13%). Mit Therapie verbessert sich die Prognose signifikant (5-Jahres-Überlebensrate 60%). Patienten mit PAN und terminalem Nierenversagen können transplantiert werden. Die Patienten- und Transplantatüberlebensraten sind niedriger als bei Patienten mit Glomerulonephritis oder Zystennieren. Bei 13% wurde das Transplantatversagen durch Wiederauftreten der PAN in der transplantierten Niere verursacht.

Goodpasture-Syndrom

Das Goodpasture-Syndrom (GP) ist eine **Autoimmunerkrankung** mit Bildung von Antikörpern gegen die Alpha-3-Kette des Typ-IV-Kollagens der Basalmembran. An der Pathogenese der Erkrankung sind auch autoreaktive T-Zellen beteiligt. Entscheidend für die Prognose sind die Serumtiter der Antikörper, die gegen das N-terminale Ende der NC1-Domäne gerichtet sind. Die Reaktion des Organismus auf die Anti-GBM-Antikörper scheint genetisch determiniert zu ein. Menschen mit HLA-DRw15 und DR4 tragen ein hohes Risiko. Schwarze oder Träger des DR1-Merkmals erkranken signifikant seltener.

Das GP wird als **„idiopathisch"** eingeordnet. Allerdings gehen auffällig häufig Infekte des oberen und unteren Respirationstraktes dem Krankheitsausbruch voraus. Vor allem atypische Erreger und Viren werden als mögliche Auslöser der Erkrankung verdächtigt. Eine Vorschädigung der Lunge scheint die pulmonale Manifestation der Erkrankung zu begünstigen. Raucher sind signifikant häufiger betroffen. Außerdem wurden Kohlenwasserstoffe als möglicher pathogenetischer Faktor diskutiert.

Klinisch ist das GP charakterisiert durch die Trias Glomerulonephritis, Lungenblutung und Antikörper gegen die glomeruläre Basalmembran (Anti-GBM-AK). Die Erkrankung manifestiert sich häufig mit einem akuten Nierenversagen, begleitet von einem nephritischen Sediment und einer Proteinurie unter 3 g/Tag. Beschränkt sich die Erkrankung auf die Niere, spricht man von einer Anti-GBM-Glomerulonephritis. Ist auch die Lunge betroffen, liegt das Vollbild des GP vor. Dann finden sich Symptome wie Hämoptysen, Hämoptoe und Anämie, und die Röntgenaufnahme der Lunge imponiert mit pulmonalen Infiltraten. Pulmonale Symptome können auch vor Veränderungen des Urinsediments auftreten. Die selektive Beteiligung von Niere und Lunge erklärt sich durch die Organverteilung der Alpha-3-Kette des Typ-IV-Kollagens.

Für die Diagnose entscheidend ist der Nachweis von **Anti-GBM-Antikörpern**. Im Serum kann dies mithilfe der indirekten Immunfluoreszenz erfolgen. In diesem Falle ist der positive Antikörpertest beweisend für die Erkrankung, allerdings finden sich bis zu 40% falsch negative Resultate (niedrige Sensitivität, hohe Spezifität). Ein direkter Immunenzym-Assay (ELISA) hat eine höhere Spezifität, führt aber in einigen Fällen zu falsch positiven Testergebnissen.

Verlässlicher für die Sicherung der Diagnose ist die Durchführung einer **Nierenbiopsie**, insbesondere wenn der Antikörpertest im Serum negativ ist, die Symptomatik aber ein GP nicht ausschließt. Typischerweie findet man extrakapilläre Proliferationen (wie bei allen Formen der rasch progredienten Glomerulonephritiden) in Verbindung mit linearen IgG-Ablagerungen der glomerulären Kapillaren. Manchmal lassen sich diese IgG-Ablagerungen auch entlang der Tubuli nachweisen. Es existieren nur zwei weitere glomeruläre Erkrankungen, die ebenfalls lineare IgG-Depots der Glomeruli aufweisen: die diabetische Nephropathie und die fibrilläre Glomerulonephritis, die allerdings beide durch die Nierenhistologie und die klinische Symptomatik eindeutig abgegrenzt werden können.

In die differenzialdiagnostischen Überlegungen müssen die Wegener-Granulomatose, Formen der systemischen Vaskulitiden und der Lupus erythematodes mit einbezogen werden. Nicht unerwähnt sei der Hinweis, dass auch Pneumonien und das Bronchialkarzinom zu Hämoptoe und nephritischen Symptomen führen können.

Bei bis zu einem Drittel der Patienten lassen sich neben Anti-GBM-Antikörpern auch **antineutrophile Antikörper** (ANCA) nachweisen. Diese Patienten weisen zumeist Symptome einer generalisierten Vaskulitis auf, haben eine günstigere Langzeitprognose, sprechen besser auf eine immunsuppressive Therapie an, tendieren aber zu häufigeren Rezidiven.

Die Spontanheilungsrate des GP ist gering. Interessanterweise scheint es relativ häufig (bis zu 36%) milde Verläufe der Erkrankung zu geben. Diese Patienten weisen ein normales Serumkreatinin und/oder unauffälliges Urinsediment auf. Es kann spekuliert werden, ob häufiger als bisher angenommen „pulmonale Infekte" oder „parainfektiöse Begleitnephritiden" unentdeckte GP-Fälle sind. Da die GP in vielen Fällen zum terminalen Nierenversagen führt, stellt sich die Frage nach der Durchführung einer **Nierentransplantation**. Generell sollten 12 Monate nach negativem Anti-GBM-Nachweis abgewartet werden, bevor eine Nierentransplantation durchgeführt wird (Selbstlimitierung der Antikörperbildung). Die Inzidenz der linearen IgG-Ablagerungen im Transplantat beträgt zwar bis zu 50%, trotzdem bleiben die meisten Patienten klinisch asymptomatisch. Ein Verlust des Transplantates durch Wiederauftreten der Erkrankung ist selten. Ein interessantes Phänomen ist das neue Aufteten der Anti-GBM-Glomerulonephritis im Transplantat bei etwa 10% der Patienten mit hereditärer Nephritis (Alport-Syndrom). Bei diesen Patienten werden durch die Transplantation einer „normalen" Niere bisher nicht vorhandene Antigenepitope (Goodpasture-Antigen) präsentiert, die eine Antikörperbildung induzieren und dadurch zum Bild einer Anti-GBM-Glomerulonephritis führen können.

Die **Therapie** richtet sich nach den Grundsätzen der Behandlung einer rasch progredienten Glomerulonephritis wie bei Wegener-Granulomatose oder anderen Formen einer rapid verlaufenden systemischen Vaskulitis mit Nierenbeteiligung. Basis des Therapieregimes sind hoch dosierte Steroide, Cyclophosphamid und Plasmapherese. Der Plasmaaustausch sollte wegen der Beeinträchtigung der plasmatischen Gerinnung und der Gefahr der Lungenblutung mit einer Substitution von Frischplasma verbunden werden. Bei schweren Verläufen wird ein täglicher Plasmaaustausch von 4 l über 14 Tage empfohlen. Im Vergleich zu systemischen Vaskulitiden (Wegener-Granulomatose, mikroskopische Polyarteriitis) ist die Erholungstendenz der Nierenfunktion bei GP geringer und wird nach Eintreten der Dialysepflichtigkeit in der Regel nicht mehr erreicht. Umso entscheidender sind eine schnelle Diagnosestellung und ein früher Therapiebeginn bis zu einem Serumkreatinin unter 3 mg/dl. Der Behandlungserfolg scheint bei den Patienten besser zu sein, die neben Anti-GBM-Antikörpern auch ANCA bilden, besonders wenn eine Plasmapherese durchgeführt wird. Die Dauer der immunsuppressiven Therapie sollte mindestens 3 Monate über den Zeitpunkt negativer Anti-GBM-Tests im Serum hinaus fortgeführt werden. Viele Zentren orientieren sich an immunsuppressiven Protokollen mit einem Behandlungszeitraum von mindestens 6 bis 12 Monaten nach Remission der Erkrankung.

Purpura Schoenlein-Henoch

Die Purpura Schoenlein-Henoch ist eine Systemvaskulitis der kleinen Gefäße und tritt bevorzugt im Kindes- und Jugendalter auf (vor dem 20. Lebensjahr). Der Nierenbeteiligung liegt eine Immunkomplexnephritis zugrunde, die der IgA-Nephropathie entspricht. Bei beiden Erkrankungen findet man IgA-Deposits in der Niere. Für die Nierenschädigung sind aber möglicherweise IgG-Autoantikörper von Bedeutung, die gegen Oberflächenantigene von Mesangiumzellen gerichtet sind. Die Purpura Schoenlein-Henoch wird im Kindesalter für etwa 15% aller Glomerulopathien und für 3% der Fälle mit terminalem Nierenversagen verantwortlich gemacht. Häufig geht dem Ausbruch der Erkrankung eine Infektion des oberen Respirationstraktes voraus.

Klinisch manifestiert sich die Erkrankung mit einer Purpura (ohne Thrombozytopenie), Arthralgien (vorwiegend der unteren Extremitäten), abdominellen Schmerzen (Darmischämie) mit blutigen Stühlen und einer akuten Glomerulonephritis (Hämaturie und/oder Proteinurie). Alle Organe können betroffen sein, einschließlich ZNS und Lunge. Das Spektrum der Nierenbeteiligung ist sehr variabel und reicht von einer isolierten Mikrohämaturie bis zum akuten Nierenversagen oder nephrotischem Syndrom.

Die **Diagnosesicherung** erfolgt durch eine Haut- oder Nierenbiopsie. In der Lichtmikroskopie finden sich Granulozyten in der Gefäßwand von Arteriolen und postkapillären Venolen. Charakteristisch, aber nicht krankheitsspezifisch sind IgA-Ablagerungen und eine leukozytoklastische Vaskulitis. Differenzialdiagnostisch müssen Erkrankungen der Blutplättchen, eine Sepsis und Autoimmunerkrankungen abgegrenzt werden.

Die **Prognose** der Erkrankung im Kindesalter ist günstig. Es werden aber sowohl rezidivierend auftretende Episoden der Purpura Schoenlein-Henoch als auch persistierende Proteinurie, Hypertonie und Niereninsuffizienz beobachtet. Die Prognose der Erkrankung bei Erstmanifestation im Erwachsenenalter wird etwas ungünstiger beurteilt.

Therapie: Milde Verlaufsformen müssen nicht medikamentös behandelt werden. Bei schweren und progredienten Erkrankungen werden Steroide, Azathioprin, Plasmapherese und intravenöse Immunglobuline eingesetzt. Die seltenen Fälle einer rasch progredienten Glomerulonephritis werden nach den dort beschriebenen Richtlinien therapiert.

Werden Patienten, die wegen einer Purpura Schoenlein-Henoch terminal niereninsuffizient wurden, nierentransplantiert, so tritt die Erkrankung in etwa einem Drittel der Fälle im Transplantat erneut auf. Es wird deshalb empfohlen, eine Transplantation frühestens 12 Monate nach Verschwinden der Purpura durchzuführen. Ähnlich wie bei IgA-Nephropathie scheint das Wiederauftreten der Erkrankung in Transplantaten von Lebendspendern häufiger zu sein.

Hämolytisch-urämisches Syndrom und thrombotisch-thrombozytopenische Purpura

Hämolytisch-urämisches Syndrom (HUS) und thrombotisch-thrombozytopenische Purpura (TTP) sind verwandte Krankheiten, wobei nach der klassischen Definition bei HUS das akute Nierenversagen und bei TTP die neurologische Symptomatik im Mittelpunkt steht. Die TTP wurde erstmals 1925 von Moschcowitz und das HUS 1955 von Gasser beschrieben. Pathogenetisch verantwortlich für die Organsymptome sind **Plättchenthromben**, die zu einer Ischämie der betroffenen Gefäßregion führen. In der Niere finden sich diese Thromben in den Glomeruli und Arteriolen. Während der Heilungsphase wird eine zwiebelschalenartige Hypertrophie der Media der Interlobulararterien beschrieben. Vergleichbare histologische Veränderungen, verbunden mit einer ähnlichen klinischen Symptomatik, finden sich auch bei der malignen Nephrosklerose, der Sklerodermie, der chronischen Tranplantatabstoßung, bei Ciclosporin- und Tacrolimusnephrotoxizität, bei der Bestrahlungsnephritis und bei einem sekundären Antiphospholipid-Syndrom (Lupusantikoagulans).

Pathogenese: Erst vor kurzem wurde nachgewiesen, dass große Multimere des Von-Willebrand-Faktors zu einer Plättchenaggregation führen können. Eine Akkumulation dieser Multimere wird verursacht, wenn im Plasma eine Von-Willebrand-Faktor abbauende Protease fehlt oder vermindert ist. Bei einigen Patienten mit TTP wurde ein Autoantikörper nachgewiesen, der die Protease hemmt und damit die natürliche Kaskade der Regulation dieses wichtigen Gefäßwandfaktors stört. Der Mangel an dieser Protease scheint bei fast allen Fällen mit TTP vorzuliegen. Ein Proteasendefizit lässt sich dagegen bei Patienten mit HUS nicht nachweisen und scheidet deshalb als pathogenetisch relevante Ursache für dieses Krankheitsbild aus. Als weitere wichtige Faktoren für die Entstehung von HUS/TTP werden Endothelschäden (z.B. durch Medikamente), erhöhte Spiegel des Plasminogen-Aktivator-Inhibitors Typ 1 (PAI-1, z.B. HUS nach Diarrhö) und genetische Faktoren (z.B. Chromosom 1q32 bei familiärem HUS) diskutiert.

Obwohl viele Fälle von HUS/TTP ohne Vorerkrankungen auftreten und als „idiopathisch" bezeichnet werden, gibt es eine Reihe von **prädisponierenden Faktoren** oder zugrunde liegenden Erkrankungen. Die meisten Fälle von HUS im Kindesalter (sporadisch auch bei Erwachsenen) werden nach einer Durchfallerkrankung beobachtet. Pathogenetisch scheint ein Verotoxin eines bestimmten Escherichia-coli-Stammes (Typ O157:H7) für den Ausbruch der Krankheit verantwortlich zu sein (enterohämorrhagische Escherichia-coli-Bakterien, EHEC). In der Niere wird durch bakterielle Toxine der Tumor-Nekrose-Faktor freigesetzt, der zu einer Schädigung des Gefäßendothels führt. Das HUS nach Diarrhö im Kindesalter führt häufig zu extrarenalen Symptomen wie Krampfanfällen und Pankreatitis. TTP/HUS kann auch im Zusammenhang mit malignen Erkrankungen auftreten, besonders bei einem Adenokarzinom des Gastrointestinaltraktes, des Pankreas oder der Prostata, oder unter einer Chemotherapie mit Mitomycin, Bleomycin und Cisplatin. Erkrankungsfälle wurden auch unter einer immunsuppressiven Behandlung mit Ciclosporin, Tacrolimus und OKT3 beschrieben. Weitere Medikamente, die mit dieser Erkrankung in Verbindung gebracht werden, sind Ticlopidin, Chinin und Valacyclovir. Schwangerschaft, die Einnahme von hormonellen Kontrazeptiva und die Bildung von Antiphospholipid-Antikörpern (z.B. Lupusantikoagulans) können ein HUS oder eine TTP induzieren. In den letzten Jahren wurden auch TTP/HUS-Fälle bei Infektionen mit HIV oder Pneumokokken beschrieben.

Die **klinischen Symptome** von TTP/HUS sind eine hämolytische Anämie, eine Thrombozytopenie mit Purpura, ein akutes Nierenversagen (bei HUS im Vordergrund), neurologische Symptome und Fieber (beides vor allem bei TTP). Da TTP/HUS eine Systemerkrankung ist, können alle Organe betroffen sein. Die Diagnose wird auf der Basis der klinischen Symptomatik und der Laborkonstellation gestellt. Die Nierenbiopsie wird selten durchgeführt, da wegen der Thrombozytopenie eine erhöhte Blutungsneigung besteht. Eine thrombolytische Mikroangiopathie, die nur Glomeruli betrifft, nimmt einen relativ günstigen Verlauf, während die Beteiligung von afferenten Arteriolen oder der A. interlobaris prognostisch ungünstig ist, da sich häufig in den betroffen Gefäßbereichen eine primär maligne Nephrosklerose entwickelt (Abb. 2.20).

Differenzialdiagnostisch muss an den Lupus erythematodes, eine Hantavirusinfektion und eine disseminierte intravasale Gerinnung (DIG) gedacht werden. In der Regel ist die plasmatische Gerinnung bei TTP/HUS nicht gestört (Quickwert und PTT normal), was zur Abgrenzung gegenüber einer DIG führt.

Therapie: Das postinfektiöse HUS wird mit symtomatischen Maßnahmen behandelt (Flüssigkeitsersatz, Ausgleich der gestörten Elektrolyte). Das akute Nierenversagen wird mit extrakorporalen Nierenersatzverfahren überbrückt. Der Einsatz von Antibiotika ist umstritten und zumindest in der Spätphase nicht indiziert. Bei

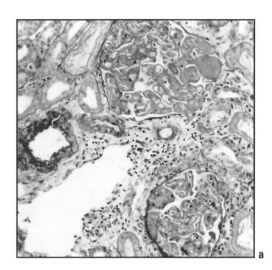

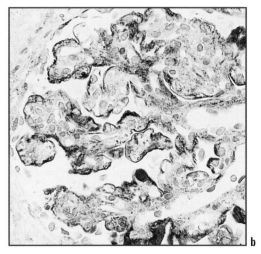

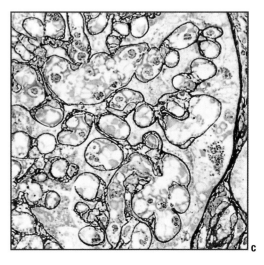

Abb. 2.20 Hämolytisch-urämisches Syndrom:
a Glomeruli mit segmentaler Ausfüllung der Kapillaren durch Fibrinthromben (PAS-Färbung);
b Fibrinablagerungen entlang der Basalmembran (Immunhistochemie);
c von der Basalmembran abgehobene Endothelien mit subendothelial gelegenen Plasmabestandteilen (Silberfärbung) (aus Gröne et al. 1993).

schweren und protrahierten Verläufen sollten der Einsatz der Plasmapherese sowie die Gabe von Frischplasma und intravenösen Immunglobulinen erwogen werden. Die Prognose dieser Erkrankung ist günstig mit einer hohen Selbstheilungstendenz. Selten kommt es zu einer terminalen Niereninsuffizienz oder einer malignen Hypertonie. Etwa 5% der Fälle enden letal.

Bei den nichtinfektiös verurachten TTP-HUS-Fällen steht die Behandlung der zugrunde liegenden Krankheit oder das Absetzen verdächtiger Medikamente an erster Stelle. In mehreren Studien konnte gezeigt werden, dass durch eine Plasmapherese der Krankheitsverlauf entscheidend gebessert wird. Der Plasmaaustausch sollte täglich erfolgen und mit der Transfusion von Fresh-frozen-Plasma verbunden sein. Die zusätzliche Gabe von hochdosierten Steroiden wird eher zurückhaltend beurteilt. Der Nutzen einer alleinigen Gabe von Thrombozytenaggregationshemmern bei milden Verläufen ist umstritten. Eine zusätzliche Gabe dieser Medikamente während der Plasmaaustauschbehandlung oder bei häufigen HUS-Rezidiven kann bei einzelnen Patienten erwogen werden. Bei therapierefraktärem Krankheitsverlauf kann ein Therapieversuch mit Vincristin oder intravenöser Immunglobulingabe unternommen werden. Häufig lässt sich eine Therapieresistenz durch Erhöhung der „Plasmapheresedosis" (kürzere Intervalle und größeres Austauschvolumen) durchbrechen.

Von einer einstmals tödlich verlaufenden Erkrankung sind HUS/TTP seit Einführung der Plasmapherese in das Behandlungsregime zu einer prinzipiell heilbaren Krankheit geworden. Neben der deutlich verbesserten **Prognose** der Erkrankung sollte nicht vergessen werden, dass bei bis zu 30% der TTP-Fälle Rezidive auftreten. Nach einer erfolgreichen Nierentransplantation wird in der Literatur ein Wiederauftreten von TTP/HUS bei 25–50% der Patienten beschrieben. Allerdings müssen ähnliche Krankheitsverläufe, die durch eine vaskuläre Abstoßung oder durch die immunsuppressive Therapie (Ciclos-porin, Tacrolimus) verursacht werden, von TTP/HUS-Rezidiven abgegrenzt werden.

Sarkoidose

Die Sarkoidose kann als Systemerkrankung auch die Nieren befallen. Eine Nierenbeteiligung kann sich unterschiedlich darstellen: als Hyperkalzurie, granulomatöse interstitielle Nephritis, glomeruläre Erkrankung oder als obstruktive Uropathie. Die Inzidenz einer klinisch relevanten Nierenerkrankung bei Sarkoidose ist unbekannt, dürfte aber bei 10% der Fälle liegen. Histologische Veränderungen werden bei 20% der Patienten beschrieben.

Bei der Sarkoidose ist – wie bei anderen granulomatösen Erkrankungen – der **Calciumstoffwechsel** gestört. Durch eine gesteigerte Bildung von Calcitriol in Granulomen und Makrophagen wird vermehrt Calcium im Darm resorbiert, aus dem Knochen freigesetzt und in den Nierentubuli rückresorbiert. Diese erhöhte Verfügbarkeit von Calcium führt zu einer erhöhten Ausscheidung im Urin und seltener auch zu einer Hyperkalzämie. Die Hyperkalzurie kann eine Ausfällung von Nierensteinen und die Hyperkalzämie eine Nephrokalzinose zur Folge haben. Die dabei häufig beobachtete Polyurie wird durch eine verminderte Ansprechbarkeit der Sammelrohre auf antidiuretisches Hormon verursacht, kann aber auch durch einen zentralen Diabetes insipidus (ZNS-Beteiligung bei Sarkoidose) ausgelöst werden.

Klinik: Die Granulombildung in der Niere kann zu einer interstitiellen Nephritis führen, die allerdings nur sehr selten zu einer Niereninsuffizienz führt. Charakteristisch für die interstitielle Beteiligung sind eine Leukozyturie und eine tubuläre Proteinurie unter 2 g Eiweiß pro Tag. Im Zusammenhang mit einer Sarkoidose wurden – allerdings selten – unterschiedliche Formen einer Glomerulopathie beschrieben. Bei den betroffenen Patienten finden sich eine große Proteinurie und ein nephritisches Sediment. Als pathogenetischer Mechanismus wird eine Störung der T-Zell-Funktion diskutiert. Durch Schwellung retroperitonealer Lymphknoten, eine retroperitoneale Fibrose, durch Bildung von Nierensteinen oder Befall der Ureter kann eine obstruktive Uropathie entstehen.

Differenzialdiagnostisch muss bei Granulomen und/oder interstitieller Infiltration mit Monozyten in der Nierenbiopsie an eine medikamentös induzierte interstitielle Nephritis, eine Brucellose und an eine Crohn-Krankheit gedacht werden. In den letzten Jahren wurde vor allem bei Frauen eine interstitielle Nephritis in Verbindung mit einer Uveitis beschrieben, bei der außer einer Sarkoidose auch das Sjögren-Syndrom in Betracht zu ziehen ist.

Therapie: Die Hyperkalzurie und Hyperkalzämie bei Sarkoidose werden mit Steroiden behandelt (0,5 g Prednison/kg KG). Die Steroide hemmen in Makrophagen die Bildung von Calcitriol aus 25-OH-Vitamin D_3 durch Inhibition der 1α-Hydroxylase-Aktivität. Ergänzend kann die Infusion von Kochsalzlösung oder die Gabe von Schleifendiuretika eingesetzt werden. In der Literatur wird der erfolgreiche Einsatz von Chloroquin und Ketoconazol in der Langzeittherapie der sarkoidosebedingten Hyperkalzämie als Alternative zu Steroiden beschrieben. Zur Behandlung der granulomatösen interstitiellen Nephritis und von sarkoidoseassoziierten Glomerulopathien werden ebenfalls Steroide eingesetzt, allerdings in einer höheren Dosis von 1–2 mg/kg und Tag. Die interstitiellen und glomerulären Veränderungen persistieren trotz Steroidtherapie häufig über längere Zeit und neigen zum Rezidiv bei schneller Dosisreduktion.

Amyloidose

Die Amyloidose ist gekennzeichnet durch die **Ablagerung von fibrillären Proteinen** im Extrazellularraum. Alle Organe können betroffen sein; die Niere ist zu über 80% beteiligt. Die Proteine sind entweder Leichtketten (primäre Amyloidose) oder Serumamyloid A (sekundäre Amyloidose). Verwandte Erkrankungen sind die dialyseassoziierte Arthropathie (Mikroglobulin) und die Alzheimer-Krankheit (Amyloid-Beta-Protein). Sehr selten tritt eine hereditäre Form einer renalen Amyloidose auf (Fibrinogen-α-Ketten-Variante oder Apolipoprotein-A-Variante).

Die **primäre Amyloidose** (AL-Amyloidose) wird durch Leichtkettenimmunglobuline verursacht. Die Antikörperreaktion im histologischen Präparat ist häufig nur schwach, da vor allem die variable Region der monoklonalen Leichtketten vorhanden ist. Obwohl die Bildung dieser Leichtketten auf die Proliferation eines Plasmazellklons zurückzuführen ist, findet sich nur bei 20% der Patienten ein Plasmozytom. Da andererseits nur ein geringer Teil der Patienten mit Plasmozytom und Leichtkettensynthese eine Amyloidose entwickelt, muss ein zusätzlicher pathogenetischer Mechanismus wirksam werden, damit eine Amyloidose entsteht. Als eine Möglichkeit wird die Aufnahme und Metabolisierung von Leichtketten durch Makrophagen vermutet, wobei Amyloidfragmente entstehen, die zur Fibrillenbildung prädestinieren. Bevorzugt Lambda-Leichtketten führen zur Fibrillenbildung, wohingegen sich bei Kappa-Leichtketten häufiger granuläre Ablagerungen bilden und die Leichtkettennephropathie (light chain deposition disease) induzieren.

Die Fibrillen bei **sekundärer oder reaktiver Amyloidose** (AA-Amyloidose) entstehen aus dem Serumamyloid A, einem in der Leber gebildeten Akute-Phase-Protein (a-Globulin), dessen überschießende Synthese durch Zytokine (z.B. Interleukin-1) stimuliert wird. Ausgelöst wird die sekundäre Amyloidose durch chronische inflammatorische Prozesse. Die häufigste Ursache ist die rheumatoide Arthritis. Viele andere rheumatische Erkrankungen (z.B. Bechterew-Krankheit), chronisch entzündliche Darmerkrankungen (Crohn-Krankheit, Colitis ulcerosa), chronische Infektionen (Osteomyelitis), maligne Erkrankungen (z.B. Hodgkin-Krankheit, Hypernephrom) und das familiäre Mittelmeerfieber können der sekundären Amyloidose zugrunde liegen. Interessanterweise tritt die sekundäre Amyloidose nur sehr selten bei Lupus erythematodes auf. In der **Nierenbiopsie** von Patienten mit Amyloidose findet man amorphe hyaline Ablagerungen in den Glomeruli, in den kleinen Arterien und in der tubulären Basalmembran (Abb. 2.21). Charakteristisch ist die positive Färbung dieser Proteinfibrillen mit **Kongorot** (Lichtmikroskopie) (Abb. 2.22) und eine Fibrillenbreite von

etwa 10 nm (Elektronenmikroskopie). Bei der primären Amyloidose finden sich monoklonale Kappa- oder Lambda-Leichtketten, bei der sekundären Amyloidose ist die Immunfluoreszenz für Immunglobuline und Komplement negativ.

Die **klinische Symptomatik der Nierenbeteiligung** wird bestimmt durch die Prädominanz der Proteinablagerungen in den jeweiligen Gewebestrukturen. Ein vorwiegender Befall der glomerulären Kapillaren führt zur Proteinurie mit nephrotischem Syndrom, das Sediment ist wegen der fehlenden Entzündungsreaktion nicht

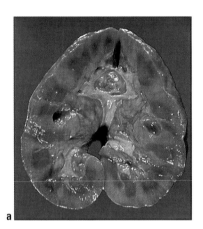

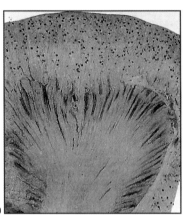

Abb. 2.21 Nierenamyloidose:
a Amyloidniere mit breiter Rinde auf der Schnittfläche (Makroskopie);
b Nierenschnittfläche nach Behandlung mit Lugol-Lösung: amyloidhaltige Glomeruli und Vasa recta

als schwarze Punkte (Rinde) bzw. Striche (Mark) dargestellt (Makroskopie);
c Amyloidfilamente mit Eindringen der Fibrillen in die Podozyten (Elektronenmikroskopie).
AF = Amyloidfibrillen; BM = Basalmembran; P = Podozyt (aus Gröne et al. 1993).

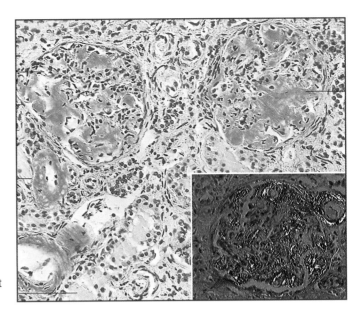

Abb. 2.22 Nierenamyloidose. Kongorote Ablagerungen in den Glomeruli sowie in der Wand mittelgroßer Arterien (Striche). Inset: Gelbgrüne Doppelbrechungen der Amyloidablagerungen im polarisierten Licht (Kongorotfärbung) (aus Gröne et al. 1993).

nephritisch. Eine Proteinurie bei Amyloidose tritt auch in den Fällen auf, in denen ausschließlich das Mesangium betroffen ist. Sind die präglomerulären Gefäße befallen (vor allem bei der sekundären Amyloidose), hat eine glomeruläre Ischämie durch Einengung des Gefäßlumens eine fortschreitende Niereninsuffizienz zur Folge. Eine tubulointerstitielle Amyloidose kann sich als renal tubuläre Azidose oder Diabetes insipidus manifestieren. Die Diagnosestellung erfolgt durch die histologische Untersuchung von Nierengewebe. Alternativ (aber weniger sensitiv) können auch Biopsien aus dem subkutanen Fettgewebe oder aus dem Rektum gewonnen werden, um eine Amyloidose nachzuweisen.

Differenzialdiagnostisch müssen bei nephrotischem Syndrom alle Krankheiten in Erwägung gezogen werden, die eine große Proteinurie auslösen können. Beim Nachweis von Proteinfibrillen in der Nierenbiopsie ist die fibrilläre immunotaktoide Glomerulonephritis abzugrenzen, die kongorotnegativ ist und keine extrarenale Symptomatik aufweist.

Die **Therapie** der sekundären Amyloidose ist die Behandlung der Grundkrankheit, im idealen Fall die Verhinderung der Amyloidose durch präventive Maßnahmen. Dies ist z.B. möglich bei familiärem Mittelmeerfieber durch frühzeitige Colchicintherapie (1–2 mg/Tag). Zur Behandlung der primären Amyloidose wird eine Kombination aus Melphalan (0,15 mg/kg, Dosisreduktion bei eingeschränkter Nierenfunktion) und Prednison (0,8 mg/kg) eingesetzt. Dabei soll ein 7-Tage-Zyklus alle 6 Wochen wiederholt werden. Trotz positiver Studienergebnisse ist der Erfolg dieser Therapie umstritten. Neue Therapieansätze werden zur Zeit getestet, stehen für die breite Anwendung aber noch nicht zur Verfügung (Pepys et al. 2002).

Die **Prognose** der Erkrankung ist schlecht. Bei terminaler Niereninsuffizienz kann die Nierentransplantation erwogen werden. Allerdings ist zu klären, inwiefern weitere Organe von den Amyloidablagerungen betroffen sind und ob eine isolierte Transplantation der Niere sinnvoll ist. Die Amyloidose tritt bei etwa einem Drittel der Patienten im Transplantat erneut auf. Bei familiären Mittelmeerfieber kann die prophylaktische Colchicingabe möglicherweise die Entwicklung einer Proteinurie im Transplantat verhindern.

Tumorerkrankungen und monoklonale Gammopathie

Viele Malignome können durch Immunkomplexbildung zu einer membranösen Glomerulopathie führen. Am häufigsten wird diese tumorassoziierte Nierenerkrankung bei Bronchialkarzinomen, bei Tumoren des Gastrointestinaltraktes und beim malignen Melanom beobachtet. Die Minimal-Change-Glomerulopathie tritt vor allem bei malignen Lymphomen auf.

Ein **nephrotisches Syndrom** kann auch eine Primärmanifestation eines malignen Prozesses sein. Ein generelles Tumor-Screening ohne weitere Hinweise auf ein Malignom ist bei Neuauftreten eines nephrotischen Syndroms allerdings nicht sinnvoll (s. S. 61). Kasuistische Mitteilungen in der Literatur belegen, dass jede Form einer Glomerulonephritis infolge einer Tumorerkrankung auftreten kann.

Erkrankungen der Nieren bei monoklonaler Gammopathie werden häufig fatalerweise in der Frühphase übersehen oder fehldiagnostiziert. Beim multiplen Myelom und bei der Makroglobulinämie Waldenström werden monoklonale Immunglobuline oder Immunglobulinfragmente gebildet.

Beim **multiplen Myelom** führt die maligne Proliferation einer Plasmazellreihe zur überschießenden Synthese von Immunglobulinen (IgG, IgA, selten IgD oder IgE) oder von Lambda- oder Kappaleichtketten. Werden diese Leichtketten in größeren Mengen im Urin ausgeschieden, spricht man von einer Bence-Jones-Proteinurie. Ein multiples Myelom kann zum akuten Nierenversagen oder – weitaus häufiger – zu einer chronischen Niereninsuffizienz führen. Die Niere ist bei etwa 50% der Patienten mit dieser Erkrankung betroffen. Ein akutes Nierenversagen kann durch unterschiedliche Faktoren verursacht werden: Hyperkalzämie, Dehydratation, Gabe von Medikamenten oder Kontrastmittel sowie durch eine tubuläre Obstruktion („Cast"-Nephropathie, Myelomniere). Eine langsam progrediente Abnahme der glo-

merulären Filtrationsrate kann bedingt sein durch eine Leichtkettennephropathie, eine AL-Amyloidose oder eine „Cast"-Nephropathie. Sowohl die AL-Amyloidose als auch die Leichtkettennephropathie manifestieren sich als nephrotisches Syndrom.

Die jeweilige Ausprägung der Erkrankung hängt von der **Lokalisation der Nierenschädigung** durch die Leichtketten ab:

- Eine vorwiegend **glomeruläre Ablagerung** der Leichtketten führt zu einer AL-Amyloidose (überwiegend Lambdaketten) oder einer Leichtkettennephropathie (überwiegend Kappaketten).
- Eine **proximal tubuläre Schädigung** verursacht ein Fanconi-Syndrom mit renal tubulärer Azidose.
- Eine Ausfällung der Leichtketten durch Bindung an Tamm-Horsfall-Protein im **distalen Tubulus** führt zu einer Obstruktion mit Ausbildung einer „Cast"-Nephropathie/Myelomniere.

Monoklonale Leichtketten werden nicht nur beim multiplen Myelom, sondern auch bei vielen **malignen Erkrankungen** (z.B. maligne Lymphome) gebildet. Sie werden glomerulär filtriert und im proximalen Tubulus rückresorbiert. Bei einer großen Proteinurie unterschiedlicher Ätiologie sind polyklonale Leichtketten im Urin in größerer Quantität nachweisbar und Zeichen einer Überschreitung der tubulären Reabsorptionskapazität (Überlaufproteinurie). Entscheidend für die Abgrenzung einer monoklonalen Bence-Jones-Proteinurie ist dabei eine Verschiebung der Kappa-Lampda-Ratio von normal 3:1 (Streubreite 1–5,2). Eine Bence-Jones-Proteinurie führt nicht immer zu einer Nierenschädigung und ist unabhängig von der Quantität der ausgeschiedenen Proteine. Von größerer Bedeutung für die Nephrotoxizität der Leichtketten sind ihre physikochemischen Eigenschaften, sodass auch kleine Mengen von Bence-Jones-Protein zu irreversiblen Nierenschäden führen können. Dieses Risiko ist dann deutlich erhöht, wenn zusätzliche Faktoren wie Dehydratation, Hyperkalzurie oder die Applikation von Kontrastmittel vorliegen.

> Wie bei vielen anderen Systemerkrankungen kann ein nephrotisches Syndrom oder ein akutes Nierenversagen die Erstmanifestation eines multiplen Myeloms sein. Deshalb sollte bei diesen Erkrankungen immer nach monoklonalen Immunglobulinen gefahndet werden.

Diagnostik: Die Durchführung einer Serumelektrophorese und die Untersuchung des Urins auf Bence-Jones-Protein ist obligat. Beachtet werden sollte, dass der übliche Urinstreifentest Leichtketten nicht anzeigt. Deshalb muss die Sulfosalicylsäureprobe oder eine elektrophoretische Auftrennung der Harnproteine durchgeführt werden. Die Immunfixation ist empfindlicher und schneller, die Immunelektrophorese technisch weniger aufwendig und billiger. Die höhere Sensitivität der Immunfixation führt allerdings zu einem höheren Anteil klinisch nicht relevanter Befunde. Symptome wie Fieber, Gewichtsabnahme, Arthralgie, Anämie oder Hyperkalzämie sollten immer die Differenzialdiagnose multiples Myelom berücksichtigen. Liegt keine chronische renale Grunderkrankung vor, sind die Nieren sonographisch normal groß und werden häufig als „unauffällig" beschrieben.

Therapie: Die erste Maßnahme beim Verdacht einer Nierenschädigung durch monoklonale Leichtketten ist die Vermeidung, die Korrektur oder das Absetzen potenziell nephrotoxischer Faktoren (Medikamente, Kontrastmittel, Hydrierung, Senkung des erhöhten Serumcalciums). Prophylaktisch sollten eine ausreichende Diuresemenge (über 2 l/Tag) und eine Alkalisierung des Urins angestrebt werden. Auf Schleifendiuretika sollte nach Möglichkeit verzichtet werden.

Neben diesen unspezifischen Maßnahmen werden unterschiedliche **Chemotherapieprotokolle** zur Behandlung des multiplen Myeloms eingesetzt, wobei am häufigsten das Alexanian-Schema mit Melphalan und Prednison zur Anwendung kommt. Die Melphalandosis muss der Nierenfunktion angepasst werden. Insbesondere beim akuten Nierenversagen, aber auch bei bereits fortgeschrittener Niereninsuffizienz wird der Einsatz der Plasmapherese empfohlen, auch wenn die augenblickliche Studienlage nicht eindeutig ist.

Bei der **Makroglobulinämie Waldenström** stehen extrarenale Symptome im Vordergrund (Lymphknotenschwellung, Sehstörungen, neurologische Symptome); die Niere ist nur bei etwa 5% der Patienten betroffen. Wie beim multiplen Myelom kann eine Leichtkettenproteinurie zu einer AL-Amyloidose und zum nephrotischem Syndrom führen. Therapeutisch werden Steroide und Chemotherapeutika eingesetzt. Wegen der häufigen Komplikationen durch eine erhöhte Plasmaviskosität sollte der Plasmaaustausch frühzeitig durchgeführt werden.

Kryoglobulinämie

Kryoglobuline sind Immunglobuline, die in der Kälte ausfallen und bei Erwärmung des Blutes wieder in Lösung gehen. Man unterscheidet drei Gruppen von Kryoglobulinen:

- **Typ I** bei einem monoklonalen Immunglobulin, z.B. beim multiplen Myelom
- **Typ II** bei einem monoklonalen und einem polyklonalen Immunglobulin (gemischte Kryogobulinämie), z.B. bei Hepatitis-C-Infektion (über 80%)
- **Typ III** bei zwei polyklonalen Immunglobulinen (gemischte Kryoglobulinämie), z.B. bei Autoimmunerkrankungen und Lymphomen, auch bei Hepatitis-C-Infektion

Bei etwa 70% der Patienten findet sich eine Ursache für die Erkrankung (**sekundäre Kryoglobulinämie**), bei den übrigen Fällen ist die Ätiologie unklar (**essenzielle Kryoglobulinämie**). Es ist nicht geklärt, welches Antigen die Synthese von Kryoglobulinen triggert.

Klinik: Die Bildung von Antigen-Antikörper-Komplexen und die Ablagerung in der Wand von kleinen und mittelgroßen Arterien führt zur Symptomatik einer Vaskulitis und Glomerulonephritis. Typisch sind eine palpable Purpura, Fieber, Gelenkschmerzen, Raynaud-Symptomatik und eine periphere Neuropathie.

Diagnose: Bei der Blutdiagnostik findet man erniedrigte Komplementfaktoren (insbesondere C4) und Kryoglobuline. Zum Nachweis von Kryoglobulinen muss das Blut in einer vorgewärmten Spritze abgenommen und während des Transports und bis zur Aufarbeitung im Labor bei 37 °C aufbewart werden. Bei einem negativen Befund und dringenden Verdacht auf eine Kryoglobulinämie sollte die Blutuntersuchung wiederholt werden. Falsch negative Befunde sind häufig. In jedem Fall sollte nach Hepatitis-C-Antikörpern und HCV-RNA gesucht werden. Eine **Nierenbeteiligung** ist bei gemischter Kryoglobulinämie häufiger beim Typ II (bis 60%) als beim Typ III (bis 12%). In der Nierenbiopsie findet man am häufigsten Veränderungen wie bei einer membranproliferativen Glomerulonephritis: Verdickung der Basalmembran und Proliferation von Zellen. Zusätzlich zeigen die betroffenen Nieren intraluminäre Thromben und subendotheliale Depots mit charakteristischer fibrillärer oder zylindrischer Struktur (fingerprint). In der Regel tritt die renale Symptomatik nach der Purpura auf mit Proteinurie, Hämaturie und Komplementerniedrigung, aber auch ein akutes Nierenversagen oder ein nephrotisches Syndrom ist möglich.

Differenzialdiagnostisch muss an andere Vaskulitiden und Glomerulopathien gedacht werden. Bei Typ-I-Kryoglobulinämie sollten eine Amyloidose und die Leichtkettennephropathie ausgeschlossen werden.

Die **Therapie** der sekundären Kryoglobulinämie orientiert sich an der Behandlung der Grunderkrankung. Bei HCV-induzierter Kryoglobulinämie wird eine Therapie mit Interferon-α allein bzw. in Kombination mit Ribaverin über einen Zeitraum von mindestens 12 Monaten durchge-

führt. Ribaverin sollte bei einer glomerulären Filtrationsrate unter 50 ml/min nicht eingesetzt werden. Bei geringer Symptomatik einer essenziellen Kryoglobulinämie sollte der Verlauf abgewartet werden, da bei bis zu 30% der Patienten eine Spontanremission beobachtet wird. Bei progredienter Erkrankung wird die Plasmapherese eingesetzt, um zirkulierende Kryoglobuline zu entfernen. Ergänzt wird die Plasmaseparation durch eine kombinierte Steroid-Cyclophosphamid-Therapie, um die Neusynthese von Kryoglobulinen zu verhindern.

Patienten mit gemischter Kryoglobulinämie und terminalem Nierenversagen können transplantiert werden, allerdings ist das Wiederauftreten der Erkrankung im tranplantierten Organ mit über 50% sehr hoch. Trotzdem verlieren nur wenige Patienten ihr Transplantat durch die Rekurrenz der Krankheit.

Gichtnephropathie

Eine Hyperurikämie kann die Niere auf unterschiedliche Weise schädigen. Ein niedriges Urinvolumen, ein saurer Urin-pH-Wert und die Hyperurikosurie sind die Hauptursachen der **Harnsäuresteinbildung**. Durch rasche Freisetzung von intrazellulärer Harnsäure bei Tumorzellnekrosen im Rahmen einer Chemotherapie kann durch eine Uratnephropathie ein akutes Nierenversagen ausgelöst werden. Dabei kommt es zur Ausfällung von Harnsäurekristallen in den Tubuli. Im Gegensatz dazu entwickelt sich bei chronischer Gichtnephropathie eine langsam progrediente Niereninsuffizienz.

Bei der Gichtnephropathie werden Natriumuratkristalle im medullären Interstitium abgelagert und induzieren eine chronische Entzündungsreaktion. Ob eine Hyperurikämie allein zu einer chronischen Niereninsuffizienz führen kann, ist umstritten. Viele tierexperimentelle Befunde und Untersuchungen am Menschen deuten darauf hin, dass zusätzliche Faktoren wie Bluthochdruck, chronische Infekte der ableitenden Harnwege oder Krankheiten, die den Immunstatus beeinträchtigen, vorliegen müssen, damit sich eine chronische Gichtnephropathie entwickeln kann. Unstrittig ist, dass eine chronische Bleibelastung in Kombination mit einer Hyperurikämie eine chronische Niereninsuffizienz zur Folge haben kann, die histologisch dem Bild einer Gichtnephropathie entspricht. Möglicherweise führt die renale Schädigung durch eine Bleiintoxikation zu einer verminderten Sekretion von Harnsäure und dadurch zu einer sekundären Hyperurikämie.

In den letzten Jahren wurde das Vorgehen revidiert, eine asymptomatische Hyperurikämie zu behandeln. Die Verordnung von Allopurinol sollte nur erwogen werden, wenn eine echte Gicht mit Arthritis urica vorliegt oder bei fehlender Symptomatik eine – bezogen auf das Plasmakreatinin – deutlich überhöhte Serumharnsäure gemessen wird (z.B. über 12 mg/dl bei einem Kreatinin unter 2,0 mg/dl). Ein weiterer Grund für die zurückhaltende Anwendung von Allopurinol sind die möglichen schwerwiegenden Nebenwirkungen dieser Substanz. Bei eingeschränkter Nierenfunktion muss die Dosis auf ein Drittel reduziert werden. Medikamente, deren Abbau mit der Allopurinolgabe interferiert, müssen in der Dosis angepasst werden (Dosisreduktion für Azathioprin).

Hepatorenales Syndrom

Das gleichzeitige Auftreten eines Nieren- und Leberversagens wird bei unterschiedlichen Erkrankungen beobachtet (Tab. 2.3). Bei **Leberzirrhose** oder **rasch progredient verlaufender Hepatitis** kann sich ein akutes Nierenversagen entwickeln, das als hepatorenales Syndrom bezeichnet wird. Das hepatorenale Syndrom findet sich bei 4–6% der Patienten mit dekompensierter Zirrhose. Die Diagnose kann erst nach

Tab. 2.3 Gleichzeitiges Auftreten von Leber- und Nierenversagen

Ikterus und akutes Nierenversagen	• Hämolytisch-urämisches Syndrom • Transfusionszwischenfall • Leptospirose • Malaria tropica
Akutes Nierenversagen bei Patienten mit Lebererkrankungen	• Diuretika • gastrointestinale Blutung • hepatorenales Syndrom • rasch progrediente Glomerulonephritis
Gleichzeitiges Leber- und Nierenversagen	• Paracetamol • Inhalationsnarkotika • Tetrachlorkohlenstoff • Sepsis
Glomerulonephritis bei chronischen Lebererkrankungen	• IgA-Nephritis • Kryoglobulinämie • Glomerulosklerose • infektassoziierte Glomerulonephritis
Schwangerschaft	• Eklampsie • akute Schwangerschaftsfettleber

sorgfältigem Ausschluss anderer Ursachen für die Niereninsuffizienz gestellt werden. Das hepatorenale Syndrom wurde erstmals 1863 von Austin Flint bei Patienten mit alkoholtoxischer Leberzirrhose beschrieben, bei denen in der postmortalen Nierenhistologie keine strukturellen Nierenläsionen nachweisbar waren.

Beim hepatorenalen Syndrom liegt eine ausgeprägte Regulationsstörung des Salz- und Wasserhaushaltes vor. Steht die Elektrolyt- und Flüssigkeitsretention am Anfang der pathophysiologischen Kaskade, so entspricht dies der „Overflow-Theorie", tritt sie erst am Ende der Reaktionskette auf, ist sie mit dem „Underfilling-Konzept" vereinbar.

Die **Overflow-Theorie** wurde von Lieberman und Mitarbeitern vorgeschlagen. Danach führt in der Frühphase der Leberzirrhose die Aktivierung antinatriuretischer Mechanismen (z.B. Stimulation des Renin-Angiotensin-Aldosteron-Systems) zu einer erhöhten tubulären Natriumrückresorption mit Kochsalz- und Wasserretention (overflow), die eine der Ursachen der Aszitesentstehung ist. Erst in einem späteren Stadium der Lebererkrankung hat der Flüssigkeitsverlust in das Peritoneum eine Abnahme des effektiven Blutvolumens zur Folge.

Das **Underfilling-Konzept** stellt die portale Hypertension und den verminderten onkotischen Druck bei Hypalbuminämie an den Beginn einer Reaktionskaskade, die zur peripheren Vasodilatation und Abnahme des zentralen Blutvolumens führt. Es besteht deshalb ein relativer Volumenmangel (underfilling) im arteriellen System bei gleichzeitiger hyperdynamer Kreislaufdysregulation. Durch Reduktion des effektiven Blutvolumens werden dann neurohumorale Signale ausgelöst, die zu einer Natriumretention führen. Die vermehrte Sekretion von Vasopressin führt zu einer verminderten renalen Ausscheidung von freiem Wasser und konsekutiv zu einer Verdünnungshyponatriämie.

Der Patient mit hepatorenalem Syndrom präsentiert sich mit Zeichen des akuten oder chronischen Leberversagens (Aszites, Ikterus, Ödeme, eventuell Enzephalopathie) und der akuten Niereninsuffizienz (Oligo-, Anurie, Kreatininanstieg). Auf einer Konsensuskonferenz wurden international gültige Kriterien für die Diagnosestellung erarbeitet (Tab. 2.4).

Da Patienten mit chronischen Lebererkrankungen häufig eine geringe Muskelmasse aufweisen, kann ein niedriges Serumkreatinin eine ausreichende Nierenfunktion vortäuschen. Des-

Tab. 2.4 Diagnose des hepatorenalen Syndroms (mod. nach Arroyo et al. 1996)

Hauptkriterien	• chronische oder akute Lebererkrankung mit fortgeschrittener Leberinsuffizienz und portaler Hypertension
	• glomeruläre Filtrationsrate erniedrigt (Serumkreatinin > 130 µmol/l [>1,5 mg/dl]); Kreatinin-Clearance < 40 ml/min
	• Ausschluss von: Schock, persistierender bakterieller Infektion, Therapie mit nephrotoxischen Medikamenten, exzessiven Flüssigkeitsverlusten (incl. gastrointestinaler Blutung)
	• keine deutliche Besserung nach 1,5 l isotonischer Kochsalzlösung
	• Proteinurie < 0,5 g/Tag
	• sonographisch unauffälliger Nierenbefund
Zusatzkriterien	• Urinvolumen < 500 ml/d
	• Urinnatrium < 10 mmol/l
	• Urinosmolalität < Plasmaosmolalität
	• Urinsediment ohne Hinweise auf eine glomeruläre Erkrankung
	• Serumnatrium < 130 mmol/l

halb sollten die Kreatinin-Clearance oder andere Verfahren zur Bestimmung der glomerulären Filtrationsrate als empfindlichere Parameter zum Nachweis einer eingeschränkten Nierenfunktion berücksichtigt werden. Das Vorliegen einer **Hyponatriämie** gilt als der beste prädiktive Faktor für die Entwicklung eines hepatorenalen Syndroms bei Patienten mit Leberzirrhose.

Bei der Anamnese und Untersuchung des Patienten finden sich sehr häufig Hinweise für auslösende Faktoren, die die Entwicklung eines hepatorenalen Syndroms begünstigen. Alle Interventionen (Aszitespunktion, aggressive Diuretikatherapie) oder Begleiterkrankungen (Erbrechen, Diarrhö) mit raschem Volumenverlust sowie die Gabe von nephrotoxischen Medikamenten können ein hepatorenales Organversagen auslösen.

Diagnostisch wegweisend ist ein niedriges Urinnatrium (< 10 mmol/l) bzw. eine niedrige fraktionelle Natriumexkretion (< 1) als Ausdruck eines intakten tubulären Systems mit der Fähigkeit einer reaktiven gesteigerten Natriumrückresorption. Die erhöhte Rückgewinnung von Kochsalz in den Nierentubuli wird durch das verminderte effektive Blutvolumen ausgelöst. Durch die gleichzeitige Rückresorption von freiem Wasser und die vermehrte Vasopressinausschüttung entwickelt sich eine Verdünnungshyponatriämie bei hohem Gesamtkörpergehalt an Natrium. Die funktionsfähigen Tubuluszellen führen zu einem (bezogen auf das Plasma) konzentrierten Endharn mit hoher Osmolalität und Kreatininkonzentration. Das Urinsediment ist unauffällig.

Im klinischen Alltag werden zwei unterschiedliche Formen des hepatorenalen Syndroms unterschieden. Das hepatorenale Syndrom **Typ I** ist gekennzeichnet durch einen raschen Nierenfunktionsverlust (Verdoppelung des Serumkreatinins in weniger als 2 Wochen) mit Oligo-/Anurie und wird vor allem bei Patienten mit alkoholischer Leberzirrhose beobachtet (Hyperbilirubinämie, niedrige Prothrombinaktivität, Enzephalopathie). Beim hepatorenalen Syndrom **Typ II** findet man einen geringeren Grad der Nieren-

insuffizienz und einen diuretikaresistenten Aszites.

Das hepatorenale Syndrom ist eine Ausschlussdiagnose. Am schwierigsten ist die Abgrenzung gegenüber einer prärenalen Azotämie, da sich in der Urindiagnostik eine identische Befundkonstellation zeigt (Sediment nicht nephritisch, niedriges Urinnatrium < 10 mmol/l, hoher Urinkreatinin-Plasmakreatinin-Quotient > 30, hoher Urinosmolalität-Plasmaosmolalität-Quotient > 1). Entscheidend für die Prognose und das weitere therapeutische Prozedere ist die Unterscheidung von einer temporären Abnahme der Nierenfunktion, die durch Flüssigkeitsverluste bei gastrointestinalen Blutungen oder durch eine inadäquate diuretische Behandlung verursacht ist. Hilfreich bei der Differenzialdiagnose ist eine langsame probatorische Volumengabe von 1500 ml Kochsalzlösung, die bei Patienten mit hepatorenalem Syndrom nicht zu einer Besserung der Nierenfunktion führt. Wegen einer erhöhten venösen Compliance bei chronischen Lebererkrankungen führt die Volumenzufuhr nur selten zu akuten pulmonalen Problemen. Bei prärenalem Nierenversagen führt die vorsichtige Volumengabe sehr häufig innerhalb weniger Stunden oder Tage zu einer Zunahme der Diurese und zu einem Anstieg der glomerulären Filtrationsrate.

Differenzialdiagnostisch muss auch eine akute Tubulusnekrose abgegrenzt werden, die prinzipiell reversibel ist und eine – im Gegensatz zum hepatorenalen Syndrom – günstige Prognose aufweist. Das hepatorenale Syndrom wiederum kann selbst im weiteren Verlauf der Erkrankung zu einer Tubulusnekrose führen. Im Vergleich zum hepatorenalen Syndrom findet man bei einer akuten Tubulusschädigung mit Zelluntergang eine hohe Urinnatriumkonzentration (> 30 mmol/l) bzw. fraktionelle Natriumexkretion (> 1) und eine niedrigere Urin-Plasma-Relation des Kreatinins (< 20) und der Osmolalität ($= 1$). Im Urinsediment weisen häufig Epithel- und granulierte Zylinder auf einen tubulären Schaden hin.

Die **Prognose** des hepatorenalen Syndroms ist sehr schlecht mit einer Letalität von über 90%.

Tab. 2.5 Therapiekonzepte beim hepatorenalen Syndrom

- Allgemeinmaßnahmen (Volumengabe, Antibiose)
- ACE-Hemmer
- Ornipressin (ADH-Analogon)
- Misoprostol (Prostaglandinanalogon)
- N-Acetylcystein
- Midodrin (Alpha-Sympathikomimetikum) in Kombination mit Octreotid (Somatostatinanalogon)
- Transjugulärer intrahepatischer portosystemischer Shunt (TIPS)
- Nierenersatztherapie
- Lebertransplantation

Es ist prinzipiell nur dann reversibel, wenn bei akutem Leberversagen eine Erholung der Organfunktion möglich ist oder bei progredienter Leberzirrhose eine erfolgreiche Lebertransplantation durchgeführt wird.

Zur **Behandlung** des hepatorenalen Syndroms wurden viele Therapiekonzepte erprobt (Tab. 2.5), aber nur wenige haben sich als erfolgreich erwiesen: Lebertransplantation, Medikamente mit vasokonstriktorischer Wirkung auf die Splanchnikuszirkulation sowie die Anlage eines transjugulären intrahepatischen portosystemischen Shunts. Generell stehen Allgemeinmaßnahmen, die Optimierung der renalen Hämodynamik und überbrückende Nierenersatzverfahren bis zur Durchführung der Lebertransplantation im Mittelpunkt.

Der erfolgversprechendste Therapieansatz ist die Anwendung von **Vasokonstriktoren** mit dem Ziel, die Nierenperfusion durch Erhöhung des systemischen Gefäßwiderstandes zu verbessern. Ganz entscheidend ist die Stabilisierung des arteriellen Blutdruckes, ohne die renale Vasokonstriktion zu verstärken. Die arterielle Vasodilatation bei hepatorenalem Syndrom betrifft vor allem die Blutgefäße im Splanchnikusbereich. Ideal wäre deshalb eine Substanz, die zur Vasokonstriktion ausschließlich in dieser Gefäßregion führen würde. Leider steht ein derartiger selektiver Vasokonstriktor derzeit nicht zur Verfügung; am ehesten entsprechen Vasopressin(V1)-Rezeptor-Agonisten diesen Prämissen.

Der Einsatz von **ADH-Analoga**, die präferenziell als V_1-Rezeptor-Agonisten wirken (z.B. Ornipressin, Terlipressin, Glycylpressin), kann in Einzelfällen zu einer besseren Perfusion des Splanchnikusgebietes führen und über die verminderte Freisetzung von Angiotensin II und Norepinephrin die glomeruläre Filtrationsrate erhöhen, in anderen klinischen Situationen aber eine deletäre Ischämie induzieren. Der mögliche Nutzen einer Verbesserung der Nierenfunktion auf das Überleben der Patienten mit hepatorenalem Syndrom wurde allerdings nicht untersucht und erfordert kontrollierte prospektive Studien mit großen Patientenzahlen.

Medikamente, die zu einer **Vasodilatation der Nierengefäße** führen können, wurden eingesetzt, um die vasokonstriktorischen Faktoren in der Nierenzirkulation zu antagonisieren. Die hochdosierte orale Gabe von Misoprostol, einem PGE_1-Analogon, sowie die intravenöse oder intraarterielle Applikation von PGA_1 oder PGE_2 waren nur in einzelnen Studien erfolgreich. Diese Ergebnisse konnten aber in Folgeuntersuchungen nicht bestätigt werden. Die Infusion von niedrig dosiertem Dopamin (2–4 µg/kg/min) ist umstritten und kann nach heutigem Kenntnisstand nicht mehr generell empfohlen werden, obwohl sie noch gängige Praxis ist. Die Versuche, die renale Ischämie durch niedrig dosierte ACE-Hemmer zu verbessern, war nicht erfolgreich.

In einer Studie mit 12 Patienten konnte vor kurzem gezeigt werden, dass die intravenöse Gabe von **N-Acetyl-Cystein** die glomeruläre Filtrationsrate, die Diuresemenge und die Natriumexkretion bei Patienten mit hepatorenalem Syndrom steigern kann, ohne den Blutdruck zu verändern. Diese positiven Befunde müssen allerdings noch durch kontrollierte Studien bestätigt werden.

Limitierte Daten liegen hinsichtlich der kombinierten Therapie mit Midodrin (einem selektiven Alpha-1-Rezeptor-Blocker) und Octreotid (einem Somatostatinanalogon) bei Patienten mit hepatorenalem Syndrom vor. Der Grund für diese Kombinationsbehandlung liegt in der Überlegung, dass die gemeinsame Gabe eines systemischen Vasokonstriktors (Midodrin) und eines Inhibitors der endogenen Vasodilatatorenfreisetzung (Octreotid) die renale und systemische Hämodynamik verbessern könnte. In einer kontrollierten Studie an 13 Patienten mit hepatorenalem Syndrom zeigte sich ein günstiger Effekt dieser Kombinationstherapie, der allerdings bisher nicht durch Studien mit größeren Patientenzahlen gestützt wird.

Die Anlage eines peritoneovenösen Shunts (LeVeen-Shunt) ist obsolet. Durch einen **transjugulären intrahepatischen portosystemischen Shunt** (TIPS) kann das Blut aus dem Splanchnikusgebiet der systemischen Zirkulation zugeführt und der Pfortaderdruck gesenkt werden. Über günstige Langzeiterfolge einer TIPS-Anlage bei Patienten mit hepatorenalem Syndrom wurde berichtet. Da diese neue Shunt-Technik aber auch mit gefährlichen Nebenwirkungen verbunden sein kann (Blutungen, Enzephalopathie, Verschlechterung der Hämodynamik), sollte eine sorgfältige Auswahl der Patienten für diesen Eingriff erfolgen, und insbesondere Patienten mit Herzinsuffizienz sollten anderen Therapieverfahren zugeführt werden. Bei einer kritischen Wertung der bisher publizierten Daten scheint die Anlage eines TIPS bei selektierten Patienten mit hepatorenalem Syndrom zu einer kurzzeitigen Besserung der Symptomatik

zu führen und sollte deshalb als Überbrückungsmaßnahme für Patienten auf der Warteliste zur Lebertransplantation angesehen werden.

Bei Patienten, für die eine Erholung der Leberfunktion nach akutem Leberversagen möglich ist, und für Patienten, die bei chronischem Leberversagen auf eine Lebertransplantation warten, ist der Einsatz **extrakorporaler Nierenersatzverfahren** sinnvoll. Insbesondere können lebensbedrohliche Störungen des Elektrolyt- und Säure-Basen-Haushaltes korrigiert sowie ein drohendes Lungenödem bei Oligurie verhindert werden. Obwohl die Studienlage nicht eindeutig ist, werden kontinuierliche venovenöse Verfahren mit synthetischen Membranen und bicarbonathaltigen Substitutionslösungen bevorzugt eingesetzt. Die selektive Entfernung von toxischen Stoffwechselprodukten durch extrakorporale Verfahren kann Symptome bessern. Der Nachweis einer Senkung der Letalität durch diese Verfahren ist bisher nicht gelungen.

Die **Lebertransplantation** ist die einzige kausale Behandlungsmethode für das hepatorenale Syndrom, da sie sowohl die irreversibel erkrankte Leber ersetzt und gleichzeitig die Funktionsstörung der Nieren beseitigt. Nur etwa 5% der Patienten entwickeln ein terminales Nierenversagen und bleiben dialysepflichtig. Möglicherweise spielt bei dieser Patientengruppe die Gabe der potenziell nephrotoxischen Immunsuppressiva Ciclosporin A oder Tacrolimus eine wichtige Rolle. Patienten mit hepatorenalem Syndrom haben eine erhöhte postoperative Morbidität und Mortalität; mehr als ein Drittel der Patienten benötigt eine postoperative Dialyse (5% bei Patienten ohne hepatorenales Syndrom). 3 Jahre nach Lebertransplantation liegt die Patientenüberlebensrate bei 60%. Aufgrund dieser Erfahrungen ist es sinnvoll, Patienten mit chronischem Leberversagen zu transplantieren, bevor sie ein hepatorenales Sndrom entwickeln. Eine kombinierte Nieren- und Lebertransplantation bei Patienten mit hepatorenalem Syndrom führt zu keiner höheren Überlebensrate als eine alleinige Lebertransplantation.

2.10 Chronisch interstitielle Nephropathien

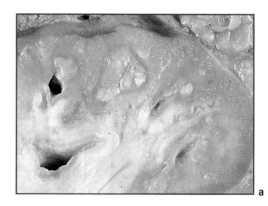

Interstitielle Nephropathien können zu einem chronischen Nierenversagen führen. Bei der vielfältigen Ätiologie muss man unterscheiden zwischen Ursachen, die primär und überwiegend interstitielle Schäden induzieren (z.B. Analgetika) und Erkrankungen, die sowohl eine Glomerulonephritis als auch eine interstitielle Nephropathie zur Folge haben können (z.B. Lupus erythematodes) (Abb. 2.23, 2.24).

2.10.1 Analgetikanephropathie

Die chronisch interstitielle Nephritis bei Analgetikaabusus ist die häufigste chronisch interstitielle Nephropathie. Der Anteil dieser Erkrankung als Ursache des terminalen Nierenversagens variiert erheblich zwischen einzelnen Ländern (USA 3%, Belgien und Schweiz bis 28%). Maßgeblich für diese Unterschiede sind zwei Faktoren: die Verfügbarkeit von Analgetika nur auf Rezept und das Verbot von phenacetinhaltigen Mischpräparaten (in Deutschland seit 1986), die zu einem drastischen Rückgang der Analgetikanephropathie führten (z.B. Abnahme in der Schweiz von 28 auf 12%).
Bei der Mehrzahl der Patienten war die Einnahme von großen Mengen phenacetinhaltiger analgetischer Mischpräparate über einen längeren Zeitraum Ursache der Analgetikanephropathie (1–2 kg Phenacetin über 3 oder mehr Jahre). Häufig waren dabei Coffein oder Codein Zusatzbestandteile der Medikamente.
Ob mit dem Verbot von **Phenacetin** die Entwicklung einer Analgetikanephropathie verhindert werden kann, ist fraglich, da der Hauptmetabolit von Phenacetin – das Paracetamol – als analgetische Substanz weiter verfügbar ist. Die bisherige Studienlage ist nicht eindeutig, doch kann man davon ausgehen, dass Paraceta-

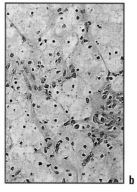
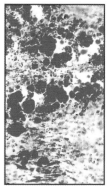

Abb. 2.23 Xanthomatöse Pyelonephritis:
a Schnittfläche einer formalinfixierten Niere. In der Umgebung des Kelchsystems erkennt man ein breites gelbes Band, entsprechend einer verfettenden Entzündung.
b Hellzellige Makrophagen mit zentralem Kern (HE-Färbung);
c stark verfettete Makrophagen (Sudan-Färbung).

mol als Monosubstanz potenziell nephrotoxisch ist, ohne allerdings das Gefährdungspotenzial einer Phenacetin-Acetylsalicylsäure-Kombination zu erreichen. Insbesondere scheint Paracetamol dann zu einer Nierenschädigung zu führen, wenn die Einnahme täglich erfolgt. Die Einnahme von Acetylsalicylsäure allein scheint im Gegensatz dazu nicht zu einer Analgetikanephropathie zu führen.
Die Applikation hoher Dosen von **nichtsteroidalen Antiphlogistika** hat in seltenen Fällen chronisch interstitielle Nierenschäden zur Folge, dabei insbesondere Papillennekrosen.

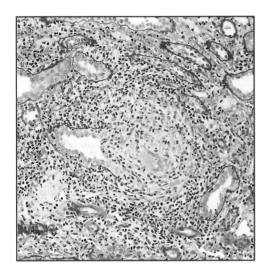

Abb. 2.24 Akute epitheloidzellig-granulomatöse tubulointerstitielle Nephritis bei Diuretikatherapie (Thiazid) mit Ausbildung von riesenzellhaltigen Granulomen und partiell destruierten Tubuli (PAS-Färbung).

Die Nierenschädigung durch Analgetika betrifft vor allem das **Nierenmark**. Zunächst beobachtet man eine Verdickung der Gefäßwände der Vasa recta (Kapillarsklerose) und fokale Tubuluszellnekrosen. In späteren Stadien entwickeln sich Papillennekrosen und durch kortikale Beteiligung eine fokal segmentale Glomerulosklerose mit nachfolgender interstitieller Fibrose. Der permissiv schädigende Effekt von Acetylsalicylsäure oder nichtsteroidalen Antiphlogistika in Kombinationspräparaten mit Phenacetin oder Paracetamol ist möglicherweise durch die Hemung der Zyklooxygenase bedingt, was zu einer Minderperfusion des Nierenmarks führt.

Die Nephrotoxizität von Analgetika ist dosisabhängig. Zunächst wird eine Abnahme der Konzentrationsfähigkeit und der glomerulären Filtrationsrate beobachtet. Die Niereninsuffizienz entwickelt sich sehr langsam, renale Symptome treten erst spät auf. Zu den wichtigsten Symptomen gehören Flankenschmerzen, Koliken, Dysurie und Nykturie. In der Urinanalyse zeigen sich eine sterile Leukozyturie und eine tubuläre Proteinurie. Eine deutliche

Anämie bei normalen oder gering erhöhten Serumkreatininwerten sollte immer differenzialdiagnostisch an eine Analgetikanephropathie denken lassen.

Etwa 80% der Betroffenen sind Frauen im mittleren Lebensalter. Häufig findet sich eine Symptomenkonstellation aus rezidivierenden Kopfschmerzen, gastrointestinalen Beschwerden, häufigen Harnwegsinfekten, Anämie und psychischen Auffälligkeiten. Sehr typisch für diese Patienten ist ein aschfahles Hautkolorit.

Die Kombination dieser extrarenalen Symptome mit der Nephropathie wird als **Analgetikaabusussyndrom** bezeichnet. Seit der Erstbeschreibung von Mihatsch 1980 ist bekannt, dass bei Analgetikaabusus maligne Tumoren der ableitenden Harnwege gehäuft auftreten. Das Harnblasenkarzinom ist dabei am häufigsten, das höchste relative Risiko besteht allerdings für das Nierenbeckenkarzinom (etwa 70mal häufiger verglichen mit Nichtabusus). Eine Sonographie der Nieren und der Harnblase sowie die Kontrolle der Urinzytologie sollten deshalb bei Patienten mit Analgetikaanamnese regelmäßig durchgeführt werden.

Für die Diagnosestellung ist die Analgetikaanamnese bzw der Nachweis von Paracetamolmetaboliten im Urin wegweisend. Typisch ist eine renal tubuläre Azidose mit Hyperkaliämie. Sonographisch finden sich kleine Nieren mit multiplen papillären Verkalkungen („Girlandenmuster") und Kapseleinziehungen. Die höchste Sensitivität und Spezifität bietet die Computertomographie mit Verzicht auf Kontrastmittel.

Beim Nachweis einer interstitiellen Nephropathie müssen differenzialdiagnostisch andere Ursachen einer tubulointerstitiellen Erkrankung in Erwägung gezogen werden wie die Sarkoidose, die Markschwammniere oder die Nephrokalzinose. Außerdem sollte auch eine Hyperkalzämie oder die Verwendung chinesischer Heilkräuter ausgeschlossen werden. Treten Papillennekrosen auf, sollte man auch an einen Diabetes mellitus, die Nierentuberkulose, eine Sichelzellanämie und eine akute Pyelonephritis denken.

In der Frühphase der Analgetikanephropathie kann durch Verzicht auf den weiteren Gebrauch von Analgetika das Fortschreiten der Erkrankung verhindert werden. Im fortgeschrittenen Stadium kommt es zu einer Perpetuation des Krankheitsprozesses unabhängig von der auslösenden Noxe. Deshalb sind die Prävention sowie die frühzeitige Diagnose und Intervention entscheidend für die Prognose. Wichtig ist die Behandlung oder Beseitigung von begleitenden Komplikationen wie Harnwegsinfekten, Obstruktion der ableitenden Harnwege, Dehydratation oder Hypertonie.

> Die Analgetikanephropathie ist ein Paradebeispiel einer Erkrankung, bei der durch präventive Maßnahmen (Verzicht auf phenacetin- oder paracetamolhaltige Mischpräparate) ein chronisches Nierenversagen verhindert werden kann.

2.10.2 Strahlennephritis

Die Exposition der Niere gegenüber ionisierenden Strahlen (Strahlendosis > 20 Gy) kann nach Monaten oder Jahren zur interstitiellen Fibrose führen. Zugrunde liegen glomeruläre, tubuläre und vaskuläre Veränderungen. Zunächst treten Tubuluszellschäden auf, später kommt es zur Verdickung der glomerulären Basalmembran. Bei hohen Strahlendosen beobachtet man Nekrosen der glomerulären Kapillarschlingen und Thrombosen der Arteriolen.

Bei Strahlenschäden der Niere unterscheidet man eine akute Strahlennephritis (6–12 Monate nach Exposition) von einer chronischen Strahlennephritis (Latenzzeit > 1 Jahr). Klinische Symptome sind eine Nykturie, eine Proteinurie (< 3,5 g/die) sowie eine Hypertonie, die einen malignen Verlauf nehmen kann, seltener auch eine Mikrohämaturie und Anämie. In vielen Fällen führt die Strahlennephritis zur langsam progredienten Niereninsuffizienz; selten wird eine spontane Besserung beobachtet.

Die Therapie der Strahlennephritis ist symptomatisch. Im Mittelpunkt steht die Normalisierung erhöhter Blutdruckwerte, wobei sich im Tierexperiment ACE-Hemmer als vorteilhaft erwiesen haben.

2.10.3 Balkan-Nephropathie

Die Balkan-Nephropathie ist eine chronische tubulointerstitielle Nierenerkrankung, die beschränkt ist auf Bewohner bestimmter Dörfer am Unterlauf der Donau und einiger Nebenflüsse (insbesondere der Länder Bulgarien und Rumänien). Die Erkrankung tritt familiär gehäuft auf. Aufgrund dieser Besonderheiten werden ätiologisch neben genetischen auch bestimmte exogene Faktoren diskutiert (Ochratoxin A).

Die Nierenerkrankung tritt zwischen dem 30. und 50. Lebensjahr auf. Klinisch zeigen sich eine geringgradige tubuläre Proteinurie, ein renales Salzverlustsyndrom mit Polyurie sowie eine milde Anämie. Im späteren Verlauf entwickelt sich ein Bluthochdruck. Da bei den betroffenen Patienten gehäuft Urothelkarzinome der ableitenden Harnwege auftreten, ergeben sich gewisse Analogien zur Analgetikanephropathie.

Eine kausale Therapie existiert nicht. Entscheidend ist die Behandlung der Komplikationen wie Harnwegsinfekte und Hypertonie.

2.10.4 Nephropathie durch chinesische Kräuter

Im Jahre 1993 wurde über eine rasch verlaufende interstitielle Nierenerkrankung bei jungen Frauen berichtet, die über einen längeren Zeitraum bestimmte chinesische Kräuter verzehrt hatten, um Gewicht abzunehmen. Klinisch konnten eine tubulointerstitielle Nephritis mit tubulärer Proteinurie und eine im weiteren Verlauf rasch zunehmende Fibrosierung nachgewiesen werden. Auch ein reversibles Fanconi-Syndrom wurde beschrieben. Der mögliche toxische Inhaltsstoff scheint die Aristocholsäure zu sein. Mittlerweile wurden auch in anderen Ländern über ähnliche Fälle berichtet. Auch bei dieser Erkrankung scheint – wie bei anderen toxischen interstitiellen Nephropathien – eine erhöhte Tumorrate im Bereich der ableitenden Harnwege aufzutreten.

Der wichtigste therapeutische Schritt ist das Absetzen der Kräuterzubereitung. In einigen Publikationen wurde über den positiven Effekt einer Steroidtherapie berichtet. Da sich bei einigen Frauen eine terminale dialysepflichtige Niereninsuffizienz trotz Absetzen der Kräuter entwickelt hat, ist die renale Prognose eher als schlecht einzustufen.

2.11   Synopsis – Chronische Niereninsuffizienz

Syndrom	Leitsymptome	Krankheitssymptome und spezielle Erkrankungen	Therapie

Nephritisches Syndrom	● Hämaturie mit dysmorphen Erythrozyten und Erythrozytenzylinder
	● Oligurie
	● Ödeme (periorbital und peripher)
	● Hypertonie
		● Infektionsassoziierte Glomerulopathien:
		  – Poststreptokokken-Glomerulonephritis
		  – Glomerulonephritis bei bakterieller Endokarditis
		  – Shunt-Nephritis
		● Autoimmunerkrankungen und Vaskulitiden:
		  – Wegener-Granulomatose
		  – mikroskopische Polyarteriitis
		  – Purpura Schoenlein-Henoch
		  – Polyarteriitis nodosa
		  – Kryoglobulinämie
		● Goodpasture-Syndrom
		● Primäre Glomerulopathien:
		  – IgA-Nephritis
		  – membranoproliferative Glomerulonephritis
			● Corticosteroide
			● Immunsuppressiva
			● Plasmapherese
			● Immunglobuline

(Fortsetzung s. S. 106)

Synopsis (Fortsetzung)

Syndrom	Leitsymptome	Krankheitssymptome und spezielle Erkrankungen	Therapie

Nephrotisches Syndrom	● Proteinurie > 3g/Tag
	● Hypalbuminämie
	● Hyperlipidämie
	● Ödeme (peripher)
		● Primäre Glomerulopathien:
		  – Minimal-Change-
		    Glomerulopathie
		  – membranöse
		    Glomerulopathie
		  – fokal segmentale
		    Glomerulosklerose
		● Sekundäre Glome-
		  rulopathien: z. B.
		  Poststreptokokken-
		  Glomerulonephritis
		● Stoffwechseler-
		  krankungen: z. B.
		  diabetische Nephropathie
		● Systemerkrankungen:
		  z. B. Lupus erythematodes
		● Tumoren: z. B. Plasmozytom
		● Medikamente: z. B. Gold,
		  nichtsteroidale
		  Antiphlogistika
			● Corticosteroide
			● Immunsuppressiva
			● Plasmapherese
			● Immunglobuline

Danksagung

Der Autor bedankt sich für die Abbildungen bei Herrn Prof. Dr. med. Hermann-Josef Gröne, Leiter der Abteilung für Experimentelle Pathologie, Deutsches Krebsforschungszentrum, Heidelberg.

Literatur

Andresdottir MB, Assmann KJ, Hoitsma AJ, Koene RA, Wetzels JF. Renal transplantation in patients with dense deposit disease: Morphological characteristics of recurrent disease and clinical outcome. Nephrol Dial Transplant 1999; 14: 1723–31.

Ang C, Savige J, Dawborn J, Miach P, Heak W, Clarke B, Sinclair RS. Anti-glomerular basement membrane(GBM)-antibody-mediated disease with normal renal function. Nephrol Dial Transplant 1998; 13: 935–9.

Arroyo V, Gines P, Gerbes AL, Dudley FJ, Gentilini P, Laffi G, Reynolds TB, Ring-Larsen H, Scholmerich J. Definition and diagnostic criteria of refractory ascites and hepatorenal syndrome in cirrhosis. International Ascites Club. Hepatology 1996; 23:164–76.

Bargman JM. Management of minimal lesion glomerulonephritis: Evidence-based recommendations. Kidney Int 1999; 55(Suppl. 70): S3–16.

Berden JH. Lupus nephritis. Kidney Int 1997; 52: 538–58.

Boletis JN, Ioannidis JPA, Boki KA, Moutsopoulos HM. Intravenous immunoglobulin compared with cyclophosphamide for proliferative lupus nephritis. Lancet 1999; 354: 569–70.

Brazy PC, Stead WW, Fitzwilliam JF. Progression of renal insufficiency: Role of blood pressure. Kidney Int 1989; 35: 670–4.

Brenner BM, Cooper ME, de Zeeuw D, Keane WF, Mitch WE et al. Effects of losartan on renal and cardiovascular outcomes in patients with type 2 diabetes and nephropathy. N Engl J Med 2001; 345: 861–9.

Briggs JD, Jones E. Renal transplantation for uncommon diseases. Nephrol Dial Transplant 1999; 14: 570–5.

Briggs WA, Choi MJ, Scheel PJ Jr. Successful mycophenolate mofetil treatment of glomerular disease. Am J Kidney Dis 1998; 31: 213–7.

Brown JH, Douglas AF, Murphy BG, Hill CM, McNanee PT, Nelson WH, Doherty CC. Treatment of renal failure in idiopathic membranous nephropathy with azathioprine and prednisolone. Nephrol Dial Tranplant 1998; 13: 443–8.

Burgess E. Conservative treatment to slow deterioration of renal function: Evidence-based recommendations. Kidney Int 1999; 55 (Suppl. 70): S17–25.

Burgess E. Management of focal segmental glomerulosclerosis: Evidence-based recommendations. Kidney Int. 1999; 55 (Suppl. 70): S26–32.

Burstein DM, Korbet SM, Schwartz MM. Membranous glomerulonephritis and malignancy. Am J Kidney Dis 1993; 22: 5–10.

Cameron JS. Lupus nephritis. J Am Soc Nephrol 1999; 10: 413–24.

Cattran DC, Appel GB, Hebert LA, Hunsicker LG, Pohl MA, Hoy WE, Maxwell DR, Kunis CL, for the North America Nephrotic Syndrome Study Group. A randomized trial of cyclosporine in patients with steroid-resistant focal segmental glomerulosclerosis. Kidney Int 1999; 56: 2220–6.

Cattran DC, Greenwood C, Ritchie S, Bernstein K, Churchill DN, Clark WF, Morinin PA, Lavoie S. A controlled trial of cyclosporine in patients with progressive membranous nephropathy. Kidney Int 1995; 47: 1130–5.

Chauveau D, Choukroun G. Bence Jones proteinuria and myeloma kidney. Nephrol Dial Tranplant 1996; 11: 413–5.

Churg J, Ehrenreich T. Membranous nephropathy. Perspect Nephrol Hypertens 1973; 1: 443–8.

Conlon PJ, Jefferies F, Krigman HR, Corey GR, Sexton DJ, Abramson MA. Predictors of prognosis and risk of acute renal failure in bacterial endocarditis. Clin Nephrol 1998; 49: 96–101.

Cosio FG, Falkenhain M, Sedmak DD. Association of thin glomerular basement membrane nephropathy with other glomerulopathies. Kidney Int 1994; 46: 471–4.

Couser WG. Glomerulonephritis. Lancet 1999; 353: 1509–15.

Daghestani L, Pomeroy C. Renal manifestations of hepatitis C infection. Am J Med 1999; 106: 347–54.

Davenport A, Maciver AG, Hall CL, Mac Kenzie JC. Do mesangial immune complex deposits affect the renal prognosis in membranous glomerulonephritis. Clin Nephrol 1994; 41: 271–6.

Davison AM. Hepatorenal failure. Nephrol Dial Transplant 1996; 11 (Suppl. 8): 24–31.

De Broe ME, Elseviers MM. Analgesic nephropathy. N Engl J Med 1998; 338: 446–52.

Dische FE, Anderson VE, Keane SJ, Taube D, Bewick M, Parsons V. Incidence of thin membrane nephropathy. Morphometric investigation of a population sample. J Clin Pathol 1990; 43: 457–60.

Doley MA, Cosio FG, Nachman P, Falkenhain ME, Hogan SL, Falk RJ, Hebert LA. Mycophenolate mofetil therapy in lupus nephritis: Clinical observations. J Am Soc Nephrol 1999; 10: 833–9.

Donadio JV Jr, Anderson CF, Mitchell JC 3rd, Holley KE, Ilstrup DM, Furster V, Chesebro JH. Membranoproliferative glomerulonephritis. A prospective clinical trial of antiplatelet therapy. N Engl J Med 1984; 310: 1421–6.

Estacio RO, Jeffers BW, Hiatt WR, Biggerstaff SL, Gifford N, Schrier RW. The effect of nisoldipine as compared with enalapril on cardiovascular outcomes in patients with non-insulin-dependent diabetes and hypertension. N Engl J Med 1998; 338: 645–52.

Falk RJ, Hogan SL, Muller KE, Jennette JC. Treatment of progressive membranous glomerulopathy. A randomized trial comparing cyclophosphamide and corticosteroids with corticosteroids alone. The Glomerular Disease Collaborative Network. Ann Intern Med 1992; 116: 438–45.

Floege J, Burg M, Kliem V. Recurrent IgA nephropathy after kidney transplantation: not a benign condition. Nephrol Dial Transplant 1998; 13: 1933–5.

Ford DM, Briscoe DM, Shanley PF, Lum GM. Childhood membranoproliferative glomerulonephritis type I: Limited steroid therapy. Kidney Int 1992; 41: 1606–12.

Furlan M, Robles R, Galbusera M, Remuzzi G, Kyrle PA, Brenner B, Krause M, Scharrer I, Aumann V,

Mittler U, Solenthaler M, Lammle B. Von Willebrand factor-cleaving protease in thrombotic thrombocytopenic purpura and the hemolytic-uremic syndrome. N Engl J Med 1998; 339: 1578–84.

Furuta T, Seino J, Saito T, Sato H, Agatsuma J, Ootaka T, Satoh T, Yoshinaga K. Insulin deposits in membranous nephropathy associated with diabetes mellitus. Clin Nephrol 1992; 37: 65–9.

Gines P, Arroyo V. Hepatorenal syndrome. J Am Soc Nephrol 1999; 10: 1833–9.

GISEN Group. Randomized placebo-controlled trial of effect of ramipril on decline in glomerular filtration rate and risk of terminal renal failure in proteinuric, non-diabetic nephropathy. Lancet 1997; 349: 1857–63.

Gröne HJ, Eisenhauer T, Ulshöfer B, Gebert G, Thomas C (Hrsg). Grundlagen der klinischen Medizin. Bd 6: Harnapparat – Männliches Genitale. Stuttgart: Schattauer 1993.

Haas M, Godfrin Y, Oberbauer R, Yilmaz N, Borchhardt K, Regele H, Druml W, Derfler K, Mayer G. Plasma immunoadsorption treatment in patients with primary focal and segmental glomerulosclerosis. Nephrol Dial Transplant 1998; 13: 2013–6.

Haffner D, Schindera F, Aschoff A, Matthias S, Waldherr R, Schärer K. The clinical spectrum of shunt nephritis. Nephrol Dial Transplant 1997; 12: 1143–8.

Hagen EC, de Keizer RJ, Andrassy K, van Boren WP, Bruijn JA, van Es LA, van der Woude FJ. Compassionate treatment of Wegener's granulomatosis with rabbit anti-thymocyte globulin. Clin Nephrol 1995; 43: 351–9.

Hansson L, Zanchetti A, Carruthers SG, Dahlöf B, Elmfeldt D, Julius J, Ménard J, Rahn KH, Wedel H, Westerling S, for the HOT Study Group. Effect of intensive blood-pressure lowering and low-dose aspirin in patients with hypertension: Principal results of the Hypertension Optimal Treatment (HOT) randomised trial. Lancet 1998; 351: 1755–62.

Hasslacher C, Danne T, Ganz M, Sawicki P, Walter H. Entscheidungsbasis für die Behandlung von Patienten mit diabetischer Nephropathie. Diabetes Stoffwechsel 2000; 9: 31–45.

Hellmark T, Segelmark M, Unger C, Burkhardt H, Saus J, Wieslander J. Identification of a clinically relevant immunodominant region of collagen IV in Goodpasture disease. Kidney Int 1999; 55: 936–44.

Hoffman GS, Kerr GS, Leavitt RY, Hallahan CW, Lehovics RS, Travis WD, Rottem M, Fauci AS. Wegener's granulomatosis: An analysis of 158 patients. Ann Intern Med 1992; 116: 488–98.

Holt S, Goodier D, Marley R, Patch D, Burroughs A, Fernando B, Harry D, Moore K. Improvement in renal function in hepatorenal syndrome with N-acetylcysteine. Lancet 1999; 353: 294–5.

Hricik DE, Chung-Park M, Sedor JR. Glomerulonephritis. N Engl J Med 1998; 339: 888–99.

Jennette JC, Falk RJ, Andrassy K, Bacon PA, Churg J, Gross WL, Hagen CA, Hoffman GS, Hunder GG, Kallenberg CG, McCluskey RT, Sinico RA, Rees AJ, van Es LA, Waldherr R, Wiik A. Nomenclature of systemic vasculitides: Proposal of an international consensus conference. Arthr Rheum 1994; 37: 187–92.

Jindal KK. Management of idiopathic crescentic and diffuse proliferative glomerulonephritis: Evidence-based recommendations. Kidney Int 199; 55 (Suppl. 70): S33–40.

Johnson RJ. The mystery of the antineutrophil cytoplasmatic antibodies. Am J Kidney Dis 1995; 26: 57–61.

Kamm M, John S, Rieß R, Geiger H. Erstmanifestation einer Schoenlein-Henoch-Purpura bei einer 74jährigen Patientin mit Hyperthyreose. Dtsch Med Wschr 1997; 122: 54–8.

Katz A, Fish AJ, Santamaria P, Nervins TE, Kim Y, Butkoski RJ. Role of antibodies to tubulointerstitial nephritis antigen in human anti-tubular basement membrane nephritis associated with membranous nephropathy. Am J Med 1992; 93: 691–8.

Kon SP, Coupes B, Short CD, Solomon LR, Raftery MJ, Mallick NP, Brenchley PE. Urinary C5b-9 excretion and clinical course in idiopathic human membranous nephropathy. Kidney Int 1995; 48: 1953–8.

Korevaar JC, Jansen MAM, Dekker FW, Boeschoten EW, Bossuyt PMM, Krediet RT, for the NECOSAD Study Group. Evaluation of DOQI guidelines: Early start of dialysis treatment is not associated with better health-related quality of life. Am J Kidney Dis 2002; 39: 108–15.

Kotanko P, Pusey CD, Levy JB. Recurrent glomerulonephritis following renal transplantation. Transplantation 1997; 63: 1045–52.

Krumme B, Endmeir R, Vanhaelen M, Walb D. Reversible Fanconi syndrome after ingestion of a Chinese herbal remedy containing aristolochic acid. Nephrol Dial Transplant 2001; 16: 400–2.

Kwak B, Mulhaupt F, Myit S, Mach F. Statins as a newly recognized type of immunomodulator. Nature Med 2000; 6: 1399–402.

Kyle RA, Gertz MA, Greipp PR, Witzig TE, Lust JA, Lacy MQ, Therneau TM. A trial of three regimens for primary amyloidosis: Colchicine allone, melphalan and prednisone, and melphalan, prednisone, and colchicine. N Engl J Med 1997; 336: 1202–7.

Kyndt X, Reumax D, Bridoux F, Tribout B, Bataille P, Hachulla E, Hatron PY, Duthilleul P, Vanhille P. Serial measurements of antineutrophil cytoplasmic autoantibodies in patients with systemic vasculitis. Am J Med 1999; 106: 527–33.

Lang R, Geiger H. Flankenschmerz-Hämaturie-Syndrom. Dtsch Med Wschr 1994; 119: 113–7.

Levin A. Management of membranoproliferative glomerulonephritis: Evidence-based recommendations. Kidney Int 1999; 55 (Suppl. 70): S41–46.

Lewis EJ, Hunsicker LG, Clarke WR, Berl T, Pohl MA et al. Renoprotective effect of the angiotensin-receptor antagonist irbesartan in patients with nephropathy due to type 2 diabetes. N Engl J Med 2001; 345: 851–60.

Lightfoot RW, Michel BA, Bloch DA, Hunder GG, Zvaifler NJ, McShane DJ, Arend WP, Calabrese LH, Leavitt RY, Lie JT, Masi AT, Mills JA, Stevens MB, Wallace SL. The American College of Rheumatology 1990 criteria for the classification of polyarteritis nodosa. Arthr Rheum 1990; 33: 1088–93.

Lindeman RD, Tobin JD, Shock NW. Association between blood pressure and the rate of decline in renal function with age. Kidney Int 1984; 26: 861–8.

Lockwood CM, Thiru S, Isaacs JD, Hale G, Waldmann H. Long-term remission of intractable systemic vasculitis with monoclonal antibody therapy. Lancet 1993; 341: 1620–2.

Mai M, Geiger H, Hilgers KF, Veelken R, Mann JFE, Dämmrich J, Luft FC. Early interstitial changes in hypertension-induced renal injury. Hypertension 1993; 22: 754–65.

Meulders Q, Pirson Y, Cosyns JP, Squiffet JP, van Ypersele de Strihou C. Course of Henoch-Schoenlein nephritis after renal transplantation. Report of ten patients and review of the literature. Transplantation 1994; 58: 1179–86.

Meyrier A, Noel LH, Auriche P, Callard P. Long-term renal tolerance of cyclosporin A treatment in adult idiopathic nephrotic syndrome. Kidney Int 1994; 45: 1446–56.

Meyrier A. Treatment of primary focal segmental glomerulosclerosis. Nephrol Dial Transplant 1999; 14 (Suppl. 3): 74–8.

Mihatsch MJ, Manz T, Knüsli C, Hofer HO, Rist M, Guetg R, Rutishauser G, Zollinger HU. Phenacetinabusus III: Maligne Harnwegtumoren bei Phenacetinabusus in Basel 1963–1977. Schweiz Med Wschr 1980; 110: 255–64.

Miller G, Zimmermann III R, Radhakrishnan J, Appel G. Use of mycophenolate mofetil in resistant membranous nephropathy. Am J Kidney Dis 2000; 36: 250–6.

Misiani R, Bellavita P, Baio P, Caldara R, Ferruzi S, Rossi P, Tengattini F. Successful treatment of HCV-associated cryoglobulinaemic glomerulonephritis with a combination of interferon-alpha and ribavirin. Nephrol Dial Transplant 1999; 14: 1558–60.

Modification of Diet in Renal Disease Study Group. Effects of dietary protein restrictions on the progression of moderate renal disease in the modification of diet in renal disease study. J Amer Soc Nephrol 1996; 7: 2616–26.

Muirhead N. Management of idiopathic membranous nephropathy: Evidence-based recommendations. Kidney Int 1999; 55 (Suppl. 70): S47–55.

Muller Kobold AC, van der Geld YM, Limburg PC, Tervaert JW, Kallenberg CG. Pathophysiology of ANCA-associated glomerulonephritis. Nephrol Dial Transplant 1999; 14: 1366–75.

Nangaku M, Pippin J, Richardson CA, Schulze M, Young BA, Alpers CE, Gordon KL, Johnson RJ, Couser WG. Beneficial effects of systemic immunoglobulin in experimental membranous nephropathy. Kidney Int 1996; 50: 2054–62.

Newman LS, Rose CS, Maier LA. Sarcoidosis. N Engl J Med 1997; 336: 1224–34.

Niaudet P. Comparision of cyclosporine and chlorambucil in the treatment of steroid-dependent idiopathic nephrotic syndrome: A multicentre randomized controlled trial. The French Society of Pediatric Nephrology. Pediatr Nephrol 1992; 6: 1–3.

Niaudet P. Treatment of childhood steroid resistant idiopathic nephrosis with a combination of cyclosporine and prednison. The French Society of Pediatric Nephrology. J Pediatr 1994; 125: 981–6.

Nickeleit V, Mihatsch MJ. Uric acid nephropathy and end-stage renal disease – Review of a non-disease. Nephrol Dial Transplant 1997; 12: 1832–8.

Nolin L, Courteau M. Management of IgA nephropathy: Evidence-based recommendations. Kidney Int 1999; 55 (Suppl. 70): S56–62.

Nowack R, Göbel U, Klooker P, Hergesell O, Andrassy K, van der Woude FJ. Mycophenolate mofetil for maintenance therapy of Wegener's granulomatosis and microscopic polyangiitis: A pilot study in 11 patients with renal involvement. J Am Soc Nephrol 1999; 10: 1965–71.

O'Donoghue DJ, Darvill A, Ballardie FW. Mesangial cell autoantigens in immunoglobulin A nephropathy and Henoch-Schoenlein purpura. J Clin Invest 1991; 88: 1522–30.

Oparil S. Treating multiple-risk hypertensive populations. Am J Hypertens 1999; 12: 121S–9.

Orth SR, Ritz E. The nephrotic syndrome. N Engl J Med 1998; 338: 1202–11.

Parving HH, Lehnert H, Bröchner-Mortensen J, Gomis R, Andersen S, Arner P. The effect of irbesartan on the development of diabetic nephropathy in patients with type 2 diabetes. N Engl J Med 2001; 345: 870–8.

Pepys MB, Herbert J, Hutchinson WL, Tennent GA, Lachmann HJ, Gallimore JR, Lovat LB, Bartfai T, Alanine A, Hertel C, Hoffmann T, Jakob-Roetne R, Norcross RD, Kemp JA, Yamamura K, Suzuki M, Taylor GW, Murray S, Thompson D, Purvis, A, Kolstoe S, Wood SP, Hawkins PN. Targeted pharmacological depletion of serum amyloid P component for treatment of human amyloidosis. Nature 2002; 417: 254–59.

Ponticelli C, Altieri P, Scolari F, Passerini P, Roccatello D, Cesana B, Melis P, Valzorio B, Sasdelli M, Pasquali S, Pozzi C, Piccoli G, Lupo A, Segagni S, Antonucci F, Dugo M, Minari M, Scalia A, Pedrini L, Pisano G, Grassi C, Farina M, Bellazii R. A randomized study comparing methylprednisolone plus chlorambucil versus methylprednisolone plus cyclophosphamide in idiopathic membranous nephropathy. J Am Soc Nephrol 1998; 9: 444–50.

Ponticelli C, Edefonti A, Ghio L, Rizzoni G, Rinaldi S, Gusmano R, Lama G, Zacchello G, Confalonieri R, Altieri P. Cyclosporin versus cyclosphosphamide for patients with steroid-dependent and frequently relapsing idiopathic syndrome: A multicentre randomizend controlled trial. Nephrol Dial Transplantat 1993; 8: 1326–32.

Ponticelli C, Moroni G. Renal biopsy in lupus nephritis – What for, when and how often? Nephrol Dial Transplant 1998; 13: 2452–4.

Ponticelli C, Rizzoni G, Edefonti A. A randomized trial of cyclosporine in steroid-resistant idiopathic nephrotic syndrome. Kidney Int 1993; 43: 1377–84.

Ponticelli C, Zucchelli P, Passerini P, Cesana B, Locatelli F, Pasquali S, Sasdelli M, Redaelli B, Grassi C, Pozzi C. A 10-year follow-up of a randomized study with methylprednisolone and chlorambucil in membranous nephropathy. Kidney Int 1995; 48: 1600–4.

Pozzi C, Bolasco PG, Fogazzi GB, Andrulli S, Altieri P, Ponticelli C, Locatelli F. Corticosteroids in IgA nephropathy: A randomized controlled trial. Lancet 1999; 353: 883–7.

Radford MG, Holley KE, Grande JP, Larson TS, Wagoner RD, Donadio JV, McCarthy JT. Reversible membranous nephropathy associated with the use of nonsteroidal antiinflammatory drugs. J Am Med Ass 1996; 276: 466–9.

Rai A, Nast C, Adler S. Henoch-Schoenlein purpura nephritis. J Am Soc Nephrol 1999; 10: 2637–44.

Rexrode KM, Buring JE, Glynn RJ, Stampfer MJ, Youngman LD, Gaziamo JM. Analgesic use and renal function in men. J Am Med Ass 2001; 286: 315–21.

Sansonno D, Gesualdo L, Manno C, Schena FP, Dammacco F. Hepatitis C virus-related proteins in kidney tissue from hepatitis C virus-infected patients with cryoglobulinemic membranoproliferative glomerulonephritis. Hepatology 1997; 25: 1237–44.

Schäfer RM, Kokot F, Wernze H, Geiger H, Heidland A. Improved sexual function in hemodialysis patients on recombinant erythropoietin: possible role for prolactin. Clin Nephrol 1989; 31: 1–5.

Schäfers RF, Lütkes P, Ritz E, Philipp Th. Leitlinie zur Behandlung der arteriellen Hypertonie bei Diabetes mellitus. Dtsch Med Wschr 1999; 124: 1356–72.

Schmidt A, Mayer G. The diagnostic trash bin of focal and segmental glomerulosclerosis – an effort to provide rational clinical guidelines. Nephrol Dial Transplant 1999; 14: 550–2.

Schmidt RH, Sieh S, Röhl D, Geiger H, Mondorf UF, Gröne HJ, Lenz T. Spontanremission eines Goodpasture-Syndroms bei einem 21jährigen Patienten. Dtsch Med Wschr 1999; 124: 1201–3.

Shumak KH, Rock GA, Nair RC, the Canadian Apheresis Group. Late relapses in patients successfully treated for thrombotic thrombocytopenic purpura. Ann Int Med 1995; 122: 569–72.

Takemura T, Okada M, Hino S, Fukushima K, Yamamoto S, Miyazato H, Maruyama K, Yoshika K. Course and outcome of tubulointerstitial nephritis and uveitis syndrome. Am J Kidney Dis 1999; 34: 1016–21.

Tam LS, Li EK, Leung CB, Wong KC, Lai FM, Wang A, Szeto CC, Lai SF. Long-term treatment of lupus nephritis with cyclosporin A. Q J Med 1998; 91: 573–80.

Tarshish P, Berstein J, Tobin JN, Edelmann CM Jr. Treatment of mesangiocapillary glomerulonephritis with alternate-day prednisone: A Report of the International Study of Kidney Disease in Children. Pediatr Nephrol 1992; 6: 123–30.

The EUCLID study group. Randomized placebo-controlled trial of lisinopril in normotensive patients with insulin-dependent diabetes and normoalbuminuria or microalbuminuria. Lancet 1997; 349: 1787–92.

Tse WY, Howie AJ, Adu D, Savage DO, Richards NT, Wheeler DC, Michael J. Association of vasculitic glomerulonephritis with membranous nephropathy: A report of 10 cases. Nephrol Dial Transplant 1997; 12: 1017—27.

Tumlin JA. Lupus nephritis: Novel immunosuppressive modalities and future directions: Semin Nephrol 1999; 19: 67–76.

UK Prospective Diabetes Study Group. Tight blood pressure control and risk of macrovascular und microvascular complications in type 2 diabetes: UKPDS 38. Brit Med J 1998; 317: 703–13.

Valderrabano F, Hörl WH, Jacobs C, Macdougall IC. European Survey on Anemia Management (ESAM). Nephrol Dial Transplant 2000; 15 (Suppl. 4): 1–63.

Vanherweghem JL, Depierreux M, Tielemans C, Abramowicz D, Dratwa M, Jadoul M, Richard C, Vandervelde D, Verbeelen D, Vanhaelen-Fastre R et al. Rapidly progressive interstitial renal fibrosis in young women: association with slimming regimen including Chinese herbs. Lancet 1993; 341: 387–91.

Walker WG. Hypertension-related renal injury: A major contributor to end-stage renal disease. Am J Kidney Dis 1993; 22: 164–73.

WHO Guidelines Subcommittee. 1999 World Health Organization-International Society of Hypertension Guidelines for the management of hypertension. J Hypertens 1999; 17: 152–83.

Winearls CG. Acute myeloma kidney. Kidney Int 1995; 48: 1347–61.

Wullbrand A, Helmchen U. Fibrilläre Glomerulopathien. Dtsch Med Wschr 1997; 122: 302–8.

Zauner I, Bohler J, Braun N, Grupp C, Heering P, Schollmeyer P. Effect of aspirin and dipyridamol on proteinuria in idiopathic membranoproliferative glomerulonephritis. A multicenter prospective clinical trial. Nephrol Dial Transplant 1994; 9: 619–22.

3 Genetik und Klinik hereditärer Nierenerkrankungen

J. E. Scherberich

Fallstricke/Fußangeln

- Ein normales Serumkalium schließt eine renal tubuläre Azidose nicht aus (steady state).
- Zystisch dysplastische Rundherde in der Niere bei jungen Patienten können schon Vorstadien von Nierentumoren/Nierenkarzinomen sein (Von-Hippel-Lindau-Syndrom, Tuberöse-Sklerose-Komplex).
- Eine langjährige renale Mikrohämaturie (dysmorphe Erythrozyten im Harnsediment) kann auch eine (relativ) harmlose Ursache mit guter Prognose haben (sog. Dünne-Basalmembran-Syndrom).

Leitsymptome

- Proteinurie, Mikrohämaturie,
- dysplastische Nierenveränderungen,
- kleinknotige Hautveränderungen,
- Hypertonie, langsam progrediente Niereninsuffizienz

Merksätze zur Therapie

- zurzeit keine kausale genetische Therapie verfügbar (in Einzelfällen Substitutionsbehandlung)
- ACE-Hemmer, AT_1-Rezeptor Antagonisten
- Blutdruckeinstellung, falls erhöht
- Ausgleich Salz-/Wasser-/Blutgashaushalt
- Beseitigung möglicher Abflussbehinderungen (z.B. Obstruktion durch parapelvine Zysten)
- Nierenfreilegung bei unklaren Rundherden (junge Patienten); ggf. Nephrektomie bei Adenomen bzw. Karzinomen; Nephrektomie vor Nierentransplantation
- Behandlung von Begleiterkrankungen (Elektrolytdysbalance, metabolische Azidose, er-

höhtes Homozystein, sekundärer Hyperparathyreoidismus, renale Anämie, Anfallsleiden etc.)
- in Sonderfällen (z.B. Fabry-Krankheit) „genetisch-kausale" Substitutionsbehandlung möglich

Kasuistik

Bei einer 25-jährigen Frau in gutem Allgemein- und Ernährungszustand finden sich kleine gesichtsbetonte Hautherde (Fibrome, Angiofibrome), Zweimal innerhalb der letzten 20 Jahre sind zerebrale epileptiforme Krampfanfälle aufgetreten, eine mentale Retardierung liegt nicht vor. Anamnestisch besteht außerdem ein langsam zunehmender Hypertonus. Bei den Laborbefunden fallen eine Tendenz zur Hypokaliämie (Urinkalium > 80 mmol/l) auf, ein langsam ansteigendes Serumkreatinin (mit 16 Jahren 1,1 mg/dl, mit 18 Jahren 1,4 mg/dl, mit 25 Jahren 3,1 mg/dl), eine zunehmende Proteinurie (1,5 g/g Kreatinin) mit glomerulo-tubulärem Muster und kompletter tubulärer Proteinurie in der SDS-Elektrophorese; der Urinbefund zeigt eine Mikrohämaturie. Sonographisch finden sich multiple Nierenzysten, davon zwei große parapelvine in einer Niere mit leichter Obstruktion, außerdem beidseits hypo- oder hyperdense Nierenparenchymareale (Verdacht auf Angiomyolipome). Im kranialen CT zeigen sich Mikrokalzifizierungen, besonders subependymal. Die molekulargenetische Analyse von Blutleukozyten weist eine Deletion von 165 Kilobasen im TSC2-Gen nach. Diagnose: tuberöse Sklerose mit progredienter Niereninsuffizienz.

3.1 Einführung

Die Differenzialdiagnose von Nierenerkrankungen muss stets die Frage einbeziehen, inwieweit im jeweiligen Fall möglicherweise eine hereditäre

Nierenerkrankung vorliegt. Erste Hinweise gibt eine positive Familienanamnese, d.h. eine familiäre Häufung bestimmter Leitsymptome („Phänotypie") oder Vorerkrankungsmuster (Niaudet u. Rotig 1997; Hill 2001).

Nicht in allen Fällen ist die Diagnostik so einfach wie bei der autosomal dominanten polyzystischen Nierenerkrankung, die allein fast aufgrund des sonographischen Bildes zu stellen wäre. Nierenerkrankungen können nicht nur, wie diese, auf Aberrationen eines einzelnen Genes beruhen (Levy u. Feingold 2000). Vielmehr liegt in den meisten Fällen eine Heterogenität im Bereich des Genlocus vor. Mindestens zwölf Nierenerkrankungen beruhen auf sog. Einzelgenmutationen, deren Loci identifiziert sind (Genmapping). Andere Erkrankungen mit Nierenbeteiligung sind, neben dem klinischen Phänotyp, bislang nur über ihre chromosomale Lokalisation (chromosomale Genkartierung), erfasst; ein Genort selbst ist noch unbekannt.

Theoretisch kann sich jede arterielle Hypertonie (Nephrosklerose), Mikrohämaturie, Proteinurie, jedes nephrotische Syndrom, jede Nierenkolik bei Nephrolithiasis, Elektrolytdysbalance oder andere metabolische Störung, jede progrediente Niereninsuffizienz bzw. ein präterminales/terminales Nierenversagen vor einem hereditären Hintergrund abspielen. Vererbungsmodalitäten sind entweder autosomal dominant oder rezessiv bzw. X- und Y-geschlechtsgebunden (z.B. Potter-Syndrom Typ IIa).

Die geographische und ethnische Häufigkeit hereditärer Nierenerkrankungen, die z.B. auf einer Einzelgenmutation beruhen, schwankt erheblich: So ist z.B. die autosomal dominante polyzystische Nierenerkrankung in Japan gegenüber Europa erheblich seltener (1:4033 gegenüber 1:544). Das kongenitale nephrotische Syndrom des finnischen Typs kommt endemisch in einem Landstrich von Pennsylvania (USA) zwanzigmal häufiger vor als in Finnland selbst, und dies ohne nachgewiesene ethnische Beziehungen. In einer Region von Westschweden liegt die Prävalenz der tuberösen Sklerose bei Jugendlichen mit ca. 15 Fällen pro 100000 Einwohnern deutlich höher als in West- und Mitteleuropa mit ca. drei bis sieben pro 100000 Einwohnern. Nierenerkrankungen, die auf eine Einzelgenmutation beruhen bzw. chromosomal kartiert sind, sind in den Tabellen 3.1 und 3.2 zusammengefasst. Hauptschwerpunkt der

Tab. 3.1 Genetisch determinierte Nierenerkrankungen (mod. nach Hildebrandt 2001)

Erkrankung	Klinische Symptomatologie
Primäre Nierenerkrankungen	
● Alport-Syndrom	Nephritis, Innenohrschwerhörigkeit
– mit Leiomyomatose	wie oben, zusätzlich Leiomyomatose des Ösophagus
● Zystinurie	Harnkonkremente (Cystinsteine)
● Bartter-Syndrom	Hypokaliämie, normales Serummagnesium, Hyperkalzurie, normaler Blutdruck, Alkalose
● Gitelman-Syndrom	Hypokaliämie, erniedrigtes Serummagnesium, normaler Blutdruck, Alkalose
● nephrogener Diabetes insipidus	Polyurie, Polydipsie
● Nephrolithiasis	
– primäre Hyperoxalurie Typ I	Nephrolithiasis
– Adenin-Phosphoribosyl-Transferase-Mangel	Nephrolithiasis
– Osteoporose mit renal tubulärer Azidose	Nephrolithiasis, Osteopetrose, Minderwuchs
● polyzystische Nierendegeneration (APKD)	Zystennieren, intrakranielle Aneurysmen, Niereninsuffizienz

Tab. 3.1 Fortsetzung

Klinische Syndrome mit Nierenbeteiligung	
● Kallmann-Syndrom	Anosmie, hypogonadotroper Hypogonadismus, unilaterale Nierenagenesie
● Lowe-Syndrom	Katarakt, Vitamin-D-resistente Rachitis, mentale Retardierung, renale tubuläre Azidose
● Tuberöse-Sklerose-Komplex	Adenoma sebaceum, depigmentierte Nävi, Krampfleiden, variable mentale Retardierung, Zystennieren
● Von-Hippel-Lindau-Erkankung	Nierenkarzinom; Phäochromozytom; Hämangiome in Retina, Leber, Lunge, Nebenniere
● Wilms-Tumor	Wachstumsretardierung, Aniridie
– mit Denys Drash	zusätzlich Pseudohermaphroditismus

Tab. 3.2 Renale Erkrankungen mit chromosomal kartierten Genen (mod. nach Hildebrandt 2001)

Erkrankung	Klinische Symptomatologie
Primäre Nierenerkrankungen	
● familiäre juvenile Nephronophthise	in der Adoleszenz: Polyurie, Polydipsie, Anämie, Niereninsuffizienz
● Nephrolithiasis (X-chromosomal rezessiv)	Nephrolithiasis, Nephrokalzinose, Niereninsuffizienz
● polyzystische Nierendegeneration (infantiler Typ)	Zystennieren, Leberfibrose, Nierenversagen
● kongenitales nephrotisches Syndrom (finnischer Typ)	schwere kongenitale Nephrose
Klinische Syndrome mit Nierenbeteiligung	
● Bardet-Biedl-Syndrom	Hypogonadismus, Polydaktilie, mentale Retardierung, Retinopathie, Nierenversagen
● branchio-oto-renales Syndrom	Nierendysplasie, laterale Halsfistel
● Nagel-Patella-Syndrom	Nagelhypoplasie, hypoplastische Patella, Nephropathie: Proteinurie, Mikrohämaturie, membranöse fokal sklerosierende Glomerulonephritis
● Rubinstein-Taybi-Syndrom	Nierenagenesie, dysplastische Stigmata, leichte geistige Retardierung

genetischen klinischen Forschung ist zurzeit die Suche nach sog. „Krankheitsgenen", die die Suszeptibilität gegenüber bestimmten Formen von Nierenerkrankungen und das Ausmaß ihrer Progression bestimmen (Hsu et al.2000; Olkkonen u. Ikonen 2000; Shiozawa et al. 2000; Leonard et al. 2001).

3.2 Molekulargenetische Diagnostik von Nierenerkrankungen

Bestehen aufgrund eines bestimmten Phänotyps oder einer positiven Familienanamnese Verdachtsmomente auf eine mögliche hereditäre Nephropathie, so können diese mithilfe molekulargenetischer Verfahren erhärtet werden.

Die molekulargenetische Diagnostik (auch präpartal) bestätigt also ggf. den klinischen Verdacht und lässt unter Umständen prognostische Aussagen zu. Als Methoden stehen zur Verfügung:

● DNA-Hybridisierung
● DNA-Sequenzierung
● Polymerase-Kettenreaktion(PCR)
● Verfahren zur chromosomalen Lokalisation

Da die molekularbiologischen Analyseverfahren ständig weiterentwickelt werden, wird auf entsprechend aktuelle Literatur verwiesen. Im Internet sind umfangreiche Datenbanken zur Thematik abrufbar. Zukunftsträchtig ist insbesonders die sog. **DNA-Chip-Technologie**. Diese erlaubt die Erstellung „genetischer Profile" anhand vorgegebener c-DNA-Kärtchen, mit denen z.B. Gewebeproben inkubiert und weiterentwickelt werden. Methoden der indirekten Gendiagnostik umfassen in erster Linie Kopplungsanalysen, wie sie für Untersuchungen von Familienmitgliedern sinnvoll sind: Hier besteht ein enger Zusammenhang zwischen einem klinischen Phänotyp und der Präsenz genetischer Marker, die innerhalb einer Familie vorhanden und ggf. in unterschiedlicher Penetranz weitervererbt wurden. Genomisches Material findet sich nicht nur im Kern, sondern auch extranukleär, z.B. in Mitochondrien. Alterationen im mitochondrialen Genom führen zu klinisch und genetisch gut definierten Nierenkrankheiten (Niaudet u. Rotig

1997; Fischel-Ghodsian 2001). Ähnlich liegen die Verhältnisse bei genetischen Störungen der Dysregulation von Glykosylierungsschritten (Leonard et al. 2001). Eine Vielzahl hereditärer Nierenerkrankungen beruht auf genetischen Defekten zytoplasmatischer, lysosomaler und plasmamembranständiger Transporter (Olkkonen u. Ikonen 2000). Inwieweit Krankheitsbilder wie bilaterale fibromuskuläre Nierenarteriensenosen, Nierenhypoplasie, kindliche Refluxerkrankungen bzw. Malformationen des harnableitenden Systems, Malrotation und Verschmelzungsnieren (Abb. 3.1) einen hereditäten Hintergrund haben, ist noch unbekannt.

3.3 Zystische Nierenerkrankungen

Genetisch bedingte zystische Erkrankungen der Nieren („Zystennieren")umfassen:

● autosomal dominant vererbte polyzystische Nierenerkrankungen
● autosomal rezessiv vererbte polyzystische Nierenerkrankungen
● juvenile Nephronophthise (medulläre Zystennierenerkrankheit)
● zystische Nierendysplasie (Typ Potter II)

Differenzialdiagnostisch abzugrenzen sind zystisch-dysplastische Nieren im Rahmen komplexer Syndrome: Von-Hippel-Lindau-Syndrom, tuberöse Sklerose (Pringle-Krankheit), Bardet-Biedl-Syndrom und andere (Tab. 3.3–3.5). Solitärzysten, die sich mit zunehmendem Alter bei bis zu 20% aller Untersuchten als Normalbefund nachweisen lassen, sowie die sog. „erworbene Zystennierenkrankheit" bei ischämischer Nephropathie, chronischer Niereninsuffizienz oder Dialysepatienten haben keinen erkennbar genetischen Hintergrund. Im Gegensatz zu autosomal dominant und autosomal rezessiv vererbten polyzystischen Nieren haben erworbene multi-

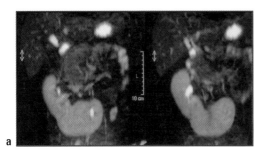

a

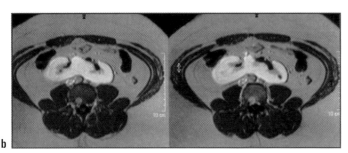

b

Abb. 3.1 Nachweis einer Verschmelzungsniere bei einem Patienten mit rezidivierenden Harnwegsinfekten und anamnestisch familiärer Häufung an „Nierenerkrankungen"; unklarer genetischer Hintergrund:
a Vertikale 3D-Rekonstruktion
b axiales Tomogramm.

zystische Nieren den Charakter einer Präkanzerose, da sie maligne entarten können (Scherberich 1996).

3.3.1 Autosomal dominante polyzystische Nierendegeneration

Die autosomal dominante polyzystische Nierendegeneration (ADPKD, Potter-Syndrome I–III) kommt vor in einer Frequenz von 1 auf ca. 500 bis 1000 Lebendgeburten. Sie ist damit eine der häufigsten monogenen Erbkrankheiten (Zerres et al. 2001). In Deutschland sind etwa 1000 Patienten betroffen. Der Anteil dialysepflichtiger Patienten, die an Zystennieren erkrankt sind, liegt in Mitteleuropa bei ca. 10%. Eine Aufklärungs- und Informationsplattform für Patienten und Angehörige bietet die Website: www.zystennieren.de.

Manifestationsalter

Obwohl sich die ADPKD in der Regel im Erwachsenenalter manifestiert, kommen Frühformen im Kindesalter mit entsprechender Sympto-

matik vor. Die Häufigkeit von Frühmanifestationen liegt bei ca. 2%. Ursprünglich wurde die adulte Form der ADPKD als Typ Potter III der Zystennieren bezeichnet. Zystennieren (ADPKD) von Kindern mit ausgedehnten Frühmanifestationen haben eine höhere Gesamtprogression (Volumenexpansion, Nierengröße, Zystengröße, Hämaturie, Bluthochdruck) als die von Kindern mit milder Variante (Fick-Brosnahan 2001). Frühformen der ADPKD im Säuglings- oder Kleinkindesalter können sich atypisch weiterentwickeln, z.B. in den Symptomenkomplex der tuberösen Sklerose übergehen.

Klinisches Bild

Im Anfangsstadium sind die Betroffenen praktisch symptomfrei. Klinisch manifest werden sie dann mit Flankenschwellung, Flankenschmerzen und Hämaturie. Bei Einblutungen in Zysten entsteht ein akutes Bild, das dem einer akuten Pyelonephritis, Nierenkolik oder einer Urosepsis ähnlich sein kann. Es kommt zu einer progredienten Niereninsuffizienz, ohne dass eine begleitende renale Anämie zugrunde liegen muss. Bei über 50% der Patienten besteht eine arterielle Hypertonie.

Tab. 3.3 Differenzialdiagnose polyzystischer Nierenkrankheiten (polycystic kidney diseases, PKD) (mod. nach Zerres et al. 2001)

	Autosomal rezessive PKD	Autosomal dominante PKD
Nierengröße	vergrößert, zu Beginn normal, bei Erwachsenen verkleinert	vergrößert, zu Beginn normal
Zystensymmetrie	symmetrisch	zu Beginn zum Teil über Jahre asymmetrisch
Zystenlokalisation	erweiterte Sammelrohre	alle Nephronbereiche
Zystendurchmesser	zu Beginn bis 2 mm, bei längerer Überlebenszeit bis Zentimeterbereich	zu Beginn gering, später bis zu mehreren Zentimetern
Zusätzliche Leberveränderungen	kongenitale Leberfibrose (sehr variabel)	Zystenleber bei ca. einem Drittel der Patienten, häufiger bei Frauen, selten Leberfibrose!
Weitere Symptome	zystische Pankreas-veränderungen	Hirnbasisaneurysmen, weitere Aneurysmen, Herzbeteiligung: Mitral-klappenprolaps, Klappeninsuffizienzen
Hauptsymptome	Neugeborenenperiode: respi-ratorische Störungen, später: Niereninsuffizienz, portale Hypertension (variabel)	Beginn meist zweite bis vierte Dekade, selten im Kindesalter (2%?), in Einzel-fällen pränatal, im Neugeborenenalter respiratorische Probleme, Nierenin-suffizienz, Schmerzen, Hämaturie, zerebrale Blutungen
Manifestation bei betroffenen Familienangehörigen	oft ähnlicher Verlauf bei Geschwistern, unterschiedliche Verläufe möglich	variabel, oft intrafamiliäre Ähnlichkeit des Verlaufs, Wiederholung frühmani-fester Fälle innerhalb einer Familie
Elterliche Nieren	keine Auffälligkeiten	Nachweis von Zysten bei einem Eltern-teil, sofern die Eltern nicht zu jung sind; Spontanmutationen wahrscheinlich sehr selten

Die ADPKD betrifft in erster Linie die Nieren, ist jedoch eine Systemerkrankung. Neben flüs-sigkeitsgefüllten Zysten in beiden Nieren kön-nen Zysten in anderen Organen (Leber, Pankreas) auftreten, hinzu kommen Bluthochdruck und kardiovaskuläre Komplikationen (Kraatz et al. 2000). Polyzystische Nieren wachsen kontinu-ierlich und können den gesamten Retroperito-nealraum ausfüllen. Ein makroskopisches Prä-parat zeigt Abbildung 3.2. Gehäufte zerebrale Aneurysmen können zu Subarachnoidalblutun-gen führen.

Verlauf

Die ADPKD ist, als ein „klassisches Nephron-verlustmodell", mit einer chronisch progredien-ten Niereninsuffizienz vergesellschaftet; die meisten Erwachsenen erleben noch ihr dialyse-pflichtiges Nierenversagen. Die Überlebensrate von Dialysepatienten mit ADPKD ist nicht von der von Dialysepatienten mit anderen Nieren-erkrankungen (z.B. Glomerulonephritis) ver-schieden und in beiden Gruppen unabhängig von der Anwesenheit einer arteriellen Hyperto-

Tab. 3.4 Befunde bei Erkrankungen des Komplexes Nephronophthise (NPH)/medulläre Zystennierenerkran-kung (ADMCKD) (mod. nach Omran u. Hildebrandt 2001)

Anamnese	Differenzialdiagnose autosomal rezessiver vs. autosomal dominanter Erbgang, Polyurie, Polydipsie, sekundäre Enuresis, Anämie, extrarenale Assoziationen nur bei rezessiven Erkrankungen (z.B. Retinitis pigmentosa)
Verlauf	progredientes Nierenversagen
Alter bei terminalem Nierenversagen	• rezessive Formen 　– infantile NPH (NPH2) < 3. Lebensjahr 　– juvenile NPH (NPH1) ca. 13. Lebensjahr 　– adoleszente NPH (NPH3) ca. 19. Lebensjahr • dominante Formen 　– ADMCKD1 ca. 32. Lebensjahr 　– ADMCKD2 ca. 62. Lebensjahr
Labor	verminderte Harnkonzentrationsfähigkeit, Nierenretentionswerte ↑, Anämie, keine Leukozyturie, Hämaturie, Proteinurie
Sonographie	echogene Nieren normaler Größe (Ausnahme NPH2: Renomegalie), Zysten an der Mark-Rinden-Grenze
Pathologie	Veränderungen der tubulären Basalmembran, tubuläre Dilatation und Atrophie, sklerosierende tubulointerstitielle Nephropathie (TIN), Ausnahme NPH2: kortikale Zysten, glomeruläre Veränderungen, TIN
Gendiagnostik	• NPH1: homozygote Deletionen bzw. Punktmutationen des NPHP1-Gens • Bei allen anderen Formen: nur indirekte Gendiagnostik möglich

Tab. 3.5 Auswahl von Syndromen mit Zystennieren (mod. nach Zerres et al. 2001)

- Verschiedene Chromosomenstörungen
- Bardet-Biedl-Syndrom
- Branchio-oto-renales Syndrom
- Fryns-Syndrom
- Von-Hippel-Lindau-Syndrom
- Jeune-Syndrom
- Kaufmann-McKusick-Syndrom
- Kurzrippen-Polydaktylie-Syndrome
- Meckel-Syndrom
- Oro-fazio-digitales Syndrom I
- Prune-Belly-Syndrom
- Renale pankreatische Dysplasie
- Retinarenale Dysplasiesyndrome
- Tuberöse Sklerose
- VATER-Assoziation
- Zeilweger-Syndrom

nie, Angina pectoris oder Herzinsuffizienz (Sotirakopoulos et al. 2001).

Diagnostik

Standbein der Erstdiagnostik ist die Ultraschalltomographie. Hier manifestiert sich die Erkrankung über beidseits vergrößerte Nieren mit multiplen echoarmen Rundherden verschiedener Größe und Entwicklungsstadien. Formal ist das gesamte Parenchym durchsetzt. Parapelvine Zysten können zu lokalen Abflussbehinderungen (Kelchektasie, Pyelonektasie) führen. Die Ultraschalltomographie eignet sich auch für eine pränatale Diagnostik. Die autosomal rezessiv vererbte Form kann damit natürlich von der autosomal dominanten nicht unterschieden werden.

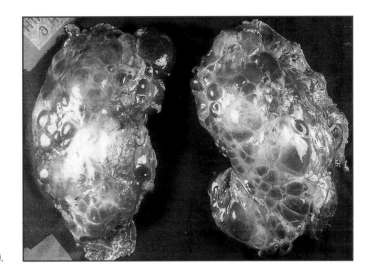

Abb. 3.2 Makroskopisches Nierenpräparat eines Patienten mit autosomal dominanter polyzystischer Nierenerkrankung (ADPKD).

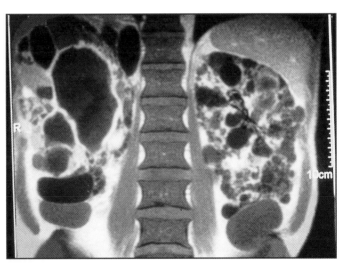

Abb. 3.3 Ausgedehnter Befund einer autosomal dominanten polyzystischen Nierenerkrankung bei einem männlichen 63-jährigen Patienten, Serumkreatinin 4,8 mg/dl (Magnetresonanztomographie, sagittales Schnittbild).

Im Alter von ca. 20 Jahren lassen sich über die Sonographie praktisch alle Anlageträger identifizieren. In der aktuellen und Verlaufsbeurteilung am zuverlässigsten ist die Elektronenstrahl-Computertomographie (CT), was Zystengröße und Zystenanteil in Relation zum Restparenchym angeht (King et al. 2000). Bei komplizierten Verläufen (Fieber, Flankenschmerz) bietet sich neben der CT die Magnetresonanztomographie (MRT) an (Abb. 3.3, 3.4). Histopathologisch finden sich flüssigkeitsgefüllte Zysten und eine interstitielle Fibrose. Immun-

histologisch sind die Zysten in der Regel *allen* Nephronanteilen (kortikale Tubuli, Henle-Schleife und Sammelrohre) zuzuordnen (Kuch et al. 1991). Dies entspricht der Lokalisation von Polyzystin-1, dem Genprodukt des PKD-1-Locus (s.u.). Die Expression von Polycystin-2 im Nephron stimmt nicht mit der von Polyzystin-1 überein (Foggensteiner et al. 2000). Die Zysten akkumulieren Flüssigkeit, weil sich basolaterale Transportermoleküle zum apikalen Zellpol (des-)orientiert haben, d.h. sie pumpen „in die falsche Richtung" (Persu u. Devuyst

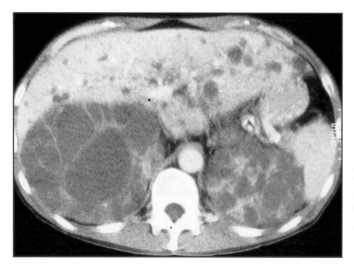

Abb. 3.4 Autosomal dominante polyzystische Nierenerkrankung, derselbe Patient wie in Abbildung 3.3. Axiale Schnittführung mit zusätzlichem Nachweis multipler Leberzysten.

2000). Anhand des unterschiedlichen Gehalts an Natriumionen lassen sich proximale („non gradient") von distalen („gradient") Zysten mit niedrigem Salzgehalt abgrenzen. Das Zystenepithel überexprimiert verschiedene proliferationsassoziierte Moleküle, die bei Zystennierenpatienten auch in erhöhter Konzentraton im Harn erscheinen. Im Vergleich zu entzündlichen Nierenerkrankungen ist der Harnstatus praktisch blande, allenfalls finden sich eine Mikrohämaturie (episodisch Makrohämaturie) und eine geringgradige Proteinurie bis ca. 1 g (Näheres unter: www.proteinurie.de).

Molekulargenetik und Zystogenese

Für die ADPKD sind drei genetische Varianten bekannt. Bei ca. 85% der Betroffenen ist das PKD-1-Gen mutiert (Chromosom 16p13.3). Dieses kodiert ein transmembranöses Membranprotein von 4303 Aminosäuren, das **Polyzystin-1**. Für die Entwicklung der übrigen Genotypen sind Veränderungen der Gene PKD 2 und PKD 3 verantwortlich. PKD 2 (Chromosom 4q21-23) kodiert **Polyzystin-2**, wobei Patienten des einen oder anderen Typs zunächst klinisch nicht zu differenzieren sind. Polyzystin-1 komplexiert mit

E-Cadherin, Catenin und Polyzystin-2 und reguliert normalerweise die tubuläre strukturelle Integrität und Differenzierung. Patienten mit Mutationen im Bereich des PKD-2-Gens zeigen jedoch in der Regel eine geringere Krankheitsprogression der Niereninsuffizienz als Träger der Mutation im PKD-1-Gen. Es existieren also unterschiedliche klinische Krankheitsverläufe für individuelle Träger der Krankheitsgene PKD 1 oder PKD 2 (Demetriou et al. 2000). Harnwegsinfektionen, Hämaturie und arterielle Hypertonie sind bei PKD-2-Patienten seltener. Für die ebenfalls unterschiedliche Krankheitsprogression wird der Einfluss auch modifizierender Gene neben Umweltfaktoren, somatischen Mutationen etc. verantwortlich gemacht (Levy 2000; Peters u. Bräuning, 2001).

Die Zystogenese wird nur initiiert, wenn es zu einer Läsion oder zur Deletion eines zusätzlichen (anderen) gesunden Allels kommt. Diese „konzertierte Aktion" bedarf also zweier „Signale", des PKD1 Gens, das nicht selbst das Zystenwachstum auslöst, und weiterer instabiler Allele (sog. Two-Hit-Modell). Die Zysten entwickeln sind über klonale Expansion einzelner Tubulusepithelien; dabei geht die Synthese von Polyzystin teilweise oder ganz verloren (Foggensteiner et al. 2000; Persu 2000).

Behandlungsoptionen

Bei ADPKD-Patienten ist das Renin-Angiotensin-System aktiviert und wohl für die Pathogenese der Hypertonie verantwortlich. ACE-Hemmer verlangsamen die Progression der Niereninsuffizienz bei ADPKD. Darüber hinaus scheinen HMG-CoA-Reductase-Hemmer (Statine) ebenfalls die Progression günstig zu beeinflussen. So verbesserten sich unter 40 mg Simvastatin täglich für 4 Wochen die glomeruläre Filtrationsrate und der renale Plasmafluss signifikant. Die gefäßerweiternde Reaktion gegenüber Acetylcholin nahm zu, vermutlich durch Verbesserung der endothelialen Funktion (van Dijk et al. 2001). Statine können in vitro die Zystogenese bremsen durch Hemmung der Farnesylsynthese und der Ras-Farnesylierung. Ras-Proteine sind bei ADPKD überexprimiert. Endstadien der ADPKD sind ansonsten mit einer vaskulären Sklerose vergesellschaftet.

Mehr als 60% der Patienten mit ADPKD haben Schmerzen. Schmerzsymptome umfassen unter anderem Kopfschmerzen ohne Zusammenhang mit zerebralen Aneurysmata sowie Flankenschmerzen, z.B. durch Organvergrößerung, Zystenruptur, Harnwegsinfekt und Nephrolithiasis. Die Genese chronischer Rückenschmerzen bei ADPKD-Patienten ist nicht genau geklärt. Man vermutet Zusammenhänge mit Kompressionsvorgängen bei der Expansion von Zysten, sekundär hypertrophen Vorgänge im Bereich der lumbosakralen Muskulatur, rechtsseitigen Oberbauchbeschwerden bei zystischem Befall der Leber oder mittel- und ringförmigem Abdominalschmerz bei pankreaszystischer Beteiligung (Bajwa et al. 2001). Die Behandlungspalette umfasst psychologische Betreuung, Akupunktur, Eismassagen, Wärmekissen, Metamizol, nichtsteroidale Antiphlogistika, Tramadol, Clonidin, niedrig dosierte Opioide, Lokalanästhetika, Neuromodulation (Spinalnervenstimulation), chirurgische Dekompression, renale Denervierung sowie unter Umständen Nephrektomie (Baywa et al. 2001).

Weitere, zum Teil noch nicht klinisch bewiesene Behandlungsoptionen, in erster Linie zur Hemmung der Zystenproliferation, sind: Antimutagene, Antoxidanzien, metabolisch-diätetische Interventionen, Erb-B-Rezeptor- und Tyrosinkinaseinhibitoren (z.B. EKI-785) (s.u.), cAMP- und Proteinkinase-A-Typ-1-Inhibitoren, Hemmstoffe der lipidvermittelten Signaltransduktion, Retinoide, Vitamin-D-Metabolite, Modulatoren der zellulären Proliferation und Apoptose, Taxane, antiinflammatorische Substanzen (COX-1- und -2-Inhibitoren), Hemmstoffe von Matrix-Metalloproteinasen, Antihypertensiva sowie Hemmstoffe der renalen Angiosklerose (Qian et al. 2001).

3.3.2 Autosomal rezessive polyzystische Nierenerkrankung

Die Erkrankung, früher als Typ 1 der zystischen Nierenerkrankung nach Potter bezeichnet, manifestiert sich in erster Linie bei Säuglingen und Kleinkindern (Tab. 3.3, 3.4). Zwar ist die Sterblichkeit innerhalb des 1. Lebensjahres hoch, Kinder, die die Neugeborenenperiode überleben, haben jedoch eine bessere Langzeitprognose als bisher vermutet. Ca. 70% der Patienten, die die ersten 5 Monate überleben, erreichen das 15. Lebensjahr ohne Dialysepflichtigkeit. Es existiert also eine Untergruppe der Erkrankung, die das Erwachsenenalter mit kompensierter Niereninsuffizienz erreicht (Fonk et al. 2001). Die Häufigkeit liegt zwischen 1:10000 bis 1:40000.

Klinik

Hauptsymptome sind progrediente Niereninsuffizienz, Leber- und Pankreasveränderungen. Die häufigere **Neugeborenenform** zeigt eine Nephromegalie und Hepatosplenomegalie, unter Umständen mit Zeichen der portalen Hypertension.

Die **Adoleszenten-/Erwachsenenform** (ca. 10–15%) weist nur in ca. der Hälfte der Fälle eine arterielle Hypertonie auf, die bei der juvenilen/infantilen Form die Regel ist. Bei ca. 44% der erwachsenen Patienten fanden sich eine Leberfibrose und in wechselndem Ausmaß gastroösophagiale Varizen aufgrund einer portalen Hypertension. Im Gegensatz zur infantilen Form scheint die Erwachsenenform keine progrediente Vergrößerung der Nieren im Verlauf aufzuweisen, im Gegenteil nimmt die Nierengröße mit zunehmendem Alter ab (Fonk et al. 2001).

Molekulargenetik und Prognose

Die Erkrankung beruht auf einer Einzelgenmutation. Als Genlocus wurde identifiziert: 6p21.1-p12.

Die Prognose der infantilen Form ist infaust, die der adulten Form deutlich günstiger. Ein transmembranales Glykoprotein mit Tyrosinkinaseaktivität (c-ErbB2), eng strukturell verwandt mit dem Rezeptor des epidermalen Wachstumsfaktors (EGFR) und verantwortlich für die Differenzierung und Proliferation epithelialer Zellen, ist im Bereich der apikalen Membranoberflächen der zystisch dilatierten Sammelrohrzellen verstärkt exprimiert. Die Überexpression dieses Antigens geht offenbar parallel mit der zystischen Transformation und progredienten Dilatation von Sammelrohren (Nakanishi et al. 2001).

3.3.3 Erkrankungskomplex Nephronophthise/medulläre zystische Nierenerkrankung

Eine zusammenfassende Übersicht zeigt die Tabelle 3.4. In beiden Fällen handelt es sich um zystische Nierenerkrankungen, die progredient verlaufen:

- autosomal rezessiv vererbte Form: Nephronophthise
- autosomal dominant vererbte Form: medulläre zystische Nierenerkrankung

Nephronophthise

Histologisch finden sich bei der juvenilen, der infantilen und der adolezenten Form identische Befunde: tubuläre Basalmembranveränderungen, fokal verdickt, gefaltet oder lamelliert, tubuläre Atrophie bzw. Dilatation, Rundzellinfiltrate, sklerosierende tubulointerstitielle Nephropathie, weitgehend unauffällige Glomeruli.

Juvenile Form

Die juvenile Form fällt mit einer Klinik aus schwerer Anämie, Polyurie, Polydipsie, Nykturie und Isosthenurie auf; Komplikationen entstehen durch Exsikkose und Elektrolytentgleisungen. Der Harnstatus ist normal, insbesonders besteht keine Proteinurie. Ein dialysepflichtiges Nierenversagen wird im Pubertätsalter erreicht (Omran u. Hildebrandt 2001).

Genetik: Das krankheitsverantwortliche Gen (NPHP-1) ist kartiert auf Chromosom 2q12-q13. Genprodukt ist ein Protein, als Nephrozystin bezeichnet, das für zelluläre Adhäsionsmechanismen mit verantwortlich erscheint. Die Mehrzahl der Patienten weist eine homozygote Deletion des Gens auf (Hildebrandt 2000).

Infantile Nephronophthise

Klinik: Es besteht ein progredientes Nierenversagen innerhalb der 1. Lebensjahre, mitbestimmt durch arterielle Hypertonie und hyperkaliämische metabolische Azidose. Sonographisch finden sich kortikal lokalisierte Zysten bei beidseits vergrößerten und echogenen Nieren.

Genetik: Genlocus auf Chromosom 9q22-q31.

Adoleszente Nephronophthise (Typ III)

Klinik: Das klinische Bild ähnelt dem der juvenilen Nephronophthise, jedoch tritt das dialysepflichtige Nierenversagen im Median um ca. 7 Jahre später auf (12.–47. Lebensjahr).

Genetik: Genort auf Chromosom 3q21-q22, autosomal rezessiver Erbgang.

Nephronophthise bei anderen Erkrankungen

Verschiedenste seltene Krankheitsbilder und Syndrome können mit einer Nephronophthise vergesellschaftet sein, unter anderem Bilder mit Ataxie oder okulomotorischer Apraxie, Leberfibrose, Thoraxdysplasie etc.. Die wichtigste Kombination im Zusammenhang mit dem Nephronophthisekomplex ist die Verbindung mit einer Retinitis pigmentosa, die zur Erblindung führt.

Medulläre Zystennierenerkrankung

Klinik: Es kommt zu einer progredienten Niereninsuffizienz, ansonsten liegt die gleiche Befundkonstellation vor wie bei der juvenilen Nephronophthise, unter Umständen assoziiert mit gichtiger Diathese (Dahan et al. 2001).

Genetik: Autosomal dominante Vererbung. Ein Typ 1 mit Genort auf Chromosom 1q21 entwickelt im Median ein dialysepflichtiges Nierenversagen um ca. 32 Jahre, ein Typ 2 mit chromosomaler Lokalisation 16p12 erst im Alter um 60 Jahre.

Weitere zystische Nierenerkrankungen

Hierzu gehören z.B. Markschwammnieren mit komplexen Symptomen (Rommel u. Pirson 2001), das Von-Hippel-Lindau-Syndrom, die tuberöse Sklerose sowie die hereditäre zystische Dysplasie mit kombinierten Defekten (Petrusevska et al. 1991), z.B. der Ureteren bzw. des uteropelvinen Übergangs und obstruktiver Nephropathie (Tab. 3.5, vgl. Abb. 3.7).

3.4 Genetische Erkrankungen des Kollagens

Unter der Rubrik der genetischen Kollagenerkrankungen (den sog. Basalmembranerkrankungen) seien folgende hereditäre Erkrankungen mit Nierenbeteiligung zusammengefasst: Erkrankung der „dünnen Basalmembran" (benigne familiäre Hämaturie), Alport-Syndrom (hereditäre Nephritis), hereditäre Nephritis mit Makrothrombozytopenie (Epstein-Fechtner-Syndrom) und sog. Nagel-Patella-Syndrom (Toren et al. 1999; Kalluri et al. 2000; Knoers et al. 2000; Gross et al. 2001) (Tab. 3.6).

Allen diesen Erkrankungen sind Veränderungen im Bereich des kollagenen Bindegewebes bzw. dessen Netzwerks eigen. Die genetischen Defekte bewirken Synthesestörungen von Proteinmikrodomänen, die die Konformation des Kollagens nachteilig verändern und z.B. zu unregelmäßigem Dickenwachstum, zur Aufsplitterung oder Lamellierung von Basalmembranen führen. Sekundär werden damit die physikodynamischen Eigenschaften (Scherkräfte, Druckbelastung, Permselektivitätsverhalten gegenüber Eiweiß etc.) beeinträchtigt. Im Falle des Alport-Syndroms führt dies bis zum terminalen Nierenversagen (Gross et al. 2001).

3.4.1 Benigne familiäre Hämaturie (Dünne-Basalmembranen-Krankheit)

Klinik

In der Regel finden sich eine asymptomatische Hämaturie als Zufallsbefund, geringgradige Proteinurie und normale Nierenfunktion. Bei etwa einem Drittel der Patienten besteht neben der

Tab. 3.6 Hereditäre Erkrankungen der Basalmembran („Kollagenkrankheiten") (mod. nach Gross et al. 2001)

	Symptomatik	Häufigkeit der Symptome
Alport-Syndrom	● positive Familienanamnese (Hämaturie) mit/ohne Progression zu terminalem Nierenversagen	Familienanamnese 85%, Hämaturie 100%
	● progrediente Innenohrschwerhörigkeit	75%
	● Augenveränderungen (Lentikonus, Fundus albipunctatus)	20–45%
	● charakteristische ultrastrukturelle Veränderungen der glomerulären Basalmembran: Aufsplitterung/Lamellierung, Verdickung, Verdünnung	100%
	● diffuse Leiomyomatose des Ösophagus	1–2%
	● COL4A5-/COL4A3/A4-Mutationen	nachweisbar zu 40–70%
Familiäre benigne Hämaturie	● positive Familienanamnese (Hämaturie) ● mit Progression zu terminalem Nierenversagen	> 90% 5–15%
	● Innenohrschwerhörigkeit	5–15%
	● Augenveränderungen (Lentikonus, Fundus albipunctatus)	< 5%
	● charakteristische ultrastrukturelle Veränderungen der glomerulären Basalmembran, Aufsplitterung und Verdünnung	100%
	● COL4A3-, COL4A4-Mutationen bzw. Linkage	?

Mikrohämaturie eine Hyperkalziurie oder/und vermehrte Harnsäureausscheidung bei insgesamt erhöhter Inzidenz von Nierensteinen. Gelegentlich können Episoden einer Makrohämaturie in Verbindung mit Flankenschmerzen auftreten, die differenzialdiagnostisch dem sog. „Loin-Pain-Syndrom" ähneln (s. Kap. 2).

Diagnostik

Die Nierenbiopsie zeigt in der Elektronenmikroskopie diffus verdünnte glomeruläre Basalmembranen, deren Dicke zwischen 150 und ca. 230 nm schwankt (Normalwert 300–400 nm).

Nicht untypisch ist der gleichzeitige Nachweis einer fokalen Glomerulosklerose. Nierenschnitte von Patienten mit „dünnen Basalmembranen", die mit Antikörpern gegen Alpha-Ketten des Typ-IV-Kollagens (Alpha-3-, Alpha-4- und Alpha-5-Ketten) inkubiert werden, ergeben immunhistologisch eine normale Färbung der Basalmembran. Diese Färbung fehlt bei Patienten mit Alport-Syndrom (hereditäre Nephritis, s.u.).

Genetik

Es findet sich eine familiäre Häufung mit autosomal dominantem Erbgang. In der Allgemeinbevölkerung soll der Anteil an Personen mit „dünnen Basalmembranen" zwischen 5 und 10% liegen, also sehr hoch. Angenommen wird ein genetischer Defekt, ähnlich dem der Patienten mit Alport-Syndrom, das Gen COL4A4 betreffend, das für die Synthese der Alpha-4-Kette des Typ-IV-Kollagens verantwortlich ist.

Verlauf

In der Regel ist die Prognose sehr gut. Fast nie kommt es zu einer progredienten Niereninsuffizienz. Differenzialdiagnostisch muss abgegrenzt werden gegenüber einer fokal segmentalen Glomerulosklerose, Alport-Syndrom und IgA-Nephropathie. Möglicherweise existieren Mischbilder, insbesonders bei solchen Patienten

mit langsam progredienter Nierenfunktionseinschränkung mit Übergang in die Form der hereditären Nephritis.

3.4.2 Alport-Syndrom

Klinik

Das Alport-Syndrom (sog. hereditäre progrediente Nephritis) ist gekennzeichnet durch eine fortschreitende Einschränkung der Nierenfunktion, Mikrohämaturie, Innenohrschwerhörigkeit und Augenveränderungen (Gross et al. 2001; Tab. 3.6, 3.7). Nephrotische Verlaufsformen sind möglich, in fortgeschrittenen Stadien besteht eine arterielle Hypertonie.

Tab. 3.7 Molekulargenetische Charakteristika in Korrelation zum Zeitpunkt des terminalen Nierenversagens (TNI) und Anzahl der De-novo-Mutationen beim X-chromosomal, autosomal rezessiv (AR) und autosomal dominant vererbten (AD) Alport-Syndrom und der familiären benignen Hämaturie (FBH) (mod. nach Gross et al. 2001). nd = nicht definiert

Krankheit	Gen	Mutationsart	Häufigkeit	TNI (juvenil)	De novo
X-Alport	COL4A5	GlyXY-Missense	40%	66%	5,5%
		Frameshift	20%	> 95%	(10–)15%
		Large Rearrangements	15%	> 95%	(10–)15%
		Nonsense	7,5%	> 95%	(10–)15%
		Donor Splice Site	7,5%	> 95%	(10–)15%
		Acceptor Splice Site	7,5%	63%	(10–)15%
		In Frame	2,5%	> 80%	nd
X-Alport und Leiomyomatose	COL4A5 und COL4A6	5'deletion	< 2%	> 95%	nd
AR-Alport	COL4A3	Insertion, Frameshift, Nonsense	nd	> 95%	nd
	COL4A4	Deletion, Nonsense, Missense	nd	> 95%	nd
AD-Alport	??				
FBH	COL4A4/COL4A3	Deletion, Missense	nd	< 10% (adulte Form)	nd

Diagnose

In der Nierenbiopsie findet sich das Bild einer mesangialproliferativen Glomerulonephritis und vaskulären Sklerose. Die Tubuli sind schaumzellartig transformiert mit Vakuolisierungen des Zytoplasmas; gelegentlich sind auch interstitielle Schaumzellen nachweisbar. Immunhistologisch misslingt der Nachweis einer Immunreaktivität mithilfe spezifischer (monoklonaler) Antikörper gegen die Alpha-3-, -4- und -5-Ketten des Typ-IV-Kollagens. Bei über der Hälfte von Patienten mit molekulargenetisch nachgewiesenem Alport-Syndrom ist dieser immunhistochemischer Nachweis jedoch nicht zuverlässig. Darüber hinaus enthalten Basalmembranen beim Alport-Syndrom atypische Laminin-Komponenten, s.u. (Kashtan et al. 2001).
Elektronenmikroskopisch zeigt sich eine fibrilläre bzw. netzartige Aufsplitterung der Basalmembran, die verbreiterte und schmälere Abschnitte aufweist. Die trilaminäre Struktur ist aufgehoben. Bei nephrotischen Verläufen sind die podozytären Fußfortsätze verbreitert bzw. verschmolzen.

Genetik

Bei über 85% der Patienten liegt eine X-chromosomale Vererbung vor (Gendefekt auf Xq22). Betroffen ist das COL4A5-Gen. Über 300 verschiedene Punktmutationen bzw. Deletionen sind beschrieben. Bei der selteneren autosomalen Form liegt das Gen auf Chromosom 2. Mutationen bzw. Deletionen dieser Gene führen zu Synthesestörungen im Bereich der Basalmembran, d.h. es kommt zu Verkürzung oder Defekten der helikalen Struktur bzw. dreidimensionalen Konformation. Ein Teil der Genmutationen betrifft Substitutionen der Aminosäure Glycin, die dort zu Abknickungen der helikalen Struktur des Typ-IV-Kollagens führen.

Prognose

Insgesamt ist die Prognose schlecht, besonders für männliche Patienten. In der Regel besteht eine fortschreitende Niereninsuffizienz bis zur Dialysepflichtigkeit; der Anteil von Patienten mit Alport-Syndrom an der Dialysepopulation liegt zwischen 1 und 2%. Es handelt sich um die zweithäufigste hereditäre Ursache eines dialysepflichtigen Nierenversagens.

Nierentransplantation und Alport-Syndrom

Patienten mit Alport-Syndrom, die sich einer Nierentransplantation unterziehen, können in der Folge ihr Transplantat durch eine Anti-Basalmembran(BM)-Glomerulonephritis verlieren. Dies war z.B. der Fall bei 10 von 21 Alport-Patienten: bei allen konnten mithilfe von ELISA und Immunoblot Antikörper gegen Alpha-3-, Alpha-4- und Alpha-5-Ketten des Typ-IV-Kollagens im Serum nachgewiesen werden; dennoch entwickelte nur etwa die Hälfte der Patienten eine manifeste Anti-BM-Glomerulonephritis (Kalluri et al. 2000).
Die glomeruläre BM bei Patienten mit Alport-Syndrom weist irreguläre (abnorme) Ablagerungen der Alpha-2-Kette von Laminin auf. In der normalen Humanniere werden derartige Depots nicht beobachtet, auch nicht bei den verschiedenen anderen Formen der Glomerulonephritiden. Man vermutet, dass die aberrante Ablagerung von Laminin-Alpha-2-Ketten im Zusammenhang mit dem Verlust der Alpha-3-, -4- und -5-Ketten des Typ-IV-Kollagens steht (Kashtan et al. 2001).

3.4.3 Epstein-Fechtner-Syndrom

Möglicherweise handelt es sich hierbei um eine Variante des Alport-Syndroms mit progredienter Niereninsuffizienz, Schwerhörigkeit und zusätzlich einer Thrombozytopenie mit Makrothrombozyten. Der Erbgang ist autosomal dominant; einzelne Familien mit Augensymptomen (Katarakt) sind als „Fechtner-Syndrom" beschrieben (Toren et al. 1999). Ultrastrukturell finden sich Einschlusskörperchen im Bereich neutrophiler Granulozyten und auch Thrombozyten.

Genetik

Es besteht eine enge Beziehung zum Alport-Syndrom mit dem gleichen Genlocus: Chromosom 22q, bei Fechtner-Syndrom Chromosom q11-13. Genprodukt ist die schwere Kette Nr. 9 eines nichtmuskulären Myosins (MYH 9).
Obwohl der klinische Verlauf sowie der genetische Hintergrund dem Alport-Syndrom ähneln, wird die hereditäre Nephritis mit Makrothrombozytopenie nicht mehr als Alport-Variante verstanden, sondern als eigene Entität (Knebelmann et al. 2001).

3.4.4 Nagel-Patella-Syndrom (Osteo-Onycho-Dysplasie)

Klinik und Diagnostik

Schon bei Geburt zeigen sich auffällig hypoplastische bis dysplastische Veränderungen im Bereich der Fingernägel und der Lunulae. Damit einher gehen fehlende oder hypoplastische Patella mit später sekundär degenerativen oder entzündlichen Veränderungen im Sinne einer Arthritis, Arthrose, Kniegelenkergüssen etc. Gelegentlich ist das Krankheitsbild vergesellschaftet mit Subluxationen im Bereich eines hypoplastischen Ellenbogengelenkes mit eingeschränkter Pronation und Supination.
Bei ca. der Hälfte der Patienten liegt eine Nierenbeteiligung vor mit Proteinurie, Hämaturie, Hypertonie und eingeschränkter Konzentrierfähigkeit des Urins. Elektronenmikroskopisch

finden sich typische Läsionen im Bereich der glomerulären Basalmembran mit irregulären Defekten im Bereich der Lamina densa. Die Basalmembran zeigt ultrastrukturell „fibrilläre Cluster". Mithilfe spezifischer Antikörper können irreguläre Markierungsmuster von Kollagen III und IV nachgewiesen werden.

Genetik

Das Krankheitsgen befindet sich im Bereich des distalen Endes des langen Arms von Chromosom 9. Betroffen als Genprodukt ist ein Transkriptionsfaktor für die Organogenese von Gelenken. Vermutet werden unter anderem zwei allele Mutationen (Knoers et al. 2000). Das Risiko eines Nachkommens aus einer Familie mit Nagel-Patella-Syndrom, nierenkrank zu werden, liegt etwa bei 25%. Die Inzidenz liegt bei ca. 2,2 Fällen pro 100000.

Prognose

Ein dialysepflichtiges Nierenversagen wird in etwa ein Drittel der Fälle mit Nierenbeteiligung erreicht. Der Altersgipfel hierfür liegt um das 30. Lebensjahr. Nach Nierentransplantation tritt die Grunderkrankung im Transplantat nicht mehr auf.

3.4.5 Fabry-Krankheit

Die Fabry-Krankheit ist eine hereditäre Stoffwechselerkrankung, die der Gruppe der sog. lysosomalen Speicherkrankheiten angehört und von der über 40 verschiedene genetische Krankheitsentitäten bekannt sind, z.B. Lipidspeicherkrankheiten, Mucopolysaccharidosen und Sphingolipoidose. Hintergrund der Erkrankung ist ein Synthesedefekt der **Alpha-Galaktosidase A** (Abel et al. 2001). Durch den Enzymdefekt und die daraus resultierende Hemmung des Ab-

Tab. 3.8 Fabry-Krankheit

Manifestationsort	Klinisches Erscheinungsbild	Manifestationsalter
Haut	Angiokeratome, punktförmige Angiektasien, vor allem abdominal, Oberschenkel	Kindheit, Jugendalter
Akren	Episoden von quälenden schmerzhaften Parästhesien in distalen Extremitäten	Kindheit, Jugendalter
Augen	Cornea verticillata, Katarakt	Kindheit, Jugendalter
Sudomotorik	An-/Hypohidrosis	Kindheit, Jugendalter
Herz	Linksherzhypertrophie, Mitralinsuffizienz, koronare Herzkrankheit	Erwachsenenalter
Gefäßsystem	arterielle Hypertonie, transitorische ischämische Attacken	Erwachsenenalter
Niere	milde Proteinurie bis terminale Niereninsuffizienz	Erwachsenenalter
ZNS	Ischämien, Hämorrhagien, Persönlichkeitsveränderungen	Erwachsenenalter
Darm	Diarrhö, Malabsorption	Erwachsenenalter

baus neutraler Glykosphingolipide kommt es zu deren progressiver Akkumulation in praktisch allen wichtigen Organen. Die abnorme Speicherung von Glykophospholipiden, blutgruppenähnlichen Substanzen und Glukosphingolipiden, erfolgt im Zytoplasma und im lysosomalen Kompartment unter anderem von Endothelien, glatten Muskelzellen, Herz, Haut, Epithelzellen der Kornea, der Nieren, des Darmes, der Bauchspeicheldrüse, der Lunge etc. In der Regel erkranken Frauen weit weniger schwer als Männer, die stets manifest betroffen sind (Tab. 3.8).

Klinik

Diese richtet sich nach dem Ausmaß des Synthesedefekts der Alpha-Galaktosidase:
- **klassische Form:** Alpha-Galaktosidase ist im Plasma nicht nachweisbar
- **atypische Form:** nachweisbare Restaktivität der Alpha-Galaktosidase mit ca. 5–35% des normalen Spiegels
- **heterozygote Form:** variable Aktivitäten

zwischen 0 und 100% der Alpha-Galaktosidase A im Plasma nachweisbar

Schon im Kindesalter können sich Hinweise auf die Diagnose geben: die unten beschriebenen Hautveränderungen sowie brennende Schmerzen im Bereich der Füße und Hände (Akroparästhesien), gelegentlich verbunden mit Fieber und Entzündungszeichen, aggraviert durch Stressoren, gelegentlich auch abdominelle Krisen (Peters u. Vermeulen 2001).
Die typischen **Hautveränderungen** bestehen in Angiokeratomen, d.h. teils an Petechien erinnernde dunkelrote Hautläsionen mit keratotischer Kappe, insbesondere im Bereich des Nabels, der Genitalien, der Hüften und der Knie, die unter dem Glasspatel keine Abblassung zeigen. Hinzu kommen Augenveränderungen (Katarakt, Cornea verticillata, Retina ischaemia), gastrointestinale Symptome mit Diarrhoe und Malabsorption, kardiale Symptome (Mitralinsuffizienz, koronare Herzerkrankung, Infarkte, Erregungsleitungsstörungen, Arrhythmien), zerebrovaskuläre Ereignisse, Lungensymptome (Husten, Obstruktion).

Nierenbeteiligung

Schon im Kindesalter finden sich Proteinurie, Mikrohämaturie, Zylinder sowie lipidhaltige Rundzellen im Urinsediment. In der Folge kommt es zu einer progredienten Nierenfunktionseinschränkung bis zur Dialysepflichtigkeit, die im mittleren Alter zwischen 30 und 50 Jahren erreicht wird. Das Ausmaß der Nierenbeteiligung schwankt jedoch erheblich.

Histopathologisch finden sich Lipidablagerungen im Bereich der glomerulären Podozyten die, vergrößert und vakuolisiert, elektronenmikroskopisch zahlreiche lamelläre myeloide Körperchen enthalten. Die tubuläre Stapelung von Glykophospholipiden transformiert die Epithelien in Schaumzellen, insbesonders im Bereich distaler Segmente (dicker aszendierender Teil der Henle-Schleife, Sammelrohre). Ähnliche Lipiddepots finden sich in Blutgefäßen und Nierentubuli. Die Progression der Niereninsuffizienz geht einher mit einer Proteinurie, eingeschränkten Konzentrationsfähigkeit des Harns mit Polyurie und Polydipsie, unterstützt durch eine tubuläre Refraktärität gegenüber ADH (renaler Diabetes insipidus).

Die renalen Veränderungen bei Fabry-Krankheit können mit anderen Nierenerkrankungen einhergehen, z.B. mit einer nekrotisierenden Halbmondglomerulonephritis (Singh et al. 2001).

Genetik

Der Gendefekt lässt sich auf dem langen Arm des X-Chromosoms lokalisieren (X q22). Eine Vielzahl von Mutationen ist beschrieben (Missense-, Nonsense-Mutationen, partielle oder komplette Diletionen, Insertionen etc.).

Therapieoptionen

Zurzeit am häufigsten angewandt wird die **Enzymsupplementation** als intravenöse Infu-

sion gentechnologisch gewonnener Alpha-Galaktosidase A (Agalsidase alfa, z. B. Replagal® als 1-mg/ml-Konzentrat), vorgesehen zur langfristigen Enzymersatztherapie. Das Präparat wird jede 2. Woche als intravenöse Infusion über 30–40 min verabreicht. Dosierung: 0,2 mg/kg Körpergewicht (Brady u. Schiffmann 2000; Schiffmann et al. 2001). Häufigste Nebenwirkungen: Schlaflosigkeit, Neuralgien, Sehstörungen, Parosmie, Tachykardie, Gesichtsrötungen, Übelkeit, erythematöser Ausschlag, Arthralgien, Myalgien, periobitales Ödem, Thoraxschmerzen, Fieber, Müdigkeit. Durch die Supplementation sind in verschiedenen Studien folgende positive Aspekte dokumentiert: geringerer Einsatz von Analgetika im Rahmen der chronisch neuropathischen Schmerzen, Stabilisierung der Nierenfunktion; in Nierenbiopsaten Abnahme pathologisch veränderter Glomeruli, insbesonders Rückgang der mesangialen Expansion, Besserung der glomerulären Filtrationsrate, Rückgang der linksventrikulären Hypertrophie, verringerte myokardiale Septumstärke, Rückgang weiterer Akkumulationen von Speichersubstanzen in Zellen.

Eine künftige Option auf kurative Behandlung bietet möglicherweise eine **Gentherapie** (Fibro- oder Lymphoblasten), die das für die Synthese der Alpha-Galaktosidase A verantwortliche Gen enthalten. Außerdem kommt eine **Knochenmarktransplantation** infrage, die den Gendefekt korrigiert.

3.5 Primäre und sekundäre hereditäre Tubulopathien

3.5.1 Primäre proximale Tubulopathien

Es werden unterschieden:

- **Pseudohypoparathyreoidismus:** tubuläre Resistenz gegenüber Parathormon, vermehrte tubuläre Phosphatreabsorption, Hyperphosphatämie. Pseudohypoparathyreoidismus Typ I (hereditäre Osteodystrophie Albright) mit Hyperkalziurie und niedrige Spiegel von 1,25-Vitamin-D3, generalisierte Osteopenie, Hypogonodismus und Hypothyreose

- **Zystinurie:** hereditäre Reabsorptionsstörung für dibasische Aminosäuren, gehäuftes Auftreten von Cystinsteinen; unterschiedliche Gendefekte für Typ I und II der Erkrankung (Tab. 3.9). Therapie: über Tag und Nacht hohe Flüssigkeitszufuhr, D-Penicillamin.
- **proximale renal-tubuläre Azidose** (= Typ II der renal-tubulären Azidose): sog. Bicarbonatleck, mit erhaltener distal-tubulärer Azidifizierung, erhöhte Bicarbonatausscheidung im Harn, die, selbstlimitierend, abhängig von der Bicarbonat-Konzentrat des Serums ist. Bei niedrigem Plasmabicarbonat kann der Urin-PH bis PH 4,5 betragen. Klinisch steht eine Hypokaliämie im Vordergrund.
- **X-chromosomal gebundene Nephrolithiasis** (Dent-Erkrankung): bei Männern Nephrokalzinose, Nephrolithiasis, renales FanconiSyndrom, Niereninsuffizienz bis zum terminalen Nierenversagen; Genmutation für tubulären Chloridkanal (Abb. 3.5)

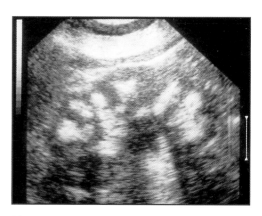

Abb. 3.5 Männlicher Patient (43 J.) mit sonographisch ausgeprägter Nephrokalzinose (weiße Papillen), Salzverlustniere, Hypokaliämie und metabolischer Azidose (positive Familienanamnese).

Die Behandlung besteht in Flüssigkeits- und Elektrolytersatz, nichtsteroidalen Antiphlogistika zur Hemmung der erhöhten intrarenalen Prostaglandinsynthese (z.B. Indometacin bis 5 mg/kg Körpergewicht und Tag), eventuell Aldosteronantagonisten, Magnesiumsupplementation.

3.5.2 Primäre Tubulopathien im Bereich der Henle-Schleife und des Sammelrohrs

Einen Überblick gibt Tabelle 3.9.

Bartter-Syndrom

Klinisch existieren verschiedene Varianten erblicher Tubulopathien mit Salzverlust (Bartter-Syndrom I–III), assoziiert mit hypokaliämischer metabolischer Alkalose, erhöhter Natrium- und Chloridausscheidung, Hypovolämie sowie sekundärem hyperreninämischem Hyperaldosteronismus. Es besteht keine Nephrokalzinose. Die Gene der defekten Elektrolyttransporter sind bekannt (CLCNKB, chromosomale Lokalisation 1p36).

Gitelman-Syndrom

Betroffen sind junge Erwachsene mit Zeichen der Leistungsschwäche, Müdigkeit, tetanischen Anfällen. Verantwortlich ist ein Gendefekt für die Kodierung des thiazidsensitiven Natrium-Chlorid-Kotransporters im Bereich des distalen Konvoluts der Henle-Schleife.

Das betroffenes Gen ist SLC12A3A. Für das Gitelman-Syndrom typisch sind: hohe Knochendichte, kein Bluthochdruck (eher Hypotonie), Hypomagnesiämie bei renalem Magnesiumverlust, unter Umständen dialysepflichtige Niereninsuffizienz. Differenzialdiagnostisch weist dagegen das Bartter-Syndrom eine Hyperkalzurie bei normalem Serummagnesium auf. Das Serumcalcium liegt sowohl bei Gitelman- als auch bei Bartter-Syndrom im Normbereich.

Eine weitere ergänzende Übersicht zeigen die Tabellen 3.10 und 3.11.

Tab. 3.9 Primäre Tubulopathien des proximalen Tubulus (PT) (mod. nach Hildebrandt 2001)

Erkrankung (Vererbung)	Klinisches Bild	Betroffenes Gen (Chromosom)	Genprodukt
Glucoseresorptionsstörungen			
Renale Glukosurie (AR)	renale Glukosurie Typ A	SLC5A2 (16p11.2)	SGLT2
	renale Glukosurie Typ B, Glucose-Galactose-Malabsorption	SLC5A1 (22q13.1)	SGLT1
Phosphatresorptionsstörungen			
Pseudohypoparathyreoidismus Typ 1A (Albright-Syndrom)	Knochenveränderungen, hypergonadotroper Hypogonadismus	GNAS1 (20q13.2)	α-Untereinheit eines GS-Proteins
Pseudohypoparathyreoidismus (PHP) Typ 1B	Osteopenie, Hyperkalzurie	?	Parathormon-rezeptor?
PHP-Typ 2	Osteopenie, Hyperkalzurie	?	?
Aminosäureresorptionsstörungen			
Zystinurie Typ 1 (AR)	Harnkonkremente (Zystinsteine)	SLC3A1 (2p16.3)	Transporter für dibasische Aminosäuren
Zystinurie Typ 2 und 3 (AR)	Harnkonkremente (Zystinsteine)	SLC7A9	b (0,+) AT, β-, Untereinheit des Transporters für dibasische Aminosäuren
Seltene Formen: kationische Aminoazidurien (lysinurische Proteinintoleranz, isolierte Lysinurie), neutrale Aminoazidurien (Hartnup-Erkrankung, Methioninämie, Histidinämie), Iminoazidurie, isolierte Glyzinurie			
Proximale renal tubuläre Azidose (RTA)			
Osteopetrose mit renal tubulärer Azidose (AR)	Osteosklerose mit ca. 2 Jahren, proximale RTA, Nephrolithiasis, Osteopetrose, Minderwuchs	(8q22)	Carboanhydrase 2
Sonstige proximale Resorptionsstörungen			
Dent-Erkrankung	renales Fanconi-Syndrom mit Nephrolithiasis, Nephrokalzinose, Nierenversagen, Hyperkalziphosphaturie, Mikroglobulinurie	CLCN5 (X-gebunden)	Chloridkanal x (Xpll.22)

AR = autosomal rezessiv; XR = X-chromosomal rezessiv; aktualisierte Informationen zu diesen Erkrankungen finden sich im Internet unter: http://www3.ncbi.nlm.nih.gov/Omim/searchomim.html

Tab. 3.10 Primäre Tubulopathien des dicken aszendierenden Teils der Henle-Schleife und des distalen Konvoluts[1] (mod. nach Hildebrandt 2001)

Erkrankung (Vererbung)	Klinisches Bild (imitiert Diuretikum)	Betroffenes Gen (Chromosom)	Genprodukt
Dicker aufsteigender Teil der Henle-Schleife: Bartter-Syndrom (BS)			
BS Typ 1	pränatales BS (Furosemid)	SLC12A1 (15q15-q21)	furosemidsensitiver $Na^+/K^+/2Cl^-$-Kotransporter (NKCC2)
BS Typ 2	pränatales BS	KCNJ1 (11q24-q25)	luminaler ATP-regulierter K^+-Kanal (ROMK)
BS Typ 3	pränatales und „klassisches" BS	CLCNKB (1p36)	basolateraler Cl^--Kanal (CLC-Kb)
BS Typ 4	pränatales BS mit Innenohrschwerhörigkeit	(1q32)	?
Distales Konvolut			
Gitelman-Syndrom	Gitelman-Syndrom (Thiazide)	NCCT (16q13)	thiazidsensitiver Na^+/Cl^--Kotransporter

[1] Alle Erkrankungen werden autosomal rezessiv vererbt; aktualisierte Informationen zu diesen Erkrankungen finden sich im Internet unter: http://www3.ncbi.nlm.nih.gov/Omim/searchomim.html

Tab. 3.11 Symptome und Laborveränderungen bei Bartter- und Gitelman-Syndrom[1] (mod. nach Hildebrandt 2001)

Klinische Variante	Beginn	Symptome	Labor	Komplikationen
Bartter-Syndrom (BS)				
Pränatales BS	pränatal	Dehydratation, Fieber, Wachstumsretardierung	Hyperkalzurie, Nephrokalzinose, ± Hypomagnesiämie	Polyhydramnion, Frühgeburtlichkeit
„Klassisches" BS	Schulkind	milder Verlauf	Meist keine Hyperkalziurie	Keine Nephrokalzinose
Pränatales BS mit Innenohrschwerhörigkeit	pränatal	Dehydratation, Fieber, Wachstumsretardierung	Hyperkalzurie, Nephrokalzinose, ± Hypomagnesiämie	Polyhydramnion, Frühgeburtlichkeit
Gitelman-Syndrom				
Gitelman-Syndrom	Adoleszenz	Müdigkeit, Tetanie	Hypomagnesiämie, Hypokalzurie	Chondrokalzinose

[1] Allen Formen gemeinsam sind die Symptome hypokalämische metabolische Alkalose, normaler oder erniedrigter Blutdruck, sekundärer hyperreninämischer Hyperaldosteronismus

Primäre Tubulopathien im Bereich des Sammelrohrs

Hierzu gehören: Formen des Pseudohypoaldosteronismus einschließlich des Liddle-Syndroms, die distal tubuläre Azidose und der nephrogene Diabetes insipidus. Die distal tubuläre Azidose (hoher Urin-pH, defekte Protonensekretion, Hypokaliämie, Nierensteine) tritt häufig im Gefolge von pararheumatischen, hämato-

Tab. 3.12 Primäre Tubulopathien des Sammelrohrs (CD) (mod. nach Hildebrandt 2001)

Erkrankung (Vererbung)	Klinisches Bild (imitiert Diuretikum)	Betroffenes Gen (Chromosom)	Genprodukt
Störung der Wasserrückresorption			
Nephrogener Diabetes insipidus (XR)	Polyurie und Polydipsie	AVPV2R (Xq28)	Vasopressin-V2-Rezeptor
Nephrogener Diabetes insipidus (AR)	Polyurie und Polydipsie	AQP2 (12q12-q13)	Aquaporin-2-Wasserkanal
Störung der Natrium- und Kaliumrückresorption			
Pseudohypoaldosteronismus Typ 1, renale Form (AD)	Neigung zu Hyperkaliämie, Azidose, Salzverlust	MLR (4q31.1)	Mineralokortikoid-rezeptor
Pseudohypoaldosteronismus Typ 1, multiple Form (AR)	lebensbedrohlicher Salzverlust des Neugeborenen	SCNN1A, B, G (12p, 16p, 16p)	α-, β- oder γ-Untereinheit des epithelialen Na$^+$-Kanals (EnaC, Verlust der Transportfunktion)
Pseudohypoaldosteronismus Typ 2 (Gordon-Syndrom) (AD)	Hypertension, Hyperkaliämie, hyperchlorämische Azidose	PHA2A (1q31-q42), PHA2B (17p11-q21)	?
Liddle-Syndrom	Hypertension; hypokaliämische Alkalose; ↓ Renin, ↓ Aldosteron, ↓ Angiotensin im Plasma	SCNN1B, G (I6p13,16p12)	β- oder γ-Untereinheit des epithelialen Na$^+$-Kanals (EnaC, Funktionsgewinn)
Distale renal-tubuläre Azidose (RTA)			
dRTA (AD)	dRTA	AE1	?
dRTA (AR)	dRTA mit Innenohrschwerhörigkeit	ATP6B1 (2p13)	B1-Untereinheit der vakuolären ATPase

AR = autosomal rezessiv; XR = X-chromosomal rezessiv; aktualisierte Informationen zu diesen Erkrankungen finden sich im Internet unter: http://www3.ncbi.nlm.nih.gov/Ornim/searchornim.html

logischen Systemerkrankungen oder Speicherungsnephrose auf (Scherberich 1999). Eine Zusammenfassung gibt Tabelle 3.12.

Oxalose

Bei der Oxalose (primäre Hyperoxalurie) handelt es sich um ein im Kindesalter auftretendes chronisches Nierenversagen, assoziiert mit massiven parenchymalen Ablagerungen von Oxalat (Abb. 3.6). Bei der Hälfte der Patienten manifestiert sich die Erkrankung bis zum 5. Lebensjahr mit rezidivierenden Nierenkoliken, Hämaturie, Harnwegsinfekten bei Urolithiasis sowie mehre-

ren obstruktiven Veränderungen im Bereich der ableitenden Harnwege mit gelegentlichem akuten Nierenversagen (Leumann u. Hoppe 2001). Ablagerungen von Calciumoxalatkristallen finden sich in allen Organen (systemische Oxalose).

Genetik: Bei Oxalose Typ I liegt ein Defekt in der Synthese der leberspezifischen Alaninglyoxalat-Aminotransferase zugrunde. Das verantwortliche Gen ist auf Chromosom 2q37.3 lokalisiert. Bei der Oxalose Typ 2 findet sich eine nicht ausreichende Synthese der hepatischen Glyoxalat-Reduktase.

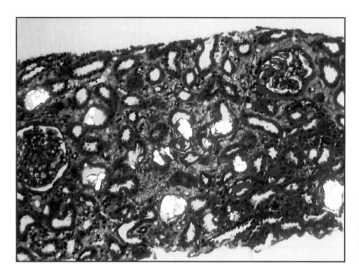

Abb. 3.6 Ausfällungen von Kristallen im Nierenparenchym bei hereditärer Oxalose (Vergrößerung ca. 80fach) (Präparat: Prof. Dr. Gröne, Heidelberg).

Diagnose: Leitsymptom ist die Hyperoxalurie (mehr als 2 mmol/24 h, normal < 0,5 mmol/24 h) mit einem Plasmaoxalatspiegel über 6 µmol/l; in der Leberbiopsie zeigt sich eine fehlende oder verringerte Enzymaktivität. Auch die DNA-Analyse findet in der Diagnostik Anwendung (auch pränatale Diagnostik). Die Steinanalyse zeigt ein Calciumoxalat-Monohydrat.

Therapie: Pyridoxalphosphat 5–20 mg/kg und Tag, hohe Flüssigkeitszufuhr; eine diätetische Restriktion (hoher Oxalsäuregehalt in Tomaten, Rhabarber, roter Bete) ist wenig effektiv. Bei terminaler Niereninsuffizienz kommt es zur weiteren Akkumulation von Calciumoxalat; erforderlich sind eine intensivierte Hämodialyse (sechs Behandlungen über 5 h/Woche) sowie Vorbereitung zur Nierentransplantation bzw. kombinierten Leber- und Nierentransplantation.

3.5.3 Sekundäre Tubulopathien

Zystinose

Es handelt sich um eine autosomal rezessiv übertragene Stoffwechselerkrankung, die zur Akkumulation von Zystin in verschiedenen Organen und Geweben führt. Zystin reichert sich intrazellulär in Lysosomen an mit der Gefahr von Kristallbildungen. Drei Formen werden unterschieden:

- infantile Form
- intermediäre Form
- adulte Form

Die Nierensymptome treten bei der infantilen Form auf. Hier dominieren Salz- und Wasserverlust, Polyurie, Polydipsie, Fieber und Exsikkose; zusätzlich findet sich das Bild eines De-Toni-Debré-Fanconi-Syndroms mit Glukosurie, tubulärer Proteinurie, generalisierter Aminozidurie, Hypokaliämie, Hyperurikämie, hyperchlorämischer renal tubulärer Azidose. Innerhalb der ersten 10 Lebensjahre kommt es zur dialysepflichtigen Niereninsuffizienz.

Diagnose: Erhöhter Zystingehalt peripherer Leukozyten im Blut (Zystin zwischen 5 und 15 nmol/mg Protein, normal < 0,2 nmol).

Genetik: Es handelt sich um eine autosomal rezessiv vererbte Krankheit; das Gen für die Zystinose mit Nierenbeteiligung liegt auf dem chromosomalen Abschnitt 17p13. Das Genprodukt ist ein Protein mit mehreren transmembranalen Domänen und ähnelt einem lysosomalen Membranprotein. Die infantile Zystinose weist zwei große Deletionen auf (9,5–16 kb und ca. 65 kb). Eine Vielzahl von Mutationen (Missense, Deletionen etc.) ist beschrieben.

Therapie: Sie erfolgt in erster Linie mit Phosphocysteamin in oraler Form in steigender Dosierung von 10–50 mg/kg pro Tag alle 12 Stunden oder mit Cysteaminbitartrat (Cystagon®). Gegen Polyurie und Polydipsie wird Indometacin eingesetzt. Guten Erfolg hat die Nierentransplantation: Die zystinvermittelten tubulären Läsionen tauchen im Transplantat nicht in vergleichbar ausgeprägter Weise auf.

3.5.4 Andere renal-tubuläre Krankheiten

Es existiert eine Vielzahl weiterer hereditärer Syndrome (Tubulopathien) ähnlich wie die nephropathische Zystinose, die, je nach genetischem Defekt, verschiedenste Transportvorgänge betreffen. Einzelheiten hierüber sind in der Übersicht von Hildebrandt (2001) beschrieben. Eine Zusammenfassung der weiteren sekundären Formen zeigt Tab. 3.13.

Tab. 3.13 Sekundäre Tubulopathien (mod. nach Hildebrandt 2001)

Erkrankung (Vererbung)	Klinisches Bild	Betroffenes Gen (Chromosom)	Genprodukt
Zystinose	NV, Wachstumsretardierung, Kornealveränderungen	CTNS (17p)	Zystinosin
Lowe-Syndrom, okulozerebrorenales Syndrom (XR)	Katarakt, Vitamin-D-resistente Rachitis, mentale Retardierung, inkomplettes renales Fanconi-Syndrom, NV	OCRL1 (Xq24-q26)	(ähnlich Inositol-polyphosphat-5'-Phosphatase)
Fanconi-Bickel-Syndrom (AR)	schlechtes Gedeihen, Malab-sorption, renales Fanconi-Syndrom, NV	GLUT2 (3q26.1-q26.3)	„facilitative glucose transporter"
Primäre Hyperoxalurie Typ 1 (AR)	Nephrolithiasis (Calciumoxalat)	AGT (2q36-q37)	Alanin-Glyoxylat-Aminotransferase
Adenin-Phosphoribosyl-Transferase-Mangel (AR)	Nephrolithiasis (2,8-Dihydroxy-Adenin)	APRT (16q24)	Adenin-Phosphoribosyl-Transferase
Galaktosämie (AR)	renales Fanconi-Syndrom, Hepatomegalie, Katarakt	GAL1PUT	Galactose-1-Phospha-tase, (Galaktokinase)
Hereditäre Fructose-intoleranz (AR)	eventuell mentale Retardierung, Hypoglykämie, Koma, renales Fanconi-Syndrom	HFI	Fructose-1-Phosphat-Aldolase B
Tyrosinämie Typ 2 (AR)	renales Fanconi-Syndrom, Leberzirrhose, Gerinnungsstörung	FAH (15q23-q15)	Fumarylazetoazetat-Hydrolase
Erkrankungen mit Defekten des mitochondrialen Genoms			
Zytochrom-C-Oxidase-Mangel	Elektrolytstörungen, Transport-störungen für organische ge-löste Stoffe, Störungen im Säure-Basen- und Aminosäure-Haushalt		

AR = autosomal rezessiv; XR = X-chromosomal rezessiv; NV = Nierenversagen; aktualisierte Informationen zu diesen Erkrankungen finden sich im Internet unter: http://www3.ncbi.nlm.nih.gov/Omim/searchomim.html

3.6 Hereditäre Nierentumoren bei Erwachsenen

3.6.1 Von-Hippel-Lindau-Syndrom

Klinik

Es handelt sich um ein kongenitales Tumorsyndrom mit zerebellären und retinalen Hämangioblastomen, Nierentumoren und -karzinomen sowie Pankreaszysten und -karzinomen; Phäochromozytome finden sich je nach Penetranz (analoge multiple endokrine Neoplasie). Die Entwicklung von Phäochromozytomen ist abhängig von der Art der Mutationen im Von-Hippel-Lindau-Gen. **Nierenkarzinome** bei der Von-Hippel-Lindau-Krankheit (VHL) sind vom Klarzelltyp, unterscheiden sich jedoch in der Klinik von sporadischen Nierenzellkarzinomen vom Klarzelltyp (geringere Metastasierungstendenz der VHL-assoziierten Tumore).

Genetik

Der Erbgang ist autosomal dominant mit unterschiedlicher Penetranz und einer Inzidenz von ca. 1:40000 bis 1:50000. Das Krankheitsgen ist auf dem kurzen Arm des Chromosoms 3 lokalisiert. Genort: 3p25–26. Das VHL-Gen kodiert zwei verschiedene kleine Proteine (pVHL30 und pVHL19). Das Genprodukt hat Beziehungen zur Angiogenese, der Bildung extrazellulärer Matrix und soll an der Regulation des Zellzyklus beteiligt sein.

Bei über zwei Drittel der Patienten mit Von-Hippel-Lindau-Syndrom entwickeln sich Malignome bis zum 60. Lebensjahr, insbesondere bilaterale Nierenzellkarzinome, in erster Linie aus multiplen atypischen Zysten. Einzelheiten zeigen die Tabelle 3.14 und Übersichten bei Neumann und Kandt (1998) sowie Neumann et al. (2001).

Tab. 3.14 Histologisch-genetische Klassifikation familiärer Nierentumoren (mod. nach Neumann et al. 2001)

Histologie	Erbgang	Konstutionelle Translokation	Mutiertes Gen	Klinik
Klarzellig	familiäre Translokation	t(2; 3) (p13; q25)	?	familiäres Klarzellkarzinom
Klarzellig	familiäre Translokation	t(3; 6) (p13; q25)	?	Klarzellkarzinom
Klarzellig	familiäre Translokation	t(3; 8) (p14; q24)	?	familiäres Klarzellkarzinom
Klarzellig	familiäre Translokation	t(3; 12) (q13.2; q24.1)	?	Klarzellkarzinom
Klarzellig	autosomal dominant		VHL	Von-Hippel-Lindau-Krankheit
„Papillar"	autosomal dominant		MET	familiäres papilläres Karzinom
Onkozytom	autosomal dominant		unbekannt	familiäres Onkozytom
Angiomyolipom oder TSC2	autosomal dominant		TSC1 oder TSC2	tuberöse Sklerose
Verschiedene Karzinome	autosomal dominant		TSC1 oder TSC2	tuberöse Sklerose

VHL = Von-Hippel-Lindau-Gen; MET = multiple endokrine Tumoren; TSC = Tuberöse-Sklerose-Komplex

3.6.2 Tuberöse Sklerose

Klinik

Die Patienten erkranken an **Angiomyolipomen** der Haut („Adenoma sebaceum"), des Gehirns, der Nieren und anderer Organe. Einige Patienten haben zystische Dysplasien in mehreren Organen.

Genetik

Bisher konnten zwei Krankheitsgene identifiziert werden: ein Gen auf Chromosom 9q34 (TSC1-Gen), das zweite (TSC2-Gen) auf Chromosom 16p13. Beide fungieren als Tumorsuppressorgene. Mutationen bestehen in erster Linie in Deletionen. Obwohl ein Tumorsyndrom mit autosomal dominantem Erbgang, sind doch Nierenzellkarzinome selten (< 5% der Risikopatienten). Die Prävalenz der Erkrankung liegt bei ca. 1:14000. Klinisch können eine Epilepsie, geistige Retardierung und eine fortschreitende Niereninsuffizienz im Vordergrund stehen. Eine dialysepflichtige Niereninsuffizienz kommt bei ca. 1% der Patienten mit tuberöser Sklerose vor. Sie ist häufiger bei Frauen und tritt im Alter von ca. 30 Jahren ein (Median). Die Niereninsuffizienz kann eine Erstmanifestation der tuberösen Sklerose sein. Vor einer ins Auge gefassten Nierentransplantation sollte eine beidseitige Nephrektomie durchgeführt werden, um der Gefahr renaler Neoplasien unter der Langzeitimmunsuppression zu entgehen (Schillinger u. Montagnac 1996).

3.7 Kongenitale nephrotische Syndrome

Folgende erbliche Nierenerkrankungen mit nephrotischem Syndrom werden kurz erwähnt (Boute et al. 2000; Tsukaguchi et al. 2000; Fuchshuber 2001; Tab. 3.15):

Tab. 3.15 Genorte und Gene bei familiären nephrotischen Syndromen (NS) (mod. nach Fuchshuber 2001)

Krankheitsbild Kongenitales NS	Erbgang	Genort, Gen	Genprodukt	Genstruktur	Bemerkungen
Kongenitales NS vom finnischen Typ	AR	19q12-q13 NPHS1	Nephrin	26 kb, 29 Exone	steroid-resistent
Diffuse mesangiale Sklerose	AR	11p13 WT1	–	50 kb, 10 Exone	steroid-resistent
Denys-Drash-Syndrom	AR	11p13 WT1	–		Missense-Mutationen „Hot Spot": R394W
Frasier-Syndrom	AR	11p13 WT1	–		*Spleißstellen*-Mutationen in Intron 9 (KTS+)
Idiopathisches NS					
Steroidresistente Nephrose	AR	1q25-q32 NPHS2	Podocin	2 kb, 8 Exone	Nonsense-, Missense- und Spleißstellenmutationen
Fokale Glomerulosklerose					
FSGS1	AD	19q13	α-Actinin-4		
FSGS2	AD	11q21-q22	n. b.		

WT = Wilms-Tumor; n. b. = nicht bekannt.

- kongenitales nephrotisches Syndrom vom finnischen Typ (CNF)
- diffuse mesangiale Sklerose
- idiopathisches nephrotisches Syndrom

3.7.1 Kongenitales nephrotisches Syndrom

Klinik

Das kongenitale nephrotische Syndrom vom finnischen Typ (CNF) wird bereits intrauterin manifest, meist handelt es sich um Frühgeburten. Die Plazenta ist pathologisch vergrößert; in der Amnionflüssigkeit findet sich eine hohe Konzentration an Alpha-1-Fetoprotein durch die große Proteinurie des Fetus. Postpartal treten Hydrops anasarca und eine hochselektive Form der Proteinurie auf, die jedoch nicht steroidsensibel ist (therapieresistent).

Pathohistologisch zeigen sich eine mesangiale Glomerulopathie, keine Immunablagerungen sowie progressive Glomerusklerose mit anteiligen tubulointerstitiellen Veränderungen und mikrozystischen Dilatationen im Bereich der proximalen Tubuli. Außerdem treten lymphoplasmozelluläre Infiltrate und tubuläre Atrophie sowie periglomeruläre Fibrose und Glomerulosklerose auf.

Genetik

Der Erbgang ist autosomal rezessiv, der Genort befindet sich auf Chromosom 19q12. Das Gen (NPHS1) besteht aus 29 Exonen und kodiert ein für Podozyten spezifisches Protein, Nephrin, das eine transmembranale und eine zytosolische Domäne exprimiert. **Nephrin** ist normaler Bestandteil der podozytären Schlitzmembran und hat Ähnlichkeiten mit Eiweißen der Immunglobulinsuperfamilie. Bei Patienten mit CNF fehlen die typischen Schlitzmembranen und multiplen Fußfortsätze; sie enthalten ein mutiertes Nephrinprotein.

3.7.2 Diffus-mesangiale Sklerose und weitere erbliche Erkrankungen des infantilen nephrotischen Syndroms

Hier findet sich ein rascher Funktionsverlust der Nieren bis zum terminalen Nierenversagen. Die Erkrankung ist therapieresistent (steroidinsensitiv). In der Histologie zeigen sich mesangiale Sklerose, hypertrophierte Podozyten, verdickte glomeruläre Basalmembran und mesangiale Expansion, besonders im Bereich des Rindenparenchyms. Immunhistologisch finden sich IgM-C3 und -C1q in Mesangiumzellen, wahrscheinlich unspezifisch durch Plasmaimbibition. Krankheitsassoziationen mit der Entwicklung eines Wilms-Tumors bestehen (Denys-Drash-Syndrom). Der Erbgang ist autosomal rezessiv, weitere Einzelheiten siehe Tabelle 3.15.

3.7.3 Idiopathisches nephrotisches Syndrom

Dies ist eine relativ häufige Erkrankung der Niere bei Kindern unter 15 Jahren. Das histomorphologische Bild entspricht dem einer Minimal-Change-Glomerulopathie, der Verlauf ist überwiegend steroidresistent. Das verantwortliche Krankheitsgen (Tab. 3.15) kodiert für ein transmembranal Protein auf Podozyten (Podozin) und ist Teil des Zytoskeletts (Boute et al. 2000).

Fokal segmentale Glomerulosklerose (Tsukaguchi et al. 2000): Bei dieser kongenitalen (primären) Glomerulopathie werden zwei Subtypen unterschieden (Tab. 3.15)

3.8 Komplexe Erkrankungen

Hierbei handelt es sich um Erkrankungen, deren Phänotypien eine familiäre oder ethnische Häufung zeigen, bei denen jedoch nicht in allen Fällen eindeutig ein genetischer Hintergrund belegt ist (z.B. Abb. 3.7) In Kopplungsanalysen betroffener Geschwisterpaare oder in sog. Fall-Kontroll-Studien in der Bevölkerung wurden für verschiedene klinische Krankheitsbilder „Auffälligkeitsloci" bzw. „Anfälligkeitsgene" gefunden. Dies gilt insbesonders für Assoziationen mit progredienten Nierenerkrankungen, den Genpolymorphismen des Renin-Angiotensin-Systems, Polymorphismen im Bereich der Promotorregion des IL10-Gens, auffällige Assoziationen von Allelen bei diabetischer Nephropathie etc. (Luft 1998; Ha et al. 2000; Herrmann et al. 2001; Neumaier-Wagner 2001; Thomas et al. 2001). Zwischen einem ACE-Insertion-Deletion-Polymorphismus und der Progression

einer Niereninsuffizienz (bei Zystennieren) zeigte sich jedoch keine Beziehung (van Dieck et al. 2001). Demgegenüber soll ein Zusammenhang zwischen dem ACE1-/D-Polymorphismus und dem Risiko für eine diabetische Nephropathie bestehen (Ha et al. 2000).

> Viele progrediente Nierenerkrankungen entwickeln sich parallel mit anderen hereditären Erkrankungen.

Dies gilt unter anderem für das familiäre mediterrane Fieber, die autosomal dominante Hypophosphatämie sowie erbliche Erkrankungen des Komplementsystems. Ähnliches trifft auch für das hämolytisch-urämische Syndrom (HUS) in seiner Variante des familiären hämolytisch-urämischen Syndroms zu. Einzelheiten zu den Erkrankungen siehe Kapitel 2, Chronische Niereninsuffizienz.

3.8.1 Familiäres mediterranes Fieber

Es handelt sich um erbliche Erkrankungen mit rekurrierenden Entzündungen der serösen Häute. Der Erbgang ist autosomal rezessiv, betroffen ist ein Einzelgen. In Endemiegebieten liegt die Häufigkeit bei 1:500. Das Krankheitsgen (FMF-Gen) ist auf dem kurzen Arm des Chromosom 16 lokalisiert. Genprodukt ist ein Eiweiß, **Pyrin**, das als nukleäres Regulat der Transkription entzündungsrelevanter Peptide fungiert. Über 80% der FMF-Chromosomen weisen sog. Missense-Mutationen auf. Zwischenzeitlich wurden andere genetische Faktoren bekannt. Die Anwesenheit des SAA1-Alpha-/Alpha Genotyps war z.B. assoziiert mit einem siebenfach erhöhtem Risiko für eine renale Amyloidose.

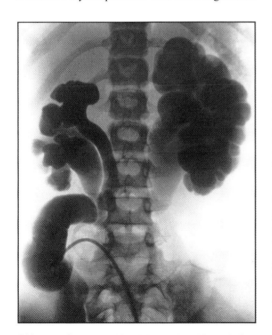

Abb. 3.7 Schwere kindliche beidseitige Hydronephrosen bei familiärer Häufung von Anomalien des Urogenitaltrakts (retrogrades Pyelogramm).

3.8.2 Familiäres hämolytisch-urämisches Syndrom

Bei der familiären Form des hämolytisch-urämischen Syndroms (HUS) ist die Serumkonzentration des **Komplementfaktors H** vermindert; sowohl ein autosomal rezessiver wie ein autosomal dominanter Erbgang scheinen zu existieren (Caprioli et al. 2000; Zipfel et al. 2001).

Im Rahmen von Familienuntersuchungen mit gehäuftem HUS ließ sich ein Krankheitsgen auf dem langen Arm des Chromosoms 1, 1q32 lokalisieren. Bei Patienten mit familiären HUS fanden sich Nukleotidveränderungen im kodierenden Abschnitt, darüber hinaus Deletionen und Punktmutationen. Der Plasmafaktor H reguliert die Synthese von C3b und agiert auch als extrazelluläres Matrixprotein mit Bindungsaffinität gegenüber Heparin, Osteopontin, Glukosaminoglykanen. Fehlen von Faktor H induziert eine membranoproliferative Glomerulonephritis.

3.8.3 Hereditäre Störungen des Komplementsystems

Diese stehen häufig im Zusammenhang mit **pararheumatischen Erkrankungen** wie z.B. Kollagenosen (systemischer Lupus erythematodes, Sklerodermie). Ein genetischer Defekt der C1-Synthese ist z.B. assoziiert mit dem systemischen Lupus erythematodes (SLE) bzw. membranoproliferativen Glomerulonephritis. Synthesedefekte bzw. Defizienzen für C4 kommen bei SLE, aber auch bei IgA-Nephropathie, frühkindlichem Diabetes mellitus und Sklerodermie vor. Die verantwortlichen Gene liegen in der Nähe des MHC auf Chromosom 6. Defizienzen für C3 führen zu schweren rekurrierenden Infekten und fördern die Entwicklung einer Immunkomplexglomerulonephritis.

3.8.4 Antibasalmembran-Glomerulonephritis (Goodpasture-Syndrom)

Die Erkrankung kommt überwiegend bei Europäern vor; Frauen sind weniger häufig betroffen als Männer. Bekannt ist die starke Assoziation mit HLA-DR-15 oder HLA-DR-4-Allelen (über 80% der Patienten). Demgegenüber scheinen die Konstellationen HLA-DR-7 und HLA-DR-1 vor der Krankheit zu schützen. Das Goodpasture-Syndrom hat neben einem Umwelt auch einen immungenetischen Hintergrund, wobei allerdings die Krankheitsgene derzeit noch nicht bekannt sind (Salama et al. 2001).

3.9 Genetische Suszeptibilität gegenüber Krankheiten, Krankheitsprogression, Atherosklerose

Familienuntersuchungen belegen schon seit längerem eine genetische Krankheitssuszeptibilität für den **Diabetes mellitus**. Hierbei sind auch extranukleäre mitochondriale Chromosomen beteiligt (Fischell-Ghodsian 2001; Hill 2001; Thomas et al. 2001). Familiäre Häufungen existieren des Weiteren gegenüber Infektionen, metabolischen Störungen, Progression der Atherosklerose (z. B. IL_{10}-Genpolymorphismus) sowie pararheumatischen Erkrankungen, wobei pathogenetisch regulatorische Proteine und deren genetische Steuerung in den Vordergrund rücken (Hermann et al. 2001; Hill 2001).

Mit Hilfe der Polymerase-Kettenreaktion (PCR) ließ sich bei **Nierentransplantierten** eine Untergruppe von Patienten definieren, deren längere Transplantatüberlebensrate korreliert war mit der Präsenz einer Deletionsmutante des CC-

Chemokinrezeptors 5 (= CCR5-delta32; Fischer-eder et al. 2001). CCR 5-positive Lymphozyten, die Nierentransplantate infiltrieren, stehen im kausalen Zusammenhang mit der chronisch progredienten Transplantatdysfunktion und der erhöhten Expression verschiedener Chemokine, unter anderem RANTES. 21 Patienten, homozygot für CCR-5-delta32, hatten ein signifikant längeres Transplantatüberleben als andere Genotypen der insgesamt 1227 untersuchten Nierentransplantatempfänger.

Vielfältige Untersuchungen liegen im Zusammenhang mit dem **Renin-Angiotensin-Genpolymorphismus** und der Pathogenese von Nierenerkrankungen vor. So findet sich das D-Allel in signifikant geringerer Häufigkeit bei normoglykämisch hypertensiven Patienten mit Albuminurie im Vergleich zu normoalbuminurischen Patienten bzw. normalen Kontrollpersonen. Untersucht wurden Typ-2-Diabetiker (Thomas et al. 2001).

Die genetische Steuerung der **Glykosylierung von Proteinen** ist ebenfalls mit einer Vielzahl verschiedener Krankheiten gekoppelt, so auch mit bestimmten nephrotischen Syndromen, Tubulopathien und zystischen Nierenerkrankungen (Leonhard et al. 2001). So wurde eine Gruppe hereditärer „Krankheiten der Glykosylierung", CDG Typ I a bis e und Typ II sowie CDG-X definiert. Betroffen sind unter anderem Enzymsysteme, die die Glykosylierung von Zellmembranproteinen steuern.

Hypertensive Schwangerschaftserkrankungen können familiär gehäuft auftreten, wobei bei Präklampsie Assoziationen unter anderem zu einer Punktmutation des Angiotensinogengens und zu Mutationen in der Promoterregion des Gens vorkommen (Punktmutation Met 235 Thr; Neumaier-Wagner u. Rat 2001).

3.9.1 IgA-Glomerulopathie

Ethnische und Familienuntersuchungen weisen auf eine genetische Determinierung hin. So können Verwandte ersten Grades von Patienten mit IgA-Glomerulonephritis in einer Frequenz bis zu 10% ebenfalls ein nephritisches Sediment aufweisen. Je nach Bevölkerungsgruppe bestehen zwischen dem Vorkommen einer IgA-Nephropathie Beziehungen zu HLA-Bw35, HLA-DR-4, HLA-DQB1. Der ACE-DD-Genotyp ID/DD soll mit krankheitsrelevanten Surrogatparametern der IgA-Nephropathie in Zusammenhang stehen (Hsu et al. 2000).

3.9.2 Homozystein

Untersucht wurde die mögliche Verbindung zwischen Nierenversagen und der Mutation C677T im **Tetrahydrofolsäurereduktase-Gen**, das über die Induktion der Proteinsynthese zu erhöhten Serumkonzentrationen der atherogenen Homozysteinsäure führt. Der TT-Genotyp war seltener vertreten bei Patienten, die längere Zeit an der Dialyse waren, und häufiger bei jüngeren Patienten im Vergleich zu den Genotypen CT und CC. Der TT-Genotyp war negativ korreliert mit der Homozysteinkonzentrationen im Serum und der Serumfolatkonzentrationen. Vermutet wurde, dass der TT-Genotyp die Progression einer Niereninsuffizienz beschleunigt und zu erhöhter Mortalität führen kann (Kimura et al. 2000).

Literatur

Abel KB, Apel TW, Beck M, Neumann HPH. Morbus Fabry. Nieren Hochdruckkrankh 2001; 30: 261–6.

Bajwa ZH, Gupta S, Warfield CA, Steinman TI. Pain management in polycystic kidney disease. Kidney Int 2001; 60: 1631–44.

Boute N, Gribouval O, Roselli S et al. NPHS2, encoding the glomerular protein podocin, is mutated in autosomal recessive steroid-resistent nephrotic syndrome. Nat Genet 2000; 24: 349–51.

Brady RO, Schiffmann R. Clinical features of an recent advances in therapy for Fabry disease. J Am Med Ass 2000; 284: 2771–5.

Dahan K, Fuchshuber A, Adamis S, Smaers M, Kroiss S, Loute G, Cosyns JP, Hildebrandt F, Verellen-Dumoulin C, Pirson Y. Familial juvenile hyperuricaemic nephropathy and autosomal dominant medullary cystic kidney disease type 2: Two facets of the same disease? J Am Soc Nephrol 2001; 12: 2348–57.

Demetriou K, Tziakouri C, Anniou K, Eleftheriou A, Koptides M, Nicolaou A, Deltas CC, Pierrides A. Autosomal dominant polycystic kidney disease-type 2. Ultrasound, genetic and clinical correlations. Nephrol Dial Transplant 2000; 15: 205–11.

van Dijk MA, Kamper AM, van Veen S, Souverijn JHM, Blauw GJ. Effect of simvastatin on renal function in autosomal dominant polycystic kidney disease. Nephrol Dial Transplant 2001; 16: 2152–7.

Fick-Brosnahan GM, Tran ZV, Johnson AM, Strain JKD, Gabow PA. Progression of autosomal-dominant polycystic kidney disease in children. Kidney Int 2001; 59: 1654–62.

Fischel-Ghodsian N. Mitochondrial DNA mutations and diabetes: Another step toward individualized medicine. Ann Int Med 2001; 134 777–9.

Fischereder M, Luckow B, Hocher B, Wüthrich RP, Rothepieler U, Schneeberger H, Panzer U, Stahl R, Hausere I A, Budde K, Neumayer HH, Främer B, Land W, Schlöndorff D. CC chemokine receptor 5 and renal-transplant survival. Lancet 2001; 357: 1758–61.

Foggensteiner L, Bevan AP, Thomas R, Coleman N, Boulter C, Bradley J, Ibraghimov-Beskrovnaya O, Klinger K, Sanford R. Cellular and subcellular distribution of Polycystin-2, the protein product of the PKD2 gene. J Am Soc Nephrol 2000; 11: 814–27.

Fonk C, Chauveau D, Gagnadoux MF, Pirson Y, Grünfeld JP. Autosomal recessive polycystic kidney disease in adulthood. Nephrol Dial Transplant 2001; 16: 1648–52.

Frimat L, Philippe C, Maghakian M.N, Jonveaux P, de Ligny BH, Guillemin F, Kessler M. Polymorphism of angiotensin converting enzyme, angiotensinogen, and angiotensin II type 1 receptor genes and end-stage renal failure in IgA nephropathy: IGA-RAS – a study of 274 men. J Am Soc Nephrol 2000; 11: 2062–7.

Fuchshuber A. Erbliche Nierenkrankheiten- Genetik des nephrotischen Syndroms. Nieren Hochdruckkrankh 2001; 30: 298–303.

Fuchshuber A, Gribouval O, Ronner V et al. Clinical and genetic evaluation of familial steroid-responsive nephrotic syndrome in childhood. J Am Soc Nephrol 2001; 12: 374–85.

Gross O, Netzer KO, Seibold S, Merkel F, Weber M. Hereditäre Erkrankungen des Typ-IV-Kollagens der Gefäßbasalmembranen: Alport-Syndrom und benigne familiäre Hämaturie. Nieren Hochdruckkrankh 2001; 30: 310–7.

Ha SK, Lee SY, Park HS, Shin JH, Kim SJ, Kim DH, Kim KR, Lee HY, Han DS. ACE DD genotype is more susceptible than ACE II and ID genotypes to the antiproteinuric effect of ACE inhibitors in patients with proteinuric non-insulin-dependent diabetes mellitus. Nephrol Dial Transplant 2000; 15: 1617–23.

Herrmann SM, Whatling C, Brand E, Nicaud V, Gariepy J, Simon A, Evans A, Ruidavets JB, Arveiler D, Luc G, Tiret L, Henney A, Cambien F. Genetische Polymorphismen im Matrix Gla-Protein sind mit arterieller Kalzifikation, Atherosklerose und Myokardinfarkt assoziiert. Nieren Hochdruckkrankh 2001; 30: 193–5.

Hill AVS. Immunogenetics and genomics. Lancet 2001; 357: 2037–41.

Hildebrandt F. Klinik und molekulare Genetik renal-tubulärer Erkrankungen. Nieren Hochdruckkrankh 2001; 30: 242–60.

Hildebrandt F, Otto E. Molecular genetics of nephronophthisis and medullary cystic kidney disease. J Am Soc Nephrol 2000; 11: 1753–61.

Hsu SI, Ramirez SB, Winn MP, Bonventre JV, Owen WF. Evidence for genetic factors in the development and progression of IgA nephropathy. Kidney Int 2000; 57: 1818–35.

Kalluri R, Torre A, Shield CF, Zamborsky ED, Werner MC, Wolf G, Helmchen UM, van den Heuvel LP, Grossman R, Aradhye H, Neilson EG. Identification of alpha3, alpha4, and alpha5 chains of type IV collagen as alloantigens for Alport posttransplant anti-glomerular basement membrane antibodies. Transplantation 2000; 69: 679–83.

Kashtan CE, Kim Y, Lees GE, Thorner PS, Virtanen I, Miner JH. Abnormal glomerular basement membrane laminins in murine, canine, and human Alport syndrome: abberant Laminin alpha-2 deposition is species independent. J Am Soc Nephrol 2001; 12: 252–60.

Kimura H, Gejyo F, Suzuki S, Miyazaki R. The C677T methylentetrahydrofolate reductase gene mutation in hemodialysis patients. J Am Soc Nephrol 2000; 11: 885–93.

King BF, Reed JE, Bergstralh, Sheedy PF, Torres VE. Quantification and longitudinal trends of kidney, renal cyst, and renal parenchyma volumes in autosomal dominant polycystic kidney diseae. J Am Soc Nephrol 2000; 11: 1505–11.

Knebelmann B, Fakhouri F, Grünfeld JP. Hereditary nephritis with macrothrombopenia: no longer an Alport syndrome variant. Nephrol Dial Transplant 2001; 16: 1101–3.

Knoers NVAM, Bongers ENHF, van Beersum SEC, Lommen EJP, van Bokhoven H, Hol AF. Nail-Patella syndrome: identification of mutations in the LMX1B gene in dutch families. J Am Soc Nephrol 2000; 11: 1762–6.

Konrad M, Vollmer M, Lemmik HH, van den Heuvel LPWJ, Jeck N, Vargas-Poussou R, Lakings A, Ruf R, Deschenes G, Antignac C, Guay-Woodford L, Knoers NVAM, Seyberth HW, Feldmann D, Hildebrandt F. Mutations in the chloride channel gene CLCNKB as a cause of classic Bartter syndrome. J Am Soc Nephrol 2000; 11: 1449–59.

Kraatz G, Devantier A, Ahrendt S, Guth HJ, Kraatz U. Kardiovaskuläre Komplikationen bei Zystennieren (ADPKD). Nieren Hochdruckkrankh 2000; 29: 498–501.

Kuch RJ, Albers C, Schneider M, Panitz H, Scherberich JE. The origin of renal cysts: an immunohistological study. Nieren Hochdruckkrankh 1991; 20: 424–5.

Lemann J, Adams ND, Wilz DR, Brenes LG. Acid and mineral balances and bone in familial proximal renal tubular acidosis. Kidney Int 2000; 58: 1267–77.

Leonard J, Grünewald S, Clayton P. Diversity of congenital disorders of glycosylation. Lancet 2001; 357: 1382–3.

Leumann E, Hoppe B. The primary hyperoxalurias. J Am Soc Nephrol 2001; 12: 1986–93.

Levy M, Feingold J. Estimating prevalence in single-gene kidney disease progressing to renal failure. Kidney Int 2000; 58: 925–43.

Luft FC. Molekulare Genetic der arteriellen Hypertonie. DG Klin Chem Mitt 1997; 28: 182–3.

Nakanishi K, Sweeney WE, Avner ED. Segment-specific c-ErbB2 expression in human autosomal recessive polycystic kidney disease. J Am Soc Nephrol 2001; 12: 379–84.

Neumaier-Wagner PM, Rath W. Familiäre Disposition und Genetik bei hypertensiven Schwangerschaftserkrankungen. Nieren Hochdruckkrankh 2001; 30: 174–83.

Neumann HPH, Kandt RS. Klinik und Genetik der tuberösen Sklerose. Dtsch Med Wochenschr 1998; 118: 1577–83.

Neumann HPH, Schulenburg S, Apel TW. Familiäre Nierentumoren im Erwachsenenalter. Nieren Hochdruckkrankh 2001; 30:267–77.

Niaudet P, Rotig A. The kidney in mitochondrial cytopathies. Kidney Int 1997; 51: 1000–7.

Norden AGW, Lapsley M, Lee PJ, Pusey CD, Scheinman SJ, Tam FWK, Thakker RV, Unwin RJ, Wrong O. Glomerular protein sieving and implications for renal failure in Fanconi syndrome. Kidney Int 2001; 60: 1885–92.

Olkkonen VM, Ikonen E. Genetic defects of intracellular-membrane transport. N Engl J Med 2000; 343: 1095–104.

Omran H, Hildebrandt F. Nephronophthise und „medullary cystic kidney disease". Nieren Hochdruckkrankh 2001; 30: 304–9.

Persu A, Devuyst O. Transepithelial chloride secretion and cystogenesis in autosomal dominant polycystic kidney disease. Nephrol Dial Transplant 2000; 15: 747–50.

Peters DJ, Breuning MH. Autosomal dominant polycystic kidney disease: modification of disease progression. Lancet 2001; 358: 1439–44.

Peters FPJ, Vermeulen A, Ko TL. Anderson-Fabry's disease: alpha-galactosidase deficiency. Lancet 2001; 357: 138–40.

Petrusevska R, Renz S, Dix U, Panitz H, Born H, Kuch R, Scherberich JE. Pathological and immunohistochemical findings in a prenatally diagnosed child with 47 XYY karyotype and multicystic renal dysplasia (Potter type IIa). 3rd Symp Ges Humangenetik, Ulm 1991, 174 (Abstr).

Qian Q, Harris PC, Torres VE. Treatment prospects for autosomal-dominant polycystic kidney disease. Kidney Int 2001; 59: 2005–22.

Rommel D, Pirson Y. Medullary sponge kidney – part of a congenital syndrome. Nephrol Dial Transplant 2001; 16: 634–6.

Salama AD, Levy JB, Lightstone L, Pusey CD. Goodpasture's disease. Lancet 2001; 58: 917–20.

Scherberich JE. Sind erworbene Nierenzysten Vorläufer für Nierenkarzinome? Mitt Arbeitsgem Klin Nephrol 1996; 25: 145–70.

Scherberich JE. Muskelschwäche, Nierensteine, Hypokaliaemie, erhöhter Harn-pH. Drehscheibe Nephrologie – Cardiovascularia 1999; 26–9.

Schiffmann R, Kopp JB, Austin HA, Sabnis S, Moore DF, Weibel T, Balow JE, O`Brady R. Enzyme replacement therapy in Fabry disease. J Am Med Ass 2001; 285: 2743–9.

Schillinger F, Montagnac R. Chronic renal failure and ist treatment in tuberous sclerosis. Nephrol Dial Transplant 1996; 11: 481–5.

Shiozawa M, Provoost AP, van Dokkum RPE, Majewski RR, Jacobi HJ. Evidence of gene-gene interaction in the genetic susceptibility to renal impairment after unilateral nephrectomy. J Am Soc Nephrol 2000; 11: 2068–78.

Sing HK, Nickeleit V, Kriegsmann J, Harris AA, Jennette JC, Mihatssch MJ. Coexistence of Fabry's disease and necrotizing & crescentic glomerulonephritis. Clin Nephrol 2001; 55: 73–9.

Sotirakopoulos N, Tsitsios T, Stambolidou M, Papanastasiou S, Konstantinidis TK, Mavromatidis K. The survival rate of hemodialysis patients with autosomal dominant polycystic kidney disease: a multicenter study. Dialysis Transplant 2001; 30: 740–7.

Thomas GN, Critchley JAJH, Tomlinson B, Lee ZSK, Young RP, Cockran CS, Chan JCN. Albuminuria and the renin-angiotensin system gene polymorphisms in type-2-diabetic and in normoglycemic hypertensive Chinese. Clin Nephrol 2001; 55:7–15.

Toren A, Amariglio N, Rozenfeld-Granot G, Simon AJ, Brok-Simo E, Rechavi G. Genetic linkage of auto-somal-dominant Alport syndrome with leukocyte inclusions and macrothrombocytopenia (Fechtner syndrome) to chromosome 22q11-13. Am J Hum Gen 1999; 65: 1711–7.

Tsukaguchi H, Yager H, Dawborn J, Jost L, Cholmia J, Abreu PF, Pereira AB, Pollak MR. A locus for adolescent and adult onset familial focal segmental glomerulosclerosis on chromosome 1q25-31. J Am Soc Nephrol 2000; 11: 1674–80.

Zerres K, Eggernmann T, Rudnik-Schöneborn S. Zystennieren. Nieren Hochdruckkrankh 2001; 30: 278–88.

Zipfel PF, Skerka C, Manuelian T, Munk R, Neumann HPH. Immunregulator Faktor H und hämolytisch-urämisches Syndrom. Nieren Hochdruckkrh 2001; 30: 291–7.

4 Renovaskuläre Hypertonie und ischämische Nephropathie

T. Lenz, J. Gossmann

Inhalt

Fallstricke/Fußangeln

- Nicht jede Nierenarterienstenose führt zu einem renovaskulären Hochdruck.
- Bei fortgeschrittener Arteriosklerose kann es nach einer Angiographie zu einer Cholesterolembolisation kommen.

Leitsymptome

- schwere, sich rasch verschlimmernde Hypertonie
- Auftreten einer Hypertonie vor dem 30. und nach dem 60. Lebensjahr
- Stenosen in anderen Gefäßbereichen
- Kreatininanstieg unter ACE-Hemmern oder AT_1-Antagonisten
- Hypertonie bei unklarer Nierenfunktionseinschränkung
- sekundärer Hyperaldosteronimus (Hypokaliämie)

Merksätze zur Therapie

- Die Angioplastie ist bei fibromuskulärer Dysplasie als Therapiemethode der Wahl anzusehen.
- Die Angioplastie einer arteriosklerotischen Nierenarterienstenose führt nur selten zur Heilung (dies gilt im besonderen für Diabetiker).
- Bei Ostiumstenosen sollte entweder eine primäre Stentangioplastie oder eine gefäßchirurgische Revaskularisierung vorgenommen werden.

Kasuistik

Bei einer 33-jährigen Patientin mit einer seit dem 18. Lebensjahr bekannten Hypertonie kam es im Rahmen der ersten Schwangerschaft zur Entwicklung einer Präeklampsie mit Proteinurie und Blutdruckspitzenwerten von 250/140 mmHg, sodass in der 28. Schwangerschaftswoche ein sonst gesundes, aber hypotrophes Kind durch primäre Sectio cesarea entbunden werden musste. Nach Beendigung der Schwangerschaft sank der Blutdruck auf das Niveau vor Eintritt der Schwangerschaft ab; eine antihypertensive Therapie mit einem Betablocker war weiterhin erforderlich. Die Kreatinin-Clearance betrug 86 ml/min × 1,73 m² KO, und im Urin fand sich eine Spur Eiweiß. Bereits 6 Jahre zuvor war im Rahmen einer Hypertonieabklärung eine fibromuskuläre Dysplasie der rechten Nierenarterie festgestellt worden; eine Angioplastie war jedoch nicht durchgeführt worden. Bei den trotz Betablockertherapie weiterhin grenzwertig erhöhten Blutdruckwerten wurde 1 Jahr nach Beendigung der Schwangerschaft die Indikation zur Angioplastie gestellt, die primär erfolgreich verlief (Abb. 4.1). Die Blutdruckwerte normalisierten sich, und 6 Monate nach Angioplastie konnte die antihypertensive Therapie beendet werden. Auch 3 Jahre nach der Intervention war der Blutdruck mit 100/55 mmHg weiterhin normal. Eine zweite Schwangerschaft verlief ohne Komplikationen, und in der 42. SSW wurde ein gesundes Kind entbunden.

4.1 Definition

Die renovaskuläre Hypertonie ist eine Hypertonieform, die durch **Einengung einer (oder mehrerer) Nierenarterie(n)** verursacht wird, und durch Beseitigung derselben geheilt oder gebessert wird.

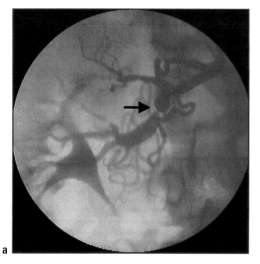
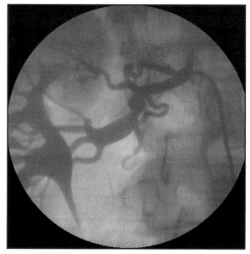

a b

Abb. 4.1 Rechtsseitige fibromuskuläre Dysplasie mit ausgeprägter Kollateralenbildung bei einer 33-jährigen Patientin vor (**a**) und nach (**b**) Angioplastie.

4.2 Epidemiologie

Die renovaskuläre Hypertonie gehört zu den häufigsten sekundären Hypertonieformen. Aufgrund fehlender Querschnittsuntersuchungen sind genaue Angaben zur Prävalenz nicht möglich. Es wird geschätzt, dass bei 1–4% aller Hochdruckpatienten ursächlich eine Nierenarterienstenose vorliegt; davon sind bis zu 28% doppelseitige Stenosen. Die Prävalenz der Erkrankung hängt wesentlich vom Schweregrad der Hypertonie, den Begleiterkrankungen und dem Alter der Betroffenen ab. So liegt bei Patienten mit leichtem Hochdruck die Wahrscheinlichkeit für eine renovaskuläre Genese bei unter 1%, bei Patienten mit schwerem Hochdruck dagegen bei 5%, in einer eigenen Untersuchungsserie an Patienten mit „therapieresistentem" Hochdruck sogar bei bis zu 12% der Untersuchten. Bei Typ-2-Diabetikern liegt eine Nierenarterienstenose bei bis zu 8% aller Patienten vor, bei Patienten mit koronarer Herzerkrankung oder peripherer Verschlusskrankheit sogar bei bis zu 30%.

4.3 Ätiologie

Die häufigste Ursache einer renovaskulären Hypertonie ist die **arteriosklerotisch bedingte Nierenarterienstenose** (bis zu 90% aller Patienten), die besonders bei älteren Männern auftritt. Nikotinkonsum beschleunigt die Entstehung. Arteriosklerotische Nierenarterieneinengungen treten bei 15–20% der Patienten isoliert auf, bei 80–85% sind sie dagegen mit einer diffusen Arteriosklerose auch anderer Gefäßbezirke (aortal, koronar, zerebral, peripher) vergesellschaftet. So findet sich im Rahmen einer routinemäßig durchgeführten Koronarangiographie bei 25% der Patienten auch eine Nierenarterieneinengung, bei einer Angiographie der Extremitäten sogar bei 50%. Häufig entsteht eine arteriosklerotische Nierenarterieneinengung auch erst auf dem Boden eines langjährigen Hypertonus. Nierenarterienstenosen können sich demnach im Verlauf einer primären oder auch jeder anderen sekundären Hypertonieform entwickeln und zu einer weiteren Verschlechterung des Bluthochdrucks führen. Arteriosklerotische Nierenarterienstenosen weisen, auch bei guter medikamentöser Blutdruckeinstellung, eine Neigung zur Progredienz auf. Ist die Lumeneinengung bei 60% angelangt, ist im Spontanverlauf mit einer Zunahme der Stenosierung um etwa 5% pro Jahr zu rechnen. Aus Beobachtungsstudien ist bekannt, dass bis zu 17% der betroffenen Gefäße in 3–4 Jahren komplett verschlossen sind.

> Bei beidseitigen Stenosen bzw. bei stenosierten Einzelnieren besteht zusätzlich das Risiko einer progredienten Niereninsuffizienz bis hin zur Dialysepflichtigkeit.

An zweiter Stelle ist die **fibromuskuläre Dysplasie** zu nennen (ca 10% aller Betroffenen), die besonders bei jüngeren Frauen vor dem 35.–40. Lebensjahr vorkommt. Die Ursache der fibromuskulären Dysplasie ist nicht bekannt. Möglicherweise spielen genetische Faktoren eine Rolle; Nikotinkonsum und exogene Östrogene begünstigen die Entstehung. Die fibromuskuläre Erkrankung kann unterschiedliche Teile der Gefäßwand betreffen. Besonders die intimale und die perimediale Form neigen zum Fortschreiten mit renaler Atrophie. Die charakteristischen aneurysmatischen Aufweitungen können thrombosieren. Nicht selten kommt es bei der medialen Form zu einer spontanen Gefäßdissektion bis hin zum kompletten Verschluss des betroffenen Gefäßes. Andere Ursachen für Nierenarterieneinengungen sind selten (Tab. 4.1).

Tab. 4.1 Ursachen der ein- oder doppelseitigen Nierenarterienstenose (mod. nach Klaus 1997)

Ursache	Häufigkeit
Arteriosklerose	bis 90% (bis zu 28% beidseitig)
Fibromuskuläre Dysplasie	bis 10%
davon:	
● intimal	1%
● medial	
– mediale Fibroplasie	65%
– perimediale Fibroplasie	20%
– mediale Hyperplasie	10%
– mediale Dissektion	5%
● periarterielle Fibroplasie	< 1%
Seltene Ursachen: Arteriitiden, Aneurysma der Aorta oder der A. renalis, Kompression der Nierenarterie durch Tumoren oder Zysten	< 1%

4.4 Pathogenese

Seit dem epochalen Experiment von Harry **Goldblatt** und Mitarbeitern, publiziert im Jahre 1934, ist bekannt, dass die Drosselung des Blutflusses in einer Nierenarterie mit Abfall des renalen Perfusionsdrucks zum starken und anhaltendem Anstieg des systemischen Blutdrucks führt. Später wurde erkannt, dass hierfür eine Aktivierung des **Renin-Angiotensin-Systems**, zumindest in der Anfangsphase, pathophysiologisch verantwortlich ist. In der nicht gedrosselten Niere ist die Reninsekretion dagegen supprimiert, und auf dieser Seite erfolgt eine Druckdiurese, sodass das Intravasalvolumen vermindert sein kann. Gegenregulatorisch kommt es zur Aktivierung anderer Hormonsysteme (atriale natriuretische Faktoren, Kallikrein, Prostaglandin E_2, Medullipin u.a.). Vasodilatierende Prostanoide tragen dazu bei, dass die kortikale Perfusion in der gedrosselten Niere aufrechterhalten wird. Hier kann die Gabe von Acetylsalicylsäure oder nichtsteroidaler Antiphlogistika zu einer kritischen Perfusionsminderung bis hin zur Nierenrindennekrose führen. Besonders gefähr-

det sind ältere Patienten, die gleichzeitig einen Hemmstoff des Renin-Angiotensin-Systems (ACE-Hemmer, AT_1-Antagonist) erhalten. In einer späteren Phase wird der erhöhte Blutdruck durch einen milden **sekundären Hyperaldosteronismus** und durch bereits eingetretene Gefäßveränderungen unterhalten; diese entwickeln sich einerseits durch den Hochdruck selbst, andererseits hat Angiotensin II auch trophische Effekte, die sich sowohl an den systemischen Widerstandsgefäßen als auch in der nicht gedrosselten Niere abspielen können. In diesem Stadium der Erkrankung kann die periphere Plasmareninaktivität wieder absinken. Bei länger andauernder und hochgradiger Nierenarterieneinengung kann es zur Verkleinerung der betroffenen Niere kommen. Eine sonographisch nachgewiesene einseitige Schrumpfniere kann daher ein Hinweis für das Vorliegen einer lange bestehenden Nierenarterienstenose sein.

Eine **doppelseitige Nierenarterienstenose** ist häufig arteriosklerotischer Genese und kommt bei bis zu einem Drittel aller Betroffenen vor. Meist überwiegt dabei die Stenose auf einer Seite, sodass ein aktiviertes Renin-Angiotensin-

Tab. 4.2 Funktionell-anatomische Konstellationen bei renovaskulärer Erkrankung

Unilaterale Erkrankung	• ipsilaterale Stenose bei kontralateral gesunder Nierenarterie • Stenose bei funktioneller Einzelniere (kontralaterale Schrumpfniere) • Transplantatarterienstenose
Bilaterale Erkrankung	• schwere ipsilaterale Stenose mit hämodynamisch nicht relevanter kontralateraler Stenose • schwere ipsilaterale Stenose mit hämodynamisch relevanter kontralateraler Stenose • ipsilaterale Okklusion mit kontralateraler Stenose • hochgradige beidseitige Stenosen • beidseitige Segmentarterienstenosen

System zumindest in der Initialphase für das Entstehen der Hypertonie verantwortlich ist. Typisch für beidseitige Nierenarterieneinengungen ist die Entwicklung einer Niereninsuffizienz. Kürzlich wurde in einer Studie gezeigt, dass bei 22% der untersuchten älteren Patienten (> 50 Jahre) mit einer neu aufgetretenen terminalen Niereninsuffizienz eine renovaskuläre Erkrankung hierzu beitrug. Die hauptsächlichen funktionell-anatomischen Konstellationen einer renovaskulären Hypertonie sind in der Tabelle 4.2 wiedergegeben.

4.5   Klinisches Bild

Aufgrund klinisch-praktischer Erwägungen können zwei **Erscheinungsformen** der renovaskulären Erkrankung unterschieden werden, wobei der Übergang zwischen diesen beiden Formen fließend ist:
• Bei der überwiegenden Mehrzahl der Patienten steht die Entwicklung und Behandlung des Bluthochdrucks im Vordergrund.
• Bei einem kleineren Teil der Betroffenen liegt jedoch bereits ein fortgeschrittenes Stadium der Erkrankung vor, wobei meist nicht nur die

Nierenarterien, sondern auch andere Arterien arteriosklerotisch verändert sind. Bei diesen Patienten kommt es über kurz oder lang auch zu einer Einschränkung der Nierenfunktion (ischämische Nephropathie); der erhöhte Blutdruck ist hier häufig von nur untergeordneter Bedeutung.

4.5.1   Hypertonie

Fast alle Patienten mit einer Hypertonie renovaskulärer Genese haben einen schweren oder schwer einstellbaren Hochdruck. Es kann auch zu einer akzelerierten Entwicklung hypertensiver Schädigungen der Endorgane (Kardiopathie, Nephropathie, Retinopathie, zerebrovaskuläre Komplikationen) kommen; so findet sich bei bis zu einem Drittel aller Patienten mit malignem Hypertonus ursächlich eine renovaskuläre Erkrankung. Bei der Blutdruckmessung ist der diastolische Wert besonders stark erhöht, und in vielen Fällen ist die Nachtabsenkung des Blutdrucks abgeschwächt oder aufgehoben, allerdings ohne dass sich aus solchen Beobachtungen ein wirklich verlässlicher Hinweis auf eine Nierenarterieneinengung ableiten lässt. Auch wurde darüber berichtet, dass der Einsatz von ACE-Hemmern oder AT_1-Antagonisten gelegentlich bei betroffenen Patienten zu einem drastischen Blutdruckabfall führt; diese Reaktion wird auch bei anderen Hochdruckformen beobachtet, sodass ein überschießender Blutdruckabfall nach Gabe eines Hemmstoffs des Reninsystems keineswegs beweisend für das Vorliegen einer renovaskulären Hypertonie ist. Klinische Hinweise für eine renovaskuläre Hypertonie sind (mod. nach Klaus 1997):

- periumbilikales Gefäßgeräusch (bei 30–50% der Patienten)
- Auftreten einer Hypertonie vor dem 30. oder nach dem 60. Lebensjahr
- schwere (diastolisch > 115 mmHg) oder „therapieresistente" Hypertonie
- rasche Verschlechterung eines Hochdrucks/ maligne Hypertonie
- stimuliertes Reninsystem mit hypokaliämischer metabolischer Alkalose
- überschießender Blutdruckabfall nach Gabe eines ACE-Hemmers oder AT_1-Antagonisten
- fehlende nächtliche Blutdruckabsenkung

4.5.2 Ischämische Nephropathie

Meist entsteht die ischämische Nephropathie auf dem Boden einer arteriosklerotisch veränderten Nierenarterie, bei der es zu einer progredienten Lumeneinengung bis hin zum Verschluss kommen kann. Auch beim allmählich sich entwickelnden kompletten Verschluss entsteht meist kein Niereninfarkt, da die Kapselgefäße nutritiv ausreichend sind. Diese Form der Nierenarterienerkrankung tritt typischerweise beidseitig auf, wobei in erster Linie ältere Patienten betroffen sind, die nicht selten einen langjährigen Nikotinkonsum betrieben haben. Die Diagnose einer ischämischen Nephropathie erfordert daher in der Regel den Nachweis einer bereits eingeschränkten Nierenfunktion; eine einseitige Erkrankung ist dagegen nur schwer nachzuweisen. In der Nierenbiopsie, die allerdings nur selten indiziert ist, findet sich meist eine fokale Glomerulosklerose. In selten Fällen kommt es auch zu einer spontanen oder interventionell

bedingten Dissektion der arteriosklerotisch oder fibromuskulär veränderten Nierenarterie mit einem eher plötzlichen Verschluss der Nierenarterie. Die Patienten entwickeln Flankenschmerzen, und es findet sich eine Hämaturie. Als Zeichen der Niereninfarkts steigt LDH im Serum an. Klinische Hinweise für eine ischämische Nephropathie sind:

- Auftreten einer Hypertonie nach dem 60. Lebensjahr
- Hypertonie bei unklarer Nierenfunktionseinschränkung
- Anstieg der Retentionswerte unter Therapie mit ACE-Hemmer oder AT_1-Antagonist
- hypertensive Endorganschäden (hypertensive Retinopathie III/IV, periphere Verschlusskrankheit, koronare Herzerkrankung, zerebrovaskuläre Erkrankungen)
- gleichzeitig Diabetes mellitus Typ 2
- rezidivierendes Lungenödem
- Proteinurie (nephrotisches Ausmaß bei Verschluss einer Nierenarterie möglich) bei blandem Urinsediment

4.6 Diagnostik

Die diagnostische Abklärung bei Verdacht auf renovaskuläre Hypertonie hat zwei wesentliche **Ziele**:

- Zum einen soll der Nachweis bzw. Ausschluss einer höhergradigen Nierenarterienstenose zweifelsfrei erbracht werden.
- Zum anderen sollen Daten gewonnen werden, die im Falle einer Revaskularisierung den langfristigen Erfolg einer solchen Maßnahme möglichst präzise voraussagen.

4.6.1 Nachweis einer Nierenarterieneinengung

Die bereits erwähnten klinischen Hinweise für das Vorliegen einer renovaskuläre Hypertonie

Tab. 4.3 Nichtinvasive Screening-Verfahren zur Aufdeckung einer Nierenarterienstenose

Verfahren	Vorteil	Nachteil
Duplexsonographie	• hohe Validität • beliebig oft wiederholbar (Verlaufskontrollen möglich)	• Untersucherabhängig • nicht alle Gefäßabschnitte einsehbar • schwierig bei Adipositas und Darmgasüberlagerung
Captoprilszintigraphie (Mercaptoacetyltriglycin, MAG3)	• hohe Validität • Aussage über Nieren- funktion (seitengetrennt)	• hohe Kosten • Strahlenbelastung (gering) • nicht geeignet bei Niereninsuffizienz und bei beidseitigen Stenosen

helfen zwar den Kreis der Patienten einzuengen, die diese Störung aufweisen; alleine auf der Grundlage klinischer Kriterien kann die Diagnose einer renovaskulären Hypertonie aber niemals gestellt werden. Wirklich beweisend für das Vorliegen einer Nierenarterienstenose ist nach vorherrschender Meinung die **selektive Nierenarteriographie** (heute meist in DSA-Technik) mit vorzugsweise kleinlumigen Kathetern, die aber invasiven Charakter hat und trotz aller technischen Fortschritte auch weiterhin mit gewissen Risiken (Kontrastmittelreaktionen, Gefäßverletzung, Blutungen, Strahlenbelastung) und recht hohen Kosten behaftet ist.

Wegen dieser Gründe und auch wegen der geringen Prävalenz der renovaskulären Hypertonie in der allgemeinen hypertensiven Population wurden in der Vergangenheit verschiedene nichtinvasive Testverfahren entwickelt, um im Sinne eines Screenings jene Patienten zu identifizieren, die mit hoher Wahrscheinlichkeit eine Nierenarterienstenose aufweisen. Für die Praxis ist dabei wichtig, anhand von klinischen Kriterien das Patientenkollektiv wie oben erwähnt möglichst einzugrenzen, sodass bei dann höherer Prävalenz der Erkrankung der prädiktive Vorhersagewert des eingesetzten Verfahrens deutlich günstiger liegt. Alle bisherigen Screening-Verfahren haben aber trotz allem eine nur begrenzte Aussagekraft; besonders gilt dies beim Vorliegen beidseitiger Nierenarterienstenosen und für Patienten mit fortgeschrittener Niereninsuffizienz. Die Kombi-

nation mehrerer Methoden erhöht zwar die diagnostische Wertigkeit, gleichzeitig wird dadurch der organisatorische und finanzielle Aufwand jedoch sehr viel höher. Heutzutage werden im Wesentlichen noch zwei dieser Verfahren empfohlen: die Captoprilszintigraphie und die Duplexsonographie (Tab. 4.3).

Duplexsonographie

Die Duplexsonographie wird inzwischen als die insgesamt wertvollste Screening-Methode angesehen, erfordert aber relativ große Erfahrung. Ein entscheidender Vorteil ist dann gegeben, wenn durch Farbkodierung das Aufsuchen der Doppler-Signale in den Nierenarterien erleichtert wird. Eine Darstellung der Nierenarterien gelingt bei 80–90% aller Patienten, die rechte Niere ist leichter aufzufinden als die linke. Polarterien sind meist nicht darstellbar. Die Methode eignet sich auch besonders zur Durchführung von Verlaufskontrollen nach erfolgter Revaskularisierung und unter medikamentöser Therapie. Die Analyse des Strömungsverhaltens in der Stenose und in poststenotischen, intrarenalen Anteilen hat die Etablierung verschiedener pathologischer Kriterien bzw. Indizes ermöglicht (Abb. 4.2). Die wichtigsten direkten und indirekten (poststenotisch intrarenalen) Kriterien einer hämodynamisch wirksamen Stenose sind in der Tabelle 4.4 wiedergegeben.

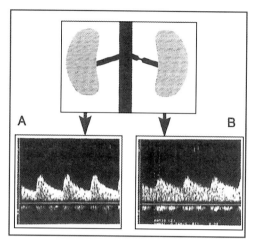

Abb. 4.2 Doppler-Spektrum bei normaler A. renalis (A) und bei hochgradiger Nierenarterienstenose (B). Verringerte Amplitude auf der Seite der Stenose (aus Gerok et al. 2000).

Captoprilszintigraphie

Die Nierenfunktionsszintigraphie wird heute in der Regel mit dem ^{99m}Tc-markierten Radionuklid **MAG3** durchgeführt. Die Gabe eines ACE-Hemmers (meist Captopril oral oder Enalapril intravenös) ermöglicht, bei einseitiger Nierenarterienstenose die Abhängigkeit der glomerulären Filtration von einem stimulierten Reninsystem (mit hoher lokaler Angiotensin-II-Konzentration) zu demaskieren. Im Vergleich zur gesunden Seite findet sich eine charakteristisch verän-

derte Anflutung bzw. Auswaschphase des Radionuklids (Abb. 4.3). Eine Wiederholung der Untersuchung nach etwa 1 Woche ohne Gabe eines ACE-Hemmers ermöglicht es, die beobachtete Veränderungen auch gegen eine schon vorliegende ischämische Nephropathie weiter abzugrenzen. Die Methode ist ungeeignet für Patienten mit chronischer Niereninsuffizienz (Plasmakreatinin > 2 mg/dl) und bei hochgradigen Stenosen, da hier der ACE-Hemmer-Effekt nicht mehr vorhanden ist. Auch bei beidseitigen Stenosen versagt der Test. Die Untersuchung ist relativ teuer.

Ungeeignete Screening-Verfahren

Die intravenöse digitale **Subtraktionsangiographie** ist letztlich auch invasiv und erfordert die Gabe größerer Mengen an Kontrastmittel; diese Methode liefert unsichere Ergebnisse, sodass sie nicht mehr zu empfehlen ist. Der sog. **Captopriltest** – gemeint ist der häufig überproportionale Anstieg der Plasmareninaktivität nach Gabe eines ACE-Hemmers – ist zwar recht einfach durchzuführen, hat aber eine nur geringe diagnostische Aussagekraft, sodass er heute im Allgemeinen nicht mehr zur Anwendung kommt. Auch die Bestimmung der peripheren Plasmareninaktivität unter standardisierten Bedingungen ist diagnostisch nicht spezifisch.

Tab. 4.4 Wichtigste Doppler-sonographische Kriterien für das Vorliegen einer Nierenarterienstenose

Direkt		Indirekt	
Visuell	**Anstieg** $V_{max.sys.}$	**Pulsatilitätsindex** ($V_{max.sys.}$ - $V_{enddias.}$/V_{mittl})	**Resistance-Index** ($V_{max.sys.}$ - $V_{enddias.}$/$V_{max.sys.}$)
Spektralbandverbreiterung	absolut > 1,8 m/s	Seitendifferenz ≥ 0,12	Seitendifferenz > 5%
	relativ > 3,5fach vs. Aorta	(Abfall auf stenosierter Seite)	(Abfall auf stenosierter Seite)

$V_{max.sys.}$ = maximale systolische Flussgeschwindigkeit; $V_{enddias.}$ = enddiastolische Flussgeschwindigkeit; $V_{mittl.}$ = mittlere Flussgeschwindigkeit in einem Herzzyklus

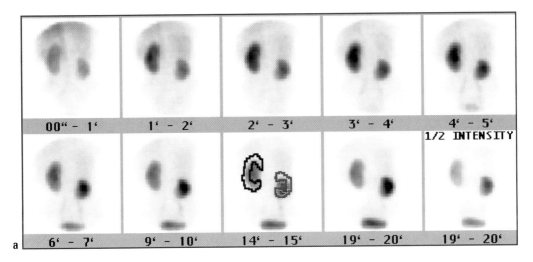

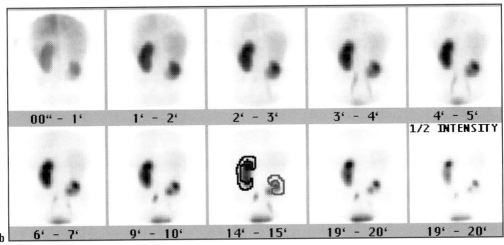

Abb. 4.3 Nierenszintigraphie (Mercaptoacetyltrigly-cin, MAG3) mit typischen Sequenzen bei hochgradi-ger rechtsseitiger Nierenarterienstenose vor (**a**) und 1 Stunde nach (**b**) Gabe von 25 mg Captopril (Original: Prof. Hermann, Frankfurt).

Neuere bildgebende Verfahren

In den letzten Jahren sind weitere diagnostische Möglichkeiten hinzukommen, die auf minimal invasive Weise zur Abklärung einer renovaskulären Hypertonie beitragen können. Hier sind in erster Linie die Spiral-CT-Angiographie und die **Magnetresonanzangiographie** zu nennen. Diese Technologien ermöglichen faszinierende Einblicke in erkrankte Gefäßbezirke, und beide bildgebende Verfahren werden gegenwärtig für diese Indikation überprüft.

Die Einführung „paramagnetischer Kontrastmittel" hat zu einer wesentlichen Verbesserung der Magetresonanzangiographie geführt, da nun das Problem übersehener akzessorischer Arterien überwunden scheint. Falsch negative Befunde sind bei Verwendung dieser Methode daher selten. Darüber hinaus ermöglicht die Methode die Messung funktioneller Parameter wie renaler

Tab. 4.5 Neuere bildgebende Verfahren zur Diagnostik einer Nierenarterienstenose

Verfahren	Vorteil	Nachteil
Spiral-CT-Angiographie	• hohe Auflösung	• hoher Preis • jodhaltiges Kontrastmittel erforderlich
Magnetresonanzangiographie	• hohe Auflösung • simultan Messung der glomerulären Filtrationsrate möglich • keine Strahlenbelastung • kein jodhaltiges Kontrastmittel	• hoher Preis

Blutfluss und glomeruläre Filtrationsrate in der gleichen Sitzung. Gegenwärtig sind die Kosten der Magnetresoanzangiographie noch deutlich zu hoch, um das Verfahren auf breiter Basis bei Hochdruckpatienten einzusetzen. Es sollte daher zurzeit noch Patienten mit starken Hinweisen für eine renovaskuläre Hypertonie vorbehalten bleiben; auch Patienten mit bereits eingeschränkter Nierenfunktion können gefahrlos untersucht werden.

Die **Spiral-CT-Angiographie** ist bei Patienten mit normaler Nierenfunktion eine gute Alternative, wobei der diagnostische Stellenwert – genau wie für die Magnetresonanzangiographie – allerdings noch nicht abschließend zu beurteilen ist (Tab. 4.5).

4.6.2 Hämodynamische Relevanz einer Nierenarterieneinengung

Nicht jede Nierenarterieneinengung ist hämodynamisch wirksam, da Nierenarterienstenosen auch bei Normotonikern gefunden werden. Mit einiger Einschränkung ist das verlässlichste, allerdings retrospektive Kriterium für die funktionelle Wirksamkeit einer Nierenarterieneingung die anhaltende Blutdrucksenkung oder

Blutdrucknormalisierung nach erfolgreicher Revaskularisierung. Die Indikation zur Durchführung einer revaskularisierenden Maßnahme muss daher von anderen Befunden abhängig gemacht werden.

Die Bestimmung des **Druckgradienten entlang der Stenose** scheint nach allgemeiner Auffassung das verlässlichste prädiktive Kriterium zu sein; diese Untersuchung im Rahmen einer Angiographie wird heutzutage von den meisten Autoren gefordert, um eine Angioplastie zu rechtfertigen. Der Gradient sollte mindestens 20–30% des systolischen Blutdrucks betragen. Bei subtotalen oder gar totalen Verschlüssen entfällt diese Untersuchung. Von vielen Autoren wird auch das **Ausmaß der Stenosierung** als Hinweis für deren hämodynamische Wirksamkeit herangezogen; manche Untersucher fordern den angiographischen Nachweis einer mindestens 70–75%igen Lumeneinengung, andere hingegen eine nur mindestens 50%ige Einengung. Die hämodynamische Relevanz von Stenosen in Polarterien ist umstritten.

Ein weiteres, im weitesten Sinne funktionelles Kriterium kann der **sonographische Nachweis einer einseitigen Schrumpfniere** sein, da sich diese als Folge einer chronischen Ischämie entwickeln kann. Der Unterschied im Longitudinaldurchmesser zur anderen Niere sollte mindestens 1,5 cm betragen. Ein weiteres funktionelles

Tab. 4.6 Methoden zur Beurteilung der hämodynamischen Wirksamkeit einer Nierenarterieneinengung

Parameter	Klinische Bedeutung
Druckgradient über Stenose	groß
Ausprägungsgrad der Stenose	groß
Captoprilszintigraphie	mäßig
Sonograpisch einseitige Schrumpfniere	gering
Seitengetrennte Nierenvenenreninbestimmung	in speziellen Situationen

Kriterium kann der szintigraphische Nachweis eines **glomerulären Filtratationsabfalls nach Captoprilgabe** sein. Bei einem positiven Test kann nach den Ergebnissen einer europäischen Multicenter-Studie bei mehr als 90% der Betroffenen mit einem Erfolg von Revaskularisierungsmaßnahmen gerechnet werden.

Die früher häufig durchgeführte seitengetrennte Bestimmung der **Plasmareninaktivität im Nierenvenenblut** zum Nachweis einer Lateralisierung der Reninsekretion kommt heute nur noch selten zum Einsatz. Das Absetzen eines ACE-Hemmers oder eines AT_1-Antagonisten ist hierbei nicht erforderlich. Letztlich ist die Methode jedoch invasiv, gelegentlich ist die Applikation von Kontrastmittel erforderlich, und die Ergebnisse sind nicht immer konklusiv. In bestimmten Situationen können die Ergebnisse aber dennoch hilfreich für Therapieentscheidungen sein. Wir führen diese Untersuchung z.B. immer dann durch, wenn die operative Entfernung einer endokrin aktiven Schrumpfniere eine therapeutische Option ist.

Einen Überblick über die verschiedenen Verfahren gibt Tabelle 4.6.

4.6.3 Vorschlag für eine diagnostische Strategie

Im Wesentlichen sind zwei Fragen zu beantworten: Zum einen: **Welche Patienten** sollten bezüglich einer renovaskulären Genese abgeklärt werden? Eine diagnostische Abklärung ist erforderlich bei:

- mittelschwerer/schwerer und bei „therapieresistenter" Hypertonie
- Anstieg der Retentionswerte unter Therapie mit ACE-Hemmern oder AT_1-Antagonisten
- rezidivierendem Lungenödem
- Hypertonie vor dem 30. Lebensjahr

Zum anderen: **Welche diagnostische Strategie** sollte anschließend verfolgt werden, und welche Verfahren sollten in welcher Reihenfolge zum Einsatz kommen? Unterschiedliche Erfahrungen mit den verschiedenen „konventionellen" diagnostischen Verfahren, neu hinzugekommene bildgebende Techniken sowie Kostenerwägungen machen es nicht einfach, hierzu eine allgemeine Empfehlung abzugeben. Das diagnostische Vorgehen in unserer Klinik bei Patienten mit normaler bzw. eingeschränkter Nierenfunktion ist nachfolgend schematisch wiedergegeben (Abb. 4.4).

4.6.4 Maßnahmen zur Vermeidung Angiographiebedingter Komplikationen

Bei nierenkranken Patienten wird bei Kontrastmittelgabe auf **ausreichende Hydrierung** geachtet. Zusätzlich erhalten neuerdings die Patienten am Vortage und am Tag der Untersuchung jeweils zweimal 600 mg **Acetylcystein**

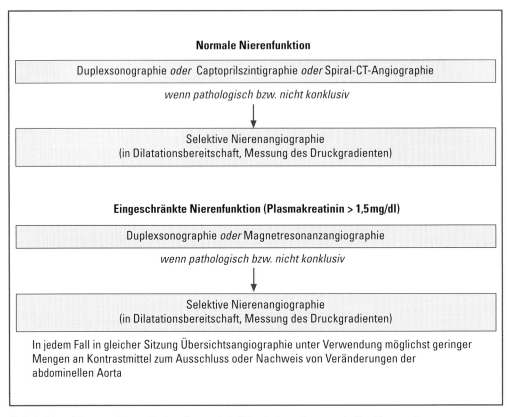

Normale Nierenfunktion

Duplexsonographie *oder* Captoprilszintigraphie *oder* Spiral-CT-Angiographie

wenn pathologisch bzw. nicht konklusiv

↓

Selektive Nierenangiographie
(in Dilatationsbereitschaft, Messung des Druckgradienten)

Eingeschränkte Nierenfunktion (Plasmakreatinin > 1,5 mg/dl)

Duplexsonographie *oder* Magnetresonanzangiographie

wenn pathologisch bzw. nicht konklusiv

↓

Selektive Nierenangiographie
(in Dilatationsbereitschaft, Messung des Druckgradienten)

In jedem Fall in gleicher Sitzung Übersichtsangiographie unter Verwendung möglichst geringer Mengen an Kontrastmittel zum Ausschluss oder Nachweis von Veränderungen der abdominellen Aorta

Abb. 4.4 Vorschlag zur diagnostischen Strategie bei Verdacht auf renovaskuläre Hypertonie.

oral, da sich diese antioxidative Substanz als nephroprotektiv erwiesen hat. Bei Diabetikern wird in unserer Klinik bei Plasmakreatininwerten über 3 mg/dl unmittelbar im Anschluss an die Untersuchung eine Kontrastmittelhämodialyse vorgenommen. Bei Patienten mit fortgeschrittener Arteriosklerose besteht auch die Gefahr, durch die Kathetermanipulation am arteriellen Gefäßsystem eine unter Umständen protrahierte Cholesterolembolisation in Gang zu setzen. Diese Komplikation kann im Einzelfall zur Entwicklung eines terminalen Nierenversagens führen. Insofern müssen möglicher Nutzen und Risiken einer solchen diagnostischen Maßnahme – v. a. bei Diabetikern, älteren Patienten und bei Vorliegen einer Einzelniere – kritisch gegeneinander abgewogen werden.

4.7　Therapie

Als sekundäre Hochdruckform ist die renovaskuläre Hypertonie potenziell heilbar. Hauptziele der Behandlung sind dabei die Normalisierung des Blutdrucks und die Besserung oder Vermeidung einer ischämischen Nephropathie, letztlich verbunden mit der Hoffnung, dadurch das Leben zu verlängern und die Lebensqualität der Betroffenen zu verbessern. Als therapeutische Maßnahmen kommen die antihypertensive medikamentöse Behandlung, die perkutane transluminale Angioplastie mit oder ohne Stentimplantation sowie die verschiedenen Varianten einer gefäßchirurgischen Rekonstruktion in Betracht. Aufgrund der sehr heterogenen Patientenpopulation bezüglich Schweregrad des Hochdrucks, Pathogenese, gefäßanatomische Bedingungen, Alter, Begleiterkrankungen, sonstige Risikofaktoren etc. kann jedoch die Entscheidung für die eine oder andere Therapieform nur individuell, auch in Abhängigkeit von der Erfahrung des betreuenden Zentrums, getroffen werden.

4.7.1 Antihypertensive medikamentöse Therapie

Im Allgemeinen kommt die medikamentöse antihypertensive Therapie eher für Patienten mit **arteriosklerotisch verursachten Stenosen** in Betracht, wohingegen bei fibromuskulär bedingten Verengungen meist primär – wegen der günstigen Langzeitergebnisse – eine Revaskularisierung anzustreben ist. Eine medikamentöse Therapie ist vor allem dann sinnvoll und vertretbar, wenn die Nierenarterieneingung nur mittelgradig ist (< 70%) und ihre hämodynamische Wirksamkeit fraglich erscheint. Eine holländische Arbeitsgruppe hat kürzlich in einer prospektiven Vergleichsuntersuchung – in weitgehender Übereinstimmung mit zwei früheren Studien – sogar zeigen können, dass die konservative Therapie einer Nierenangioplastie im Hinblick auf Langzeitergebnisse ebenbürtig ist (DRASTIC Studie, v. Jaarsveld et al. 2000). Gerade auch Patienten im höheren Lebensalter mit bereits fortgeschrittener generalisierter Arteriosklerose mit hohem Risiko für interventionelle oder chirurgische Maßnahmen können auch primär medikamentös behandelt werden. Und schließlich ist bei vielen Patienten nach einem missglückten Revaskularisierungsversuch bzw. einem Rezidiv, aber auch nach technisch erfolgreicher Revaskularisierung eine Fortführung der medikamentösen antihypertensiven Therapie erforderlich.

Es liegen kaum vergleichend pharmakologische Untersuchungen zur medikamentösen Therapie der renovaskulären Hypertonie vor, sodass die diesbezüglichen Empfehlungen größtenteils auf persönlichen Erfahrungen beruhen. Generell können alle gebräuchlichen Antihypertensiva auch bei der renovaskulären Hypertonie eingesetzt werden. In der Regel ist eine **Kombinationstherapie** erforderlich, die die Gabe eines Calciumantagonisten, eines Betablockers und eines Diuretikums einschließt. Zusätzlich können zentral wirksame Sympatholytika verabreicht werden. Die renovaskuläre Hypertonie spricht meist gut auf die Behandlung mit einem Hemmstoff des Renin-Angiotensin-Systems an, besonders als Kombinationstherapie mit einem Diuretikum. Nach Beginn einer solchen Therapie kann es, vor allem in Kombination mit einem Diuretikum, zu einem Anstieg der Retentionswerte kommen; diese akute, meist reversible Verschlechterung der Nierenfunktion wird bei 3–6% der Patienten beobachtet und spricht meist für eine bereits fortgeschrittene Gefäßerkrankung, die in vielen Fällen sogar beide Nierenarterien betrifft. Überwiegend sind dies ältere Patienten mit einer bereits lange zurückreichenden Hochdruckanamnese. Nichtsteroidale Antiphlogistika und Acetylsalicylsäure können das Risiko für eine akute Verschlechterung der Nierenfunktion noch erhöhen und sollten deswegen nur mit großer Zurückhaltung in Kombination mit ACE-Hemmern verabreicht werden. Es ist nicht bekannt, ob AT_1-Antagonisten in dieser speziellen Situation Vorteile gegenüber ACE-Hemmern besitzen.

Probleme: Lässt sich mit diesen Medikamenten keine dauerhafte Senkung des Blutdrucks erzielen, besteht andererseits auch wenig Aussicht, mit möglicherweise geplanten Revaskularisierungsmaßnahmen langfristig eine Heilung oder zumindest Besserung des Bluthochdrucks zu erreichen. Tierexperimentelle Befunde mahnen zu einer gewissen Vorsicht bei einer längerfristigen Behandlung mit ACE-Hemmern, da die Entwicklung einer fibrotischen Nierenatrophie auf der (überwiegend) betroffenen Seite hierdurch möglicherweise beschleunigt wird. Als weiterer Nachteil der medikamentösen Behandlung mit einem ACE-Hemmer wird das gele-

gentliche Auftreten von Nierenarterienthrombosen – besonders nach zu drastischer Blutdrucksenkung – beschrieben, die jedoch auch spontan
entstehen können. Von den meisten Autoren
wird aus den genannten Gründen die längerfris-
tige Behandlung mit einem ACE-Hemmer (oder
AT_1-Antagonisten) bei beidseitiger Stenose,
Stenosen in Einzelnieren und in Transplantatnieren als kontraindiziert angesehen. Unter
engmaschiger Kontrolle der Nierenfunktion halten wir ein solches Vorgehen im Einzelfall für
vertretbar, sofern die Gabe anderer Medikamente nicht zu einer Besserung oder Normalisierung
des Bluthochdrucks führt.

Therapieüberwachung: Bei jeder medikamentösen antihypertensiven Therapie müssen in
mindestens dreimonatigen Abständen (bei
Hemmstoffen des Reninsystems u.U. häufiger)
die Nierenfunktion und der Kaliumspiegel kontrolliert werden. Zusätzlich empfiehlt sich die
Überprüfung des Stenosegrades in sechs- bis
zwölfmonatigen Abständen, am besten mittels
Duplexsonographie. Neben der medikamentösen
antihypertensiven Therapie sollte unbedingt auf
das Rauchen verzichtet werden und zusätzliche
kardiovaskuläre Risikofaktoren (z.B. Hyperlipidämie) entsprechend behandelt werden.

4.7.2 Revaskularisierende Maßnahmen

Alle revaskularisierenden Verfahren müssen sich
– neben der akuten Komplikationsrate – an
ihrem Langzeiterfolg messen lassen. Die meisten Autoren orientieren sich dabei an folgenden
Kriterien:

- **Heilung:** langfristige Normalisierung des
  Blutdrucks (< 140/90 mmHg) ohne Medikamente, Normalisierung der Nierenfunktion
- **Besserung:** Blutdrucksenkung (diastolisch
  < 110 mmHg oder Abfall um wenigstens
  15%), Reduzierung des Antihypertensivaver-
  brauchs, Erhalt oder Besserung der Nierenfunktion

Sind revaskularisierende Maßnahmen erfolgreich, kommt es in der Regel innerhalb von
wenigen Stunden bis Tagen, in Ausnahmefällen
auch erst nach Wochen, zu einem Abfall des
Blutdrucks und der häufig stimulierten Plasmareninaktivität. Die Besserung oder Normalisierung der Nierenfunktion ist im Einzelfall schwer
vorherzusagen (s.u.).

Angioplastie bei renovaskulärer Hypertonie

Grüntzig und Mitarbeiter berichteten erstmals
1978 über die Behandlung einer Nierenarterienstenose mittels perkutaner transluminaler
Angioplastie (PTA). Dieses Verfahren setzte
sich rasch durch und wird heutzutage, auch dank
des optimierten Kathetermaterials, als etablierte
Methode zur Therapie der renovaskulären Hypertonie angesehen. Der **Primärerfolg**, d.h. die
Wiedereröffnungsrate des jeweiligen Gefäßes,
liegt bei über 90% und ist weitgehend unabhängig von der Pathogenese der Stenose. Nur bei
hochgradigen Ostiumstenosen sowie bei langstreckigen Stenosen kann die Sondierung bzw.
Platzierung des Dilatationskatheters misslingen
oder eine Dilatation nur teilweise erfolgreich
sein. Bemerkenswert ist aber, dass auch komplette Nierenarterienverschlüsse in einem Drittel
der Fälle noch sondierbar und auch dilatierbar
sein können.

Die Beurteilung der **Langzeiterfolge** ist hingegen komplexer, da hier verschiedene Kriterien
einfließen müssen: zum einen ist dies die Besserung oder Normalisierung des Blutdrucks,
zum zweiten der Verlauf der Nierenfunktion und
zum dritten die Häufigkeit einer Rezidivsteno-
sierung. Gerade bei älteren Patienten mit meist
arteriosklerotischen Stenosen beobachtet man
häufig, dass der Blutdruck sich durch eine
Revaskularisierungsmaßnahme nicht wesentlich
bessert. Möglicherweise hat sich die Nierenarterienstenose erst nachträglich auf dem Boden
eines essenziellen Hypertonus gebildet, sodass

Tab. 4.7 Langzeitergebnisse nach Nierenarteriendilatation (ohne Stent)

	Fibromuskuläre Dysplasie	Arteriosklerose
Rezidiv	10–20% (bis 5 Jahre)	6–30% (nach 3–4 Monaten)
		8–45% (bis 2 Jahre)
Blutdruck		
Normalisierung	22–60%	5–9%
Besserung	bis 40%	59–70%

Tab. 4.8 Ergebnisse nach Nierenarteriendilatation ohne/mit Stent bei arteriosklerotischer Nierenarterienstenose

	Ohne Stent	Mit Stent
Primärerfolg	ca. 90% (ostial 57%)	bis 100% (ostial 88%)
Rezidiv	32% nach 8–19 Monaten (ostial bis 48%)	13% (9–25%) nach 6–24 Monaten (ostial bis 14%)
Blutdruck	Vergleichbare Ergebnisse	

die eigentliche Grundkrankheit durch die Revaskularisierung nicht beseitigt werden kann.

Die Langzeitergebnisse nach Dilatation einer **fibromuskulären Dysplasie** sind wesentlich besser als bei arteriosklerotischen Stenosen, sodass das Verfahren hierbei als Methode der Wahl angesehen wird. Bei **arteriosklerotischen Stenosierungen** sind anhaltende echte „Heilungen" dagegen selten. Auch die schon erwähnte DRASTIC-Studie hat zu einer gewissen Ernüchterung insofern geführt, als 12 Monate nach Dilatation weder die Hypertonie noch die Nierenfunktion im Vergleich zur alleinigen medikamentösen Therapie wesentlich gebessert waren. Rezidivstenosen treten vorwiegend innerhalb der ersten 3–4 Monate nach Dilatation auf; Spätrezidive nach mehr als 1 Jahr kommen seltener vor. Besonders langstreckige, höhergradige arteriosklerotische Stenosen am Abgang von der Aorta oder eines Nierenzweiggefäßes (Ostiumstenose) weisen eine Rezidivwahrscheinlichkeit von bis zu 48% nach Dilatation auf (Tab. 4.7, 4.8). Restenosen sind bei der ersten Wiederholung der Angioplastie im Allgemeinen erneut erfolgreich dilatierbar. Zur Verhütung einer Rezidivstenose mittels endovaskulärer Brachytherapie liegen erste Berichte vor; dieses Verfahren muss aus heutiger Sicht jedoch als experimentell angesehen werden.

Einfluss der Komorbidität: Die Langzeitergebnisse werden auch durch Begleiterkrankungen beeinflusst. Einerseits hat sich gezeigt, dass Patienten mit zusätzlichen atherogenen Risikofaktoren wie Hyperlipidämie besondere Vorteile von einer Angioplastie haben, vorausgesetzt der Blutdruck wird durch die Maßnahme gebessert. Andererseits scheinen Diabetiker und Patienten mit kardialer oder renaler Komorbidität nicht sonderlich von einer Nierenarteriendilatation zu profitieren; weder der Blutdruck noch die Nierenfunktion werden entscheidend gebessert. Die Abbildung 4.5 soll die unterschiedlichen klinischen und funktionellen Aspekte mit dem zu erwartenden Erfolg einer Angioplastie in

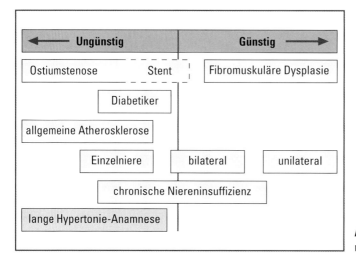

Abb. 4.5 Zu erwartende Ergebnisse der Nierenarteriendilatation

Beziehung zu setzen; diese Darstellung ist keineswegs „evidenzbasiert", sondern spiegelt die persönlichen Erfahrungen der Autoren wider.

Komplikationen bei Dilatation einer arteriosklerotischen Nierenarterienstenose sind nicht ungewöhnlich und umfassen Blutungen bei Arterienverletzung, Intimadissektion, Niereninfarkte, Nierenarterienverschluss, Kontrastmittelnephropathie, protrahierte Cholesterolembolisationen und jodinduzierte Hyperthyreose. Die Rate schwerwiegender akuter Komplikationen (Tod, Notwendigkeit einer operativen Revision, Nephrektomie, Nierenarterienastverschluss, Cholesterolembolisation, Gefäßverletzung) nach Angioplastie liegt bei etwa 8%, obschon in einer Studie sogar bei 16% der Patienten schwerwiegende Komplikationen (2% tödliche) beobachtet wurden. Die Gesamtmortalität bis 30 Tage nach dem Eingriff liegt bei 0,5–2%. Die Nierenarteriendilatation muss daher insgesamt als eine nicht risikolose Maßnahme angesehen werden, sodass immer eine kritische Indikationsstellung – auch in Abwägung gegenüber anderen Verfahren – erfolgen sollte.

Besonders kritisch muss die Indikation zur Angioplastie bei Nierenarterienstenosen in Einzelnieren überprüft werden. Die medikamentösen Maßnahmen zur Verhütung eines thrombembolischen Verschlusses sollten unbedingt befolgt werden (Tab. 4.9).

Stentimplantation

Gerade für Ostiumstenosen werden seit einigen Jahren flexible oder selbstexpandierbare Gefäßendoprothesen aus Metallgitter (Stents) zur Stabilisierung des Erfolgs verwendet. Tatsächlich scheinen die bisher vorliegenden klinischen Daten zu zeigen, dass Rezidive nach Stentimplantation seltener auftreten als nach einfacher Angioplastie (s. Tab. 4.8). Auch Rezidive nach

Tab. 4.9 Vorschlag zur Thromboseprophylaxe nach Angioplastie einer Nierenarterienstenose

Ohne Stent	ASS (100 mg/die) für 6 Monate
Mit Stent	initial niedermolekulares Heparin für die Dauer des stationären Aufenthalts + Clopidogrel 75 mg/die gefolgt von ASS 100 mg/die für 6 Monate + Clopidogrel 75 mg/die für 2 Monate

ASS = Acetylsalicylsäure

Stentimplantation können erneut erfolgreich dilatiert werden; bei wiederholten Rezidiven sollten operative Verfahren erwogen werden. Manche Zentren führen inzwischen bei Ostiumstenosen eine primäre Stentimplantation durch, andere erst bei Rezidivstenosen. Bei fibromuskulärer Dysplasie besteht nur bei Dissektion oder elastischer Rückstellung (Recoil) die Indikation zur Implantation eines Stents. Entsprechend wenige Langzeitdaten stehen zur Verfügung.

Angioplastie bei ischämischer Nephropathie

Bei Patienten mit chronischer Niereninsuffizienz liegt die Rezidivhäufigkeit nach Nierenarteriendilatation (ohne Stent) höher als bei Patienten mit normaler Nierenfunktion. In einer eigenen Untersuchung lag die Rezidivquote nach 3–4 Monaten bei 37% im Vergleich zu 15% bei Patienten mit normaler Nierenfunktion. Wenn kein Rezidiv auftritt, wird bei etwa 25% der Patienten mit ischämischer Nephropathie durch die Angioplastie eine Besserung bis hin zur Normalisierung der Nierenfunktion erreicht; bei etwa 50% bleibt die Nierenfunktion stabil, und bei den restlichen 25% wird eine Verschlechterung beobachtet. Der Einfluss der Angioplastie auf den Verlauf der Nierenfunktion ist im Einzelfall nicht vorhersehbar; eine Nierengröße von mindestens 8 cm scheint aber Voraussetzung für ein günstiges Ergebnis zu sein. Die zusätzliche Applikationen eines Stents scheint die Langzeitprognose bezüglich des Erhalts der Nierenfunktion noch zu verbessern. Angioplastie mit nachfolgender Applikation eines intravasalen Stents hatte in zwei kürzlich publizierten Untersuchungen (Harden et al. 1997; Tuttle et al. 1998) bei insgesamt zehn von 19 Dialysepatienten zur Folge, dass die Nierenersatztherapie ausgesetzt werden konnte. Kürzlich wurde darüber berichtet, dass ein Dopplersonographisch ermittelter Resistance-Index über 80 zuverlässig solche Patienten identifiziert, bei denen die Angioplastie nicht zur Besserung der Nierenfunktion und des Blutdrucks führt. Die Praxisrelevanz dieses Befunds ist gegenwärtig noch nicht eindeutig zu bestimmen.

Chirurgische Revaskularisierung

Interventionelle und gefäßchirurgische Verfahren stellen eher komplementäre Behandlungsmethoden dar, wobei abhängig von der jeweiligen klinischen Situation die eine oder die andere Methode zu bevorzugen ist. Heute stehen verschiedene **Operationstechniken** zur Verfügung:

- aortorenaler Bypass (autolog/Dacron- oder Teflonprothese)
- splenorenaler Bypass (autolog) bei linksseitiger Stenose
- hepatorenaler Bypass (autolog) bei rechtsseitiger Stenose
- transaortale Endarteriektomie, ggf. mit Patch-Plastik
- Reimplantation der poststenotischen Arterie in die Aorta
- Ex-situ-Techniken mit extrakorporaler mikrochirurgischer Revaskularisation, ggf. mit Autotransplantation bei Segmentarterienstenosen
- Beseitigung eines Aortenaneurysmas mit Beteiligung der Nierenarterie
- Nephrektomie bei endokrin aktiver Schrumpfniere (wenn < 15% der Nierengesamtfunktion)
- Nephrektomie (auch partiell) bei Niereninfarkt (nur bei schwerem Hochdruck)

Die operative Rekonstruktion bei fibromuskulärer Dysplasie führt zu gleich guten Resultaten wie die Angioplastie. Sie ist auch heute noch bei sehr langstreckigen Dysplasien, die die Segmentarterien miteinbeziehen und bei Kindern indiziert. Bei arteriosklerotisch verursachten Nierenarterienstenosen sind die klinischen Erfolge geringer, aber dennoch besser als bei der Angioplastie (Tab. 4.10). Bei höhergradigen Ostiumstenosen und Segmentarterienstenosen sowie einigen anderen Sonderfällen wird daher von einigen Autoren weiterhin die primäre gefäß-

Tab. 4.10 Erfolgsraten der gefäßchirurgischen Revaskularisierung bei arteriosklerotischer Nierenarterienstenose

Rezidiv	5–8% postoperativ, 20% nach 7 Jahren
Blutdruck	Normalisierung 20–40%, Besserung 60–90%
Nierenfunktion	Besserung bei 55%

chirurgische Korrektur empfohlen (Tab. 4.11). Möglicherweise sind die besseren Ergebnisse aber auch durch die etwas strengere Indikationsstellung für diesen chirurgischen Eingriff und die Schaffung eines weiten Gefäßlumens mit geringer Tendenz zum Rezidiv bedingt. Es ist bisher nicht zu beantworten, ob durch Applikationen eines Stents die Langzeitergebnisse der Angioplastie sich den gefäßchirurgischen Verfahren angenähert haben. In Abhängigkeit von den lokalen Gegebenheiten kann daher bei Ostiumstenosen die Entscheidung für das eine oder andere primäre Verfahren – gefäßchirurgisch versus Stentangioplastie – nur individuell getroffen werden kann.

In einer früheren Übersichtsarbeit (Rimmer u. Gennari 1993) wurden die Ergebnisse von sechs Studien mit Angioplastie denen von acht Studien mit gefäßchirurgischer Korrektur gegenübergestellt. Es fand sich bei 55% der gefäßchirurgisch versorgten Patienten langfristig eine Verbesserung der Nierenfunktion gegenüber 43% nach Angioplastie.

In einer weiteren Mitteilung wurde kürzlich bei chirurgischer renaler Revaskularisierung bei bis zu 69% der Patienten über eine Verbesserung der Nierenfunktion berichtet. Sogar bei Patienten, die bereits an der Dialyse waren, wurde bezüglich der Nierenfunktion über günstige Ergebnisse bei chirurgischer Revaskularisierung der Nierenarterie berichtet. Von 20 Dialysepatienten konnte bei 14 langfristig (> 6 Monate) auf Fortführung der Dialysebehandlung nach chirurgischer Revaskularisierung verzichtet werden.

Weitere Indikationen für eine gefäßchirurgische Rekonstruktion sind u.a. das sakkuläre Nieren-

arterienaneurysma (> 2 cm), die wiederholte Restenosierung nach Angioplastie (ohne/mit Stent) sowie in seltenen Fällen ein akuter beidseitiger thromboembolischer Verschluss der Nierenarterie; hier kann als alternatives Verfahren auch der Versuch einer Thrombusaspiration mit lokaler Fibrinolyse über den Katheter vorgenommen werden.

Die perioperative Mortalität bei gefäßchirurgischer Korrektur einer arteriosklerotischen Läsion liegt zwischen 2 und 6%; bei Patienten mit fibromuskulärer Dysplasie, die in der Regel jünger und gesünder sind, noch weit darunter. Einiges deutet darauf hin, dass die Letalität gefäßchirurgischer Eingriffe durch die peri- und postoperative Gabe eines Betablockers noch weiter gesenkt werden kann.

> Vor Durchführung einer revaskularisierenden Maßnahme (chirurgisch oder interventionell) muss eine kritische Nutzen-Risiko-Abwägung für jeden einzelnen Patienten erfolgen.

4.8 Transplantatarterienstenosen

Bei bis zu 5% der Patienten mit einem Nierentransplantat entwickelt sich eine hämodynamisch wirksame Transplantatarterienstenose, die im Anatomosenbereich, aber auch proximal oder

Tab. 4.11 Indikationen für primär gefäßchirurgische Korrektur einer Nierenarterienstenose

- Ostiumstenosen mit Beteiligung der Aorta
- Stenosen von Segmentarterien oder Polarterien
- Progressive vaskuläre Obstruktion bei Kindern
- Einzelniere mit schlechter Funktion
- Aneurysma der Nierenarterie
- Totalverschluss der Nierenarterie

distal davon auftreten kann. In vielen Fällen entsteht ein therapierefraktärer Hypertonus, der mit einem progredienten Funktionsverlust des Transplantats einhergehen kann. Diagnostisch kann ein neu aufgetretenes systolisch-diastolisches Geräusch über der Transplantatniere wegweisend sein. Die Sicherung der Diagnose erfolgt mittels Duplexsonographie. Die meisten Zentren führen im Anschluss eine selektive Arteriographie durch, die den Weg zur bevorzugten Therapieform, der Angioplastie, weist. Diese ist bei etwa 70% der Patienten erfolgreich. Bei langstreckigen Stenosierungen ist auch eine gefäßchirurgische Rekanalisierung in Erwägung zu ziehen. Sind revaskularisierende Maßnahmen nicht möglich oder nicht geglückt, erfolgt eine medikamentöse antihypertensive Therapie wie bereits beschrieben. Auf ACE-Hemmer und AT_1-Antagonisten sollte dann möglichst verzichtet werden.

4.9   Zusammenfassung

Sowohl in der Diagnostik als auch der Therapie der renovaskulären Hypertonie und der ischämischen Nephropathie stehen verschiedene Wege offen. Aufgrund der unterschiedlichen Pathogenese und des heterogenen klinischen Bildes sowie der ständigen Fortentwicklung diagnostischer und therapeutischer Verfahren können allgemein verbindliche Empfehlungen kaum gege-

ben werden. Die Entscheidungen zum klinischen Vorgehen sind bei diesen Erkrankungen – vielleicht mehr als bei anderen Krankheiten – nur auf individueller Basis zu treffen.

Literatur

Appel R, Bleyer AJ, Reavis S, Hansen KJ. Renovascular disease in older patients beginning renal replacement therapy. Kidney Int 1995; 48: 171–6.

Bardelli M, Jensen G, Volkmann R, Aurell M. Noninvasive ultrasound assessment of renal artery stenosis by means of the Gosling pulsatility index. J Hypertens 1992; 10: 985–9.

Canzanello VJ, Millan VG, Spiegel JE, Ponce SP, Kopelman RI, Madias NE. Percutaneous transluminal renal angioplasty in management of atherosclerotic renovascular hypertension: results in 100 patients. Hypertension 1989; 13: 163–72.

De Cobelli FD, Mellone R, Salvioni M, Vanzulli A, Sironi S, Manunta P, Lanzani C, Bianchi G, Del Maschio A. Renal artery stenosis: value and screening with three-dimensional phase-contrast MR angiography with a phased-array multicoil. Radiology 1996; 201: 697–703.

Fommei E, Ghione S, Hilson AJW, Mezzasalma L, Oei HY, Peipsz A, Volterrani D, for the European Multicenter Study Group. Captopril radionuclide test in renovascular hypertension: a European multicentre study. Eur Nucl Med 1993; 20: 618–23.

Galanski M, Prokop M, Chavan A, Schäfer CM, Jandeleit K, Nischelsky JE. Renal artery stenoses: spiral CT angiography. Radiology 1993; 189: 185–92.

Gerok W, Huber C, Meinertz T, Zeidler H (Hrsg). Die Innere Medizin. Stuttgart: Schattauer 2000.

Goldblatt H, Lynch J, Hanzal RF, Summerville WW. Studies on experimental hypertension. 1. The production of persistent elevation of systolic blood pressure by means of renal ischemia. J Exp Med 1934; 59: 347–79.

Gruntzig A, Kuhlmann U, Vetter W, Lutolf U, Meier B, Siegenthaler W. Treatment of renovaskular hypertension with percutaneous transluminal dilatation of a renal-artery stenosis. Lancet 1978; 1: 801–2.

Gossmann J, Geiger H, Lenz T. Resistant hypertension: Experience in a hypertension unit. (Eingereicht.)

Hansen KJ, Thomason RB, Craven TE, Fuller SB, Keith DR, Appel RG, Dean RH. Surgical management of dialysis-dependent ischemic nephropathy. J Vasc Surg 1995; 21: 197-209.

Harden PN, MacLeod MJ, Rodger RS, Baxter GM, Connell JM, Dominiczak AF, Junor BJ, Briggs JD, Moss JG. Effects of renal-artery stenting on progression of renovascular renal failure. Lancet 1997; 349: 1133–6.

Klaus D. Renovaskuläre Hypertonie. In: Klaus D (Hrsg). Manuale hypertonologicum. Kap V 2.2. Deisenhofen: Dustri Verlag Dr. K. Feistle 1997; 1–18.

Lenz T, Bussmann WD, Schmidt E, Grützmacher P. Nierenarteriendilatation bei renovaskulärer Hypertonie. Med Klinik 1996; 91: 442–6.

Lenz T, Kia T, Rupprecht G, Schulte KL, Geiger H. Captopril test: time over? J Hum Hypertens 1999; 13: 431–43.

Mann SJ, Pickering T. Detection of renovascular hypertension. Ann Intern Med 1992; 117: 845–53.

Mann SJ, Pickering TG, Sos TA, Uzzo RG, Sarkar S, Friend K, Rackson ME, Laragh JH. Captopril renography in the diagnosis of renal artery stenosis. Accuracy and limitations. Am J Med 1991; 90: 30–40.

McLaughlin K, Jardine AG, Moss JG. Renal artery stenosis. Brit Med J 2000; 320: 1124–7.

Novick AC. Surgical revascularization for renovascular hypertension and preservation of renal function. In: Laragh JH, Brenner BM (eds). Hypertension: Pathophysiology, Diagnosis, and Management 2nd ed. New York: Raven Press 1995; 2055–68.

Olbricht CJ, Arlart IP (Editorial comment). Magnetic resonance angiography – the procedure of choice to diagnose renal artery stenosis? Nephrol Dial Transplant 1998; 13: 1620–62.

Olbricht CJ, Paul K, Prokop U, Chavan A, Schaefer-Prokop CM, Jandeleit K, Koch KM, Galanski M. Minimally invasive diagnosis of renal artery stenosis by spiral computed tomography angiography. Kidney Int 1995; 48: 1332–7.

Pickering TG. Diagnosis and evaluation of renovascular hypertension. Circulation 1991; 83 (Suppl I): I-147–54.

Pickering TG, Mann SJ. Renovascular hypertension: medical evaluation and nonsurgical treatment. In: Laragh JH, Brenner BM (eds). Hypertension: Pathophysiology, Diagnosis, and Management. 2nd ed. New York: Raven Press 1995; 2039–54.

Plouin PF, Chatellier G, Darne B, Raynaud A. Blood pressure outcome of angioplasty in atherosclerotic renal artery stenosis: a randomized trial. Essai Mul-

ticentrique Medicaments vs. Angioplastie (EMMA) Study Group. Hypertension 1998; 31: 823–9.

Poldermans D, Boersma E, Bax JJ, Thomson IR, van de Ven LL, Blankensteijn JD, Baars HF, Yo TI, Trocino G, Vigna C, Roelandt JR, van Urk H. The effect of bisoprolol on perioperative mortality and myocardial infarction in high-risk patients undergoing vascular surgery. Dutch Echocardiographic Cardiac Risk Evaluation Applying Stress Echocardiography Study Group. N Engl J Med 1999; 34: 1789–94.

Radermacher J, Chavan A, Bleck J, Vitzthum A, Stoess B, Gebel MJ, Galanski M, Koch KM, Haller H. Use of Doppler ultrasonography to predict the outcome of therapy for renal-artery stenosis. N Engl J Med 2001; 344: 410–7.

Rimmer JM, Gennari FJ. Atherosclerotic renovascular disease and progressive renal failure. Ann Intern Med 1993; 118, 712–9.

Ros PR, Gauger J, Stoupis C; Burton SS, Mao J, Wilcox C, Rosenberg EB, Briggs RW. Diagnosis of renal artery stenosis: feasibility of combining MR angiography, MR renography, and gadopentate-based measurements of glomerular filtration rate. Am J Roentgenol 1995; 165: 1447–51.

Safian RD, Textor SC. Renal-artery stenosis. N Engl J Med 2001; 344: 431–42.

Schulte KL, Spies KP, van Gemmeren D, Lenz T, Gotzen R, Distler A, Fobbe F. Screening und Diagnostik zum Ausschluss einer renovaskulären Hypertonie: Stellenwert der 24-Stunden-Blutdruckmessung und der farbkodierten Duplexsonographie. Med Klinik 1997; 92: 313–8.

Sos TA, Trost DW. Renal vascular disease as a cause of hypertension. Curr Opin Nephrol Hypertens 1995; 4: 76–81.

Spies KP, Fobbe F, El-Bedewi M, Wolf KJ, Distler A, Schulte KL. Color-coded duplex sonography for non-invasive diagnosis and grading of renal artery stenosis. Am J Hypertens 1995; 8: 1222–31.

Stuckle CA, Laufer U, Kirchner J, Muller H, Adams S, Adamietz IA, Liermann DD. Successful treatment of intimal hyperplasia in renal arteries by endovascular brachytherapy. Cardiovas Radiat Med 2001; 2: 114–8.

Tepel M, van der Giet M, Schwarzfeld C, Laufer U, Liermann D, Zidek W. Prevention of radiographic-contrast-agent-induced reduction in renal function by acetylcysteine. N Engl J Med 2000; 343: 180–4.

Tuttle KR, Chouinard RF, Webber JT, Dahlstrom LR, Short RA, Henneberry KJ, Dunhäm LA, Raabe RD. Treatment of atherosclerotic ostial renal artery stenosis with the intravascular stent. Am J Kidney Dis 1998; 32: 611–22.

van Damme H, Jeusette F, Pans A, Defraigne Jo, Creemers E, Albert A, Limet R. The impact of renal revascularisation on renal dysfunction. Eur J Vasc Endovasc Surg 1995; 10: 330–7.

van de Ven PJ, Kaatee R, Beutler JJ, Beek FJ, Woittiez AJ, Buskens E, Koomans HA, Mali WP. Arterial stenting and balloon angioplasty in ostial atherosclerotic renovascular disease: a randomized trial. Lancet 1999; 353: 282–6.

van Jaarsveld BC, Krijnen P, Pieterman H, Derkx FH, Deinum J, Postma CT, Dees A, Woittiez AJ, Bartelink AK, Man In't Veld AJ, Schalekamp MA. The effect of baloon angioplasty on hypertension in atherosclerotic renal artery stenosis (DRASTIC). N Engl J Med 2000; 342: 1007–14.

Webster J, Marshall F, Abdalla M, Dominiczak A, Edwards R, Isles CG, Loose H, Main J, Padfield P, Russel IT, Walker B, Watson M, Wilkinson R. Randomised comparison of percutaneous angioplasty vs continued medical therapy for hypertensive patients with atheromatous renal artery stenosis. Scottish and Newcastle Renal Artery Stenosis Collaborative Group. J Hum Hypertens 1998; 12: 329–35.

Wolf RL, King BF, Torres VE, Wilson DM, Ehman RL. Measurement of normal renal blood flow: cine phase-contrast MR imaging vs clearance of p-aminohippurate. Am J Roentgenol 1993; 161: 995–1002

5 Nephrologische Schwangerschaftserkrankungen

T. Lenz, J. Gossmann

Inhalt

5.1 Hochdruckerkrankungen in der Schwangerschaft

Fallstricke/Fußangeln

- Eklampsie ist auch bei nur mäßig erhöhtem Blutdruck möglich.
- Das Fehlen von Ödemen schließt eine Präeklampsie keineswegs aus.
- Präeklampsie besser „überdiagnostizieren" als „unterdiagnostizieren".
- Bei „therapieresistenter" Hypertonie in der Frühschwangerschaft an sekundäre Ursachen denken (renovaskuläre Hypertonie, Phäochromozytom).

- Blutdruckwerte über 170/110 mmHg sind als hypertensiver Notfall anzusehen.
- Senkung des diastolischen Blutdrucks unter 90 mmHg wegen der Gefahr einer uteroplazentaren Minderperfusion vermeiden.

Leitsymptome

- Ödeme („edema")
- Proteinurie
- Hypertonie
- Hyperurikämie

Kasuistik_____

Bei einer bisher gesunden 34-jährigen Erst-
gravida mit vorbekannten niedrigen Blutdruckwerten trat in der 24. Schwangerschaftswoche
erstmals eine leichte Proteinurie (30 mg/dl) auf.
Der Blutdruck betrug zu diesem Zeitpunkt
120/70 mmHg. In der 27. Schwangerschaftswoche war weiterhin eine Proteinurie nachweisbar, und es kam zur Ausbildung von präti-
bialen Ödemen. Der Blutdruck war nun mit
165/110 mmHg stark erhöht, und bei Verdacht
auf Präeklampsie wurde die Patientin stationär
aufgenommen.
Die antihypertensive Therapie wurde unverzüglich mit Hydralazin intravenös eingeleitet, und
zusätzlich erfolgte eine parenterale Magnesiumsulfatgabe. Der Blutdruck blieb stark wechselhaft mit Spitzenwerten von 180/110 mmHg.
Bei sonographisch nachgewiesener fetaler
Retardierung von ca. 3 Wochen und variablen
Dezelerationen wurde in der 29. Schwangerschaftswoche die Indikation zur primären
Sectio caesarea gestellt. Es wurde ein hypotrophes Kind entbunden, das am 5. Lebenstag an
nichtbeherrschbarer respiratorischer Insuffizienz verstarb. Die Beschwerden der Mutter
besserten sich rasch, wobei der Blutdruck mit
147/104 mmHg auch 3 Wochen nach Entbindung unter einer antihypertensiven Therapie
(Metoprolol 50 mg) noch leicht erhöht war.
Die Proteinurie lag zu diesem Zeitpunkt bei
1,5 g/die, und es bestanden noch geringe präti-
biale Ödeme.

5.1.1 Klassifikation

In der Schwangerschaft spielt der Bluthochdruck eine besondere Rolle. Zum einen werden
Hypertoniepatientinnen schwanger, zum anderen können Frauen unter der Schwangerschaft
eine Hypertonie entwickeln. Verschiedene nationale und internationale Fachgesellschaften haben Empfehlungen zur Klassifikation der unterschiedlichen Formen einer schwangerschaftsassoziierten Hypertonie veröffentlicht, ohne dass
bisher eine allgemein akzeptierte, einheitliche
Einteilung vorliegt. Dabei sollte berücksichtigt
werden, dass die Übergänge zwischen den verschiedenen klinischen Erscheinungsformen fließend sind. In der internationalen Literatur wird
meist auf die Empfehlungen des US National
High Blood Pressure Education Program
(NHBPEP) verwiesen, die inzwischen in das
aktuelle Merkblatt der Deutschen Hochdruckliga aufgenommen wurden (Tab. 5.1).

5.1.2 Epidemiologie

Angaben zur Inzidenz der verschiedenen Formen
einer schwangerschaftsassoziierten Hypertonie
sind problematisch, da teilweise von Kontinent
zu Kontinent und von Autor zu Autor große Abweichungen bestehen. Die Zuverlässigkeit statis-
tischer Erhebungen wird naturgemäß auch durch
die uneinheitliche Klassifizierung der Erkrankung weiter eingeschränkt. Cum grano salis kann
man jedoch in den industrialisierten Ländern davon ausgehen, dass bei etwa 5% aller Schwangerschaften ein Hochdruck bereits vor der eingetretenen Schwangerschaft besteht. Bei etwa weiteren 5–10% aller Schwangerschaften bleibt der
physiologische Blutdruckabfall in der Frühschwangerschaft aus, oder es wird sogar ein
Anstieg des Blutdrucks in hypertensive Bereiche
beobachtet. Die Hypertonie in der Schwangerschaft tritt häufig auch erst in der zweiten Schwangerschaftshälfte im Rahmen einer Präeklampsie
auf (etwa 3–8% aller Schwangerschaften), die
zusätzlich durch Proteinurie und in vielen Fällen
durch ausgeprägte Ödeme gekennzeichnet ist.

Tab. 5.1 Klassifikation der Hypertonie in der Schwangerschaft (mod. nach den Empfehlungen der Deutschen Liga zur Bekämpfung des Hohen Blutdrucks e. V.)

Schwangerschaftsbedingte Hypertonie	• Ohne Proteinurie: Gestationshypertonie • Mit Proteinurie: Präeklampsie; Synonyme: Gestose, genuine Präeklampsie/Gestose, Pfropfgestose (aufgepfropft auf chronische Hypertonie, Nephropathie, Diabetes mellitus, Kollagenose u.a.)

Schwangerschaftsunabhängie (vorbestehende) Hypertonie	• chronische Hypertonie
	  – primäre (essenzielle) Hypertonie
	  – sekundäre Hypertonie (renal, endokrin u.a.)

Tab. 5.2 Häufigkeit der Hochdruckerkrankungen in der Schwangerschaft

Klinisches Bild	Häufigkeit (ca. % aller Schwangerschaften)
Vorbestehende Hypertonie, davon > 90% primär, in Einzelfällen sekundär	5
Schwangerschaftsinduzierte Hypertonie	5–10
Präeklampsie davon > 80% genuin, 15–20% als Pfropfgestose	3–8
Eklampsie	0,05

Die ungefähren Häufigkeiten der verschiedenen Formen der Hochdruckerkrankungen in der Schwangerschaft finden sich in der Tabelle 5.2.

5.1.3 Prädisponierende Faktoren

Von allen hypertensiven Schwangerschaftskomplikationen hat die Präeklampsie wegen der erheblichen Gefahren für Mutter und Kind die größte klinische Bedeutung. Die verschiedenen bisher bekannten, zur Präeklampsie prädisponierenden Faktoren zeigt Tabelle 5.3.

Risiken für Mutter und Kind

Vorbestehende Hypertonie: Bei leichten Formen einer vorbestehenden Hypertonie ist das kindliche oder mütterliche Risiko nur gering gegenüber einer gesunden Schwangerschaft erhöht. Je länger die mütterliche Hochdruckanamnese zurückreicht und je höher der Blutdruck in der Frühschwangerschaft ist (besonders ab diastolischen Werten von 110 mmHg), desto mehr steigt das Risiko für eine Pfropfgestose. Zusätzlich kommt es häufiger zu einer Abruptio placentae.

Gestationshypertonie (vorübergehende Hypertonie): Die Prognose hinsichtlich des Schwangerschaftsverlaufs bei der vorübergehenden Hypertonie ist gut. Die sichere Diagnose einer vorübergehenden Hypertonie kann aber erst im Nachhinein gestellt werden.

Präeklampsie (genuin oder Pfropfgestose): Bei der Entwicklung des Vollbilds einer Präeklampsie steigen sowohl mütterliches als auch kindliches Risiko beträchtlich an (s. S. 180f., „Komplikationen").

Tab. 5.3 Zur Präeklampsie prädisponierende Faktoren

Genuine Form	• sehr junge (Teenager) oder sehr „alte" Mutter • Primigravidae sechs- bis achtmal so häufig betroffen wie Multiparae • genetische Disposition (familiäre Häufung, 36% der Schwestern betroffen; höhere Prävalenz bei Schwarzen; höheres Risiko, wenn Mutter oder Vater (!) aus einer präeklamptischen Schwangerschaft hervorgegangen waren) • Mehrlingsschwangerschaften (fünffach erhöhtes Risiko) • Adipositas
Pfropfgestose	• Diabetes mellitus (Präeklampsie-Inzidenz bis 12%) • vorbestehende Nierenerkrankungen (Präeklampsie-Inzidenz bis 50%) • schwere Hypertonie (Präeklampsie-Inzidenz bis 50%) • große, schnell wachsende hydatiforme Molen bzw. fetaler Hydrops (zehnfach erhöhtes Risiko für Präeklampsie, sowohl bei Primigravidae als auch bei Multiparae) • weniger schwere Formen einer chronischen Hypertonie (vermutlich zwei- bis siebenfach erhöhtes Risiko)

Risiken für das ungeborene Kind

Dies sind vor allem die folgenden:
- Plazentainsuffizienz/-infarzierung
- intrauterine Wachstumsverzögerung
- Frühgeburt
- intrauteriner Fruchttod

Risiken für die Mutter

Hier sind zu erwähnen:
- generalisierte Krampfanfälle (Eklampsie)/intrazerebrale Blutung/Koma
- Papillenödem/Retinaablösung
- akutes Leberversagen/Aszites
- akutes Lungenödem/ARDS/Pleuraergüsse
- akutes Nierenversagen (meist prärenal, postpartal)
- Tod bei etwa 10 von 1 Million Geburten

Wiederholungsrisiko in der Folgeschwangerschaft

Nach einer bereits durchgemachten Gestationshypertonie kommt es bei bis zu 50% der Folgeschwangerschaften zu einer erneuten Hypertonie. Im Unterschied dazu liegt das Risiko einer erneuten Präeklampsie in einer späteren Schwangerschaft für Frauen mit einer früheren genuinen Präeklampsie (in der ersten Schwangerschaft, keine prädisponierenden Faktoren) bei nur etwa 5% und ist damit nicht höher als bei Primigravidae. An einer Präeklampsie oder Eklampsie erkrankte Multiparae weisen meist entweder einen Partnerwechsel gegenüber vorherigen Schwangerschaften oder aber andere prädisponierende Faktoren auf. Bei diesen Frauen liegt die Rekurrenzquote einer überlagernden Präeklampsie bei bis zu 70%.

5.1.4　Ätiologie

Die Ätiologie der Präeklampsie/Eklampsie bleibt rätselhaft. Obschon bis zum heutigen Tag keine definitive Klärung der Ursachen der Präeklampsie gelungen ist, sind eine Reihe pathologischer Veränderungen verschiedener funktioneller Systeme bekannt, auf die im Folgenden eingegangen wird.

> Die pathophysiologischen Vorgänge bei der Präeklampsie und deren Komplikationen sind durch eine überschießende Vasokonstriktion mit Endothelläsion und durch die Aktivierung des Gerinnungssystems gekennzeichnet.

5.1.5　Pathogenese und Pathophysiologie

Blutdruck

In der **Frühschwangerschaft** kommt es physiologischerweise aufgrund einer peripheren Vasodilatation trotz einer Zunahme des Herzzeitvolumens um etwa 40% zu einer Absenkung des diastolischen (um etwa 7–10 mmHg) und in geringerem Maße auch des systolischen Blutdrucks (um etwa 4–6 mmHg). Die Empfindlichkeit gegenüber vasopressorisch wirksamen Substanzen (Angiotensin II) ist herabgesetzt. Das Fehlen des normalen Blutdruckabfalls in der Frühschwangerschaft kann bereits Ausdruck einer hypertensiven Störung sein. Im Verlauf der zweiten **Schwangerschaftshälfte** steigt der Blutdruck normalerweise dann wieder auf die vor der Schwangerschaft bestehenden Ausgangswerte an.

Seit langem ist bekannt, dass es bei **Präeklampsie** schon ab der 23. Schwangerschaftswoche zu einer gesteigerten Empfindlichkeit gegenüber vasopressorischen Substanzen wie Angiotensin II und Vasopressin kommt, die bis zum Zeitpunkt der Entbindung noch weiter zunimmt. Neben der Erhöhung des systemischen Blutdrucks ist auch die verminderte uteroplazentare Perfusion Folge der gesteigerten Gefäßreagibilität. Es wird vermutet, dass ein Ungleichgewicht zwischen vasodilatierenden (Prostazyklin [PGI_2] u.a.) und vasokonstriktorischen (Thromboxan A_2 [TXA_2] u.a.) Prostaglandinen für diesen vasospastischen Effekt zumindest mitverantwortlich ist. Kürzlich konnten Autoantikörper gegen den AT_1-Subtyp des Angiotensin-II-Rezeptors bei Präeklampsie nachgewiesen werden, die möglicherweise eine Bedeutung für die gesteigerte Angiotensin-II-Empfindlichkeit haben. Von einer amerikanischen Forschergruppe wurde im Jahre 2000 eine genetische Mutation im Mineralocorticoidrezeptor entdeckt, die bei Trägerinnen zur Entwicklung einer Präeklampsie führt. Der Blutdruck bei Präeklampsie ist typischerweise stark wechselhaft, und es kann eine Umkehr der Tag-Nacht-Rhythmik auftreten. Möglicherweise ist für die Labilität eine verminderte Empfindlichkeit der Barorezeptoren mit von Bedeutung. Hämodynamisch kommt es zu einer Erhöhung des peripheren Widerstands bei gleichzeitig erniedrigtem Herzzeit- und in den meisten Fällen vermindertem Intravasalvolumen. Postpartal kehrt der Blutdruck innerhalb weniger Tage auf Ausgangswerte zurück; bei schweren Verläufen kann die Normalisierung auch 4 Wochen in Anspruch nehmen. In der Abbildung 5.1 ist der Blutdruckverlauf bei normalen Schwangerschaften dem hypertensiver Schwangerschaften gegenübergestellt.

Lokale und systemische Hormonsysteme

Für die Regulation der zirkulatorischen Funktion sind verschiedene Hormonsysteme von

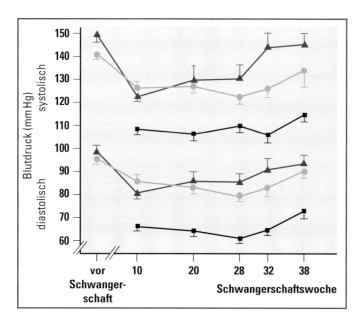

Abb. 5.1 Blutdruckverlauf in der Schwangerschaft bei Frauen mit normalem Blutdruck (n = 14; schwarze Quadrate), mit vorbestehender chronischer Hypertonie ohne Komplikation (n = 17; rosa Kreise) und bei präeklamptischen Schwangerschaften (n = 13; violette Dreiecke) (mod. nach August et al. 1990 und eigenen Daten).

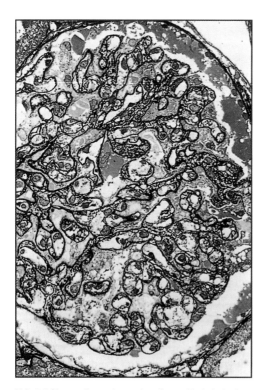

Abb. 5.2 Glomerulum mit geschwollenen Endothelzellen, teilweise mit Ablösung von der Basalmembran und duplizierter Basalmembran, bei einer Patientin mit Präeklampsie (Movat-Silberfärbung, aus Bohle et al. 1989).

Bedeutung. Hier sind in erster Linie das **Renin-Angiotensin-Aldosteron-System** sowie das **autonome Nervensystem** und für lokale Systeme auch die verschiedenen **Prostaglandine** zu nennen. Neuerdings stehen auch endothelabhängige Faktoren wie Endotheline und Stickoxid (NO) sowie die Insulinempfindlichkeit im Blickpunkt des Interesses. Zahllose frühere Untersuchungen hatten zum Ziel, die funktionellen Störungen der schwangerschaftsassoziierten Hypertonie mit Veränderungen dieser Hormonsysteme zu erklären. Die hauptsächlichen Abweichungen der wichtigsten kardiovaskulären Hormonsysteme während einer gesunden bzw. einer präeklamptischen Schwangerschaft sind in der Tabelle 5.4 zusammengefasst. Prinzipiell besteht bei diesen Untersuchungen immer das Problem, dass letztendlich nie sicher zu entscheiden ist, ob die jeweils beobachtete Hormonstörung primärer (also kausaler) oder nur sekundärer Natur ist. So ist es nicht überraschend festzustellen, dass bis zum heutigen Tag kein wirklich überzeugender Befund erhoben wurde, der die Entstehung einer Präeklampsie auf dem Boden einer hormonellen Störung erklären könnte.

Tab. 5.4 Veränderungen kardiovaskulärer Hormonsysteme während der Schwangerschaft

Hormonsystem	Normale Schwangerschaft (vs. nicht schwanger)	Präeklampsie (vs. normale Schwangerschaft)
Renin-Angiotensin-System:		
• Renin/Aldosteron	stimuliert	supprimiert
• Reninsubstrat	erhöht	unverändert
• Angiotensin II	erhöht	supprimiert*
• Angiotensin-II-Rezeptoren	unverändert	erhöht
Katecholamine (Noradrenalin)	unverändert	unverändert bis gesteigert
Vasopressin	erniedrigt	unverändert
Endotheline	unverändert	Endothelin und vWF erhöht, plazentare ET_1-mRNA erhöht
Stickoxid (NO)	stimuliert	vermindert
Prostaglandinsynthese (TXA_2 = thrombozytär, PGI_2 = endothelial)	insgesamt erhöht	PGI_2 reduziert, TXA_2 gesteigert
Insulinempfindlichkeit	unverändert**	vermindert

* aber höher als bei Nicht-Schwangeren; ** aber vermindert bei vorübergehender Hypertonie;
vWF = von-Willebrand-Faktor

Nierenfunktion

Morphologie

Bei Präeklampsie findet sich bei histologischer Untersuchung von Nierengewebe eine charakteristische Veränderung, die als **glomeruläre Endotheliose** bezeichnet wird. Die Glomeruli sind dabei vergrößert und erscheinen geschwollen, ohne dass eine Hyperzellularität besteht (Abb. 5.2). Häufiger finden sich eine intravasale Thrombenbildung und Ablagerungen von fibrinartigem Material. Ultrastrukturell besteht eine ausgeprägte Schwellung der glomerulären Endothelzellen, gelegentlich auch der Mesangialzellen. Umstritten ist, ob die in Einzelfällen beobachtete fokal-segmentale Glomerulosklerose ebenfalls mit Präeklampsie assoziiert ist oder ob es sich dabei um einen Zufallsbefund handelt. In sehr seltenen Fällen wurde über eine extrakapilläre Proliferation mit Halbmondbildung berichtet.

Funktionelle Veränderungen

In der normalen Schwangerschaft kommt es zum Anstieg der renalen Durchblutung und zu einer Steigerung der glomerulären Filtrationsrate. Bei den meisten Patientinnen mit Präeklampsie sind diese funktionellen Parameter um bis zu 25% niedriger als bei einer normalen Schwangerschaft. In seltenen Fällen kommt es sogar zu einem akuten Nierenversagen, dem eine Nierenrindennekrose zugrunde liegen kann. Die meist erst in einem fortgeschrittenen Stadium einer Präeklampsie auftretende Proteinurie ist nichtselektiv und kann unterschiedlichen Schweregrades bis hin zu einem nephrotischen Ausmaß sein. Die prädiktive Bedeutung einer Mikroalbuminurie für den Verlauf einer Präeklampsie ist nicht eindeutig geklärt. Kürzlich wurde aber gezeigt, dass bei bis zu 50% aller Patientinnen mit durchgemachter Präeklampsie auch noch 3–5 Jahre später eine Mikroalbuminurie vorliegt. Die klinische Bedeutung dieses Befundes ist noch ungeklärt.

Metabolische Störungen

Die fraktionelle Harnsäure-Clearance ist schon in einem frühen Stadium bei Präeklampsie vermindert, sodass die häufig zu beobachtende Hyperurikämie als diagnostischer Parameter genutzt werden kann. Fraktionelle Natrium- und Calciumexkretion sind vermindert, und häufig findet sich eine Hypokalziurie.

Gerinnungssystem

Bei Präeklampsie kommt es zur Aktivierung des Gerinnungssystems bis hin zum Vollbild einer **disseminierten intravaskulären Koagulation** (DIC), gefolgt vom Verbrauch von Gerinnungsfaktoren wie Faktor VIII, Antithrombin III und anderer. Möglicherweise ist darüber hinaus auch die Fibrinolyse vermindert. In vielen Fällen kommt es zu einer Thrombozytopenie, die bedrohliche Ausmaße annehmen kann, vermutlich auf der Basis einer überschießenden Aggregation bei Endothelläsion.

Leber

Die Störungen der Leberfunktion reichen von einem nur leichten Anstieg der Leberenzyme bis hin zum Vollbild eines **HELLP-Syndroms** (s.u.); es liegen auch Berichte über subkapsuläre Hämatombildungen und Leberrupturen vor. Diese schweren Verläufe sind jedoch selten.

Zentrales Nervensystem

Schwerste pathologische Veränderungen entstehen besonders in posterioren Arealen des Gehirns mit Auftreten von **tonisch-klonischen Krampfanfällen** beim Vollbild einer Eklampsie. Zum einen kann es zu intrazerebralen Blutungen kommen, die wichtigste Todesursache im Verlauf einer Präeklampsie. Zum anderen führt die globale zerebrale Ischämie zu schwerem Hirnödem.

Plazenta

Sehr wahrscheinlich hat die Plazenta pathogenetisch große Bedeutung für die Entwicklung einer Präeklampsie, da Entbindung mit Entfernung der Plazenta meist die Präeklampsie beendet. Nur in Ausnahmefällen kann eine Präeklampsie unabhängig von dem Vorhandensein einer „normalen" Plazenta wie z.B. bei einer hydatiformen Mole auftreten. Bei Präeklampsie finden sich daher auch charakteristische funktionelle und pathologisch-anatomische Veränderungen der uteroplazentaren Einheit.

Uteroplazentare Perfusion

Eines der Hauptmerkmale der Präeklampsie ist die verminderte uteroplazentare Durchblutung mit sekundär auch **verminderter fetoplazentarer Perfusion**. Pathologisch-anatomisch finden sich zwei charakteristische Veränderungen im Bereich der Dezidua und des deziduanahen Myometriums:

- Zum einen lässt sich eine **hyperplastische Atherosklerose der Spiralarterien** nachweisen, die einer nekrotisierenden Vaskulopathie sehr ähnlich ist, wie man sie bei maligner Hypertonie in der Niere findet. Diese Vaskulopathie ist besonders dann ausgeprägt, wenn die Präeklampsie einer vorbestehenden arteriellen Hypertonie aufgepfropft ist.
- Die zweite wichtige pathologisch-anatomische Veränderung ist die **fehlende Plazentation der Spiral- bzw. Radialarterien** zwischen der 16. und 20. Schwangerschaftswoche. Normalerweise invadiert der villöse Trophoblast in diesem Zeitraum diese intramyometrialen Arterien, sodass das Endothel ersetzt und das muskuloelastische Gewebe der Gefäßwände beseitigt wird. Damit können sich die Spiralarterien maximal dilatieren und vasokonstriktorische Substanzen wie Angiotensin II haben keinen Ansatzpunkt mehr. Diese Plazentation bleibt bei Präeklampsie aus unbekannten Gründen aus, d.h. die Spiralarterien behalten ihre glatte Gefäßmuskulatur und können sich

dann auch nach Stimulation kontrahieren. Dieser Vorgang bewirkt eine Reduktion des uteroplazentaren Blutflusses mit vermehrten Plazentainfarkten (bis 60% der Patientinnen).

Veränderungen der Plazenta

Die Plazenta reagiert recht uniform auf Ischämie; die ultrastrukturellen Veränderungen bei Präeklampsie sind daher mit großer Wahrscheinlichkeit Folge und nicht Ursache der Präeklampsie. Ischämiefolgen stellen sich als fokale Nekrosen, Schwellung der Mitochondrien und Dilatation des endoplasmatischen Retikulums dar. Diese Veränderungen können auch in vitro durch niedrige Sauerstoffspannung erzeugt werden. Darüber hinaus findet sich eine Reduktion der synzytialen Mikrovilli, die nicht alleine durch Sauerstoffmangel zu erklären ist. Die Plazenta reagiert mit reparativen Vorgängen auf hypoxische Schädigung; lichtmikroskopisch finden sich bei Präeklampsie vermehrt Zytotrophoblasten, die durch eine vermehrte Produktion von Basalmebranmaterial zu einer irregulären Verdickung der Basalmembran beitragen.

Diese genannten Veränderungen sind allerdings nicht spezifisch für Präeklampsie.

5.1.6   Klinische Formen

Vorbestehende chronische Hypertonie

Primäre Hypertonie: Die chronische Hypertonie ist definiert als eine bereits vor der Schwangerschaft bestehende bzw. behandelte oder eine vor der 20. Schwangerschaftswoche festgestellte Hypertonie. Blutdruckwerte über 140/90 mmHg sowie ein Ausbleiben des zu Beginn in der Schwangerschaft meist zu beobachtenden Blutdruckabfalls sind Kriterien für die Diagnose einer chronischen Hypertonie. Aufgrund des physiologischen Blutdruckabfalls in der Frühschwangerschaft können Frauen mit chronischer Hypertonie in dieser Schwangerschaftsphase durchaus auch unverdächtige Blutdruckwerte aufweisen. Eine chronische Hypertonie liegt auch dann vor, wenn eine erstmals während der Schwangerschaft auftretende Hypertonie nach Beendigung der Schwangerschaft über mehr als 6 Wochen anhält. Eine Proteinurie besteht in der Regel nicht, außer bei einer zugrunde liegenden Nierenerkrankung.

Sekundäre Hypertonie: Wenn auch selten, ist das Vorliegen einer sekundären Hypertonie in der Schwangerschaft, besonders bei schweren Verläufen, nie auszuschließen. Die Tabelle 5.5 gibt die wichtigsten Ursachen einer sekundären Hypertonie in der Schwangerschaft wieder. Besonders die renovaskuläre Hypertonie und das Phäochromozytom stellen hier oft eine therapeutische Herausforderung dar.

Schwangerschaftsinduzierte Hypertonie

Als schwangerschaftsinduzierte Hypertonie (andere Begriffe: schwangerschaftsspezifische Hypertonie, transiente/vorübergehende Hypertonie, Gestationshypertonie) wird die Entwicklung erhöhter Blutdruckwerte während der Schwangerschaft (nach der 20. Schwangerschaftswoche) oder unmittelbar postpartal bezeichnet, wenn keine Hinweise auf eine Präeklampsie oder eine vorbestehende Hypertonie vorliegen. Diese Störung zeigt wahrscheinlich eine gewisse Prädisposition zur Entwicklung einer essenziellen Hypertonie an, da viele solcher Frauen später hypertensiv werden, sowohl bei erneuten Schwangerschaften (bis zu 50%) als auch unabhängig davon.

Tab. 5.5 Ursachen einer sekundären Hypertonie in der Schwangerschaft

Hyperaldosteronismus	häufig Besserung während der Schwangerschaft (Progesteron antagonisiert Aldosteron am Rezeptor im distalen Tubulus)
Renovaskuläre Hypertonie	schwere Hypertonie in Frühschwangerschaft, verdächtige Hinweise für renovaskuläre Hypertonie (s. Kap. 4), Angioplastie erwägen, in Einzelfällen sogar ACE-Hemmer erwägen
Phäochromozytom	hohe Letalität in der Schwangerschaft, Gabe von Alpha- und Betablockern, in Frühschwangerschaft Resektion erwägen

Präeklampsie – Eklampsie

Von allen Formen einer schwangerschaftsassoziierten Hypertonie besitzt die Präeklampsie die bei weitem größte klinische Bedeutung. Die Präeklampsie tritt meist erst nach der 20. Schwangerschaftswoche bis etwa 10 Tage postpartal in Erscheinung. Die typischen Befunde sind in der Tabelle 5.6 zusammengefasst.

Hauptbefunde sind Ödeme („edema"), **Protein**urie und **Hypertonie** (sog. **EPH-Gestose**), wobei alle drei Symptome weder obligat noch spezifisch für das Vorliegen der Präeklampsie sind.

Ödeme

Ausgeprägte Ödeme bzw. eine übermäßige oder rasche Gewichtszunahme durch Natrium- und Flüssigkeitsretention stellen ein wichtiges Merkmal der Präeklampsie dar. Kürzlich konnte gezeigt werden, dass das Serum von präeklamptischen Patientinnen einen noch nicht identifizierten Faktor enthält, der die Permeabilität der Endothelzellen erhöht. Häufig entstehen Ödeme durch Beeinträchtigung des venösen Rückstroms durch den großen Uterus und sind auch bei gesunden Schwangerschaften festzustellen. Es empfiehlt sich hier, den Blutdruck genau zu beobachten und den Urin auf Eiweiß zu überprüfen.

> **Cave:** Das Fehlen von Ödemen schließt eine Präeklampsie keineswegs aus („trockene" Präeklampsie).

Proteinurie

Als signifikante Proteinurie gilt eine Ausscheidung von > 0,3 g Protein pro Tag (bei Spontanurin etwa 1+ oder 30 mg/dl im üblichen Urinstix entsprechend). Die Proteinurie tritt erst relativ spät im Verlauf der Erkrankung auf; sie ist trotz ihrer geringen Spezifität ein wichtiges Kriterium für das Vorliegen einer Präeklampsie. Die Proteinurie im Rahmen der Präeklampsie tritt in der Regel erstmals während der Schwangerschaft auf und ist nach deren Ende nicht mehr nachweisbar.

Hypertonie

Das US National High Blood Pressure Education Program (NHBPEP) hat folgende Empfehlungen zur Hypertonie in der Schwangerschaft veröffentlicht:

- Der diastolische Blutdruck wird nach Phase V bestimmt (Verschwinden des Korotkoff-Tons)
- Hypertonie liegt vor bei Werten über 140/90 mmHg (gemessen zu mindestens zwei Zeitpunkten, zwischen denen mehr als 6 Stunden liegen sollen) sowie bei einem Blutdruckanstieg von > 30 mmHg systolisch oder > 15 mmHg diastolisch gegenüber bekannten Vorwerten in der Frühschwangerschaft.
- Schwere Hypertonie liegt vor bei diastolischen Blutdruckwerten > 110 mmHg.

Tab. 5.6 Klinisches Bild und typische Befunde bei Präeklampsie

Mutter	• Hypertonie (> 140/90 mmHg oder Anstieg > 30/15 mmHg systolisch/ diastolisch gegenüber Werten der Frühschwangerschaft) • verstärkt Ödeme und Gewichtszunahme (Ausnahme: „trockene" Präeklampsie) • Proteinurie (> 0,3 g/die) • Thrombozytopenie (< 100/nl) • Hyperurikämie (> 5,5 mg/dl) • subjektiv: Kopfschmerzen, epigastrische Beschwerden, Übelkeit, Erbrechen, Irritabilität
Kind	• intrauterine Wachstumsverzögerung (Sonographie) • Abfall der fetalen Herzfrequenz
Cave: Eklampsie ist auch bei nur mäßig erhöhtem Blutdruck möglich!	

Das Profil des 24-Stunden-Blutdrucks kann eine Abschwächung oder Aufhebung der normalen Tag-Nacht-Rhythmik zeigen. Dieser Befund ist jedoch nicht spezifisch für das Vorliegen einer Präeklampsie.

> Von großer Bedeutung, auch im Hinblick auf die Therapie, ist folgende Abgrenzung: Präeklampsie versus vorbestehende Nierenerkrankung bzw. Hypertonie versus schwangerschaftsinduzierte Hypertonie.

5.1.7 Diagnose und Differenzialdiagnose

Die Diagnose einer Präeklampsie wird in der Regel aufgrund des Auftretens von Ödemen, Proteinurie und Hypertonie gestellt. Das Vorliegen einer Hyperurikämie unterstützt die Diagnose, da die Harnsäurespiegel während einer gesunden Schwangerschaft sogar absinken können. Zusätzlich ist nach Risikofaktoren für eine Präeklampsie zu fahnden. Die klinischen Zeichen sind jedoch weder obligat noch spezifisch für die Präeklampsie, d.h. das Krankheitsbild kann sehr variabel verlaufen. Es gibt normotensive, aber dennoch klinisch schwerwiegende Verläufe; bei anderen Patientinnen tritt die Proteinurie erst sehr spät auf.

Besonders schwierig ist die Diagnose einer Präeklampsie bei vorbestehender renaler oder hypertensiver Erkrankung. Proteinurie und Ödeme als Leitsymptome der Präeklampsie können alleine auch Ausdruck der renalen Vorerkrankung sein, die sich unter Umständen während der Schwangerschaft verschlechtert. Gerade bei schon bekannter Proteinurie ist die Diagnose einer Präeklampsie schwer zu verifizieren. Zusätzlich kann bei vorbestehender und vorbehandelter Hypertonie die Erkennung einer sich anbahnenden Präeklampsie (noch ohne nachweisbare Proteinurie) durch die schon laufende antihypertensive Therapie erschwert sein. Aufgrund des häufig ausgesprochen variablen Verlaufs mit stabilen, milden Formen bis hin zu plötzlich stark akzelerierten, bedrohlichen Entwicklungen sollte die Diagnose einer Präeklampsie nicht leichtfertig aufgrund differenzialdiagnostischer Überlegungen verworfen werden. Unter Umständen muss bei einer Präeklampsie frühzeitig über die Beendigung der Schwangerschaft zur Verhütung einer weiteren Eskalation, insbesondere zur Minderung des mütterlichen Risikos, entschieden werden. Die kindliche Morbidität und auch Mortalität bleibt in diesen Fällen häufig erschreckend hoch (s. S. 170, Kasuistik).

> **Merke:** Bei Verdacht auf Präeklampsie besser „überdiagnostizieren" als „unterdiagnostizieren.

Blutdruckwerte über 170/110 mmHg sind als **hypertensiver Notfall** anzusehen. Bei jeder hypertensiven Notfallsituation in der Schwangerschaft müssen folgende Konstellationen differenzialdiagnostisch ins Kalkül gezogen werden:
- Präeklampsie/Eklampsie (s. Diagnostik)
- hypertensive Enzephalopathie (meist bei vorbestehender Hypertonie)
- maligne Hypertonie (Augenhintergrund)
- Phäochromozytom (klinisches Bild)

Aufgrund des variablen klinischen Bildes sind **Fehldiagnosen** nicht selten:
- systemischer Lupus erythematodes
- idiopathische thrombozytopenische Purpura
- Hyperemesis gravidarum
- Appendizitis
- Cholezystitis
- Ulkuskrankheit

5.1.8 Prädiktion

Es existiert bislang keine zuverlässige Methode, um die Ausbildung einer Präeklampsie bereits in der Frühschwangerschaft vorherzusagen. Viel versprechende vorläufige Daten liegen für die vaginale **Doppler-Ultraschalluntersuchung** vor, mit der es schon in dem Zeitraum zwischen der 12. und 16. Schwangerschaftswoche gelingen kann, die spätere Entwicklung einer Präeklampsie vorherzusagen. Diese Ergebnisse müssen jedoch noch durch weitere prospektive Untersuchungen abgesichert werden.

5.1.9 Komplikationen

Die Präeklampsie kann sich rasch zu einer sehr schweren Erkrankung mit Störungen multipler Organfunktionen entwickeln. Die folgenden klinischen und laborchemischen Zeichen sind dabei prognostisch ungünstig:
- Blutdruckwerte über 170 mmHg systolisch oder über 110 mmHg diastolisch
- Proteinurie über 2 g/die (bzw. 2+ bis 3+ im qualitativen Test)
- Anstieg des Serumkreatinins auf über 1,2 mg/dl (außer bei vorbestehender Kreatininerhöhung)
- Abfall der Thrombozytenzahl auf < 100/nl
- Hinweise auf eine mikroangiopathische hämolytische Anämie (LDH-Anstieg)
- Anstieg der Leberenzyme (Transaminasen) SGOT/ASAT und/oder SGPT/ALAT
- epigastrische Schmerzen
- Kopfschmerzen, Sehstörungen und andere zerebrale Symptome
- retinale Blutungen, Exsudate oder Papillenödem (selten, meist bei vorbestehender schwerer Hypertonie; Differenzialdiagnose: maligne Hypertonie)
- Lungenödem
- ausgeprägte intrauterine fetale Wachstumsverzögerung

Eine gefürchtete Zuspitzung jeder Präeklampsie ist die Entwicklung von **tonisch-klonischen Krampfanfällen** (Eklampsie), die mit einer hohen mütterlichen und kindlichen Morbidität und Mortalität einhergehen. In seltenen Fällen können eklamptische Krämpfe bis zu 10 Tagen nach Entbindung auftreten. Eine weitere Komplikation ist das sog. **HELLP-Syndrom** (**h**emolysis, **e**levated **l**iver **e**nzymes, **l**ow platelets), das durch eine Leberbeteiligung zusammen mit einer Hämolyse und Thrombozytopenie gekennzeichnet ist. Beim HELLP-Syndrom ist der Blutduck in vielen Fällen sogar nur leicht erhöht. Es gibt Hinweise dafür, dass diesen kli-

Tab. 5.7 Präeklampsieassozierte Komplikationen

- Eklampsie (tonisch-klonische Krampfanfälle, häufig mit intrazerebralen Blutungen)
- HELLP-Syndrom (mütterliche Mortalität 3–24%; fetale Mortalität 23– 60%)
  - H = „hemolysis" (LDH- und Bilirubinanstieg, AT-III-Abfall, Fragmentozyten)
  - EL = „elevated liver enzymes" (> 70 U/l)
  - LP = „low platelets" (< 100/nl)
  - typisch: vorausgegangene komplikationsreiche Schwangerschaften
- intravasale Koagulopathie (DIC)
- Abruptio placentae
- akutes Nierenversagen (meist postpartal)

nischen Komplikationen ähnliche pathophysiologische Mechanismen zugrunde liegen, die sich an verschiedenen Organsystemen manifestieren. In erster Linie scheint hier der Endothelzellschaden in Verbindung mit Vasospasmen und nachfolgenden Gerinnungsstörungen von Bedeutung zu sein. Die verschiedenen Komplikationen sind in der Tabelle 5.7 zusammengefasst.

5.1.10 Prävention

Acetylsalicylsäure

Der therapeutische Enthusiasmus Ende der 80er-Jahre, Schwangere mit Acetylsalicylsäure in niedriger Dosierung (30–100 mg/die) zur Prävention einer Präeklampsie zu behandeln, ist inzwischen Ernüchterung gewichen, da großangelegte, kontrollierte Studien den Vorteil einer solchen Behandlung nicht eindeutig belegen konnten (Tab. 5.8). Nach dem gegenwärtigen Kenntnisstand scheint dies auch für Risikoschwangerschaften (vorbestehende Hypertonie, Diabetes mellitus u.a.) zu gelten. Bei vollentwickelter Präeklampsie darf Acetylsalicylsäure wegen des Blutungsrisikos nicht gegeben bzw. sollte abgesetzt werden.

Die zusätzliche Verabreichung des Serotoninrezeptorantagonisten **Ketanserin** scheint die schwangerschaftsinduzierte Hypertonie eher günstig zu beeinflussen und die Zahl der aufgetretenen Fälle mit Präeklampsie zu vermindern. Bevor eine allgemeine Empfehlung für diese Therapie ausgesprochen werden kann, müssen jedoch weitere Studienergebnisse dazu abgewartet werden.

Calcium

Ähnlich wie für die Acetylsalizylsäure haben sich die anfänglich günstigen Berichte einer oralen Calciumsupplementation zur Verhinderung einer Präeklampsie in einer prospektiven Vergleichsuntersuchung (2 g elementares Calcium/die) an insgesamt mehr als 4000 Schwangeren nicht bestätigen lassen.

Magnesium

Der Nutzen einer oralen Magnesiumtherapie war lange umstritten. Inzwischen liegen jedoch Studien vor, die den Einsatz von oralem Magnesium zur Prävention einer Präeklampsie unterstützen. Der protektive Nutzen ist allerdings gering.

Abgesehen von einer oralen Magnesiumgabe steht somit zurzeit kein allgemein anerkanntes Prinzip zur pharmakologischen Prävention einer Präeklampsie zur Verfügung.

Tab. 5.8 Wichtigste Studien zum Einsatz von Acetylsalicylsäure (ASS) zur Prevention einer Präeklampsie

Autor/Jahr	Design/Risikoprofil	Anzahl der Patientinnen	ASS-Tagesdosis (mg)	Hauptbefunde
Italian Study (1993)	offen/mittleres Risiko	583 A vs. 523 K	50	keine Unterschiede bzgl. PE, Geburtsgewicht, Fehlgeburten
Sibai et al. (1993)	plazebokontrolliert/ normale Population	1570 A vs. 1565 P	60	PE 4,6 (A) vs. 6,3% (P), vermehrt Abruptio placentae unter ASS
CLASP (1994)	plazebokontrolliert/ mittleres Risiko	gesamt 9364	60	PE unverändert, Frühgeburten vermindert unter A
ECPPA (1996)	plazebokontrolliert/ hohes Risiko	498 A vs. 511 P	60	PE unverändert
Caritis et al.(1998)	plazebokontrolliert/ hohes Risiko	1254 A vs. 1249 P	60	keine Unterschiede bzgl. PE und perinatalem Risiko
BLASP (1998)	plazebokontrolliert/ normale Population	1822 A vs. 1825 P	75	PE unverändert
Golding (1998)	plazebokontrolliert/ normale Population	gesamt 6275	„niedrig"	PE unverändert

PE = Inzidenz einer Präeklampsie; A = ASS-Gruppe; K = Kontrollgruppe; P = Plazebogruppe

5.1.11 Therapie

Präeklampsie

Da eine sichere diagnostische Abgrenzung oft nicht (bzw. erst im Nachhinein) möglich ist, sollte eine Schwangerschaftshypertonie im Zweifelsfall wegen deren Gefährlichkeit sicherheitshalber wie eine Präeklampsie geführt werden. Es empfiehlt sich die parenterale Gabe von Magnesiumsulfat zur Vorbeugung von Krampfanfällen, die noch bis 48 Stunden nach der Geburt durchgeführt werden sollte.

> Die einzige kausale Therapie ist die Entbindung, die bei schwerer Präeklampsie unverzüglich eingeleitet werden sollte.

Die Hypertonie wird behandelt zur Vermeidung von typischen hypertensiven kardiovaskulären Komplikationen bei der Schwangeren; der Nutzen einer antihypertensiven Therapie für das Un-

geborene (Verhütung von Wachstumsverzögerung, Aborte) ist dagegen nicht gesichert. Darüber hinaus ist nicht bewiesen, dass Inzidenz und Verlauf einer präeklamptischen Zuspitzung durch die antihypertensive Therapie entscheidend beeinflusst werden. Die Indikation zur antihypertensiven Langzeittherapie ist bei diastolischen Blutdruckwerten über 100 mmHg gegeben (manche Autoren empfehlen über 105–110 mmHg), wobei der diastolische Blutdruck wegen der Gefahr einer Plazentahypoperfusion nicht unter 90 mmHg gesenkt werden sollte. Hierfür geeignet sind Methyldopa, Dihydralazin und β_1-selektive Rezeptorenblocker (Tab. 5.9). Für alle anderen Antihypertensiva (Calciumantagonisten) liegen ungenügende Erfahrungen vor, oder sie sind kontraindiziert (z.B. ACE-Hemmer, AT_1-Antagonisten; s. auch Deutsche Hochdruckliga 2001). Möglicherweise können NO-Donatoren wie Isosorbiddinitrat die uteroplazentare Minderperfusion günstig beeinflussen. Hierzu müssen jedoch weitere Studienergebnisse abgewartet werden. Nichtpharmakologische Maßnahmen wie Bettruhe oder Salzrestriktion sind nicht validiert und kön-

Tab. 5.9 Medikamentöse antihypertensive Langzeittherapie in der Schwangerschaft

Geeignet	• Methyldopa • β_1-selektive Blocker (z.B. Metoprolol) • Dihydralazin (meist i.v.)
Nicht empfohlen bzw. kontraindiziert	• Calciumantagonisten • ACE-Hemmer • AT_1-Antagonisten • Diuretika • Propanolol

Tab. 5.10 Wichtige Aspekte zur Therapie bei Hypertonie in der Schwangerschaft

Antihypertensive Therapie erst bei Blutdruckwerten > 150/100 mmHg	• mütterliches kardiovaskuläres Risiko vermindert • Nutzen für Ungeborenes nicht gesichert • Auftreten einer Präeklampsie unbeeinflusst
Blutdrucksenkung diastolisch < 90 mmHg vermeiden	• Gefahr der uteroplazentaren Minderperfusion
Bei Präeklampsie Klinikeinweisung	• Entbindung einzig kausale Therapie • Hydralazin i.v., Magnesiumsulfat i.v.
Bei therapieresistenter Hypertonie in Frühschwangerschaft an sekundäre Ursachen denken (renovaskuläre Hypertonie, Phäochromozytom)	
Bei HELLP-Syndrom Plasmapherese postpartal erwägen	

nen nicht empfohlen werden. Bei Patientinnen mit vorbestehender Hypertonie kann nach Beendigung der Schwangerschaft bzw. der Stillperiode wieder auf die ursprüngliche medikamentöse Therapie umgestellt werden.

Komplikationen

Bei der Behandlung der Präeklampsie sind zusätzlich die frühzeitige Erkennung potenziell lebensbedrohlicher Komplikationen (wie Störungen der Leberfunktion, der Hämostase, und der Hirnfunktion [Eklampsie]) sowie die rechtzeitige Indikationsstellung zur Beendigung der Schwangerschaft als „kausale" therapeutische Maßnahme von entscheidender Bedeutung. Die wichtigsten Aspekte zur Therapie sind in der Tabelle 5.10 aufgeführt.

5.1.12 Zusammenfassung

Bei 10–15% aller Schwangerschaften wird eine Hypertonie beobachtet. Bei etwa der Hälfte der Betroffenen handelt es sich dabei um eine bereits vorbestehende oder vorübergehende Hypertonie; bei 3–8% kommt es dagegen zur Entwicklung einer Präeklampsie, die zu einer erheblichen Gefährdung von Mutter und Kind führen kann. Gefürchtete Komplikationen sind unter anderem die Zuspitzung zu tonisch-klonischen Krampfanfällen (Eklampsie) und das HELLP-Syndrom. Es existiert kein anerkanntes pharmakologisches Prinzip zur sicheren Verhütung einer Präeklampsie, für die die Entbindung die einzig kausale Therapie darstellt und die bei schweren Verläufen angestrebt werden sollte. Die Indikation zur medikamentösen antihypertensiven Therapie ist bei diastolischen Blutdruckwerten über 100 mmHg gegeben, wobei der diastolische Blutdruck wegen der Gefahr einer Plazentahypoperfusion nicht unter 90 mmHg abgesenkt werden sollte. Hierfür geeignet sind Methyldopa, Dihydralazin und β_1-selektive Rezeptorenblocker. Für alle anderen Antihypertensiva liegen ungenügende Erfahrungen vor, oder sie sind kontraindiziert.

5.2   Nierenerkrankungen in der Schwangerschaft

Fallstricke/Fußangeln

- Bei vorbestehender Nierenerkrankung ist die differenzialdiagnostische Abgrenzung gegenüber einer Präeklampsie schwierig.
- Das fehlende Absinken des Plasmakreatininwerts in der Frühschwangerschaft ist meist Hinweis auf eine bereits eingeschränkte Nierenfunktion.
- Die renale Prognose der Mutter wird eher vom Schweregrad der Niereninsuffizienz zum Zeitpunkt der Konzeption bestimmt als von der Art der zugunde liegenden Nierenerkrankung.
- Bei Kinderwunsch kann bei leicht- bis mittelgradiger Niereninsuffizienz nicht generell von einer Schwangerschaft abgeraten werden.

Leitsymptome

- Plasmakreatininwert über 0,85 mg/dl (75 µmol/l) in der Frühschwangerschaft
- Hypertonie
- Proteinurie über 500 mg/die

Merksätze zur Therapie

- Betreuung als Risikoschwangerschaft ist erforderlich.
- Optimale Einstellung der Hypertonie mit diastolischen Werten zwischen 80 und 90 mmHg ist notwendig.
- Korrektur einer Anämie mit Eisen, Folsäure und ggf. Erythropoietin anstreben.

- Regelmäßig Retentionswerte kontrollieren; Einleitung einer Dialysebehandlung bei Plasmakreatininwerten > 4,0–4,5 mg/dl (350–400 µmol/l) erwägen.
- Engmaschige Überwachung des Fetalzustandes nach der 26. Schwangerschaftswoche ist notwendig.
- Postpartal ist engmaschige Überprüfung von Nierenfunktion, Proteinurie und Blutdruck erforderlich.

Kasuistik

Bei einer 22-jährigen Patientin wurde ein systemischer Lupus erythematodes mit Haut- und Gelenkbeteiligung festgestellt; 3 Jahre später kam es zur Entwicklung eines ausgeprägten nephrotischen Syndroms. In der Nierenbiopsie zeigte sich eine diffuse epimembranöse Glomerulopathie; es erfolgte eine immunsuppressive Therapie, die zu einer weitgehenden Rückbildung der Proteinurie und der Gelenkbeschwerden führte. Nachdem eine Remission erreicht war, konnte nach einer Therapiedauer von 2 Jahren auf die Fortführung der Immunsuppression verzichtet werden. Ein Jahr später kam es zu einer zunächst normal verlaufenden Schwangerschaft; in der 22. Schwangerschaftswoche betrug die Kreatininclearance 113 ml/min/ 1,73 m² Körperoberfläche, es bestand keine Proteinurie, und C3-Komplement war im Normbereich. Nach normaler Entbindung kam es etwa 2 Wochen post partum bei subjektivem Unwohlsein zu einem starken Anstieg der Anti-dsDNA und Eiweißnachweis im Urin bei weiterhin normaler Kreatininclearance von 104 ml/min/ 1,73 m² Körperoberfläche; außerdem wurde ein Anstieg der Transaminasen auf das Doppelte der Norm festgestellt. Unter der Annahme einer Aktivierung des systemischen Lupus erythematodes wurde

erneut eine immunsuppressive Therapie mit Prednisolon (initial 0,5 mg/kg Körpergewicht) eingeleitet, die rasch zur klinischen Besserung und zur Normalisierung der Laborbefunde führte. Dieser Fall zeigt, dass es auch nach normaler Schwangerschaft und Entbindung postpartal zum Schub eines systemischen Lupus erythematodes kommen kann.

5.2.1 Anatomische und physiologische Veränderungen während der Schwangerschaft

Seit langem ist bekannt, dass die **Größe der Nieren** während einer Schwangerschaft um etwa 1 cm zunimmt; darüber hinaus kommt es zur Erweiterung des Nierenkelchsystems und des Nierenbeckens, was als Hinweis auf eine obstruktive Uropathie fehlgedeutet werden kann. Diese anatomisch-morphologischen Veränderungen sollten sich bis etwa 12 Wochen nach der Entbindung wieder zurückgebildet haben. Im Verlauf einer gesunden Schwangerschaft werden auch funktionelle Veränderungen beobachtet; schon zu Beginn der Schwangerschaft kommt zu einem deutlichem **Anstieg der glomerulären Filtrationsrate** (GFR) um 40–50% mit einem Maximum im zweiten Trimenon, dem eine Steigerung des effektiven renalen Plasmaflusses (ERPF) zugrunde liegt. Diese gesteigerte Filtrationsleistung, die meist mit einem Absinken des Plasmakreatininwerts in einer Größenordnung von 0,1–0,3 mg/dl einhergeht, hält mindestens bis zur 36. SSW an und fällt danach allmählich ab (Abb. 5.3). Aufgrund tubulär- funktioneller Umstellungen gilt eine Gesamteiweißausscheidung von bis zu 250 mg/die noch als normal, ebenso wie eine gelegentlich im Urin zu beobachtende Spur Glucose.

5.2.2 Akute Nierenerkrankungen in der Schwangerschaft

Zu den häufigsten Erkrankungen der Niere und ableitenden Harnwegen in der Schwangerschaft gehören asymptomatische Bakteriurien und akute Harnwegsinfektionen (s. Kap. 8). Die Extreme krankhafter renaler Störungen sind die Präeklampsie (s. Kap. 5.1, S. 169ff.) und das akute Nierenversagen. Andererseits können akut aufgetretene oder vorbestehende (s.u.) renale Funktionsstörungen auch den Verlauf einer Schwangerschaft beeinträchtigen (Tab. 5.11).

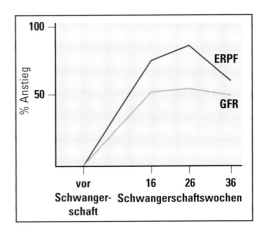

Abb. 5.3 Relative Veränderungen des effektiven renalen Plasmaflusses (ERPF) und der glomerulären Filtrationsrate (GFR) während der normalen Schwangerschaft (mod. nach Davison 1987).

Tab. 5.11 Definition der Problematik bei Nierenerkrankungen in der Schwangerschaft

Jede Schwangerschaft bei Frauen mit einer Nieren- oder Hochdruckerkrankung gilt als **„Risikoschwangerschaft"** mit der Notwendigkeit intensivierter Überwachung
● **mütterliches Risiko** = Einfluss der Schwangerschaft auf Entstehung bzw. Verlauf einer akuten oder chronischen Nierenerkrankung
● **fetales Risiko** = Einfluss einer akuten oder chronischen Nierenerkrankung auf die fetale Entwicklung

Akutes Nierenversagen

In den westlichen Industrieländern liegt die Häufigkeit eines akuten Nierenversagens bei höchstens einem Fall pro 20000 Geburten mit abnehmender Inzidenz in den letzten Jahren. In den 60er- und 70er-Jahren wurde noch über eine mütterliche Mortalität von bis zu 14% berichtet; heutzutage sind Todesfälle die Ausnahme, und die Prognose ist meist gut. Das Auftreten eines akuten Nierenversagens in der Schwangerschaft ist bimodal verteilt mit Häufungen im ersten und im dritten Trimenon, wobei es meist bei zuvor nierengesunden Patientinnen auftritt. Während des ersten Trimenons sind **Infektionen** als Ursache ausschlaggebend, wobei septische Aborte seit einiger Zeit in den Industrieländern kaum mehr zu beobachten sind. Im dritten Trimenon sind verschiedene **schwangerschaftsassoziierte Komplikationen** wie Präeklampsie/Eklampsie (bis zu 48% aller Fälle), peripartale Blutungen und sehr selten auch eine Fruchtwasserembolie oder eine obstruktive Uropathie ursächlich von Bedeutung. Eine epidemiologische Erhebung aus Großbritannien erbrachte bei einer Gesamtzahl von 383 Patientinnen mit Eklampsie, dass diese in sieben Fällen zum mütterlichen Tod und in 24 Fällen zur Entwicklung eines akuten Nierenversagens führte. Ebenfalls selten (aber offenbar häufiger als in der nichtschwangeren weiblichen Population) und prognostisch hinsichtlich der Wiederherstellung der Nierenfunktion eher ungünstig ist eine **beidseitige Nierenrindennekrose**, die im Rahmen einer Sepsis, einer Abruptio placentae, von Blutungen oder auch einer Präeklampsie

beobachtet wird. Das ebenfalls seltene **akute postpartale Nierenversagen**, das wie ein hämolytisch-urämisches Syndrom verläuft, geht mit einer mikroangiopathischen Hämolyse und einer Thromozytopenie sowie neurologischen Komplikationen einher, deren Genese weiterhin ungeklärt sind. Dieses Krankheitsbild tritt wenige Tage bis einige Wochen nach Entbindung bei meist völlig unkomplizierter vorangegangener Schwangerschaft auf. Die Prognose dieser Sonderform ist ungünstig wegen der zentralnervösen Beteiligung und häufigen Blutungskomplikationen; das Nierenversagen ist oft irreversibel. **Weitere mikroangiopathische Komplikationen** während der Schwangerschaft sind:
● schwere Präeklampsie
● thrombotisch-thrombozytopenische Purpura (TTP)
● HELLP-Syndrom (**h**emolysis, **e**levated **l**iver enzymes, **l**ow **p**latelets)
● akute Fettleber

Im Prinzip kann bei all diesen Störungen komplizierend ein akutes Nierenversagen hinzutreten. Diagnostisch wegweisend für das Erkennen eines akuten Nierenversagens sind die Abnahme der Urinproduktion (< 500 ml/24 h) und das Ansteigen der Retentionswerte. Während die frühzeitige Behandlung einer septischen Komplikation das Auftreten eines Nierenversagens im ersten Trimenon weitgehend verhindern kann, sind therapeutische bzw. präventive Maßnahmen in späteren Stadien einer Schwangerschaft nicht in jedem Fall erfolgreich. Auch heutzutage gilt die unverzügliche Einleitung der Entbindung bei drohender Eklampsie als einzige Therapieoption, da konservative Ansätze mit unvertretbar hohem mütterlichem und kindlichem Risiko einhergehen (s. o.). Auch bei anderen Ursachen sollte bei schon fortgeschrittener Schwangerschaft die Geburt möglichst bald eingeleitet werden. Ob sich hierdurch das Auftreten oder der Verlauf eines akuten Nierenversagens günstig beeinflussen lässt, kann allerdings nicht sicher beantwortet werden. In jedem Fall sollte beim Neugeborenen besonders sorgfältig auf Dehydratation geachtet werden, die sich rasch durch die osmotisch-diuretisch wirksamen plazentagängigen Stoffwechselprodukte (Harnstoff u.a.) entwickeln kann.

Die Therapie des akuten Nierenversagens orientiert sich ansonsten an den zugrunde liegenden Ursachen und unterscheidet sich daher im Prinzip nicht wesentlich von Maßnahmen bei nichtschwangeren Patienten. Abhängig vom klinischen Bild besteht die Therapie aus der Gabe von Antihypertensiva, Volumen und dem frühzeitigen Einsatz der Dialyse. Bei mikroangiopathischen Komplikationen sind Plasmagabe und Plasmaaustauschverfahren indiziert. Bei der Therapie sollte beachtet werden, dass sich manche Labornormwerte während der Schwangerschaft verändern (Tab. 5.12).

Nierenbiopsie in der Schwangerschaft

Die Nierenbiopsie in der Schwangerschaft sollte nur nach strenger Indikationsstellung erfolgen. Die meisten Autoren empfehlen diese generell nur bis zur 32. Schwangerschaftswoche, nach diesem Gestationsalter sollte möglichst die

Tab. 5.12 Einige schwangerschaftsspezifische Labornormwerte

Serumnatrium	135 mmol/l
Serumbicarbonat	20 mmol/l
pCO_2	28–30 mmHg

Entbindung angestrebt und die Nierenbiopsie auf einen Zeitpunkt danach gelegt werden. Als Indikationen zur Durchführung einer Nierenbiopsie in der Schwangerschaft gelten:
- rasche, sonst nicht erklärbare Verschlechterung der Nierenfunktion, besonders bei Vorliegen eines aktiven Urinsediments
- neu aufgetretenes nephrotisches Syndrom
- peripartal auftretendes Nierenversagen (cave: Thrombozytopenie)

Bei sorgfältiger Indikationsstellung, technisch optimaler Durchführung und anschließender maximaler Überwachung sind die Risiken der Nierenbiopsie nur unwesentlich höher als bei Nichtschwangeren.

5.2.3 Vorbestehende Nierenerkrankungen bei Schwangeren

Renale Vorerkrankungen bei Schwangeren sind insgesamt selten; ein Grund dafür ist, dass die Fertilität bei Plasmakreatininwerten über 2,3–2,8 mg/dl (200–250 µmol/l) stark abnimmt. Vorbestehende chronische Nierenerkrankungen können durch eine Schwangerschaft ungünstig in ihrem Verlauf beeinflusst werden, wofür pathophysiologisch verschiedene Mechanismen verantwortlich gemacht werden können (Tab. 5.13).

Wird eine Nierenfunktionsstörung erstmals im Rahmen der Schwangerschaft festgestellt, kann es schwierig sein, eine Präeklampsie von einer vorbestehenden Nierenerkrankung oder einer chronischen Hypertonie abzugrenzen. Bei Auftreten vor der 20. Schwangerschaftswoche ist in der Regel von einer bereits bestehenden Nierenerkrankung auszugehen, danach ist in erster Linie an eine sich anbahnende Präeklampsie zu denken. Die diagnostische Abgrenzung kann nur anhand von anamnestischen und klinischen Daten erfolgen, da keine spezifischen

Marker existieren, die ohne eine invasive Nierenbiopsie (s.o) nachweisbar wären. Die unterschiedlichen Schweregrade einer Niereninsuffizienz in der Schwangerschaft können eingeteilt werden, wie in Tabelle 5.14 wiedergegeben.

Mütterliches Risiko

Im Falle einer bereits vorliegenden Nierenerkrankung wurde bis vor etwa 20 Jahren davon ausgegangen, dass sich diese mit großer Wahrscheinlichkeit durch eine Schwangerschaft verschlechtert, sodass bis in die 80er-Jahre hinein diesen Patientinnen – auch wegen des Risikos für den Feten (s.u.) – von einer Schwangerschaft eher abgeraten wurde. Inzwischen hat sich die Einschätzung des renalen Risikos aufgrund der vorliegenden klinischen Studien zum Positiven verschoben; dies gilt zumindest für Patientinnen mit nur **leichter** bis höchstens **mittelgradiger Niereninsuffizienz** (Tab. 5.15). Hinzu kommt, dass die Betreuung von Risikoschwangerschaften in den letzten Jahrzehnten weiter verbessert werden konnte, sodass die früher häufig kritische Haltung der meisten Nephrologen und Geburtshelfer bei Äußerung eines Kinderwunschs (sofern ärztlicher Rat zu diesem Zeitpunkt überhaupt in Anspruch genommen wurde) bei Vorliegen einer nur leichten oder mittelgradigen Niereninsuffizienz nicht mehr zu rechtfertigen ist. Bei Patientinnen mit schon **fortgeschrittener Niereninsuffizienz** zum Zeitpunkt der Konzeption ist allerdings mit einer weiteren Verschlechterung der Nierenfunktion im Verlauf der Schwangerschaft und in den Monaten und Jahren danach zu rechnen.

Bei Verschlechterung der Nierenfunktion finden sich **histologisch** – unabhängig von der renalen Grunderkrankung – häufig charakteristische Veränderungen:

- fokal-segmentale Hyalinose/Sklerose
- fibrinoide vaskuläre Läsionen
- Mikroangiopathie

Bei Voranschreiten der Niereninsuffizienz kann die Indikation zur Dialysebehandlung gegeben sein. Einiges spricht dafür, dass ein frühzeitiger Dialysebeginn bei Überschreitung von Plasmakreatininwerten über 4,0–4,5 mg/dl (350–400 µmol/l) den Verlauf der Schwangerschaft, insbesondere die Frühgeburtlichkeit, günstig beeinflussen kann.

Tab. 5.13 Hypothesen zur Pathophysiologie der Progression einer vorbestehenden Nierenerkrankung während einer Schwangerschaft

- Schwangerschaftsinduzierte Hyperfiltration
  - pro: häufig fokal-segmentale sklerotische Veränderungen
  - kontra: initial meist kein Abfall des Plasmakreatininwerts
- Thromboxan-Prostazyklin-Missverhältnis
- Mikroangiopathie
  - Endotheldysfunktion
  - Thrombozytenaktivierung

Tab. 5.14 Schweregrade der Niereninsuffizienz in der Schwangerschaft (mod. nach Davison 1987)

Schweregrad	Plasmakreatininwert in mg/dl (µmol/l)
Leichtgradig	< 1,4 (125)
Mittelgradig	1,4–2,8 (125–250)
Fortgeschritten	> 2,8 (250)

Tab. 5.15 Renale Prognose der Schwangeren bei vorbestehender Niereninsuffizienz (mod. nach Davison 1987). Ergebnisse von 1284 Schwangerschaften bei 911 Frauen im Zeitraum von 1973–1987; berücksichtigt sind Schwangerschaften, die zumindest ein Gestationsalter von 28 Wochen erreichten

Niereninsuffizienz	Verschlechterung während Schwangerschaft	Verschlechterung längerfristig
Leichtgradig	22%	< 5%
Mittelgradig	41%	25%
Fortgeschritten	84%	53%

Kindliches Risiko

In früheren, kleineren Untersuchungsreihen wurde das fetale Überleben bei Schwangeren mit mittelgradiger Niereninsuffizienz mit 50% und weniger angegeben. In Untersuchungen der 80er-Jahre lagen die Überlebenswahrscheinlichkeiten dann in Beobachtungsserien mit 19 bis 37 Schwangerschaften bereits zwischen 76 und 80%. Die bislang umfangreichste Untersuchung bei mittelschwerer und schwerer maternaler Niereninsuffizienz zeigte kürzlich ein fetales Überleben von 93%. Das heutzutage optimierte, häufig interdisziplinäre Monitoring dieser Risikoschwangerschaften ist aller Wahrscheinlichkeit nach für diese günstige Entwicklung des fetalen Überlebens verantwortlich zu machen. Besonders wichtig ist dabei ein gut eingestellter Hypertonus.

Spezielle Nierenerkrankungen während der Schwangerschaft

Im Folgenden wird auf die häufigsten renalen Grunderkrankungen eingegangen, die im gebärfähigen Alter auftreten oder vorliegen können und Bedeutung für den Verlauf einer Schwangerschaft haben können:
- diabetische Nephropathie
- chronische Glomerulonephritis (IgA-Nephropathie u.a.)
- Lupusnephritis/Antiphospholipid-Syndrom
- chronisch interstitielle Nephropathie (Refluxnephropathie)

Im Prinzip kann jede primäre oder sekundäre Nierenerkrankung (familiäre Zystennieren, Wegener-Granulomatose, familiäres Mittelmeerfieber u.a.) bei einer Schwangeren vorkommen; die publizierten Fälle haben oft jedoch eher kasuistischen Charakter oder die Nierenfunktion ist noch normal (familiäre Zystennieren), sodass sich daraus meist keine allgemeingültigen Schlussfolgerungen ergeben; diese vergleichsweise seltenen Nierenerkrankungen finden daher hier keine Berücksichtigung.

Diabetes und diabetische Nephropathie

Schwangere Diabetikerinnen haben bei guter ärztlicher Betreuung heutzutage im Vergleich zu Gesunden kein wesentlich erhöhtes Schwangerschaftsrisiko. Aufzeichnungen der Joslin Clinic, USA, an über 2000 Patientinnen mit Diabetes mellitus über die letzten 100 Jahre zeigen, dass sich fetales und mütterliches Überleben immer weiter dem Normalkollektiv angenähert haben. Dabei sollten die **mütterlichen Risiken** bei Vorliegen eines Diabetes mellitus sehr genau im Auge behalten werden:
- Hypoglykämie im ersten Trimenon
- Ketoazidose im dritten Trimenon
- Hypertonie
- Präeklampsie
- Pyelonephritis

Bei schon eingetretener diabetischer Nephropathie erhöht sich das fetale Risiko bis hin zu einer fetalen Mortalität von 7,7% im Vergleich zu nur 0,4% bei Patientinnen ohne Nephropathie.

In einer kürzlich publizierten Studie wurde über eine „take-home baby rate" von 90% berichtet. Etwa die Hälfte der Kinder sind Frühgeburten, und Nachbeobachtungen von bis zu 11 Jahren postnatal haben gezeigt, dass die Wahrscheinlichkeit für kindliche Entwicklungsstörungen aus diesen Schwangerschaften deutlich erhöht ist. Die Prognose der diabetischen Nephropathie an sich und auch einer diabetischen Retinopathie wird in frühen Stadien einer diabetischen Nephropathie durch die Schwangerschaft nicht ungünstig beeinflusst; bei fortgeschrittener Nephropathie (Plasmakreatinin > 1,5 mg/dl) und gleichzeitig bestehender Hypertonie ist jedoch mit einer beschleunigten Progredienz der Erkrankung zu rechnen (Tab. 5.16). In jedem Fall sollten daher Patientinnen mit diabetischer Nephropathie multidisziplinär mit Beteiligung eines Diabetologen, eines Nephrologen und eines Perinatalmediziners betreut werden.

Primäre glomeruläre Nierenerkrankungen

Unsere Erkenntnisse zur klinischen Entwicklung bei Vorliegen einer glomerulären Nierenerkrankung in der Schwangerschaft basieren im Wesentlichen auf etwa acht Studien, deren Ergebnisse in den beiden zurückliegenden Jahrzehnten veröffentlicht wurden. Nach diesen Daten ist auch in der Schwangerschaft die IgA-Nephropathie bzw. eine mesangioproliferative Glomerulonephritis die am häufigsten anzutreffende glomeruläre Nierenerkrankung (Tab. 5.17). Bemerkenswert ist, dass in den publizierten Studien nur etwa 15% der Patientinnen mit der Diagnose einer primären glomerulären Erkran-

kung zum Zeitpunkt der Konzeption einen Plasmakreatininwert über 1,4 mg/dl (125 µmol/l) aufwiesen.

In einer der größeren Studien wurden 171 Schwangerschaften bei nierenkranken Patientinnen mit 189 gesunden Schwangerschaften verglichen (Jungers et al. 1995). Bei allen Untersuchten war die Nierenfunktion zum Zeitpunkt der Konzeption im Normbereich, und zum Ende der Schwangerschaft ließen sich ebenfalls keine Unterschiede zwischen den untersuchten Gruppen nachweisen. Ein nachteiliger Effekt einer Schwangerschaft auf eine vorbestehende chronische glomerulären Nierenerkrankung ließ sich demnach nicht zeigen.

In einer anderen kürzlich publizierten Studie wurden nur Patientinnen eingeschlossen, die zum Zeitpunkt der Konzeption einen Plasmakreatininwert von 1,4 mg/dl oder darüber aufwiesen (Jones et al 1996). Insgesamt wurden 82 Schwangerschaften bei Frauen mit vorbestehender chronischer Glomerulonephritis (n = 34) oder interstitieller Nephropathie (n = 33) analysiert. Bei einem Ausgangskreatininwert zwischen 1,4 und 1,9 mg/dl kam es bei 40% der Patientinnen zu einem Anstieg des Plasmakreatininwertes um mehr als 25%; lag der Ausgangskreatininwert bei 2,0 mg/dl oder darüber, wurde sogar bei 65% der Patientinnen eine Verschlechterung der Nierenfunktion im Verlauf der Schwangerschaft festgestellt, die etwa bei der Hälfte der Betroffenen in ein terminales Nierenversagen innerhalb von 6 Monaten nach Beendigung der Schwangerschaft mündete. Im Übrigen nahm die Häufigkeit einer großen Proteinurie

Tab. 5.16 Diabetische Nephropathie und Schwangerschaft

- Bei guter metabolischer Kontrolle, normaler oder nur gering eingeschränkter Nierenfunktion verläuft die Schwangerschaft in der Regel normal.
- Der „natürliche Verlauf" der Nephropathie oder Retinopathie bleibt durch die Schwangerschaft weitgehend unbeeinflusst.
- Bei fortgeschrittener diabetischer Nephropathie (Plasmakreatininwert > 1,5 mg/dl) und schwerer Hypertonie besteht eine deutlich erhöhte fetale/mütterliche Morbidität und Mortalität.

Tab. 5.17 Relative Häufigkeiten primärer glomerulärer Nierenerkrankungen in der Schwangerschaft (gepoolte Daten aus Packham et al. 1989; Jungers et al. 1995)

Erkrankung	Anzahl der Patientinnen (%)
IgA-Nephropathie (bzw. mesangioproliferative Glomerulonephritis)	269 (45)
Membranoproliferative Glomerulonephritis	105 (18)
Membranöse Glomerulonephritis	89 (15)
Minimal-Change-Nephropathie	61 (10)
Fokal-segmentale Glomerulosklerose	60 (10)
Sonstige	14 (2)
Gesamt	**598**

(> 3 g/die) von 23% im ersten Trimenon auf 41% im dritten Trimenon zu, ohne dass hierdurch der Verlauf der Schwangerschaft ungünstig beeinflusst wurde. Ebenso nahm die Häufigkeit einer Hypertonie (arterieller Mitteldruck > 105 mmHg) im gleichen Zeitraum von 28 auf 48% zu. Diese Untersuchung belegt, dass sich das Risiko für eine Verschlechterung der Nierenfunktion bei schon fortgeschrittener Nierenfunktionseinschränkung zum Zeitpunkt der Konzeption in der Schwangerschaft deutlich erhöht, bis hin zur Entwicklung einer terminalen Niereninsuffizienz.

Auch bei Berücksichtigung aller bisher publizierten Daten lassen sich Unterschiede zwischen den einzelnen glomerulären Grunderkrankungen nicht sicher ausmachen, da die relativ niedrige Anzahl der untersuchten Fälle weitreichende Schlussfolgerungen nicht zulässt.

Zusammengefasst sind die Aussichten für eine erfolgreiche Schwangerschaft und den Erhalt der Nierenfunktion umso ungünstiger, je fortgeschrittener die Niereninsuffizienz zu Beginn der Schwangerschaft ist und je ausgeprägter die Hypertonie ist. Die histologisch klassifizierte glomeruläre Grunderkrankung scheint dabei von eher untergeordneter Bedeutung zu sein.

Lupusnephritis

Bei Erstmanifestation eines systemischen Lupus erythematodes (SLE) in der Schwangerschaft liegt meist eine proliferative Lupusnephritis vor, die meist gut auf die Behandlung mit Corticosteroiden anspricht; seltener finden sich membranöse oder mesangial betonte Immunablagerungen. Wichtig ist hierbei die Abgrenzung gegenüber einer Präeklampsie. In einer der bisher größten publizierten Beoachtungsserien kam es im Rahmen einer schwangerschaftsassoziierten Erstmanifestation bei einer von 14 Patientinnen zur terminalen Nierensuffizienz. Bei Erstmanifestation vor der Schwangerschaft in stabiler Remission wurde bei zwei von 27 Patientinnen über eine Reaktivierung während der Schwangerschaft berichtet, in einer anderen Studie bei 27 von 75 Betroffenen. Bei zum Zeitpunkt der Konzeption bestehenden Aktivitätszeichen kam es bei 10 von 26 Fällen zu einer vorwiegend extrarenalen Manifestation; bei sechs Patientinnen wurde eine renale Aktivierung beobachtet, die in vier Fällen zum terminalen Nierenversagen führte.

Aufgrund mehrerer eigener Beobachtungen mit Aktivierung eines SLE peri- und postpartal sind wir dazu übergegangen, über einen Zeitraum von etwa 2 Wochen vor und nach Entbindung Prednisolon in einer Dosierung von 0,25–0,5 mg/kg Körpergewicht und Tag (bezogen auf das

Körpergewicht vor der Schwangerschaft) bei katamnestisch schweren Lupusverläufen (insbesondere bei proliferativer Lupusnephritis) zu verordnen. Die Notwendigkeit dieser Maßnahme ist jedoch nicht allgemein anerkannt. Das fetale Überleben wurde mit 76% und in einer anderen Studie mit 71% angegeben. Beim Vorliegen von mütterlichen Anti-SSA/SSB-Antikörpern kann es bei 5–10% der Neugeborenen zu einem neonatalen Lupus kommen, der zum kompletten AV-Block beim Kind führen kann; bei fehlendem Nachweis der Antikörper ist diese fetale Komplikation eines mütterlichen SLE deutlich seltener.

> Bei systemischem Lupus erythematodes ist mit einem günstigen Verlauf der Schwangerschaft zu rechnen, wenn die Konzeption in einer Remissionsphase erfolgt und Nierenfunktion sowie Blutdruck zu diesem Zeitpunkt normal sind.

Antiphospholipid-Syndrom

Das primäre **Antiphospholipid-Syndrom** ist durch das Vorliegen von Antiphospholipid-Antikörpern (Lupusantikoagulans, Anticardiolipin-Antikörper) mit klinischen Manifestationen (Thrombose, Thrombozytopenie) charakterisiert und geht häufiger mit multiplen Spontanaborten einher. Andererseits konnte eine umfangreiche Fall-Kontroll-Studie Anfang der 90er-Jahre in einem großen Kollektiv von Frauen mit erstmaligem Spontanabort/Fruchttod nicht den Nachweis erbringen, dass Antiphospholipid-Antikörper in der betroffenen Gruppe häufiger vorkamen als bei Gesunden. Beim primären Antiphospholid-Syndrom ist die Nierenfunktion normal, und es besteht keine Proteinurie; sekundäre Formen können abhängig von dem Grundleiden auch die Niere mitbetreffen. Bei 5–20% der Patientinnen mit systemischem Lupus erythematodes (SLE) liegen Antiphospholipid-Antikörper vor, bei Schwangeren mit SLE sogar

bei 30–50%. Das fetale Überleben ist bei diesen Schwangerschaften jedoch nicht schlechter als bei SLE-Patientinnen ohne Antikörper. Bei einem vorangegangen Abort wird als Abortprohylaxe die Gabe von Acetylsalicylsäure empfohlen, von manchen Autoren auch eine Behandlung mit Heparin. Ob die Therapie mit Prednisolon hier Vorteile bietet, ist umstritten.

Refluxnephropathie

Die Refluxnephropathie ist eine der häufigsten renalen Erkrankungen in der Schwangerschaft. Die in der Literatur beschriebenen Fälle kumulieren sich auf 697 Schwangerschaften bei 290 Frauen. Auch bei Refluxnephropathie hängt der Ausgang einer Schwangerschaft vom initialen Plasmakreatininwert ab. Bei normaler Nierenfunktion und Normotonie ist die Schwangerschaft meist unproblematisch. Bei einem initialen Plasmakreatininwert von 1,2 mg/dl und darüber und gleichzeitig vorliegender Hypertonie liegt die kindliche Mortalität bei etwa 12%. Liegt der Ausgangsplasmakreatininwert über 2,5 mg/dl (bzw. die Kreatinin-Clerance unter 30 ml/min), kommt es bei etwa 20% der Patientinnen zur Ausbildung einer terminalen Niereninsuffizienz noch während bzw. kurz nach Beendigung der Schwangerschaft. In dieser Gruppe liegt die fetale Mortalität deutlich höher. Auch das Risiko für eine Präeklampsie ist erhöht. Von besonderer prognostischer Bedeutung ist die Behandlung einer häufig vorliegenden Hypertonie. Auch das Erkennen und die Therapie eines begleitenden Harnwegsinfekts ist wichtig.

> Kindliche Mortalität und mütterliche renale Morbidität bei Refluxnephropathie in der Schwangerschaft sind erhöht, wenn der Ausgangsplasmakreatininwert über 2,5 mg/dl (220 µmol/l) liegt und die Schwangere einen Hypertonus aufweist.

5.2.4 Schwangerschaft nach Nierentransplantation

Weltweit kamen bislang mehrere tausend Kinder von nierentransplantierten Müttern zur Welt. Inzwischen ist allgemein anerkannt, dass bei Nierentransplantierten fetales und mütterliches Risiko nur mäßig erhöht sind; insbesondere gibt es keinerlei Hinweise für ein erhöhtes Missbildungsrisiko unter Immunsuppression. Daten des amerikanischen National Transplantation Pregnancy Registry (NTPR) wiesen in den Jahren 1991–1998 bei 484 nierentransplantierten Frauen insgesamt 599 Lebendgeburten auf; damit wurden mehr als 78% aller 761 Schwangerschaften erfolgreich beendet. Das mittlere Gestationsalter betrug 36,1 Wochen bei einem Geburtsgewicht von 2580 g. Es wird empfohlen, die bestehende Immunsuppression während der Schwangerschaft unverändert fortzuführen, wobei eine Kombinationstherapie auf der Basis von Ciclosporin oder Tacrolimus mit Corticosteroiden zu bevorzugen ist. Aufgrund fehlender Erfahrungen sollte auf monoklonale Antikörper, Mycophenolat und andere neuere immunsuppressive Prinzipien möglichst verzichtet werden. Azathioprin birgt theoretisch ein höheres fetales Missbildungsrisiko als Ciclosporin oder Tacrolimus; allerdings konnten diese Befürchtungen bislang epidemiologisch nicht eindeutig belegt werden. Folgende Bedingungen stellen nach den bisherigen Erfahrungen die günstigsten Voraussetzungen für eine erfolgreiche Schwangerschaft dar:

● gute Transplantatfunktion
● kein Hinweis auf Abstoßung
● Konzeption frühestens 1–2 Jahre nach Transplantation
● Normotonie
● immunsuppressive Kombinationstherapie auf der Basis von Ciclosporin oder Tacrolimus

5.2.5 Schwangerschaft bei Dialysepatientinnen

Bis vor kurzem galt eine Schwangerschaft bei Patientinnen unter Dialysetherapie als große Ausnahme. In den letzten Jahren hat sich das Bild insofern gewandelt, als zunehmend über Schwangerschaften unter Dialyse berichtet wurde; dabei handelt es sich fast ausschließlich um Erfahrungen an der Hämodialyse, es gibt nur wenige Berichte über Schwangerschaften unter CAPD (kontinuierlicher ambulanter Peritonealdialyse) oder CCPD (kontinuierlicher cyclerunterstützter Peritonealdialyse). In einer Untersuchung an insgesamt 1281 Frauen im gebärfähigen Alter wurde über 60 Schwangerschaften unter der Dialysetherapie berichtet, die bei insgesamt 37% zur Geburt eines Kindes führten. Es zeigte sich, dass die Erfolgsrate vor 1990 nur bei 21% lag, in den Jahren danach stieg sie auf 52%. Diese Tendenz hängt vermutlich mit dem hohen Standard dieser Form der Nierenersatztherapie und begleitender Therapiemaßnahmen (z.B. Anämiekorrektur) zusammen, sodass sich Patienten heutzutage in einem wesentlich besseren Allgemeinzustand befinden als zu Beginn der „Dialyseära". Dies hat auch zu einem Anstieg der Fertilität geführt.

Kommt es zu einer Schwangerschaft, wird diese regelmäßig erst relativ spät erkannt. Gebräuchliche **Schwangerschaftstests** im Urin können nicht verwendet werden, auch nicht bei noch vorhandener Restharnausscheidung. Am besten geeignet ist die Ultraschalluntersuchung. Besonders im zweiten Trimenon ist der Fetus durch Spontanabort und intrauterinen Tod bedroht. Wird diese kritische Phase überstanden, kommt es sehr häufig zur Frühgeburt mit niedrigem Geburtsgewicht und hoher perinataler Mortalität, sodass die Verfügbarkeit einer neonatologischen Einheit in der geburtshilflichen Strategie unbedingt berücksichtigt werden sollte.

Als häufige fetale Komplikation findet sich ein osmotisch verursachtes Polyhydramnion, sodass die Patienten zur Vermeidung hoher Harnstoffwerte häufiger als sonst üblich dialysiert werden sollten; als optimales Therapieziel gilt ein Harnstoffwert unter 100 mg/dl (17 μmol/l). **Häufige Dialysen** verbessern darüber hinaus auch die Einstellung des meist begleitenden Hypertonus; Blutdruckabfälle an der Dialyse sind wegen der Gefahr der plazentaren Minderperfusion unbedingt zu vermeiden. Weiterhin wichtig ist die Behandlung einer Anämie, die sich bei schwangeren Dialysepatientinnen überproportional verschlechtert. Als Therapieziel gilt ein Hämoglobinwert von mindestens 10–11 g/dl, was in der Regel neben der Gabe von Eisen und Folsäure den Einsatz von Erythropoietin erforderlich macht. Der Erythropoietinbedarf steigt um etwa 50% während einer Schwangerschaft. Die Ernährung orientiert sich an den speziellen Erfordernissen einer Schwangerschaft mit erhöhter Eiweiß- und Calciumzufuhr sowie Vitaminsubstitution. Ein ausgeglichener Calciumhaushalt ist für das Neugeborene von großer Bedeutung, da eine mütterliche Hyperkalzämie zur Suppression der fetalen Nebenschilddrüsen führt, die in den ersten beiden Lebenswochen zu einer lebensbedrohlichen Hypokalzämie und Tetanie beim Neugeborenen führen kann. Umgekehrt birgt eine mütterliche Hypokalzämie das Risiko einer neonatalen Rachitis. Zusammengefasst ist eine Schwangerschaft unter einer Dialysetherapie mit hohen Risiken für das Kind verbunden. Sexuell aktive Dialysepatientinnen im gebärfähigen Alter sollten daher auf die Notwendigkeit einer angemessenen Kontrazeption hingewiesen werden.

5.2.6 Allgemeine Therapiemaßnahmen

Hypertonie

Bei einem schon in der Frühschwangerschaft bestehenden Hypertonus ist das Risiko für den intrauterinen Tod um das Drei- bis Fünffache gegenüber einer normotensiven Schwangerschaft erhöht. Im Hinblick auf die fetale Prognose scheint daher die Behandlung einer Hypertonie von entscheidender Bedeutung zu sein; dies gilt besonders, wenn bei der Mutter eine eingeschränkte Nierenfunktion vorliegt. Bisher existieren keine zuverlässigen klinischen Daten über den optimalen Zielblutdruck bei Schwangeren mit Nierenfunktionseinschränkung, sodass dieser Sachverhalt kontrovers diskutiert wird. Manche Autoren empfehlen in dieser Situation, den diastolischen Blutdruck zwischen 80 und 90 mmHg einzustellen; bei Hypertonie ohne Nierenfunktionseinschränkung wird dagegen empfohlen, den diastolischen Blutdruck nicht unter 90 mmHg abzusenken (s. Kap. 5.1, S. 169ff). Als Antihypertensiva werden die gleichen Medikamente wie bei der Behandlung der Schwangerschaftshypertonie empfohlen. Im Wesentlichen sind dies Methyldopa und Metoprolol; wenn damit keine ausreichende Blutdrucksenkung erzielt wird, können auch Hydralazin oder im Einzelfall Calciumantagonisten eingesetzt werden. Auf ein Diuretikum sollte möglichst verzichtet werden, ACE-Hemmer und AT_1-Antagonisten sind kontraindiziert. Die Verordnung von Bettruhe zur Besserung des Blutdrucks wird nicht allgemein empfohlen. Die außerhalb einer Schwangerschaft eingesetzten nichtpharmakologischen Therapieansätze zur Besserung des Bluthochdrucks kommen für Schwangere im Allgemeinen nicht in Frage; intensivere körperliche Trainingsprogramme, diätetische Einschränkungen mit dem Ziel der Gewichtsreduktion und Kochsalzrestriktion sind nicht ratsam.

Acetylsalicylsäure

Der therapeutischen Nutzen von Acetylsalicylsäure (ASS) bei hypertensiven Schwangeren mit eingeschränkter Nierenfunktion ist nicht systematisch untersucht, sodass diese Maßnahme nicht generell empfohlen werden kann. Manche Autoren empfehlen schon ab der Frühschwangerschaft die prophylaktische Gabe von 75–100 mg ASS pro Tag bei Patientinnen mit systemischem Lupus erythematodes, bei denen Lupusantikoagulans oder Anticardiolipin-Antikörper nachgewiesen wurden, und zwar auch wenn sie normotensiv sind. Das Therapieziel ist dabei, Plazentainfarzierungen und -ischämien zu verhüten. In jedem Fall sollte der erhöhte Blutdruck vor Einleitung einer Behandlung mit ASS normalisiert sein, da ansonsten ein erhöhtes Blutungsrisiko nicht auszuschließen ist.

Proteinurie

Eine schon in der Frühschwangerschaft bestehende oder auftretende große Proteinurie mit Hypalbuminämie im Sinne eines nephrotischen Syndroms bedeutet ein hohes Risiko für das Auftreten eines Spontanaborts, einer Frühgeburt oder einer intrauterinen Wachstumsverzögerung. Mehrere Untersuchungen konnten einen direkten Zusammenhang zwischen dem Ausmaß der Hypalbuminämie und einem erniedrigtem Geburtsgewicht nachweisen. Tritt die Proteinurie erst zu einem späteren Zeitpunkt in der Schwangerschaft auf, sind die ungünstigen Auswirkungen auf den Fetus nicht mehr evident.

Im Einzelfall muss überprüft werden, ob die Indikation zur Gabe von Corticosteroiden und/oder Cyclophosphamid besteht; diese Therapie sollte möglichst nur nach histologischer Absicherung erfolgen. Diese Form einer immunsuppressiven Therapie hat nach dem heutigen Kenntnisstand keine nachteiligen Auswirkungen auf die Entwicklung des Feten; allerdings sollte Cyclophosphamid wegen möglicher Teratogenität nicht im ersten Trimenon gegeben werden. Andererseits konnte nicht überzeugend nachgewiesen werden, dass die renale Prognose der Mutter bei Vorliegen einer Proteinurie generell ungünstiger ist als bei Nierenerkrankungen in der Schwangerschaft ohne wesentliche Proteinurie. Es ist bisher nicht sicher belegt, dass sich eine große Proteinurie

während der Schwangerschaft ungünstig auf den langfristigen Verlauf der Nierenerkrankung nach Beendigung der Schwangerschaft auswirkt. Insofern sind unspezifische Maßnahmen zur Reduktion der Proteinurie nicht zwingend erforderlich, zumal die in dieser Hinsicht günstig wirkenden Hemmstoffe des Renin-Angiotensin-Systems in der Schwangerschaft kontraindiziert sind. Im Einzelfall kann die Verordnung von Fischöl in Erwägung gezogen werden. Die Wirksamkeit einer solchen Behandlung ist aber bislang bei Schwangeren mit Nierenerkrankungen durch klinische Studien nicht nachgewiesen.

Sonstige Maßnahmen

Die Rolle von **Calciumpräparaten** während der Schwangerschaft ist in der Bedeutung für die Besserung des Blutdrucks während der Schwangerschaft nicht eindeutig belegt; eine Hypokalzämie sollte aber unbedingt vermieden werden. Magnesium kann bei chronischer Niereninsuffizienz akkumulieren und sollte daher bei diesen Patientinnen nicht als orale Dauermedikation verordnet werden. Zink, Eisen und Folsäure haben keinen gesicherten Effekt auf renale oder kardiovaskuläre Komplikationen während der Schwangerschaft; Eisen- und Folsäurepräparate haben aber wegen günstiger Wirkungen auf die Blutbildung hier ihren Stellenwert. Bei fortgeschrittener Niereninsuffizienz und renaler Anämie kann auch die zusätzliche Gabe von Erythropoietin erforderlich sein; dies gilt im Besonderen für den seltenen Fall einer Schwangerschaft unter Dialysetherapie (s.o.).

5.2.7   Zusammenfassung

Bei nur geringgradig ausgeprägter chronischer Niereninsuffizienz (Plasmakreatininwert initial < 1,4 mg/dl bzw. 125 µmol/) ist mit einem weitgehend normalen Verlauf der Schwangerschaft zu rechnen. Bei fortgeschrittener Niereninsuffizienz (Plasmakreatininwert initial > etwa 2,0 mg/dl) kommt es weitgehend unabhängig von der renalen Grundkrankheit zu:

- reduzierter Fertilität
- häufigen Fehlgeburten (etwa sechsfach erhöhtes Risiko)
- intrauteriner Wachstumsverzögerung
- erhöhtem Risiko für beschleunigte, meist irreversible Progression der Nierenerkrankung

Literatur

Armenti VT, Moritz MJ, Davison JM. Drug safety issues in pregnancy following transplantation and immunosuppression. Effects and outcomes. Drug Saf 1998; 19: 219–32.

August P, Lenz T, Ales KL, Druzin ML, Edersheim TG, Hutson JM, Muller FB, Laragh JH, Sealey JE. Longitudinal study of the renin-angiotensin aldosterone system in hypertensive pregnant women: deviations related to the development of superimposed preeclampsia. Am J Obstet Gynecol 1990; 163: 1612–21.

August P, Lindheimer MD. Pathophysiology of preeclampsia. In: Laragh JH, Brenner BM (eds). Hypertension: Pathophysiology, Diagnosis and Management. 2nd ed. New York: Raven Press 1995; 2407–26.

Bar J, Kaplan B, Wittenberg C, Erman A, Boner G, Ben-Rafael Z, Hod M. Microalbuminuria after pregnancy complicated by preeclampsia. Nephrol Dial Transplant 1999; 14: 1129–32.

Becker GJ, Ihle BU, Fairley KF, Bastos M, Kincaid-Smith P. Effect of pregnancy on moderate renal failure in reflux nephropathy. Br Med J 1986; 292: 796–8.

BLASP: a randomized trial for the prevention of preeclampsia and its complications. Br J Obstet Gynaecol 1998; 105: 286–92.

Bobrie G, Liote F, Houillier P, Grünfeld JP, Jungers P. Pregnancy in lupus nephritis and related disorders. Am J Kidney Dis 1987; 9: 339–43.

Bohle A, Gärtner HV, Laberke HG, Krück F (eds). The Kidney. Stuttgart: Schattauer 1989.

Bucher HC, Guyatt GH, Cook RJ, Hatala R, Cook DJ, Lang JD, Hunt D. Effect of calcium supplementation on pregnancy-induced hypertension and preeclampsia: a meta-analysis of randomized controlled trials. J Am Med Ass 1996; 275: 1113–7.

Caritis S, Sibai B, Hauth J, Lindheimer MD, Klebanoff M, Thom E, VanDorsten P, Landon M, Paul R, Miodovnik M, Meis P, Thurnau G. Low-dose aspirin to prevent preeclampsia in women at high risk. N Engl J Med 1998; 338: 701–5.

Chesley LC, Annitto JE, Cosgrove RA. The remote prognosis of eclamptic women. Am J Obstet Gynecol 1976; 23: 874.

Chesley LC. Diagnosis of preeclampsia. Obstet Gynecol 1985; 65: 423–5.

CLASP: a randomized trial of low-dose aspirin for the prevention and treatment of preeclampsia among 9364 pregnant women. Lancet 1994; 343: 619–29.

Davison JM. Kidney function in pregnant women. Am J Kidney Dis 1987; 9: 248–52.

Davison JM, Katz AI, Lindheimer MD. Renal complications in pregnancy. In: Suki WN, Massry SG (eds). Therapy of Renal Diseases and Related Disorders. 2nd.ed. Dordrecht: Kluwer 1993; 495–532.

Derksen RH, Bruinse HW, de Groot PG, Kater L. Pregnancy in lupus erythematodes: a prospective study. Lupus 1994; 3: 149–55.

Deutsche Hochdrucklige, Deutsche Hypertonie Gesellschaft. Leitlinien für die Prävention, Erkennung, Diagnostik und Therapie der arteriellen Hypertonie. Heidelberg. Selbstverlag 2001.

Douglas KA, Redman CWG. Eclampsia in the United Kingdom. Br Med J 1994, 309: 1395–400.

Dunne FP, Chowdhury TA, Hartland A, Smith T, Brydon PA, McConkey C, Nicholson HO. Pregnancy outcome in women with insulin-dependent diabetes mellitus complicated by nephropathy. QMJ 1999; 92: 451–4.

ECPPA: a randomized trial of low-dose aspirin for the prevention of maternal and fetal complications in high risk pregnant women. Br J Obstet Gynecol 1996; 103: 39–47.

Esplin MS, Fausett MB, Fraser A, Kerber R, Mineau G, Carrillio J, Varner MW. Paternal and maternal components of the predisposition to preeclampsia. N Engl J Med 2001; 344: 867–72.

Gant NF, Daley GL, Chand S, Whalley PJ, MacDonald PC. A study of angiotensin II pressure response throughout primagravid pregnancy. J Clin Invest 1973, 51: 2682–9.

Geller DS, Farhi A, Pinkerton N, Fradley M, Moritz M, Spitzer A, Meinke G, Tsai FT, Sigler PB, Lifton RP.

Activating mineralocorticoid receptor mutation in hypertension exacerbated by pregnancy. Science 2000; 289:119–23.

Golding J. A randomized trial of low dose aspirin for primiparae in pregnancy. The Jamaican low dose aspirin study group. Br J Obstet Gynaecol 1998; 105: 293–9.

Haller H, Hempel A, Homuth V, Mandelkow A, Busjahn A, Maasch C, Drab M, Lindschau C, Jupner A, Vetter K, Dudenhausen J, Luft FC. Endothelial-cell permeability and protein kinase C in pre-eclampsia. Lancet 1998; 351: 945–9.

Hargood JL, Brown MA. Pregnancy-induced hypertension: recurrence rate in second pregnancies. Med J Aust 1991; 154: 376–7.

Hayslett JP, Reece EA. Effect of diabetic nephropathy on pregnancy. Am J Kidney Dis 1987; 9: 344-9.

Henriksen T. Hypertension in pregnancy and preeclampsia – diagnosis and treatment. Scand J Rheumatol Suppl 1998; 107: 86–91.

Infante-Rivard C, David M, Gauthier R, Rivard GE. Lupus anticoagulans, anticardiolipin antibodies, and fetal loss. N Engl J Med 1991; 325: 1063–6.

Italian study of aspirin in pregancy. Low dose aspirin in prevention and treatment of intrauterine growth retardation and pregnancy-induced hypertension. Lancet 1993; 341: 396–400.

Jones DC, Hayslett JP. Outcome of pregnancy in women with moderate or severe renal insufficiency. N Engl J Med 1996, 335: 226–32.

Jungers P, Chauveau D. Pregnancy in renal disease. Kidney Int 1997; 52: 871–85.

Jungers P, Houillier P, Chaveau D, Choukroun G, Moynot A, Skhiri H, Labrunie M, Descamps-Latscha, Grünfeld JP. Pregnancy in patients with reflux nephropathy. Kidney Int 1996; 50: 593–9.

Jungers P, Houillier P, Forget D, Labrunie M, Skhiri H, Giatras I, Descamps-Latscha B. Influence of pregnancy on the course of primary chronic glomerulonephritis. Lancet 1995, 346: 1122–4.

Kimmerle R, Zab RP, Cupisti S, Somville T, Bender R, Pawlowski B, Berger M. Pregnancies in women with diabetic nephropathy: long-term outcome for mother and child. Diabetologia 1995; 38: 227–35.

Kitzmiller JL, Brown ER, Philippe M, Stark AR, Acker D, Kaldany A, Singh S, Hare JW. Diabetic nephropathy and perinatal outcome. Am J Obstet Gynecol 1981; 141: 617–23.

Klockenbusch W, Steinhard J. Early detection of preeclampsia within the scope of prenatal care. Zentralbl Gynakol 1999; 121: 617–22.

Krane NK. Acute renal failure in pregnancy. Arch Intern Med 1988; 148: 2347–57.

Le Thi Huong D, Wechsler B, Piette JC, Bletry O, Godeau P. Pregnancy and its outcome in systemic lupus erythematosus. QJM 1994; 87: 721–9.

Levine RJ, Hauth JC, Curet LB, Sibai BM, Catalano PM, Morris CD, DerSimonian R, Esterlitz JR, Raymond EG, Bild DE, Clemens JD, Cutler JA. Trial of calcium to prevent preeclampsia. N Engl J Med 1997; 337: 69–76.

Lewis R, Sibai B. Recent advances in the management of preeclampsia. J Matern Fetal Med 1997; 6: 6–15.

Marwah D, Hou S. Renal disease in pregnancy. Curr Opin Nephrol Hypertens 1996; 5: 147–50.

National High Blood Pressure Education Program Working Group. Report on High Blood Pressure in Pregnancy. Am J Obstet Gynecol 1990; 163: 1689–712.

Packham DK, North RA, Fairley KF, Kloss M, Whitworth JA, Kincaid-Smith P. Primary glomerulonephritis and pregnancy. QJM 1989; 71: 537–53.

Repke JT. Hypertensive disorders of pregnancy. Differentiating preeclampsia from active systemic lupus erythematosus. J Reprod Med 1998; 43: 350–4.

Reubinoff BE, Schenker JG. HELLP syndrome – a syndrome of hemolysis, elevated liver enzymes and low platelet count – complicating preeclampsia-eclampsia. Int J Gynaecol Obstet 1991, 36: 95–102.

Schiff E, Peleg E, Goldenberg M, Rosenthal T, Ruppin E, Tamarkin M, Barkai G, Ben-Baruch G, Yahal I, Blankstein J. The use of aspirin to prevent pregancy-induced hypertension and lower the ratio of thromboxane A2 to prostacyclin in relatively high risk pregnancies. N Engl J Med 1989; 321: 351–6.

Sibai BM. Treatment of hypertension in pregnant women. N Engl J Med 1996; 335: 257–65.

Sibai BM, Caritis SN, Thom E, Klebanoff M, McNellis D, Rocco L, Paul RH, Romero R, Witter F, Rosen M. Prevention of preeclampsia with low-dose aspirin in healthy nulliparous pregnant women. N Engl J Med 1993; 329: 1213–8.

Sibai BM, Kustermann L, Velasco J. Current understanding of severe preeclampsia, pregnancy-associated hemolytic uremic syndrome, hemolysis, elevated liver enzymes, and low platelet syndrome, postpartum acute renal failure: different clinical syndromes or just different names. Curr Opin Nephrol Hypertens 1994; 3: 436–45.

Steyn DW, Odendaal HJ. Randomised controlled trial of ketanserin and aspirin in prevention of preeclampsia. Lancet 1997; 350: 1267–71.

Wallukat G, Homuth V, Fischer T, Lindschau C, Horstkamp B, Jupner A, Baur E, Nissen E, Vetter K, Neichel D, Dudenhausen JW, Haller H, Luft FC. Patients with preeclampsia develop agonistic auto-antibodies against the angiotensin AT1 receptor. J Clin Invest 1999; 103: 945–52.

Witlin AG, Sibai BM. Magnesium sulfate therapy in preeclampsia and eclampsia. Obstet Gynecol 1998; 92: 883–9.

6 Blutreinigungsverfahren

M. Kosch, U. Gerhardt, R. M. Schäfer

Inhalt

Fallstricke/Fußangeln

- Bei Diabetikern unter Peritonealdialyse ist die aus der Dialysierflüssigkeit aufgenommene Glucose in der Diät zu berücksichtigen.
- Bei Peritonealdialye ist auf ausreichende Proteinzufuhr (1,5 g/kg KG) zu achten, da bis zu 10 g/Tag über das Dialysat verloren gehen.
- Die Serumkreatininkonzentration allein ist gerade bei älteren Patienten kein ausreichender Parameter, da er die Nierenfunktion unter Umständen überschätzt.

Leitsymptome/Indikation zur Nierenersatztherapie

- Leistungsabfall, Appetitlosigkeit, Erbrechen
- Überwässerung, Lungenödem
- konservativ nicht beherrschbare Hyperkaliämie oder Azidose
- ggf. früherer Dialysebeginn bei Vorliegen einer Zweitkrankheit, etwa eines Diabetes mellitus oder einer schwer einstellbaren Hypertonie
- Perikarditis

Merksätze zur Therapie

- Die Dialysedauer entscheidet wesentlich über die Effektivität der Therapie. Als Untergrenze sollten im Regelfall dreimal 4 Stunden Dialysetherapie gelten. Idealerweise sollte bei einer Hämodialyse eine Harnstoffreduktion von 70% erreicht werden.

Kasuistik

Bei einer inzwischen 33-jährigen Frau traten im 29. Lebensjahr innerhalb kurzer Zeit Lid- und Knöchelödeme auf. Die Diagnostik ergab eine unselektive Proteinurie (hohe Albumin- und IgG-Ausscheidung) von 5 g/24 Stunden, Serumkreatinin und Harnstoff waren noch normal, die Kreatinin-Clearance jedoch mit 67 ml/min bereits erniedrigt. In der Nierenbiopsie zeigte sich eine fokal segmentale Glomerulosklerose als Ursache des nephrotischen Syndroms. Mittels Diuretikatherapie und kochsalzarmer Kost konnten die Ödeme ausgeschwemmt werden, ein Therapieversuch mit

Steroiden über 3 Monate zeigte keinen günstigen Effekt auf Nierenfunktion oder Proteinurie. Im folgenden Jahr nahm die Eiweißausscheidung weiter zu, das Serumkreatinin stieg auf 2,4 mg/dl, das Gesamteiweiß fiel auf etwa 4 g/dl. Bei inzwischen erhöhten Blutdruckwerten von 150/100 mmHg wurde mit einer ACE-Hemmer-Therapie begonnen. Nach weiteren 12 Monaten zeigten sich eine fortschreitende Niereninsuffizienz mit Serumkreatininwerten von 6,5 mg/dl sowie ein reduzierter Hämoglobinwert von 11 g/dl. Wenige Monate später wurde elektiv zur Dialysevorbereitung ein Cimino-Shunt am linken Unterarm angelegt. Die Blutdruckwerte ließen sich mittels antihypertensiver Therapie zunächst gut einstellen. In den folgenden Monaten kam es zu einem weiteren Anstieg des Serumkreatinins sowie des Blutdrucks, die Patientin lehnte eine Dialysetherapie jedoch vorerst ab.

3 Jahre nach Auftreten der Lidödeme berichtete die Patientin bei Kreatininwerten um 10 mg/dl über zunehmende subjektive Beschwerden wie Inappetenz, Kopfschmerzen, Abgeschlagenheit sowie eine verminderte Leistungsfähigkeit. Wegen einer beginnenden Perikarditis erfolgten die stationäre Aufnahme und die Einleitung der intermittierenden Hämodialysetherapie. Wenige Wochen nach Dialysebeginn zeigte die Patientin ein deutlich gebessertes Allgemeinbefinden und normalisierte Blutdruckwerte. Inzwischen wartet sie auf eine Nierentransplantation.

6.1 Chemisch-physikalische Grundlagen der Nierenersatztherapie

Die Notwendigkeit zur Blutreinigung kann sowohl durch exogene als auch endogene Intoxikationen entstehen. Dies sind einerseits absichtliche oder unabsichtliche Vergiftungen und andererseits Vergiftungen durch eine Insuffizienz der Niere. Die chemisch-physikalische Nierenersatztherapie muss sich in ihrer Zielsetzung an der natürlichen Funktion und Leistung der Niere und am technisch, praktisch und ökonomisch Möglichen orientieren. Zur Erhaltung der Homöostase der extrazellulären Flüssigkeit erfüllt die gesunde Niere im Wesentlichen folgende **Funktionen**, die an die Harnbildung gekoppelt sind:
- Elimination von Endprodukten des Stoffwechsels
- Regulation von Wasser- und Elektrolythaushaltes sowie Osmolarität
- Regulation des Säure-Basen-Haushaltes

Für die Harnbildung sind die Bildung des Primärharns durch die glomeruläre Filtration, die tubuläre Sekretion und die Rückresorption entscheidend. Die Eliminationsleistung der Niere wird als **Clearance** ausgedrückt, d.h. die Menge Blut, die pro Zeiteinheit von einer bestimmten Substanz gereinigt wird. Für eine an der Nierenfunktion orientierte Nierenersatztherapie ist deshalb eine Membran notwendig, die der Permeabilität der glomerulären Membran möglichst nahe kommt und mittels der eine zur adäquaten Elimination ausreichende Clearance erreicht werden kann. Zudem soll eine Korrektur der Elektrolytkonzentrationen, der Gesamtosmolarität sowie des Gesamtkörperwassers und des Säure-Basen-Haushaltes erreicht werden.

Für die Nierenersatztherapie spielen eine Reihe chemisch-physikalischer Prozesse und Parameter, deren kontrollierte technische Nutzung einen – extrakorporalen – Ersatz der Nierenfunktion erst möglich macht, eine grundlegende Rolle. Dies sind im Besonderen:

- Osmose und Diffusion
- Filtration und Ultrafiltration
- Konvektion und Adsorption
- Veränderungen des pH-Werts

Diese Prozesse sind die Voraussetzung dafür, dass bei Niereninsuffizienz im Blut akkumulierende Stoffe therapeutisch effizient eliminiert werden können und eine extrakorporale Blutreinigung möglich ist. Mittels der physikalisch-chemischen Größen Konzentration, Konzentrationsgradient und Temperatur sowie der Materialeigenschaften der genutzten Membranen lässt sich die physikalische Seite der Nierenersatztherapie beschreiben und verstehen. Die grundlegenden Begriffe und Prozesse sollen im Folgenden erklärt werden.

Alle Teilchen in einer Lösung unterliegen ständig der temperaturabhängigen und ungeordneten Molekularbewegung nach Brown. Die Teilchen haben dadurch die Tendenz, sich im zur Verfügung stehenden Raum gleichmäßig auszubreiten und damit eventuell bestehende Konzentrationsunterschiede auszugleichen. Dabei bewegen sie sich stets vom Ort höherer Konzentration zum Ort niedrigerer Konzentration, bis ein Konzentrationsausgleich erreicht ist. Dieser Vorgang, der zur gleichmäßigen Verteilung der Teilchen in der Flüssigkeit führt, heißt **Diffusion**. Sind zwei Flüssigkeitskompartimente durch eine semipermeable Membran getrennt, kann sich der Konzentrationsausgleich natürlich nur für Stoffe einstellen, die die Membran passieren können. Als semipermeable Membranen werden bei der Dialysetherapie spezielle Dialysemembranen genutzt, deren spezifische Materialeigenschaften eine gerichtete Diffusion harnpflichtiger Substanzen aus dem Blut in die Dialysespülflüssigkeit erleichtern.

Für Stoffe, die die semipermeable Membran nicht passieren können und für die sich deshalb ein Konzentrationsausgleich durch Diffusion nicht einstellen kann, besteht als Folge des Konzentrationsunterschiedes eine osmotische Druck-differenz. Der osmotische Druck führt zum Einstrom von Flüssigkeit bzw. Lösungsmittel vom Ort der niedrigeren zum Ort der höheren Konzentration, dieser Prozess heißt **Osmose**. Dies geschieht so lange, bis der entstehende hydrostatische Druckunterschied genauso groß ist wie der osmotischen Druckunterschied. Für die osmotische Wirksamkeit eines Stoffes ist unter anderem die Fähigkeit wichtig, in Lösung zu dissoziieren. Für die Nierenersatztherapie relevant sind zudem nichtionische, sog. kolloidal löslichen Stoffe wie etwa Glucose und Proteine. Die Wasserbindungskapazität dieser Stoffe bedingt den sog. kolloidosmotischen oder auch **onkotischen Druck**.

Mittels eines hydrostatischen oder osmotischen Druckes können gelöste und ungelöste Stoffe aus Flüssigkeiten über Filter oder poröse Materialien getrennt werden. Diesen Vorgang nennt man **Filtration**, er ist grundlegend für die Nierenersatztherapie. In der Dialysetherapie sind solche Filter in der Regel Porenmembranen, deren physikalische Eigenschaften von Parametern wie der Anzahl und den geometrischen Eigenschaften der Membranporen abhängen. Entsprechend dem Gesetz von Hagen-Poiseuille, in das der Radius, die Anzahl und die Länge der Poren (vereinfachend die Membrandicke) sowie die Viskosität der Flüssigkeit und der hydrostatische Filtrationsdruck eingehen, kann die Filtrationsrate (Volumenfluss durch die Membran in ml/min) berechnet werden. Den spezifischen Eigenschaften und Typen der üblichen Dialysemembranen ist ein folgender Abschnitt gewidmet (s. S. 209ff.).

Wird im Rahmen der Nierenersatztherapie „Lösungsmittel" durch eine künstlich erzeugte hydrostatische Druckdifferenz entsprechend dem Druckgradienten über eine semipermeable Membran transportiert, so spricht man von **Ultrafiltration**. Mittels dieses Vorgangs wird in der Praxis eine „Entwässerung" des niereninsuffizienten Patienten durch das Abpressen von Plasma und damit Verringerung der intravasalen

– bzw. nach erfolgter Umverteilung – der extrazellulären Flüssigkeit erreicht. Der Vorgang des passiven Transportes von gelösten oder ungelösten Stoffen mit dem Lösungsmittel durch die Membran in das Ultrafiltrat wird als **Konvektion** bzw. konvektiver Transport bezeichnet. In der Praxis werden in der Nierenersatztherapie die Membraneigenschaften (insbesondere die Porengröße) so gewählt, dass die höhermolekularen Substanzen (insbesondere Proteine) sowie die Blutzellen die Membran nicht passieren können.

Neben der Filtration kommt bei der Nierenersatztherapie ein weiteres wichtiges physikalisches Prinzip, die **Adsorption**, zum Tragen: Chemische, physikalische und elektrostatische Kräfte können zu einer Anreicherung von Stoffen an einer Oberfläche führen, über die Konzentration im umgebenden Lösungsmittel hinaus. Dabei spielen temperaturabhängige Dipolkräfte zwischen Atomen (sog. Van-der-Waals-Kräfte), chemische Bindungskräfte sowie elektrostatische Anziehungskräfte zwischen positiv und negativ geladenen Teilchen eine Rolle. Bei der Adsorption stellt sich je nach Temperatur und Konzentration der adsorbierten Stoffe ein Gleichgewicht ein, die Adsorptionsvorgänge müssen bei der Quantifizierung des Stofftransportes über eine Membran berücksichtigt werden.

Für den zeitlichen Abfolge der beschriebenen Vorgänge und die Geschwindigkeit des Stofftransportes über die semipermeable Membran ist zudem die **Teilchengröße** entscheidend: Kleine Moleküle und Teilchen haben eine größere Diffusionsgeschwindigkeit, da sie entsprechend der Brown-Molekularbewegung häufiger Kontakt zur Membran und damit eine höhere Wahrscheinlichkeit des Durchtritts haben. Da der Konzentrationsgradient die treibende Kraft der Diffusion ist, hat er einen entscheidenden Einfluss auf die Menge der transportierten Moleküle pro Zeiteinheit. Je größer der Konzentrationsunterschied, desto mehr Moleküle werden pro Zeiteinheit ausgetauscht. In der technischen Umsetzung der Hämodialyse wird dies genutzt, indem durch den kontinuierlichen Ersatz der Spüllösung der Konzentrationsgradient zumindest von der Dialysatseite weitgehend konstant gehalten wird. Durch den Abfall (bzw. auch Anstieg) der Konzentration des Stoffes im zu dialysierenden Blut wird jedoch im Verlauf der Dialyse der Gradient geringer und die Geschwindigkeit des Stoffaustausches durch Diffusion kleiner. Beim konvektiven Transport dagegen hängt die Geschwindigkeit des Transportes im Wesentlichen von der Fließgeschwindigkeit des Lösungsmittels und der Konzentration des Stoffes im Lösungsmittel ab. Darüber hinaus hat der pH-Wert der Spüllösung eine Bedeutung für den Dissoziationsgrad einiger Elektrolyte (z.B. für Calciumcarbonat) und damit für deren Löslichkeit.

Neben den beschriebenen Faktoren beeinflusst vor allem die eingesetzte Membran des Dialysefilters das Ausmaß und die Kinetik der Substanzelimination in der Nierenersatztherapie. Die verschiedenen Membrantypen sowie das Prinzip und der Aufbau eines Dialysators werden im folgenden Kapitel ausführlicher behandelt (s. S. 209ff.).

Die verschiedenen Verfahren der Nierenersatztherapie (Hämodialyse, Hämofiltration, Hämodiafiltration, Hämoperfusion, Membranplasmapherese und Peritonealdialyse) unterscheiden sich unter anderem darin, welcher dieser chemisch-physikalischen Prozesse zum Einsatz kommt bzw. überwiegt. Bis auf die Peritonealdialyse erfolgt bei allen Verfahren die Blutreinigung mittels des extrakorporalen Stoffaustausches über eine künstliche Membran. Bei der Peritonealdialyse wird die Spülflüssigkeit über eine Katheter in die Bauchhöhle eingebracht, das Peritoneum dient als natürliche Membran, der Stoffaustausch erfolgt damit intrakorporal (s. S. 230f.). Die Besonderheiten und die technische Durchführung der einzelnen Verfahren ist Gegenstand des folgenden Kapitels.

6.2 Technik der extra- korporalen Verfahren

6.2.1 Einführung

Zu den extrakorporalen Blutreinigungsverfahren, die heute in entsprechenden Zentren angeboten werden, gehören standardmäßig:

- Hämodialyse
- Hämofiltration
- Hämodiafiltration
- Hämoperfusion sowie
- Membranplasmapherese/-separation

Bei der **Peritonealdialyse** wird im Gegensatz zu
den extrakorporalen Verfahren das Peritoneum
als körpereigene „Dialysemembran" genutzt (s.
Abschnitt 6.4 s. S. 230f.).
Das am weitesten verbreitete Verfahren hierfür
stellt in Deutschland die **Hämodialyse** (HD) dar
(Abb. 6.1). Die HD beruht auf den Prinzipien

der osmotischen Diffusion und Ultrafiltration
(s. S. 201ff., Grundlagen). Insbesondere klein-
molekulare Blutbestandteile lassen sich hiermit
gut eliminieren. Heute ist in den Industrielän-
dern eine flächendeckende Versorgung mit HD-
Plätzen vorhanden, die sich zum überwiegenden
Teil in Kliniken und Dialysezentren befinden.
Bei entsprechend motivierten und ausgebildeten
Patienten kann die HD auch in Form der sog.
Heimdialyse durchgeführt werden.
Die HD-Behandlung erfordert als extrakorporales
Verfahren im Gegensatz zur Peritonealdialyse die
Möglichkeit, über adäquate Zugänge zu großen
Blutgefäßen einen ausreichend langstreckigen
extrakorporalen „Dialysekreislauf" herzustellen.
In diesem Kreislauf befindet sich hinter der
Blutpumpe der Dialysator mit einer semiper-
meablen Membran. Ferner ist zur Inhibition der
Gerinnung des extrakorporalen Blutes eine adä-
quate passagere Antikoagulation unumgänglich.
Relative Kontraindikationen sind daher ein stark
erhöhtes Blutungsrisiko sowie eine gravierende
Kreislaufinstabilität.

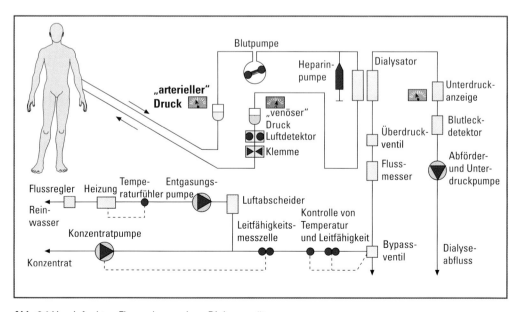

Abb. 6.1 Vereinfachtes Flussschema eines Dialysegeräts.

Im Gegensatz zur Hämodialyse beruht die **Hämofiltration** (HF) auf dem Prinzip der Konvektion (s. S. 202, Grundlagen). Die entzogene Flüssigkeitsmenge wird zumindest teilweise durch sterile Substitutionslösung ersetzt, wobei sich die Ultrafiltration aus der Differenz zwischen abgepresster und substituierter Flüssigkeitsmenge errechnet. Die HF eignet sich eher zum Entzug mittelgroßer Moleküle. Auf Intensivstationen hat die kontinuierliche venovenöse Hämofiltration (CVVH) zur Kurzzeittherapie des akuten Nierenversagens (ANV) einen hohen Stellenwert erlangt. Im Rahmen der chronischen Nierenersatztherapie werden jedoch lediglich 2% aller Patienten mit der HF behandelt, und zwar vorwiegend Patienten mit Blutdruckinstabilität unter der HD-Therapie, schwer einstellbare Hypertoniker sowie ältere Patienten, Diabetiker und solche mit ausgeprägter β_2-Mikroglobulin-Amyloidose.

Bei der Hämofiltration wird analog der glomerulären Filtration im Filter mittels eines Druckgradienten (über spezielle Membranen mit hoher Wasserpermeabilität) ein eiweißfreies, dem Primärharn vergleichbares Filtrat gebildet, das sämtliche Blutbestandteile unterhalb eines Molekulargewichtes von 60000 praktisch in plasmaisotoner Zusammensetzung enthält. Die extrakorporale Blutführung entspricht im Wesentlichen der der Hämodialyse, das abgepresste Filtrat wird verworfen und das erforderliche Substitutionsvolumen (abzüglich der gewünschten Ultrafiltrationsmenge) mittels eines Wägesystems bestimmt. Die Hämofiltration kann intermittierend (vergleichbar der Hämodialyse) oder als kontinuierliches Verfahren durchgeführt werden.

Generelle Vorteile der Hämofiltration sind die bessere Clearance mittelgroßer Moleküle, der schonendere Volumenentzug und häufig eine bessere Beeinflussung der Hypertonie und Hyperphosphatämie. Nachteile sind dagegen die höheren Kosten und die schlechtere Clearance kleinerer Moleküle. Zudem wird für eine vergleichbare Effektivität ein höherer Blutfluss benötigt.

Auf Intensivstationen wird heute die überwiegende Zahl der Patienten mit akutem Nierenversagen mit kontinuierlichen Verfahren der Nierenersatztherapie behandelt. Dies können sein:

- venovenöse Hämofiltration (CVVH)
- venovenöse Hämodiafiltration (CVVHDF)
- venovenöse Hämodialyse (CVVHD, seltener eingesetzt)

Zu Einzelheiten der CVVH wird auf Lehrbücher der Intensivmedizin verwiesen.

Der **Vorteil der kontinuierlichen extrakorporalen Verfahren** besteht vor allem in der besseren hämodynamischen Verträglichkeit wegen des schonenderen Flüssigkeitsentzuges bei relativ niedrigeren Ultrafiltrationsraten. Ein eindeutiger Vorteil der kontinuierlichen Verfahren gegenüber den intermittierenden Verfahren bezüglich der Mortalität intensivpflichtiger Patienten konnte bisher nicht gezeigt werden. Wichtiger als die Wahl des Verfahrens scheint die Dosis der extrakorporalen Nierenersatztherapie zu sein. So konnte gezeigt werden, dass bei kontinuierlicher Hämofiltration Ultrafiltrationsraten von 35 bzw. von 40 ml/kg und Stunde einer Ultrafiltrationsrate von nur 20 ml/kg und Stunde bezüglich des Überlebens intensivpflichtiger Patienten signifikant überlegen ist (Ronco et al. 2000). In ähnlicher Weise konnte für eine tägliche intermittierende Hämodialyse gegenüber der intermittierenden Hämodialyse jeden zweiten Tag ein deutlicher Überlebensvorteil bei intensivpflichtigen Patienten gezeigt werden (Schiffl et al. 2002). Zusätzlich erholte sich die Nierenfunktion bei den täglich dialysierten Patienten deutlich schneller. Gerade bei hochvolumiger Hämofiltration (35 ml/kg h) kommt dem gewählten Puffersystem zunehmende Bedeutung zu. So konnten Barenbrock et al. (2000) zeigen, dass Intensivpatienten mit ausgeprägter kardialer Komorbidität von der Verwendung bicarbonathaltiger Substitutionslösung (im Vergleich zu lactathaltigen Lösungen) hinsichtlich ihres Outcomes besonders profitierten.

Die Voraussetzungen unterscheiden sich insofern von denen der HD, als ein hoher Blutfluss im extrakorporalen Dialysekreislauf notwendig ist und kein Wasseranschluss benötigt wird. Je nach Flüssigkeitsumsatz müssen jedoch größere Mengen Substitutionslösung reinfundiert werden, was das Verfahren im Vergleich zur Hämodialyse finanziell aufwendiger macht.

In dem Bestreben, die Vorteile der Hämodialyse mit denen der Hämofiltration zu verbinden, wurde die sog. **Hämodiafiltration** (HDF) entwickelt. Hier finden diffusiver und konvektiver Transport gleichzeitig statt, sodass klein- und mittelmolekulare Substanzen bei gleichzeitig schonendem Flüssigkeitsentzug eliminiert werden können. Hierdurch sind teilweise kürzere Behandlungszeiten möglich geworden, jedoch unter Inkaufnahme höherer Kosten. Weniger als 1% aller dialysepflichtigen Patienten in Deutschland wird mit der HDF behandelt.

6.2.2 Gefäßzugänge für die Hämodialyse

Temporäre Zugänge

Nicht nur Patienten mit akutem Nierenversagen, sondern auch chronische niereninsuffiziente Patienten müssen bisweilen über einen temporären Gefäßzugang dialysiert werden. Dies ist oftmals zu Beginn der Hämodialysepflichtigkeit der Fall, wenn noch keine funktionstüchtigen Fisteln oder andere Zugänge vorhanden sind. Außerdem zwingen Zugangskomplikationen, wie z.B. thrombotischer Shunt-Verschluss oder Explantation eines Vorhofkatheters, mitunter zur Schaffung eines temporären Gefäßzugangs.

Das bevorzugte Blutgefäß ist die **V. jugularis interna**, bei deren Verlegung unter Umständen auch die V. jugularis externa, gefolgt von den Femoralvenen. Die Femoralvenen werden aufgrund des erhöhten Infektions- und Thromboserisikos nur dann als erste Wahl angesehen, wenn wegen besonderer Umstände (massive Ateminsuffizienz ⇒ zwingende Vermeidung eines Pneumothorax; extrem schlechte Blutgerinnung oder Thrombozytopenie ⇒ zwingende Vermeidung einer arteriellen Fehlpunktion) die transjuguläre Katheterisierung mit unvertretbar hohen Risiken verbunden wäre oder aber beide Jugularvenen verlegt sind.

Als temporäre Katheter werden in der Regel ein- oder doppellumige Polyurethan- oder Silikon-Shaldon-Katheter verwendet. Standardkatheterlängen sind 15 cm bei Katheterisierung der rechten, 17,5 cm bei Punktion der linken V. jugularis interna. Während für die HD ein einlumiger Shaldon-Katheter ausreicht, ist für die HF ein Doppellumenkatheter zu verwenden. Ein Shaldon-Katheter kann bei entsprechend sorgfältiger Pflege in der V. jugularis erfahrungsgemäß bis zu 4 Wochen belassen werden, in der V. femoralis maximal einige Tage.

Die temporäre Katheterisierung erfolgt routinemäßig in **Seldinger-Technik**. Zur besseren Füllung der Jugularvenen empfiehlt sich eine Flachlagerung des Patienten, bei intravasalem Volumenmangel kann auch eine Kopftieflagerung erforderlich sein. Die Anlage des Katheters erfolgt stets unter sterilen Kautelen. Nach gründlicher Hautdesinfektion sowie Lokalanästhesie des vorgesehenen Stichkanals wird das entsprechende Blutgefäß mit einer Seldinger-Nadel punktiert. Die ultraschallgesteuerte Punktion hat eine Fehlpunktionsrate von unter 1%. Durch die intravasal liegende Nadel kann nun ein Führungsdraht ins Gefäß eingeführt werden, der nach Stichinzision und Dilatation der Haut als Leitschiene für die Platzierung des Shaldon-Katheters dient (Abb. 6.2).

Die Funktion des temporären Dialysezugangs ist für den Patienten von vitaler Bedeutung; er soll daher nach Möglichkeit *nicht* für dialysefremde Zwecke wie hochosmolare Infusionen oder Ähnliches verwendet werden (→ Gefahr der Okklusion, Infektion sowie Luftembolie).

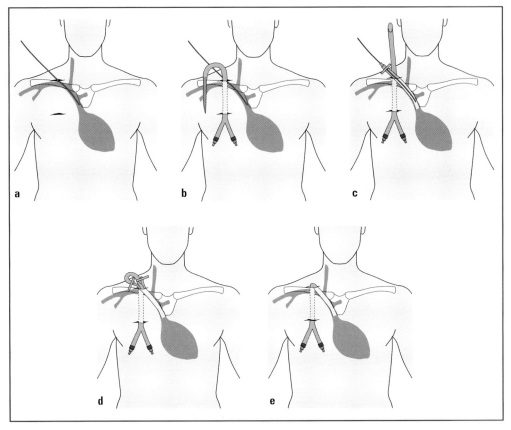

Abb. 6.2 Implantationstechnik für permanente Katheter:

a Aufsuchen der Vene in Lokalanästhesie, Legen des Führungsdrahtes in die V. cava superior über die Seldinger-Nadel, Inzision am Anfang und Ende des subkutanen Tunnels;

b subkutanes Durchziehen des Katheters mit dem Trokar;

c Einlegen der Split-Kanüle mit dem Dilatator in die Vene;

d Entfernen des Dilatators und des Führungsdrahtes, Einführung des Katheters durch die Split-Kanüle in die Vene unter gleichzeitigem Zurückziehen und Auseinanderziehen der Split-Kanüle;

e Platzieren der Katheterspitze an der Einmündungsstelle der V. cava superior in den rechten Vorhof, Verschluss der kranialen Inzision über die Muffe mit zwei Nähten, Fixierung des Katheters an der Austrittsstelle aus dem Tunnel mit zwei Nähten.

Permanente Gefäßzugänge

Für die Langzeitdialyse ist ein permanenter Zugang zu einem großkalibrigen Blutgefäß erforderlich. Prinzipiell gibt es zwei Möglichkeiten, dieses Ziel zu erreichen (Tab. 6.1).

Die Gefäßpunktion erfolgt bei der Anlage des **Vorhofkatheters** – so wie beim temporären Zugang beschrieben – unter Zuhilfenahme der Seldinger-Technik. Danach wird das distale Katheterende mit einem Trokar subkutan zu der vorgesehenen Hautaustrittsstelle geführt und mit Nähten fixiert (Abb. 6.2).

In der Regel kann der Vorhofkatheter (sog. Tenckhoff-Katheter) mehrere Monate funktionstüchtig bleiben. Trotz der subkutanen Tunnelung birgt die permanente Perforation der beiden Grenzschichten Haut und Gefäßwand durch den

Tab. 6.1 Gefäßzugänge bei Langzeitdialyse

Verfahren	Beispiele
Nutzung eines körpereigenen zentralen Gefäßes	• permanenter zentralvenöser Katheter • „Demers-Katheter"
Schaffung eines peripheren arteriovenösen Zugangs	• Cimino-Shunt • Kunststoff-Shunt

intravasalen Katheter jedoch ein nicht unerhebliches Risiko sowohl in infektiologischer als auch thromboembolischer Hinsicht. Hinzu kommt die offensichtliche Einschränkung der körperlichen Integrität, die besonders für jüngere und aktive Patienten beeinträchtigend sein kann. Die Indikation für einen Vorhofkatheter ist daher restriktiv zu stellen und beschränkt sich auf Patienten mit geringer verbleibender Lebenserwartung, z.B. in sehr hohem Lebensalter, multimorbide Patienten oder Patienten mit Malignomen. Aufgrund der genannten evidenten Nachteile des permanenten zentralvenösen Katheters bleibt letzlich als langfristige Alternative die arteriovenöse Fistel. Hierbei wiederum werden aus naheliegenden Gründen körpereigene Venen in Form einer **Cimino-Fistel** favorisiert:

Die Cimino-Fistel wird an der oberen Extremität durch chirurgische Anastomosierung einer Stammvene mit der benachbarten Arterie (A. brachialis, ulnaris oder radialis) angelegt. Hierbei folgt der Chirurg dem Prinzip „Unterarm vor Oberarm".

> Ziel der arteriovenösen Fistelung ist nicht die Erweiterung einer bestimmten (geplanten) Vene, sondern die Erweiterung eines Venenstromgebietes. Welche Vene sich dann letztendlich als geeignet für einen Dialysezugang erweist, entscheidet sich durch die anatomischen Gegebenheiten im Stromgebiet (Druckverhältnisse, Turbulenzen, Gefäßwandstärken).

Die Anlage eines Cimino-Shunts an der unteren Extremität ist deshalb wenig erfolgversprechend, weil die V. saphena durch den physiologischerweise herrschenden hydrostatischen Venendruck an der unteren Extremität so muskelstark ist, dass auch bei Anastomosierung mit der arteriellen Strombahn regelhaft keine suffiziente Dilatation erwartet werden kann.

Der Cimino-Shunt ist – wie jedes Verfahren zur Schaffung eines Dialysezuganges – mit einigen **Komplikationsmöglichkeiten** behaftet, die im Folgenden kurz besprochen werden sollen:

• Am häufigsten tritt eine **Shunt-Thrombose** auf. Die Ursache hierfür liegt manchmal isoliert in Blutdruckabfällen oder Hyperkoagulabilität. Typischer ist jedoch das Vorliegen einer Stenose, die bei der chirurgischen Shunt-Revision zusammen mit dem eigentlichen Thrombus beseitigt werden muss. Die Shunt-Revision ist normalerweise kein notfallmäßiger Eingriff, kann aber in bestimmten Fällen, wenn ein überbrückender temporärer Gefäßzugang vermieden werden soll, dringlich durchgeführt werden.

• **Blutungen** können zum einen direkt postoperativ, zum anderen aber auch nach Gefäßpunktion auftreten. Während Punktionsblutungen durch entsprechende Kompression meist problemlos gestillt werden können, kann die postoperative Blutung im Shunt-Bereich nur durch sofortige Revision behandelt werden. Eine zweizeitige Blutung nach Punktion einer Cimino-Fistel weckt stets den dringenden Verdacht auf das Vorliegen einer Infektion des Punktionskanals.

• Während postoperative **Infektionen** des Shunts mit einer systemischen Antibiose und chirurgischer Wundrevision kurativ behandelt werden, machen infizierte Punktionsstellen oftmals die Shunt-Entfernung erforderlich, da vital bedrohliche Arrosionsblutungen auftreten können.

- **Stenosen** der Fistel werden ebenso wie sonstige Gefäßstenosen durch gefäßchirurgische und interventionell etablierte Techniken wie Dilatation, Reanastomosierung, Bypass oder Interponat behoben. Es gilt die Faustregel: Je distaler (anastomosennäher) die Engstelle liegt, desto eher ist sie funktionell bedeutsam. Proximale (anastomosenferne) Stenosen dagegen können unter Umständen sogar erwünscht sein, weil sie durch eine druckinduzierte hyperplastische Dilatation das Fistellumen optimieren. Außerdem übernehmen bei anastomosenfernen Stenosen auch venöse Seitenäste die Drainage des Shunt-Blutflusses.
- **Hämodynamische Komplikationen** des Cimino-Shunts treten in drei typischen Formen auf:
  - **Herzvolumenbelastung:** Da die Cimino-Fistel nichts anderes darstellt als eine iatrogene AV- Fistel, liegt es auf der Hand, dass dieser „Kurzschluss" ebenso wie eine angeborene AV-Fistel das Herzminutenvolumen erhöht. In der Regel liegt das Shunt-Minutenvolumen bei 200–600 ml/min, kann in Ausnahmefällen aber auch bis zu 3 l/min betragen. Das Ausmaß der klinischen Auswirkungen hängt von Shunt-Minutenvolumen und kardialer Leistungsreserve des Patienten ab. Durch ein „Banding" des Shunts mit intraoperativer Flow-Kontrolle wird das Shunt-Minutenvolumen effektiv reduziert.
  - **Stealphänomene:** Ist der Durchmesser der Vene – dies gilt natürlich auch für Kunststoffprothesen – relativ groß, so drainiert die Vene einen so großen Anteil des arteriellen Blutes, dass die arterielle Strombahn distal der Shunt-Anastomose nicht mehr ausreichend perfundiert wird.
  - Schließlich kann es auch zu einer verstärkten **venösen Stauung** in dem distal des

Shunts gelegenen Areal kommen, die jedoch eher selten eine Shunt-Korrektur erforderlich macht.

Nach einer professionellen Anlage entscheidet die richtige **Pflege des Shunts** mit über die Lebensdauer der Cimino-Fistel. Hierunter fällt von Patientenseite das sog. Shunt-Training. Beginnend mit dem Operationstag wird bei angelegter Staubinde ein Trainigsschwamm für etwa 10 min täglich mit dem Handballen komprimiert, was über entsprechende Venendruckerhöhung zur gewünschten Shunt-Dilatation führt. Ferner muss von ärztlicher Seite die Fistelpunktion mit optimierter Technik und minimalem Punktionstrauma erfolgen. Insbesondere beim noch jungen Shunt müssen eine Aufschlitzung der Shunt-Wände sowie ein Durchstechen der Hinterwand unbedingt vermieden werden. Der normale Punktionswinkel beträgt 30°. Die Tatsache, dass häufig punktierte Areale zu einer Dilatation neigen, wird in Form der sog. Strickleitertechnik ausgenutzt, um längerstreckige Lumenerweiterungen zu induzieren. Erfahrene Punkteure können eventuell auch beginnende Shunt-Stenosen mit rezidivierenden Punktionen in der stenotischen Region (Arealtechnik) wieder dilatieren. Es erübrigt sich fast zu erwähnen, dass eine regelmäßige Shunt-Kontrolle sowie ggf. rechtzeitige Diagnostik und Revision die Shunt-Pflege abrunden.

Ein **Kunststoff-Shunt** (z.B. Polytetrafluorethylen, PTFE) wird nur unter der Bedingung angelegt, dass keine Möglichkeit zur Anlage einer Cimino-Fistel in der entsprechenden Region existiert. Klassische Regionen sind, ähnlich wie bei der Cimino-Fistel, Oberarm und Unterarm, aber auch der Oberschenkel. Als Ultima Ratio kann eine Kunststoffprothese zwischen A. axillaris und gegenseitiger V. axillaris angelegt werden (axilloaxilläre Platzierung). Die Anastomose mit der Arterie erfolgt in Seit-zu-End-Technik, während die Vene End-zu-End mit dem sog Loop, einer Prothesenschleife, verbunden wird. Die Kunststoffprothese muss zur Vermeidung von

Steal-Phänomenen an das arterielle Lumen adaptiert sein, in der Regel also *maximal* 8 mm Lumendurchmesser aufweisen. Unter Berücksichtigung der Tatsache, dass durch Pseudointimaauskleidung des Loops der Lumendurchmesser um ca. 2 mm reduziert wird, liegt die *Untergrenze* des Lumens bei 6 mm.

Die Komplikationen der Kunststoffprothese ähneln denen der Ciminio-Shunts. Mitunter kommt es zu einer „Perigraft-Reaktion", also dem Auftreten von Infektzeichen (Rötung, Schwellung, gallertige Ummantelung der Prothese) ohne bakterielle Besiedlung und ohne systemische Infektionszeichen wie Fieber, Leukozytose usw. Diese Reaktion klingt in der Regel wieder von selbst ab. Postoperative Infektionen sind dagegen im Gegensatz zum Cimino-Shunt in der Regel therapierefraktär und nur durch Entfernung der Prothese beherrschbar. Daher sind hygienische Grundregeln im Falle der Kunststoffprothese besonders penibel einzuhalten. Die Punktionstechnik beschränkt sich im Falle der Kunststoffprothese auf konsequente „Strickleiterpunktion" (systematischer Wechsel der Punktionsstelle), da die Arealpunktion das Graft gefährdet.

6.2.3 Dialysator und Membran

Im Dialysator finden der Stoff- und Flüssigkeitsaustausch zwischen Blut und Dialysat statt. Quantitativ hängt dieser Austausch nicht nur von Blut- und Dialysatfluss, Blut- und Dialysatzusammensetzung sowie Ultrafiltrationsrate ab, sondern ganz entscheidend von Größe, geometrischem Aufbau und Materialeigenschaften der Membranfläche.

Geometrischer Aufbau

In den Anfängen der Hämodialyseära war die Membran auf eine sich in einem Dialysatbad drehende Röhre aufgewickelt. Die Clearance dieser frühen Dialysatoren war durch verschiedene Effekte, insbesondere membrannahe langsam fließende Flüssigkeitsschichten („boundary layers") eingeschränkt. Ein erster Fortschritt waren sog. **Plattendialysatoren**, die dieses Problem nicht mehr aufwiesen, aber zumindest in der Anfangszeit noch durch durch starke Thrombosierungsneigung und inhomogenen Dialysatfluss sowie unpraktikable Desinfizierungsmaßnahmen charakterisiert waren.

Über 90% der Hämodialysebehandlungen werden heute mit **Kapillardialysatoren** durchgeführt. Sie bestehen aus rund 10000 Einzelkapillaren mit je rund 200 mm Durchmesser. Das Innere der Hohlfaser beinhaltet das Blutkompartiment, während die Kapillare von Dialysat umspült wird. Vorteile der Kapillardialysatoren sind hohe mechanische Stabilität, kleineres Füllungsvolumen sowie Volumenkonstanz des Blutkompartiments bei hohen Transmembrandrucken.

Membranmaterialien

Eine vergleichende Übersicht über die Materialgruppen findet sich in Tabelle 6.2.

Zellulosemembranen

Zu Beginn der Hämodialyseära lag es nahe, auf ein Material zurückzugreifen, das bereits im Labor als Dialysemembran eingesetzt wurde und für das außerdem die Infrastruktur für eine industrielle Produktion gegeben war. Dieses Material war **regenerierte Zellulose** aus der Fleischwarenindustrie (Wursthaut). Neben guter mechanischer Stabilität, die im feuchten Zustand sogar noch gesteigert wird, zählt hohe Porosität bei kleiner Porengröße zu den Charakteristika der regenerierten Zellulose, was eine gute kleinmolekulare Clearance sicherstellt.

Nachteilig wirkten sich jedoch die freien Hydroxylgruppen des linearen Polysaccharids Zellulose aus, die über eine Interaktion mit Komplementfaktor C3 zur Komplementaktivierung mit transienter Leukozytopenie führen. Daher lag es

Tab. 6.2 Eigenschaften verschiedener Membranmaterialien. Vergleich der Kompatibilitätsparameter von „reiner Zellulose" (z.B. Cuprophan®), Zellulose allgemein (z.B. Zelluloseacetat, Hemophan®) und von High-Flux- und Low-Flux-Membranen. Spalte 1: Hämo- und Biokompatibilitätsparameter. Spalte 2: „Reine Zellulose" im Vergleich zu anderen Membranmaterialien. Spalte 3: Generelle Eigenschaften von Zellulosemembranen gegenüber synthetischen Membranmaterialien. Spalte 4: Eigenschaften von „High-Flux"- gegenüber „Low-Flux"-Membranen, wobei für beide Typen jeweils dasselbe Membranpolymer betrachtet wird (mod. nach Franz u. Hörl 1997).

Hämo- und Biokompatibilitätsparameter	„Reine Zellulose" im Vergleich zu anderen Membranmaterialien	„Zellulose allgemein" im Vergleich zu synthetischen Materialien	„High-Flux"- im Vergleich zu „Low-Flux"- Membranen	Kommentar
Aktivierung des Gerinnungssystems	tendenziell niedriger	tendenziell niedriger	kein Unterschied	
Komplementaktivierung	stark erhöht	kaum Unterschiede	niedriger (Elimination durch Filtration/Adsorption)	
Zellaktivierung	erhöht	kaum Unterschiede	kein Unterschied	
Membran-Endothel-Wechselwirkungen	erhöht	kaum Unterschiede	kein Unterschied	
Adsorption von β_2-M am Membranmaterial	sehr niedrig	sehr niedrig	abhängig von der zugängigen Membranfläche (Poren)	höher bei offenporigen Membranen
Elimination von β_2-M	tendenziell niedrig	tendenziell niedriger	bei Low-Flux nur über Adsorption, höher bei High-Flux	bei keinem Membranverfahren ausreichend hoch
Endotoxinadsorption am Membranmaterial	sehr niedrig	tendenziell niedriger	kein wesentlicher Unterschied	
Endotoxinrückfiltration	sehr niedrig im Low-Flux-Modus	Adsorption von Endotoxinen durch einige Synthesematerialien	wesentlich höher	Im High-Flux-Modus Endotoxinfilter erforderlich
Aktivierung des Kininsystems	sehr niedrige Aktivierung	kaum Aktivierung	kein Unterschied	
Wohlbefinden der Patienten	kein nachgewiesener Unterschied	kein nachgewiesener Unterschied	kein nachgewiesener Unterschied	
Morbidität der Patienten	kein nachgewiesener Unterschied	kein nachgewiesener Unterschied	kein nachgewiesener Unterschied	
Auftreten eines Karpaltunnelsyndroms	kein nachgewiesener Unterschied	kein nachgewiesener Unterschied	möglich, aber bisher nicht nachgewiesen	stark abhängig von der Dialysatqualität
Letalität	kein nachgewiesener Unterschied	kein nachgewiesener Unterschied	möglich, aber bisher nicht nachgewiesen	stark abhängig von der Dialysatqualität

nahe, durch Veresterung der freien Hydroxyl-gruppen **derivatisierte Zellulose** herzustellen. Mitte der 70er-Jahre gelangte der erste Zellulo-seazetat(CA)-Dialysator zur Marktreife. Während die Membran dieses Dialysators zwei der drei Hydroxylgruppen in veresterter Form trug, kamen in den 80er-Jahren auch Triazetatdia-lysatoren (CTA) auf den Markt.

Außerdem stellte sich heraus, dass bereits die Bindung von nur 1% der freien Hydroxylgrup-pen an das tertiäre Amin Diethylaminoethyl (DEAE) ausreicht, um die unerwünschten Reak-tionen des Blutkompartimentes mit den restli-chen Hydroxylgruppen weitgehend zu verhin-dern. Im mittelmolekularen Bereich weisen die derivatisierten Zellulosen aufgrund ihrer Poren-größe eine etwas höhere Clearance auf. Das Ziel der im Vergleich zu regenerierter Zellulose höheren Biokompatibilität wird erreicht, jedoch unter Inkaufnahme einer ausgeprägteren Gerin-nungsneigung.

Synthetische Membranen

Einen vergleichenden Überblick über die ver-schiedenen Zellulose- und synthetischen Mem-branmaterialgruppen bietet Tabelle 6.2. Ziel der synthetischen Membranforschung ist die Pro-duktion einer High-Flux-Membran mit mög-lichst guten konvektiven und diffusiven Trans-porteigenschaften bei möglichst hoher Biokom-patibilität. Letztere definiert sich durch geringes Ausmaß an Komplementaktivierung und Inter-aktion mit Plasmaproteinen sowie durch Ver-meidung von Kontaktaktivierung und Leuko-zytenabfall.

Nach wie vor ungelöst ist das Problem des dia-lyseassoziierten und bei allen Membranen auf-tretenden **Proteinkatabolismus**. Je nach ver-wendetem Membranmaterial liegt der Amino-säurenverlust bei 6–8 g pro Dialyse, der Albuminverlust kann zwischen 1 g (High-Flux-Polysulfonmembran) und 9 g pro Dialyse (wie-derverwendete High-Flux-Dialysatoren) liegen. Bedenkt man weiterhin, dass etwa 20–30% aller Hämodialysepatienten an einer Malnutrition lei-den und dass der Nutritionsstatus stark mit

Morbidität und Mortalität korreliert, so sollte der Aminosäuren- und Albuminverlust während der Dialyse möglichst gering gehalten werden.

Wiederverwendung von Membranen

Unter rein ökonomischen Aspekten erscheint eine Wiederverwendung des Dialysators nach-vollziehbar. Und obwohl alle humanmedizinisch eingesetzten Dialysatoren von den Herstellern für den einmaligen Verbrauch deklariert sind und daher Einmalartikel darstellen, gibt es in Deutschland kein rechtsverbindliches Verbot eines „Re-Use".

Unter strafrechtlichen Gesichtspunkten stellt selbstverständlich die Vermeidung einer Ge-sundheits- und Lebensgefährdung durch den wiederverwendeten Dialysator eine Minimalan-forderung dar. Dass mit jedem Dialysator nur genau ein Patient behandelt werden soll und dass Patienten mit Virusinfektionen oder Bakteriämie vom Re-Use ausgeschlossen werden müssen, gehört zum mikrobiologischen Allgemeingut. Dasselbe gilt für die adäquate Sterilisation des Blut- und Dialysatkompartiments. Die Aufklä-rung des Patienten über die Wiederverwendung ist schriftlich zu dokumentieren.

Berücksichtigt man die Tatsache, dass in Zent-ren, wo Wiederverwendung der Membranen be-trieben wird, die Inzidenz pyrogener Reaktionen um 4,5% beträgt und dass in typischen Re-Use-Ländern wie den USA (Re-Use-Rate 73%) die Mortalität von Dialysepatienten mit 23,4% pro Jahr deutlich über derjenigen in Japan (8,8%, Re-Use 0%) und Westeuropa (9,7%, Re-Use 9%) liegt, ist der Re-Use unter medizinischen Gesichtspunkten zumindest als fragwürdig ein-zustufen. Auch das Argument, mit Re-Use ließe sich das „First-Use-Syndrom" –eine früher häu-fig beobachtete systemische Reaktion auf den Erstkontakt mit mittels Ethylenoxid sterilisierten Dialysatoren – vermeiden, erscheint angesichts der heute meist üblichen ethylenoxidfreien Sterilisation wenig stichhaltig.

Leistungskriterien für Dialysatoren

Aufgabe des Hämodialysevorgangs ist der Ersatz der körpereigenen glomerulären Clearance. Leitparameter für die Dialysatorleistung ist daher seine Clearance für bestimmte (endogene) Markersubstanzen, z.B. Harnstoff, Kreatinin, Vitamin B_{12} und β_2-Mikroglobulin. Die **Clearance eines Dialysators** ist durch folgende Faktoren determiniert:

- Blutfluss sowie Blutzusammensetzung (Hämatokrit, Gesamteiweiß)
- Dialysatfluss und -zusammensetzung
- Membranmaterial
- geometrischer Aufbau der Membran
- Ultrafiltrationsmenge

Zunächst steigt die Dialysator-Clearance linear mit dem Blutfluss an (Abb. 6.3), erreicht aber in Abhängigkeit von der Molekülgröße der zu eli-

minierenden Substanz und der Porengröße der Membran ein Niveau, das sich durch Erhöhung des Blutflusses nicht mehr steigern lässt. Niedrige In-vivo-Clearances können durch folgende Faktoren bedingt sein:

- hoher Hämatokrit des Patienten
- Bildung einer Sekundärmembran durch Anlagerung von Blutbestandteilen und -zellen an die Dialysatormembran
- Rezirkulation des Blutes

Ultrafiltrationskontrolle

Neben der suffizienten Elimination von harnpflichtigen Substanzen muss die Dialyse auch eine **Homöostase des Flüssigkeitshaushaltes** sicherstellen, da bei den meisten Hämodialysepatienten keine ausreichende Restdiurese vorhanden ist.

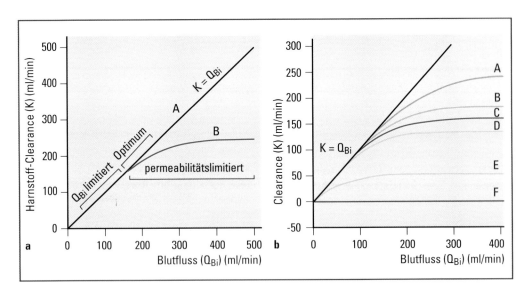

Abb. 6.3 Clearance verschiedener Substanzen in Abhängigkeit vom Blutfluss:

a Schematisierter Verlauf der Harnstoff-Clearance in Abhängigkeit vom Blutfluss (A) für eine ideale Membran mit einem Membranwiderstand von 0; (B) für einen Hohlfaserdialysator mit einer Low-Flux-Membran;

b Einfluss der Molekülgröße auf den Verlauf der Clearance für verschiedene Substanzen in Abhängigkeit vom Blutfluss (schematisiert). A = Harnstoff, B = Kreatinin, C = Harnsäure, D = Phosphat, E = Vitamin B_{12}, F = Albumin.

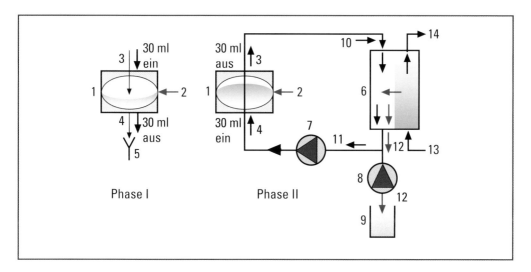

Abb. 6.4 Bilanzierte Single-Pass-Dialyse mit volumetrisch kontrollierter Ultrafiltration.
Phase I: Bilanzkammer mit frischer Dialysierflüssigkeit füllen: 1 = volumetrische Bilanzkammer (z.B. 30 ml); 2 = elastische Trennmembran; 3 = frische Dialysierflüssigkeit; 4 = Dialysat; 5 = Abfluss.

Phase II: Volumetrisch kontrollierte Ultrafiltration mit bilanzierter Single-Pass-Dialyse: 6 = Dialysator; 7 = Flow-Pumpe; 8 = Ultrafiltrationsdosierpumpe; 9 = Ultrafiltratvolumen; 10 = exakt 30 ml Zulauf zum Dialysator; 11 = exakt 30 ml Rücklauf zum Dialysator; 12 = Ultrafiltrat; 13 = arterielles Blut; 14 = venöses Blut.

In einem geschlossenen Dialysatkreislauf entspricht die zeitliche Zunahme des Dialysatvolumens der Ultrafiltrationsrate (UF). Bei offenen Kreisläufen, in denen das Dialysat nach einem Durchgang verworfen wird, entspricht die UF der Differenz aus Zufluss und Abfluss von Dialysat.

Die **geschlossenen Kreisläufe** haben in der Geschichte der Dialyse einige wesentliche Änderungen erfahren. Das ursprüngliche Prinzip der sog. Tankniere, bei der ein etwa 70 l fassenden Vorratstank im wiederholten Austausch mit dem Inhalt des Dialysatkompartiments stand, hatte den gravierenden Nachteil, dass es im Vorratstank zu einer Aufkonzentration harnpflichtiger Substanzen kam, was mit einer Reduktion des Konzentrationsgradienten und damit der Effektivität einhergeht. Daher ging man dazu über, ein zirkulierendes Dialysat nach einem Durchlauf zu verwerfen; dadurch war jedoch immer noch keine strenge Trennung von verbrauchtem und unverbrauchtem Dialysat erreicht.

Diese Trennung liegt in den modernen **Single-Pass-Systemen** in Form einer Membran vor, die zwar den „Informationsaustausch" bezüglich der verbrauchten (d.h. zu ersetzenden) Dialysatmenge gestattet, ohne dabei eine Vermischung der verbrauchten mit der frischen Dialysatflüssigkeit zuzulassen (Abb. 6.4).

6.2.4 Dialysat

Das Blut eines jeden Hämodialysepatienten ist, lediglich durch eine semipermeable Membran getrennt, pro Woche bis zu 500 l Dialysat exponiert. Durch den relativ niedrigen intrakapillären Druck im „venösen" Anteil des Blutkompartiments des High-Flux-Dialysators kann es im Rahmen einer „**Back-Filtration**" zum Übertritt von bis zu 3 l Dialysat pro Dialyse ins Blutkompartiment kommen.
Weitere Übertrittsmöglichkeiten wie kapilläres Blutleck oder Ähnliches kommen hinzu und

ermöglichen den Übertritt nicht nur von chemischen Substanzen jedweder Molekülgröße, sondern auch von Bakterien oder Viren.

Die vorstehenden Ausführungen machen deutlich, warum in den letzten Jahren an die Dialysatflüssigkeit gleiche Qualitätsanforderungen wie z.B. an Infusionlösungen gestellt wurden.

Zusammensetzung

Natürlich differenziert die Dialysatormembran beim Permeieren kleinmolekularer Substanzen nicht zwischen „erwünschten" Übertritten harnpflichtiger Stoffe und „unerwünschten" Übertritten von z.B. Glucose oder Elektrolyten. Vielmehr kommt es bei Dialyse zu einem approximativen Angleich der Konzentrationen kleinmolekularer Stoffe im Blutkompartiment an die entsprechenden Dialysatkonzentrationen. Das Dialysat muss daher eine **blutisoosmolare Elektrolytösung** sein, die alle wesentlichen Elektrolyte in physiologischen Konzentrationen enthält:

- **Natrium** ist im Dialysat in Konzentrationen zwischen 130 und 145 mmol/l enthalten. Die bekannten blutdrucksteigernden Effekte von höheren Natriumkonzentrationen macht man sich zur Blutdruckregulation zunutze.
- Der Mehrheit der Dialysepatienten fehlen adäquate Eliminationsmechanismen für Kalium. Um dem Patienten während der Dialyse **Kalium** entziehen zu können, wählt man in Abhängigkeit vom Serumkalium eine Kaliumdialsatkonzentration zwischen 1 und 3 mmol/l. Zu hohe enddialytische Kaliumkonzentrationen führen zu Hyperkaliämien im dialysefreien Intervall, während zu niedrige Kaliumkonzentrationen insbesondere bei kardial vorgeschädigten und/oder digitalisierten Patienten zu Herzrhythmusstörungen führen können. Klinisch äußert sich eine Hypokaliämie durch Adynamie und Kraftlosigkeit bis hin zu Lähmungserscheinungen.
- Die **Calcium**konzentration im Dialysat liegt standardmäßig bei ca. 1,75 mmol/l, was

leicht über der Konzentration des ionisierten Calciums (ca. 50% des Gesamtcalciums) im Serum liegt. Diese leicht positive Calciumbilanz ist aufgrund der normalerweise eher negativen Calciumbilanz im dialysefreien Intervall durchaus erwünscht. Patienten unter optimierter Behandlung mit Vitamin D und calciumhaltigen Phosphatbindern kommen jedoch auch mit niedrigeren Dialysatcalciumkonzentrationen zwischen 1,25 und 1,5 mmol/l aus.

- Die optimale **Magnesium**konzentration im Dialysat ist bislang noch nicht festgelegt. Bei Dialysepatienten liegen erfahrungsgemäß eher hohe Plasmamagnesiumspiegel vor, die allerdings nicht unbedingt die zellulären Magnesiumkonzentrationen reflektieren. Unter den Magnesiumspiegeln zwischen 0,5 und 1 mmol/l, wie sie in den handelsüblichen Dialysaten enthalten sind, wurden bislang zumindest keine nachteiligen Effekte beschrieben.
- Der Ausgleich der metabolischen Azidose erfolgt heute in der Regel durch **Bicarbonat**. Früher wurde hierzu Acetat verwendet, was allerdings zu einer Hypotension Anlass geben kann.
- **Glucose**zusätze zum Dialysat sind nicht routinemäßig erforderlich. Allerdings kann bei bestimmten Populationen, z.B. bei Patienten mit konsumierenden Erkrankungen (→ Vermeidung von Kalorienverlusten) oder Diabetikern (→ Vermeidung von Hypoglykämien) eine Dialysatzubereitung unter Zusatz von 11 mmol/l (entspricht 200 mg/dl) Glucose sinnvoll sein, um eine Glucoseabgabe ins Dialysat zuverlässig zu unterbinden.
- Der **pH-Wert** des Dialysats muss zwischen 6 und 8, möglichst um 7 liegen, die **Osmolarität** zwischen 280 mosm/l und 300 mosm/l. Ein zu niedriger pH-Wert führt einerseits zu einer Azidose des Blutkompartiments und kann zum anderen auch die Antikoagulation mit Heparin behindern.

6.3 Praktische Durchführung und mögliche Komplikationen

6.3.1 Durchführung der Dialyse

Die modernen Dialysegeräte besitzen eine PC-ähnliche Benutzeroberfläche, über die eine Eingabe der gewünschten Dialysemodalitäten erfolgt (Funktionssysteme für Blutkreislauf, Dialysatkreislauf und Ultrafiltration) und Rückmeldungen des Systems optisch und akustisch angezeigt werden (Kontroll- und Schutzsysteme). Auf die wichtigsten Charakteristika der einzelnen Module soll im Folgenden kurz eingegangen.

Extrakorporaler Blutkreislauf

Der extrakorporale Kreislauf beginnt typischerweise am **arteriellen Gefäßzugang**, d.h. mit der „arteriellen" Dialysenadel. Da die Druckdifferenz zwischen „arteriellem" und „venösem" Shunt-Zugang nicht ausreicht, um den Reibungswiderstand des extrakorporalen Kreislaufs zu überwinden, ist eine **Blutpumpe** in den Blutkreislauf integriert. Die Blutpumpen sind heutzutage ausschließlich okklusiv arbeitende Rollerpumpen, die ohne direkten Kontakt des Pumpenmaterials mit dem Blut durch Kompression und „Vorwärtsschieben" des Blutes einen Blutfluss herstellen. Im niedermolekularen Bereich hängt die Dialyse-Clearance entscheidend vom Blutfluss (effektive Dialyse ab etwa 200 ml/min) ab. Moderne Dialysegeräte erlauben eine Steigerung des Blutflusses auf bis zu 800 ml/min. Die **Druckmessung** ist standardmäßig an zwei Stellen im Kreislauf vorgesehen. Eine Druckmessung in dem Abschnitt *vor* der Blutpumpe ergibt typischerweise einen Unterdruck. Die Höhe des Unterdrucks hängt neben dem intravasalen Shuntdruck entscheidend von der pro

Zeiteinheit durch die Blutpumpe geförderten Blutmenge ab. Ein steigender Unterdruck im „arteriellen Schenkel" des Blutkreislaufes deutet auf ein relativ geringes arterielles Blutangebot hin. Eine Besonderheit der Druckmessung im *hinter* der Blutpumpe gelegenen Abschnitt des Blutkreislauf scheint erwähnenswert: Hier kann die Untergrenze minimal +10 mmHg betragen, da ein niedrigerer Druck im „venösen Schenkel" mit einem unvertretbar großen Risiko für Luftembolien verbunden wäre.

Hinter der Blutpumpe schließt sich der eigentliche Dialysator an. Eine Tropfkammer dient als Luftfalle. Für den Fall, dass große Luftmengen anfallen, ist hinter der Tropfkammer ein **Luftdetektor** eingebaut, der ggf. eine nachgeschaltete automatische Klemmvorrichtung auslösen – und damit natürlich den Blutfluss stoppen – kann. Diese Luftsensoren basieren auf der unterschiedlichen Ultraschallleitfähigkeit von Flüssigkeiten und Luft. Die heute gebräuchlichen Luftdetektoren sind in der Lage, bereits sehr kleine Luftmengen (0,0045 ml) zu erfassen.

Zur Antikoagulation ist zwischen Blutpumpe und Dialysator eine **Heparinpumpe** an den extrakorporalen Kreislauf angeschlossen. Ferner besteht die Möglichkeit, eine **Temperaturmessung** im extrakorporalen Kreislauf vorzunehmen.

Der extrakorporale Blutkreislauf mündet normalerweise in den **venösen Gefäßzugang**. Natürlich kommt es jedoch immer wieder zu Situationen, in denen eine Hämodialyse über einen einzigen Gefäßzugang erfolgen muss, wo also venöser und arterieller Gefäßzugang identisch sind. Derartige Einzelnadeldialysen werden z.B. bei einlumigen Shaldon-Kathetern oder bei zu schonenden Shunt-Gefäßen (Single Needle/Unipunktur) eingesetzt. Standardmäßig führt man solche Dialysen im Doppelpumpenverfahren durch, d.h. dass sowohl vor als auch nach dem Dialysator Blutpumpen integriert sind. Mittels zusätzlicher Expansionskammern ist eine effektive Dialyse mit nur geringer sog- und druckbedingter Gefäßbelastung möglich.

Dialysatkreislauf

Für die Durchführung einer Hämodialyse wird eine Dialysierflüssigkeit benötigt, welche die aus dem Blut zu entfernenden „harnpflichtigen" Substanzen aufnehmen kann. Auf der anderen Seite müssen bestimmte Substanzen, besonders Elektrolyte, im Dialysat bereits in annähernd physiologischen Konzentrationen enthalten sein, um lebensgefährliche Imbalancen zu verhindern. Während eine Aufbereitung von Wasser zu Dialysezwecken mit Hilfe der Umkehrosmose unkompliziert möglich ist, wird die Zubereitung des endgültigen Dialysates durch Mischung von Permeat (Wasser nach Durchlauf der Umkehrosmose) mit einem Elektrolyt- sowie einem Bicarbonatkonzentrat erreicht. Standardmäßig erfolgt – in der Regel leitfähigkeitsgesteuert – die Mischung von 1 Teil Konzentrat mit ca. 32 Teilen Wasser und ca. 1 Teil Bicarbonat. Die exakten Mischungsverhältnisse sind auf den Konzentratbehältern angegeben. Das Permeat (Wasser) muss zum optimalen Mischen erwärmt und gasfrei gemacht werden. Ein Dialysatfluss von 500 ml/min ist üblich. Die richtige Elektrolytkonzentration der Dialysatflüssigkeit wird durch eine kontinuierliche Messung der elektrischen Leitfähigkeit überprüft. Die Leitfähigkeit, die in ms/cm angegeben wird, ist bei gleicher Temperatur und gleicher Elektrolytzusammensetzung stets gleich; der Umkehrschluss gilt jedoch nicht. Vielmehr ist bei gleicher Leitfähigkeit durchaus eine weite Spannweite einzelner Komponenten (z.B. Kaliumkonzentration) denkbar, die hinsichtlich der Leitfähigkeit z.B. von gegensinnig veränderten Natriumkonzentrationen kompensiert werden. Wenn die Membran des Dialysators schadhaft ist, kommt es zum Übertritt von Blut in den Dialysatkreislauf. Ein **Blutlecksensor** alarmiert in diesem Falle umgehend und induziert einen Pumpenstop. Der Funktionmechanismus des Blutlecksensors beruht auf einer Extinktionsmessung des Dialysates.

Ultrafiltrationskontrolle

So wie die physiologische Niere die Doppelfunktion der Entgiftung und Flüssigkeitselimination wahrnimmt, muss auch die Hämodialyse neben der Entfernung harnpflichtiger Substanzen den Entzug der im dialysefreien Intervall angesammelten Flüssigkeit leisten. Die handelsüblichen Dialysegeräte bieten allesamt hierzu die Möglichkeit.

Sowohl eine nach Abschluss der Dialyse verbleibende Überwässerung als auch ein überschießender Flüssigkeitsentzug können den Patienten in seiner Lebensqualität und im Extremfall auch vital einschränken.

Prinzipiell gibt es zwei Verfahren zur Kontrolle des Flüssigkeitsentzuges während der Dialysebehandlung:

- **Druckkontrollierte Verfahren** basieren auf der physikalischen Tatsache, dass die Menge der ultrafiltrierten Flüssigkeit proportional zum transmembranösen Druckgradienten ist.
- Bei den **volumetrischen Verfahren** wird dem Dialysatkreislauf eine definierte Flüssigkeitsmenge entzogen. Aufgrund des geschlossenen Dialysatkreislaufes kann sich das Dialysatvolumen nur durch Ultrafiltration über die Membran wieder regenerieren.

6.3.2 Antikoagulation

Der Kontakt des Blutes mit den Oberflächen des extrakorporalen Kreislaufs induziert einerseits das Ablaufen der plasmatischen Gerinnungskaskade und andererseits eine Plättchenadhäsion und -aggregation. Man kann also mit Recht von einer Thrombogenität der Dialyse sprechen. Um den Verschluss von Kapillaren oder des gesamten extrakorporalen Kreislaufs zu verhindern, ist in aller Regel eine passagere Antikoagulation während jeder Dialyse indiziert, z.B. durch eine Bolusgabe von 2000 IE **Heparin** in den extrakorporalen Kreislauf sowie eine daran anschließende kontinuierliche Heparinisierung mit

1000 IE/h. Die kontinuierliche Heparingabe kann in der Regel ohne Gerinnungsprobleme bereits 20–30 min vor Dialyseende gestoppt werden.

Eine **Kontrolle der Heparinwirkung** ist durch verschiedene Labormethoden möglich. Im Wesentlichen finden zwei Methoden Verwendung: Die „Activated Clotting Time" (ACT), die im dialyseeigenen Labor bestimmt werden kann, sollte zwischen 150 und 200 s betragen, während die aktivierte partielle Thromboplastinzeit (aPTT) bei effektiver Heparinisierung bei 60–80 s liegen sollte.

Klinisch imponiert eine überschießende Antikoagulation durch verlängerte Nachblutungszeiten der Stichkanäle, während eine unterdosierte Heparinisierung sich durch Thromben in der venösen Tropfkammer, im Extremfall auch durch Komplettverschluss des extrakorporalen Kreislaufs äußert. Eine unterdosierte Heparinisierung wirkt sich allerdings auch subklinisch durch den Verschluss einzelner oder mehrerer Hohlfäden negativ auf die Dialyseeffektivität aus. Schwere Blutungskomplikationen können durch Verabreichung von Protaminsulfat behandelt werden.

Patienten mit einer vorbekannten **heparininduzierten Thrombozytopenie** (HIT Typ II) dürfen kein Heparin erhalten. Die Diagnose einer HIT wird fast immer während eines stationären Krankenhausaufenthaltes gestellt, wo in der Regel auch ein Ausweichpräparat (z.B. Hirudin oder Heparinoide) benannt wird, das dann auch im Rahmen der Dialysen zur Antikoagulation verwendet werden sollte.

Antikoagulation bei Patienten mit erhöhter Blutungsgefährdung

Ein nicht unerheblicher Prozentsatz der Dialysepatienten zumindest im Bereich der Intensivmedizin leidet an einer erhöhten Blutungsneigung. Außerdem sind besonders Patienten mit Leberfunktionsstörungen aufgrund man-

gelnder Synthese von Gerinnungsfaktoren blutungsgefährdet. Bei perioperativen Patienten oder Patienten nach Traumata bzw. intrakraniellen Blutungen verbietet sich ebenfalls eine gravierende Hemmung der physiologischen Blutgerinnung.

Eine völlig **heparinfreie Dialyse** ist problematisch, weil zum einen der personelle Aufwand (ca. viertelstündliche Spülung des extrakorporalen Kreislaufs) hoch und zum anderen trotzdem keine ausreichender Schutz vor Totalverschluss des extrakorporalen Kreislaufs gegeben ist.

Durch eine **kontinuierliche Natriumcitratgabe** in den extrakorporalen Kreislauf kann ebenfalls eine regionale Antikoagulation erzielt werden. Hierzu ist des weiteren ein calciumfreies Dialysat erforderlich, da der Wirkmechanismus auf einer Bindung des ionisierten Calciums (und hierdurch Blutgerinnungshemmung) beruht. Der Serumcalciumspiegel muss hierbei engmaschig kontrolliert und über eine Calciuminfusion hinter dem Dialysator konstant gehalten werden.

Im deutschsprachigen Raum verbreiteter ist die Methode der **Minimalheparinisierung**. Man versucht, durch Gabe nur minimaler Heparinmengen eine gerade noch effektive Antikoagulation zu erzielen. Unserer Erfahrung nach kann gerade bei kurzen Notfalldialysen (z.B. Ultra-/Hämofiltration wegen Lungenödems) eine einmalige Gabe von 1000–2000 IE Heparin in den extrakorporalen Kreislauf zu Dialysebeginn durchaus ausreichend sein. Bei längeren Dialysedauern erfordert die minimale Heparinisierung einige Erfahrung. Eine 60 min nach Gabe des ersten Heparinbolus beginnende niedrigdosierte kontinuierliche Heparinisierung, die etwa 30 min vor Dialyseende beendet wird, scheint in vielen Fällen zumindest den Totalverschluss des Systems zu verhindern.

6.3.3 Komplikationen

Patienten während einer Dialysebehandlung unterliegen – verglichen mit einer gleichaltrigen nierengesunden Vergleichspopulation – einem deutlich erhöhten Risiko für das Auftreten medizinischer Notfälle. Diese Tatsache resultiert nicht nur aus dem Dialysevorgang selbst, sondern auch aus der häufig bestehenden Multimorbidität langjährig niereninsuffizienter Individuen. Dennoch liegt es auf der Hand, dass durch den extrakorporalen Kreislauf mit Antikoagulation sowie Veränderungen der Elektrolyt- und Flüssigkeitsbalance eine labile Situation entsteht.

Medizinische Notfälle im Rahmen der Dialyse können sich durch ein relativ breites Spektrum oftmals relativ unspezifischer Phänomene äußern. Typischerweise treten die folgenden **Symptomenkomplexe** auf:

- Blutdruckabfall (mit Synkope)
- hypertensive Krise mit entsprechender zerebraler, kardialer oder respiratorischer Begleitsymptomatik
- Dyspnoe
- Vigilanzstörungen bis hin zur Bewusstlosigkeit
- Krampfanfälle
- Schmerzen

Therapeutische Maßnahmen müssen dementsprechend häufig ohne exakte Klassifikation des zugrunde liegenden Pathomechanismus durchgeführt werden. Folgende grundlegende Maßnahmen bei Patienten mit **Kreislaufinstabilität** können rasch und weitgehend unspezifisch eingesetzt werden:

- Kopftieflagerung
- Aufhebung der Ultrafiltration
- Volumengabe
- Monitoring von Blutdruck, EKG-Rhythmus sowie O_2-Sättigung, ggf. O_2-Gabe
- Messung von Blutzucker, Elektrolyten und Säure-Basen-Status

Diese Punkte werden in den folgenden Kapiteln teilweise noch um spezifische Maßnahmen ergänzt.

Exitus letalis

Der plötzliche Todesfall während der Dialysebehandlung ist zwar selten, kann aber gerade im Zusammenhang mit schweren Begleiterkrankungen durchaus auftreten. Mögliche Todesursachen existieren sowohl dialysebezogen (Hypovolämie, Blutung, Luftembolie, Elektrolytentgleisung) als auch dialyseunabhängig (Herzinfarkt, Lungenembolie, Suizid, massiver zerebraler Insult).

Blutdruckabfall

Die hypotone Kreislaufdysregulation betrifft drei Patientengruppen besonders häufig: ältere Patienten, Diabetiker sowie Patienten bei der Einleitung einer Dialysetherapie. Insgesamt muss bei etwa jeder sechsten Dialysebehandlung mit einer mehr oder weniger gravierenden Hypotonie gerechnet werden. Einfache Maßnahmen wie Kopftieflagerung und Volumengabe genügen in vielen dieser Fälle zur Behebung der Hypotonie. Hypertone Kochsalz- (NaCl 20%) oder Humanalbuminlösungen ermöglichen eine Blutdrucksteigerung mit relativ geringer Volumenbelastung; nachteilig wirkt sich bei hypertonen Kochsalzlösungen das gesteigerte Durstgefühl und bei Humanalbumin der relativ hohe Preis aus.

Ein allgemeingültiges Prozedere zur sicheren **Prophylaxe** dialyseassoziierter Kreislaufinstabilität ist bisher nicht gefunden worden. Dennoch sollten folgende Punkte berücksichtigt werden:

- Das **Sollgewicht** (Trockengewicht) des Patienten sollte am Ende der Dialysesitzung knapp über dem durch Blutdruckabfall, Übelkeit oder Muskelkrämpfe symptomatischen Gewicht liegen. Die Festlegung erfordert einige Erfahrung, da objektive Parameter wie die sonographische Messung zentralvenöser Lumina oder laborchemische Marker bisher keine befriedigende Korrelation zum klinischen Hydratationsstatus der Patienten gezeigt haben. In jedem Falle ist das Trockengewicht als dynamische Größe anzusehen, die z.B. abhängig vom nutritiven Status des Patienten (Kachexie, Gewichtszunahme, Immobilisation etc.) ständig den tatsächlichen Erfordernissen angepasst werden muss.

- Mit einer **Variation des Dialysatnatriums** kann durch Verminderung der Flüssigkeitsverschiebung von intravasal ins Gewebe eine größere Kreislaufstabilität erreicht werden.
- Wird zunächst ein Großteil des vorgesehenen Flüssigkeitsentzuges durch reine Ultrafiltration bei konstanter Plasmaosmolarität durchgeführt, so kann die darauf folgende Dialysephase weitgehend **isovolämisch** erfolgen; auch dies führt in der Regel zu einer deutlich verbesserten Kreislaufstabilität.
- Der Einsatz **kühleren Dialysats** (35 °C) stabilisiert – wahrscheinlich durch eine kältevermittelte Sympathikusaktivierung mit Vasokonstriktion und verbesserter kardialer Kontraktilität – den Blutdruck während der Dialyse.
- Eine bestehende Anämie kann häufig relativ leicht mit rekombinantem humanem **Erythropoetin** korrigiert werden. Die hierdurch erzielte Hämatokriterhöhung und bessere Sauerstofftransportkapazität tragen ebenfalls zur Kreislaufstabilität bei.
- Bei Patienten mit Intoleranz gegenüber Acetat, insbesondere ältere Diabetiker ohne große kardiale Reserve, ist eine Bicarbonatdialyse anzustreben.

Im Folgenden werden die wichtigsten **Ursachen für einen Blutdruckabfall** während der Dialyse differenziert.

Intravasaler Volumenmangel

Ein erniedrigtes Extrazellulärvolumen stellt den Endpunkt eines inadäquat hohen Flüssigkeitsentzuges dar:
- Es liegt auf der Hand, dass bei **niedrigem Ausgangsblutdruck** zu Dialysebeginn, z.B.

infolge von Hyperglykämie, Diarrhöen, Nahrungskarenz oder Fieber, eine Anpassung der Ultrafiltrationsrate nach unten, im Extremfall sogar eine Volumengabe erfolgen muss. Geschieht dies nicht oder nicht rechtzeitig, so ist eine Hypotonie vorprogrammiert.

- Bei nicht wenigen Patienten führt bekanntlich eine **mangelnde Trinkdisziplin** dazu, dass über hohe Ultrafiltrationsraten versucht wird, einen hohen Flüssigkeitsentzug pro Dialysesitzung zu erzielen. Das Problem ist dann weniger in der entzogenen Flüssigkeitsmenge per se zu sehen sondern eher in der relativ zu kurzen Dialysedauer. Umgekehrt kann jedoch auch und gerade bei guter Trinkdisziplin des Patienten ein zu niedrig angesetztes Trockengewicht dazu führen, dass wiederholt besonders gegen Ende einer Dialysesitzung hypotone Kreislaufsituationen auftreten.
- Ist das Dialysatnatrium relativ zum Serumnatrium zu niedrig, so kann es zu **Volumenverschiebungen** aus dem intravasalen Raum (sinkende Natriumkonzentration) ins Gewebe kommen. Der inadäquate Volumenentzug erfolgt hierbei also nicht über die Ultrafiltration, sondern sozusagen endogen. Entsprechend kann man durch eine relativ hohe Natriumkonzentration im Dialysat (z.B. „degressiv" Na^+ 150 mmol/l zu Dialysebeginn, später Na^+ serumisoosmolar) hypotone Dysregulationen gerade bei den genannten Risikogruppen vermeiden.

Regulationsstörungen der Herzfrequenz

Um eine ausreichende zerebrale Perfusion auch bei aufrechtem Gang zu gewährleisten, entwickelte sich im Laufe der Evolution der sog. Baroreflex. Über im Sinus caroticus gelegene Barorezeptoren werden sowohl die absolute Höhe als auch die Änderungsgeschwindigkeit des karotidalen Blutdrucks gemessen und diese Information dann im N. vagus und N. glossopharyngeus an das zentrale Nervensystem weitergeleitet. Hier erfolgt die Informationsverarbeitung und die Reaktion in Form efferenter

Nervenimpulse über Sympathikus und Parasympathikus.

Leider leiden bis zu 50% der Dialysepatienten an einer **autonomen Dysfunktion**, sodass wesentliche Reaktionsmuster wie Änderungen der Gefäßweite sowie Änderungen der Herzfrequenz nicht adäquat eingesetzt werden können. Die Herzfrequenz wird im Falle eines Blutdruckabfalls nicht adäquat hochreguliert; im Extremfall reagieren Patienten sogar mit einer Bradykardie. Zur urämischen und diabetischen Neuropathie kommen noch pharmakologische Einflüsse hinzu, z.B. durch Betablocker oder Verapamil.

Eine spezifische Behandlung der Regulationsstörung existiert nicht. Die Inzidenz entsprechender Zwischenfälle kann bei den Risikopatienten durch Erhöhung des Dialysatnatriums und kühleres Dialysat verringert werden. Im Notfall kommen neben Volumengabe etc. parasympatholytische (Atropin) und sympathikomimetische (Orciprenalin) Medikamente zur Steigerung der Herzfrequenz zum Einsatz.

Kardiologische Probleme

Die Häufigkeit von **Herzrhythmusstörungen** wird kontrovers beurteilt. Während manche Autoren von einer Zunahme von Extrasystolen bei 50% der Dialysepatienten berichten, fanden andere Autoren keinen Zusammenhang. Es besteht allerdings weitgehender Konsens darüber, dass höhergradige Rhythmusstörungen während Dialysebehandlungen nicht gehäuft auftreten. Auch unterschiedliche Membrantypen oder Dialyseverfahren (Acetat vs. Bicarbonat, Hämofiltration) scheinen nach der bisherigen Datenlage keine unterschiedliche Inzidenz von Rhythmusstörungen hervorzurufen. Der plötzliche Herztod tritt bei Dialysepatienten denn auch eher im dialysefreien Intervall auf.

Im Gegensatz dazu kommt der **Kardiomyopathie** eine entscheidende Rolle bei der Kreislaufinstabilität zu. Abhängig von der Dauer der Niereninsuffizienz sowie weiterer Risikofaktoren (Hypertonie, Hyperparathyreoidismus,

Gefäßwandschäden) kommt es zur linksventrikulären Hypertrophie, die häufig mit einer diastolischen Dysfunktion infolge interstitieller kardialer Fibrose vergesellschaftet ist.

Ebenso bedeutsam dürfte die **koronare Herzerkrankung** (KHK) sein. Die Mehrheit der über 50-jährigen Dialysepatienten weist Koronarstenosen auf, allerdings häufig ohne typische Warnsymptome wie Angina pectoris. Somit ist davon auszugehen, dass zumindest einem Teil der dialyseassoziierten Blutdruckabfälle eine asymptomatische koronare Herzerkranung zugrunde liegt. Der akute Herzinfarkt ist bei der Dialyse jedoch eine Rarität, was unter anderem wohl auf die Heparinisierung der Patienten zurückzuführen ist. In Fällen, wo die Dialysetherapie mit einer Progredienz von KHK-Symptomen einhergeht, ist ein besonders schonender Flüssigkeitsentzug anzustreben. Eventuell kann hier auch eine Indikation zur Peritonealdialyse gegeben sein.

Kommt es bei Dialysepatienten zum **kardiogenen Schock**, ist die Prognose naturgemäß schlecht, da 60–80% dieser Patienten versterben. Der Blutdruck ist beim kardiogenen Schock niedrig oder nicht mehr messbar. Es besteht eine Stauung der Halsvenen. Je nach Ausprägung des kardiogenen Schocks sind die Patienten motorisch unruhig oder bewusstlos. Die typische Tachykardie kann, wie bereits oben erwähnt, bei Dialysepatienten ausbleiben oder sogar durch eine Bradykardie ersetzt werden. In einer solchen Situation ist die Dialyse umgehend zu beenden. Bei noch intakter Atmung ist eine Sauerstoffinsufflation über Gesichtsmaske mit Reservoir zu beginnen. Bei dem geringsten Verdacht auf eine Hypovolämie ist eine sofortige Volumensubstitution indiziert. Die kardiopulmonale Reanimation unterscheidet sich nicht prinzipiell von derjenigen bei Nichtdialysepatienten; allerdings ist in der Regel ein suffizienter Zugang bereits vorhanden.

Eine Sonderform des kardiogenen Schocks entwickelt sich infolge einer **Perikardtamponade**. Klinische Zeichen einer Perikarditis, insbesondere präkordiale Schmerzen, werden von den betroffenen Patienten im Vorfeld beschreiben. Bei ausreichend behandelten Langzeitdialysepatienten ist der Perikarderguss zwar eine Rarität; bei hochurämischen Patienten, die erst kurz im Dialyseprogramm sind, kommt sie jedoch in jedem Falle differenzialdiagnostisch in Betracht. Akuter retrosternaler Schmerz, leise Herztöne, Todesangst und Erstickungsgefühl sowie obere Einflussstauung werden zwar als typisch für die Perikardtamponade angesehen, eine Abgrenzung von anderen Ursachen des kardiogenen Schocks kann jedoch klinisch schwierig sein. Nach entsprechender echokardiographischer Sicherung muss umgehend eine Perikardpunktion erfolgen.

Bei Patienten mit **Herzklappenvitien** – insbesondere der Aortenklappe – ist eine besonders schonende Flüssigkeitselimination anzustreben. Diese Herzfehler, die ihrerseits auch im Rahmen einer Niereninsuffizienz aggraviert werden können, reduzieren das Herzminutenvolumen. Eine kausale Therapie, z.B. durch Klappenersatz, ist daher wann immer möglich anzustreben.

Vasodilatation

Bei Verwendung kleiner Membranoberflächen tritt bei **Acetatdialyse** nur wenig Acetat ins Blut über und kann leicht verstoffwechselt werden. Dagegen kommt es bei größeren Membranoberflächen vor allem bei Patienten mit Diabetes, Kachexie oder Lebererkrankungen zu einer intravasalen Kumulation von Acetat. Diese kann oftmals nicht adäquat kompensiert werden, sodass eine Vasodilatation möglich ist. In diesem Falle ist eine Bicarbonatdialyse das Mittel der Wahl zur Verhinderung von Blutdruckabfällen. In den meisten europäischen Dialysezentren wird daher die Bicarbonatdialyse standardmäßig bei allen Patienten durchgeführt.

Blutdruckanstieg

Analog zu den Ausführungen zum Blutdruckabfall können die entgegengesetzten Mechanismen auch zu einem Blutdruckanstieg führen, besonders zum Dialyseende hin. Insbesondere ein hoher Dialysatnatriumspiegel kann durch eine Expansion des extrazellulären Volumens den Blutdruck steigern.

Ferner können die Kompensationsmechanismen, die der Organismus zur Verhinderung von hypotonen Dysregulationen einsetzt – also unter anderem die Aktivierung des Renin-Aldosteron-Systems sowie des Sympathikus – bei überschießender Aktivierung auch eine Hypertonie erzeugen. Einige antihypertensiv wirkende Substanzen sind dialysabel. Häufig werden Antihypertensiva aus diesem Grund erst nach Dialyseende eingenommen, was gegen Ende der Dialysesitzung ebenfalls zur Exazerbation eines bestehenden Hypertonus führen kann.

Die Behandlung kann bei einfachem Hypertonus durch Verabreichung einer oralen Dosis der üblichen Antihypertensiva des Patienten erfolgen. Hypertensive Krisen mit kardialer oder zerebraler Begleitsymptomatik bedürfen bisweilen auch einer intravenösen Therapie, etwa mit Urapidil (z.B. Ebrantil®) oder Nitraten (z.B. Perlinganit®).

Allergische Reaktionen, Pyrogenreaktionen und Sepsis

Durch Verbindung mit dem extrakorporalen Kreislauf besteht die Gefahr, dass unter Umgehung der physiologischen Infektions- bzw. Inkorporationsbarrieren – Haut oder Schleimhaut, Bindegewebe und Gefäßwände – Fremdsubstanzen direkt in den Blutkreislauf des Patienten eingespeist werden und entsprechende Abwehrreaktionen hervorrufen. Je nachdem, ob es sich bei den Fremdsubstanzen um reine Allergene, Pyrogene oder Bakterien handelt, kann es zu allergischen Reaktionen, Fieberreaktionen oder Sepsis kommen.

Bei schätzungsweise 0,05‰ aller Dialysebehandlungen kommt es zu **allergischen Reaktionen**. Klebematerialien wie Polyurethan (Isozyanatfreisetzung) und Weichmacher (Phthalate) können zwar nicht als gesundheitlich völlig unbedenklich eingestuft werden, eine klinisch bedeutsame Rolle bei der Genese allergischer Reaktionen kommt ihnen aber nicht zu. Anders ist es mit den Sterilisationsmitteln wie Ethylenoxid und dem bei der Wiederverwendung eingesetzten Formalin. Das Spektrum klinischer Manifestationen der Überempfindlichkeitsreaktionen reicht von einfachem Pruritus oder Kontaktdermatitis über Bronchospasmus bis hin zu anaphylaktischen Reaktionen. Schwere allergische Reaktionen erfordern einen sofortigen Abbruch der Dialyse und darüber hinaus eine Therapie mit Katecholaminen, Antihistaminika und Corticosteroiden sowie Volumengabe. Eine bakterielle Besiedlung des Dialysats (Wasserversorgung oder Dialysatmischsysteme) führt durch Einschwemmung von Endo- oder Exotoxinen in den Blutkreislauf des Patienten zu **Pyrogenreaktionen**. Durch moderne Wasseraufbereitungsanlagen sind derartige Pyrogenreaktionen heutzutage glücklicherweise sehr selten geworden. Die klinische Symptomatik besteht in einem raschen Anstieg der Körpertemperatur mit Schüttelfrost bis hin zur Kreislaufinsuffizienz. Je nach Schweregrad kann das Krankheitsbild mit Antipyretika und Antihistaminika beherrscht oder aber ein Dialyseabbruch erforderlich werden.

Fieberreaktionen können natürlich auch auf **bakteriellen Infektionen** beruhen. Bei Dauerdialysepatienten stellen Infektionen über den Gefäßzugang die häufigste Ursache für septische Reaktionen dar. Cimino-Fisteln und Goretex-Prothesen lassen sich mit einfachen Hautdesinfektionsmaßnahmen schützen und führen nur selten zur Bakteriämie. Insbesondere bei der Verwendung von Dauerkathetern ist dagegen die Gefahr einer Bakterieneinschwemmung deutlich größer. Neben der hochfieberhaften Sepsis im engeren Sinne mit der Gefahr der Kreislaufinsuffizienz gibt es auch die subklinischen Verläufe, die durch zunehmenden Leistungsabfall, Splenomegalie, Herzklappenbesiedelung und subfebrile Temperaturen gekennzeichnet sind.

Die Behandlung besteht in einer resistogrammgerechten Antibiose sowie ggf. Entfernung der Eintrittspforte (Dauerkatheter). Initial sollte eventuell mit einer breiten Antibiose unter Einschluss grampositiver und -negativer Erreger begonnen werden.

Dysäquilibrium

> Wird der Harnstoffgehalt des Plasmas rasch gesenkt, so kann es zu einer Imbalance zwischen intra- und extrazellulärer Osmolarität kommen.

Die Konsequenz ist ein osmotischer Einstrom von hypoosmolarer Flüssigkeit nach intrazellulär; tierexperimentell ist eine Zunahme des Gehirnwassers um etwa 6% bei rascher Absenkung der Plasmaharnstoffkonzentration belegt. Vor vier Jahrzehnten, als das Dysäquilibriumsyndrom erstmals in der Literatur erwähnt wurde, kam es noch weitaus häufiger als heute zu einem Gehirnödem infolge zu langer Dialysen hochurämischer Patienten. **Warnsymptome** des Dysäquilibriums bestehen in Übelkeit, Kopfschmerzen, Sehstörungen und Vigilanzminderung; das vollausgeprägte Krankheitsbild ist durch Krampfanfälle und Koma charakterisiert.

In Kenntnis des Pathomechanismus werden heute Patienten, die neu ins Dialyseprogramm eingeschlossen werden, mit kurzen (2 h) Dialysen und niedrigen Blutflussraten (200 ml/min) über mehrere aufeinanderfolgende Tage hinweg dialysiert. Gleichzeitiger Überwässerung wird mit sequenzieller Ultrafiltration und anschließender kurzer Dialyse begegnet. Hierdurch ist in aller Regel eine Vermeidung des Dysäquilibriums möglich.

Sollte es dennoch zu Symptomen kommen, ist zunächst eine Anhebung der Plasmaosmolarität (10 ml NaCl 20% oder Glucose 40% i.v.) durchzuführen. Krampfanfälle und Bewusstlosigkeit dagegen zwingen zur Unterbrechung der

Hämodialyse und zur Einleitung intensivmedizinischer Maßnahmen.

Schmerzen

Bei raschem Flüssigkeitsentzug klagen die Patienten nicht selten über recht schmerzhafte **Wadenkrämpfe**. Diese können durch Injektion von 10 ml NaCl 20% zuverlässig behoben werden. Bei Patienten, die z.B. aufgrund von Problemen mit der Trinkdisziplin keine hochprozentigen Kochsalzlösungen erhalten sollen, kann auch Calciumcarbonat 20% versucht werden (Cave Kontraindikationen, vor allem Digitalisierung). Muskelrelaxanzien oder Tranquilizer sind nach unserer Erfahrung nur selten indiziert.

Thoraxschmerzen erfordern auch bei Dialysepatienten den Ausschluss eines ischämischen Geschehens mittel EKG und Herzenzymen, wenn auch ein akuter Myokardinfarkt – wohl aufgrund der mit der Dialyse verbuundenen Antikoagulation – eine Rarität während der Dialysebehandlung darstellt. Bei unterdialysierten Patienten sind allerdings auch die urämische Perikarditis und Pleuritis in die Differenzialdiagnose einzubeziehen. Eine stabile Angina pectoris kann mit sublingualer Gabe von zwei Hüben eines Nitrosprays in aller Regel symptomatisch behandelt werden. Es versteht sich von selbst, dass ein begleitender Blutdruckabfall oder eine Anämie optimal behandelt werden sollten.

Liegt eine instabile Angina, d.h. Erst-, Ruhe- oder Crescendoangina, vor oder finden sich neu aufgetretene pathologische Veränderungen der Herzenzyme oder des EKG, so ist der Patient nach intravenöser Gabe von 500 mg Acetylsalicylsäure (Aspisol®) und möglichst mit Nitratperfusor unter Arztbegleitung in eine Klinik einzuweisen.

Respiratorische Probleme

Im Rahmen der eingeschränkten bis aufgehobenen Eigendiurese kommt es bei Dialysepatienten überwässerungsbedingt nicht selten zu einer pulmonalen Stauungssymptomatik im Rahmen einer „Fluid Lung" oder eines Lungenödems. Diese Diagnose insbesondere aufgrund ihrer Korrelation mit der Gewichtszunahme im dialysefreien Intervall – ist in der Regel naheliegend. Respiratorische Probleme müssen jedoch nicht unbedingt überwässerungsbedingt sein. Gerade bei Urämikern oder Diabetikern führt die Neuropathie dazu, dass kardiale Ischämien sich nicht durch Schmerzen äußern, sondern dass eine Dyspnoe als **„Angina-pectoris-Äquivalent"** auftritt. Ebenso wie der an der Dialyse auftretende Herzinfarkt ist auch die während der Dialysebehandlung auftretende **Lungenembolie** aufgrund der bestehenden Heparinisierung eher selten. Von Thrombosen des Shunt-Bereiches und auch anderen Venen, insbesondere den tiefen Beinvenen, können aber durchaus kleinere Embolien im Lungenstromgebiet ausgehen, die bei gehäuftem Vorkommen respiratorische Probleme verursachen. Die Symptomatik stellt sich dann in der Regel eher schleichend dar mit über Wochen hinweg sinkender körperlicher Leistungsfähigkeit und progredienter Belastungsdyspnoe. Bildgebende Verfahren wie die Perfusionsszintigraphie, Spiralcomputertomographie oder die Pulmonalisangiographie sichern die Diagnose in solchen Fällen, während auskultatorisch und im Thoraxröntgen unspezifische Befunde zu erwarten sind. Der SIQ_{III}-Typ (McGinn-White) im EKG ist typischerweise nur bei akuten Lungenembolien -und selbst hier passager- zu sehen.

Eine während der Dialyse auftretende größere Lungenembolie weist die typischen Symptome auf: plötzlich einsetzende Dyspnoe, Halsvenenstauung, Übelkeit und Tachykardie, eventuell Schock. Intensivmedizinische Maßnahmen bis hin zur Reanimation oder sofortige Operation können erforderlich sein. Als Erstmaßnahme ist der Patient mit erhöhtem Oberkörper unter Sauerstoffgabe und Analgosedierung zu lagern. Patienten mit vorbestehender **chronisch obstruktiver Lungenerkrankung** (COPD) können auch an der Dialyse bronchospastische Ereignisse bieten. Eine Exposition gegenüber Ethylenoxid und anderen potenziell allergenen Substanzen kann bei entsprechend prädisponierten Patienten ebenfalls einen Asthmaanfall auslösen. Der akute Asthmaanfall wird während der Dialysebehandlung ebenso behandelt wie beim Nierengesunden. Neben Sauerstoffgabe nach Bedarf bis zum Erreichen einer adäquaten Oxigenierung (Pulsoximeter) kommen Beta-2-Sympathomimetika (z.B. Bronchospasmin®), Theophyllinpräparate (z.B. Bronchoparat®) sowie Corticoide (z.B. Solu Decortin 100 mg®) zum Einsatz.

Ein **Atemstillstand** tritt im Rahmen kardiologischer Notfallsituationen ebenso auf wie bei schwerer zerebraler Beeinträchtigung (Hirnmassenblutung, Einklemmung) oder nach intravenöser Gabe atemdepressiv wirksamer Pharmaka (Sedativa, Psychopharmaka etc.). Die sofortige Beatmung über Maske, ggf. nach endotrachealer Intubation, ist indiziert.

Glücklicherweise ist das Risiko einer größeren **Luftembolie** dank der modernen Gerätetechnik an der Dialyse extrem gering. Ein Lufteintritt in den extrakorporalen Kreislauf wird von den heutigen Dialysegeräten sofort registriert und durch Stoppen der Blutpumpen quittiert. Allenfalls beim Diskonnektieren der Patienten vom extrakorporalen Kreislauf nach beendeter Dialyse besteht – wenn das System nicht mit Kochsalzlösung, sondern mit Luft gefüllt wird – ein geringes Restrisiko für größere Luftembolien. Die Symptomatik bei größeren Luftembolien hängt in Wesentlichen von der Körperhaltung des Patienten zum Zeitpunkt der Luftinkorporation und vom Luftvolumen ab.

Bei aufrechter Körperhaltung steigt die Luft infolge der geringeren Dichte im umgebenden Blut nach oben und gelangt so über die Shunt-Vene in die V. brachialis bzw. axillaris und über die V. subclavia schließlich in die gehirnversorgenden Venen. Schwere neurologische Symptome wie Krampfanfälle, Bewusstlosigkeit und schließlich Exitus letalis können die Folgen sein. Liegt der Patient jedoch zum Zeitpunkt der Luftaufnahme in den Kreislauf, so gelangt das Gas in die rechte Herzkammer und von hier aus in die Lungenstrombahn. Bei größeren Luftmengen kann es durch eine Passage der Kapillaren auch zu arteriellen Luftembolien kommen. Respiratorische Probleme von Husten und Dyspnoe bis hin zum hypoxischen Kreislaufstillstand resultieren aus der Füllung der Lungenstrombahn mit Luft, während arterielle Embolien durch Verlegung der Pulmonalarterie sowie der hirnversorgenden Arterien deletär wirken. Die Häufigkeit kleinerer Luftembolien ist umstritten, da sie asymptomatisch verlaufen.

Als seltene Ursache einer Dyspnoe erscheint schließlich auch der Pneumo- oder Hämatothorax als Komplikation des frisch angelegten temporären Gefäßzuganges über die V. subclavia oder V. jugularis interna erwähnenswert.

Akute Störungen des Zentralnervensystems

Einige wichtige dialyseassoziierte Umstände, die infolge einer Flüssigkeits- und Elektrolytimbalance zu zerebralen Problemen aufgrund eines **Hirnödems** führen können, sind bereits in den vorhergehenden Kapiteln besprochen worden. Insbesondere handelt es sich um das Dysäquilibriumsyndrom, die Hyponatriämie und Osmolaritätsstörungen.

Betrachtet man zudem die Altersstruktur sowie die Arterioskleroseinzidenz der Dialysepatienten, so liegt es auf der Hand, dass in dieser Population auch **zerebrale Insulte** zu erwarten sind. Obwohl eine zerebrale Blutung unter laufender Hämodialyse aufgrund der notwendigen Antikoagulation theoretisch einen ungünstigen Verlauf nehmen dürfte, treten derartige Komplikationen tatsächlich glücklicherweise nur sehr selten auf. Für ischämische Insulte gilt im übrigen dasselbe wie für den akuten Myokardinfarkt: wohl aufgrund der Antikoagulation treten sie nur selten unter laufender Dialyse, sondern im dialysefreien Intervall auf.

Zerebrale Krampfanfälle sind auch bereits in den anderen Kapiteln als Symptom von hypertensiven Krisen, Kreislaufinsuffizienz, Luftembolie etc. erwähnt worden. Natürlich gibt es auch primäre Epilepsien bei dialysepflichtigen Patienten. Die entsprechenden Antiepileptika sind leider häufig recht gut dialysabel, sodass häufige Blutspiegelkontrollen sowie ggf. eine Substitution während und/oder nach der Dialyse erforderlich sein können. Wenn während der Dialyse ein Krampfanfall auftritt, sollte der Patient in Kopftieflage gebracht, Volumen substituiert sowie die Ultrafiltration vorübergehend gedrosselt werden. Sofern sich hierdurch der Krampfanfall nicht beherrschen lässt, ist eine intravenöse Applikation von 5–10 mg Diazepam indiziert.

Bei jedem Krampfanfall ist eine Kontrolle des Blutdrucks, der Herzfrequenz, des Blutzuckers und der Elektrolyte angezeigt.

Blutungskomplikationen

Gastrointestinale Ulzera sind auch bei asymptomatischen Hämodialysepatienten relativ häufig. Derartige Ulzera können insbesondere unter der häufigen Antikoagulation zu okkulten Blutungen mit entsprechender Anämie führen. Eine Blutungsanämie, die bei schleichendem Verlauf einer Eisenmangelanämie ähnelt, sollte daher neben der renalen Anämieform bei Dialysepatienten differenzialdiagnostisch stets in Erwägung gezogen werden.

Die meisten dialyseassoziierten Blutungen stehen jedoch in Zusammenhang mit der Antikoagulation sowie der Gefäßpunktion. Im Rahmen des akuten Nierenversagens und hochazotämischer Zustände kommen urämische Gerinnungsstörungen ebenfalls ursächlich in Frage.

Bei Schaffung eines **temporären Gefäßzuganges** kann es entsprechend den topographischen Gegebenheiten zu lebensbedrohlichen Blutungen kommen. Nach Punktion der V. jugularis und V. subclavia können Blutungen in den Pleuraraum oder ins Perikard auftreten. In beiden Fällen kommt es mehr oder weniger rasch zu einer ausgeprägten Dyspnoe; die Diagnose des Ergusses kann klinisch, echokardiographisch oder radiologisch erfolgen.

Nach Punktion der V. femoralis dagegen sind retroperitoneale bzw. intraabdominelle Blutungen beschrieben worden. Je nach Größe des Blutverlustes kann sich ein Schockgeschehen mit Blutdruckabfall und Tachykardie entwickeln, das von Bauchschmerzen bis hin zum paralytischen Ileus begleitet wird. Die Diagnose erfolgt mit bildgebenden Verfahren, in der Regel sonographisch. Die in der Regel konservative Therapie umfasst natürlich auch eine sparsame Antikoagulation bei den folgenden Dialysen (eventuell auch heparinfrei als Kurzzeitdialyse).

Geringe **Sickerblutungen** nach außen aus den Kanüleneinstichstellen können durch entsprechende Kompression leicht behoben werden. Ein Sonderfall ist die lange Nachblutung aus aneurysmatisch erweiterten Shunt-Gefäßen. Hier kann unter Umständen die Gabe von Protaminsulfat zur Antagonisierung des Heparins sinnvoll ein. Außerdem sollte eine Stenose oder Thrombose kranial der Blutungsstelle duplexsonographisch ausgeschlossen werden.

Größere Blutungen nach außen kommen insbesondere durch herausgerutschte Nadeln oder temporäre Katheter und technische Defekte (gelöste Schlauchverbindungen, Membranrisse) zustande. Derartige Ereignisse sind bei entsprechend sorgfältiger Dialysevorbereitung selten. Ebenfalls selten sind suizidale Handlungen an der Dialyse durch bewusstes Diskonnektieren der Nadeln vom extrakorporalen Kreislauf durch den Patienten selbst.

Hämolyse

Die Hämolyse stellt eine zwar seltene, aber doch gefürchtete Komplikation während der Dialyse dar. Die wichtigsten Schädigungsmechanismen sind hierbei mechanischer, thermischer, osmotischer und chemisch-toxischer Natur.

Der Dialysator wird bei der Dialysevorbereitung auf der Blutseite mit einer physiologischen Kochsalzlösung gespült. Wird durch einen zu frühen Anschluss der Dialysatschläuche (vor Erreichen des vorgeschriebenen Leitwertes) hypotones Dialysat eingeleitet, so kommt es durch die semipermeable Membran zu einem Angleichen der Elektrolytkonzentrationen von blutseitiger Spüllösung und **hypotonem Dialysat**. Verspürt ein Dialysepatient direkt nach dem Anlegen Schmerzen im Shunt-Arm, kann dies auf die Infusion der nun hypotonen Lösung zurückgeführt werden.

Weiterhin ist eine Schädigung der Erythrozyten bei Verunreinigung des Dialysates mit verschiedenen Chemikalien wie dem heute kaum noch verwendeten **Formaldehyd** möglich. Eine ausreichend lange Spülung des Dialysators ist daher wichtig.

Besonders wichtig sind **mechanische Schädigungen** des Blutes infolge einer Abknickung im Schlauchsystem. Derartige Störungen werden bisher nicht direkt durch ein technisches Warnsystem erfasst. Allerdings kommt es zu einem „schmatzenden" Geräusch, da die Blutpumpe gegen einen erhöhten Widerstand arbeiten muss; außerdem wird nach einiger Zeit wegen des Druckabfalls hinter der abgeknickten Stelle der venöse Druckalarm ausgelöst.

Bei **überwärmtem Dialysat** tritt ebenfalls eine Hämolyse auf. In Temperaturbereichen unter 51 °C kommt es zu protrahierten Hämolysen, die sich manchmal erst nach 48 Stunden demaskieren. Über 51 °C tritt eine sofortige Hämolyse ein. Abgesehen davon, dass moderne Dialysegeräte das Dialysat exakt temperieren können, bemerken die Patienten selbst in der Regel ein starkes Wärmegefühl mit Kopfschmerzen, sodass es nur selten zu weitreichenden Komplikationen kommen dürfte.

> Klinische Alarmsignale einer möglichen Hämolyse sind insbesondere abdominelle Schmerzen, eventuell mit Übelkeit und Erbrechen, Stenokardien und zerebrale Krampfanfälle. Zentrifugiertes Blut zeigt bei einer Hämolyse einen rötliches Plasmaüberstand und sichert somit die Diagnose.

Das extrakorporale Blut darf nicht zurückgegeben, sondern muss verworfen werden. Da bei einer Zerstörung der Erythrozyten in nicht unerheblichem Ausmaß Kalium freigesetzt wird, ist nach entsprechenden Zwischenfällen auf Hyperkaliämie zu achten.

Pruritus

Der Juckreiz kann mit zu den unangenehmsten Begleiterscheinungen der terminalen Niereninsuffizienz gehören. Die Mehrheit aller Dialysepatienten leidet gelegentlich unter Pruritus, bei einigen kommt es durch hartnäckigen ausgeprägten Juckreiz zu einer erheblichen Einschränkung der Lebensqualität bis hin zu Suizidneigungen. Patientenseitige Faktoren wie Hyperparathyreoidismus und erhöhtes Calciumphosphatprodukt mögen ebenso zum Juckreiz beitragen wie allergische Reaktionen auf die Materialien des extrakorporalen Kreislaufs. Nichtdialysable Urämietoxine werden ebenfalls angeschuldigt.

Während bei leichtem bis mittelgradigem intermittierendem Pruritus sowohl die topische Anwendung von Antihistaminika (z.B. Fenistil Gel®) als auch die intravenöse Verabreichung von Antihistaminika (z.B. Tavegil®) Linderung verschaffen kann, ist eine pharmakologische Behandlung des schweren (Dauer-)Pruritus oft frustran. Ölige Badezusätze und Cremes sowie die Gabe von Erythropoetin sind in manchen Fällen wirksam. Kurzfristig ist auch eine Behandlung mit Benzodiazepinen oder Corticosteroiden bei unerträglichem Juckreiz möglich. Die einzige nachhaltig wirksame Therapie des dialyseassoziierten Juckreizes ist allerdings die Nierentransplantation.

Störungen des Natrium- und Wasserhaushalts

Das Körpergewicht eines Patienten setzt sich im Wesentlichen aus dem Gewicht der zellulären Bestandteile des Organismus sowie dem Gewicht der extrazellulären Flüssigkeit zusammen. Es ist nicht möglich, nur in Kenntnis des Körpergewichts exakte Rückschlüsse auf das Verhältnis von extrazellulärer Masse zur Zellmasse zu ziehen. Allenfalls indirekte Parameter wie Blutdruck, Vorliegen einer Dyspnoe, stehende Hautfalten, Beinödeme oder sonographische Darstellung der V. cava inferior erlauben eine grobe Abschätzung des Flüssigkeitshaushaltes, unterliegen aber verschiedenen anderen Einflussfaktoren. Der Blutdruck ist z.B. wesentlich von Herzleistung und peripherem Widerstand abhängig; beide Faktoren können unabhängig vom Flüssigkeitshaushalt gestört sein. Dyspnoe tritt bei den unterschiedlichsten intra- oder extrapulmonalen Erkrankungen auf und muss nicht in jedem Falle auf Überwässerung zurückgehen. Periphere Ödeme können ebensogut durch Venenthrombosen, Proteinmangel, Therapie mit Calciumantagonisten oder Herzinsuffizienz bedingt sein wie durch eine Expansion des Extrazellulärvolumens. Hinzu kommen nicht unerhebliche nutritiv bedingte Schwankungen der Körpermasse. Einzelne Patienten haben auch gravierende Probleme mit der Einhaltung der – entsprechend der verbleibenden Eigendiurese – notwendigen maximalen Trinkmenge im dialysefreien Intervall.

Iatrogene **Störungen des Volumenhaushalts** beruhen in der Regel auf einer Fehleinschätzung des anzustrebenden Trockengewichtes aus den oben genannten Gründen. Wird das erforderliche Trockengewicht zu hoch eingeschätzt und daher relativ zu wenig Volumen während den Dialysesitzungen abfiltriert, kommt es im dialy-sefreien Intervall zu Überwässerungssymptomen wie Hypertonie, Dyspnoe und peripheren Ödemen, die unter Umständen lebensbedrohlich sein können und oftmals eine außerplanmäßige Zwischendialyse erforderlich machen. Auf der anderen Seite führt eine zu niedrige Einschätzung des Trockengewichts zur übermäßigen Ultrafiltration, was zu Ende der Dialysesitzungen zu schmerzhaften Wadenkrämpfen und schwerer Hypotonie führen kann. Patienten mit einer relevanten koronaren Herzerkrankung klagen nicht immer über typische pektanginöse Beschwerden, sondern über Luftnot, was leicht als Zeichen der Hypervolämie fehlgedeutet werden kann.

> Die einzige Strategie zur sicheren Vermeidung von Volumenstörungen besteht in einer engmaschigen Kontrolle und Dokumentation des prä- und postdialytischen Gewichts der Patienten sowie der regelmäßigen Adaptation des Trockengewichts bereits bei diskreten klinischen Zeichen der Hyper- und Hypovolämie.

Die Patienten sind bei inadäquat großen Gewichtszunahmen im dialysefreien Intervall immer wieder über Trinkmengenbegrenzung und reduzierten Kochsalzkonsum aufzuklären. Eine **Hyponatriämie** im dialysefreien Intervall hängt in der Regel ebenfalls mit Compliance-Problemen zusammen. Im Gegensatz zu einer Normalpopulation weisen überdurchschnittlich viele Dialysepatienten ein gesteigertes Durstgefühl auf. Da sie zuviel aufgenommenes freies Wasser nicht wie Nierengesunde renal eliminieren können, kommt es zu einer Überwässerung und somit zur Hyponatriämie. Die Überwässerung kann mit entsprechender Ultrafiltration behoben werden. Entwickelt sich eine Hyponatriämie während der laufenden Dialysesitzung, so muss an eine zu niedrige Natriumkonzentration im Dialysat gedacht werden. In diesem Falle könnten sich natürlich ein hyponatriämiebedingtes Dysäquilibrium mit Gehirnödem und außerdem eine Hämolyse entwickeln, eine Problematik, die heutzutage allerdings aufgrund adäquater technischer Schutzmaßnahmen (Leitfähigkeitsmessung) kaum noch eine Rolle spielt. Eine **Hypernatriämie** bei Dialysepatienten ist in aller Regel auf erhöhte Dialysatnatriumkonzentrationen zurückzuführen. Ein Dialysatnatrium über 140 mmol/l wird therapeutisch eingesetzt zur Vermeidung von Hypotonien und Dysäquilibrium bei entsprechend prädisponierten Patienten. Außerdem sind in der Literatur auch akzidentelle Verwendungen von hyperosmolaren Dialysaten beschrieben worden, die in Bereichen über 150 mmol/l Dialysatnatrium lediglich zu leichten Blutdrucksteigerungen sowie Gewichtszunahme, über 170 mmol/l Dialysatnatrium zu starkem Durst und Übelkeit und bei noch höheren Konzentrationen zum Tod führten.

Störungen des Kaliumstoffwechsels

Eine möglichst ausgeglichene Kaliumhomöostase ist für die ungestörte kardiale Erregungsausbreitung erforderlich. Kaliumstoffwechselstörungen führen daher insbesondere bei kardial vorgeschädigten Patienten, Patienten mit bekannten Arrhythmien sowie bei digitalisierten Patienten potenziell zu Herzrhythmusstörungen und müssen daher rechtzeitig erkannt und behandelt, am besten ganz vermieden werden.
Ein häufiges Problem bei Dialysepatienten ist die **Hyperkaliämie**. Durch kaliumreiche Nahrungsmittel (Steinobst, Bananen, Erdbeeren, Nüsse etc.) wird dem Organismus exogen Kalium zugeführt; hinzu kommen endogene Kaliumfreisetzungen bei Hämolyse, chirurgischen Eingriffen (Nüchternheit) und Gewebenekrosen. Im Rahmen einer Azidose verschiebt sich intrazelluläres Kalium nach extrazellulär und verursacht so ebenfalls eine Hyperkaliämie.
Vermindert sich die verbleibende Eigendiurese eines Patienten, so sinkt auch die renale Kaliumelimination. Ebenso kann die Kaliumelimination während der Dialyse abnehmen, wenn z.B. die Dialyse-Clearance vermindert oder aber das Dialysatkalium erhöht wird.
Nicht selten kommen auch **falsch hohe Kaliumbefunde** vor, wenn eine komplizierte Blutentnahme aus einer peripheren Vene (Hämolyse durch Unterdruck) zugrunde lag. Daher sollte zu Dialysebeginn stets eine aus Shunt-Gefäß oder zentralem Katheter stammende Blutentnahme analysiert werden.
Liegt tatsächlich eine Hyperkaliämie vor, so gibt es verschiedene Möglichkeiten der Akuttherapie: Bei laufender Dialyse kann das Dialysatkalium reduziert werden. Ergibt die Analyse des Säure-Basen-Haushalts eine Azidose, so führt die Azidosekorrektur mit Natriumbicarbonat zu einer raschen Absenkung der Plasmakaliumkonzentration.
Wenn eine im dialysefreien Intervall diagnostizierte Hyperkaliämie nicht mittels konservativer Maßnahmen (Schleifendiuretikum bei Restdiurese, Natriumbicarbonat bei Azidose, Insulin bei Hyperglykämie, in jedem Falle orale Gabe von Austauscherharzen, z.B. Resonium A®) beherrscht werden kann, besteht die Behandlung in der sofortigen Hämodialyse gegen eine niedrige Dialysatkaliumkonzentration.
Die **Hypokaliämie** ist bei Dialysepatienten eine Rarität. Eine zu forcierte Behandlung bzw. Vermeidung der Hyperkaliämie durch strikt kaliumarme Diät, Einnahme hoher Diuretikadosierungen, Azidosekorrektur und Verwendung niedriger Dialysatkaliumkonzentrationen kann im Extremfall auch zu hypokaliämien Zuständen führen. Begleiterkrankungen wie Erbrechen oder Diarrhöen bedingen eine vermehrte Kaliumausscheidung. Die Korrektur einer Hyperglykämie durch Insulin und auch eine Alkalose führen zur Verschiebung des extrazellulären Kaliums nach intrazellulär und können somit auch eine Hypokaliämie verursachen.
Die Hypokaliämie erfordert neben einer Behebung der zugrunde liegenden Ursache unter Umständen auch eine Kaliumsubstitution. Einer während der laufenden Dialyse festgestellte Hypokaliämie ist durch Anhebung der Dialysatkaliumkonzentration zu begegnen.

Störungen des Säure-Basen-Haushalts

Die klinisch bedeutsamste Störung des Säure-Basen-Haushalts ist die urämiebedingte **Azidose**. Auf die Interaktionen zwischen Wasserstoffionenkonzentration und Kaliumkonzentration im Blut wurde bereits hingewiesen. Neben der Hyperkaliämie bewirken auch eine erhöhte Proteinaufnahme, Bicarbonatverluste über den Gastrointestinaltrakt (Diarrhö, Hypoventilation oder eine unzureichende Dialysedosis) ein Absinken des Blut-pH-Wertes.

In der Regel wird durch die heutzutage standardmäßig eingesetzte Bicarbonatdialyse die Wiederherstellung des physiologischen Säure-Basen-Gleichgewichts erreicht. Findet sich jedoch in der Blutgasanalyse eine besonders ausgeprägte Azidose mit einer Bicarbonatkonzentration unter 15 mmol/l, dann kann zur Azidosekorrektur zusätzliches Natriumbicarbonat intravenös verabreicht werden. Hierbei ist besonders auf einen ausreichenden Kaliumspiegel zu Beginn der Azidosekorrektur zu achten.

Störungen des Calciumstoffwechsels

Patienten mit Niereninsuffizienz können den – physiologischerweise in der Niere erfolgenden – letzten Hydroxylierungsschritt in der Biogenese des **Vitamin D$_3$** nicht mehr in ausreichender Quantität durchführen. Außerdem haben sie vermutlich eine geringere intestinale Calciumabsorptionsleistung als Nierengesunde. Daher führt die Niereninsuffizienz zunächst typischerweise zu einem Absinken der Serumcalciumkonzentration.

Weitere Ursachen für die relativ häufige **Hypokalzämie** bei Dialysepatienten sind niedriges Dialysatcalcium, Unterdosierung der Vitamin-D-Substitution, Parathyreoidektomie sowie eine mögliche urämische Parathormonresistenz. Ausgeprägte Akutsymptome wie Tetanien und myokardiale Funktionsstörungen werden eher bei sehr raschem Absinken der Serumcalciumkonzentration (z.B. nach Thyreoidektomie mit akzidenteller Entfernung der Epithelkörperchen oder durch calciumarmes Dialysat) beobachtet. Eine Hypotonieneigung kommt bei hypokalzämischen Patienten häufiger vor.

Der Organismus setzt zur Kompensation der Hypokalzämie vermehrt Parathormon frei (**sekundärer Hyperparathyreoidismus**). Die hierdurch wieder annähernd normalisierte Serumcalciumkonzentration geht mit einer negativen Knochencalciumbilanz einher; es kommt damit zu einer deutlichen Destabilisierung des Skelettsystems mit pathologischen Frakturen, Knochenschmerzen und schließlich einer autonomen Fixierung des Hyperparathyreoidismus (tertiärer Hyperparathyreoidismus).

Die Therapie der Hypokalzämie besteht in einer Substitution des Calciums und des Vitamin D$_3$. Dabei erfolgt die Calciumsubstitution bevorzugt oral und nicht über ein erhöhtes Dialysatcalcium. Der fixierte Hyperparathyreoidismus ist einer konservativen Therapie oft nicht mehr zugänglich und muss ggf. chirurgisch behandelt werden.

Sowohl iatrogen-exogene (Calciumsubstitution, Vitamin D$_3$, hohes Dialysatcalcium) als auch endogene Kompensationsmechanismen (Hyperparathyreoidismus) der Hypokalzämie führen im Extremfalle zu einer **Hyperkalzämie**. Normalerweise verlaufen Hyperkalzämien subklinisch, es kann aber auch zu Übelkeit, Erbrechen, Hypertonie und demenzähnlichen Symptomen kommen. Die Therapie besteht bei subklinischen Fällen in einer Behebung des zugrunde liegenden Problems (adäquate Calcium- und Vitamin-D$_3$-Zufuhr unter Kontrollen des Calciumspiegels, Behandlung des Hyperparathyreoidismus, Verwendung normaler Dialysatcalciumkonzentrationen). Bei klinischer Symptomatik kann das erhöhte Serumcalcium mit Hilfe einer Hämodialyse gegen niedriges Dialysatcalcium gesenkt werden.

Störungen des Magnesiumstoffwechsels

Störungen des Magnesiumstoffwechsels spielen im klinischen Alltag eher eine untergeordnete Rolle. Selbst ein magnesiumfreies Dialysat scheint nicht häufig zu einer Hypomagnesiämie zu führen. Bei hohen Dialysatmagnesiumkonzentrationen über 1 mmol/l kann es, ähnlich wie bei der Magnesiumsulfatgabe im Rahmen einer Präeklampsie, zu Lethargie und Übelkeit kommen. Die handelsüblichen Dialysate enthalten allerdings 0–1,0 mmol/l Magnesium, sodass klinisch imponierende Hypermagnesämien eine Rarität darstellen.

Störungen des Phosphatstoffwechsels

Die Mehrheit aller Dialysepatienten weist aufgrund fehlender eigener Phosphat-Clearance und Aufnahme von proteinhaltigen Nahrungsmitteln in Verbindung mit einem **Hyperparathyreoidismus** eine Hyperphosphatämie auf.

Besonders problematisch ist die enge Verzahnung zwischen Störungen des Calciumstoffwechsels und Hyperphosphatämie beim Hyperparathyreoidismus des Niereninsuffizienten, weil die Behandlung des Hyperparathyroidismus mit Calciumsubstitution infolge des dann zu hohen Calciumphosphatprodukts zu extraossären (metastatischen) Verkalkungen führen kann.

Die Gabe von Phosphatbindern und eine phosphatarme Diät werden ergänzt um eine möglichst hohe Dialysephosphat-Clearance. Letzteres kann durch erhöhten Blutfluss, größere Membranoberflächen oder Verlängerung der Dialysezeit erreicht werden.

Höchstens 10% aller Dialysepatienten weisen eine **Hypophosphatämie** auf. Selten ist eine Erholung der Eigennierenfunktion oder eine hervorragende Dialysator-Clearance ursächlich; in aller Regel liegen Veränderungen der Ernährung (wenig Milchprodukte) und Einnahme von Antazida vor. Da Phosphatmangel sich negativ auf die Knochenmineralisation auswirkt, ist eine Substitution mit Phosphat und niedrig dosiertem Vitamin D indiziert.

6.4 Peritonealdialyse

6.4.1 Grundlagen

Anders als bei den extrakorporalen Blutreinigungsverfahren wird bei der Peritonealdialyse das Peritoneum als **körpereigene „Dialysemembran"** genutzt. Beim Erwachsenen entspricht die peritoneale Oberfläche in etwa der Körperoberfläche von 1,7–2,0 m^2, die mittlere Dicke des Peritoneums beträgt etwa 13 µm, die sich auf das mikrovillireiche Mesothel, das Interstitium und die Gefäße verteilen. Über einen im Douglas-Raum platzierten Katheter wird eine erwärmte, in ihrer Zusammensetzung variable Dialysierlösung intraabdominell eingebracht und für eine definierte Zeit belassen. Durch Diffusion der harnpflichtigen Substanzen über das Peritoneum in die Dialysierflüssigkeit und regelmäßigen Austausch der Flüssigkeit werden diese entfernt. Dabei verlassen kleine Moleküle die Kapillaren über das Porensystem, größere mittels Pinozytose über die Kapillarendothelien. Von wesentlicher Bedeutung für die Clearance ist der Blutfluss durch die Kapillaren des Peritoneums, aber auch die Art, Temperatur und Osmolalität der Dialyselösung sind von Bedeutung, weniger das eingebrachte Volumen an Dialysierflüssigkeit. Die Ultrafiltration lässt sich durch unterschiedlich hohe Glucosekonzentrationen und damit durch variable Osmolarität in der Dialysierflüssigkeit einstellen. Mit einer 1,5%igen Glucoselösung beläuft sich die Ultrafiltrationsrate auf etwa 3,0 ml/min und m² Oberfläche. Werden 2 l einer Dialyselösung mit 1,5%iger Glucose in die Peritonealhöhle eingefüllt, so nimmt das Volumen aufgrund der einsetzenden Ultrafiltration zu und erreicht etwa nach 2 Stunden sein Maximum. Danach nimmt das Volumen durch die Rückresorption der Flüssigkeit wieder ab. Die Ultrafiltrationsrate ist initial am höchsten; für die komplexe Änderung der Filtrationsrate und des osmotischen Drucks während der Peritonealdialyse spielen unter anderem die Resorption der Glucose, die Verdünnung der Dialysierlösung durch Hypnose sowie schließlich der Übertritt von Harnstoff ins Dialysat – und damit der Anstieg der Osmolarität – und der lymphatische Flüssigkeits- und Stoffabtransport eine Rolle.

Als Puffersubstanzen dienen Lactat, Acetat oder Bicarbonat, daneben sind in der Spülflüssigkeit analog zur Dialysierflüssigkeit bei Hämodialyse Magnesium, Calcium, Natrium sowie ggf. eine minimale Konzentration an Kalium enthalten. Bei Verwendung kaliumfreier Dialysierflüssigkeit beträgt die tägliche Kaliumelimination mittels Peritonealdialyse etwa 30–40 mmol, sodass ggf. Kalium oral substituiert werden muss. Kaliumzusätze zum Dialysierlösung werden jedoch vom Peritoneum – ähnlich wie von peripheren Venen – schlecht vertragen und können zu abdominellen Krämpfen führen. Die **ideale Dialysierflüssigkeit** ermöglicht eine konstante Clearance und Ultrafiltration sowie eine Substitution wichtiger Substanzen (z.B. Calcium), führt zu einer möglichst geringen Resorption des Osmotikums (Glucose) und erlaubt eine möglichst physiologische Korrektur der metabolischen Azidose des urämischen Patienten. Daneben muss sie natürlich steril und pyrogenfrei sein und darf die zelluläre Abwehr im Bereich der Peritonealhöhle nicht beeinträchtigen.

Besonders bei Patienten in höherem Lebensalter, bei fehlendem Gefässzugang für die Hämodialyse, bei absoluter Kontraindikation für Heparin, bei Diabetikern und Kindern kann die Peritonealdialyse eine sinnvolle Alternative zu den extrakorporalen Verfahren sein.

Voraussetzungen für eine Peritonealdialyse, die meist als Heimdialyse durchgeführt wird, sind günstige soziale und häusliche Bedingungen sowie eine gute Kooperationsfähigkeit des Patienten, da sonst schwerwiegende Infektionskomplikationen häufig sind. Zudem ist das Verfahren nur für Patienten mit schlanker bis normaler Konstitution geeignet, bei adipösen Patienten reicht erfahrungsgemäß die Oberfläche des Peritoneums als Austauschmembran für eine langfristig effektive Dialyse nicht aus. Zudem sollte die Effektivität der Peritonealdialyse auch unter laufender Therapie regelmäßig überprüft werden, da sie nach wiederholten Peritonitiden abnehmen kann. Durch den Kontakt des Peritoneums mit der sauren, hyperosmolalen Dialyselösung kommt es zur Schrumpfung der Mesothelzellen sowie einer vermehrten Fibroblastentätigkeit nahe der mesothelialen Basalmembran; nach Peritonitiden beobachtet man eine ausgeprägte Fibrosierung des Interstitiums. Dies ist wohl die Ursache für die langfristig häufig verminderte Diffusionskapazität und die abnehmenden Ultrafiltrationsraten.

Darüber hinaus dürfen bei Patienten, die für eine Peritonealdialyse in Betracht kommen, keine peritonealen Verwachsungen oder Hernien vorliegen; frische abdominelle Operationen oder schwerwiegende pulmonale Ventilationsstörungen stellen ebenfalls Kontraindikationen dar.

Für das Einbringen der Dialyseflüssigkeit ist die Anlage eines Dauerkatheters, z.B. eines Vorhofkatheters, in die Peritonealhöhle erforderlich. In der Regel finden Weichplastikkatheter Verwendung, die unter Vollnarkose, aber auch in lokaler Anästhesie platziert werden können. Zwischen Platzierung des Katheters und Dialysebeginn sollten etwa 10 Tage liegen. Die Verweildauer eines solchen permanenten Katheters ist nach Einwachsen der Dacronmuffen in die Bauchwand theoretisch nur durch das Auftreten von Komplikationen (s. u.) limitiert.

6.4.2 Verfahren und Komplikationen

Grundsätzlich kann eine Peritonealdialyse zum einen analog zur Hämodialyse gerätegestützt und als intermittierendes Verfahren z.B. dreimal wöchentlich unter Verwendung von 30–60 l Dialysierflüssigkeit über 12 Stunden durchgeführt werden. Gebräuchlicher ist jedoch die sog. **kontinuierliche ambulante Peritonealdialyse** (CAPD). Bei der CAPD werden – je nach Konstitution und Dialyseziel – viermal täglich jeweils 2 l Dialysierflüssigkeit über 5–8 Stunden im Peritoneum belassen. Für das Verfahren, das sich gut zur häuslichen Durchführung eignet, ist ein Gerät nicht erforderlich, da das Befüllen der Bauchhöhle einfach hydrostatisch durch Hochhängen der vorgefertigten Beutel erfolgt.

Eine Variation der kontinuierlichen Peritonealdialyse stellt die **kontinuierliche zyklische Peritonealdialyse** (CCPD) dar. Bei dieser erfolgt der Austausch von ebenfalls meist insgesamt 8 l Flüssigkeit gerätegestützt automatisch während der Nacht. Vorteile dieser Methode sind die wesentlich geringere zeitliche Belastung und die größere Bewegungsfreiheit des Patienten.

Die häufigste und auch gefährlichste Komplikation der Peritonealdialyse ist das Auftreten einer **Peritonitis**. Peritonitiden können durch Kontamination im Rahmen von Konnektion bzw. Diskonnektion beim Beutelwechsel oder durch Tunnelinfektion längs des Dialysekatheters bedingt sein. Die Inzidenz einer Peritonitis beträgt etwa eine Episode auf 10–20 Anwendungsmonate, im Mittel erleidet also jeder Peritonealdialysepatient etwa alle 12–18 Monate eine Peritonitis. Grundsätzlich ist das Auftreten dieser Komplikation jedoch stark von der individuellen Sorgfalt und Hygiene im Umgang mit den Schlauch- und Konnektorsystemen abhängig. Das Auftreten von trüben Auslauf sollte alarmieren; Fieber und Bauchschmerzen treten oft, jedoch nicht obligat auf. Mehr als 100 Leukozyten pro Mikroliter Dialysat und/oder Bakteriennachweis

im Dialysat beweisen die Peritonitis. Mittels Zusatz eines restistenzgerechten Antibiotikums – initial meist einer Kombination gegen grampositive und -negative Erreger – in die Dialysierflüssigkeit lässt sich die Peritonitis in der Regel gut beherrschen, Tunnelinfektionen jedoch erfordern meist den Katheterwechsel. Allgemein sollte spätestens nach dreimaligem Auftreten einer Peritonitis die Fortsetzung dieser Form der Dialysetherapie kritisch überdacht werden.

Weitere, deutlich seltenere Komplikationen sind etwa technische Defekte bei CCPD, das Auftreten von Hernien, Pleuraergüssen oder die Einschränkung der Lungenfunktion aufgrund des hochgedrängten Zwerchfells durch die eingebrachte Flüssigkeit. Auch gastrointestinale Beschwerden wie Übelkeit, Ösophagitis oder Diarrhöen, die meist auf den dialysatbedingten erhöhten intraabdominellen Druck zurückzuführen sind, Rückenschmerzen bei veränderter Statik, Hypotonien sowie eine schleichende Abnahme der Ultrafiltrationsrate mit der Gefahr der Überwässerung können auftreten. Erstaunlicherweise stellt meist weniger die verminderte Clearance-Leistung des Peritoneums das größte Problem bei der Langzeitbehandlung mittels PD dar, sondern vielmehr die abnehmende Ultrafiltrationsrate. Dabei spielen neben der Peritonitisrate offensichtlich auch eine gesteigerte Glucoseresorption, die gesteigerte Resorption des Filtrates über die Lymphbahnen sowie auch ein negativer Effekt der Hyperhydratation der Patienten selbst eine Rolle. Katheterbedingte Komplikationen sind etwa Tunnelinfekte oder Infektionen der Austrittsstelle, Auslaufstörungen durch Dislokationen, Verstopfungen durch Fibringerinnsel oder – sehr selten – Spätperforationen des Darms.

Eine Reihe jüngerer Studien konnte zeigen, dass die Überlebensraten für Patienten unter CAPD durchaus mit denjenigen bei intermittierender Hämodialyse vergleichbar sind. Die Peritonealdialyse ist inzwischen eine gleichwertige Alternative zu den extrakorporalen Verfahren. Besondere Bedeutung kommt jedoch bei der Entscheidung für dieses Verfahren der richtigen Auswahl der geeigneten Patienten zu, für die „richtigen" Patienten kann die Peritonealdialyse insbesondere durch ihre effektive Blutdrucksenkung und die höheren „Freiheitsgrade" durch die Heimdialyse vorteilhaft sein.

Literatur

Akmal M. Hemodialysis in diabetic patients. Am J Kidney Dis 2001; 38: S195–9.

Barenbrock M, Hausberg M, Matzkies F, De La Motte S, Schaefer RM. Effects of bicarbonate- and lactate-buffered replacement fluids on cardiovascular outcome in CVVH patients. Kidney Int 2000; 58: 1751–7.

Canaud B, Bosc JY, Leray H, Stec F, Argiles A, Leblanc M, Mion C. On-line haemodiafiltration: state of the art. Nephrol Dial Transplant 1998; 13 (Suppl 5): 3–11.

Cheung AK, Leypoldt JK. The hemodialysis membrane: A historical perspective, current state and future prospects. Sem Nephrol 1997; 17: 196–213.

Colombi A. Kontinuierliche ambulante Peritonealdialyse (CAPD) und verwandte Verfahren. Stuttgart: Enke 1995.

Franz HE, Hörl WH (Hrsg). Blutreinigungsverfahren. Stuttgart: Thieme 1997.

Gokal R. Peritoneal dialysis in the 21st century: An analysis of current problems and future developments. J Am Soc Nephrol 2002; 13: S104–16.

Gokal R, Khanna R, Krediet R, Nolph K (eds). Textbook of Peritoneal Dialysis. Dordrecht: Kluwer 2000.

Klinkmann K, Ebbinghausen E, Uhlenbusch I, Vienken J. High flux dialysis, dialysate quality and backtransport. In: Bonomi V (ed).: Evolution in Dialysis Adequacy. Contr Nephrol 1993; 103: 89–97.

Klinkmann K, Vienken J. Membranes for dialysis. Nephrol Dialys Transplant 1995; 10: 39.

Lacson E, Diaz-Buxo JA. Daily and nocturnal hemodialysis: how do they stack up? Am J Kidney Dis 2001; 38: 225–39.

Ledebo I. On-line hemodiafiltration: technique and therapy. Adv Ren Replace Ther. 1999; 6: 195–208.

Leypoldt JK, Cheung AK. Characterization of molecular transport in artifical kidneys. Artif Organs 1996; 20: 381–9.

Locatelli F, Valderrabano F, Hoenich N, Bommer J, Leunissen K, Cambi V. Progress in dialysis technology: membrane selection and patinet outcome. Nephrol Dial Transplant 2000; 15: 1133–9.

Maggiore O, Pizarelli F, Dattolo P, Maggiore U, Cerrai T. Cardiovascular stability during haemodialysis, haemofiltration and haemodiafiltration. Review. Nephrol Dial Transplant 2000; 15 (Suppl 1): 68–73.

Murphy SW, Foley RN, Barrett BJ et al. Comparative mortality of hemodialysis and peritoneal dialysis in Canada. Kidney Int 2000; 57: 17.

Pascual N, Tolkoff-Rubin N, Schifferl JA. Is adsorption an important characteristic of dialysis? Kidney Int 1996; 49: 309–13.

Pierratos A. Effect of therapy time and frequency on effective solute removal. Semin Dial 2001; 14: 284–8.

Pizarelli F, Tetta C, Cerrai T, Maggiore O. Double-chamber on-line hemodiafiltration: a novel technique with intra-treatment monitoring of dialysate ultrafilter integrity. Review. Blood Purif 2000; 18: 237–41.

Reinhardt B, Krick G. Verfahrenstechnische Aspekte. In: Franz HE, Hörl WH (Hrsg). Blutreinigungsverfahren. Stuttgart, New York: Thieme 1997; 20–42.

Ronco C, Bellomo R, Homel P, Brendolan A, Dan M, Piccinni P, La Greca G. Effects of different doses in continuous veno-venous haemofiltration on outcomes of acute renal failure. A prospective randomised trial. Lancet 2000; 356: 26–30.

Ronco C, Clark W. Factors affecting hemodialysis and peritoneal dialysis efficiency. Semin Dial 2001; 14: 257–62.

Ronco C, Ghezzi PM, La Greca G. The role of technolgy in hemodialysis. J Nephrol 1999; 12: S68–81.

Sands JJ, Kapsiek B, Brinkmann M. Assessment of hemodialysis access performance by color-flow Doppler ultrasound. J Biomater Appl 1999; 13: 224–37.

Schiffl H, Lang SM, Fischer R. Daily haemodialysis and the outcome of acute renal failure. N Engl J Med 2002; 346: 362–4.

Schleipfer HD. Dialysetechnik. Friedrichsdorf: Bionik Medizintechnik 1983.

Task Force on Reuse of Dialyzers, Council on Dialysis, National Kidney Foundation. National Kidney Foundation report on dialyzer reuse. Am J Kidney Dis 1997; 30: 859–71.

Vanholder RC, Ringoir SM. Adequacy of dialysis: A critical analysis. Kidney Int 1992; 45: 540.

Vanholder RC, Van Biesen W, Lameire N. What is the renal replacement method of first choice for intensive care patients? J Am Soc Nephrol 2001; 12: 40–3.

Ward RA. Ultrapure dialysate: a desirable and achievable goal for routine hemodialysis. Semin Dial 2000; 13: 378–80.

7 Nierentransplantation

I. A. Hauser

Inhalt

7.1 Immunologische Grundlagen der allogenen Nierentransplantation

Fortschritte in der Transplantationsmedizin während der letzten 30 Jahre haben die Nierentransplantation zur Therapie der Wahl für Patienten mit terminaler Niereninsuffizienz gemacht. Unter der gegenwärtig angewandten Standardimmunsuppression mit Glucocorticosteroiden und Ciclosporin A (CsA) liegt die Transplantatüberlebensrate bei ca. 90% im 1. Jahr und bei ca. 70% nach 5 Jahren. Nicht nur eine Verbesserung der Lebensqualität und eine Normalisierung der Nierenfunktion werden mit der Nierentransplantation – im Unterschied zur chronischen Dialysebehandlung – erreicht, sondern, wie erst kürzlich gezeigt werden konnte, auch eine Verbesserung des Patientenüberlebens (Abb. 7.1). Darüber hinaus ist die Nierentransplantation nicht nur die medizinisch überlegenere, sondern auch die kostengünstigere Therapie. Durch eine Nierentransplantation werden über 50% der Dialysekosten eines Patienten eingespart. Im Folgenden werden die wichtigsten transplantationsrelevanten Themenbereiche vorgestellt.

Die Testung der Blutgruppen und HLA-Antigene, Bestimmung von HLA-Antikörpern, Crossmatch-Technik sowie die Frage der Histokompatibilität und die immunologischen Mechanismen der Abstoßung allogener Transplantate werden erläutert.

7.1.1 Blutgruppenkompatibilität

Spender und Empfänger müssen für die Blutgruppen kompatibel, aber nicht identisch sein. Patienten mit der Blutgruppe 0 haben daher längere Wartezeiten, da Spender mit Blutgruppe 0 auch für Empfänger mit Blutgruppe B infrage kommen. Rhesusfaktoren spielen keine Rolle. Bei der Lebendspende sind Spender mit der Blutgruppe 0 ähnlich der Situation in der Transfusionsimmunologie Universalspender.

Cave: Bei der Transplantation einer Spenderniere mit der Blutgruppe 0 auf einen „nur" blutgruppenkompatiblen Empfänger kann es durch Antikörper gegen die Empfängerblutgruppe in seltenen Fällen zu einer immunologisch bedingten hämolytischen Anämie beim Empfänger kommen. Die Therapie dieser Anämie besteht in Bluttransfusionen mit der Blutgruppe 0.

7.1.2 HLA-System

Die HLA-Typisierung erfolgt mit **serologischen** Methoden (komplementabhängige Zytotoxizitätsreaktion) und in den letzten Jahren meistens **molekularbiologisch** (PCR-Technik zur DNA-Typisierung), um die Gene, insbesondere im DR-Bereich, zu identifizieren. Die Laboratorien, die zur Durchführung der HLA-Typisierung berechtigt sind, unterliegen einer Qualitätskontrolle, um die Zahl von Fehltypisierungen möglichst gering zu halten.

MHC-Komplex und HLA-Antigene

Der **Major Histocompatibility Complex** (MHC) ist auf dem kurzen Arm des Chromo-

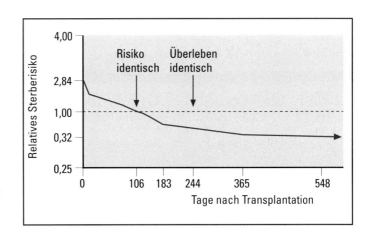

Abb. 7.1 Relatives Risiko (1,0) für Dialysepatienten, auf der Warteliste zu versterben, gegenüber am Tag 0 transplantierten Patienten über die Zeit (mod. nach Wolfe et al. 1999).

soms 6 lokalisiert und wurde als bei allen Spezies vorkommender Genkomplex identifiziert, der für die wesentlichen Transplantationsantigene wichtig ist. Man unterscheidet drei Regionen des MHC-Komplexes, wobei Region I und II beim Menschen die sog. **HLA-Moleküle** (human leukocyte antigen) kodieren, die bei der Verteilung der Transplantatnieren berücksichtigt werden.

Die **Nomenklatur** des HLA-Systems ist für den Ungeübten sehr komplex. Die Buchstaben A, B, C oder DR bzw. DQ bei den HLA-Antigenen definieren die Region des MHC I oder II, und die Zahl nach dem jeweiligen Buchstaben bezeichnet das serologische, d.h. mit Antikörpern definierte spezifische Antigen auf diesem Genort. Seit ein paar Jahren werden die Antigene mit molekularbiologischen Techniken erfasst, die entsprechende Zahl definiert dann das Allel und wird als Zahl mit Stern geschrieben. Der Buchstabe „w" nach dem HLA-Antigen bedeutet, dass die Nomenklatur einem Workshop entstammt. Die Liste der serologisch definierten HLA-Antigene zeigt schon die Vielfalt des HLA-Systems und ist die Grundlage für die Vergabe von Nierentransplantaten. Eine Liste der verschiedenen HLA-Allele ist noch viel umfassender und beinhaltet mehr als 100 allelischer Polymorphismen im DR-Bereich. Die vielfältigen Kombinationsmöglichkeiten erschweren es, passende histokompatible Empfänger zu finden (Tab. 7.1).

Genetische Prinzipien des MHC

Jeder Mensch hat zwei Chromosomen Nr. 6 und damit zwei MHC-Haplotypen, die ihm von jedem Elternteil vererbt werden. Wegen **autosomal kodominanter (intermediärer) Vererbung** ist der Phänotyp definiert als die kombinierte Expression beider Haplotypen. Jedes Kind erhält ein Chromosom und damit einen Haplotyp von einem Elternteil. Da bei jedem Elternteil zwei Chromosomen Nr. 6 vorhanden

sind, gibt es vier Kombinationsmöglichkeiten für die Kinder. Entsprechend den Mendel-Regeln hat ein Kind bezüglich seiner HLA-Antigenen die jeweils 25%ige Möglichkeit, ein völlig identisches oder ein völlig unterschiedliches Geschwister zu haben, und zu 50% besteht die Möglichkeit, eine haplotype Identität mit den Geschwistern aufzuweisen.

Biologie des MHC-Komplexes

Die biologische Funktion der MHC-Antigene ist es, den T-Lymphozyten antigene Peptide zu präsentieren. Eine absolute Voraussetzung für die **Aktivierung von T-Lymphozyten** ist es, dass das jeweilige Antigen an ein MHC-Molekül gebunden präsentiert wird, andernfalls wird das Antigen von der T-Zelle nicht „gesehen". Die kristalline Struktur der MHC-I- und -II-Moleküle ist mittlerweile aufgeklärt. Es gibt strukturelle Unterschiede zwischen Klasse-I- und -II-Molekülen: Klasse-I-Moleküle haben eine Mulde mit zwei zusätzlichen Verankerungsnischen für das zu bindende Peptid, sodass aus räumlichen Gründen nur kleine Peptide (acht bis neun Aminosäuren) binden können. Klasse-II-Moleküle hingegen sind flexibler und offener, sodass auch Peptide mit einer Größe bis zu 25 Aminosäuren binden können. Beim Menschen entsprechen MHC-Moleküle der Klassen I und II Antigenen der HLA-Klassen I und II.

HLA-Klasse-I- und -Klasse-II-Antigene

Die HLA-Antigene sind heterodimere **Proteine der Zelloberfläche** und gemäß Struktur und Funktion in zwei Klassen unterteilt. HLA-Klasse-I-Antigene (A, B, C) haben ein Molekulargewicht von 56 kD und bestehen aus zwei Ketten, einer schweren α-Kette und einer leichteren Kette, dem β_2-Mikroglobulin. HLA-Klasse-I-Moleküle sind auf nahezu allen Zellen konstitu-

Tab. 7.1a Serologisch und mittels PCR (Polymerase-Kettenreaktion) definierte HLA-Antigene

HLA-Locus	Durch Antikörper definierte Spezifitäten	Durch PCR definierte Spezifitäten
HLA-A	27	124
HLA-B	60	258
HLA-DRB1	18	221
Theoretische Anzahl von HLA-A-, -B- und -DR-Phänotypen	$8,5 \times 10^8$	$5,0 \times 10^{13}$

Tab. 7.1b HLA-Allele

A	B	B	C	DR	DQ	DP
A1	B5	B51(5)	Cw1	DR1	DQ1	DPw1
A2	B7	B5102	Cw2	DR103	DQ2	DPw2
A203	B703	B5103	Cw3	DR2	DQ3	DPw3
A210	B8	B52(5)	Cw4	DR3	DQ4	DPw4
A3	B12	B53	Cw5	DR4	DQ5(1)	DPw5
A9	B13	B54(22)	Cw6	DR5	DQ6(1)	DPw6
A10	B14	B55(22)	Cw7	DR6	DQ7(3)	
A11	B15	B56(22)	Cw8	DR7	DQ8(3)	
A19	B16	B57(17)	Cw9(w3)	DR8	DQ9(3)	
A23(9)	B17	B58(17)	Cw10(w3)	DR9		
A24(9)	B18	B59		DR10		
A2403	B21	B60(40)		DR11(5)		
A25(10)	B22	B61(40)		DR12(5)		
A26(10)	B27	B62(15)		DR13(6)		
A28	B2708	B63(15)		DR14(6)		
A29(19)	B35	B64(14)		DR1403		
A30(19)	B37	B65(14)		DR1404		
A31(19)	B38(16)	B67		DR15(2)		
A32(19)	B39(16)	B70		DR16(2)		
A33(19)	B3901	B71(70)		DR17(3)		
A34(10)	B3902	B72(70)		DR18(3)		
A36	B40	B73		DR51		
A43	B4005	B75(15)		DR52		
A66(10)	B41	B76(15)		DR53		
A68(28)	B42	B77(15)				
A69(28)	B44(12)	B7801				
A74(19)	B45(12)	B81				
A80	B46	Bw4				
	B47	Bw6				
	B48					
	B49(21)					
	B50(21)					

tiv exprimiert (d.h. unter Normalbedingungen ohne spezielle Aktivierung) außer auf reifen Erythrozyten.

HLA-Klasse-II-Antigene (DR, DQ) haben ein Molekulargewicht von 63 kD und bestehen aus zwei ungleichen Glykoproteinketten (α und β), die beide in der Zellmembran verankert sind. Die Expression der Klasse-II-Antigene ist beschränkt auf einige Zelltypen wie B-Lymphozyten, aktivierte T-Zellen, Monozyten, Makrophagen, dendritische Zellen und frühe hämatopoetische Zellen, aber auch auf Endothelzellen, insbesondere nach Aktivierung. Alle Zellen, die Klasse-II-Moleküle tragen, sind zur Antigenpräsentation befähigt und werden dann auch **antigen-präsentierende Zellen** (APZ) genannt. Die HLA-Antigene werden autosomal kodominant vererbt und folgen den Mendel-Regeln.

7.1.3 Crossmatch

HLA-Antikörper

Die Seren der Patienten auf der Transplantationswarteliste werden vierteljährlich auf das Vorhandensein sog. **Anti-HLA-Antikörper** getestet. Synonyme für HLA-Antikörper sind die Ausdrücke Leukozytenantikörper oder **„Panelreactive Antibodies"** (PRA). PRA definiert den Vorgang der Testung auf HLA-Antikörper: Es werden Lymphozyten einer Gruppe bekannter HLA-typisierter Spender (= Panel) – in seltenen Fällen auch lösliche HLA-Antigene – genommen und das Serum der Patienten auf Reagibilität mit diesem definierten „Panel" überprüft. Mit dem Antikörper-Screening wird das Ausmaß der Alloimmunisierung der potenziellen Empfänger durch Bestimmung des prozentualen Anteils Panel-reaktiver Antikörper definiert. PRA entstehen bei Antigenkontakt z.B. durch Bluttransfusionen, Schwangerschaften oder ein früheres Transplantat. Charakteristisch ist für die PRA, dass sie nicht immer gleich bleiben, sondern je nach Immunitätslage oder Antigen-

kontakt schwanken, d.h. ein Patient mit ehemals 100% PRA kann 3 Jahre später 0% haben. Er hat dann sog. historische 100% PRA, von denen man bei erneutem Antigenkontakt befürchtet, dass sie geboostert werden. In manchen Fällen ist die Alloreaktion so stark, dass die spezifischen Antigene, gegen die die Antikörper gerichtet sind, nicht mehr differenziert werden können. Falls eine Identifizierung jedoch möglich ist, können diese HLA-Antigene bei der Vermittlung eines Spenderorgans verboten und damit ausgeschlossen werden. Diese Option bei Eurotransplant erlaubt, mögliche positive Crossmatches zu umgehen, die die Vermittlungszeit eines Organs unnötig verlängern würden. Auch kann man bei Empfängern mit. „historischen" Antikörpern eine mögliche Reaktivierung oder Boosterung vermeiden, wenn diese verbotenen Antigene grundsätzlich beim Spender ausgeschlossen werden. Damit reduziert sich zwar der potenzielle Donorpool, aber auch die Abstoßungsgefahr für den immunologischen „High Responder". Dieses Vorgehen bleibt den einzelnen Zentren überlassen und wird individuell entschieden.

Crossmatch-Reaktion

Das Ziel des Crossmatches ist es, Antikörper im Patientenserum zu erkennen, die gegen die HLA-Antigene des Donors gerichtet sind. Beim ursprünglichen Assay, dem Lymphozytotoxitäts-Assay, werden Spenderlymphozyten (T-Zellen) aus Milz, Lymphknoten oder antikoaguliertem peripherem Blut des Spenders mit Patientenserum plus Komplementzusatz getestet. Bei Antikörpern gegen die Spenderlymphozyten im Empfängerserum kommt es zur Zerstörung der Zellen und damit einem **„positiven Crossmatch"**, das die Transplantation in der Regel verbietet, weil es innerhalb von Minuten nach Transplantation zu einer komplementvermittelten antikörperabhängigen „hyperakuten" Abstoßung mit Thrombosierung des Transplantates käme. Dieses Crossmatch sollte vor jeder Transplantation gemacht werden.

Zur Crossmatch-Testung gibt es verschiedene **Techniken**:

- Lymphozytotoxizitäts-Assays
- ELISA-Assays
- FACS-Analysen

Die Tests haben eine unterschiedliche Sensibilität und können so entsprechend dem individuellen Risiko des Empfängers ausgewählt werden. Weil HLA-DR- und -DQ-Antigene in der Regel nur auf B-Zellen vorkommen und nicht auf ruhenden T-Zellen, müsste man die verwendete Lymphozytenpopulation auf B-Zellen testen und anreichern, um auch ein positives B-Zell-Crossmatch zu erkennen. Bei immunologischen Hochrisikokandidaten zeigte sich, dass unter Verwendung der sensitiveren Crossmatch-Techniken ein verbessertes Transplantatüberleben gesehen wurde.

> **Merke:** Zusatztestung positiver PRA mit DTT: Welche Art von PRA hat der Patient? Gehören sie der IgG- oder der IGM-Klasse an? Sind es Autoantikörper (meistens IgM)? Letztere werden mit dem Zusatz von DTT (Dithiotreizol) negativ und als für die Transplantation unbedeutende Antikörper erfasst. Normalerweise muss jeder Test, der positive PRA ergibt, mittels DTT überprüft werden. Bleiben die PRA bzw. das Crossmatch unter DTT positiv, so sind es keine Autoantikörper und damit für die Transplantation relevante Antikörper.

7.1.4 Histokompatibilität: Immunologisches Spender-Empfänger-Matching

Histokompatibilität bedeutet **Gewebeverträglichkeit** und bezieht sich im Sprachgebrauch der Transplantationsmediziner auf die Übereinstimmung der serologisch definierten HLA-Klasse-I- und -II-Antigene. Für Empfänger und Spender werden auf den HLA-Loci A, B und DR je zwei Antigene identifiziert. Ein voll kompatibles Organ bzw. eine „Full-House"-Niere hat auf allen sechs HLA-Loci eine Übereinstimmung, weist also kein Mismatch auf.

Abgesehen von der HLA-Kompatibilität gibt es möglicherweise noch andere Gewebeantigene, die wir nicht definieren können, deren Übereinstimmung aber für den Transplantationserfolg ebenfalls von Bedeutung sein könnte. Wir müssen uns bei unseren Verteilungskriterien bisher auf das HLA-System beschränken und ergänzend die Crossmatch-Untersuchung durchführen, die unbedingt negativ sein sollte.

Beispiel einer HLA-Typisierung:

- Spender: A1, A2/B7, B12/DR1, –
- Empfänger: A1, –/B7, B12/DR1, DR6

Der Empfänger hat ein Mismatch auf A und keine Mismatche auf B und DR.

Vor allem das **Langzeitüberleben des Transplantats** wird von der HLA-Kompatibilität beeinflusst. Vollidentische Nieren zeigen eindeutig und signifikant das beste Transplantatüberleben. Mit jedem Mismatch nimmt die Transplantatüberlebensrate geringfügig ab, wobei unter der heutigen sehr potenten Immunsuppression diese Unterschiede weniger deutlich werden. Die Lebendspende zeigt unter genetisch nicht verwandten Personen, dass auch wenig HLA-kompatible Nieren – von hoher Organqualität – ein hervorragendes Transplantatüberleben haben können. was betont, dass die Organqualität hierbei eine ganz entscheidende Rolle spielt. Aber auch innerhalb der Gruppe der Lebendspender zeigt sich eine Abstufung hinsichtlich des Langzeit-Transplantatüberlebens in Abhängigkeit vom Grad der HLA-Kompatibilität. Ganz besonders entscheidend ist die gute HLA-Übereinstimmung bei immunologischen Risikopatienten (Abb. 7.2).

Merke: Zu beachten ist, dass ein Empfänger, der homozygot auf allen drei HLA-Loci ist, d.h. mit nur je einem definierten A-, B- und DR-Antigen, sehr selten die Möglichkeit haben wird, ein voll kompatibles Organ zu bekommen (es sei denn, es existiert ein Spender, der ebenso homozygot auf allen Loci ist).

7.1.5 Immunbiologie der Antigenerkennung und Abstoßungsreaktion

Die **Allotransplantation** beschreibt die Transplantation von Organen zwischen genetisch unterschiedlichen Individuen der gleichen Spezies. Das zentrale Problem der Transplantation allogener Organe ist die Immunantwort von Lymphozyten des Empfängers gegen Fremdanti-

gene des Spenders, die sich in der akuten Abstoßungsreaktion manifestiert.

Die **akute Abstoßungsreaktion** ist auf eine primäre Aktivierung von T-Zellen zurückzuführen. T-Zellen exprimieren entweder CD4- oder CD8-Glykoproteine auf ihrer Oberfläche. Die wichtigste Immunantwort zwischen genetisch nicht verwandten Individuen derselben Spezies geschieht durch Proliferation aktivierter T-Zellen (CD4) durch fremde (des Spenders) HLA-Klasse-II-Moleküle und durch Aktivierung zytotoxischer Zellen (CD8) durch fremde HLA-Klasse-I-Moleküle. Der Prozess, durch den HLA-Unterschiede zur Abstoßung führen, ist ähnlich dem der normalen Reaktion dieser Moleküle bei der Auseinandersetzung mit Umweltantigenen oder Krankheitserregern. Die allogene Immunantwort ist jedoch ca. 100-mal stärker als die Reaktion auf normale Umweltantigene (z.B. Virusbestandteile). Zwar folgt die Allogenerkennung denselben Grundmechanismen der Anti-

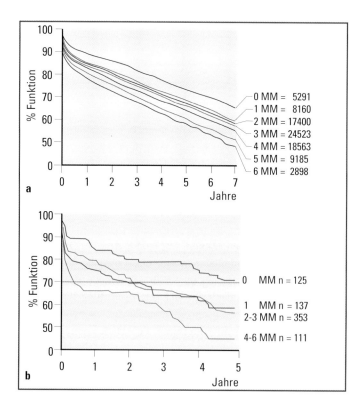

Abb. 7.2
Transplantatüberlebensraten in Abhängigkeit von der HLA-Übereinstimmung (mod. nach 2000 Wujciak et al.):
a von Durchschnittspatienten;
b von immunologischen Risikopatienten. MM = Mismatch(e)

genprozessierung und -präsentation und benötigt dazu den T-Zell-Rezeptor und MHC-Moleküle, jedoch bedingt die Heterogenität der Alloantigene und der reagierenden T-Zell-Populationen komplexere Phänomene, verglichen mit der Immunantwort auf Umweltantigene.

Man vermutet, dass CD4-Zellen, den sog. **Helferzellen**, die wichtigste Rolle für den Beginn der Abstoßungsreaktion zukommt. CD4-Zellen sind verantwortlich für die Produktion von Zytokinen, die die Immunantwort weiter stimulieren und in autokriner Weise auf andere CD4-Zellen, aber auch in parakriner Weise auf andere Zellen wie CD8-Zellen, Natural-Killer-Zellen (NK-Zellen) und Makrophagen wirken und zu einem ausgeprägten Entzündungsprozess im transplantierten Organ mit Zelluntergang führen. Entsprechend diesem Pathomechanismus der akuten Abstoßung sind die immunsuppressiven Standardtherapien zur Prävention von Abstoßungen nach Organtransplantation und vor allem Abstoßungstherapien gegen T-Zellen bzw. deren Aktivierung durch Zytokine gerichtet. Glucocorticosteroide wirken ergänzend breit antientzündlich und inhibitorisch insbesondere in der Effektorphase der akuten Abstoßung.

Immunologische Mechanismen der Nierentransplantatabstoßung sind die folgenden:
- **Erkennungsphase:**
  - Fremdantigenpräsentation via APZ (antigenpräsentierender Zelle) des Donors (direkter Weg) oder des Empfängers (indirekter Weg)
  - Aktivierung der T-Zelle via T-Zell-Rezeptor plus co-stimulatorischem Molekül (z.B. CD28: B7-1 oder B7-2)
- **Aktivierungs- und Proliferationsphase:**
  - klonale Vermehrung antigenspezifischer aktivierter CD4- und CD8-Zellen
  - Rekrutierung von T-Zell-abhängigen Effektorzellen (NK-Zellen und Makrophagen)
- **Effektorphase:**
  - antigenspezifischer Zelltod durch zytotoxische T-Zellen (CD8)
  - „Delayed Type Hypersensitivity Reaction" (DTH) mit Freisetzung von Zytokinen,

Chemokinen und Adhäsionsmolekülen, die zur unspezifischen Entzündungsreaktion (vor allem vermittelt durch Makrophagen) führen oder antikörpervermittelter komplementabhängiger Zellschaden mit Gewebszerstörung des Transplantats

Direkte oder indirekte Alloantigenpräsentation und -erkennung

Bei der Abstoßung eines Allotransplantats erkennen T-Zellen des Empfängers das Antigen, das ihnen auf direktem oder indirektem Weg durch spezialisierte antigenpräsentierende Zellen (APZ) präsentiert wird, und initiieren eine Immunantwort.

Die Donorzellen im Transplantat setzen kontinuierlich Peptidantigene frei. MHC-Klasse-II-Moleküle auf knochenmarkstämmigen APZ sind an der Antigenpräsentation beteiligt. CD4-Zellen nehmen nur Peptidantigene wahr, die mit MHC-Klasse-II-Molekülen assoziiert sind. Antigene werden von MHC-Molekülen nicht als intakte Proteine auf der Zelloberfläche präsentiert, sondern als prozessierte, d.h. partiell abgebaute Formen. Das Prozessieren von Antigenen zu Peptiden, die an MHC-Moleküle binden können, findet in den intrazellulären Organellen der APZ statt. Zellen, die Antigene in dieser Weise prozessieren, sind entweder spezialisierte APZ – wie knochenmarkstämmige dendritische Zellen oder B-Lymphozyten – oder Zellen, die durch Zytokinaktivierung zu antigenpräsentierenden Zellen werden, wie z.B. Makrophagen, aber auch Epithel- und Endothelzellen. Die archetypische APZ ist die Langerhans-Zelle in der Haut.

Die für die Initiierung der Abstoßung verantwortlichen APZ können entweder vom Spender oder vom Empfänger stammen. Die vom Spender stammenden kommen im Transplantat als „Passenger"-Zellen (interstitielle dendritische Zellen) an und verursachen eine **direkte Aktivierung** von CD4-Zellen des Empfängers. Die

T-Zell-Antwort, die bei der akuten frühen zellulären Abstoßung entsteht, wird zum großen Teil durch direkte Alloantigenerkennung vermittelt. Die eine Abstoßung verursachenden APZ des Empfängers befinden sich im abführenden lymphatischen Gewebe, nehmen vom Transplantat abgegebene Antigene auf und präsentieren sie den CD4-Zellen des Empfängers, um eine **indirekte Aktivierung** auszulösen. Bei diesem Weg erkennen also T-Zellen prozessierte Antigene in APZ des Empfängers.

Indirekte Antigenpräsentation könnte wichtig sein, wenn es darum geht, die Abstoßungsantwort zu erhalten und zu vermehren, insbesondere bei chronischen Abstoßungsreaktionen. In der unmittelbaren Posttransplantationsperiode sind kleine Mengen indirekt geprimter T-Zellen vorhanden, die gegen ein begrenztes Repertoire immundominanter Peptide gerichtet sind. Eine Hypothese besagt, dass kontinuierlich gegen neue Epitope gerichtete CD4-Zellen gebildet werden, die trotz Immunsuppression ständig aktiviert werden. Tatsächlich wurde im Gegensatz zu Transplantatempfängern mit stabiler Nierenfunktion bei Patienten mit chronischen Abstoßungreaktionen signifikant häufiger in vitro eine donorspezifische Lymphozytenproliferation gefunden.

T-Zell-Aktivierung durch T-Zell-Rezeptoren und co-stimulatorische Moleküle

Nach Antigenpräsentation benötigen T-Zellen zur vollständigen Aktivierung zusätzlich zum ersten Erkennungssignal, das durch den T-Zell-Rezeptor und das Antigen geliefert wird und für die Spezifität der Immunantwort verantwortlich ist, ein zweites Signal, das als co-stimulatorisches Signal bezeichnet wird und antigenunspezifisch ist. Dieses **„Zwei-Signalschritte-Modell"** wurde erstmals von Bretcher und Cohn entwickelt. Nach diesem Modell erkennen T-Zellen ihren T-Zell-Rezeptor. Jeder T-Zell-Re-

zeptor hat einen einzigartigen Phänotyp, der in seinem MHC-Molekül ein spezifisches Antigen auf der Oberfläche einer antigenpräsentierenden Zelle (APZ) bindet. So definiert das erste Signal die Spezifität der Immunantwort. Das zweite Signal unterstützt die weitere Aktivierung, indem eine zusätzliche Interaktion von APZ und T-Zelle stattfindet. Bei Fehlen des zweiten Signals tritt keine vollständige T-Zell-Aktivierung, sondern im Gegenteil eine T-Zell-Anergie ein (Abb. 7.3).

Theoretisch können viele T-Zell-Moleküle als Liganden für co-stimulatorische Moleküle auf APZ dienen, das CD28-Molekül ist jedoch das am besten charakterisierte. Es ist der Ligand für B7-1 (CD80) und B7-2 (CD86), die beide auf aktivierten APZ exprimiert sind. T-Zellen exprimieren wiederum auch CTLA4, ein Molekül, das dem CD28 sehr ähnlich ist und auch B7 bindet, jedoch anders als CD28 inhibitorische Signale aussendet und die T-Zell-Antwort beendet. Für die Aktivierung von T-Zellen wichtig sind also das Vorhandensein und die Interaktion co-stimulatorischer Moleküle auf T-Zelle und APZ, denn nur durch diese zwei Signale wird die

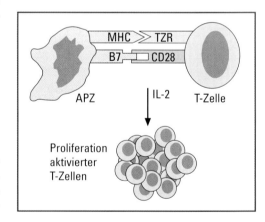

Abb. 7.3 Komplette T-Zell-Aktivierung mit Sekretion von IL-2 und T-Zell-Proliferation durch Aktivierung von T-Zell-Rezeptoren und co-stimulatorischen Signalen, z.B. via B7/CD28 (mod. nach Gudmundsdottir u. Turka 1999). APZ = antigenpräsentierende Zelle. TZR = T-Zell-Rezeptor. MHC = Major Histocompatibility Complex.

T-Zelle vollständig aktiviert. T-Zellen, die co-stimulatorische Signale empfangen, produzieren Interleukin 2 (IL-2), das die Proliferation aktivierter T-Zellen propagiert.

Intrazelluläre Signalwege nach T-Zell-Aktivierung und Zytokinproduktion

Nach Aktivierung des T-Zell-Rezeptors kommt es durch Tyrosinphosphorylierung zur Aktivierung der Phospholipase C-γ und zur Bildung der „Second Messenger" Inositol-1,4,5-Triphosphat (IP$_3$) und Diacylglycerin (DAG). IP$_3$ führt zu einem Anstieg des intrazellulären Calciums und DAG zur Aktivierung der Proteinkinase C. Calcium wiederum aktiviert Calcineurin, eine Phosphatase, welche die nukleäre Translokation und Aktivierung des nukleären Faktors aktivierter T-Zellen bewirkt (NFAT) und letztlich die Transkription von **Interleukin 2** induziert. An dieser Stelle greifen die Immunsuppressiva Ciclosporin A und Tacrolimus inhibitorisch ein. Weiterhin findet nach T-Zell-Aktivierung eine Aktivierung des nukleären Transkriptionsfaktors NF-κB statt, der die mRNA-Stabilität von Zytokinen reguliert. Über eine regulierte Kaskade sequenzieller Genaktivierungen kommt es schließlich zur Bildung differenzierter Effektorzellen. Zwei Protoonkogene (c-fos und c-myc) werden innerhalb von Minuten transkribiert. Diese „Immediate early Genes" bewirken die Transkription von IL-2 und des IL-2 Rezeptors innerhalb von Stunden. IL-2 ist das Schlüsselzytokin für die T-Zell-Aktivierung und die Proliferation aktivierter T-Zellen.

Es erfolgt anschließend die Transkription weiterer Zytokine (IL-3, -4, -5, -6 und Interferon γ). Durch IL-2 und Interferon (IFN) γ kommt es zur Bildung differenzierter Zellpopulationen, die zytotoxisch wirken. NK-Zellen bilden die Serinprotease Granzym B mit lytischer Aktivität und CD8-Zellen das porenbildende Perforin. Diese Moleküle werden innerhalb von Tagen gebildet, ebenso die sog. **Chemokine** (z.B. RANTES) und die **VLA** (Very late Activation Molecules) der Integrinfamilie, die die Interaktion zwischen Endothelzellen und Leukozyten vermitteln.

Molekulare Analysen zeigten, dass der intrarenale Nachweis des zytolytisch wirkenden „Attack-Moleküls" Granzym B, das aus NK-Zellen stammt, und der Zytokine IL-10 und IL-2 hoch signifikant mit dem Auftreten von akuten Abstoßungen korrelierte, während die intrarenale Expression von TGF β, einem Wachstumsfaktor für Matrixproteine, mit chronischen Abstoßungsprozessen und einer interstitiellen Fibrose des Transplantats assoziiert war. Kürzlich wurde auch eine Hochregulation bestimmter Chemokine nachgewiesen, insbesondere bei schweren akuten Abstoßungsreaktionen.

Bei chronischen Abstoßungsreaktionen scheinen alloantigenabhängige (permanente Aktivierung kleiner Zahlen von CD4-Zellen auf indirektem Weg) und alloantigenunabhängige (Ischämie und Reperfusion, reduzierte Nierenmasse, „marginaler Donor", Bluthochdruck des Empfängers) Auslöser in einen gemeinsamen Endzustand zu münden, der mit Proliferation glatter Gefäßmuskelzellen und fibrotischen Veränderungen des Organs einhergeht und eine Mischung aus Entzündungs- und Heilungmechanismen darstellt.

T-Zell-Proliferation und Effektormechanismen nach T-Zell-Aktivierung

T-Helferzellen (CD4) werden aktiviert, proliferieren und sezernieren eine Reihe von Zytokinen, die als Wachstums- und Differenzierungsfaktoren für andere Zellen, die an der Abstoßungsreaktion beteiligt sind, benötigt werden. Die wichtigsten **Zytokine** bei der Abstoßungsreaktion sind Interleukin 2 (IL-2) für die Proliferation aktivierter T-Zellen und Interferon γ (IFN γ), das die MHC-Antigen-Expression induziert, die APZ-Aktivität erhöht und zusammen mit Tumornekrosefaktor α (TNF α) Makrophagen aktiviert. Diese wiederum lösen eine **Hypersensitivitätsreaktion vom verzögertem Typ** (DTH) aus, die eine ausgeprägte Gewebeentzündung initiiert.

Unter dem Einfluss von Zytokinen wie IFN γ können auch nichtleukozytäre Zellen wie Endothel- und Epithelzellen die Fähigkeit erlangen, Antigene zu „präsentieren". Dies geht mit der Induktion von MHC-Klasse-II-Molekülen auf der Zelloberfläche einher. Außerdem werden durch Zytokine B-Lymphozyten zur Antikörperproduktion stimuliert und zytolytische Reaktionen durch CD8- und NK-Zellen ausgelöst.

Um eine Abstoßung auszulösen, müssen nicht alle Komponenten des Transplantats angegriffen werden. Die kritischen **Zielzellen** sind die vaskulären Endothelzellen des mikrovaskulären Gefäßsystems und spezialisierte Organparenchymzellen, z.B. bei Nierentransplantaten Tubuli. Es ist bezeichnend, dass IFN γ sowohl Ge-

fäßendothel- als auch Tubuluszellen dazu veranlassen kann, MHC-Klasse-II-Antigene zu exprimieren. Diese verstärkte MHC-Antigen-Expression kann eine zusätzliche Stimulierung der Abstoßungsreaktion induzieren und eine größere Anzahl von Zielmolekülen für Antikörper und aktivierte T-Zellen innerhalb des Transplantats zur Verfügung stellen (Abb. 7.4).

Weiterhin verstärken Zytokine die Expression zusätzlicher Moleküle auf der Zelloberfläche, z.B. Adhäsionsmoleküle und Chemokine auf Endothelzellen sowie auf einigen Epithelzelltypen und Leukozyten. Zelladhäsionsmoleküle und Chemokine vermitteln insbesondere die alloantigenunabhängige Endothelzell-Leukozyten-Interaktion, indem sie bei Entzündungsreaktionen die Anlagerung von Leukozyten an die Gefäßwand und die Auswanderung von Leukozyten aus der Blutbahn in das Gewebe ermöglichen (Abb. 7.5, 7.6). Die initial schwache Interaktion zwischen Leukozyten und Endothel, die ein „Rolling" der Leukozyten entlang der Gefäßwand ermöglicht,

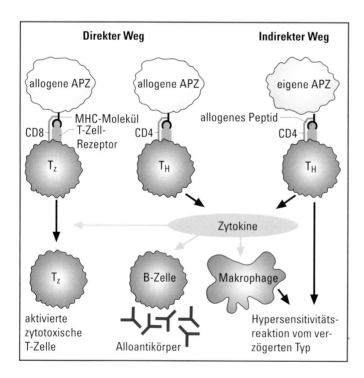

Abb. 7.4 Alloantigenerkennung und Effektormechanismen der Transplantatabstoßung. Einzelheiten siehe Text (mod. nach Sayegh u. Turka 1998). APZ = antigenpräsentierende Zelle; T_H = T-Helferzelle; T_Z = zytotoxische T-Zelle.

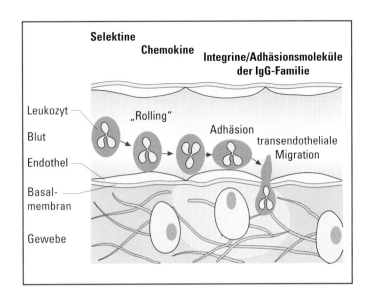

Abb. 7.5 Endothelzell-Leukozyten-Interaktion durch Zelladhäsionsmoleküle und Chemokine (mod. nach Springer 1994).

wird durch Zelladhäsionsmoleküle der **Selektinfamilie** vermittelt, insbesondere durch E-Selektin, P-Selektin, das auf aktivierten Endothelzellen exprimiert wird, und L-Selektin auf Leukozyten. Nach lokaler Aktivierung der Leukozyten durch Zytokine und vor allem Chemokine, die von Leukozyten und Endothelzellen sezerniert werden, geht das Rolling der Leukozyten in eine stärkere Endothelzell-Leukozyten-Interaktion über, der eine feste Bindung der Leukozyten an die Endothelzelloberfläche und schließlich die Transmigration der Leukozyten durch die Endothelzellbarriere folgen (s. Abb. 7.5). Die letzten beiden Schritte werden durch die **immunglobulinähnlichen Adhäsionsmoleküle** ICAM-1, VCAM-1 und PECAM-1 und deren Bindungspartner auf Leukozyten, den Integrinen, vermittelt. ICAM-1 und VCAM-1 wurden vermehrt in Transplantatbiopsien bei Abstoßungsreaktionen nachgewiesen (s. Abb. 7.6).

Chemokine, die von Leukozyten, aber auch anderen Zellarten sezerniert werden, sind Proteine, die aus 70–80 Aminosäuren bestehen und an Proteoglykane auf Endothelzellen binden. Sie wirken lokal am Ort der Entzündung, binden an G-Protein-gekoppelte Chemokinrezeptoren auf

Leukozyten und fördern unter anderem auch die Aktivierung von Integrinen. Kürzlich konnte tierexperimentell gezeigt werden, dass die Chemokinrezeptoren CXCR3 und CCR5 bei Abstoßungsreaktionen eine große Rolle spielen, da man mit Antikörpern gegen diese Rezeptoren im Tiermodell die akute Abstoßung erfolgreich unterdrücken konnte. Passend dazu konnte in einer Untersuchung von Polymorphismen des Chemokinrezeptors CCR5 gezeigt werden, dass nierentransplantierte Patienten mit funktionsgeminderten CCR5 aufgrund eines CCR5-Polymorphismus ein signifikant längeres Transplantatüberleben zeigten als alle anderen Patienten.

Die Expression und Aktivierung von Adhäsionsmolekülen und Chemokinen werden an Orten der Leukozytenrekrutierung bei Entzündungsprozessen durch Zytokine wie TNF α, IL-4 oder IFN β, induziert und dynamisch reguliert. Die transkriptionelle **Regulation der Adhäsionsmoleküle** in Endothelzellen ist relativ gut untersucht. An der Regulation der einzelnen Adhäsionsmoleküle sind promotorenspezifische Transkriptionsfaktoren beteiligt. Das endotheliale NF-κB/IκBα-System spielt eine Schlüsselrolle bei der Regulation der zytokininduzierten

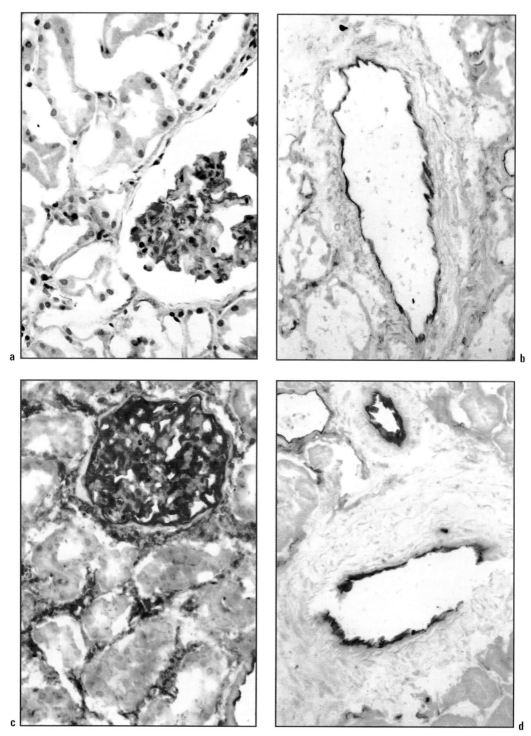

Abb. 7.6 Expression von ICAM-1 (Rotfärbung) in Gefäßen und Tubuli bei Kontrollnieren (**a, b**) und gesteigerte Expression von ICAM-1 bei akuter Transplantatabstoßung (**c, d**) (Vergr. 1:200). Einzelheiten siehe Text (nach Hauser et al. 1997).

Zelladhäsionsmoleküle ICAM-1, VCAM-1 und E-Selektin. Von manchen immunsuppressiv wirksamen Pharmaka, z.B. Glucocorticosteroiden, ist bekannt, dass sie die NF-κB-Aktivierung vermindern können.

Th1- und Th2-Zellen

Die Hypothese der Th1-/Th2-Zellpopulation beruht auf Beobachtungen des klinischen Verlaufes von Leishmaniainfektionen bei Mäusestämmen mit unterschiedlicher Zytokinsekretion. Der Stamm, der IL-2 und IFN γ produzierte, war gegen die Infektion geschützt, während ein anderer Stamm mit überwiegender IL-4- und IL-10-Produktion schwer erkrankte und an der Infektion verstarb. Man folgerte daraus, dass es zwei **Entwicklungen einer Immunantwort im Organismus** gibt, ausgehend von einer Progenitor-Helferzelle (Th0): entweder eine Th1-Antwort mit zellvermittelter Immunität und IL-2 Sekretion oder eine mehr humorale Immunantwort (Th2) mit Produktion von IL-4, -5, und -10. Weiterhin wurde beobachtet, dass nicht nur die Zytokinproduktion die Th1/Th2-Antwort definiert, sondern dass die Ausgangslage von Zytokinen eine Immunantwort in die Th1- oder Th2-Richtung lenken kann.
Im Transplantationsmodell wurden bis vor kurzem vor allem die Th1-Zytokine (IFN γ und IL-2) mit akuten Abstoßungen und die Th2-Zytokine (IL-4, -5, -10) mit chronischen Abstoßungen, aber auch Toleranzinduktion assoziiert. Trotz der Einfachheit dieser Th1/Th2-Theorie ist die Transplantationssituation komplexer. So haben sich beim Menschen während Abstoßungen durchaus Zytokine im Sinne einer Th2-Reaktion gezeigt, und neuere Daten mit IL-2- und IL-4-Knock-out-Mäusen (d.h. Mäusen, denen die Gene für IL-2 und IL-4 fehlen) haben die Th1/Th2 Theorie weiter relativiert. Kürzlich wurde eine dritte Gruppe sog. regulatorischer T-Zellen beschrieben, die sich aus naiven T-Zellen entwickeln und supprimierende Eigenschaften auf die T-Zell-Aktivierung ausüben.

7.2 Organspende und Organverteilung: Spender-Empfänger-Matching

7.2.1 Organspende und Transplantationsgesetz in Deutschland

Die Deutsche Stiftung Organtransplantation (DSO) ist per Gesetzgeber durch das Transplantationsgesetz für die Organgewinnung verantwortlich und zu einem Jahresbericht über alle Spenden verpflichtet. Alle Krankenhäuser müssen Organspender bei der DSO melden. Alle Spender werden von der DSO bei Eurotransplant gemeldet, und die Nieren werden dann per Computer nach festen Regeln verteilt.

Das **Transplantationsgesetz**
- verpflichtet zur Aufklärung über Organspende
- definiert die Voraussetzungen für die Organentnahme
- regelt die Organübertragung, Organentnahme und Organvermittlung
- verbietet den Organhandel
- erlaubt die unentgeltliche Lebendspende unter genetisch und emotional verwandten Personen

Das im November 1997 vom deutschen Bundestag verabschiedete Gesetz erlaubt die Organentnahme von hirntoten Patienten, nachdem das Einverständnis der Angehörigen der potenziellen Spender vorliegt. Laut Gesetz sind potenzielle Spenderkrankenhäuser verpflichtet, hirntote Patienten als mögliche postmortale Organspender zu identifizieren und dem Transplantationszentrum zu melden. In die Praxis umgesetzt bedeutet es, dass in Zukunft in jedem Krankenhaus mit Intensivstation sog. **Transplantationsbeauftragte** benannt werden. Diese Transplantationsbeauftragten sind Angestellte der Klinik, die neben ihrer Haupttätigkeit (z.B. als Oberarzt einer Intensivstation) den zusätzlichen Auftrag haben, die Organspende durch die Identifikation potenzieller Spender und Organisation der Organgewinnung zu fördern. Sie werden dabei von regionalen **Transplantationskoordinatoren** unterstützt, die unmittelbar der Deutschen Stiftung Organtransplantation (DSO), der gesetzlich beauftragten Institution zur Gewinnung von Organen, unterstellt sind. Es ist auch geplant, Todesursachenstatistiken in Bezug auf hirntote Patienten zu analysieren. Studien aus den USA und Spanien haben gezeigt, dass ca. 10–20 Spender pro 1 Million Einwohner unerkannt bleiben. Nach einer kürzlich veröffentlichten Studie ließe sich das Organaufkommen in Deutschland verdoppeln, würden alle potenziellen Spender als solche erkannt.

Auch eine gerechte und transparente Verteilung der gewonnenen Organe spielt eine wesentliche Rolle, um bei der Bevölkerung eine größere Bereitschaft für die Organspende zu erzielen (s. Abschnitt 7.16, S. 336ff.: Ethik).

Alle Organe postmortaler Organspender werden:

● zunächst der DSO-Zentrale gemeldet
● in einem zweiten Schritt zentral durch Eurotransplant (ET) in Leiden (Niederlande), der gesetzlich beauftragten Institution zur Verteilung von Organen, vermittelt

7.2.2 Organverteilung durch Eurotransplant und Verteilungskriterien

Eurotransplant (ET) in Leiden (Niederlande) wurde vor über 30 Jahren gegründet und hat seither die zentrale Verteilung aller Organe postmortaler Organspender für Deutschland, die Benelux-Staaten und Österreich übernommen. Alle Spender werden bei Eurotransplant registriert, und alle Empfänger stehen für das jeweilige Organ auf einer Warteliste. Die Organverteilung erfolgt nach einem speziell erarbeiteten Computerpunktesystem.

Zwischen 11000 und 12000 Patienten werden in Deutschland dialysiert, und nur etwa 2000 Nierentransplantationen können aufgrund des Organmangels pro Jahr durchgeführt werden, sodass die Schere zwischen Patienten auf der Warteliste und realisierten Nierentransplantationen weiter zunimmt. Die mittlere Wartezeit auf eine Niere liegt bei 3–5 Jahren.

Die Verteilung der Organe erfolgt nach speziellen Regeln, die möglichst gerecht sein und den größtmöglichen medizinischen Erfolg versprechen sollen. Die Kriterien der Nierenverteilung sind in dem seit 1996 neu entwickelten Computersystem **ETKAS** (EuroTransplant Kidney Allocation System) in einem Algorithmus beinhaltet, durch den für jeden Empfänger auf der Warteliste bei entsprechendem Organangebot eine Punktzahl errechnet wird. Zu den Verteilungskriterien gehört die HLA-Kompatibilität, wobei vollidentische Nieren („Full-House"-Nieren) mit sechs HLA-Übereinstimmungen vorrangig vergeben werden (ca. 20% aller vergebenen Nieren), da sich gezeigt hat, dass diese Nieren das längste Transplantatüberleben aufweisen. Weiterhin ist die Wartezeit unter Dialyse ein wichtiges Kriterium. Diese wird seit Einführung des neuen Systems nicht mit der Meldung bei Eurotransplant, sondern mit der tatsächlichen Zeit seit Dialysebeginn gleichgesetzt. Immunologische Nachteile des Empfängers, wie ein hoher Immunisierungsgrad mit hohen PRA oder ein genetischer Nachteil mit einer sehr seltenen HLA-Typisierung, werden mit Bonuspunkten ausgeglichen. Voraussetzung ist natürlich die Blutgruppenkompatibilität (s. Abschnitt 7.1.1, S. 239). Mit diesem System werden die Nieren im Mittel innerhalb von 24 Stunden nach Entnahme (kalte Ischämiezeit) einem Empfänger zugeordnet und implantiert. Zusätzlich zu diesem regulären Verteilungsmodus gibt es Ergänzungsprogramme für „marginale" Spenderorgane, d.h. für Organe „alter Spender" oder Organe

„minderer Qualität" mit bekanntermaßen reduzierter Transplantatüberlebenszeit.

Allgemeine **Kriterien der Organverteilung:**
- Blutgruppe
- HLA-Typisierung
- Wartezeit (Zeit seit Dialysebeginn)
- besonderer Dringlichkeitsstatus, z.B. fehlender Gefäßzugang für Hämodialyse und keine Möglichkeit zur Peritonealdialyse
- immunologische Besonderheiten, z.B. hohe PRA, seltenes HLA-Muster

> **Merke:** Voraussetzung zur Transplantation ist ein negatives Crossmatch.

7.2.3 Marginale Nieren

Der Organmangel zwingt zur Akzeptanz auch sog. marginaler Donororgane (extended donor pool), d.h. von Spendern mit eingeschränkter Nierenfunktion, alten Spendern oder solchen mit langjähriger Hypertonie und konsekutiver Nephrosklerose oder Diabetes mellitus in der Anamnese.

Meistens besteht bei den marginalen Donoren eine Reduktion der effektiven Nierenmasse und damit die Folge einer eingeschränkten Transplantatfunktion mit nachfolgender glomerulärer Hyperfiltration und damit verbundener progredienter Verschlechterung der Nierenfunktion über die Zeit (Abb. 7.7). Man versuchte, diesem Problem mit zweierlei Strategien zu begegnen, mit der Transplantation von zwei Nieren in einen Spender und dem „Old-for-Old"-Programm.

Transplantation von zwei Nieren in einen Spender

Nach der Hypothese des Nephrologen Brenner gilt es, die gesunde Nierenmasse zu vergrößern, um die Hyperfiltration der Restglomeruli geringer zu halten. Es gibt nur einige Zentren, die diese Art der operationstechnisch anderen Transplantation vornehmen, bei der in jede Fossa iliaca eine Niere implantiert wird. Es hat sich in einer Studie gezeigt, dass dieses Vorgehen einen Überlebensvorteil der Transplantate bringt, wenn in der Nullbiopsie, d.h. einer Biopsie vor

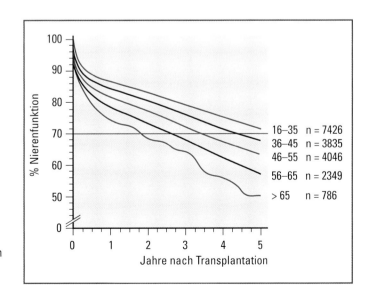

Abb. 7.7 Transplantatüberlebensrate in Abhängigkeit vom Spenderalter (nach Wujciak et al. 2000).

16–35 n = 7426
36–45 n = 3835
46–55 n = 4046
56–65 n = 2349
> 65   n = 786

Implantation des Organs, tatsächlich mehr als 15% der Glomeruli verödet sind.

Eurotransplant-Senior-Programm

Dieses „Old-for-Old"- oder Eurotransplant-Senior-Programm (ESP) wurde entworfen unter dem Gedanken, dass ältere Spenderorgane bekanntermaßen eine verminderte Transplantathalbwertszeit haben und die ohnehin älteren Zellen unter einer langen kalten Ischämiezeit besonders vulnerabel zu sein scheinen. Seitens der älteren Empfänger wird wiederum eine Seneszenz des Immunsystems diskutiert, d.h. alte Empfänger stoßen weniger ab, also hat auch konsequenterweise die Übereinstimmung im HLA-System einen geringeren Stellenwert.
Zudem trägt bei älteren Empfängern weniger das frühzeitige Transplantatversagen als kardiovaskuläre Risiken mit Todesfolge zum Transplantatverlust bei. Aus diesen Gründen entschloss man sich, Nieren von älteren Spendern (> 65 Jahre) auf ältere Empfänger (> 65 Jahre) ohne HLA-Typisierung mit kurzer kalter Ischämiezeit zu übertragen. Ausgeschlossen sind Patienten mit positiven HLA-Antikörpern und Zweittransplantierte, die aus immunologischen Gründen ihr erstes Transplantat verloren haben. Das Programm wurde 1999 eingeführt und nach 2 Jahren wegen tendenziell guter Ergebnisse fortgesetzt. Da die Zahl gerade alter Organspender steigt und der Anteil von älteren Empfängern auf der Warteliste auch zunimmt – jährlich werden ca. 5% alte Empfänger zusätzlich registriert –, ist dieses Seniorenprogramm eine sinnvolle Ergänzung des Organvergabesystems.

„Non-Heart-beating"-Donor

Im weitesten Sinn zum sog. Extended Donor Pool könnte auch der „Non-Heart-beating"-Donor zählen, d.h. nicht der hirntote Spender, sondern der Spender mit irreversiblem Kreislaufstillstand. Diese Art der Organspende ist in Deutschland gesetzlich nicht zugelassen, im Gegensatz zu den USA und einigen europäischen Ländern wie Spanien und Niederlande. Ethische Aspekte sind in diesem Zusammenhang zu diskutieren (s. Abschnitt 7.16, S. 336ff., Ethik). Das Vorgehen kann im akuten Fall für alle Beteiligten – Angehörige und medizinisches Personal – sehr belastend werden.

7.2.4   Alte Empfänger

Das kalendarische Lebensalter ist keine Kontraindikation für die Transplantation, entscheidend sind das biologische Alter und der medizinische Erfolg, der für den Patienten von der Maßnahme zu erwarten ist. Häufig wird die Frage gestellt, ob alte Empfänger bei der Verteilung von Organen weniger berücksichtigt werden. Diese Frage ist für den Eurotransplant-Bereich eindeutig mit nein zu beantworten, einzig ausschlaggebend ist die medizinische Tauglichkeit des Patienten für eine Transplantation. Es gibt im Gegenteil, das Senior-Sonderprogramm (s.o.), das eine besonders zügige Transplantation für den alten Patienten bietet.
In diesem Zusammenhang sollte die verminderte Immunabwehr bzw. **Alterung des Immunsystems** diskutiert werden. Ältere Empfänger tolerieren möglicherweise eher die Transplantation eines immunologisch weniger gut passenden Organs, leiden aber andererseits unter einem erhöhten Infektionsrisiko auch in bezug auf Erkrankungen durch Zytomegalieviren. Die Infektionen können einen lebensbedrohlichen Verlauf nehmen, sodass für ältere Empfänger gilt, die Waagschale der Immunsuppression vorsichtig zu balancieren.
Außerdem treten bei älteren Empfängern **Komorbiditäten** durch Diabetes mellitus und kardiovaskuläre Erkrankungen in den Vordergrund. Eine sorgfältige kardiovaskuläre Diagnostik in der Transplantationsvorbereitungsphase ist da-

her bei dieser Patientengruppe besonders wichtig, um das perioperative Risiko zu mindern. Eine schwere Herzinsuffizienz kann sogar durch ein prärenales Nierenversagen zum funktionellen Transplantatverlust führen. Gerade der alte Empfänger sollte in der Nachsorge eine kardioprotektive Begleitmedikation mit ACE-Hemmern oder AT$_1$-Rezeptor-Antagonisten, Statinen und eine optimale Blutdruckeinstellung erhalten. Große klinische Studien zum Einsatz von Statinen und AT$_1$-Rezeptor-Antagonisten werden derzeit durchgeführt.

7.2.5 Kinder

Terminal niereninsuffiziente dialysepflichtige Kinder werden bevorzugt transplantiert, weil sie an der Dialyse einen Überlebensnachteil zeigen und das Knochenwachstum deutlich eingeschränkt ist. Die Eurotransplant-Regeln beziehen sich auf Kinder unter 16 Jahren, ausgerichtet an dem Wachstumsverhalten. Sie bekommen im Verteilungssystem nach ETKAS eine zusätzliche Punktezahl, dadurch rücken sie auf der Empfängerliste deutlich nach oben. Die mittlere Wartezeit bei Kindern beträgt ca. 1 Jahr und ist damit wesentlich kürzer als die der Erwachsenen mit 3–5 Jahren. Häufig wird bei Kindern allerdings auch die Lebendspende von Mutter oder Vater vorgenommen, sodass für das Kind die Wartezeit auf eine Niere kurz gehalten wird. In manchen Fällen wird sogar präemptiv transplantiert, d.h. vor Dialysebeginn.

Kinder neigen andererseits besonders häufig zu Abstoßungsreaktionen und zum Rezidiv der Grunderkrankung im Transplantat, sodass in vielen Fällen Zweit- bzw. Mehrfachtransplantationen vorgenommen werden müssen. Bei Kleinkindern müssen zusätzlich zu immunologischen Kriterien die anatomischen Gegebenheiten berücksichtigt werden, sodass in einigen Fällen nur die Transplantation einer Kinderniere möglich ist. Bei Kindern ab dem 6. Lebensjahr jedoch sind Nieren von Erwachsenen in der Regel problemlos zu implantieren und haben für das Kind den Vorteil der hohen Nierenmasse.

Bei Kindern gibt es im **postoperativen Management** einige Besonderheiten:

- Der Serumkreatininwert alleine ist wegen der geringen Muskelmasse der Kinder ein schlechtes Maß für die Nierenfunktion, und die Kreatinin-Clearance ist wichtig zum Abschätzen der sich ändernden Transplantatfunktion.
- Große Urinmengen bei mangelndem Konzentrierungsvermögen des Tubulusapparates machen eine engmaschige und differenzierte Bilanzierung erforderlich, um Exsikkose und damit ein prärenales Nierenversagen einerseits und die akute Überwässerung durch unzureichende Diurese bei sich verschlechternder Transplantatfunktion und hoher Infusionsmenge andererseits zu vermeiden.
- Weiterhin ist bei Patienten mit der sog. idiopathischen primären fokalen Glomerulosklerose mit nephrotischem Syndrom (FSGS) die Proteinuriediagnostik essenziell, um frühzeitig therapeutische Konsequenzen zu ziehen. Die FSGS rezidiviert besonders häufig im Transplantat und kann zum Transplantatverlust führen.
- Bei Kindern wird eher eine etwas verstärkte Immunsuppression gewählt, um Abstoßungsreaktionen zu vermeiden.
- Im Gegensatz zu Erwachsenen sind Kinder für das Epstein-Barr-Virus (EBV) in der Mehrzahl seronegativ. Es kommt daher im Rahmen der Transplantation ggf. zu einer EBV-Primärinfektion. Diese kann unter der notwendigen Immunsuppression zu einer schweren EBV-Erkrankung führen mit Allgemeinsymptomen und Organbefall, zur Triggerung einer Abstoßungsreaktion oder aber zur wichtigsten Komplikation, dem Auftreten eines B-Zell-Lymphoms.

Zuletzt sei auf die Besonderheiten bei der Transplantation von **Kindernieren in Erwachsene** eingegangen: Der Vorteil ist, dass Kindernieren Wachstumspotenzial haben, jedoch muss beachtet werden, dass Kindernieren gerade in der Anfangsphase keinem Bluthochdruck des Empfängers ausgesetzt sein dürfen, da das Endothel der Kindergefäße auf solche Druckverhältnisse nicht vorbereitet ist und sogar mit Gefäßnekrosen reagiert. Auch kann die arterielle Anastomose aus anatomischen Gründen schwierig sein und zur Transplantatarterienstenose führen.

7.2.6 Mehrfach transplantierte Patienten

Ca. 25% aller Patienten auf der Warteliste sind zur Retransplantation gemeldet. Bei diesen Patienten muss die Frage beantwortet werden, ob sie das erste oder vorangegangene Transplantat aus immunologischen Gründen verloren haben. Dies ist nicht immer leicht aus der Vorgeschichte zu entscheiden. Hinweise auf einen Transplantatverlust aus immunologischen, d.h. Abstoßungsgründen, sind ein Nierenversagen im ersten Jahr nach Transplantation mit dem Nachweis einer schweren Abstoßung in der Biopsie, das Bild einer chronischen Abstoßung, die innerhalb des ersten oder zweiten Jahres schleichend zur terminalen Niereninsuffizienz führt, oder hohe HLA-Antikörper gegen die Spenderantigene des Ersttransplantates. Diese Patienten gelten als sog. **immunologische Hochrisikopatienten** und sollten bei der Retransplantation ein gut histokompatibles Organ bekommen. Außerdem ist es ratsam, diesen Empfängern anfangs eine höher dosierte Immunsuppression zukommen zu lassen. Wenn irgend möglich, sollten diese Patienten auch keine Nieren minderer Qualität erhalten, also marginale Nieren, da die primäre Funktionsaufnahme und ausreichende Nierenmasse bei dem erhöhten Risiko einer Abstoßung besonders wichtig sind und ein besseres Transplantatüberleben sichern.

Im Unterschied zu diesen immunologischen Risikopatienten gibt es auch solche Patienten, die ihr Transplantat mehr als 5 Jahre nach Transplantation bei langsamem Funktionsverlust verloren haben. Diese Patienten sind, wenn sie HLA-Antikörper-negativ geblieben sind, in der Immunsuppression einzuschätzen wie der Durchschnittspatient und müssen keine höhere Immunsuppression erhalten.

Grundsätzlich ist zu sagen, dass bei Retransplantation nicht die Entfernung des ersten Transplantates erforderlich ist, es sei denn, es kommt zu einer Abstoßung mit unklarem Fieber, Schmerzen im Transplantat durch dessen Größenzunahme („Organgefühl") und Hämaturie nach Absetzen der Immunsuppression.

7.2.7 Kombinierte Transplantationen

Unter kombinierten Transplantationen versteht man die Transplantation mehrerer Organe in einen Empfänger. Diese kombinierten Transplantationen sind meistens einzeitig, d.h. die Organe stammen von einem Spender, in seltenen Fällen auch zweizeitig.

Kombinierte Pankreas-Nieren-Transplantation: Sie ist mittlerweile die optimale Therapie für den niereninsuffizienten juvenilen Diabetiker. Das Patientenüberleben ist für diese Gruppe nach kombinierter Transplantation besser als bei der isolierten Nierentransplantation, da sie durch Normalisierung des Blutzuckers Sekundärschäden des Diabetes mellitus zum Stillstand bringt. Den großen Durchbruch hat im letzten Jahrzehnt die Transplantation des soliden Organs Pankreas gebracht, im Unterschied zur Inselzelltransplantation mit noch zu geringen Erfolgsraten. Die kombinierte Pankreas-Nieren-Transplantation erfordert einen organisch jungen Spender ohne Pankreasverfettung. Das Pankreas wird ohne Crossmatch und HLA-Typisierung – bei einem nichtimmunisierten Empfänger – implantiert, um die bei der Pankreastransplantation für den sofortigen Funktionsbeginn sehr wichtige kalte Ischämiezeit kurz zu halten. Anschließend wird die Niere implantiert. Die notwendige Immunsuppression ist wegen der meist fehlenden Histokompatibilität höher als bei der alleinigen Nierentransplantation. Es handelt sich in der Regel um eine Vierfachkombination unter Einbeziehung von Antikörpern. Die Transplantatüberlebensraten haben sich in den letzten Jahren deutlich verbessert und liegen über 80% nach 1 Jahr und über 60% nach 5 Jahren. Sie bieten damit bei erfolgreicher Transplantation für den jungen Diabetiker die besten Überlebenschancen.

7.3 Immunsuppressive Therapie

7.3.1 Immunsuppressive Substanzen

Immunsuppressiva können unspezifisch in die S-Phase des Zellzyklus eingreifen über Hemmung der Purin-/Pyrimidinsynthese, z.B. Azathioprin und Mycophenolatmofetil (MMF), oder selektiver den Übergang von der G1- in die S-Phase unterdrücken, z.B. Rapamycin, das die Signaltransduktion des IL-2-Rezeptors inhibiert, oder Ciclosporin A (CsA) und Tacrolimus (FK 506), die durch Suppression der IL-2-Sekretion den Übergang von der G0- in die G1-Phase hemmen.

Phasen des Zellzyklus und **Angriffspunkte von Immunsuppressiva**:
- G0 → G1: Calcineurininhibitoren (CsA und FK 506)
- G1 → S: mTOR-(molecular targets of rapamycin)Inhibitoren (Rapamycin)
- S → M: Nukleotidsynthesehemmer (MMF/ Azathioprin)

Im Folgenden sind einzelne Immunsuppressiva mit ihrem Wirkmechanismus, ihrem klinischen Einsatz und ihren Nebenwirkungen systematisch dargestellt.

Glucocorticosteroide

Struktur und Wirkmechanismus

Glucocorticosteroide sind die chemisch veränderten Derivate der natürlich vorkommenden Nebennierenrindenhormone. Sie werden als antientzündliche Substanzen bei allergischen und Autoimmunerkrankungen sowie ergänzend in der Tumortherapie eingesetzt.

Glucocorticosteroide haben eine breite **antiinflammatorische Wirkung**. Sie hemmen die Transkription von Zytokinen (IL-1, -2, -3, -6) und proinflammatorischen Enzymen, sie greifen in den ersten Schritt des Arachidonsäuremetabolismus ein, hemmen die Phospholipase A2, Zyklooxigenase und 5-Lipoxygenase und die induzierbare NO-Synthase oder destabilisieren deren RNA. Sie vermindern damit die Aktivität von Makrophagen und anderen antigenpräsentierenden Zellen. Sie hemmen auch die T-Zell-Proliferation und die Migration von Monozyten. Sie verursachen eine Lymphopenie durch Redistribution der Lymphozyten aus der Peripherie in die Lymphknoten. Ein weiterer, erst kürzlich beschriebener Mechanismus der Steroidwirkung ist die Suppression des Transkriptionsfaktors NF-κB durch Induktion von IκBα und damit die Hemmung der Transkription vieler proinflammatorischer Moleküle. Auch andere Transkriptionsfaktoren wie z.B. AP-1 sind Angriffspunkte von Glucocorticoiden, was ihre vielfältige und breite antiinflammatorische Wirkung erklärt.

Klinischer Einsatz

In der Nierentransplantation werden vor allem **Prednisolon** und **Methylprednisolon** sowohl zur Prophylaxe (orale Erhaltungstherapie) als auch zur Therapie der Abstoßungsreaktion (intravenöse hochdosierte Steroidstoßtherapie) verwendet. Glucocorticosteroide sind auch heute noch Ersttherapeutika bei Abstoßungen, und diese werden vom klinischen Schweregrad in steroidsensible und -resistente Abstoßungen eingeteilt. Allerdings haben Glucocorticosteroide aufgrund der Expression von Glucocorticoidrezeptoren in vielen Geweben ein breites Nebenwirkungsspektrum Aus diesem Grunde gehen Bestrebungen dahin, steroidsparende Kombinationstherapien zu finden. Dazu gibt es einige Ansätze und neuere Studien, bei denen Steroide in der ersten Phase nach Transplantation durch andere wirksame Immunsuppressiva ersetzt werden.

Nebenwirkungen

Insbesondere bei Anwendung hoher Dosen treten eine Vielzahl von Nebenwirkungen auf:
- Wundheilungsstörungen
- Katarakt
- Osteoporose, Hüftkopfnekrosen, Wachstumsbehinderung bei Kindern
- Diabetes mellitus, Cushing-Habitus, Adipositas
- Bluthochdruck
- Psychosen, Stimmungsschwankungen
- Akne, Hirsutismus

Die Gefahr der Entstehung eines peptischen Ulkus ist seit Anwendung von H_2-Blockern oder Protonenpumpenhemmern nach Nierentransplantation selten geworden.

Cave: Hohe Steroiddosen tragen auch zur kumulativen Immunsuppression bei und sind vor allem bei der Entstehung von Infektionen zu beachten. Pilzinfektionen bei Patienten mit Diabetes mellitus als Begleiterkrankung spielen dabei eine besondere Rolle.
Bei Patienten, die eine dauerhafte Langzeitimmunsuppression mit Glucocorticosteroiden erhalten, sollte wegen der Gefahr der Nebenniereninsuffizienz das Steroid nicht akut abgesetzt werden. Weiterhin benötigen Patienten in Situationen eines erhöhten „Stresses" wie bei Operationen, Sepsis oder Behandlung auf Intensivstation eine Erhöhung der Steroiddosis, um einer relativen Insuffizienz der Nebennierenrinde vorzubeugen. In diesen Fällen wird Hydrocortison (z.B. 150 mg) intravenös über 24 Stunden eingesetzt.

Azathioprin

Struktur und Wirkmechanismus

Azathioprin ist ein synthetisches Imidazolderivat von 6-Mercapto-Purin und wird zu diesem umgewandelt. Es blockiert als **falscher Metabolit** die Synthese von Purinnukleotiden, Adenosin und Guanosinmonophosphat und hemmt die Phosphoribosylphosphatase. In Lymphozyten beruht der Hauptwirkmechanismus auf einer Adenosindepletion. Azathioprin ist eine alkylierende Substanz, es ist potenziell mutagen und wirkt unspezifisch antiproliferativ, wobei das Knochenmark besonders betroffen ist. Auch die Monozytenproliferation wird gehemmt und damit auch die Zahl antigenpräsentierender Zellen.

Klinischer Einsatz

Über 20 Jahre bildete Azathioprin die Grundlage jeder immunsuppressiven Therapie nach Nierentransplantation. Erst durch die Einführung von Ciclosporin A (CsA) verlor es an Bedeutung, da sich herausstellte, dass CsA durch das verminderte Auftreten schwerer akuter Abstoßungsreaktionen die 1-Jahres-Überlebensrate der Transplantate von 60% auf über 80% erhöhte.

Azathioprin wird zur **Abstoßungsprävention** in der Kombination mit Glucocorticosteroiden als Bestandteil einer Erhaltungstherapie in einer Dosierung von 2–3 mg/kg KG und in der Kombination mit CsA und Glucocorticosteroiden in der Dosierung von 1–2 mg/kg KG eingesetzt. Zur Abstoßungstherapie ist es ungeeignet. Es wird nach oraler Anwendung zu 50% resorbiert, sodass bei intravenöser Gabe nur die halbe Dosis erforderlich ist. Azathioprin wirkt auch über die Gabe hinaus, sodass nach einer Therapiepause von 2–4 Tagen noch eine immunsuppressive Wirkung gewährleistet ist. Blutspiegelbestimmungen von Azathioprin korrelieren nicht mit der klinischen Wirksamkeit und werden nicht durchgeführt.

Wegen der guten Wirksamkeit neuerer Immunsuppressiva und der häufig beobachteten Nebenwirkungen hat der breite Einsatz von Azathioprin in der Nierentransplantation abgenommen.

Trotz allem muss man sagen, dass es ca. 40% „alttransplantierte" Patienten gibt, die über 15 Jahre erfolgreich mit Azathioprin therapiert wurden und wegen der fehlenden Nephrotoxizität dieser Substanz eine gute Nierenfunktion mit hervorragendem Langzeit-Transplatüberleben zeigen. Allerdings handelt es sich dabei in der Mehrzahl um Patienten, die nach Transplantation keine schwere Abstoßung hatten.

In den Studien, die später bei neueren Immunsuppressiva erwähnt werden, wurde Azathioprin gegen einen anderen Purinsynthesehemmer, Mycophenolatmofetil, getestet und zeigte sich diesem in der angewandten Dosierung von 1–2 mg/kg KG in seiner Wirksamkeit unterlegen.

Nebenwirkungen

Die wesentlichen Nebenwirkungen von Azathioprin sind:
- Leukopenie, Thrombopenie, makrozytäre Anämie
- Hepatotoxizität mit Bilirubin- und Transaminasenanstieg
- gastrointestinale Symptome, z.B. Übelkeit
- Pankreatitis
- Alopezie

Begrenzend für den Einsatz sind vor allem Knochenmark- und Hepatotoxizität Allgemein steigert Azathioprin – wie jedes wirksame Immunsuppressivum – die Anfälligkeit gegenüber Infektionen und Tumoren.

> **Cave:** Interaktion mit Allopurinol: Der Abbau in unwirksame Metabolite findet durch das Enzym Xanthinoxidase statt. Eine Hemmung dieses Enzyms durch das harnsäuresenkende Medikament Allopurinol erfordert eine deutliche Dosisreduktion von Azathioprin um über 50%. Der gemeinsame Einsatz von Azathioprin und Allopurinol sollte aus Sicherheitsgründen grundsätzlich vermieden werden.

Ciclosporin A

Struktur und Wirkmechanismus

Ciclosporin A (CsA) ist das Produkt eines Pilzes, dessen immunsuppressive Eigenschaften 1972 von Borel entdeckt und in den 80er-Jahren von Sir Roy Calne in die Nierentransplantation eingeführt wurden. Strukturell handelt es sich um ein zyklisches Undekapeptid (Molekulargewicht 1203), das lipidlöslich und in seiner neuen Form als Mikroemulsion besonders gut oral resorbierbar ist (Sandimmun optoral®). Sandimmun optoral® ist besser bioverfügbar und besitzt eine andere Pharmakokinetik als die Muttersubstanz Sandimmun®, mit hohen Spitzenspiegeln und kontinuierlichem Abfall des Wirkspiegels über 12 Stunden.

Im Unterschied zu den bisher angesprochenen Immunsuppressiva wirkt CsA selektiver. Es dringt per diffusionem in die Zelle ein und bindet dann an das intrazelluläre Immunophilinprotein, Cyclophilin. Der **CsA-Cyclophilin-Komplex** bindet an den Calcineurin-Calmodulin-Komplex und hemmt die Aktivierung der Phosphatase Calcineurin. Calcineurin ist ein Schlüsselenzym der T-Zell-Signaltransduktionskaskade, die der T-Zell-Aktivierung folgt. Calcineurin stimuliert spezifisch die T-Zell-Rezeptor-vermittelte Transkription von Interleukin 2 durch Dephosphorylierung des zytoplasmatischen Anteils des nukleären Faktors aktivierter T-Zellen. Somit verhindert CsA spezifisch die IL-2-Produktion und die Proliferation aktivierter T-Zellen.

Diese Wirkung von CsA wurde in vitro und im Tierexperiment verifiziert. Die Hemmung der Calcineurinphosphatase beträgt ca. 50%, sodass eine Restaktivität zur Infektabwehr vorhanden ist, andererseits aber auch Abstoßungen auftreten können. CsA scheint auch andere Zytokine und Wachstumsfaktoren zu beeinflussen. Es steigert die Produktion von Transforming Growth Factor β (TGF β) und damit seine immunsuppressive Wirksamkeit, aber auch seine profibrotischen Nebenwirkungen in der Niere.

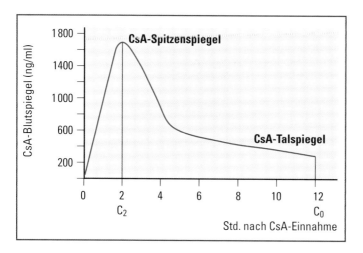

Abb. 7.8 Pharmakokinetik von Sandimmun optoral® (CsA-Mikroemulsion) mit Ciclosporinspitzenspiegel (C_2) 2 Stunden nach Einnahme und Ciclosporintalspiegel (C_0).

CsA wird über das CYP-3A4-System der Leber metabolisiert; es interagiert daher mit vielen anderen Substanzen, die über dieses Enzymsystem abgebaut werden, was zu niedrigeren oder höheren CsA-Spiegeln führen kann. Ein weiterer Eliminationsweg ist der Transport über die membranöse Effluxpumpe, das Multidrug-Resistenz-P-Glykoprotein (MDR1), aus der Zelle hinaus.

Klinischer Einsatz

Ciclosporin A wurde bis in die 90er-Jahre als Hauptimmunsuppressivum zur Erhaltungstherapie nach Organtransplantation eingesetzt. Mit seinem Einsatz wurde die Abstoßungsrate im ersten Jahr nach Nierentransplantation auf ca. 40% reduziert und das Transplantatüberleben auf ca. 85% erhöht. Lebensbedrohliche Komplikationen durch unkontrollierbare Überimmunsuppression wurden dazu erfreulicherweise gemindert. CsA wird standardmäßig in einer Dosierung von 5 mg/kg KG oral eingesetzt, die orale Resorption beträgt ca. 40%. In der Anfangsphase nach Transplantation werden zur Aufsättigung höhere Dosierungen eingesetzt bis zu 10 mg/kg KG. Bei intravenöser Gabe wird ein Drittel der Dosis verabreicht. Die Dosierung orientierte sich bisher an den Bluttalspiegeln, die im ersten Jahr nach Transplantation um

150–300 ng/ml liegen sollten und danach niedriger (um 100 ng/ml). Kürzlich erst zeigte sich, dass die sog AUC (area under the curve) von CsA, d.h. die Dosis, der der Körper systemisch ausgesetzt ist, besser mit dem Serumspiegel 2 Stunden nach Einnahme (C2-Spitzenspiegel) korreliert als mit dem Talspiegel. Eine Dosierung nach Spitzenspiegel, so zeigen erste Studien, lässt eine niedrigere Abstoßungsrate unter CsA-Therapie in den ersten 3 Monaten nach Nierentransplantation und eine geringere CsA-Toxizität (> 3 Monate nach Transplantation) erreichen und damit langfristig möglicherweise eine besseres Transplantatüberleben sowie eine sinnvollere Dosisanpassung (Abb. 7.8).

CsA wird zusammen mit Glucocorticosteroiden oder in der **Triple-Therapie** mit einem weiteren Immunsuppressivum eingesetzt, das ergänzend wirkt, d.h. mit anderem Angriffspunkt, z.B. Mycophenolatmofetil oder Azathioprin. Es gibt vielfältige Kombinationsmöglichkeiten. Langfristig ist auch eine Monotherapie mit CsA möglich, allerdings auch mit einer erhöhten Abstoßungsneigung verbunden.

Nebenwirkungen

Die Therapie mit CsA, das mittlerweile auch bei Autoimmunerkrankungen und Glomerulonephritiden verwendet wird, wird durch seine

nephrotoxische Wirkung begrenzt. Die Nebenwirkungen sind:
- akute und chronische Nephrotoxizität
- Neurotoxizität
- Diabetes mellitus
- Gingivahyperplasie und Hypertrichose
- Hepatotoxizität
- Hyperurikämie, Hyperlipidämie
- arterielle Hypertonie

CsA führt akut zu einer Verminderung des renalen Plasmaflusses und der glomerulären Filtrationsrate durch Vasokonstriktion der afferenten Arteriole. Es ist außerdem im proximalen Tubulus akut toxisch mit der Bildung von Riesenmitochondrien, Tubulusvakuolisierung und Mikrokalzifikationen. Es ist chronisch toxisch durch Bildung einer charakteristischen Arteriolohyalinose und Entstehung einer interstitiellen Fibrose.

Ungünstig ist auch die **diabetogene Wirkung**, insbesondere im Zusammenhang mit Glucocorticosteroiden. Ein Patient mit latentem Diabetes mellitus vor Transplantation ist unter einer Immunsuppression aus Glucocorticosteroiden und CsA gefährdet, einen Diabetes mellitus zu entwickeln.

Mehr Beachtung gefunden haben in letzter Zeit die **metabolischen Nebenwirkungen** von CsA auf die Lipide und Blutdruck. Diese Nebenwirkungen sind von besonderer Wichtigkeit, wenn man bedenkt, dass die kardiovaskuläre Letalität nierentransplantierter Patienten überdurchschnittlich hoch ist und der schlecht eingestellte Blutdruck das Transplantatüberleben mindert.

Cave: Arzneimittelinteraktionen: Eine enorm wichtige Fußangel beim Einsatz von CsA ist seine Interaktion mit Medikamenten, die vornehmlich über CYP-3A4 der Leber abgebaut werden. Je nachdem, welche Substanz eine höhere Affinität zu diesem Enzym hat oder in der höheren Konzentration vorliegt, gibt es

---

Erhöhungen oder Erniedrigungen des CsA-Spiegels. Die Arzneimittelinteraktionen sind wegen ihrer Wichtigkeit in einem gesonderten Kapitel zusammengefasst (s. Kap. 7.3.5, S. 271ff.). Dabei bewirken CsA-Assays unterschiedlicher Spezifität eine differente Spiegelmessung. So misst der EMIT, der spezifisch ist für die wirksame CsA-Komponente, niedrigere Spiegel im Vergleich zu dem sehr häufig gebrauchten Tdx-Assay von Abbot. Bei beiden werden monoklonale Antikörper zur Bestimmung eingesetzt.

Tacrolimus

Struktur und Wirkmechanismus

Tacrolimus, ursprünglich bekannt als FK 506, ist ein Makrolidantibiotikum, das von dem Pilz Streptomyces tsubukaensis aus der Tsubuka-Region in Japan isoliert wurde. Es unterscheidet sich in seiner Struktur von CsA, obwohl es vom Wirkmechanismus her viele Gemeinsamkeiten hat.

Tacrolimus ist, bezogen auf sein Molekulargewicht, 10- bis 100fach wirksamer als CsA und wird deshalb in entsprechend geringeren Dosen eingesetzt. Es bindet intrazellulär an das Immunophilin FKBP12. Ähnlich wie bei CsA hemmt der Komplex aus Immunusppressivum und Immunophilin, in diesem Fall FK-506-FK-BP12, die Calcineurinphosphatase und damit die Dephosphorylierung der zytoplasmatischen Komponente des nukleären Faktors aktivierter T-Zellen (NF-AT), den Transkriptionsfaktor für Interleukin 2 und möglicherweise andere sog. früher Aktivierungsgene wie Tumornekrosefaktor α etc. Sein Wirkmechanismus ist damit dem CsA sehr ähnlich, und doch gibt es in der Klinik einige Wirkungsunterschiede, deren molekulare Mechanismen noch nicht vollständig geklärt sind.

Klinischer Einsatz

Zuerst wurde Tacrolimus in der Lebertransplantation erfolgreich eingesetzt. Es war in großen Multicenterstudien in der Lage, Abstoßungsraten und Patientenüberleben im Vergleich zu CsA zu verbessern, unter Einsparung von Glucocorticosteroiden.

In der Nierentransplantation wurden ebenfalls große randomisierte Studien durchgeführt, in denen CsA und Tacrolimus verglichen wurden, entweder in Kombination mit Glucocorticosteroiden oder Azathioprin bzw. Mycophenolatmofetil. Sowohl in der europäischen als auch in der amerikanischen Multicenterstudie zeigte sich eine signifikante Senkung bioptisch gesicherter akuter Abstoßungen durch Einsatz von Tacrolimus auf ca. 25% in den ersten 6 Monaten nach Transplantation, wobei aber das Transplantatüberleben und die Nierenfunktion nach 1 Jahr in beiden Gruppen gleich waren. Insbesondere bei immunologischen Hochrisikopatienten erwies sich Tacrolimus als überlegen.

Definitiv überlegen und etabliert jedoch ist Tacrolimus in der **Behandlung therapierefraktärer Abstoßungen**. Jordan et al., hat diese Therapie als erster etabliert, und seine guten Ergebnisse mit Tacrolimus bei OKT3-resistenten Abstoßungen (Erfolgsrate > 70%) wurden in einer Multicenterstudie betätigt und von vielen Einzelbeobachtungen europäischer Zentren unterstützt.

Die **Tacrolimus-Rescue-Therapie** hat sich als Therapie der Wahl bei steroidresistenter Abstoßung etabliert. Der Erfolg ist meist erst ca. 10 Tage nach dem ersten Einsatz von Tacrolimus an der Nierenfunktion abzulesen, insbesondere bei sehr schweren Abstoßungen, die mit akutem Nierenversagen einhergingen.

Tacrolimus wird in einer Dosierung von ca. 0,15 mg/kg KG und Tag in zwei Einzeldosen eingesetzt und anschließend nach Talspiegel dosiert. Tacrolimus wird gut resorbiert, die Halbwertszeit ist länger als die von CsA, und auch die pharmakokinetisch bedingten Spiegelschwankungen sind zu vernachlässigen. Bluttalspiegel von Tacrolimus, gemessen vor der nächsten Gabe, korrelieren gut mit der AUC der Substanz (s.o.), anders als bei CsA. Die anzustrebenden Spiegel in der Frühphase nach Transplantation oder bei Abstoßungstherapien liegen zwischen 10 und 15 ng/ml, zur Erhaltungstherapie reichen Spiegel zwischen 5 und 10 ng/ml aus.

Nebenwirkungen

Die Nebenwirkungen der Substanz korrelieren gut mit den Bluttalspiegeln. Die Nebenwirkungen von CsA und Tacrolimus sind ähnlich, aber es gibt auch einige Unterschiede. Die **Nephrotoxizität** ist bei beiden Substanzen gleich, die **diabetogene Wirkung** von Tacrolimus ist ca. 1,7fach so stark wie die von CsA, während Nebenwirkungen wie Zahnfleischhypertrophie und Hirsutismus unter Tacrolimus nicht beobachtet werden. Weiterhin sind Hyperlipidämie und Hypertonie bei Tacrolimus weniger ausgeprägt als unter CsA. Neurotoxizität und Diarrhöneigung bei hohen Dosen sind bekannte Nebenwirkungen.

> **Cave:** Arzneimittelinteraktionen wie bei CsA (s. Kap. 7.3.5, S. 271ff.). Beim Umsetzen von oraler auf intravenöse Tacrolimusgabe ist zu beachten, dass die Dosierung auf ca. 20% reduziert werden muss.

Mycophenolatmofetil

Struktur und Wirkmechanismus

Mycophenolatmofetil (MMF) ist ein Ester der Mucophenolsäure, der von Allison und Eugui 1989 erstmals als Immunsuppressivum für die Transplantation beschrieben wurde. Der aktive Wirkstoff ist die Mucophenolsäure. Als Ester hat die Substanz eine bessere Bioverfügbarkeit und wurde daher als Immunsuppressivum in dieser Form synthetisiert. Bevor MMF für die Transplantation entdeckt wurde, war es in der Dermatologie erfolgreich bei Patienten mit Psoriasis eingesetzt worden.

Der aktive Wirkstoff von MMF, Mucophenolsäure (MPA), ist ein spezifischer, nichtkompetitiver reversibler **Inhibitor des Enzyms Inosinmonophosphat-Dehydrogenase**, dem Schlüsselenzym für die sog. De-novo-Purinsynthese. Es besteht eine besondere Affinität für die Isoform II, die vor allem in Lymphozyten vorkommt. Da Lymphozyten im Unterschied zu anderen Zellarten fast ausschließlich auf die De-novo-Purinsynthese angewiesen sind, kommt es zu einer Hemmung der T- und B-Lymphozyten-Proliferation sowie der Antikörpersynthese. Obwohl andere Zellen über einen sog. Salvage Pathway der Guanosinsynthese verfügen, kommt es durch MPA zu einer Hemmung der Proliferation glatter Muskelzellen und Mesangialzellen, aber auch weiterer hämatopoetischer Zellen. MMF wirkt in experimentellen Modellen der Entwicklung chronischer Transplantatarterienveränderungen entgegen.

Weiterhin wirkt MPA über die Guanosindepletion auch auf die Verfügbarkeit von GTP und damit auf den Transfer von Mannose und Fucose auf Adhäsionsmoleküle. Für MMF werden antiadhäsive Eigenschaften auf Leukozyten diskutiert, sodass die Invasion von Leukozyten in das Transplantat vermindert sein könnte.

Klinischer Einsatz

MMF wurde in drei großen Multicenterstudien für den Einsatz nach Nierentransplantation getestet. In allen Studien konnte ein reduziertes Auftreten akuter Abstoßungsreaktionen auf ca. 25% gegenüber Azathioprin gezeigt werden. Das 1-Jahres-Transplantatüberleben und die Nierenfunktion nach einem Jahr waren allerdings in den Gruppen gleich. MMF wurde in Kombination mit Glucocorticosteroiden und CsA eingesetzt und mit Azathioprin oder Placebo verglichen. Von den beiden eingesetzten Dosen (2 oder 3 g MMF pro Tag) erwies sich die 2-g-Dosierung als die erfolgreichere. Die im-

munsuppressive Effektivität war nahezu mit der 3-g-Dosis identisch, infektiöse Komplikationen und andere Nebenwirkungen wie gastrointestinale Störungen aber traten seltener auf. MMF kann auch in gleicher Dosierung intravenös verabreicht werden.

MPA-Bluttalspiegel können gemessen werden und sollten in dem Bereich von 3–5 µg/ml liegen. Da sie allerdings großen inter- und intraindividuellen Schwankungen unterliegen, kann man als Routinebestimmung darauf verzichten und sollte eher nach immunsuppressiver Wirksamkeit bzw. Nebenwirkungsprofil dosieren. Gerade in der Kombination mit Tacrolimus können niedrigere Dosen von MMF eingesetzt werden, z.B. 1 g/Tag in zwei Einzeldosen.

MMF wird eingesetzt in der Kombination mit CsA, Tacrolimus oder Rapamycin in der **Frühphase nach Transplantation** zur Prophylaxe von Abstoßungsreaktionen. Insbesondere bei nephrotoxischen Begleiteffekten der Calcineurinphosphatase-Inhibitoren sollte bei einem Patienten mit geringem Abstoßungsrisiko eine Zweifachtherapie aus MMF plus Glucocorticosteroiden erwogen werden. Das Risiko einer Abstoßungsreaktion ist geringer als bei einer Konversion von CsA auf Azathioprin, die glomeruläre Filtrationsrate steigt an, und Bluthochdruck sowie Hyperlipidämien sind rückläufig. Dieser Einsatz von MMF ist viel versprechend, gerade unter dem Gesichtspunkt einer möglichen Verbesserung des Langzeit-Transplantatüberlebens. Bei hochimmunisierten Patienten ist die Gabe von MMF auch zur Reduktion der HLA-Antikörper-Produktion sinnvoll.

Nebenwirkungen

Die unerwünschten Wirkungen von MMF betreffen vor allem den **Gastrointestinaltrakt**. Bei ca. 10% der Patienten besteht eine deutliche Neigung zu Durchfällen, die bei einigen der Betroffenen durch Dosisreduktion oder Verteilung in Einzeldosen über den Tag gemindert werden kann.

Blutbildveränderungen in Form von Leuko- oder Thrombopenien treten deutlich seltener auf als unter Azathioprin, da MMF selektiver wirkt. Bei eingeschränkter Nierenfunktion ist eine Anämieneigung zu beobachten. Bei kombiniertem Einsatz mit anderen knochenmarktoxischen Substanzen (z.B. Antibiotika, Virustatika) können auch vermehrt Leukopenien beobachtet werden.

Weitere Nebenwirkungen von MMF sind selten, auch wurden hepato- oder pankreastoxische Wirkungen nicht häufiger gesehen als unter Plazebogabe.

> **Cave:** In der Kombination mit Tacrolimus können die gastrointestinalen Nebenwirkungen wie Diarrhö verstärkt auftreten, insbesondere bei zu hoher Dosierung. Die MMF-Dosis sollte daher bei Kombination mit Tacrolimus auf 2×500 mg reduziert werden.

> **Merke:** Der Abbau von MMF erfolgt nicht über die Xanthinoxidase, es kann somit anders als Azathioprin zusammen mit Allopurinol eingenommen werden.

Rapamycin

Struktur und Wirkmechanismus

Rapamycin (Sirolimus) ist ein zyklisches lipophiles Makrolid, das auf der Osterinsel Rapa Nui aus dem Pilz Streptomyces hygroscopicus isoliert wurde. Rapamycin bindet, wie Tacrolimus, an das Immunophilin FKBP 12 und hat mit Tacrolimus auch strukturelle Ähnlichkeit. Jedoch hemmt der Komplex aus Rapamycin und FK BP12 nicht das Enzym Calcineurinphosphatase und beeinflusst damit auch nicht die IL-2-Synthese, sondern bindet an ein Zielprotein, über das es seine immunsuppressive Wirkung entfaltet. Man spricht auch von den **Zielmolekülen** der Rapamycinwirkung, den sog. **TOR** (targets of rapamycin). Rapamycin blockiert eine Kaskade von Phosphorylierungen, die der Bindung von IL-2 an seinen Rezeptor nachfolgen, sowie die zytokinvermittelten Signalübertragungswege in der späten G1-Phase des Zellzyklus. Es hemmt die p70S6-Kinase und die Serin-/Threoninkinase p34cdc2, die in T-Zellen beide am Übergang von der G1- in die S-Phase beteiligt sind. In vorklinischen Studien hemmte es eine Reihe von T- und B-Zell-Antworten in vitro. Weiterhin wurde für Rapamycin eine inhibitorische Wirkung auf die Proliferation glatter Muskelzellen nachgewiesen, was eine Bedeutung für die Entwicklung bzw. das Verhindern einer Transplantatarteriolopathie haben könnte.

In kürzlich durchgeführten tierexperimentellen Untersuchungen scheint Rapamycin zusammen mit Antikörpern eine Immuntoleranz induzieren zu können.

Klinischer Einsatz

Obwohl schon in den 70er-Jahren entdeckt, wurde Rapamycin erst in den 90er-Jahren für den Einsatz als Immunsuppressivum nach Nierentransplantation in Multicenterstudien getestet und schließlich erst im Jahre 2001 für die Behandlung nach Nierentransplantation zugelassen. Bei dem Vergleich Rapamycin mit Ciclosporin A zeigte sich eine vergleichbare Effektivität im kombinierten Einsatz mit Glucocorticosteroiden und MMF. In der Kombination mit CsA war es einer Therapie mit CsA und Azathioprin bezüglich der Prävention von Abstoßungsreaktionen überlegen. Allerdings zeigte sich in der Kombination mit CsA eine vermehrte Nephrotoxizität. Langfristig sollte eine CsA-freie Immunsuppression beim Einsatz von Rapamycin angestrebt werden, da die Substanz – alleine eingesetzt – keinerlei Nephrotoxizität aufweist.

Auch wurden Umstellungsstudien von Calcineurinphosphatase-Inhibitoren auf Rapamycin durchgeführt, die mit einer Verbesserung der Nierenfunktion und des Blutdrucks einhergingen. Interessanterweise ist auch der kombinierte Einsatz von Tacrolimus und Rapamycin möglich, obwohl beide Immunsuppressiva an das gleiche Immunophilin-bindende Protein FK BP12 binden. Bei der kombinierten Pankreas-Nieren-Transplantation, die eine hohe Immunsuppression erfordert, konnte eine hervorragende immunsuppressive Effektivität von Tacrolimus und Rapamycin gezeigt werden, mit einer initialen Abstoßungsrate um 10%.

Die Dosierung von Rapamycin liegt bei 2–4 mg/Tag, wobei eine Erhaltungstherapie mit Blutspiegeln um 5–15 ng/ml angemessen zu sein scheinen. Rapamycin wird einmal pro Tag als Emulsion gegeben und sollte wegen gegenseitiger Beeinflussung der intestinalen Resorption nicht zeitgleich mit CsA eingenommen werden. Wegen einer langen Halbwertszeit sind Spiegelmessungen einmal pro Woche und später einmal pro Monat ausreichend, und auch Dosisänderungen sind nur im Wochenabstand sinnvoll. Die Spiegelmessungen von Rapamycin sind derzeit noch sehr aufwendig und an die HPLC-(high pressure liquid chromatography)Methode gebunden, neuere Assays mit einer den CsA- oder Tacrolimusmessungen ähnlich einfachen Methoden sind in Entwicklung.

Nebenwirkungen

Eine unerwünschte Wirkung von Rapamycin ist die **Hyperlipidämie** mit vorherrschender Hypertriglyzeridämie, die besonders ausgeprägt in den ersten Monaten des Einsatzes zum Tragen kommt. Bei sehr hohen Dosen von Rapamycin während der ersten Studien wurden vermehrt Thrombopenien beobachtet. In sehr seltenen Fällen wurden Pneumonitiden ohne Nachweis eines Krankheitserregers beschrieben, die röntgenologisch nachweisbar waren und sich nach Absetzen der Substanz spontan ohne weitere Therapie zurückbildeten. Auch wurde ein gehäuftes Auftreten von Herpes-simplex-Infektionen beschrieben.

> **Cave:** Arzneimittelinteraktionen wie bei CsA. Arzneimittelinteraktionen mit über das Cytochrom-P450-System (CYP3A/4) abzubauen-

> den Medikamenten sind hochgradig und müssen unbedingt beachtet werden (s. Kap. 7.3.5, S. 271ff.).

FTY 720

Struktur und Wirkmechanismus

FTY 720 ist ein synthetisches Sphingolipidderivat (ISP-1) und wird ursprünglich gebildet von dem Pilz Iscaria sinclairii. Es ist in verschiedenen Tiermodellen ein potentes Immunsuppressivum. Der genaue Wirkmechanismus ist nicht geklärt, aber offenbar kommt es zu einem **„Trapping"** der Lymphozyten in den Lymphknoten und zu einer Reduktion der peripheren B- und T-Zellen. Auf Granulozyten und Monozyten scheint FTY 720 nicht zu wirken, und es besitzt keine Knochenmarktoxizität. Möglicherweise kommt es durch FTY 720 zu einer Veränderung der Adhäsionsmoleküle bzw. Chemokine und seiner Rezeptoren und damit zu einem veränderten Lymphozyten-Rezirkulationsverhalten. Die Veränderungen finden im Lymphozyten statt und sind Pertussistoxin-sensitiv, d.h. vermittelt durch G-Proteine.

Einsatz in klinischen Studien

FTY 720 wird derzeit in Phase-I- und -II-Studien beim Menschen getestet. Die endgültigen Ergebnisse stehen noch aus, eine Zulassung zur Immunsuppression nach Nierentransplantation ist noch nicht absehbar.

Nebenwirkungen

Beobachtet wurde eine reversible Lymphopenie, die durch das beschriebene „Trapping" in den Lymphknoten erklärt wird. Außer einer Bradykardieneigung innerhalb von 24 Stunden nach Erstapplikation bei einzelnen Patienten wurden bisher keine weiteren schweren Nebenwirkungen aus den klinischen Studien berichtet. Die Bradykardieneigung wird durch Bindung der Substanz an sog. EDG-(endothelial differentiation gene)Rezeptoren erklärt.

Desoxyspergualin

Struktur und Wirkmechanismus
Desoxyspergualin (DSG) wird synthetisch hergestellt und stammt von Spergualin, einem Produkt von Bacillus lactosporus. Es ist das Guanidanalogon des natürlich vorkommenden Polyamins Spermidin.

DSG inhibiert die Reifung von T- und B-Zellen sowie möglicherweise die Antigenpräsentation und die Antikörperproduktion von B-Zellen. Es bindet intrazellulär an Heat-Shock-Proteine (HSP 70 und HSP 90), die unter Stress stimuliert werden, und verhindert bei B-Zellen das Übertreten des Transkriptionsfaktors NF-κB in den Zellkern. Auch für DSG wird diskutiert, ob es in Kombination mit Antikörpern zur Toleranzinduktion geeignet sein könnte.

Einsatz in klinischen Studien
DSG wurde für die Transplantation bisher nur in Japan getestet. Es hat sich zur Therapie **steroidresistenter**, auch **vaskulärer Abstoßungen** als erfolgreich erwiesen und ist für diese Indikation in Japan zugelassen. In Deutschland ist das Medikament nicht im Handel und kann nur im Rahmen eines Heilversuches angewendet werden. Die Gabe erfolgt intravenös oder subkutan als Injektion einmal pro Tag, eine orale Zubereitung ist nicht verfügbar. Dies begrenzt den breiten Einsatz der Substanz als Langzeittherapeutikum. Die Dosierung beträgt 3–5 mg/kg KG und Tag intravenös (ca. 5 Tage) oder 0,5 mg/kg KG und Tag (ca. 21 Tage) subkutan.

In Deutschland wird derzeit eine klinische Studie bei therapieresistenten ANCA-positiven Vaskulitispatienten durchgeführt.

Nebenwirkungen
Die Nebenwirkungen von DSG sind vor allem **Leuko-** und **Thrombopenie**. Diese sind nach Pausieren der Medikation reversibel. In manchen Fällen, z.B. bei Vaskulitispatienten, werden Therapiezyklen durchgeführt mit Gabe des Medikaments über 3 Wochen und anschließend 1 Woche Pause, in der sich das Knochenmark

regeneriert. Bei Injektionen können periorale Taubheitsgefühle oder Hypotensionen auftreten. Andere schwere Nebenwirkungen wurden nicht beschrieben.

Leflunomidderivate (Malononitrilamide)

Struktur und Wirkmechanismus
Leflunomid ist ein synthetisches Isoxazolderivat, das immunmodulierende und antiphlogistische Eigenschaften hat. Der aktive Metabolit entsteht durch hydrolytische Ringöffnung. Es wurde erfolgreich bei der rheumatoiden Arthritis eingesetzt. Leflunomid hat jedoch eine sehr lange Halbwertszeit von 150 Stunden und ist daher für den Einsatz in der Nierentransplantation ungeeignet. Für die Transplantation wurden Derivate mit kürzerer Halbwertszeit entwickelt, die in Zukunft auf ihre Wirksamkeit nach Transplantation getestet werden sollen (MNA 279 und MNA 715). Leflunomid ist ein **Tyrosinkinaseinhibitor** und hemmt die Phsophorylierung von p56lck und p56fyn in Lymphozyten sowie die Signaltransduktion des Interleukin-2-Rezeptors, ähnlich wie Rapamycin (s.o.). Auch wird ihm eine antiproliferative Wirkung auf glatte Muskelzellen zugeschrieben, sodass es günstige Wirkungen bei chronischen Abstoßungen entwickeln könnte. Über eine Hemmung der Dihydroorotat-Dehydrogenase hemmt es die Pyrimidinsynthese und die Antikörperproduktion, die letzteren Wirkungen könnten im Xenotransplantationsmodell besonders wichtig sein.

Einsatz in klinischen Studien
In klinischen Studien wurde Leflunomid bei der primär chronischen Polyarthritis getestet und wurde gut vertragen. Es darf wegen seiner langen Halbwertszeit aber nicht versuchsweise bei Nierentransplantierten als Immunsuppressivum eingesetzt werden. Die für die Transplantation gedachten Derivate wurden bisher noch nicht in klinischen Studien getestet.

Nebenwirkungen

Die Nebenwirkungen von Leflunomid waren in der Polyarthritisstudie gering. Über die Nebenwirkung der Derivate lässt sich noch nichts sagen.

7.3.2 Biologische Moleküle

Bei dieser Gruppe von Immunsuppressiva handelt es sich um **Antikörper**, die gegen bestimmte Oberflächenmoleküle von Immunzellen gerichtet sind und diese Immunzellen entweder zerstören oder den Oberflächenrezeptor inaktivieren. Es gibt **polyklonale** Antikörper, die meist durch Immunisierung von Kaninchen gewonnen werden und gegen mehrere Epitope gerichtet sind, oder **monoklonale** Antikörper, die gegen ein spezifisches Epitop generiert werden und durch Hybridisierung von immunglobulinproduzierenden B-Lymphozyten der Maus mit einer nichtsezernierenden Myelomzelllinie hergestellt werden. Kürzlich erst wurden sog. humanisierte oder **chimäre** Antikörper konstruiert, die nur noch einen minimalen Mausanteil aufweisen und damit weniger allergen sind. Interessant für die Zukunft ist, dass durch Antikörper und die mögliche Blockade sog. costimulatorischer Moleküle eine Toleranzinduktion angestoßen werden könnte.

Im Folgenden wird auf einzelne in der Immunsuppression nach Organtransplantation wesentliche Antikörper näher eingegangen.

Polyklonale T-Zell-Antikörper: ATG, ALG

Struktur und Wirkmechanismus

Der Wirkmechanismus von ATG (Antithymozytenglobulin) und ALG (Antilymphozytenglobulin) beruht auf einer **Depletion von T-Zellen** bzw. ihrer dauerhaften Schädigung durch neutralisierende und immunmodulierende Antikörper. Die Wirksamkeit der Antikörpergabe kann an der sog. Mixed Lymphocyte Reaction (MLR) gemessen werden, d.h. inwieweit durch Zusatz des Antikörpers die gemischte Lymphozytenreaktion gehemmt wird, was den in vivo beobachteten immunsuppressiven Effekt wiedergibt. Zusammenfassend lässt sich sagen, dass der klinische und immunsuppressive Effekt bei polyklonalen Antikörpern auf ihre Reaktion gegen verschiedene Epitope auf T-Zellen zurückzuführen ist. Nicht nur Antikörper gegen CD3 oder CD4 auf T-Zellen, sondern auch gegen Zytokinrezeptoren oder Adhäsionsmoleküle üben diesen Effekt aus.

Klinischer Einsatz

Die ersten polyklonalen Antikörper wurden in den 60er-Jahren zur Prophylaxe (Induktionstherapie) und Therapie von Abstoßungsreaktionen eingesetzt und erwiesen sich vor allem in der Vor-CsA-Ära als sehr erfolgreich. In Deutschland wird derzeit ATG Fresenius® in einer Dosierung von 3–4 mg/kg KG über 3–10 Tage als Induktions- (v. a. bei immunologischen Risikopatienten) oder als Abstoßungstherapie eingesetzt. Die Gabe erfolgt als Infusion über einen Zeitraum von mindestens 4–10 Stunden, um Unverträglichkeitsreaktionen gering zu halten. Außerdem eingesetzt wird auch ATG SangStat in einer Dosierung von 1–2 mg/kg KG. Die erneute Gabe des Antikörpers richtet sich nach der CD3- oder CD4-Zahl, wobei für CD3-Zellen gilt, dass sie auf unter 10% des Ausgangswertes gesenkt werden sollten, und für CD4 Zellen, dass sie unter 40/µl liegen sollten.

In manchen Zentren wird die ATG-Therapie auch durchgeführt, um die postoperative CsA-Nephrotoxizität zu vermeiden. Diese Art des Einsatzes von ATG nennt man sequenzielle Therapie, d.h. erst ATG und dann CsA-Gabe bei Patienten mit drohendem postoperativen akuten Nierenversagen.

Nebenwirkungen

Wichtige Nebenwirkungen sind wahrscheinlich auf eine **Zytokinfreisetzung** zurückzuführendes

Fieber und Gelenkbeschwerden, was durch Gabe von Glucocorticosteroiden und Antipyretika verhindert werden kann. Auch können allergische Reaktionen gegen Tiereiweiß auftreten. Da die Antikörperpräparationen manchmal auch Antikörper gegen Oberflächenmoleküle von Thrombozyten enthalten, kann es zu Thrombopenien kommen, die die weitere Gabe limitieren und Blutungskomplikationen auslösen können.

Die wichtigste Nebenwirkung allerdings ist die **hochgradige Immunsuppression**, die gewollt ist, aber unweigerlich auch den Status der vorübergehenden Immundefizienz mit sich bringt. Unter ATG werden Virusreaktivierungen (vor allem CMV) vermehrt beobachtet, es kann zum vermehrten Auftreten lymphoproliferativer Erkrankungen kommen, insbesondere bei primärer Epstein-Barr-Virus-Infektion durch das Transplantat und gleichzeitige hochdosierte CsA-Gabe. So muss man insbesondere bei älteren, multimorbiden Patienten oder anderweitig immunschwachen Patienten auf die durch Überimmunsuppression ausgelösten Nebenwirkungen achten. Im Rahmen einer ATG-Therapie sollten CMV- und Pneumocystis-carinii-Prophylaxen durchgeführt werden.

Cave: Unwirksamkeit oder allergische Reaktion bei zweimaliger Gabe des gleichen Antikörpers bei einem Patienten, z.B. bei Zweittransplantation.

Monoklonale T-Zell-Antikörper: OKT3

Struktur und Wirkmechanismus

In den 80er-Jahren wurde ergänzend zu den polyklonalen Antikörpern der monoklonale Maus-Anti-CD3-Antikörper OKT3 entwickelt. Er ist gegen den Komplex aus CD3 und T-Zell-Rezeptor gerichtet. Es kommt zur **Hemmung der T-Zell-Vermehrung** nach Antigenkontakt, und es werden auch zytotoxische Funktionen der T-Zellen inhibiert. Paradoxerweise kommt es

allerdings auch zur T-Zell-Aktivierung und zum Zytokinfreisetzungssyndrom durch Zellzerstörung. Dies hat in vivo Fieber und ggf. vaskuläre Abstoßungen zur Folge. Seitdem man dieses Phänomen entdeckt hat, werden OKT3-Antikörper nur nach vorheriger Glucocorticosteroidgabe verabreicht.

Klinischer Einsatz

OKT3 wurde das erste Mal als sog. Rescue-Therapie bei therapieresistenter Abstoßung eingesetzt. Es zeigte sich, dass bei einer täglichen Gabe von 5 mg/Tag intravenös als Bolusinjektion die besten Ergebnisse erzielt wurden. Mit OKT3 war man in der Lage, 80% der Abstoßungen erfolgreich zu behandeln. Allerdings war der Einsatz des Medikaments mit einem erhöhten Infektions- und Lymphomrisiko behaftet, das noch ausgeprägter war als bei polyklonalen Antikörpern (s.o.). Das beste Monitoring der OKT3-Therapie ist die Bestimmung der CD3-Zellzahl.

Nebenwirkungen

Die wichtigste Nebenwirkung ist sicher das **Zytokinfreisetzungssyndrom** mit Fieber, Krankheitsgefühl und Lungenödem. Dieser Begleiteffekt komplizierte die Anwendung in der Anfangszeit. Eine ausreichende Gabe von Glucocorticosteroiden ist deshalb obligat und vermeidet diese schweren Begleitreaktionen.

Nicht zu vernachlässigen sind die Langzeiteffekte wie das Auftreten von Lymphomen. Die Gabe von OKT3 und CsA in Kombination sollte bei Risikokonstellation für Epstein-Barr-Virus-Infektionen, wie sie häufig bei Kindern auftritt, möglichst vermieden werden.

Cave: Antimaus-Antikörper können ca. 10 Tage nach Gabe auftreten und bei wiederholter Applikation oder Gabe eines anderen Antikörpers aus der Maus diese unwirksam machen.

Humanisierte Antikörper gegen den IL-2-Rezeptor (Anti-CD25)

Struktur und Wirkmechanismus

Ende der 90er-Jahre wurden Antikörper gegen den IL-2-Rezeptor, der auf aktivierten T-Zellen exprimiert ist (CD25), hergestellt. Der wirksame Antikörper ist gegen die α-Kette von CD25 gerichtet und hatte sich als Mausantikörper zur Prävention von Abstoßungsreaktionen schon als erfolgreich erwiesen.

Es wurde ein chimärer Antikörper konstruiert, bestehend aus der variablen Region des Mausantikörpers und der schweren und leichten Kette humanen Immunglobulins (Basiliximab). Vorteil ist, dass dieser Antikörper hohe Affinität zu CD25 hat, da der das Zielmolekül erkennende Mausanteil erhalten ist. Aus diesem Grund muss dieser Antikörper nur am Tag 0 und am Tag 4 in einer Dosierung von je 20 mg als Kurzinfusion verabreicht werden, und seine Wirkung bleibt über 60 Tage erhalten. Es können jedoch in sehr geringem Umfang allergische Reaktionen gegen Mausanteile hervorgerufen werden.

Anders ist es bei dem humanisierten Antikörper gegen CD25, auch hier ist das Ziel die α-Kette von CD25, allerdings sind nur die hypervariablen Regionen des Mausantikörpers erhalten, der Rest des Antikörpers ist human. Dieser Antikörper hat eine geringere Affinität zu dem Zielmolekül, und die Gabe sollte deshalb alle 14 Tage bis zum Ablauf von maximal fünf Gaben wiederholt werden (Daclizumab). Vorteil ist, dass man die Dauer der Wirksamkeit des Antikörpers steuern kann, indem man z.B. bei Immundefizienzerscheinungen des Empfängers die Gabe frühzeitig beendet und damit die Dauer der Antikörperwirkung begrenzt.

Klinischer Einsatz

Beide Antikörper wurden in großen Multicenterstudien im Vergleich zu Plazebo oder Azathioprin in Kombination mit Glucocorticosteroiden und CsA getestet, und es zeigte sich eine signifikante Reduktion der Abstoßungsraten auf 25%, ohne dass Transplantatüberleben oder Nierenfunktion wesentlich beeinflusst wurden. Die Wirkung ist somit der von MMF, Rapamycin oder Tacrolimus vergleichbar. Die Antikörper wirken während der ersten 3 Monate. Die Gaben sind als Bolusinjektion problemlos in der Anwendung (s. o.). Zur Induktionstherapie und zur sequenziellen Therapie wird er häufig eingesetzt.

Nebenwirkungen

Die beobachteten Nebenwirkungen sind vernachlässigbar. Es kam zu keiner signifikanten Häufung von Zytomegalievirusinfektionen, aber es bestand eine geringe Tendenz zum vermehrten Auftreten von bakteriellen Infektionen. Die Wirksamkeit des Antikörpers und die Dauer seiner Wirkung können durch Bestimmung der CD25-Zellen überwacht werden, die nach Gabe auf 0 abfallen sollten.

> **Cave:** In einem Calcineurinphosphatasehemmer-freien Regime kam es zu einer erhöhten Inzidenz von Abstoßungsreaktionen (40 vs. 25%).

Weitere spezifische monoklonale Antikörper

Anti-CD4

Anti-CD4-Mausantikörper wurden in präklinischen Studien getestet und bei Autoimmunerkrankungen beim Menschen eingesetzt. Es handelt sich um **nichtdepletierende Antikörper**, die die Funktion von CD4 als Adhäsionsmoleküle für MHC-Klasse-II-Moleküle hemmen. Außerdem reduzieren sie möglicherweise die Aktivierung von T-Zell-Rezeptoren durch Hemmung eines wichtigen co-stimulatorischen Signals. Zum dritten wird die Wirkung in Form einer Immunmodulation diskutiert, nämlich dass negative Signale gesendet werden, die eine T-Zell-Aktivierung und Reaktionen auf Allo- oder

Autoantigene verhindern. Dieser Antikörper scheint vielversprechend als Werkzeug bei der Komposition einer Immunsuppression, die Immuntoleranz erzeugen könnte.

Man hat mittlerweile einen humanisierten Anti-CD4-Antikörper hergestellt, der jedoch den Nachteil hatte, über 12 Monate wirksam zu sein, und somit im Menschen nicht eingesetzt wurde. Die Nebeneffekte waren bis auf ein leichtes Zytokinfreisetzungssyndrom zu vernachlässigen.

Anti-Adhäsionsmoleküle

Adhäsionsmoleküle wie ICAM-1 (intercellular adhesion molecule 1) und LFA-1 (ein β2-Integrin auf Leukozyten) sind Moleküle, die die Leukozyten-Leukozyten-Interaktion, aber auch die Endothelzell-Leukozyten-Adhäsion vermitteln. Beide könnten bei der Infiltration von Leukozyten in das Transplantat und auch bei der Leukozytenaktivierung eine Rolle spielen. Sie können auch als co-stimulatorische bzw. akzessorische Moleküle bei der T-Zell-Aktivierung wichtig sein. In abgestoßenen Transplantaten konnte man eine vermehrte Expression von ICAM-1 und LFA-1 in infiltrierenden Leukozyten, aber auch von ICAM-1 im Endothel und Epithel der Transplantatniere nachweisen. Präklinische Studien haben Antikörper gegen beide Substanzen sowohl zur Verhinderung des Reperfusionsschadens als auch zur Prävention von Abstoßungreaktionen als potenziell wirksam befunden. Anders sah es aus bei den klinischen Studien.

Als Antikörper zur Prävention von Abstoßungen hat sich Enlimomab (Anti-ICAM-1, ein Mausantikörper) als nicht wirksam gegenüber Plazebo erwiesen. Beim Anti-LFA-1-Antikörper zeigte sich eine gewisse Wirksamkeit bei der Reduktion des akuten Nierenversagens nach Transplantation, ein Effekt auf Abstoßungen war nicht nachweisbar.

Insgesamt verliefen diese Studien sehr enttäuschend, und als Resümee muss man wohl erkennen, dass die Redundanz anderer Adhäsionsmoleküle die Effekte dieser Antikörper nicht hat sichtbar werden lassen.

Anti-Fas-Ligand (CD40-Ligand)

Ein Antikörper gegen **Fas-Ligand** (CD154) wurde im Primatenmodell getestet und zeigte dort einen großartigen Erfolg mit Zeichen der Toleranzinduktion. Fas-Ligand ist ein für die Apoptose wichtiges Molekül und außerdem beteiligt an der Co-Stimulation des T-Zell-Rezeptors.

In einer ersten klinischen Studie war der immunsuppressive Erfolg viel versprechend. Jedoch machte ein unerwünschter Begleiteffekt die vorübergehende Hoffnung auf eine Immuntoleranz induzierende Therapie schnell zunichte. Es wurden vermehrt Thrombosen beim Empfänger beobachtet. Eine lebensbedrohliche Komplikation dieser Art konnte man nicht in Kauf nehmen, und so wurde dieser Antikörper aus klinischen Studien endgültig zurückgezogen. Es bestehen Bemühungen, neue Antikörperzubereitungen zu finden, die diese Nebenwirkung nicht aufweisen.

7.3.3 Erhaltungstherapie: Kombinationen

In den Jahren 1995–2001 wurden mehrere neue Medikamente für die immunsuppressive Behandlung nach Nierentransplantation offiziell zugelassen. Dazu gehören der IMPDH-Hemmer Mycophenolatmofetil, der Calcineurinphosphatasehemmer Tacrolimus, der Hemmer der IL-2-Signaltransduktion Rapamycin und die beiden Interleukin-2-Rezeptor-Antikörper Basiliximab (chimärer Antikörper) und Daclizumab (humanisierter Antikörper). Bei der klinischen Prüfung dieser neuen Immunsuppressiva konnte gezeigt werden dass sie im Vergleich zu einer konventionellen Therapie mit CsA, Glucocorticosteroiden mit oder ohne Azathioprin in der Lage sind, die Inzidenz von akuten Abstoßungsreaktionen in den ersten 6 Monaten nach Nierentransplantation von ca. 40 auf 25% zu senken (Tab. 7.2). Das 1-Jahres-Überleben der Transplantate und das Serumkreatinin nach 1 Jahr allerdings unterschieden sich nicht von den jeweiligen Kontrollgruppen.

Tab. 7.2 Abstoßungen während der ersten 6 Monate nach Transplantation

Immunsuppressive Therapie	Abstoßungsrate
Glucocorticosteroide, CsA ± Aza	ca. 40–50%
Glucocorticosteroide, Tacrolimus, Aza Glucocorticosteroide, CsA, MMF Glucocorticosteroide, CsA, IL-2-Rezeptor-AK Glucocorticosteroide, CsA, Rapamycin	ca. 25%

AK = Antikörper; Aza = Azathioprin; CsA = Ciclosporin A; IL-2 = Interleukin 2;
MMF = Mycophenolatmofetil

Trotz allem eröffnen die neuen Immunsuppressiva zusätzliche Möglichkeiten, nämlich die Anwendung einer potenteren und individualisierten immunsuppressiven Kombinationstherapie, wobei aber auch Nachteile, z.B. die Gefahr einer Überimmunsuppression oder die unsachgemäße Anwendung durch mangelnde Erfahrung mit den Substanzen, nicht ungenannt bleiben sollen. Der Vorteil der Kombinationstherapien ist es, das Ausmaß nichtimmunologischer spezifischer Nebenwirkungen, z.B. Nephro- oder Myelotoxizität, durch niedrigere Dosierung einzelner Immunsuppressiva gering zu halten und in der Summe doch das gleiche oder sogar höhere immunsuppressive Potenzial zu erreichen.

Grundsätzlich gilt als Regel: so viel Immunsuppression wie nötig und so wenig wie möglich. Allerdings gibt es nur wenige Parameter, nach denen wir uns richten können, um diese Forderung zu erfüllen. Viele Zentren haben „ihr" immunsuppressives Protokoll, mit dem sie gute Erfahrungen gemacht haben, und sicher führen viele unterschiedliche Wege und Kombinationsmöglichkeiten zum Erfolg. Diese sog. Standardregime sollten beim einzelnen Patienten aber modifiziert werden, je nach immunologischem Risiko oder Nebenwirkungen. Diese Änderungen sollten immer mit dem erfahrenen Transplantationsmediziner abgesprochen werden.

Immunsuppressive Protokolle

Man unterscheidet: Monotherapien mit Calcineurinphosphatase-Inhibitoren (CsA bzw. Tacrolimus), Zweifach-Immunsuppression mit Calcineurinphosphatase-Inhibitoren plus Glucocorticosteroiden oder Purinsynthesehemmern (MMF bzw. Azathioprin), Triple-Therapien, bestehend aus Glucocorticosteroiden, Calcineurinphosphatase-Inhibitoren und Purinsynthesehemmern oder Rapamycin, sowie Quadruple-Therapien als Induktions- oder sequenzielle Therapien, bei denen noch T-Zell-Antikörper hinzukommen.

Allgemeine Regeln:

- Die Dauerimmunsuppression nach Nierentransplantation ist notwendig, so lange das Transplantat funktionstüchtig ist.
- Die größte Abstoßungsgefahr besteht in den ersten 3 Monaten nach Transplantation, deshalb ist in dieser Phase eine vermehrte Immunsuppression sinnvoll. Dies gilt umso mehr für den immunologischen Hochrisikopatienten.
- Bei dem Risiko für Infektionen und Tumoren zählt die kumulative Dosis aller eingesetzten Immunsuppressiva.
- Der auf Intensivstation behandelte Patient bedarf nur einer minimalen Immunsuppression, da er ohnehin durch seine Begleiterkrankungen zu diesem Zeitpunkt immunschwach ist und eine relative Überimmunsuppression vital bedrohlich werden kann.

7.3.4   Abstoßungstherapien

Eine komplette Wiederherstellung der Transplantatfunktion nach Abstoßung und das Verhindern wiederholter akuter Abstoßungen sind Voraussetzungen für ein gutes Langzeitüberleben des Transplantats. Diese Kriterien sollten durch Abstoßungstherapeutika erfüllt werden. Im Folgenden sind Abstoßungstherapien bzw. Immunsuppressiva, die für eine Abstoßungsbehandlung geeignet sind, aufgelistet (Tab. 7.3).

Steroidstoßtherapie

Die Steroidstoßtherapie gilt auch heute noch als **primäre Abstoßungstherapie**, und ihr Einsatz wird durch das zunehmende Verständnis der molekularen Mechanismen von Abstoßungsreaktionen rational begründet. Allerdings kommt es nach Steroidstoßtherapien (250–500 mg/Tag i.v. über 3–4 Tage) in ca. 35–58% zu therapieresistenten oder rezidivierenden Abstoßungsreaktionen. Die historisch begründete Einteilung in „steroidresistente" und „steroidsensible" Abstoßungen hat daher ihre Gültigkeit nicht verloren. Bei einer steroidresistenten Abstoßung (> 3,8 Tage kein Ansprechen auf Glucocorticosteroide)

wird die Therapie durch die Anwendung anderer Immunsuppressiva erweitert.

Tacrolimus-Rescue-Therapie

Ein heute übliches Vorgehen ist es, Patienten mit einer ersten steroidresistenten Abstoßung oder einer schweren ersten Abstoßung sowie hochimmunisierte Patienten mit nur einer Abstoßung oder Patienten mit mehr als einer Abstoßung auf Tacrolimus (FK 506) umzusetzen.

Das Umsetzen von Ciclosporin A auf Tacrolimus bei steroidresistenter oder rezidivierender Abstoßungsreaktion erfolgt ohne Therapiepause oder Therapieüberlappung. Tacrolimus wird in einer Anfangsdosierung von 0,2 mg/kg KG und Tag und einer Dauerdosis von 0,1 mg/kg KG und Tag verabreicht. Dabei werden Bluttalspiegel von 8–15 ng/ml angestrebt. Dieses Vorgehen ist nach mehreren Studien bei 70–85% der Patienten erfolgreich. Der Einsatz von Tacrolimus ist im Vergleich zu einer Therapie mit T-Zell-Antikörpern kostengünstiger, für die Patientenüberwachung einfacher und sogar ambulant durchführbar. Da Tacrolimus mit einem verstärkten Auftreten einer diabetischen Stoffwechsellage assoziiert ist, sind regelmäßige

Tab. 7.3 Konzepte für die Therapie von Abstoßungsreaktionen

Immunsuppressivum	Wirkungsweise	Dosis
Steroidbolus	entzündungshemmend, Hemmung von NF-κB	3–4 × 0,25–0,5g/Tag i.v.
Anti-T-Zell-Antikörper (OKT3, ATG-Fresenius®, Thymoglobulin SangStat)	Depletion von T-Zellen	5–10 Tage i.v.
Umstellung von CsA auf Tacrolimus (FK 506)	Hemmung der T-Zell-Aktivierung	0,2 mg/kg KG und Tag p.o.
MMF	Hemmung der Lymphozytenproliferation	2–3 g/Tag p.o.
Plasmaseparation	Antikörperentfernung	fünf bis zehn Behandlungen

CsA = Ciclosporin A; MMF = Mycophenolatmofetil; NF = nukleärer Faktor; NF-κB = Transkriptionsfaktor für Zytokine

Blutzuckerkontrollen während der ersten 6 Monate ratsam.

Eine Konversion zu Tacrolimus erscheint jedoch nicht sinnvoll bei einem bereits schweren irreversiblen, histologisch gesicherten Transplantatschaden ohne aktive Abstoßungsreaktion mit ausgedehnten Verlusten der Nierenmasse durch Zellnekrosen oder Fibrose. In diesen Fällen führt der Einsatz von FK 506 zu einer unnötigen und erfolglosen Überimmunsuppression.

Die Gründe für die Überlegenheit von Tacrolimus gegenüber Ciclosporin A als Abstoßungstherapeutikum sind nicht endgültig geklärt, aber die Effizienz wurde in einer Multicenterstudie von Woodle et al. (1996) belegt.

Mycophenolatmofetil

Mycophenolatmofetil (MMF) reduziert, prophylaktisch, eingesetzt das Auftreten akuter Abstoßungen und wurde in kleinen Patientenkollektiven in einer hohen Dosis von 3 g/Tag auch als Abstoßungstherapeutikum verwendet. Jedoch war, wie in einer Metaanalyse gezeigt werden konnte, FK 506 dem MMF mit nur ca. 14% nachfolgenden Abstoßungen überlegen. Dennoch sollte man sich eine MMF-Therapie als Ergänzung für Patienten reservieren, die unter FK 506 weiterhin Abstoßungsreaktionen entwickeln. Auch für besondere Fälle, insbesondere bei Patienten mit hoher Produktion von HLA-Antikörpern oder FK 506-Unverträglichkeit, ist eine MMF-Therapie als sinnvolle Alternative oder Ergänzung in Betracht zu ziehen.

Einsatz von T-Zell-Antikörpern

T-Zell-Antikörper dienten über 20 Jahre neben Glucocorticosteroiden als einzige Abstoßungstherapie. Inwieweit Antithymozytenglobulin (ATG) oder OKT3 nachfolgende Abstoßungsreaktionen verhindern, auch im Vergleich mit anderen Abstoßungstherapien, ist jedoch nicht systematisch untersucht worden und wird des-

halb unterschiedlich diskutiert. Nach Therapie mit T-Zell-Antikörpern wurden nachfolgend je nach Untersucher zwischen 17 und 36% Abstoßungen beschrieben. Außerdem ist zu bedenken, dass die Verwendung von T-Zell-Antikörpern, insbesondere von OKT3, mit einem erhöhten Lymphom- und Infektionsrisiko verbunden ist.

Plasmaseparation und weitere Optionen

Zuletzt sei die nur in Einzelfällen eingesetzte Plasmaseparation erwähnt, die insbesondere bei **vaskulären Abstoßungsreaktionen** mit Nachweis HLA-spezifischer Antikörper erfolgreich zu sein scheint. Gute klinische Studien fehlen. Allerdings erfährt diese Therapieform gerade derzeit bei der vaskulären Abstoßung, die auf humorale Mechanismen und Komplementverbrauch zurückgeführt wird, eine Renaissance (AST 2002).

Es ist auch anzunehmen, dass noch nicht für den klinischen Einsatz mit dieser Indikation offiziell zugelassene Immunsuppressiva, wie Rapamycin oder Desoxyspergualin, bei der Therapie von Abstoßungen erfolgreich sein könnten. Dazu gibt es allerdings, von Einzelfallberichten oder Hinweisen aus tierexperimentellen Studien abgesehen, nur wenige klinische Daten.

7.3.5 Arzneimittelinteraktionen von Ciclosporin A, Tacrolimus und Rapamycin

Arzneimittelinteraktionen haben eine außerordentlich große Bedeutung in der immunsuppressiven Therapie nach Nierentransplantation.

Die Calcineurinphosphatase-Inhibitoren CsA und Tacrolimus, aber auch Rapamycin werden über das **CYP-450-Enzymsystem** der Leber (vor allem Typ 3A4) metabolisiert. Medikamente, die ebenfalls über diesen Stoffwechselweg

Tab. 7.4 Interaktionen der Immunsuppressiva Ciclosporin A, Tacrolimus (FK 506) und Rapamycin (Sirolimus) mit verschiedenen häufigen Medikamenten

Erhöhung des Immunsuppressivaspiegels	Senkung des Immunsuppressivaspiegels
● Diltiazem	● Rifampicin
● Verapamil	● Carbamazepin
● Erythromycin	● Johanniskraut
● Azolderivate (Fluconazol etc.)	
Grund: gemeinsamer Abbau über Cytochrom P450, Typ 3A4, 3A5 oder Elimination durch das Multidrug-Resistenz-P-Glykoprotein (MDR1, Effluxpumpe der Zelle für Medikamente)	

abgebaut werden und dadurch mit den Immunsuppressiva konkurrieren bzw. das Enzymsystem hemmen oder stimulieren, können zu Über- oder Unterdosierungen führen. Neben dem CYP3A4 kommt wohl auch dem MDR1-Gen-Produkt P-Glykoprotein eine Bedeutung zu bei der Elimination der drei genannten Immunsuppressiva, sodass sich diese Effekte überlagern bzw. potenzieren können. In der nachfolgenden Tabelle 7.4 sind die wichtigsten Interaktionen wiedergegeben.

Beispiele

● Eine besonders gefährliche Situation tritt dann ein, wenn ein Patient wegen einer interstitiellen Pneumonie Erythromycin- oder ein anderes **Makrolidantibiotikum** erhält und die Dosis von CsA, Tacrolimus oder Rapamycin nicht prophylaktisch angepasst, d.h. reduziert wird (um mindestens ein Drittel der Ausgangsdosis). Es kommt bei dem Patienten zu einer unerwünschten Steigerung der Immunsuppression durch Erhöhung des Spiegels des Immunsuppressivums zum Zeitpunkt der Infektion.

● Eine ähnliche Situation haben wir bei Pilzinfektionen vor uns, die mit **Imidazolderivaten** (z.B. Ketoconazol oder Itraconazol) behandelt werden. Bei gleichzeitiger Anwendung von Rapamycin mit Itraconazol muss Rapamycin abgesetzt und durch andere Immunsuppressiva ersetzt werden, da der Spiegel auf das 10- bis 20fache ansteigen kann und

Rapamycin durch seine lange Halbwertszeit Tage bis Wochen im Körper bleibt.

● In der Frühphase nach Nierentransplantation kann der Einsatz von **Antiepileptika** wie Carbamazepin zu einer Unterdosierung von CsA, Tacrolimus und Rapamycin führen. Man braucht mehrere Tage, um einen Wirkspiegel des Immunsuppressivums zu erreichen, und benötigt manchmal bis zu der dreifachen Dosis. Ist ein Patient stabil auf Antiepileptika eingestellt, sollte man gleich mit einer höheren Anfangsdosis der genannten Immunsuppressiva einsteigen, um schneller in den therapeutischen Bereich zu gelangen, oder zusätzlich andere, nicht interagierende Immunsuppressiva als Begleitmedikation wählen.

Allgemein sei darauf hingewiesen, dass alle **Medikamente mit nephrotoxischer Wirkung** zu einer Vermehrung der CsA-Toxizität beitragen können. Dazu zählen Aminoglykosidantibiotika, aber auch nichtsteroidale Antiphlogistika, wobei die einen tubulotoxisch wirken und die anderen die Nierenperfusion verschlechtern. Bei unklaren Kreatininerhöhungen muss immer an nephrotoxische Begleitmedikamente gedacht werden.

Weiterhin sollte man alle Medikamente – vor allem Antibiotika, aber auch Virustatika –, die über die Niere ausgeschieden werden, der Nierenfunktion anpassen. Falls dies versäumt wird, kommt es nicht nur zur Nephrotoxizität, sondern

auch zu allen anderen mit Überdosierung assoziierten Begleiteffekten dieser Substanzen.
Die gefährliche Interaktionen von **Azathioprin und Allopurinol** mit nachfolgender Myelotoxizität ist unter Azathioprin ausführlich besprochen (s. S. 256f.).

7.4 Transplantationsvorbereitung des Empfängers

7.4.1 Indikationen und Kontraindikationen

Eine absolute Kontraindikation für eine Nierentransplantation stellt einzig und allein der nicht operable Patient dar, bei dem durch eine Nierentransplantation eine Lebensverkürzung vorhersehbar bzw. die Aussicht auf einen medizinischen Erfolg nach dem heutigen Kenntnisstand der medizinischen Wissenschaften sehr zweifelhaft ist.

Indikationen:
Jeder Patient mit bestehender oder innerhalb von 6 Monaten zu erwartender terminaler Niereninsuffizienz bzw. mit einer glomerulären Filtrationsrate unter 15 ml/min, der nach Aufklärung über Vorteile und Risiken der Transplantation sein schriftliches Einverständnis zu diesem Eingriff gegeben hat.

Kontraindikationen:
- metastasierendes Malignom
- aktive systemische Infektion
- Lebenserwartung weniger als 2 Jahre

> **Merke:** Höheres Lebensalter per se ist keine Kontraindikation gegen eine Nierentransplantation, denn entscheidend ist das biologische Alter.

7.4.2 Diagnostik und Risikofaktoren

Allen Patienten mit terminalem Nierenversagen sollte die Möglichkeit der Nierentransplantation geboten und ihre Eignung für eine Transplantation überprüft werden. Da kardiovaskuläre Erkrankungen die Haupttodesursache nach Nierentransplantation, aber auch bei Dialysepatienten darstellen, ist eine gründliche kardiovaskuläre Untersuchung erforderlich. Die Transplantationsvorbereitung kann ca. 6 Monate vor Eintritt der terminalen Niereninsuffizienz begonnen werden, wenn der kontinuierliche Abfall der glomerulären Filtrationsrate, der in Kürze zur Dialysepflichtigkeit führen wird, absehbar ist.

Die **Diagnostik** zur Transplantationsvorbereitung umfasst:
1. Anamnese, körperliche Untersuchung
2. Labor-Screening inklusive C-reaktives Protein, prostataspezifisches Antigen sowie vor allem HIV-, Hepatitis- und Zytomegalieserologie (Epstein-Barr-Serologie bei Kindern)
3. Röntgenaufnahmen von Thorax und Becken
4. EKG und kardiovaskuläre Abklärung bei Risikofaktoren (Belastungstest, Ultraschall des Herzens, Koronarangiographie, Gefäß-Doppler, Angiographie)
5. Abdomensonographie, Hämoccult®, Koloskopie bei Patienten über 50 Jahren
6. Konsiliaruntersuchungen durch Zahnarzt und ggf. Gynäkologen
7. psychologische Evaluation, vor allem bei Lebendspende
8. Vorstellung beim Operateur und urologische Untersuchung
9. Bestimmung der Blutgruppe, HLA-Typisierung, Screening für HLA-Antikörper (PRA) mit Angaben in Prozent, HLA-Spezifitäten und Ausschluss von Autoantikörpern

Die Abklärung der für die Transplantation wesentlichen **Risikofaktoren** wird in den einzelnen Abschnitten detailliert besprochen (s. u.). Grundsätzlich zu überprüfen sind:

- kardiovaskuläre Morbidität des Patienten: koronare Herzkrankheit, Herzinsuffizienz, arterielle Verschlusskrankheit, Karotisstenose
- Tumoranamnese
- Infektionen, z.B. Hepatitis B, C; Tuberkulose
- gastrointestinale Erkrankungen
- Rezidivneigung der Grunderkrankung
- psychologische Probleme, z.B. Non-Compliance
- individuelle Faktoren, z.B. Alter, Adipositas, Langzeitdialyse, Venenthrombosen, Lungenerkrankung, immunologische Risiken

Kardiovaskuläre Erkrankungen

Die Inzidenz der **koronaren Herzerkrankung** (KHK) ist bei Dialysepatienten und Transplantatempfängern im Vergleich zur Normalbevölkerung vielfach erhöht. Bei allen Patienten sollte ein Belastungstest (Belastungs-EKG, Stressecho oder Thalliumszintigraphie) und bei Ischämiezeichen unter Belastung oder symptomatischer Angina pectoris eine Koronarangiographie durchgeführt werden. Diabetiker mit häufig asymptomatischer KHK sollten grundsätzlich koronarangiographiert werden. Falls eine Revaskularisierung erforderlich ist, sollte diese vor Transplantation vorgenommen werden. Dieses Vorgehen verbessert vor allem bei Diabetikern die Morbidität und Mortalität nach Nierentransplantation. Ein aggressives Management der Risikofaktoren wie Hyperlipidämie, Hochdruck etc. ist für alle Patienten essenziell.

In der Regel bessert sich die **myokardiale Funktion** nach Transplantation, sodass eine reduzierte Ejektionsfraktion (EF) nicht unbedingt von der Transplantation ausschließt. Patienten allerdings mit irreversibler therapierefraktärer hochgradiger Myokardschwäche (z.B. EF < 25% unter Therapie mit ACE-Hemmern) sind ungeeignet zur Nierentransplantation, nicht nur wegen des hohen perioperativen Risikos,

sondern auch, weil es häufig zu funktionellen Störungen der Transplantatfunktion aufgrund der Herzinsuffizienz kommt. In einzelnen Fällen ist eine kombinierte Herz-Nieren-Transplantation möglich.

Periphere arterielle Verschlusskrankheit

Eine periphere arterielle Verschlusskrankheit (pAVK) ist meistens mit einer KHK, zerebrovaskulären Durchblutungsstörungen oder beidem assoziiert. Sie zwingt zur Sanierung vor Nierentransplantation: einerseits wegen der erhöhten Infektionsgefahr bei Gangrän, andererseits – und dies ist noch viel wesentlicher –, um die Implantation der Transplantatniere überhaupt möglich zu machen. So sind in seltenen Fällen Transplantatnieren an Gefäßprothesen anastomosiert worden. Ausgeschlossen werden muss auch eine Stenose vor der Abgangsstelle des Transplantats, da es sonst zu Minderdurchblutung der Transplantatniere kommen kann, ähnlich wie bei einer Transplantatnierenarterienstenose.

Als Screening-Untersuchung wird eine Beckenübersichtsaufnahme mit der Frage „Gefäßkalk" durchgeführt. Falls Gefäßkalk vorhanden sein sollte, ist eine intraarterielle Angiographie angezeigt, und die Ergebnisse müssen mit dem Chirurgen bezüglich Operabilität oder rekonstruktiver Interventionen besprochen werden.

Zerebrovaskuläre Erkrankungen

Patienten mit transitorisch ischämischen Attacken oder Schlaganfall in der Anamnese sollten während der darauf folgenden 6 Monate möglichst nicht operiert werden. Bei Patienten mit Strömungsgeräuschen über den Karotiden ist eine Doppler-Untersuchung der Gefäße durchzuführen, und im Falle einer hämodynamisch relevanten Stenose ist eine Karotisoperation auch bei asymptomatischen Patienten indiziert. Patienten mit polyzystischen Nierenerkrankungen und einer vorangegangenen zerebralen Symptomatik sollten zum Ausschluss von Hirngefäßaneurysmata ein Schädel-CT mit Kontrastmittel oder besser ein Angio-CT erhalten. Aneurysmen mit einem Durchmesser von mehr als 7 mm sollten operiert werden.

Urologische Komplikationen

Patienten mit Restdiurese und ohne Harnentleerungsstörungen sind von urologischer Seite unproblematisch. Patienten mit Schrumpfblase oder Prostatahypertrophie erhalten perioperativ eine suprapubische Harnableitung, bis sich die Blasenkapazität erweitert hat bzw. eine Prostataoperation vorgenommen wird. Patienten mit zwei großen Zystennieren müssen einseitig nephrektomiert werden, um die Implantation einer Transplantatniere zu ermöglichen. Eine Zystenniere mit rezidivierenden Blutungen oder Infektionen bzw. Eigennieren mit schwerem Reflux und rezidivierenden Harnwegsinfektionen sollten entfernt werden. Immer werden eine Überprüfung des Resturins auf maligne Zellen und bei Bedarf eine Zystoskopie vorgenommen.

Einschätzung des perioperativen Risikos und weiterer Risiken

Adipositas permagna erhöht die Risiken der Operation bezüglich Wundheilungsstörungen, Platzbauch, Lungenembolie und Infektionskomplikationen. Von internistischer Seite ist das gehäufte Auftreten eines Diabetes mellitus unter Steroidtherapie zu beachten. Eine Gewichtsreduktion vor Transplantation sollte zumindest angestrebt werden.
Bei älteren Patienten oder Patienten mit chronisch obstruktiver Bronchitis sollte eine Lungenfunktion durchgeführt werden. Bei **respiratorischer Partialinsuffizienz** ist das perioperative Risiko erhöht, eine antiobstruktive Therapie

ist präoperativ einzuleiten, und ggf. sollte das Rauchen eingestellt werden.
Patienten mit **tertiärem Hyperparathyreoidismus** sollten wegen der Gefahr der Hyperkalzämie nach erfolgreicher Transplantation parathyreoidektomiert werden.
Patienten mit Pankreatitis, Divertikulose und rezidivierenden Ulcera ventriculi können postoperativ symptomarme, aber schwere Komplikationen bieten. Die Gefahr solcher Prädispositionen im Gedächtnis zu haben ist wichtig, um bei entsprechender Symptomatik die richtigen diagnostischen und therapeutischen Konsequenzen zu ziehen.

Screening für maligne Tumoren

Eine bestehende maligne Erkrankung ist eine absolute Kontraindikation zur Transplantation. Zum effektiven Screening gehören: Röntgenaufnahme des Thorax, gynäkologische Untersuchung, rektal-digitale Untersuchung und Screening auf Blut im Stuhl sowie ggf. eine endoskopische Abklärung (s. auch Abschnitt „Urologische Komplikationen"). Eine Sigmoidoskopie wird bei Patienten über 50 Jahren grundsätzlich empfohlen. Patienten mit Malignom in der Vorgeschichte ohne Metastasen können nach einem tumorfreien Intervall von mindestens 2 Jahren – je nach Tumorart und -invasivität – transplantiert werden.

Screening für Infektionen

Eine aktive – auch intermittierend akut aufgetretene – Infektion ist eine Kontraindikation zur Transplantation, da sie unter Immunsuppression potenziell lebensbedrohliche Folgen haben könnte.
Patienten mit der Vorgeschichte einer Tuberkulose oder positivem Hauttest sollten prophylaktisch therapiert werden. Chronische Infektionen im Zahn- oder HNO-Bereich müssen dauerhaft

saniert werden. Eine Sondergruppe stellen die **HIV-Patienten** dar, zu denen noch wenige Erfahrungen vorliegen Erste Patienten wurden leber- oder nierentransplantiert. Nach den neuesten Richtlinien stellt die HIV-Infektion per se keine absolute Kontraindikation dar, und die Nierentransplantation ist möglich bei Patienten mit stabiler Infektion, d.h. fehlendem Nachweis einer Virusvermehrung über 6 Monate, einer CD4-Zahl über 200/µl und ohne schwerwiegende weitere Begleiterkrankungen bzw. opportunistische Infektionen.

Risiko für eine Zytomegalievirusinfektion nach Nierentransplantation

Zytomegalievirus-(CMV-)Erkrankungen sind ein Hauptgrund für die Morbidität und Mortalität nach Nierentransplantation. Die Inzidenz und Schwere der Infektion sind assoziiert mit dem Serostatus von Spender (D) und Empfänger (E). Eine präemptive oder sogar prophylaktische Therapie der CMV-Erkrankung ist bei Risikokonstellationen wie positivem Donor und negativem Empfänger anzuraten oder bei erhöhter Immunsuppression eines bereits positiven Empfängers (s. Kap. 7.12.2, S. 314ff.). Präemptiv bedeutet in diesem Zusammenhang Therapie bei fehlender Symptomatik, aber positivem Virusnachweis (CMV-PCR positiv). Prophylaktisch hingegen meint eine grundsätzliche antivirale Therapie ab dem Tag der Transplantation bei Risikokonstellationen ohne Nachweis einer Virusvermehrung.

Evaluation von Empfängern mit Lebererkrankungen

Patienten mit **rezidivierenden Cholezystitiden** sollten vor Transplantation möglichst cholezystektomiert werden, da die Gefahr der rapid verlaufenden lebensbedrohlichen Cholangiosepsis nach Transplantation groß ist.

Bei Patienten mit **Erhöhung der Leberwerte** sollten exogene Noxen ausgeschlossen werden. Alle Patienten werden auf Hepatitis B und C getestet. Bei positivem Hepatitis-B-Antigen- bzw. -Antikörper-Nachweis bei Hepatitis C ist die aktive Virusvermehrung und Viruslast mittels PCR-Untersuchungen durchzuführen. Alle Patienten mit aktiver Virusvermehrung sollten biopsiert werden. Patienten mit Zirrhose sollten nicht transplantiert werden, außer eine kombinierte Leber-Nieren-Transplantation ist geplant. Beide Virushepatitiden können unter Immunsuppression rascher und fataler verlaufen, bezüglich der Letalität ist dies in retrospektiven Analysen für Hepatitis B gesichert. Für Patienten mit Hepatitis C ist eine erhöhte Infektanfälligkeit nach Transplantation beschrieben sowie das Auftreten hepatitisassoziierter Glomerulonephritiden im Transplantat.

Bei beiden Hepatitiden ist die Inzidenz des hepatozellulären Karzinoms erhöht, daher sollte eine Bestimmung des Alpha-1-Fetoproteins durchgeführt werden. Insbesondere bei Hepatitis C ist eine antivirale Therapie vor Transplantation sinnvoll (vor allem bei Patienten < 55 Jahre), da diese in 50% erfolgreich sein kann und die Morbidität dieser Patienten senkt. Eine antivirale Therapie nach Transplantation ist hingegen statistisch bei 30% der Patienten mit einem Transplantatverlust assoziiert (s. Kap. 7.12.2, S. 314ff.).

Wiederauftreten der Grunderkrankung im Transplantat

Obwohl ein Rezidiv der Grunderkrankung in den seltensten Fällen zum Transplantatverlust führt, sollte dem Arzt und dem Patienten das Risiko bewusst sein. Bei manchen Erkrankungen ist es sinnvoll, ein Intervall bis zur Transplantation einzuhalten.

Am häufigsten kehrt die IgA-Nephritis im Transplantat wieder, ohne dass sie jedoch das Transplantatüberleben wesentlich beeinflusst.

Zum Transplantatverlust führen kann jedoch die primäre fokal segmentale Glomerulosklerose mit nicht beherrschbarem nephrotischem Syndrom und die Anti-GBM-Nephritis beim Alport-Syndrom. Auf dieses Thema wird in einem späteren Kapitel (7.10.6, S. 305ff.) eingegangen.

Zu keinem Zeitpunkt sollte bei einer Ersttransplantation die Furcht vor dem möglichen Rezidiv der Grunderkrankung die Transplantation verhindern. Jedoch ist eine gewisse Vorsicht bei der Lebendspende bzw. zumindest eine sorgfältige Aufklärung von Spender und Empfänger erforderlich.

Psychische Evaluation des Empfängers

Patienten sollten frei von ernsthaften psychischen Erkrankungen und fähig sein, ihre Zustimmung zur Transplantation zu geben. Von Patienten mit Drogen- oder Alkoholabusus wird erwartet, dass sie 6 Monate abstinent sind, bevor sie auf die Warteliste genommen werden. Auch Patienten mit mangelnder Compliance sollten zeigen, dass sie in der Lage sind, ihre Medikamente zuverlässig einzunehmen. Immerhin ist mangelnde Compliance ein häufiger Grund des Transplantatverlustes. Zu Verbesserung der Compliance ist eine Patientenschulung über die Wichtigkeit der Medikamente und die Grundprinzipien der Transplantation außerordentlich wichtig.

Immunologisches Screening der Patienten

Wie in Abschnitt 7.1, S. 236ff. (Immunologische Grundlagen) ausgeführt, sind bestimmte Laboruntersuchungen zur Transplantationsvorbereitung obligat. Dazu gehören die Blutgruppenbestimmung, HLA-Typisierung, Bestimmung der HLA-Antikörper alle 3 Monate sowie eine Transfusions- und Schwangerschaftsanamnese

wegen Antigenkontakts und der Berücksichtigung nicht nur aktueller, sondern möglicher historischer Antikörper. Beim Zweittransplantieren ist auch eine Anamnese bezüglich des Transplantatverlustes des Ersttransplantats wichtig für die weitere immunsuppressive Planung (Verlust aus immunologischen Gründen vs. chronisches Transplantatversagen).

> **Merke:** Eine Reevaluation der Patienten ist jedes Jahr mittels Screening-Bogen durchzuführen. Bei wesentlicher Änderung des Gesundheitszustandes oder bei Risikopatienten ist eine Vorstellung im Transplantationszentrum aus aktuellem Anlass oder einmal pro Jahr erforderlich.

7.5 Transplantationsvorbereitung des Spenders

7.5.1 Postmortale Nierenspende

Im Bereich von Eurotransplant stammen über 80% aller Transplantatnieren von einem hirntoten Spender. Auch für die Zukunft wird die postmortale Nierenspende der Hauptpfeiler der Organgewinnung sein. Die Qualität dieser Organe ist jedoch manchmal durch die Vorerkrankungen des Spenders vermindert. Dies ist auf dessen Alter oder die unmittelbare Kreislaufinstabilität mit akutem Nierenversagen in dem Zeitraum vor der Organentnahme zurückzuführen. Die Transplantatüberlebensraten der postmortal gespendeten Nieren sind deutlich niedriger als die der aus der Lebendspende hervorgegangenen Nieren. Da man beim derzeit herrschenden Organmangel (s. Kap. 7.2, S. 249ff.) auch auf marginale Nieren nicht verzichten kann, ist es das Ziel, die Begleitumstände zu optimieren, um trotz allem gute Organfunktionen zu erreichen. Auch sollte die kalte Ischämiezeit, d.h. „die Niere auf Eis" in Konservierungslösung kurz gehalten werden (< 24 Stunden).

Begriffsdefinitionen:
- **Kalte Ischämiezeit:** Beginn der kalten Perfusion bis zur Entnahme der Niere aus dem Eis (maximal 48 Stunden)
- **1. Warme Ischämiezeit:** Abklemmen der Aorta bis zum Beginn der kalten Perfusion (Sekunden bis maximal einige Minuten)
- **2. Warme Ischämiezeit** (= Anastomosenzeit): Entnahme der Niere aus dem Eis bis zur Anastomoseneröffnung und Reperfusion der Niere beim Empfänger

7.5.2 Kontraindikationen

Absolute Kontraindikationen für die postmortale Nierenspende sind:
- positiver HIV-Status oder bekannter intravenöser Drogenabusus
- Patienten mit unzureichend behandelter Sepsis, insbesondere Meningokokkensepsis, wegen des Risikos eines Multiorganversagens im Rahmen der Sepsis und der Gefahr einer Erregerübertragung durch das Transplantat
- maligner Tumor (außer bestimmten Hirntumoren)

Manchmal zeigt sich bei der routinemäßig abgenommenen Kultur des Perfusates der Transplantatniere, das steril sein sollte, eine Kontamination mit Bakterien. In diesen Fällen muss der Empfänger für 10 Tage antibiogrammgerecht antibiotisch behandelt werden. Auf Entzündungszeichen des Empfängers ist besonders zu achten, Blutkulturen sollten abgenommen werden.
Weiterhin kann es sein, dass eine schwere Atherosklerose der Gefäße der Spenderniere eine Anastomose der Nierengefäße unmöglich macht oder dass eine Nierenarterienstenose beim

Spender vorliegt, die nahe dem Hilus nicht resezierbar ist. Diese Niere muss aus anatomischen Gründen verworfen werden. In manchen Fällen kann auch ein Diabetes mellitus oder ein langjähriger Bluthochdruck eines „alten Spenders" mit schon eingeschränkter Nierenfunktion bei der Nullbiopsie (s.u.) eine hochgradige Glomerulosklerose zeigen, dann wird in den meisten Fällen auf eine Transplantation verzichtet.
Eine Hepatitiserkrankung des Spenders ist keine Kontraindikation zur Organentnahme, jedoch sollte man den Empfänger nicht gefährden und daher hepatitispositive Empfänger wählen. Besondere Situation bieten sich bei Spendern mit Intoxikationen, wobei im Einzelfall entschieden werden muss.
Wichtig ist, dass Patienten mit akutem Nierenversagen prärenaler Genese durchaus zur Nierenspende geeignet sind, insbesondere, wenn durch Volumenangebot eine Nierenfunktionsverbesserung noch vor Entnahme zu erreichen ist. In Zweifelsfällen kann eine Nullbiopsie weiterhelfen.

7.5.3 Spenderkonditionierung

Der hirntote Patient bietet die Besonderheit des **zentralen Diabetes insipidus** mit Ausfall des antidiuretischen Hormons (ADH). Dies führt zu einem ungesteuerten Volumenverlust, der durch Vasopressin-(ADH-)Gaben gehemmt werden kann. Wichtig ist aber auch die Flüssigkeitsbilanz, um ein hypovolämiebedingtes prärenales Nierenversagen zu vermeiden. Bei manchen älteren Spendern tritt eine **Kreislaufinstabilität** auf, die volumenunabhängig ist und nur auf Katecholamingabe anspricht. Für diese Patienten gilt, dass eine Kreislaufstabilisierung, d.h. eine Erhöhung des arteriellen Mitteldrucks, zum Vermeiden eines akuten Nierenversagens essenziell ist.
Infektionskomplikationen beim Spender sollten durch eine antibiogrammgerechte Antibiose

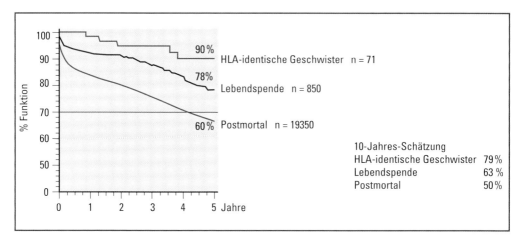

Abb. 7.9 Transplantatüberleben bei Lebendspende und postmortaler Organspende (nach Wujciak et al. 2000).

oder auch Antibiotikaprophylaxe vermieden werden, um einerseits die Organe und auch den späteren Empfänger vor den Infektionsfolgen zu schützen.

Nach Feststellen des Hirntodes und Zustimmung der Angehörigen des postmortalen Organspenders wird die Organentnahme durch die Chirurgenteams in einer Operation unter sterilen Bedingungen vorgenommen. Die Organe werden mit kalter Elektrolytlösung (speziell entwickelte UW-(University of Wisonsin) Perfusionslösung blutfrei gespült und auf Eis aufbewahrt. Nach Perfusion beginnt die kalte Ischämiezeit.

7.6   Lebendspende

Historisch hat sich der Anteil an Lebendspenden in verschieden Teilen Europas ganz unterschiedlich entwickelt. Während in Skandinavien, vor allem in Norwegen und Schweden, der Lebendspendeanteil immer um ca. 30, sogar bis 50% lag, wurde im Bereich von Eurotransplant große Zurückhaltung in der Lebendspende geübt, mit Lebendspenderaten unter 5%. Dies hat sich ge-

rade in den letzten Jahren deutlich geändert. Dafür sind sicher viele Gründe aufzuführen, z.B. ein zunehmender Organmangel, die breite gesellschaftliche Akzeptanz der Lebendspende, die sich auch in der Gesetzgebung widerspiegelt (die sogar eine Spende unter emotional verwandten Personen erlaubt), und Ergebnisse aus der Schweiz und den USA, die eine im Vergleich zur postmortalen Spende überlegene Transplantatüberlebensrate zeigten. Insbesondere durch den Einsatz neuer Immunsuppressiva ist auch ein gutes Transplantatüberleben bei Organen gewährleistet die 6 HLA-Mismatche aufweisen (Abb. 7.9).

Derzeit liegt der Anteil der Lebendspende bei Nierentransplantationen im Mittel um 15%, wobei der Anteil von Zentrum zu Zentrum sehr schwankt. Die Vorteile und Nachteile der Lebendspende sind in folgender Tabelle 7.5 wiedergegeben.

Das oberste Ziel ist es, das Leben und die Gesundheit des Spenders nicht zu gefährden. In der Literatur wird für die Lebendspendenephrektomie eine Mortalität von ca. 0,03% angegeben, das Risiko von Komplikationen liegt bei ca. 3%. Voraussetzung für die Akzeptanz einer Lebendspende ist eine umfangreiche internistische Diagnostik, die sich auf Nierenfunktion, Blut-

Tab. 7.5 Vorteile und Nachteile der Nierenlebendspende

Vorteile der Lebendspende	• bessere Kurz- und Langzeittransplantatüberlebensraten • bessere Primärfunktion des Transplantats • Reduktion der Wartezeit des Empfängers • emotionaler Gewinn für den Spender • bessere Compliance des Empfängers
Nachteile der Lebendspende	• perioperative Mortalität ≈ 0,05% • schwere postoperative Komplikationen ≈ 2% • Risiko des Funktionsverlusts der verbleibenden Einzelniere bei traumatischer Schädigung oder Tumorerkrankung des Spenders • psychologische Belastung für Spender, Empfänger und deren Familie

hochdruck, aber auch andere Organe bezieht. Es gibt keine absoluten Regeln zum Vorgehen bei der Lebendspende, und Einzelfallentscheidungen über sog. marginale Donoren bleiben dem jeweiligen Zentrum und der Einschätzung der besonderen Spender-Empfänger-Situation vorbehalten.

7.6.1 Kontraindikationen

Ein potenzieller Donor wird von der Lebendspende aus medizinischen Gründen ausgeschlossen, wenn der Hinweis auf eine Nierenerkrankung besteht oder das Risiko einer erblichen Nierenerkrankung gegeben ist. Außerdem sollten die Morbidität und Mortalität auf kurze Sicht, d.h. perioperativ, aber auch langfristig, durch die Lebendspende nicht erhöht sein. Im Zweifelsfalle sollte zugunsten der Sicherheit des Donors entschieden oder auch eine zweite Meinung eines unabhängigen Kollegen eingeholt werden. Die Häufigkeit postoperativer Komplikationen ist sicher von der Sorgfältigkeit der internistischen Voruntersuchungen abhängig. Kontraindikationen für eine Lebendspende sind im Einzelnen:

• Blutgruppeninkompatibilität, positives Crossmatch

• Alter unter 18 Jahre (und über 70 Jahre ?)
• langjährige therapiebedürftige arterielle Hypertonie
• Diabetes mellitus (pathologischer oraler Glucosetoleranztest, erhöhtes HbA_{1C})
• Proteinurie (≥ 150 mg/24 h) oder pathologisches Urinsediment
• Nierensteinanamnese
• chronisch rezidivierende Harnwegsinfektionen
• pathologische glomeruläre Filtrationsrate (Kreatinin-Clearance ≤ 80 ml/min)
• bestimmte Normvarianten der Nierenanatomie
• Schmerzmittelanamnese
• Übergewicht (> 30% über Normalgewicht)
• Thromboseanamnese
• klinisch relevante Begleiterkrankungen, z.B. koronare Herzkrankheit, arterielle Verschlusskrankheit, Herzinsuffizienz, Tumorleiden, Leberzirrhose, chronische Infektionen, Lungenerkrankung, Schilddrüsenerkrankung
• ungünstige psychosoziale Faktoren und/oder psychiatrische Krankheitsbilder

Eine absolute Altersgrenze, wie sie von einigen Autoren vorgeschlagen wird, ist nicht unbedingt zu berücksichtigen. Wichtig sind biologisches

Alter und Nierenfunktion (GFR) sowie Begleiterkrankungen. Bei der weiten Verbreitung von Bluthochdruck ist ein mit einer Einfachtherapie gut eingestellter Hypertonus bei einem Donor mittleren Alters sicher nicht als Kontraindikation zu betrachten, wenn sonst kein Hinweis auf eine Nierenerkrankung besteht. Bei sehr jungen Donoren, die einem älteren Familienmitglied spenden wollen, sollte man insbesondere dann Zurückhaltung üben, wenn andere Familienmitglieder auch als potenzielle Donoren zur Verfügung stehen. Wenn es sich nicht um eine sehr dringliche Indikation handelt, könnte in einem solchen Fall die Option der Lebendspende für eine mögliche notwendige Zweittransplantation aufbewahrt werden.

7.6.2 Spenderevaluierung

Die Spenderevaluierung erfolgt nach einem Programm, das Nierenfunktion und internistische Begleiterkrankungen sowie Nierenanatomie erfasst. Ein schrittweises Vorgehen, beginnend mit nichtinvasiver Diagnostik bis zu der mit einem gewissen Risiko behafteten intraarteriellen Angiographie der Nierengefäße (selektive Angiographie, damit auch Polgefäße erfasst werden, s.u.). Die gesamte Vorbereitung dauert ca. 3 Monate. Obwohl man die Untersuchungen beschleunigen könnte, ist es manchmal psychologisch für den Empfänger und Spender sinnvoll, diese Zeit zu nutzen, um sich über den Willen zur Spende und mögliche Konsequenzen endgültig sicher zu werden. Über diesen Zeitraum erfolgt die Mitbetreuung des Spender-Empfänger-Paares durch einen Psychologen oder Psychosomatiker, da man die Erfahrung gemacht hat, dass erst in Einzelgesprächen Ängste oder Vorbehalte gegen die Spende einer unabhängigen Person gegenüber geäußert werden.

Voraussetzungen für das Erwägen einer Lebendspende sind die Bluts- oder emotionale Verwandtschaft (d.h. Ehepartner oder langjährige Freunde) des Paares, die Blutgruppenkompati-

bilität und – insbesondere bei positiven HLA-Antikörpern des Empfängers – ein negatives Crossmatch. Auch die Tatsache, dass die Spende freiwillig und unentgeltlich erfolgt, muss gesichert sein. Erst dann ist die weitere medizinische Evaluation des Spenders erlaubt. Als Screening kann vom Hausarzt mit der Blutgruppe aus pragmatischen Gründen ein Serumkreatinin und eine Nierensonographie angefordert werden, insbesondere bei Spendern, die nicht am Ort des Empfängers wohnen. Sind diese Untersuchungen unauffällig beginnt das **Untersuchungsprogramm** des Transplantationszentrums nach Plan:

1. Blutgruppe
2. Vollständige Anamnese und körperliche Untersuchung
3. Labor-Screening: Blutbild und biochemische Analyse, Schilddrüsenhormone, Blutzuckertagesprofil, HDL-/LDL-Cholesterin
4. Urinstatus und -sediment, 24-Stunden-Proteinurie, Kreatinin-Clearance, Urinkultur
5. 24-Stunden-Blutdruckmessung
6. Nierenszintigraphie
7. Röntgenaufnahme des Thorax, EKG, Herzecho, Belastungs-EKG, Abdomensonographie
8. Virusserologie (HIV; Hepatitis B, C; Zytomegalie; Epstein-Barr-Virus)
9. Crossmatch, HLA-Typisierung,
10. Psychosomatisches Konsil
11. Selektive intraarterielle Angiographie in DSA-Technik mit Spätaufnahme

Bei der Angiographie wird auch der Abfluss in das venöse System dokumentiert, sodass Auskunft über das Vorliegen mehrerer arterieller und venöser Nierengefäße (Häufigkeit auf einer Seite ca. 10%) vorliegt. Mit einer Spätaufnahme werden die ableitenden Harnwege erfasst, sodass eine Pyelographie unnötig wird. Mit dieser letzten Untersuchung kann der Urologe die Entscheidung treffen, ob eine Entnahme möglich ist und welche Niere bevorzugt entnommen werden sollte.

Bei einem schon länger auf der Eurotransplant-Warteliste registrierten Empfänger sollte Inhalt der Lebendspendevorbereitung auch eine nochmalige Evaluation des Empfängers sein bzw. ein Update bezüglich kardiovaskulärer Probleme und einer peripheren arteriellen Verschlusskrankheit. Gerade bei der planbaren Lebendspende ist es Ziel, unvorhergesehene Komplikationen auch auf Seiten des Empfängers zu vermeiden.

7.6.3 Präemptive Transplantation

Bei Kindern ist die präemptive Verwandtentransplantation, d.h. die Transplantation vor Dialysebeginn, ein häufig gewähltes Verfahren. Es hat sich gezeigt, dass die präemptiv transplantierten Nieren ein verbessertes Langzeit-Transplantatüberleben und eine gute Nierenfunktion zeigen. Der Zeitpunkt der präemptiven Transplantation muss sorgfältig gewählt sein, d.h. einerseits nicht zu spät, wenn der Patient hochurämisch und damit perioperativ besonders komplikationsgefährdet ist. Andererseits darf er aber auch nicht zu früh liegen, wenn der Patient einer Transplantation noch nicht bedarf, d.h. seine Kreatinin-Clearance noch über 15 ml/min beträgt. Die präemptive Transplantation sollte in Zukunft bei der Lebendspende durchaus auch für den erwachsenen, chronisch niereninsuffizienten Patienten überdacht werden.

7.6.4 Perioperative Behandlung des Spenders

Der Nierenspender erhält in der Nacht vor der Operation ausreichend Volumen, intraoperativ einen Blasenkatheter zur engmaschigen Bilanzierung sowie einen zentralen Venenkatheter zur optimalen Volumenregulation. Der Eingriff wird entweder über einen Infrakostalschnitt extraperitoneal oder, in selteneren Fällen, transperitoneal über einen Bauchschnitt durchgeführt. Aus anatomischen Gründen wird wegen der längeren Vene die linke Niere bevorzugt, es sei denn, es ergeben sich anatomische Besonderheiten, die eine rechtsseitige Nephrektomie erforderlich machen. Grundsätzlich wird diejenige Niere entnommen, die „relativ" in der seitengetrennten Clearance etwas schlechter funktioniert oder z.B. durch eine Zyste oder Parenchymnarbe auffällt, um dem Donor die größtmögliche Sicherheit zu bieten und für den Empfänger ein trotz dieser kleinen Makel gut akzeptables Organ zu haben. In den letzten 5 Jahren ist die laparoskopische Entfernung von Donornieren in manchen Zentren propagiert worden. Vorteile sind das geringe chirurgische Trauma, die Minderung postoperativer Wundheilungsstörungen, Narbenschmerzen oder Immobilisation und der kürzere Krankenhausaufenthalt. Andererseits birgt das minmal invasive Verfahren auch Nachteile, z.B. schlechtere Sicht, mögliche postoperative Blutungen und die Gefahr einer längeren warmen Ischämie des Spenderorgans.

Nach Absetzen des Ureters an der Blase und Absetzen der Nierengefäße an Aorta und V. cava wird das Organ sofort am Tisch mit Konservierungslösung perfundiert und von Blut freigespült. Der Zeitraum des Absetzens bis zur kalten Perfusion wird als **1. warme Ischämie** bezeichnet und beträgt in der Regel weniger als 60 s.

Postoperativ ist auf Blutungskomplikationen zu achten. Eine rasche Mobilisation des Spenders vermindert die Komplikationsrate durch eine Lungenembolie, die durch die Manipulation an der V. cava etwas erhöht ist. Verletzungen von Milz oder Pankreas und postoperative Pneumonien auf der Operationsseite sind weitere mögliche Komplikationen. Eine Prävention mit perioperativer Antibiotika- und Thromboseprophylaxe sollte daher durchgeführt werden. Eine perioperative Erhöhung des Serumkreatinins und eine Einschränkung der glomerulären Filtrationsrate postoperativ sind üblich und innerhalb 1 Woche rückläufig, sodass es nach kurzer Zeit zur Normalisierung des Serumkreatinins kommt. Der stationäre Aufenthalt des Spenders beträgt im Normalfall 5–7 Tage.

7.6.5 Langzeitnachbeobachtung und nephrologische Betreuung des Spenders

In der Folgezeit ist eine Nachsorge des Empfängers durch den Nephrologen mittlerweile nicht nur gesetzlich vorgeschrieben, sondern auch sinnvoll. Bei guter Blutdruckeinstellung ist eine Minderung der Nierenfunktion bei Einzelniere nicht zu erwarten. Auch die Gefahr der Entstehung von Bluthochdruck ist grundsätzlich nicht größer als in der Normalbevölkerung. Beobachtet wurde das Auftreten einer funktionell nicht bedeutsamen Mikroalbuminurie ca. 20 Jahren nach Nephrektomie. Falls nicht unerwartet beim Donor eine Nierenerkrankung neu manifest wird, ein Nierentumor oder Tumor der ableitenden Harnwege oder ein Verlust der Einzelniere durch Trauma auftritt, ist die Wahrscheinlichkeit einer Einschränkung der Nierenfunktion nicht gegeben.

Die **nephrologische Nachbeobachtung** sollte die Bestimmung des Serumkreatinins und der glomerulären Filtrationsrate sowie eine 24-Stunden-Proteinurie-Diagnostik inklusive Mikroalbuminurie umfassen. Die Durchführung eines Urinsediments, einer 24-Stunden-Blutdruckmessung bei Gelegenheitsbluthochdruck und die Anamnese bezüglich nephrotoxischer Medikamente, z.B. Schmerzmittel, sollte ebenfalls erfolgen. Die Durchführung eines Blutzuckertagesprofils ist bei älteren adipösen Patienten anzuraten. Zudem sollten eine Sonographie der Niere und bei Bluthochdruck oder eingeschränkter Nierenfunktion eine Duplexsonographie zum Ausschluss einer Nierenarterienstenose durchgeführt werden. Bei Bluthochdruck ist eine optimale Blutdruckeinstellung anzustreben; eine Echokardiographie des Herzens bzw. ein EKG zur Beurteilung einer linksventrikulären Hypertrophie sowie die Behandlung einer eventuellen Hyperlipidämie entsprechen dem üblichen, internistisch allgemein anerkannten Vorgehen; diese Maßnahmen werden vom betreuenden Internisten vorgenommen. Bei Hinweis auf Harnwegsinfekte sollte eine Urinkultur angelegt werden, um das Erregerspektrum zu kennen. Die urologische Diagnostik beim Spender über 55 Jahre bezüglich Restharnbildung bei Prostatahypertrophie ist notwendig. Im Übrigen wird der Patient bezüglich Begleiterkrankungen befragt, die jedoch vom betreuenden Internisten hauptverantwortlich behandelt werden.

7.6.6 Rechtliche Besonderheiten

Gesetzlich ist vorgeschrieben, dass der Spender volljährig sein muss und dass er eine Nachsorge nach Nephrektomie durch das Transplantationszentrum erfährt. Die endgültige Erlaubnis zur Durchführung der Lebendspende wird in den einzelnen Bundesländern durch eine gesondert eingerichtete Kommission aus Medizinern, Juristen und Psychologen erteilt. In manchen Kommissionen wird nach Aktenlage entschieden, in anderen kommt es zur persönlichen Vorstellung des Spender-Empfänger-Paares bei der Kommission. Durch dieses Vorgehen sollen die an der Transplantation beteiligten Mediziner abgesichert, die Spende durch eine objektive Instanz unabhängig vom Transplantationszentrum gutgeheißen und vor allem finanzielle oder andere Abhängigkeiten ausgeschlossen werden.

An dieser Stelle sei auch auf die Frage der **„Crossover"-Spende** unter Ehepaaren eingegangen. Diese Form der Lebendspende ist in der Schweiz vom Gesetzgeber erlaubt und bezieht sich auf Fälle von Paaren mit Blutgruppeninkompatibilität, d.h. Paare mit Blutgruppe A und B, die sich gegenseitig nicht spenden können, für die jedoch eine Spende über Kreuz zusammen mit einem anderen Paar mit der gleichen Blutgruppenkonstellation möglich ist. Diese „Crossover"-Spende ist in Deutschland bisher gesetzlich verboten, und dieses Thema wird sicher in Zukunft weiter Diskussionsbedarf haben.

7.7 Ablauf der Transplantation

7.7.1 Unmittelbare präoperative Vorbereitung

In diesem Kapitel wird die unmittelbare **Transplantationsvorbereitung** beschrieben. Vor Transplantation sollten folgende aktuell wichtigen Punkte geklärt werden:

- Hat der Patient seit dem letzten HLA-Antikörper-Screening bzw. während der letzten 3–6 Monate Transfusionen erhalten? Dies ist wichtig wegen der Entwicklung von HLA-Antikörpern und der Notwendigkeit einer Crossmatch-Untersuchung aus aktuellem Serum.
- War der Patient in den letzten 6 Wochen ernsthaft krank, wurde er stationär behandelt und warum?
- Besteht zum jetzigen Zeitpunkt der Hinweis für eine floride Infektion?
- Hat der Patient eine neu aufgetretene Angina-pectoris-Symptomatik, die bisher nicht abgeklärt wurde?
- Besteht eine zunehmende periphere arterielle Verschlusskrankheit?
- Hat der Patient noch Restdiurese und wieviel? Diese Aussage ist wichtig für die unmittelbare Einschätzung einer postoperativen Diurese als Ausdruck der Transplantatfunktion.

Folgende **Untersuchungen** werden präoperativ bei Transplantationen routinemäßig durchgeführt:

- Erhoben werden der körperlicher Untersuchungsbefund unter besonderer Berücksichtigung des Volumenstatus und des peripheren Pulsstatus, Laborchemie (Blutbild, Gerinnung, Kalium, Retentions- und Leberwerte, CK, LDH), EKG, Röntgenaufnahme des Thorax, (ggf. Beckenübersichtsaufnahme);

anhand der Befunde wird über die Operabilität des Patienten entschieden.

- **Spezialanamnese:** Dialyseendgewicht (DEG) bei Hämodialysepatienten? Wann war die letzte Dialyse? Wie sind die maximalen Gewichtszunahmen, die gut toleriert werden? Neigt der Patient zu einer arteriellen Hypotonie nach Dialyse? Welche Medikamente – insbesondere Antihypertensiva (Betablocker?) – werden eingenommen? Diese Fragen helfen bei dem perioperativen Volumenmanagement sowie der Steuerung der Begleitmedikation.
- Nimmt der Patient **Antiepileptika** wie Carbamazepin? Diese beeinflussen den Ciclosporinspiegel (Cave: Ciclosporindosierung anheben.)
- Nimmt der Patient **Cumarinderivate** und warum? In diesem Fall müssen perioperativ Gefrierplasmen und postoperativ Heparin verabreicht werden.
- **Crossmatch** – bei Patienten, die nie PRAs hatten und bei denen das Screening über mehr als 3 Jahre durchgeführt wurde, kann das Crossmatch aus dem eingefrorenen Serum (3 Monate oder weniger zurückliegend) vorgenommen werden.
- **Präoperative Dialyseindikation** besteht bei einem Kalium über 5,5 mval/l und bei hoher Gewichtszunahme. Da es perioperativ zur Azidose und Hyperkaliämie kommen kann und bei 25% der Patienten die Gefahr eines postoperativen akuten Nierenversagens besteht, ist eine prophylaktische Kaliumdialyse sinnvoll. Der Patient sollte ein Postdialysegewicht haben, das ca. 1500 g über dem DEG liegt und eine Kaliumkonzentration um 4 mval/l. Bei Peritonealdialysepatienten wird die intraperitoneale Flüssigkeit entleert und eine Antibiotikakombination in den Dialysekatheter instilliert. In der Regel wird der Katheter intraoperativ in gleicher Sitzung entfernt. In einigen Zentren wird er zweizeitig ca. 6 Wochen postoperativ bei sicher funktionierendem Transplantat entnommen.

- Der Patient bleibt nüchtern, wird vom Anäs-thesisten zur Operation vorbereitet, und die Transplantation wird baldmöglichst begon-nen, um die Ischämiezeit kurz zu halten.
- An **Immunuppressiva** erhält der Patient 100 mg Prednisolon oder Methylprednisolon und 1 g Mycophenolatmofetil intravenös sowie intraoperativ vor Eröffnung der Anastomose 1 g Methylprednisolon intravenös sowie Mannit und Furosemid zur Einleitung der Diurese. Als Begleitmedikation unter Glu-cocorticoidtherapie wird eine Magenschutz-therapie mit H_2-Blockern oder Protonen-pumpenhemmern gegeben. Weiterhin wird intraoperativ Volumen so infundiert, dass der zentralvenöse Druck um 10 cm H_2O liegt. Der arterielle Blutdruck sollte, insbesondere bei Anastomoseneröffnung, systolisch über 100 mmHg liegen, um eine optimale Per-fusion der Transplantatniere zu gewährleisten und mögliche Blutungsquellen rechtzeitig zu sehen.
- Eine bestehende **Betablockertherapie** sollte postoperativ möglichst fortgesetzt werden.

Vor der Narkoseeinleitung wird die Niere inspi-ziert, eine Kultur des Perfusates abgenommen, die Niere nachperfundiert und auf Blutfreiheit überprüft. Eventuelle Gefäßrekonstruktionen werden am Tisch durchgeführt, um die warme Ischämiezeit, d.h. die Implantationsphase, mög-lichst kurz zu halten. Die Niere wird extraperito-neal in der Fossa iliaca mit den Beckengefäßen anastomosiert und der Ureter antirefluxiv in die Blase implantiert.

7.7.2 Operationstechnik

Historische Entwicklung

Die ersten Nierentransplantationen wurden zu Beginn des Jahrhunderts im Tierversuch durch-geführt, wobei die Implantationstechnik sehr un-terschiedlich war; es wurde sogar eine Implan-tation an die Halsgefäße im Hundemodell ver-sucht. Unger in Berlin hatte schon vermutet, dass der Misserfolg der Transplantation auf eine Unverträglichkeit von Spender- und Empfänger-gewebe zurückzuführen war. Schließlich wurde durch den Franzosen Carrel die Gefäßnaht ent-wickelt und damit die Technik der Gefäßana-stomose deutlich verbessert. In den 50er-Jahren führte Humes in Boston die ersten Transplanta-tionen zur Überbrückung des akuten Nierenver-sagens durch, indem er Patienten Nieren von hirntoten Spendern einpflanzte. Diese Operation erfolgte an die Oberschenkelgefäße, wobei der Ureter nach außen abgeleitet wurde. Diese Nieren funktionierten teilweise für ein paar Tage, versagten aber alle über kurz oder lang. In einem ausführlichen Artikel beschrieb Humes die einzelnen Verläufe und Histologien und ver-mutete immunologische Barrieren als die Ur-sache der Gewebenekrosen.

Bald darauf wurde, ebenfalls in Boston, durch Murray an Weihnachten 1954 die erste erfolgrei-che Transplantation zwischen eineiigen Zwillin-gen durchgeführt, wofür er später den Nobel-preis erhielt. Es handelte sich um eine Lebend-spende zwischen genetisch identischen Perso-nen. Damals wurden das kleine Becken als Im-plantationsort und die Beckengefäße zur Ana-stomosierung gewählt, und der Ureter wurde direkt in die Blase eingepflanzt. Dies entspricht nahezu dem heutigen Vorgehen, mit dem Unterschied, dass man heute die A. iliaca exter-na oder communis als Ort der Anastomose wählt statt der A. iliaca interna damals. Der Implanta-tionsort liegt damit extraperitoneal, geschützt durch die Bauchmuskulatur, und die Urinentlee-rung erfolgt physiologisch über die Blase, wobei die funktionslosen Eigennieren verbleiben kön-nen und nicht stören. Der Ureter wird antireflu-xiv implantiert nach Grégoire oder mit groß-flächiger Blaseneröffnung nach Politano-Lead-better (Abb. 7.10).

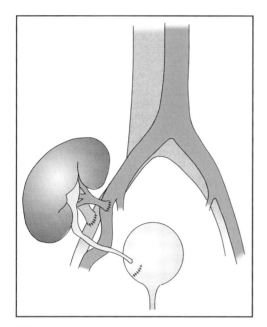

Abb. 7.10 Schematische Darstellung der Nierenimplantation und -anastomosierung in der Beckenregion (mod. nach Schrier u. Bennett 2000).

7.7.3 Unmittelbare postoperative Phase

- Postoperativ wird eine **Überwachung** mit EKG-Monitor, kontinuierlicher Blutdruckmessung, Pulsoximetrie und Kontrolle des zentralvenösen Drucks durchgeführt.
- Es wird eine **Infusionstherapie** mit kaliumfreier Lösung unter Zusatz von KCl nach aktuellem Kaliumwert begonnen. Eine mögliche Azidose wird ausgeglichen, die anfänglichen Infusionsmenge beträgt 250 ml/h. Bei fehlender Ausscheidung auch unter Furosemid wird die Infusion gedrosselt. Es erfolgen engmaschige Elektrolyt-, Blutzucker-, Hämoglobin- und LDH-Kontrollen, um rechtzeitig eine Blutung, Elektrolytstörung oder Infarzierung zu erfassen.
- **Laborkontrollen** des C-reaktiven Proteins sowie der Nieren- und Leberfunktionswerte sind in den nächsten Tagen notwendig In manchen Zentren ist eine 24-Stunden-Kreatinin-Clear-

ance üblich. Die Bestimmung der Immunsuppressivaspiegel erfolgt bei Ciclosporin und Tacrolimus dreimal pro Woche. Zusatzuntersuchungen sind die Bestimmung der HLA-Antikörper und der CD4- und CD8-Zellen.

- 24 Stunden postoperativ wird eine prophylaktische **Antikoagulation** mit niedrig dosiertem Heparin begonnen.
- Die **immunsuppressive Therapie** wird nach zentrumsspezifischen Standardregime z.B. mit Glucocorticosteroiden, Mycophenolatmofetil und Ciclosporin fortgesetzt. Manche Zentren kombinieren die Calcineurinphosphatasehemmer mit der Gabe von Calciumantagonisten wie Verapamil zur Verbesserung der Nierendurchblutung. Gleichzeitig haben Calciumantagonisten eine erwünschte und in den meisten Fällen notwendige antihypertensive Wirkung; die antihypertensive Therapie wird bei stabiler Nierenfunktion und nach Ausschluss einer Nierenarterienstenose mit ACE-Hemmern ergänzt.
- Bei **Zytomegalie-Risikokonstellation** wird meist für 3 Monate eine antivirale orale Prophylaxe mit Ganciclovir durchgeführt; die CMV-PCR gehört zur Routinediagnostik.
- Eine **Antibiotikaprophylaxe** mit einem Breitspektrumantibiotikum ist Standard und trägt zum Vermeiden perioperativer infektiöser Komplikationen bei.

An apparativer Diagnostik sollten postoperativ ein EKG, eine Röntgenkontrolle des Thorax und eine Ultraschalluntersuchung des Transplantates durchgeführt werden. Mit der Sonographie können Harnstau und Raumforderungen ausgeschlossen werden, die Farb-Doppler-Ultraschalluntersuchung ist notwendig, um die Durchblutung des Transplantats beurteilen zu können. Regelmäßige Sonographiekontrollen und Duplexuntersuchungen sowie bei Bedarf Angiographie, Computertomographie bzw. Magnetresonanztomographie oder Szintigraphien erfolgen nach Bedarf. Szintigraphien sind besonders gut geeignet zur Diagnostik von Polinfarkten und Ureter- oder Blasenlecks.

7.7.4 Akutes Nierenversagen, Ischämie und Reperfusionsschaden

In der Frühphase nach Transplantation gibt es unterschiedliche **Verläufe seitens der Nierenfunktion**:

- sofortiger Funktionsbeginn der Niere mit fallenden Kreatininwerten und einer glomerulären Filtrationsrate über 25 ml/min
- verzögerter Funktionsbeginn mit einer glomerulären Filtrationsrate unter 25 ml/min, aber guter Diurese (polyurisches akutes Nierenversagen)
- oligo-anurisches akutes Nierenversagen (ANV) mit Dialysepflichtigkeit

---

Cave: Im Fall eines akuten Nierenversagens nach Transplantation ist die Differenzialdiagnose einer Abstoßung schwierig. Die engmaschige Messung der Nierendurchblutung sowie die Transplantatpunktion nach 1 Woche Anurie sind diagnostisch hilfreich.

Das akute **Nierenversagen nach Transplantation** wird auf verschiedene Ursachen zurückgeführt. Faktoren von Seiten des Spenders (Organqualität, prärenale Situation, nephrotoxische Substanzen), insbesondere die kalte und warme Ischämie während der Organkonservierung und Faktoren von Seiten des Empfängers können die Inzidenz beeinflussen. Auch scheint die UW-Konservierungslösung für die Niere protektiver zu sein als die früher verwendete Eurocollins-Lösung. Im Mittel beträgt die Häufigkeit des ANV zwischen 30 und 50% und ist zentrumsabhängig. Unter Ciclosporin A, das eine Vasokonstriktion verursacht und akut tubulotoxisch wirken kann, wird entweder eine höhere Inzidenz oder zumindest längere Dauer des ANV beschrieben, d.h. Zeit der Dialysepflichtigkeit des Transplantatempfängers. Die Dauer der kalten und warmen Ischämie sind entscheidend für den ischämischen Schaden des Nierenparenchyms.

Die warme Ischämiezeit ist dabei noch bedeutender als die kalte Ischämiezeit. Jedoch wurden auch kalte Ischämiezeiten von mehr als 24 Stunden mit einem gehäuften Auftreten von ANV assoziiert, insbesondere, wenn noch synergistisch wirkende schädigende Co-Faktoren dazukommen.

Die zellulären und molekularen Schäden, die während der Ischämiezeit auftreten, sind Gegenstand zahlreicher experimenteller Untersuchungen. Man ist auf der Suche nach **protektiven Molekülen**, die Zellen vor einer Schädigung schützen, eine davon scheint die Hämoxigenase 1 (HO-1) zu sein. Der eigentliche Schaden tritt vermutlich nach der Reperfusion, d.h. nach Versorgung des Organs mit Sauerstoff ein. So werden Sauerstoffradikale und die daraus resultierende Aktivierung von Endothel und Epithel, aber auch vasokonstriktive Hormone für die akute Tubulusnekrose verantwortlich gemacht.

Da das Langzeit-Transplantatüberleben von dem Auftreten eines ANV negativ beeinflusst wird, müssen therapeutische Ansätze gefunden werden, mit denen man die Häufigkeit des ANV reduzieren kann. Möglicherweise werden sich aus diesen Studien auch Therapieprinzipien für das ANV von Eigennieren ableiten lassen.

Der Sonderfall einer „**Nonviable Kidney**", d.h. einer nie funktionierenden Niere nach Transplantation durch irreversiblen Nierenschaden, kommt glücklicherweise nur selten vor.

7.8 Operative Komplikationen

7.8.1 Gefäßthrombose

Bei Anurie in den ersten Stunden postoperativ ist der Ausschluss einer arteriellen oder venösen Thrombose der Nierengefäße mittels **Duplexuntersuchung** obligat. Bei arterieller Thrombose stellt sich keine Durchblutung der Niere

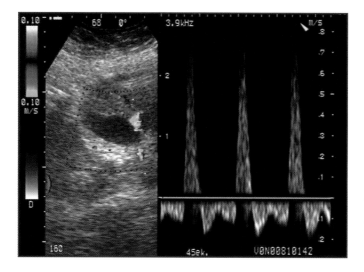

Abb. 7.11 Duplexsonographie einer Transplantatniere mit venöser Thrombose und charakteristischem Pendelfluss in der Transplantatarterie.

dar, bei venöser Thrombose ein charakteristischer Pendelfluss in der Transplantatarterie (Abb. 7.11). Ergänzend sollte eine Bestimmung der LDH durchgeführt werden. Nur bei rechtzeitiger Diagnose einer Gefäßthrombose oder -torsion ist eine Therapie zur Rettung der Niere erfolgreich. Erst durch die am Krankenbett durchführbare Duplexuntersuchung ist man in der Lage, diese Diagnose zu stellen und therapeutisch intervenieren zu können. Leider ist trotz allem bei vollständiger Thrombose der Gefäße ohne Restperfusion in vielen Fällen selbst nach wenigen Stunden eine Revision wegen Thrombose oder Infarkt der Niere erfolglos.

Häufiger kommt es zu **Polinfarkten** bei Mehrgefäßversorgung der Niere. Diese Polinfarkte fallen entweder gleich postoperativ durch einen LDH-Anstieg und einen lokalisierten Perfusionsausfall auf oder im späteren Verlauf. Polinfarkte bedürfen keiner Intervention, da sie meist weniger als ein Drittel der Nierenperfusion betreffen.

7.8.2 Blutungskomplikationen

Intraoperativ werden Redon-Drainagen gelegt. Wenn diese reichlich fördern, ist der Blutverlust sichtbar und abschätzbar. Sind die Drainagen allerdings nicht durchgängig, kann es entweder am Redon-Einstich in den Verband bluten oder, viel häufiger, zu einem zunächst nicht sichtbaren perirenalen Hämatom kommen, das im schlimmsten Fall die Nierendurchblutung drosselt. Wichtig für diese Diagnosestellung ist die Kreislaufkontrolle. Blutdruckabfall und Tachykardie bei niedrigem zentralvenösem Druck sowie Anurie trotz reichlicher Volumengabe sollten an eine relevante Blutung denken lassen, auch wenn der Hämoglobinwert noch nicht deutlich abgefallen ist. Falls die Blutung mit Transfusionen nicht beherrschbar ist, ist eine Revision der Wunde erforderlich. In solchen Fällen handelt es sich meistens um Blutungen aus einem Gefäß. Bei beherrschbaren Blutungen sind es meistens Sickerblutungen bei herabgesetzter plasmatischer Gerinnung oder verlängerter Blutungszeit des Patienten unter Therapie mit Plättchenaggregationshemmern.

Der Hämoglobinwert sollte akut nicht um mehr als 4 g/dl abfallen. Anders ist ein langsamer Abfall postoperativ zu werten, der z.B. bei fehlender Transplantatfunktion auf einer mangelnden Bildung von Erythropoietin, das auch überbrückend substituiert werden kann, beruht. In diesen Fällen sollten – je nach Alter des Patienten und kardialer Vorschädigung – Werte von 7 g/dl beim jungen Menschen und 8 g/dl beim älteren Menschen nicht unterschritten werden. Eine Transfusion ist immer bei klinischer Symptomatik wie anämiebedingter Dyspnoe oder Angina pectoris vorzunehmen.

7.8.3 Komplikationen des Hohlsystems

Harnleiterstenosen können am Nierenbeckenabgang, im Verlauf des Ureters oder an der Implantationsstelle in die Blase auftreten. Sie können durch den Spender vorgegeben sein oder über entnahmebedingte Durchblutungsminderungen des Ureters verursacht werden. Letztlich kann auch die antirefluxive Implantation des Ureters operationstechnische Schwierigkeiten bieten und zur Stenose führen.

Als erster Schritt können eine Bougierung und Stenteinlage per Zystoskopie versucht werden. Ist dies nicht möglich und führt ein Aufstau der Niere zur Funktionsverschlechterung, so muss vorübergehend eine Nierenfistel angelegt werden, bis eine operative Revision des Ureters möglich ist. Die Optionen sind Ureterneuimplantation oder Verwendung des Eigenureters der gleichseitigen Eigenniere und Implantation an das Nierenbecken der Transplantatniere. Dies ist nur möglich, wenn die Eigenniere keine wesentliche Urinproduktion mehr aufweist, weil der Ureter der Schrumpfniere am Nierenbecken geknotet wird.

Als weiteres urologisches Problem sind **Ureter- oder Blasenfisteln** zu nennen. Die Ureterfistel ist häufig Folge einer Ureternekrose, die nach Minderdurchblutung des Ureters bei Entnahme auftritt. Es kommt in der frühen postoperativen Phase zu unklaren Raumforderungen im Ultraschall, deren Zusammensetzung der des Urins ähnelt. Die Schlackenstoffe werden aus diesen Raumforderungen rückresorbiert, und die Nierenfunktion verschlechtert sich. Auch können

sich diese Flüssigkeiten in die Drainagen entleeren, aus diesem Grund sollte bei plötzlich hoher Fördermenge der Drainage eine laborchemische Analyse durchgeführt werden. Bei Auftreten eines Urinlecks muss in den ableitenden Harnwegen durch Dauerkatheteranlage ein Niederdrucksystem geschaffen werden, damit der Urin problemlos abfließen kann. Ein Stent (Double-J-Schiene) muss den Ureter schienen. In den günstigen Fällen schließen sich Lecks über die Zeit von selbst. Dies wird überprüft durch Zystographie bzw. Sequenzszintigraphie, die einen Tracer-Austritt aus dem Hohlsystem nachweist. Ist das konservative Vorgehen ohne Erfolg, muss eine operative Revision erfolgen. Dies kann ein Verschluss des Harnblasenlecks durch Übernähen sein, eine Neuimplantation des Ureters oder – schwieriger beim Ureterleck – die Verwendung des Eigenureters als Harnableitung der Transplantatniere.

Auch können **Schrumpfblasen** bei langjähriger Anurie der Patienten Probleme machen. In diesen Fällen muss durch Blasentraining über mehrere Wochen eine langsame Dehnung der Blase angestrebt werden. Zusätzlich zum Dauerkatheter wird dabei eine suprapubische Harnableitung angelegt; diese verbleibt so lange (meist über Wochen), bis die Blasenkapazität groß genug ist, um eine Entleerung der Blase auf natürlichem Wege möglich zu machen. Selten ist eine Blasenaugmentationsplastik erforderlich. Entweder wird eine Darmblase angelegt, oder das Nierenbeckenkelchsystem des Transplantates wird hochgezogen und direkt in die Blase implantiert.

Bei **Prostatahypertrophie**, die beim über 55-jährigen Patienten häufig ist, wird bei Vorliegen einer Restharnmenge über 100 ml und Versagen der medikamentösen Therapie bei stabiler Nierenfunktion ca. 4 Wochen nach Transplantation eine Prostataresektion vorgenommen. Bis dahin kann die Urinentleerung auch über eine suprapubische Harnableitung ermöglicht werden. Im Vorfeld der Transplantation ist die transurethrale Prostataresektion nicht sinnvoll, da bei Anurie des Dialysepatienten das funktionelle Ergebnis nicht überprüft werden kann und beim heparinisierten Dialyse- und Urämiepatienten Blutungsprobleme vermehrt auftreten. Aber auch solche Entscheidungen werden häufig individuell und zentrumspezifisch getroffen.

Schließlich sei noch eine wesentliche, bei Nierentransplantation häufige Problematik erwähnt: die **Lymphozele**. Bei Entnahme der Spenderniere kommt es zu einer Durchtrennung von Lymphgefäßen des Organs, ebenso werden bei der Präparation der Beckengefäße Lymphgefäße des Empfängers durchtrennt. Dies kann Ursache für das Entstehen einer Lymphozele sein. Häufig kündigen sich Lymphozelen durch Sekretion großer Flüssigkeitsmengen in die Drainagen an, deren Zusammensetzung der des Serums ähnelt. Nach Ziehen der Drainage, die im Allgemeinen erst bei einer Fördermenge unter 150 ml pro Tag bzw. spätestens am 10. postoperativen Tag entfernt wird, kann eine perirenale Flüssigkeitsansammlung entstehen. Übt sie keinen Druck auf den Nierenhilus aus, ist dies unproblematisch. In vielen Fällen kommt es zur spontanen Resorption der Lymphozele. Manchmal aber nimmt sie an Größe zu, komprimiert die Vene der Transplantatniere oder die Beckenvene des Empfän-

gers und kann zu einer Thrombose führen. In diesen Fällen sollte der Patient prophylaktisch heparinisiert werden. Meist fällt auch eine Schwellung des Beines auf der Transplantatseite durch Abflussbehinderung auf. Liegt die Ureterschiene nicht mehr, so kann es zum Aufstau der Niere kommen. Ist dieser Aufstau funktionell relevant, muss die Lymphozele durch Punktion oder – bei Rezidiv – durch Drainage entlastet werden. Läuft immer wieder Sekret nach, sollte eine Lymphozelenfensterung – meist laparoskopisch – vorgenommen werden, in der ein Fenster aus dem Extraperitonealraum, dem Implantationsort der Transplantatniere, zum Peritoneum geschaffen wird. Manchmal schließt sich dieses Fenster auch wieder, und es kommt zu einem Rezidiv.

Erfreulicherweise sind die urologischen Probleme nach Transplantation meistens vorübergehend und führen nicht zum Verlust des Transplantates. Seit Einführen der postoperativen Ureterschienung über 10 Tage sind Abflussprobleme im Harntrakt sehr selten geworden. Die Ureterschiene kann, wenn keine Lymphozele mit drohender Ureterkompression vorliegt, am 10. Tag unter Antibiotikaschutz gezogen werden.

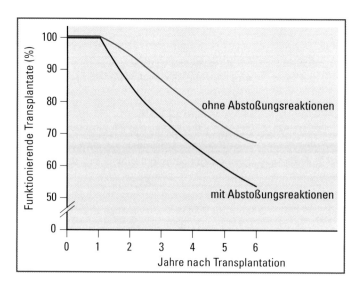

Abb. 7.12 Langzeit-Transplantatüberleben von Patienten mit oder ohne Abstoßungsreaktion nach Nierentransplantation. Kaplan-Meier-Kurve (mod. nach Opelz et al. 1997).

7.9 Abstoßungsreaktionen

Akute Abstoßungsreaktionen stellen die häufigste Komplikation im 1. Jahr nach Transplantation dar und können in seltenen Fällen zum Transplantatverlust führen. Etwa 25% aller Nierentransplantatempfänger haben eine Abstoßungsreaktion während der ersten 4 Wochen und ca. 50% während der ersten 6 Monate nach Transplantation. Akute und chronische Abstoßungen sind die Hauptfaktoren, die die Rate des Langzeit-Transplantatüberlebens negativ beeinflussen. Die adäquate Behandlung einer akuten Abstoßung bestimmt das Langzeit-Transplantatüberleben. So konnten Opelz et al. zeigen, dass 6 Monate nach Transplantation transplantierte Nieren bei einem Serumkreatinin unter 1,6 mg/dl sowohl mit als auch ohne Abstoßung ein gleich gutes Langzeitüberleben haben. Kommt es aber zu rezidivierenden oder schwelenden Abstoßungen, entsteht ein zunehmender Nierenschaden, der dann am erhöhten Serumkreatinin nach 6 Monaten sichtbar wird und mit einer verminderten Transplantüberlebenszeit assoziiert ist (Abb. 7.12).

Wie im Kapitel Immunsuppression (7.3, S. 255ff.) ausführlich dargestellt, gibt es viele neuere Immunsuppressiva die eine effektive Prävention akuter Abstoßungen bewirken, sodass das Risiko für eine akute Abstoßung im Mittel bei 25–30% liegt. Auch wurde auf Therapieregime eingegangen, die sehr erfolgreich sind, Abstoßungen zu stoppen und weitere Abstoßungen zu verhindern (s. Tab. 7.3). Der Erfolg einer Abstoßungstherapie wird gemessen an der vollständigen Reversibilität der akuten Abstoßung mit Wiederherstellung der Ausgangsnierenfunktion. Geeignete Therapien für chronische Abstoßungen hingegen, die sich in der Klinik bewährt haben, stehen uns derzeit noch nicht zur Verfügung.

In letzter Zeit wird die Relevanz sog. **subklinischer Abstoßungen** diskutiert, die im Prinzip nur mit Kontrollbiopsien zu erfassen sind. Weiterhin gibt es auch späte Abstoßungen im 1. Jahr, die eine eher schlechte Prognose haben.

Als Grundregeln gelten:

- Zeigt ein Patient im 1. Jahr nach Transplantation einen akuten Kreatininanstieg, so sollte immer an eine Abstoßung gedacht werden. Alle anderen Ursachen einer Funktionsverschlechterung sind jedoch vorher auszuschließen.
- Für die Spätphase wiederum gilt umgekehrt, dass die Inzidenz akuter Abstoßungen bei zuverlässiger Einnahme der Immunsuppressiva eher gering ist. Bei diesen „alttransplantierten" Patienten sind chronische Transplantatdysfunktionen und funktionelle Störungen viel häufiger als akute Abstoßungen Ursache der meist langsamen Nierenfunktionsverschlechterung, die eine ganz andere therapeutische Konsequenz haben: nicht Erhöhen der immunsuppressiven Therapie, sondern gezieltes Angehen der nierenschädigenden Faktoren.

Die immunologischen Mechanismen der Transplantatabstoßung wurden in Kapitel Immunologie (7.1, S. 236ff.) diskutiert. Im Folgenden werden die klinischen und histopathologischen Kriterien und Zeichen der akuten und chronischen Abstoßungsreaktion bei Nierentransplantierten detailliert besprochen.

7.9.1 Klinische Zeichen der Nierentransplantatabstoßung

Akute Nierentransplantatabstoßung

Akute Abstoßungen ereignen sich meist innerhalb von Tagen bis Wochen nach Transplantation, können aber auch zu jedem Zeitpunkt nach Transplantation bei relativer „Unter-Immunsuppression" auftreten. Eine immunsuppressive

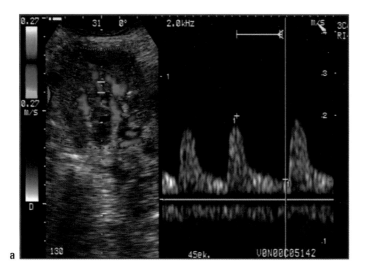

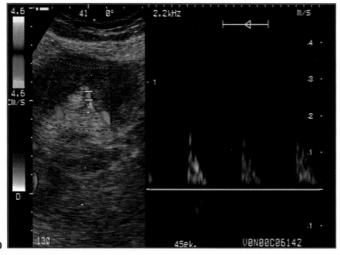

Abb. 7.13 Duplexsonographie einer Transplantatniere:
a mit unauffälligem Durchblutungsmuster;
b einige Tage später mit Durchblutungsverschlechterung und diastolischem Nullfluss bei akuter Abstoßung.

Prophylaxe und Dauertherapie mit Standardimmunsuppressiva wie Ciclosporin A und Glucocorticosteroiden wird bei jedem Patienten nach Nierentransplantation eingesetzt, um Abstoßungen zu vermeiden. Trotz allem treten, je nach immunsuppressivem Regime, akute Abstoßungen bei 25–50% aller nierentransplantierten Patienten auf.

Hauptsymptome der akuten Abstoßungsreaktion nach Nierentransplantation sind:
- Fieber
- akuter Rückgang der Diurese
- akute Gewichtszunahme
- Ödeme
- Anstieg des arteriellen Blutdrucks
- vergrößertes, druckdolentes Transplantat nach Ausschluss anderer funktioneller Faktoren (Nephrotoxizität, Abflusshindernis, Gefäßverschluss)

Seit dem Einsatz von Ciclosporin A in der immunsuppressiven Therapie nach Nierentransplantation fehlen diese Zeichen häufig, so dass auf eine Transplantatabstoßung oft nur hinweisen:

- akute Verschlechterung der Nierenfunktion (mit einem Kreatininanstieg im Serum um mehr als 20% des Ausgangswertes)
- positives Ansprechen auf eine Glucocorticosteroidstoßtherapie

B-Bild- und Farb-Doppler-Sonographie sind für die Differenzialdiagnostik eines Kreatininanstiegs nach Nierentransplantation unabdingbar. Mit der B-Bild-Sonographie wird zunächst ein postrenales Abflusshindernis ausgeschlossen. Der Verdacht auf eine Abstoßungsreaktion ergibt sich bei sonographisch vergrößertem Transplantat mit verwaschener Mark-Rinden-Grenze und Parenchymschwellung der Niere. Das interstitielle Ödem bewirkt einen erhöhten peripheren renalen Gefäßwiderstand, der in der Farb-Doppler-Sonographie durch einen diastolischen Nullfluss in den Nierenrindengefäßen diagnostiziert wird (Abb. 7.13).

Die Differenzierung zwischen akuter Abstoßung, akutem postischämischem Nierenversagen (ATN) oder Ciclosporintoxizität kann insbesondere in der frühen Phase nach Transplantation schwierig sein, da zum Teil auch mehrere Ursachen für eine Minderfunktion des Transplantats gleichzeitig auftreten können.

Die sicherste Methode, eine Abstoßungsreaktion zu diagnostizieren und einzuordnen, ist die perkutane **Nierenbiopsie**. Die perkutane Nierenbiopsie ist der Goldstandard der Diagnosesicherung und mit der ultraschallgesteuerten automatisierten Technik eine sichere Maßnahme. Bei schweren akuten Abstoßungsreaktionen, die mit akutem Nierenversagen einhergehen, aber auch bei unklarem Kreatininanstieg und abgeschwächtem Verlauf einer akuten Abstoßungsreaktion unter Ciclosporin-A-Therapie oder bei einem chronischen Transplantatschaden ist das histologische Bild wegweisend für die Planung der weiteren Therapie. Auf Grund der histopathologischen Diagnose werden Art und Schwere von Abstoßungsreaktionen definiert (s. u.).

Chronische Abstoßung

Chronische Abstoßungen treten im Zeitraum von Monaten bis Jahren auf. Sie scheinen der üblichen Immunsuppression gegenüber resistent zu sein und sind das Hauptproblem der heutigen Transplantationsmedizin. Da chronische Abstoßungen häufig mit dem Auftreten rezidivierender akuter oder subklinischer Abstoßungen verbunden sind, können sie auch als Resultat eines chronischen, nicht beherrschten Entzündungsprozesses gedeutet werden, der letztendlich zum Transplantatverlust führt. Es handelt sich dabei um einen Prozess, der in den ersten Wochen nach der Transplantation beginnt und dann kontinuierlich weiter fortschreitet. Protokollbiopsien nach Abstoßungsbehandlungen haben gezeigt, dass besonders diejenigen Patienten prädestiniert für erneute Abstoßung waren, bei denen eine Abstoßung nach funktionellen Kriterien erfolgreich therapiert war, aber histologisch noch Residuen eines leukozytären Infiltrats im Transplantat bestanden. Auch schwere Abstoßungen, die nicht mit einer vollständigen Wiederherstellung der Transplantatfunktion einhergehen, oder sog. späte Abstoßungen (> 6 Monate nach Transplantation) führen zum chronischen Transplantatversagen und frühzeitigen Transplantatverlust.

Hauptsymptome der chronischen Abstoßungsreaktion nach Nierentransplantation sind nach Ausschluss nephrotoxischer Medikamente oder anderer funktioneller Ursachen wie Nierenarterienstenose:

- langsamer Kreatininanstieg über Monate
- Proteinurie (meistens < 3 g/24 h)
- arterieller Hypertonus

Immunologische und nichtimmunologische Mechanismen scheinen bei der Entstehung des chronischen Transplantatversagens eine Rolle zu spielen. Die wesentlichen diskutierten immunologischen Mechanismen beinhalten die zellvermittelte Immunantwort nach stetiger indirekter

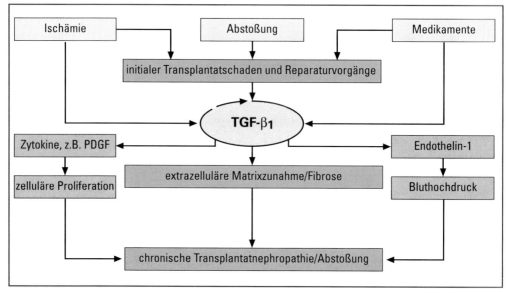

Abb. 7.14 Schema für die Entstehung des chronischen Transplantatschadens (mod. nach Suthanthiran 1998).

Antigenpräsentation durch Empfänger-APZ und die antikörpervermittelte Parenchymschädigung, die möglicherweise Folge einer antikörpervermittelten Zytotoxizitätsreaktion mit Folge einer Arterienobliteration ist. Weiterhin spielen Wachstumsfaktoren aus Makrophagen und Thrombozyten eine Rolle, z.B. PDGF und TGF β, die zur fortschreitenden Fibrose und Proliferation glatter Muskelzellen führen.

Differenzialdiagnose: Chronische Transplantatdysfunktion

Auch nichtimmunologische Faktoren können, wenn nicht direkt zur chronischen Abstoßung, so doch zum **chronischen Transplantatversagen** führen, das in seinem Endstadium von der chronischen Abstoßung schwer zu differenzieren ist (Abb. 7.14). Als mögliche Faktoren werden diskutiert:

● reduzierte Nephronenmasse mit konsekutiver glomerulärer Hypertension und Hyperfiltration und dem histologischen Korrelat einer sekundären Glomerulosklerose mit Teil- oder

Globalsklerose als Folge rezidivierender Abstoßungen, einer marginalen Donorsituation mit langer Ischämiezeit und Reperfusionsschaden und/oder chronischer Schädigung durch nephrotoxische Medikamente

● atheromatöse Veränderungen des Spenderorgans

● sekundäre Veränderungen durch Hypertonus und Hyperlipidämie des Empfängers

Während Patienten mit immunologisch bedingter chronischer Abstoßung ihr Transplantat in der Regel während der ersten drei Jahre verlieren, zeigen Patienten mit chronischer Dysfunktion bessere Transplantathalbwertszeiten.

7.9.2 Histologische Einteilung der Nierentransplantatabstoßung

Die verschiedenen Arten der Abstoßungsreaktionen zeigt Tabelle 7.6. Auf der Basis der histopathologischen Bilder von Abstoßungsreaktio-

Tab. 7.6 Histologische Einteilung der Nierentransplantatabstoßung

Art der Abstoßungsreaktion	Zeitraum nach Transplantation	Ursache
Hyperakut	Minuten bis Stunden	präformierte Antikörper und Komplement
Akzeleriert	Tage	Reaktivierung sensibilisierter T-Zellen
Akut (zellulär oder vaskulär)	Tage bis Wochen	primäre Aktivierung von T-Zellen
Chronisch	Monate bis Jahre	immunologische und nichtimmunologische Faktoren

nen können diese unterteilt werden wie im Folgenden dargestellt.

Hyperakute Abstoßung

Die klinische Manifestation ist die akute Perfusionsminderung des Transplantats nach Öffnen der Klemmen und Fertigstellung der Anastomose, was sich in einem bläulich gefleckten und tonuslosem Transplantat äußert. Hyperakute Abstoßungen durch **präformierte Antikörper**, die Komplement (C3) binden und eine akute Thrombose der Transplantatgefäße auslösen, sind heutzutage sehr selten, da sie durch ein vor Transplantation durchgeführtes „negatives Crossmatch" nahezu ausgeschlossen werden können. Bei dieser innerhalb von Minuten bis Stunden auftretenden Abstoßungsreaktion kommt es zur Infiltration des Gewebes mit neutrophilen Granulozyten im Interstitium (peritubuläre Kapillaren) und in Glomeruli sowie meist zur akuten Transplantatthrombose. Hämatoxylin-Eosin-Färbungen zeigen interstitielle Hämorrhagien und ausgedehnte Nekrosen in Tubuli und Glomeruli mit diffusen Infiltraten.

Akzelerierte Abstoßung

Die akzelerierte Abstoßung, die häufig am 2. oder 3. postoperativen Tag beginnt, kommt meistens bei sensibilisierten Patienten vor, die

präformierte Antikörper (PRA) gegen Donor-HLA-Antigene aufweisen. Dieser Typ der Abstoßung tritt gehäuft bei Patienten auf, die aus immunologischen Gründen ihr erstes Transplantat verloren haben und bei denen eine sekundäre Aktivierung von antigenspezifischen T-Zellen stattfindet. Durch Spezifizierung der PRA vor Transplantation und Berücksichtigung sog. historischer Antikörper, die zu irgendeinem früheren Zeitpunkt bei dem potenziellen Transplantatempfänger gebildet wurden, können auch akzelerierte Abstoßungen durch Vermeiden dieser erneuten Antigenkonfrontation (sog. verbotene Antigene) heutzutage in den meisten Fällen vermieden werden. Das klinische Bild ist mit einer akuten Verschlechterung der Nierenfunktion, meistens mit einem akuten Nierenversagen verbunden und ähnlich dem der hyperakuten Abstoßung mit einer hochgradigen Einschränkung der Transplantatdurchblutung. Die akzelerierte Rejektion ist eine vorwiegend vaskuläre Abstoßung mit glomerulären und vaskulären Infiltraten und Zellschwellung sowie hämorrhagischen Nekrosen (Abb. 7.15).

Akute Abstoßung

Aufgrund der histopathologischen Diagnose werden Art und Schwere von akuten Abstoßungsreaktionen definiert. Akute Abstoßungen treten in der Regel in der 1.–4. Woche nach Transplantation auf, es gibt jedoch auch sog. **späte akute Abstoßungen**, die mehr als 6 Monate nach Transplantation diagnostiziert werden und mit einer besonders schlechten Langzeitprognose des Transplantats assoziiert sind, sowie solche bei relativer „Unter-Immunsuppression" oder „Non-Compliance" des Patienten.

Die akute Abstoßung geht mit einer mononukleären Infiltration des Gewebes einher. Der internationale Standard für die histologische Einteilung von akuten Abstoßungsreaktionen ist die **Banff-Klassifikation** (Tab. 7.7), die wesentlichen Einteilungsprinzipien sind dabei das Ausmaß von Tubulitis und Vaskulitis durch lymphozytäre Infiltrate.

Die Banff-Klassifikation der akuten Nierentransplantatabstoßung wurde 1991 mit drei diagnostischen Hauptkategorien (Grad I–III) der akuten Abstoßungsreaktion eingeführt und 1997 für akute und chronische Abstoßungen definiert.

Sie basiert auf den Kriterien Arteriitis und Tubulitis und ermöglicht eine Standardisierung der Transplantatbiopsien:

- Bei der geringen Abstoßung (**Grad I**) findet man interstitielle Infiltrate mit mäßiger Tubulitis.
- Die mäßiggradige Abstoßungsreaktion (**Grad II**) ist durch ausgedehnte interstitielle Infiltrate mit schwerer Tubulitis und Tubuluszerstörung mit oder ohne Arteriitis gekennzeichnet.
- Bei der schwersten Form der akuten Abstoßungsreaktion (**Grad III**) kommt es zu ausgedehnten transmuralen Entzündungen der Gefäße mit fibrinoiden Nekrosen und Zerstörung der glatten Muskelzellen, die oft mit flächenhaften Infarkten und interstitiellen Hämorrhagien einhergehen (**vaskuläre Abstoßungsreaktion**) sowie in seltenen Fällen zu einer Glomerulitis mit leukozytären Infiltraten der Glomeruli führen.

Diffuse Leukozyteninfiltrate des Gewebes sind weniger aussagekräftig als eine auf die Tubuli übergreifende Infiltration mit Tubulitis (Abb. 7.16a). Die Leukozyteninfiltrate bestehen aus Lymphozyten, Makrophagen, Plasmazellen und eosinophilen Granulozyten. Hauptsächlich werden CD4-, CD8- und Natural-Killer-(NK-)Zellen gefunden. Die Infiltration von Tubuli durch mononukleäre Zellen ist vorwiegend im Konvolut des distalen Tubulus und im kortikalen Sammelrohr lokalisiert, seltener im proximalen Tubulus und im geraden Teil des distalen Tubulus. Die abstoßungsassoziierte Vaskulitis ist mit Verdickung der Gefäßintima, Ödem und Infiltration mononukleärer Zellen unter dem Endothel verbunden. Endothelzellen zeigen Schwellung sowie Vakuolenbildung und lösen sich teilweise von der Basalmembran ab (Abb. 7.16b). Mediamyozyten werden bei ausgedehnter Entzündungsreaktion des Gefäßes nekrotisch. Vaskuläre Nekrose und Thrombose sind Zeichen der schwersten akuten vaskulären Abstoßungsreaktion. Die histologische Diagnose erlaubt abhängig vom Schweregrad der Abstoßung auch eine Aus-

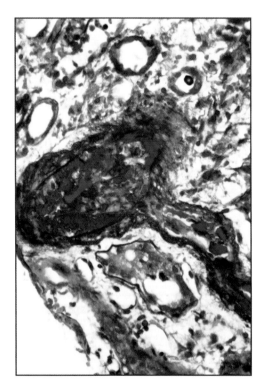

Abb. 7.15 Histologisches Bild einer akzelerierten Abstoßung bei historischen präformierten HLA-Antikörpern mit Gefäßthrombosen und hämorrhagischen Parenchymnekrosen (Vergrößerung 1:200).

Tab. 7.7 Banff-Klassifikation von 1997 für die Pathologie von Transplantatbiopsien

1. Normalbefund bei adäquat entnommener Nierenbiopsie (mindestens zehn Glomeruli, mindestens zwei Arterien)	
2. Antikörpervermittelte Abstoßung	• hyperakut • verzögert
3. Grenzwertige Veränderungen	• MNZ/TQ = 1–4 • zusätzlich Infiltrationen von 10–25% des Interstitiums
4. Akute Abstoßung	• Grad IA: signifikantes interstitielles Infiltrat (> 25%) und Bezirke mit moderater Tubulitis (MNZ/TQ > 4) • Grad IB: signifikantes interstitielles Infiltrat (> 25%) und Bezirke mit schwerer Tubulitis (MNZ/TQ > 10) • Grad IIA: milde bis mittelschwere Arteriitis • Grad IIB: schwere Arteriitis mit Verlust von mehr als 25% des Lumens • Grad III: Arteriitis der gesamten Gefäßwand und/oder fibrinoide Veränderungen und Nekrosen der glatten Muskelzellen mit lymphozellulären Infiltraten

5. Chronische/sklerosierende Transplantatnephropathie	• Grad I: milde interstitielle Fibrose (6–25%) und weniger als 25% atrophische Tubuli
	• Grad II: moderate interstitielle Fibrose (26–50%) und weniger als 50% atrophische Tubuli
	• Grad III: schwere interstitielle Fibrose (> 50%) und mehr als 50% atrophische Tubuli
	  – ohne spezifische Anzeichen einer chronischen Abstoßung
	  – mit spezifischen Anzeichen einer chronischen Abstoßung

6. Andere Diagnosen	• vorbestehende Veränderungen • akute Tubulusnekrose • mit Ciclosporin oder Tacrolimus assoziierte Veränderungen (akut und chronisch) • De-novo-Glomerulonephritis • rekurrierende Erkrankungen • Diabetes mellitus • hämolytisch urämisches Syndrom • Viruserkrankungen • lymphoproliferative Erkrankungen • unspezifische Veränderungen • sonstige spezifische Veränderungen

MNZ/TQ = Verhältnis mononukleärer Zellen zum Tubulusquerschnitt

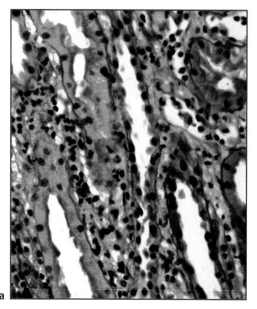
a

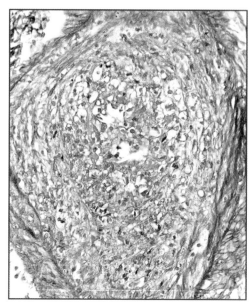
b

Abb. 7.16 Histologische Bilder von Abstoßungsreaktionen:

a Akute interstitielle Abstoßungsreaktion mit lymphohistiozytärer Infiltration des Interstitiums und Übergreifen der Infiltrate auf Tubuli;

b akute vaskuläre Abstoßungsreaktion mit ausgeprägter Endothelialitis mit beginnender Obliteration des Lumens.

sage über das mögliche Ansprechen auf eine Abstoßungstherapie. Die Banff-Klassifikation korreliert gut mit dem klinischen Verlauf, d.h. der Reversibilität der Transplantatabstoßung. 93% der Grad-I-Abstoßungen sind reversibel, während nur 53% der Grad-III-Abstoßungen therapeutisch beherrschbar sind. Spezielle Abstoßungstherapien, wie die FK-506-Rescue-Therapie, zeigen jedoch auch bei Grad-III-Abstoßungen günstigere Ergebnisse (s. Tab. 7.3).

Chronische Abstoßung

Chronische Abstoßungen sind durch Veränderungen von Glomeruli, Interstitium und Tubuli sowie Gefäßen gekennzeichnet. Im Vordergrund der chronischen Abstoßungsreaktion stehen eine **interstitielle Fibrose mit Tubulusatrophie**, deren Ausmaß für das Transplantatüberleben bestimmend ist, sowie eine konzentrische, diffuse

Intimafibrose der Gefäße und einer Transplantatglomerulopathie. Häufig ist im Endstadium der chronischen Abstoßung eine Differenzierung vom chronischen Transplantatschaden durch alloantigenunabhängige Faktoren wie Ciclosporintoxizität, Hochdruckveränderungen des Empfängers oder Donors mit Vaskulopathie schwierig. Aus diesen Gründen ist eine sog. Nullbiopsie des Transplantats vor Implantation sinnvoll, um donoreigene Veränderungen zu dokumentieren. Grundsätzlich kann man jedoch als Hauptmerkmal der chronischen Abstoßung die Intimahyperplasie der Gefäße erkennen, die sich in typischer Weise von der Ciclosporintoxizität oder der hypertoniebedingten Vaskulopathie unterscheidet (Abb. 7.17). Auch werden Durchbruch der Elastika und Ablagerungen von Komplementfaktor C4d bei der immunologisch bedingten chronischen vaskulären Abstoßung als charakteristisch angesehen. Außerdem verläuft bei der chronischen Abstoßung die pro-

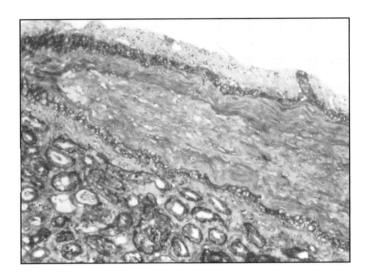

Abb. 7.17 Histologisches Bild einer chronisch vaskulären Abstoßungsreaktion mit Intimaproliferation, Sklerose und Obliteration eines größeren Gefäßes. Trichromfärbung von Paraffinschnitten (Vergr. 1:200).

gressive Nierenfunktionsverschlechterung über Monate bis Jahre und damit schneller als bei dem isolierten alloantigenunabhängigen chronischen Transplantatschaden. Auch für die chronische Abstoßung wurde eine Banff-Klassifikation geschaffen (s. Tab. 7.3).

7.10 Weitere Ursachen für eine Verschlechterung der Transplantatfunktion

7.10.1 Infektionen

An dieser Stelle wird nur auf die bezüglich der Nierenfunktion relevanten Infektionen eingegangen. Grundlagen der Diagnostik sind eine Ultraschalluntersuchung zum Ausschluss eines Harnstaus oder einer perirenalen Raumforderung, eine Urinkultur, Blutkultur, Drainagenkultur sowie eine Bestimmung der Entzündungsparameter im Blutbild und das C-reaktive Protein sowie die Nierenfunktion und ein Urinstatus bzw. -sediment.

Infektionen der ableitenden Harnwege mit Keimaszension und pyelonephritischen Veränderungen des Nierenparenchyms führen zur akuten Verschlechterung der Nierenfunktion, deren Ausmaß jedoch viel geringer ist als bei Abstoßungsreaktionen. Eine solche Harnwegsinfektion muss konsequent und ausreichend bis zur völligen Rückbildung aller Entzündungszeichen behandelt werden. Nach Möglichkeit sollten nephrotoxische Antibiotika gemieden werden. Gyrasehemmer können in den meisten Fällen erfolgreich eingesetzt werden, jedoch sollte selbstverständlich nach Erhalt von Kulturen die Antibiose antibiogrammgerecht durchgeführt werden. Bei Nierentransplantierten kann es im Rahmen von Harnwegsinfektionen zu Bakteriämien kommen, die bei verzögerter Behandlung in eine Urosepsis übergehen. Im Falle eines Harnstaus ist dieser zu beseitigen, da die Gefahr der Urosepsis unter diesen Bedingungen besonders groß ist. In seltenen Fällen können auch Pilzinfektionen zu einer Harnwegsinfektion führen und sind dann behandlungsbedürftig.

Unter den **viralen Infektionen** kann es zwar im Rahmen einer Zytomegalievirus-(CMV-)Erkrankung zu einer milden Nierenfunktionsverschlechterung kommen, jedoch konnte die

Existenz einer CMV-Nephritis als solche bisher nicht gesichert werden. Im Gegensatz dazu kann eine Infektion durch Epstein-Barr-Virus (EBV) zu einer lymphoproliferativen Erkrankung des Transplantates mit akuter Einschränkung der Nierenfunktion führen. Gerade in letzter Zeit auffällig wurde eine interstitielle Nephritis durch Polyomaviren, die fatalerweise mit Abstoßungreaktionen verwechselt werden und zur Destruktion des Nierenparenchym führen kann. (s. Abschnitt „Virale Infektionen", 7.12.2, S. 314ff.)

Auch bei schweren Infektionen anderer Organe kann es im Rahmen der hämodynamischen Belastung, z.B. bei Sepsis, zu einer funktionellen Verschlechterung der Nierenfunktion kommen, im Sinne eines prärenalen Nierenversagens.

7.10.2 Nephrotoxizität und andere funktionelle Ursachen

Seit Beginn des Einsatzes von Ciclosporin A (CsA) wird die CsA-Nephrotoxizität beobachtet, kritisiert und erforscht. Mittlerweile haben wir einen zweiten Hemmer der Calcineurinphospha-

tase, das Tacrolimus, das ebenso nephrotoxisch wirkt wie CsA. Vermutlich ist die Hemmung des Enzyms Calcineurinphosphatase ursächlich mit der Nephrotoxizität verknüpft. Die genauen Pathomechanismen sind noch nicht vollständig geklärt.

Die Zeichen der **CsA- und Tacrolimusnephrotoxizität** wurden in dem Kapitel Immunsuppressiva schon angesprochen. Eine Komponente der Nephrotoxizität ist eine funktionelle und reversible, die renale Vasokonstriktion, die akut auftritt und mit einer Verminderung des renalen Plasmaflusses und einer Reduktion der glomerulären Filtrationsrate einhergeht. Ein weiterer Schaden ist die akute Tubulotoxizität, die sich histopathologisch durch isometrische Tubulusvakuolisierung im proximalen Tubulus zeigt und durch Reduktion der CsA-Dosis reversibel ist. Der Tubulusschaden hat funktionelle Transportschäden zur Folge (Abb. 7.18).

Andererseits aber führen CsA und Tacrolimus auch zu histologisch gesicherten chronischen Schäden wie die chronisch interstitielle Fibrose und die charakteristische CsA-Arteriolopathie. Auch können der CsA-bedingte Hochruck und eine vermehrte Bildung von Angiotensin II die Gefäßveränderungen fördern. Aus diesen Gründen ist die wichtige therapeutische Konsequenz

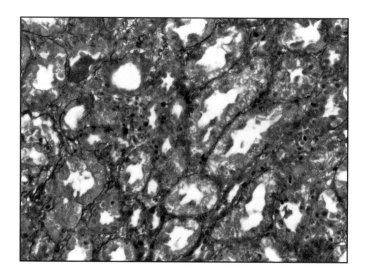

Abb. 7.18 Histopathologisches Bild einer akuten Tubulotoxizität durch Ciclosporin A.

eine adäquate Blutdruckeinstellung mit Calciumantagonisten oder ACE-Hemmern. Beiden Substanzen wird auch ein protektiver Effekt gegen die CsA-Nephrotoxizität zugeschrieben. Kommen wir zuletzt zur praktischen Relevanz der durch Calcineurinphosphatasehemmer bedingten Nephrotoxizität und ihrer therapeutischen Konsequenz.

CsA potenziert die Häufigkeit, Schwere und Dauer eines akuten Nierenversagens (ANV) nach Nierentransplantation. Dies kann durch Gabe von Calciumantagonisten gemildert werden. Bei schon spenderseitig schwer vorgeschädigter Niere oder zu erwartendem ANV aufgrund einer Ischämiedauer von mehr als 24 Stunden kann eine sequenzielle Therapie mit T-Zell-Antikörpern erwogen werden, um die Gabe von CsA herauszögern zu können. Nach Einsatz von CsA kommt es dann zur –häufig vorübergehenden – Verschlechterung der Nierenfunktion, selten zum ANV. Der Kreatininanstieg im Serum beträgt weniger als 20% des Ausgangskreatinins und ist somit von einer akuten Abstoßung in der Regel gut zu unterscheiden.

Liegt also tatsächlich parallel zur Nierenfunktionsverschlechterung ein hoher CsA-Spiegel vor, so handelt es sich wahrscheinlich nicht um eine Abstoßung. Eine Dosisreduktion und der Verlauf über die nächsten Tage werden die nephrotoxische Komponente der Funktionseinschränkung belegen. War es eine Abstoßung, wird es zu einem weiteren progredienten Anstieg des Serumkreatinins trotz Dosisreduktion kommen, war es eine CsA-Nephrotoxizität, so wird sich die glomeruläre Filtrationsrate unter Dosisreduktion von CsA langsam bessern.

Schwieriger ist es mit der sich langsam verschlechternden Nierenfunktion unter CsA über Wochen bis Monate. Wurde eine Abstoßung ausgeschlossen, so ist in diesen Fällen die Umstellung auf eine Immunsuppression ohne Calcineurinhemmer anzustreben. Eine engmaschige Kontrolle der Nierenfunktion und der Nierendurchblutung mittels Ultraschall sind vorzunehmen, um eine Abstoßung rechtzeitig erkennen und therapieren zu können.

Darüber hinaus gibt es auch Patienten mit therapierefraktärem **Bluthochdruck unter CsA**. Da eine arterielle Hypertonie das Transplantatüberleben verkürzt, ist eine Umstellung auf Mycophenolatmofetil oder Rapamycin auch bei diesen Patienten zur Verbesserung des Langzeit-Transplantatüberlebens sinnvoll.

Es gibt neben den nephrotoxisch wirkenden Calcineurinphosphatase-Inhibitoren zahlreiche **andere Pharmaka**, die entweder tubulotoxische Auswirkungen haben können oder die Nierenperfusion vermindern. Beispiele sind Antibiotika wie Aminoglykoside und Amphotericin B, aber auch Schmerzmittel wie die nichtsteroidalen Antiphlogistika. So ist bei jedem Patienten zunächst eine sorgfältige Medikamentenanamnese zu erheben.

Eine wichtige Ursache funktioneller Störungen ist die **Hypovolämie**. So wie ein Volumenmangel beim alten Patienten mit geringer Reservekapazität der Niere schneller zum ANV bzw. zur Reduktion der glomerulären Filtrationsrate führt, so gilt dies auch für den Nierentransplantierten. Übermäßige Diuretikaeinnahme, Exsikkose bei Durchfallerkrankungen ohne adäquaten Volumenersatz, unzureichende Volumengabe perioperativ zusammen mit vorübergehenden Blutdruckabfällen, Blutverlust oder auch starkes Schwitzen bei hohen Temperaturen können die Nierenperfusion vermindern und zur akuten Nierenfunktionsverschlechterung bis zum akuten Nierenversagen führen. In solchen Fällen sollte zunächst eine ausreichende Volumengabe mit Kreislaufstabilisierung erfolgen, die häufig nach Stunden bis Tagen zur Erholung der Nieren führt. Eine wichtige Untersuchung ist die Bestimmung des Urinnatriums, um einen weiteren Hinweis für die prärenale Komponente der Nierenfunktionsverschlechterung zu haben.

Besonders kritisch ist die prärenale Komponente bei Patienten mit gleichzeitig schwerer **Herzinsuffizienz**. Ist die linksventrikuläre Funktion des Herzens nicht mehr ausreichend, um eine ausreichende Durchblutung der Niere zu gewährleisten und sind zudem CsA, Diuretika und ACE-Hemmer notwendige Bestandteile der medikamentösen Therapie, so sind Patienten mit kompensierter Niereninsuffizienz der Transplantatniere, also vorbestehend eingeschränkter Nierenfunktion, gefährdet, ein vorzeitiges terminales Transplantatversagen zu erfahren. Nur die Dialysebehandlung ist die adäquate lebensrettende Therapie dieser Patienten, letztendlich auch die Therapie der medikamentös nicht zu behandelnden Herzinsuffizienz.

7.10.3 Arterielle Hypertonie

Die arterielle Hypertonie ist der bedeutendste Risikofaktor für die kardiovaskuläre Morbidität und Mortalität nach Nierentransplantation und zudem ein wesentlicher Faktor, der das Langzeit-Transplantatüberleben bestimmt. Opelz et al. konnten zeigen dass mit zunehmendem Bluthochdruck das Transplantatüberleben signifikant abnimmt. In retrospektiven Analysen zeigte sich eine Inzidenz von Bluthochdruck bei 75–90% aller transplantierten Patienten (Abb. 7.19).
Ziel ist es heute, therapeutische Kombinationen zu finden, die effektiv immunsuppressiv wirken und möglichst selten Bluthochdruck auslösen. Durch Kombinationstherapien, bei denen von mehreren Medikamenten niedrige Dosierungen gewählt werden können, ist dieses Ziel wohl am ehesten zu erreichen.
Außer einer Modulation der immunsuppressiven Medikation ist der Einsatz von **Antihypertensiva** notwendig. In der postoperativen Phase werden häufig und auch erfolgreich Calciumantagonisten eingesetzt, die möglicherweise auch einen positiven Effekt auf die CsA-Toxizität ausüben. Nach Ausschluss einer Transplantatnierenarterienstenose hat der ACE-Hemmer seinen festen Platz in der antihypertensiven Therapie. Außerdem ist sein nephroprotektiver Effekt, z.B. die Minderung der Proteinurie, ein zusätzliches Argument für den Einsatz nach Nierentransplantation. Interessant für die Zukunft sind auch die nebenwirkungsarmen AT1-Blocker, denen ähnliche Effekte wie den ACE-Hemmern für eine Nephroprotektion zugeschrieben wird.

> **Merke:** Hauptziel bleibt die optimale Blutdruckeinstellung mit Werten unter 130/85, die auch in einer 24-Stunden-Blutdruckmessung dokumentiert sein sollten.

In therapierefraktären Fällen kann eine Nephrektomie der Eigennieren gerade bei sehr jungen Patienten erforderlich sein. Diese kann heute auch laparoskopisch durchgeführt werden und hilft in vielen Fällen, den Blutdruck besser einzustellen.

7.10.4 Vaskuläre Komplikationen des Transplantats

Vaskuläre Komplikationen wie Thrombose, arteriovenöse Fistel oder Transplantatnierenarterienstenose (NAST) verursachen bei bis zu 10% der

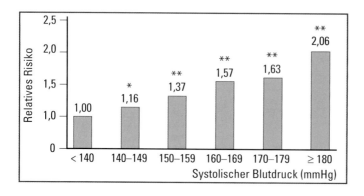

Abb. 7.19 Einfluss des Blutdrucks des Empfängers auf das Transplantatüberleben (mod. nach Opelz et al. 1998).

transplantierten Patienten eine Nierenfunktionsverschlechterung.

Arterielle und venöse **Gefäßthrombosen** der A.
bzw. V. renalis treten vor allem in der 1. Woche
nach Transplantation auf und führen meistens
zum Transplantatverlust (s. Abschnitt „Operative
Komplikationen", 7.8, S. 287ff.) Häufiger sind
Thrombosen der Segmentarterien. Therapeutisch
hat ein Teilinfarkt keine Konsequenz, ist aber
durch Verlust an Nierenmasse mit einer Funktionsverschlechterung assoziiert. Charakteristischer Laborparameter ist die LDH-Erhöhung.

Arteriovenöse (AV) Fisteln entstehen meist
durch Nierenbiopsien und wurden seit Verwendung der Duplexsonographie, mit der die Diagnose gestellt werden kann, bei ca. 18% der
Patienten beobachtet. Falls die AV-Fistel die
Durchblutung des Transplantats einschränkt,
kann sie über Einlage einer Spirale durch den
Radiologen verschlossen werden.

Eine häufigere Komplikation nach Nierentransplantation ist die **Nierenarterienstenose**. Zeigt
sich schon beim Spender eine atherosklerotisch
bedingte Stenose, so wird das Gefäß entspre-

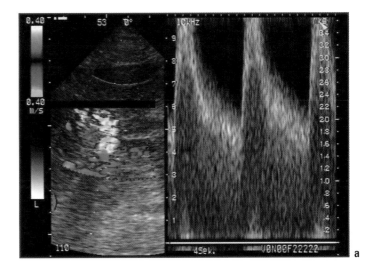

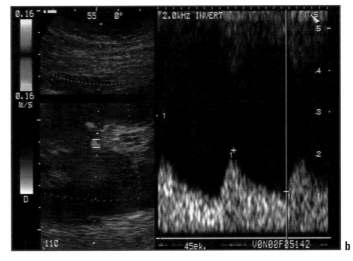

Abb. 7.20 Duplexsonographie
einer Transplantatniere, dargestellt als bewegtes Fluss-
muster:
a Stenose der Transplantatarterie mit hoher arterieller
  Flussgeschwindigkeit sowie
  „Aliasing" (Ausbildung von
  Turbulenzen);
b charakteristisches postste-
  notisches Flussprofil im
  nachgeschalteten Nierenparenchym (Pulsus tardus
  et parvus).

chend gekürzt. Häufiger jedoch sind Stenosen im Anastomosenbereich oder Stenosen im zuführenden Iliakalgefäß des Empfängers. Die Diagnose der Transplantatnierenarterienstenose erfolgt im Doppler-Sonogramm durch hohen Fluss und ein charakteristisches Flussprofil (Abb. 7.20). Ist die Stenose funktionell wirksam und führt zur Nierenfunktionsverschlechterung, sollte eine Dilatation oder Stenteinlage erfolgen. Durch Verbesserung der interventionellen Radiologietechniken in den letzten Jahren ist die Maßnahme einfach durchführbar und kann Bluthochdruck und Nierenfunktion verbessern. Der Eingriff sollte in Operationsbereitschaft erfolgen. Eine unmittelbare Perfusionskontrolle nach dem Eingriff mit Farb-Doppler-Untersuchung, eine engmaschige Kontrolle von LDH, Serumkreatinin und Diurese sowie eine Blutdrucküberwachung sind notwendig. Eine vorübergehende Heparinisierung und die Gabe von Plättchenaggregationshemmern sind erforderlich.

Cave: Die klassischen Situationen, die an eine Nierenarterienstenose (NAST) des Transplantats denken lässt, sind der Diureseeinbruch und das akute Nierenversagen bzw. die akute Nierenfunktionsverschlechterung nach Ansetzen eines ACE-Hemmers zur Hochdrucktherapie. Aus diesen Gründen sollte bei Erstgabe ein kurz wirksamer ACE-Hemmer (z.B. Captopril) gegeben werden bzw. vor Gabe zur Sicherheit Doppler-sonographisch die NAST ausgeschlossen werden.

7.10.5 Metabolische Störungen

Diabetes mellitus stellt eine häufige Komplikation nach Nierentransplantation dar. Er wird induziert durch die immunsuppressive Therapie mit Glucocorticosteroiden und Calcineurinphosphatase-Inhibitoren wie Ciclosporin A (CsA) und Tacrolimus.

Die Inzidenz des Posttransplantationsdiabetes in der CsA-Ära liegt um 3–5% und wird unter Tacrolimus ungefähr verdoppelt. Tritt unter Tacrolimus ein Diabetes mellitus auf, sollte auf Glucocorticosteroide verzichtet werden, was möglicherweise die metabolische Entgleisung reversibel macht. Es ist auch zu überlegen, ob nicht eine immunsuppressive Therapie ohne Calcineurinhemmer möglich ist, z.B. bei Patienten ohne Abstoßung in der Anamnese.

Bei einigen Patienten wird der Diabetes mellitus nur transient manifest, im Rahmen hochdosierter Gaben von Glucocorticosteroiden. In diesen Fällen sollte während des stationären Aufenthalts Insulin verabreicht und eine möglichst zügige Steroidreduktion angestrebt werden.

Eine **Hypercholesterinämie** ist bei Patienten nach Nierentransplantation besonders häufig, und die hohen Spiegel an Gesamt- und LDL-Cholesterin sind verbunden mit einer hohen kardiovaskulären Morbidität. Kardiovaskuläre Ereignisse sind die Haupttodesursache nach Nierentransplantation. In Studien konnte gezeigt werden, dass das insgesamt erhöhte kardiovaskuläre Risiko durch Hyperlipidämie als Begleitfaktor gesteigert wird. So traten bei 500 Patienten mit erhöhten Lipiden nach Transplantation kardio- und zerebrovaskuläre Komplikationen innerhalb von 36 Monaten dreimal so häufig auf wie bei Patienten mit normalen Blutfettspiegeln. Entsprechend den Empfehlungen der European Society on Prevention of Coronary Heart Disease sollten bei Risikopatienten, wie es Nierentransplantierte häufig sind, LDL-Cholesterin-Werte über 115 mg/dl (3,0 mmol/l) mit HMG-CoA-Reduktase-Hemmern, den Statinen behandelt werden. Andererseits gehört die Hypercholesterinämie zu den Nebenwirkungen vor allem von CsA und in geringerem Maße von Tacrolimus. Rapamycin führt ebenfalls zu Hypercholesterinämien und vor allem zu Hypertriglyzeridämien. Bei Herztransplantierten konnte gezeigt werden, dass der Einsatz von Statinen auch mit einer verminderten Koronarsklerose verbunden war. Man deutete das neben der Lipidsenkung auch als

Zusatzeffekt der Statine auf die Transplantatvaskulopathie. Das Ziel einer großen klinischen Studie in Skandinavien ist es, den Einfluss von Statinen auf Abstoßungsrate, Transplantatüberleben und -funktion sowie kardiovaskuläre Morbidität Nierentransplantierter zu untersuchen. Da Statine durch das Cytochrom-P450-System abgebaut werden, sollte man möglichst solche wählen, die nicht mit dem Abbau von CsA über die Enzymsubgruppe 3A4 interagieren, z.B. Fluvastatin. Bei Überwachung des CsA-Spiegels sind sicher auch andere Statine einsetzbar. Zudem sollten die Statine der Nierenfunktion angemessen appliziert werden, um die toxische Nebenwirkung der Rhabdomyolyse zu vermeiden. Sicherheitshalber sollten Serumkreatinin und Kreatinkinase (CK) 1 Woche nach Ansetzen der Substanzen überprüft werden.

7.10.6 Rezidiv der Grunderkrankung im Transplantat

Das Rezidiv der Grunderkrankung ist als Ursache einer allmählichen Funktionsverschlechterung, vor allem aber bei manifester Proteinurie in Betracht zu ziehen. Aus diesem Grund sollte dem betreuenden Nephrologen die Grunderkrankung des Transplantierten immer gegenwärtig sein. Die Diagnose eines Rezidivs der Grunderkrankung wird bei ca. 10% aller Transplantate gestellt. Das gesicherte Rezidiv der Grunderkrankung ist Ursache für 4% aller Transplantatverluste bei Erwachsenen und für 7% bei Kindern. Diese Transplantatverluste sind vor allem auf therapierefraktäre Fälle einer fokal segmentalen Glomerulosklerose, seltener auf rapid progressive Glomerulonephritiden, membranoproliferative Glomerulonephritiden bei Hepatitis oder ein akutes hämolytisch urämisches Syndrom zurückzuführen. Die IgA-Nephritis rezidiviert häufig, aber führt in den seltensten Fällen zum Transplantatverlust. Diagnostisch wegweisend sind Urinsediment, Proteinurie und Nierenfunktionswerte sowie andere für die jeweiligen Krankheitsbilder charakteristischen Parameter. Die Therapie ist ähnlich wie die der Grunderkrankung und sollte bei Proteinurie und Hochdruck ACE-Hemmer zur Nephroprotektion beinhalten. Die einzelnen Krankheitsbilder sind im Folgenden detailliert dargestellt.

Primäre fokal segmentale Glomerulosklerose mit nephrotischem Syndrom

Die primäre fokal segmentale Glomerulosklerose mit nephrotischem Syndrom (FSGS) rezidiviert zu 10–30% im Transplantat und führt bei 50% der betroffenen Patienten letztendlich zum Transplantatverlust. Die Rezidivgefahr steigt bei Zweittransplantation, wenn das erste Transplantat auf dem Boden einer FSGS verloren wurde. Leitsymptom ist die große Proteinurie (5–40 g/24 h), die postoperativ innerhalb von Stunden bis Monaten auftreten kann. Verantwortlich für die Steigerung der glomerulären Permeabilität ist wohl ein zirkulierender Faktor, der Immunglobulinanteile besitzt, aber proteinchemisch noch nicht genau differenziert werden konnte. In der Frühphase der Erkrankung zeigt sich das histologische Bild einer Minimal-Change-Nephropathie, während im Langzeitverlauf die typische FSGS in Glomeruli des Mark-Rinden-Übergangs sichtbar wird. Das Charakteristikum der Erkrankung ist das nicht beherrschbare nephrotische Syndrom, das in der Frühphase nach der Transplantation durch intravasalen Volumenmangel auf dem Boden einer Hypalbuminämie zum akuten Nierenversagen führen kann.

Die Therapie der Erkrankung besteht in einer Plasmaseparation zur Entfernung des zirkulierenden Faktors. Erfahrungen insbesondere bei Kindern zeigen, dass die Ciclosporinspiegel über 400 ng/ml gehalten werden sollten, um ein Rezidiv zu verhindern. Wegen der häufigen und schweren Rezidive der FSGS muss eine Verwandtentransplantation ernsthaft überdacht werden.

IgA-Nephritis

Die IgA-Nephritis rezidiviert am häufigsten aller glomerulären Erkrankungen. Es gibt Berichte über eine Rezidivhäufigkeit von bis zu 75%. Die IgA-Nephritis führt aber meistens nur zu einer Mikrohämaturie, einer geringen Proteinurie und in seltenen Fällen zu einem Kreatininanstieg. Es gibt Einzelfälle einer rapid progressiv verlaufenden IgA-Nephritis mit Halbmondbildung, diese müsste mit einer Steroidstoßtherapie behandelt werden Zu überlegen wäre eine Therapie mit Mycophenolatmofetil (MMF), wobei diese auch für die IgA-Nephritis der Eigennieren noch nicht gesichert ist, aber theoretisch Sinn macht. Neuere Studien werden dazu Auskunft geben; eine Dauertherapie mit MMF würde sich bei transplantierten Patienten mit einem Rezidiv der Grunderkrankung anbieten. Zum Erhalt des Transplantats gerade bei den Patienten mit IgA-Nephritis dient eine optimale Blutdruckeinstellung, und zur Senkung einer Proteinurie sollte ein ACE-Hemmer oder AT_1-Blocker eingesetzt werden.

Glomerulonephritiden und Hepatitis

Die Hepatitis C ist häufig mit einer Kryoglobulinämie und membranoproliferativen Glomerulonephritis assoziiert. Die membranöse Glomerulonephritis wird auch häufig in einen ursächlichen Zusammenhang mit Hepatitiden gebracht. Für beide Erkrankungen gibt es keine gesicherten Therapien. Rezidivieren sie im Transplantat, so kann man eine Behandlung mit ACE-Hemmern zur Senkung der Proteinurie initiieren. Gerade eine membranoproliferative Glomerulonephritis kann bei großer Proteinurie auch zum frühzeitigen Transplantatverlust führen. Eine Behandlung der Hepatitis wäre möglicherweise auch die geeignete Therapie der renalen Begleiterkrankung, Aus diesem Grunde ist eine präoperative Interferon- und Ribavirintherapie zur Viruselimination sinnvoll. Bei Erfolg der Viruselimination kann damit das Rezidiv der Grunderkrankung am wirksamsten verhindert werden.

Anti-GBM-Nephritis

Die Anti-GBM-Nephritis ist definiert durch den immunhistochemischen Nachweis einer linearen Ablagerung von IgG entlang der glomerulären Basalmembran (GBM).

Bei Patienten mit Goodpasture-Syndrom befinden sich zirkulierende Anti-GBM-Antikörper im Blut. Diese sollten vor Transplantation über mindestens 6 Monate negativ sein. Andernfalls kann es zur Ablagerung der Antikörper im Transplantat kommen, im schlimmsten Fall zur rapid progressiven Glomerulonephritis mit Halbmondbildung. In diesen Fällen müssen sofort eine Plasmaseparation gegen Fresh Frozen Plasma und eine Steroidtherapie begonnen werden, bis die Antikörper eliminiert sind. Die Therapie entspricht der der Grunderkrankung.

Eine weitere Form der Anti-GBM-Nephritis kann beim **Alport-Syndrom** auftreten, einer genetischen Erkrankung, bei der die Kollagensynthese der glomerulären Basalmembran gestört ist. Interessanterweise bildet ein Teil dieser Patienten nach Transplantation Antikörper gegen dieses körperfremde Kollagen, und es kommt nicht zum Rezidiv der Grunderkrankung, sondern zur De-novo-Glomerulonephritis im Transplantat. Falls es zu einer Nierenfunktionsverschlechterung durch diese Immunablagerungen kommt, ist damit häufig der Transplantatverlust assoziiert. Letztendlich aber ist die Häufigkeit dieser Glomerulonephritis bei Alport-Patienten gering und rechtfertigt sicher nicht den Ausschluss dieser Patienten von der Transplantation.

Andere glomeruläre Erkrankungen im Transplantat

Im Prinzip kann es bei jeder glomerulären Erkrankung zum Rezidiv kommen, allerdings ist die Wahrscheinlichkeit eher gering. So ist es sehr selten, dass eine **Lupusnephritis** unter Immunsuppression im Transplantat wiederkehrt (1%).

Bei der **Wegener-Granulomatose** treten Rezidive etwas häufiger auf, und wenn sie einen rapid progressiven Verlauf zeigen, sind sie wie die primäre Erkrankung mit einem Steroidstoß zu behandeln. Auch die Dauerimmunsuppression sollte in diesem Fall angepasst werden, z.B. durch Hinzunahme von Mycophenolatmofetil als Triple-Therapie.

Eine weitere Systemerkrankung ist der **Diabetes mellitus**. Tatsächlich kommt es bei langjährigem Diabetes des Transplantatempfängers und schlechter Blutzuckereinstellung langfristig zur diabetischen Glomerulosklerose, jedoch führt diese in den seltensten Fällen zum Transplantatverlust.

Auch die **Amyloidose** kann im Transplantat wiederkehren, und zwar innerhalb von 3 Jahren, die Proteinurie steht dabei im Vordergrund. Zum Transplantatverlust kommt es bei 30% der betroffenen Patienten. Beim Mittelmeerfieber kann durch Colchintherapie die Amyloidose vermutlich verhindert werden Die Gruppe der Amyloidosepatienten auf der Warteliste ist extrem klein. Gefährdet ist diese Gruppe besonders durch Infektionen und kardiovaskuläre Komplikationen, die zu einem reduzierten Patientenüberleben mit nur 68% 1 Jahr und 51% 2 Jahre nach Transplantation führen.

Primäre Glomerulonephritiden im Transplantat

Die häufigste De-novo-Glomerulonephritis im Transplantat ist die **membranöse** Glomerulonephritis (GN). Wie bei der Erkrankung der Eigennieren durch membranöse GN sollte ein Tumor als mögliche Ursache ausgeschlossen werden. Eine Hepatitis als Begleiterkrankung kann gehäuft auftreten. Falls keine Ursache zu finden ist, wird man symptomatisch mit ACE-Hemmern behandeln und nur in schweren Fällen eine Erweiterung der immunsuppressiven Therapie vornehmen.

Hämolytisch urämisches Syndrom

Das hämolytisch urämische Syndrom (HUS) ist Ursache einer Nierenrindennekrose vor allem bei Kindern und führt zur terminalen Niereninsuffizienz. Bei Kindern kann es im Transplantat zum Rezidiv der Grunderkrankung kommen mit den typischen **Hämolysezeichen**: LDH-Erhöhung Hämoglobin- und Haptoglobinabfall sowie Hyperbilirubinämie, Thrombozytopenie, Fragmentozytennachweis und Nierenfunktionsverschlechterung. Histologisch finden sich Fibrinthromben in den glomerulären Gefäßen. Die Therapie der Wahl ist sofortiger Beginn einer Plasmaseparation mit Fresh Frozen Plasma sowie eine Erhöhung der Steroiddosis. Ciclosporin und Tacrolimus, die manchmal selbst ein HUS verursachen können, sollten reduziert oder durch MMF bzw. Rapamycin ersetzt werden. Ein prophylaktischer Verzicht auf Ciclosporin und Tacrolimus bei HUS-Patienten ist nicht notwendig, da die Rezidivrate gering ist. Handelt es sich wirklich um ein reines HUS, das rechtzeitig erkannt und sofort therapiert wird, so ist die Aussicht auf Reversibilität der Nierenfunktionsverschlechterung gut. Häufig ist es schwierig, schwere vaskuläre Abstoßungen von einem HUS zu differenzieren.

Oxalose

Es sei noch eine Erkrankung bei Kindern erwähnt, die Oxalose, die zu Verkalkungen im Knochenbereich und zum Nierenversagen mit Nephrokalzinose führt. Diese Kinder müssen wegen eines Enzymmangels in der Leber eine kombinierte Leber-Nieren-Transplantation erhalten, da bei singulärer Nierentransplantation die Gefahr des Transplantatverlustes durch Persistieren der Erkrankung besteht.

Perioperativ, falls die transplantierte Leber noch nicht funktionieren sollte, können Dialysen durchgeführt werden. Bei kombinierter Leber-Nieren-Transplantation liegt das Transplantatüberleben über 80%. Eine isolierte Nierentransplantation wird heutzutage nicht mehr vorgenommen.

Sekundäre fokal sklerosierende Glomerulosklerose

Das Bild der sekundären fokal sklerosierenden Glomerulosklerose (FSGS) kann im Spätstadium nicht von der primären FSGS unterschieden werden. Wegweisend für die Diagnose sind die Anamnese und die Kenntnis der Grunderkrankung. Bei jeder Verminderung der Anzahl der Glomeruli und konsekutiver Hyperfiltration der Restglomeruli kommt es zur sekundären FSGS, vor allem durch erhöhten intrakapillären Druck und Ablagerung wahrscheinlich oxidierter Lipide, die einen Entzündungsreiz darstellen. Diese Form der FSGS kann sekundär bei vielen Glomerulonephritiden auftreten, aber auch bei einem chronischen Transplantatschaden mit verminderter Nierenmasse durch Ciclosporintoxizität, rezidivierende Abstoßungen, chronischer Abstoßung oder primär geschädigter Spenderniere. Eine solche FSGS kann nicht immunsuppressiv behandelt werden, sondern erfordert nur eine konsequente Reduktion aller weiteren Noxen und eine gute Blutdruckeinstellung, bevorzugt mit ACE-Hemmern.

7.11 Diagnostisches Vorgehen bei Nierenfunktionsverschlechterung

Eine Verschlechterung der Nierenfunktion kann abhängig von der Zeit, in der sich der Funktionsverlust entwickelt hat, dem Zeitpunkt des Auftretens sowie von dem Ausmaß der Einschränkung ganz unterschiedliche Gründe haben. Die wichtigsten Ursachen werden in den einzelnen Kapiteln diskutiert. Im Folgenden sind die Möglichkeiten zusammengefasst, die uns die Differenzialdiagnosen einer Nierenfunktionsverschlechterung einengen lassen.

7.11.1 Routinediagnostik

Zur Routinediagnostik nach Nierentransplantation gehören die Kontrolle bestimmter physikalischer Größen wie Gewicht, Blutdruck, Puls, Temperatur, Diurese, die gezielte klinische Untersuchung bezüglich Volumenstatus, (Ödeme, pulmonale Überwässerung), Druckschmerzhaftigkeit und Größe des Transplantats sowie eine sorgfältige Anamnese, inklusive Medikamentenanmnese.

Es folgen **Urinuntersuchung** mit Urinstatus und -sediment, Proteinuriediagnostik, Urinkultur und -elektrolyte sowie **Blutuntersuchung** mit Nierenfunktion, Blutbild, C-reaktivem Protein, LDH und ggf. eine infektiologische Diagnostik auf Bakterien und Viren (s. Abschnitt „Infektionen", 7.12, S. 311ff.).

An **apparativen Untersuchungen** stehen Ultraschall, Farb-Doppler-Untersuchung, Szintigraphie der Transplantatniere (MAG3-Clearance), in seltenen Fällen Spiral-CT, Magnetresonanztomographie und intraarterielle Angiographie zur Verfügung. Eine Röntgenuntersuchung des Thorax und ein EKG sind ergänzend sinnvoll.

Als Goldstandard zur Abklärung einer persistierenden Nierenfunktionsverschlechterung gilt nach Ausschluss von Abflusshindernissen oder anderer funktioneller Ursachen die **perkutane Nierenbiopsie**. Sie gibt histologische Hinweise für akute Abstoßungen verschiedenen Schweregrades, Ciclosporintoxizität, chronische Abstoßung, chronische Transplantatvaskulopathie, akute Tubulusnekrose, interstitielle Nephritis oder Rezidiv der Grunderkrankung im Transplantat.

Im Weiteren sind die wichtigsten diagnostischen Techniken zusammengefasst.

7.11.2 Apparative Diagnostik im Einzelnen

Die **Ultraschalluntersuchung** nimmt als nicht-invasive, am Bett durchzuführende Untersuchung eine wichtige Funktion ein. Mit ihr können zunächst ein mechanisches Problem in Form eines Abflusshindernisses ausgeschlossen und perirenale Raumforderungen als Ursachen der Nierenfunktionsverschlechterung diagnostiziert werden, die von Hämatom über Serom, Lymphozele oder Urinom vielfältiger Genese sein können und weiter abgeklärt werden müssen. In diesen Fällen ist häufig eine ultraschallgesteuerte Punktion der Raumforderung mit biochemischer Analyse des Punktats wichtig, zur Entscheidung, ob es sich um Urin oder Serum handelt. Bei unklarem Fieber ist auch das Anlegen einer Kultur der Flüssigkeit angezeigt. Außerdem kann man mit dem Ultraschall die Parameter Nierengröße, Parenchymdicke und -struktur sowie Mark-Rinden-Grenze erfassen, die im intraindividuellen Verlauf verglichen werden können. Eine Größenzunahme des Transplantates und die Zunahme der Parenchymdicke können ein grober Hinweis auf Abstoßung oder Nierenvenenthrombose sein.

Aussagekräftiger ist die **Farb-Doppler-Untersuchung** die auch eine Diagnostik bezüglich der Nierendurchblutung zulässt. Die Doppler-Untersuchung sollte unmittelbar postoperativ eingesetzt werden, um die Durchblutung des Transplantates grob zu prüfen und einen akuten Transplantatverschluss auszuschließen. Danach dient sie zu der Verlaufskontrolle der Rindendurchblutung mit Messung des peripheren Gefäßwiderstands. Bei Abstoßung nimmt die Durchblutung der Niere ab, es kommt zu einer Erhöhung des peripheren Widerstands mit diastolischem Nullfluss bzw. Anstieg des Widerstandsindex (RI) zwischen systolischem und diastolischem Fluss. Man muss dabei wissen, dass der RI auch von der Elastizität der Gefäße des Empfängers abhängig ist. Ein hoher Widerstand kann bei einem älteren Patienten mit atherosklerotischen Gefäßen immer vorhanden sein und bei einmaliger Untersuchung den unberechtigten Verdacht auf eine Abstoßung wecken. Intraindividuelle Verlaufsbeobachtungen und Vorbefunde sind daher bei dieser Methode essenziell. Weiterhin dient die **Farb-Doppler-Untersuchung** der Diagnose von Nierenvenenthrombosen, Nierenarterienstenosen und arteriovenösen Fisteln oder Aneurysmen.

Als weitere apparative Methode ist die **Szintigraphie** zu nennen, die eine Information über homogene Durchblutung und Funktion gibt. Sie hatte in der Ära vor der Farb-Doppler-Untersuchung einen höheren Stellenwert, da es mit dieser Methode möglich war, ohne Gabe nephrotoxischen Kontrastmittels die Durchblutung der Niere zu überprüfen und im Verlauf zu beurteilen. Auch heute ist sie noch der Farb-Doppler-Untersuchung überlegen, wenn es um die Diagnose von Nierenteilinfarkten geht. Da man auch den Abfluss des Urins in die Blase sieht, ist sie geeignet zur Detektion von Ureter- und Blasenlecks und/oder Urinomen, da es in diesen Fällen zum Austritt des Tracers aus dem Nierenhohlsystem kommt.

Spiral-CT-Untersuchungen sind mit dem Nachteil der Gabe eines potenziell nephrotoxischen Kontrastmittels verbunden. Mit Spiral-CT kann man Nierenarterienstenosen diagnostizieren, auch perirenale Raumforderungen, Niereninfarkte und -abszesse sind manchmal bezüglich ihrer räumlichen Zuordnung und Ausdehnung besser zu beurteilen als bei der Ultraschalluntersuchung. Eine Alternative wird in Zukunft sicher die Magnetresonanztomographie sein, ohne den Nachteil der Kontrastmittelbelastung. Beide Methoden sind aber nicht in der Lage, über histologische Veränderungen Aussagen zu treffen, außerdem sind sie nicht immer verfügbar und mit erheblichen Kosten verbunden.

Zuletzt sei die **Nierenbiopsie** erwähnt, mit der eine histologische Diagnose gestellt werden kann. Die perkutane Transplantatnierenbiopsie ist eine risikoarme Methode, wenn sie unter

Ultraschallkontrolle durchgeführt wird. Ähnlich wie bei der Eigennierenbiopsie ist steriles Vorgehen wichtig. Da die Transplantatniere unter der Bauchdecke liegt, ist der Zugang einfach. Es gibt verschiedene Punktionstechniken. In den meisten Fällen wird der obere Pol zur Punktion gewählt, manche Untersucher nutzen dabei eine tangentiale Punktionstechnik. Komplikationen sind perirenale Hämatome und Blutung in das Nierenbecken, vor allem bei Patienten mit Gerinnungsstörungen. Eine Kompression der Punktionsstelle für 10 min, ein Druckverband nach Punktion, Bettruhe für mindestens 4 (bzw. 24) Stunden je nach Zentrum und Vermeiden

hypertensiver Blutdruckwerte tragen dazu bei, die Komplikationsraten niedrig zu halten (< 5%). Kontrolle von Blutbild und Kalium, Kreislaufüberwachung und Ultraschallkontrolle post punctionem (nach 4 und 24 Stunden) sind obligat. Bei Hämatom oder Blutung ist eine Verlaufsbeobachtung erforderlich. Bei Blasenkoageln ist die Anlage eines Blasenspülkatheters sinnvoll. Wirklich gefährlich ist die Blutung aus einem größeren Gefäß, bei unstillbarer Blutung und Hämoglobinabfall trotz Bluttransfusionen muss eine Freilegung der Niere erfolgen. Solche Komplikationen kommen bei Biopsie unter Ultraschallkontrolle extrem selten vor.

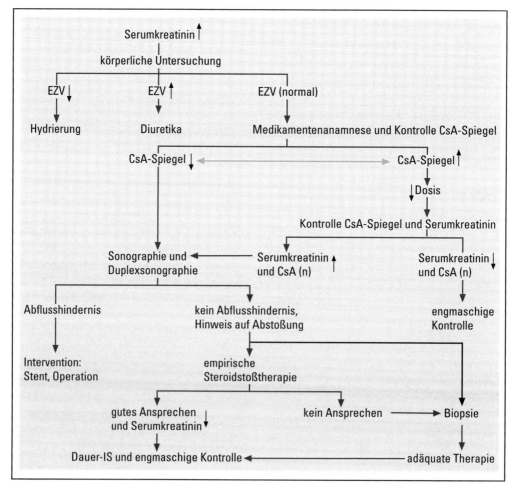

Abb. 7.21 Flussdiagramm zur schrittweisen Diagnostik bei Nierentransplantatfunktionsstörung. EZV = extrazelluläres Volumen; CsA = Ciclosporin A; IS = Immunsuppression; (n) = normal.

Die Transplantatbiopsie wird in Paraformaldehyd 4% sofort zum Pathologen weitergegeben, und eine Diagnosestellung ist innerhalb weniger Stunden am gleichen Tag möglich. Dies ist bei schweren akuten Abstoßungen extrem wichtig für die weitere Therapieentscheidung. Hat man den Verdacht auf eine Glomerulonephritis im Transplantat, werden auch elektronenmikroskopische und zusätzliche immunhistochemische Untersuchungen durchgeführt.

Die Einteilung der verschiedenen Abstoßungsformen und der histopathologischen Veränderungen von Nierentransplantaten nach der Banff-Klassifikation, einem international verwendeten Standardschema, ist im Abschnitt „Abstoßung" nachzulesen (7.9, S. 291ff.).

An weiterer apparativer Diagnostik kann bei urologischen Komplikationen eine **Zystoskopie** oder eine **Zystographie** zur Einlage einer Ureterschiene bei Ureterstenose oder -leck erforderlich werden, zur Prüfung der Dichtigkeit der Blasennaht eine Zystographie. Uroflow-Untersuchungen geben Auskunft über Harnentleerungsstörungen und Restharn, z.B. bei Prostatahypertrophie.

Mit den oben aufgeführten Methoden kann man die Differenzialdiagnosen einer Nierenfunktionsverschlechterung nach Transplantation abarbeiten. Ein Flussdiagramm gibt den Ablauf der schrittweisen Diagnostik bei Nierenfunktionsstörung wieder (Abb. 7.21).

7.12 Infektionen nach Nierentransplantation

Eine der häufigsten Komplikation einer lebenslangen Immunsuppression bei Patienten mit funktionierendem Transplantat sind Infektionen. Im ersten Jahr nach Transplantation machen 75% aller Transplantatempfänger mindestens eine Infektionsepisode durch. Die zweithäufigste Todesursache von Patienten nach Transplantation ist die schwere Infektion.

Die möglichen **Ursachen** einer Infektion beim Transplantierten sind vielfältig, beginnend bei den üblichen bakteriellen und viralen Krankheitserregern, die ebenso die breite Bevölkerung betreffen, bis zu den opportunistischen Erregern, die nur beim immunsupprimierten Patienten von klinischer Relevanz sind.

Die **Entzündungsantwort** ist durch die immunsuppressive Therapie vermindert, was in einer geringeren klinischen Symptomatik und weniger ausgeprägten morphologischen Veränderungen des Gewebes resultiert, sodass die bildgebende Diagnostik in der Frühphase versagen kann. Daher ist die frühzeitige Diagnose, die gerade bei diesen Patienten essenziell ist, besonders schwierig zu stellen.

Die **Inzidenz** von Infektionen korreliert mit der Schwere und Dauer der Immundefizienz. Ein stabiler nierentransplantierter Patient mit Standard-Dauerimmunsuppression, nicht hospitalisiert, ohne Exposition gegenüber Pathogenen ist empfänglich für ähnliche Infektionen wie der Durchschnittspatient, jedoch verlaufen die Infektionen einerseits häufiger asymptomatisch, andererseits auf Grund der Immunschwäche fulminanter. Das Erregerspektrum aber ist das der Normalbevölkerung. Anders verhält es sich beim hochimmunsupprimierten Patienten in den ersten 6 Monaten nach Transplantation.

Kasuistik _____

Als Beispiel sei ein Diabetiker mit chronischer Hepatitis-C-Erkrankung genannt, der einen verzögerten Funktionsbeginn zeigt, also urämisch ist. Er erhält eine Induktionstherapie mit Antithymozytenglobulin und erleidet zusätzlich eine Abstoßungsreaktion, die wiederum eine Immunsuppression mit hochdosierten Glucocorticosteroiden erfordert. Komplizierend hat der Patient als CMV-negativer Empfänger ein CMV-positives Organ erhalten, ist also ein Risikopatient für eine Zytomegalie-Primärinfektion.

Der geschilderte Patient hat ein hohes Maß an Nettoimmunsuppression, endogene Faktoren, die ihn zur Infektion prädisponieren wie Diabetes, postoperative Urämie und Hepatitis-C-Infektion. Komplizierend hat er eine Zytomegalie-Risikokonstellation. All diese Faktoren werden ihn für opportunistische Infektionen prädestinieren. In diesen Fällen kann man mit entsprechenden spezifischen Vorbeugemaßnahmen wie antivirale Behandlung mit Ganciclovir und Pneumocystis-carinii-Prophylaxe mit Cotrimoxazol die schwerwiegendsten Komplikationen vermeiden. Aber dieser Patient wird gerade auch durch Pilzinfektionen wie systemische Aspergillose gefährdet sein; jegliche Art von Fieber, Minderung des Allgemeinbefindens oder Infektionszeichen sind also sehr ernst zu nehmen, sofort abzuklären und therapeutisch anzugehen. Bei Infektionsnachweis muss in manchen Fällen auch die immunsuppressive Dauerbehandlung zurückgenommen werden, dies ist obligat bei lebensbedrohlichen Infektionen.

Einen Überblick über die häufigsten zu bestimmten Zeitpunkten auftretenden Infektionen gibt die nachfolgende Zeittafel von Infektionen wieder (Abb. 7.22).

Eine **Grundregel** ist: Jede Infektion sollte beim immunsupprimierten Patienten ernster genommen werden als beim Gesunden. Eine vollständige Therapie bis zum Abklingen sämtlicher Symptome und laborchemischer Entzündungszeichen sowie morphologischer Veränderungen ist notwendig. Die Therapie muss rechtzeitig begonnen werden, um langwierige Verläufe zu vermeiden.

7.12.1 Bakterielle Infektionen

Bakterielle Infektionen stellen ca. 30% aller Infektionen bei nierentransplantierten Patienten dar. Sie betreffen in den ersten postoperativen Tagen vor allem die **ableitenden Harnwege** und somit das Erregerspektrum gramnegativer Bakterien (Escherichia coli, Enterobacter cloacae,

Pseudomonas aeruginosa, Klebsiellen und Proteus) sowie grampositiver Enterokokken. Bei einer empirischen Therapie, der der Verdacht auf eine Harnwegsinfektion als Fokus zugrunde liegt, sollte dieses Erregerspektrum abgedeckt werden. Als Mittel der ersten Wahl bieten sich Gyrasehemmer an. Falls unter diesen keine Besserung eintritt, muss z.B. mit einem Carbapenem wie Imipenem erweitert werden. Bei Nachweis eines bestimmten Erregers kann eine spezifische Therapie gewählt werden.

In der Spätphase nach Transplantation können immer wieder Harnwegsinfektionen auftreten. Diese sind in der Regel durch eine orale Therapie mit Gyrasehemmern zu beseitigen. Aber auch bei diesen Patienten ist die vorherige Abnahme einer Urinkultur wichtig, um das Erregerspektrum mit Antibiogramm zu kennen, denn gerade bei häufigem Antibiotikaeinsatz kann es zu Resistenzentwicklungen kommen. Beim Nierentransplantierten gilt, dass signifikante Bakteriurien mit Leukozyturie auch ohne klinische Symptomatik behandlungsbedürftig sind.

Als weitere perioperative Infektion können **Wundinfektionen** oder **katheterassoziierte Infektionen** auftreten, die meistens Hautkeime wie Staphylokokken betreffen. In diesen Fällen sollten Abstriche entnommen, Drainageflüssigkeiten kultiviert und Katheterspitzen untersucht werden. Der zentralvenöse Zugang muss im Zweifelsfall entfernt werden. Eine antibiotische Therapie mit einer staphylokokkenwirksamen Substanz wie Clindamycin ist sinnvoll. Hat der Patient lange Phasen eines Krankenhausaufenthaltes mit verschiedenen antibiotischen Therapien hinter sich, so muss auch an methicillinresistente Staphylokokken gedacht werden, die dann nur auf Vancomycin oder Teicoplanin ansprechen. Dies gilt allerdings nicht für den Durchschnittspatienten.

Einen weiteren wesentlichen Infektionsherd in der postoperativen Phase stellt eine **Pneumonie** dar. Die pulmonale Infektion ist auch in der Spätphase nach Transplantation ein wichtige infektiöse Komplikation. Während in den ersten

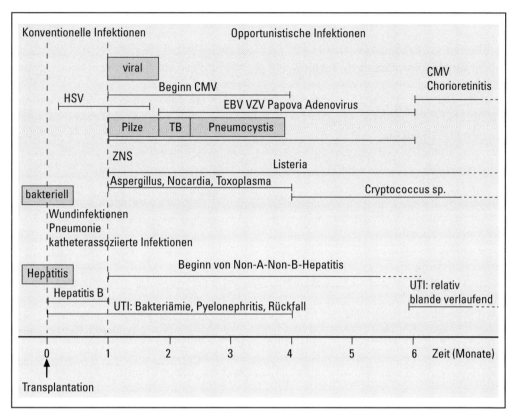

Abb. 7.22 Schema der häufigsten zu bestimmten Zeitpunkten auftretenden Infektionen (mod. nach Fishman u. Rubin 1998). UTI = Harnwegsinfekt (urinary tract infection).

Wochen nach Transplantation häufig übliche Bakterien, z.B. Pneumokokken oder Haemophilus influenzae, die Ursache einer Pneumonie sind, kann es in der späteren Phase nach längerer Immunsuppression auch zu opportunistischen Infektionen mit Pseudomonas oder Pneumocystis carinii sowie Nokardien und Legionellen kommen. Auch Viren, z.B. das Zytomegalievirus, und Pilze spielen in den ersten 6 Monaten nach Transplantation eine Rolle (s. Abschnitt „Virusinfektionen", 7.12.2, S. 314ff.).

Späterhin, beim stabilen Patienten, ist man wiederum eher mit den üblichen Pneumonieerregern konfrontiert. Bei Hinweis auf ein lokalisiertes Infiltrat mit Erhöhung des C-reaktiven Proteins als Ausdruck einer bakteriellen Infektion sollte nach Abnahme von Blutkulturen und Sputumkulturen wenn möglich mit einem Breitspektrumantibiotikum therapiert werden. Bei typischem interstitiellem Bild oder therapierefraktärem Verhalten bei Gabe eines Breitspektrumantibiotikum muss allerdings auch bei diesen Patienten wieder an opportunistische Erreger gedacht werden. Eine Bronchoskopie sollte baldmöglichst zur Erregersicherung durchgeführt werden.

Differenzialdiagnostisch muss bei diffuser Zeichnungsvermehrung und Luftnot eine pulmonale Überwässerung ausgeschlossen werden. Diese ist aber radiologisch und klinisch meist von einer interstitiellen Pneumonie zu unterscheiden.

Auch **gastrointestinale Infektionen** spielen beim Transplantatempfänger eine große Rolle. In der perioperativen Phase können Gallensteine mit Cholezystitis und Divertikulitiden mit unklaren abdominellen Symptomen einhergehen und manchmal schwer diagnostizierbar sein. Selbst gedeckte Perforationen sind mittels CT schwer zu diagnostizieren, da die Entzündungsreaktion beim Immunsupprimierten nicht ausgedehnt ist. Bei einer Divertikulitis in der Vorgeschichte und laborchemischen Entzündungszeichen sowie wiederum nach Abnahme von Kulturen sollte empirisch mit einem Breitspektrumantibiotikum, das die Anaerobier mit abdeckt, therapiert werden. Bei akutem Abdomen oder gedeckter Perforation ist eine chirurgische Intervention lebensrettend. Die radiologische Diagnostik mit Abdomenübersichtsaufnahme und CT sollte unverzüglich durchgeführt werden.

Beim Patienten, deren Transplantation schon länger zurückliegt, können z.B. Salmonellen eine schwere Durchfallerkrankung mit septischen Komplikationen hervorrufen. Nach Abnahme von Stuhlkulturen ist mit einem Gyrasehemmer zu therapieren; diese Therapie ist bis zur völligen Rückbildung aller Entzündungszeichen sowie Nachweis negativer Kulturen fortzuführen, anschließend erfolgt eine Prophylaxe über 3 Monate, um ein Rezidiv zu vermeiden. Auch Listerien können in seltenen Fällen durch Nahrungsmittel übertragen werden. Anders sind Durchfallerkrankungen beim über lange Zeit mit Antibiotika behandelten Patienten zu bewerten. Hier sollte immer Clostridium difficile als Ursache ausgeschlossen und zunächst entsprechend behandelt werden.

Als letztes seien Infektionen angesprochen die das **zentrale Nervensystem** betreffen. Toxoplasma gondii, Listeria monocytogenes, Mykobakterien, Kryptokokken und Aspergillen können fokale Infektionen des Gehirns hervorrufen. Eine Enzephalitis wird meistens durch Listerien oder Zytomegalievirus hervorgerufen, eine subakute chronische Meningitis durch Mykobakterien und Kryptokokken. In allen Fällen kann die Sicherung der Diagnose schwierig sein, da typische Zeichen der Nackensteife fehlen können. Bei neurologischen Symptomen sind ein frühzeitiges Schädel-CT, eine Liquorpunktion und eine neurologische Konsiliaruntersuchung sowie

Abnahme von Kulturen wichtig. Differenzialdiagnostisch muss bei Herden im Gehirn auch an ein Lymphom gedacht werden.

Das Vorgehen bei Patienten mit aktiver **Tuberkulose** in der Anamnese oder altem spezifischen Spitzenherd im Thoraxröntgenbild ist auf eine Reaktivierung zu achten. Der Patient sollte entweder regelmäßige Röntgenthoraxkontrollen erhalten (alle 3–6 Monate); alternativ kann eine Prophylaxe mit Isoniazid (INH) über ein halbes Jahr während der Zeit der hohen Immunsuppression gegeben werden. INH beeinflusst den Ciclosporinspiegel, daher ist nach Absetzen von INH die Ciclosporindosierung anzupassen. Wird beim Transplantierten jedoch eine aktive Tuberkulose diagnostiziert, muss rechtzeitig eine konventionelle Vierfachtherapie eingeleitet werden, wobei Rifampicin ebenfalls zur Absenkung des Ciclosporinspiegels führt. Auf die Leberfunktion ist zu achten.

Auch atypische Mykobakterien bzw. das Auftreten von Hauttuberkulose wurden bei nierentransplantierten Patienten beobachtet und sollten differenzialdiagnostisch in Betracht gezogen werden. Durch die PCR ist man mit der Diagnose der Tuberkulose nicht mehr auf die Monate dauernde Anzüchtung der Mykobakterien angewiesen.

7.12.2 Virale Infektionen

Die Bedeutung viraler Infektionen für den transplantierten Patienten wurde erst in den letzten Jahren durch die verbesserte Virusdiagnostik sichtbar. Gerade die Gruppe der Herpesviren spielt dabei eine große Rolle. Die Herpesviren verursachen charakteristischerweise latente Infektionen beim Gesunden, die aber beim Immunsupprimierten Krankheitserscheinungen hervorrufen. Viele dieser Viren wirken immunmodulierend insofern, als sie selbst zu einer Immunsuppression führen. Durch serologische Antikörperdiagnostik, aber vor allem durch direkten Antigennachweis und Nachweis der Virus-

DNA mittels Polymerase-Kettenreaktion (PCR) ist die aktive Virusinfektion heute frühzeitig diagnostizierbar. Auch gibt es in vielen Fällen mittlerweile antivirale Substanzen, die prophylaktisch und therapeutisch erfolgreich eingesetzt werden können.

Zytomegalievirus

Die Infektion durch Zytomegalievirus (CMV) ist die häufigste und bedeutsamste Virusinfektion nach Transplantation, die in früheren Jahren bei Mangel an diagnostischen und therapeutischen Möglichkeiten ein hohes Maß an Morbidität und Mortalität verursacht hat. Die CMV-Infektion hat heute durch verbesserte Diagnostik und Therapie ihren Schrecken verloren, sollte aber als Morbiditätsfaktor immer in Betracht gezogen werden. Wie in der Abbildung 7.22 (S. 313) zu sehen, kommt es zur manifesten CMV-Erkrankung meistens 3–6 Wochen nach Transplantation, wenn der Immunstatus des Patienten reduziert ist.

Vorweg zur Begriffsdefinition:
- Eine **latente Infektion** ist asymptomatisch, ohne Krankheitswert und auch ohne Virusreplikation.
- Eine **aktive Infektion** zeigt Virusreplikation, kann aber asymptomatisch verlaufen.
- Ein **CMV-Syndrom** zeigt uncharakteristische Krankheitssymptome wie Fieber und Abgeschlagenheit sowie laborchemische Veränderungen wie Leukopenie und Transaminasenerhöhung.
- Eine **CMV-Erkrankung** geht mit Organbefall einher, z.B. Pneumonie oder gastrointestinale Entzündung und Ulzerationen.

Die Leitsymptome und Parameter der **aktiven CMV-Infektion** und **CMV-Erkrankung** sind zusammengefasst:
- Fieberspitzen (C-reaktives Protein normal oder nur leicht erhöht)

- allgemeine Schwäche, Myalgie etc.
- gastrointestinale Beschwerden bis hin zu Kolitis, Pankreatitis, Transaminasenerhöhung
- Husten und Dyspnoe bis hin zur interstitiellen Pneumonie mit dem Risiko der Superinfektionen (Pneumocystis-carinii-, Pilzpneumonie)
- Kopfschmerzen bis hin zur Enzephalitis (Retinitis)
- Leukopenie, Thrombopenie (CD4-Zellzahl niedrig)
- Verschlechterung der Nierenfunktion

Risikokonstellationen
Die Häufigkeit und Schwere einer CMV-Erkrankung nach Transplantation hängt von verschiedenen Faktoren ab. Die CMV-Infektion verläuft beim Gesunden latent, und ca. 50–80% der Bevölkerung sind je nach Alter einmal mit diesem Virus konfrontiert worden. Die Primärinfektion läuft beim Gesunden asymptomatisch oder nur mit den unspezifischen Symptomen einer Virusinfektion ab. Die serologische Diagnostik zeigt, ob sich ein Patient mit dem Virus auseinandergesetzt hat. In diesem Fall weist er IgG-Antikörper gegen CMV auf, bei frischer oder reaktivierter Infektion zeigen sich IgM-Antikörper, und bei fehlender Infektion ist die Serologie komplett negativ.

Auch hier wieder einige Begriffsdefinitionen:
- **Primärinfektion** bedeutet Erstkontakt mit dem Virus.
- **Reaktivierung** bedeutet erneute Virusreplikation, also aktive statt bisher latente Infektion.
- **Reinfektion** oder Sekundärinfektion bedeutet möglicherweise Zweitinfektion mit einem neuen Virusstamm.

So kann ein Transplantatempfänger bei Transplantation CMV-negativ und damit einem hohen Risiko ausgesetzt sein, durch einen positiven Spender eine Primärinfektion durchzumachen, und zwar vor allem zur Zeit der hohen Immunsuppression in der Anfangsphase nach Transplantation. Ideal für diesen Patienten wäre ein CMV-negatives Transplantat, doch diese Auswahl ist in Anbetracht des Organmangels und einer gewünschten baldigen Transplantation in der Regel nicht möglich. CMV-negative Empfänger mit CMV-positivem Transplantat gehören der Hochrisikogruppe an. Sie werden zu 100% serokonvertieren und mit einer Wahrscheinlichkeit von 60–80% erkranken, deshalb werden diese Patienten heute durch eine Prophylaxe mit Ganciclovir geschützt.

Es kann aber auch ein CMV-positiver Empfänger zum Risikopatienten werden, wenn er durch eine T-Zell-Antikörper-Induktionstherapie oder Abstoßungstherapie ein hohes Maß an Nettoimmunsuppression erfahren hat oder durch Reoperationen oder infektiöse Komplikationen anderer Art zusätzlich immunologisch geschwächt wurde. In diesen Fällen wird ebenfalls eine Prophylaxe mit Ganciclovir empfohlen.

Nicht gefährdet ist der CMV-negative Empfänger mit CMV-negativem Transplantat. Um mögliche zusätzliche Infektionsquellen durch Bluttransfusionen zu vermeiden, sollten nierentransplantierten Patienten CMV-negative leukozytenarme Konserven verabreicht werden.

Diagnostik

Es seien in diesem Rahmen die grundsätzlichen diagnostischen Möglichkeiten und ihre Relevanz für die Klinik diskutiert.

Die **serologische Diagnostik** der Anti-CMV-Antikörper der Klassen IgG und IgM ist in der Phase der Transplantationsvorbereitung relevant, um den CMV-Status – positiv oder negativ – von Spender und Empfänger zu definieren. In der Posttransplantationsperiode hat die serologische Diagnostik ihre Bedeutung verloren. Die Entwicklung von IgM-Antikörpern tritt meistens erst in der Rekonvaleszenzphase bei Primärinfektionen oder Reaktivierungen auf. Außerdem werden Antikörperbefunde durch Infusion von Immunglobulinpräparationen, die bei Immunglobulinmangel perioperativ verabreicht werden, unter Umständen verfälscht.

Die Virusdiagnostik aus dem Urin ist unbedeutend für den Nierentransplantierten. **Viruskulturen** aus dem Blut werden in seltenen Fällen angelegt, aber deren Ergebnis benötigt Wochen, sodass sie in der akuten Therapieentscheidung keine klinische Relevanz haben.

Die heute relevanten Bestimmungsmethoden sind der **Antigennachweis** und die **CMV-PCR**. Die Untersuchungen des pp65-Antigens (einem Proteinbestandteil der Virushülle) aus dem peripherem Blut ist schnell und zuverlässig. Die Ergebnisse sind innerhalb von maximal 48 Stunden verfügbar und geben einen Hinweis auf eine aktive Virusinfektion. So zeigte sich in klinischen Studien, dass mit dem Nachweis von pp65 zeitnah Krankheitssymptome auftraten.

> **Cave:** Das pp65-Antigen ist instabil. Die Blutprobe muss innerhalb von höchstens 6 Stunden im Labor sein, sonst wird der Test falsch negativ.

Besondere Bedeutung hat in letzter Zeit der CMV-DNA-Nachweis aus peripherem Blut bekommen. Mittels qualitativer PCR wird eine Virusreplikation nachgewiesen, das Ausmaß der Viruslast kann durch quantitative PCR-Methoden genauer bestimmt werden. Ein positiver PCR-Nachweis zeigt eine aktive Virusvermehrung, eine Reaktivierung oder Primärinfektion an. Die PCR-Methode weist die Virusvermehrung früher nach als die Bestimmung von pp65-Antigen und wird bereits mehrere Tage vor Erkrankungsbeginn positiv. Außerdem korreliert die Viruslast mit der Erkrankungshäufigkeit und -schwere sowie dem Ansprechen auf die virustatische Therapie. Auch der „DNA-Hybrid-Capture-Test" als Alternative zur PCR ist hoch spezifisch und sensitiv, kann aber falsch negativ sein bei Leukopenie oder vor Symptombeginn.

Zuletzt sei eine noch eher experimentelles virologisches Diagnostikverfahren genannt. Als Immunantwort auf das Virus werden Antigen- bzw. CMV-spezifische CD4- und CD8-T-Zellen gebildet. Erste Studien konnten zeigen, dass Patienten, die nicht in der Lage sind, CMV-spezifische CD4-Zellen zu vermehren, krankheitsgefährdeter sind als solche, die eine CMV-spezifische T-Zell-Reaktion zeigen. Eine Messung dieser CMV-spezifischen CD4-Zellen, zusätzlich zur Viruslast, könnte in Zukunft hilfreich sein, um die Abwehrlage und damit die Therapiebedürftigkeit eines Patienten besser einschätzen zu können.

Zur erweiterten, nicht spezifisch virologischen Diagnostik gehört als indirekter Hinweis auf eine Immunmodulation bzw. Immunsuppression durch CMV die Bestimmung der CD4- und CD8-Zellen, wobei die absolute CD4-Zellzahl bei CMV-Erkrankung deutlich reduziert ist. Außerdem werden ein Differenzialblutbild angefertigt, Transaminasen und Pankreasenzyme bestimmt sowie – bei Organbefall – radiologische oder endoskopische Diagnostik durchgeführt. Werden Körperflüssigkeiten (z.B. Bronchialsekret, Liquor) oder Gewebebiopsien (z.B. Magenschleimhaut, Niere) gewonnen, so sollten diese auf CMV untersucht werden.

Therapie, präemptive Therapie und Prophylaxe

Auf die spezifische antivirale Therapie wurde bereits oben hingewiesen. Die Substanz, die spezifisch die Virusreplikation vermindert ist **Ganciclovir**. Es wird intrazellulär zum aktiven Triphosphat phosphoryliert, und zwar in CMV-infizierten Zellen zehnfach häufiger und ist damit sowohl in der Prophylaxe als auch in der Therapie der Erkrankung wirksam. Die Dosierung richtet sich nach Nierenfunktion und wird intravenös in deutlich niedrigeren Dosen (2 × 5 mg/kg KG pro Tag) als oral (3 × 1 g pro Tag) verabreicht, da die enterale Resorption unzureichend ist. Die manifeste CMV-Erkrankung muss daher zur Sicherheit intravenös therapiert werden.

Die Nebenwirkungen von Ganciclovir sind gering, wenn es der glomerulären Filtrationsrate angepasst dosiert wird. Es kann in seltenen Fällen zur Nephro- oder Neurotoxizität kommen, meist sind diese Toxizitäten auf Überdosierungen zurückzuführen. Die bei AIDS-Patienten häufig beschriebenen Leukopenien treten bei nierentransplantierten Patienten selten auf, wenn sie nicht gleichzeitig andere myelotoxische Substanzen erhalten. Die Leukopenie ist viel häufiger Symptom der Erkrankung als Nebenwirkung von Ganciclovir.

Die Prophylaxe mit Ganciclovir kann oral erfolgen, sie wird bei Risikopatienten über 3 Monate gegeben. Hochrisikopatienten sind Patienten mit Primärinfektion (Donor positiv, Empfänger negativ) und CMV-positive Empfänger, die eine Therapie mit T-Zell-Antikörpern oder eine Abstoßungsbehandlung erhalten haben. Gefahr der Prophylaxe ist die Entwicklung von Virusresistenzen, wie sie bei hochimmunsupprimierten Patienten nach kombinierter Pankreas-Nieren-Transplantation bereits beobachtet wurden. In diesen Fällen muss auf die nephrotoxischen Substanzen Foscarnet oder Cidofovir ausgewichen werden.

Alternativ zu Ganciclovir hat sich in der Prophylaxe das oral applizierbare **Valaciclovir** als sehr wirksam erwiesen. Es ist eine Modifikation von Aciclovir aber besonders gut enteral resorbierbar. In Zukunft wird vermutlich auch das besser resorbierbare **Valganciclovir** zur Verfügung stehen, das in einer Dosierung von 900 mg pro Tag so gut wirksam ist wie intravenös verabreichtes Ganciclovir. Durch die verminderte Anzahl notwendiger Tabletten könnte die Compliance der Medikamenteneinnahme verbessert werden.

Bei CMV-Risikogruppen wird wegen der häufigen Superinfektion mit Pneumocystis carinii eine Low-Dose-Prophylaxe mit Cotrimoxazol für maximal 6 Monate nach Transplantation mit Ganciclovir kombiniert.

Präemptive CMV-Therapie bedeutet Ganciclovirgabe bei Nachweis einer Virusreplikation mittels CMV-PCR (oder pp65-Antigen), trotz fehlender Krankheitssymptome. Die präemptive Therapie ist möglich bei regelmäßigem Monitoring der Patienten einmal pro Woche mittels

CMV-PCR in den ersten 3 Monaten nach Transplantation. Sie ist derzeit anzuraten, da wir noch nicht im Voraus sagen können, welcher Patient auch ohne Therapie krankheitsfrei bleiben wird. Die päemptive Therapie sollte mindestens so lange verabreicht werden, bis die CMV-PCR über 2–3 Wochen negativ ist.

Die Therapie der manifesten CMV-Erkrankung sollte mit intravenöser Gabe von Ganciclovir erfolgen und nach Rückbildung der Krankheitssymptome durch eine orale Anschlussprophylaxe über ca. 1–2 Monate ergänzt werden. Bei lebensbedrohlichen oder mit Ganciclovir nicht beherrschbaren Infektionen ist eine zusätzliche Gabe von CMV-Hyperimmunglobulinen sinnvoll. Diese sollten aus Kostengründen nicht zur Prophylaxe oder Therapie leichter Infektionen eingesetzt werden, da sie, allein eingesetzt, zudem weniger wirksam sind als Ganciclovir. Grundsätzlich gilt, dass bei CMV-Erkrankung die Immunsuppression reduziert werden sollte, wenn irgend möglich (z.B. Zweifachtherapie aus Glucocorticosteroiden plus Ciclosporin A statt Dreifachtherapie inklusive Mycophenolatmofetil).

CMV-Infektion und Transplantatüberleben, Abstoßungsreaktionen und Immunsuppression

Ob der CMV-Infektion bei der chronischen Transplantatabstoßung eine Bedeutung zukommt, ist umstritten. Bei Herztransplantierten wurde eine vermehrte Koronarsklerose bei gleichzeitiger CMV-Erkrankung gezeigt. Dies ist in dieser Eindeutigkeit für die Nephrosklerose beim Nierentransplantierten nicht nachgewiesen. Opelz et al. haben in großen retrospektiven Analysen zeigen können, dass sich eine CMV-Prophylaxe bei Risikopatienten positiv auf das Transplantat- und Patientenüberleben auswirkt. Es ist unklar, ob durch CMV-Infektionen per se Abstoßungen begünstigt werden oder eher durch eine zu lange Reduktion der Immunsuppression bei CMV-Infektion. Sicher ist, dass durch vermehrte Abstoßungstherapie CMV-Reaktivierungen auftreten und damit der Patient,

wenn keine Prophylaxe betrieben wird, voraussichtlich erkrankt. Derzeit untersucht wird der mögliche Einfluss von CMV-Infektionen auf die Inzidenz der chronischen Abstoßung.

Ob durch bestimmte Immunsuppressiva ein besonders hohes Maß an CMV-Gefährdung gegeben ist, bleibt noch zu klären. Definitiv ist das Risiko einer CMV-Erkrankung bei Gabe von T-Zell-Antikörpern (ATG, OKT3) erhöht, da die CMV-spezifische, den Körper schützende T-Zell-Antwort unterdrückt wird. Dies gilt allerdings nicht in gleichem Maße für Antikörper gegen den Interleukin-2-Rezeptor. Selbstverständlich wird eine erhöhte Immunsuppression mit einem erhöhten CMV-Risiko einhergehen.

Epstein-Barr-Virus

Zwischen dem Zytomegalievirus und dem Epstein-Barr-Virus (EBV) bestehen Gemeinsamkeiten, und zwar bezüglich der Latenz, der Ausbreitung von Zelle zu Zelle, die der Überwachung durch T-Zellen unterliegt, und zusätzlich der ausgeprägten Onkogenität. Da die meisten Erwachsenen (> 95%) für EBV seropositiv sind, kommt es vor allem bei Kindern, die ein Transplantat von Erwachsenen erhalten, zu Primärinfektionen durch das Transplantat. Es kann eine Erkrankung mit Fieber und Allgemeinsymptomen auftreten, ähnlich dem CMV-Syndrom, manchmal auch mit Symptomen, die dem Bild der infektiösen Mononukleose mit Hepatitis und Milzvergrößerung entsprechen. Die wichtigste und häufigste Komplikation der EBV-Infektion ist jedoch die **PTLD** (post transplant lymphoproliferative disease, nach Transplantation auftretende lymphoproliferative Erkrankung), die bei EBV-Primärinfektion ca. vier- bis sechsfach häufiger auftritt (s. Abschnitt „Malignome und Nierentransplantation, 7.13, S. 322ff.). Nach zusätzlicher Therapie mit T-Zell-Antikörpern ist das Risiko eines Lymphoms auf ein Vielfaches erhöht. Eine engmaschige PCR-Diagnostik kann bei Risikopatienten zu einer präemptiven antiviralen Therapie mit Ganciclovir führen, das auch gegen EBV wirksam ist. Nach neueren Erkenntnissen ist eine Prophylaxe bei Risikopatienten noch geeigneter, um möglicherweise die Inzidenz von Lymphomen nach Transplantationen zu reduzieren. Größere Studien dazu liegen nicht vor. Einige Zentren raten davon ab, EBV-negative Empfängern dem Risiko einer Primärinfektion durch das Donororgan auszusetzen. Allerdings wird dadurch gerade bei Kindern die Transplantation verzögert. Auch in diesem Fall muss eine Risiko-Nutzen-Abwägung erfolgen. Hat man den Serostatus vor Transplantation, so ist man zumindest für die Komplikation sensibilisiert und kann rechtzeitige prophylaktische und therapeutische Maßnahmen treffen.

Hepatitis B und C

Für Hepatitisvirusträger gilt, dass diese Patienten allgemein häufiger zu Infektionen neigen und im Transplantat ein Rezidiv der Grunderkrankung bzw. eine hepatitisassoziierte Glomerulonephritis auftreten kann. Hepatitispatienten mit funktionierendem Transplantat versterben häufiger an Septikämien oder Lebererkrankungen (Leberzirrhose, hepatozelluläres Karzinom) als an kardiovaskulären Erkrankungen. Grundsätzlich gilt, dass so wenig wie möglich Immunsuppressiva gegeben und hepatotoxische Medikamente gemieden werden sollten. Im Falle der manifesten Lebererkrankung ist zu beachten, dass es zu einer verminderten Metabolisierung der über die Leber abgebauten Substanzen Ciclosporin A, Rapamycin oder Tacrolimus kommen könnte und daher eine Dosisreduktion erforderlich wird.

Hepatitis-B-Infektion

Bei Patienten mit chronisch persistierender Hepatitis und intakter Leberfunktion ist eine Transplantation vertretbar, v.a. beim jüngeren Patienten. Einige Studien zeigen ein vermindertes Patientenüberleben nach Transplantation verglichen mit Dialyse und verglichen mit Hepatitis-B-negativen transplantierten Patienten. Diese Beobachtung ließ sich in neueren Studien nicht bestätigen, zumindest nicht über den Zeitraum

von 10 Jahren. Es sollte aber während der Vorbereitung zur Transplantation und während der Wartezeit jährlich eine Hepatitis-B-Virus-Last bestimmt und nach Transplantation parallel zur Immunsuppression eine Therapie mit Lamivudin durchgeführt werden, ähnlich wie bei der Lebertransplantation. In der Phase der postoperativen hohen Immunsuppression sollte der antikörpernegative Patient Hepatitis-B-Immunglobuline erhalten. Im Langzeitverlauf sollte Alpha-1-Fetoprotein wegen der Gefahr des Leberzellkarzinoms überprüft werden. In der Regel kommt es nach Transplantation zumindest vorübergehend zu einer deutlichen Steigerung der Viruslast. Der Anteil von Hepatitis-B-Patienten in Deutschland liegt durch restriktive Transfusionspolitik, aktive Impfung und strenge Hygienemaßnahmen an der Dialyse unter 5%.

Hepatitis-C-Infektion

Die Hepatitis-C-Erkrankung ist in Deutschland mit einer Häufigkeit von ca. 15% seltener als in den südeuropäischen Ländern. Studien zum Verlauf der Hepatitis C und deren Folgen nach Transplantation stammen daher häufig aus südlichen Regionen. Das 10-Jahres-Überleben von Patienten mit Hepatitis C gegenüber Patienten ohne Hepatitis-C-Nachweis ist nicht reduziert. Untersuchungen zu Langzeitverläufen stehen aus, aber Erfahrungen zeigen, dass auch bei Hepatitis C Leberzirrhosen und in der Spätphase Leberzellkarzinome auftreten können. Ob die Häufigkeit bei transplantierten Patienten gegenüber der Dialysepopulation gesteigert ist, weiß man nicht. In der Transplantationsvorbereitungsphase sollte – aufgrund der heute zu 50% erfolgreichen Therapie der Hepatitis C mit Interferon und Ribavirin – eine Viruselimination versucht werden. Dies könnte gerade bei jüngeren Transplantatempfängern auf lange Sicht mit einer verminderten Morbidität und eventuell auch Mortalität assoziiert sein. Ribavirin ist derzeit im Rahmen von klinischen Studien für Dialysepatienten zugelassen und sollte in erniedrigter Dosierung mit ca. 800 mg pro Woche eingesetzt werden (unter Kontrolle des Ribaverinserumspiegels). Wegen der ribavirinbedingten Hämolyse ist eine Steigerung der Erythropoietindosierung schon vor Therapiebeginn wichtig, um Bluttransfusionen vermeiden zu können. Dieses Vorgehen ist bei PCR-positiven Patienten der Hepatitis-C-Therapie nach Transplantation vorzuziehen, da diese mit einem erhöhten Transplantatverlust einhergeht. Einziger Nachteil dieses Schemas ist, dass der Patient während der Hepatitis-C-Therapie nicht transplantabel ist.

Weitere Herpesviren

Auch Infektionen mit **Herpes-simplex-Virus** können bei Transplantierten schwere Verläufe zeigen. So kann es zu Organbefall mit interstitieller Pneumonie kommen. Häufiger und besonders gefährlich ist die Herpesenzephalitis, die sofort intravenös mit Aciclovir behandelt werden muss, da sie sonst zum Tode führt. Herpesinfektionen des Gastrointestinaltraktes können mit Ulzera einhergehen. Lokalisierte Infektionen im Haut- und Schleimhautbereich neigen zur vermehrten Ausbreitung und verzögerten Abheilung unter Immunsuppression. Bei einem solchen Verlauf ist eine orale Aciclovirtherapie zu empfehlen.

Zu Infektionen mit **Herpes zoster** kann es bei ca. 10% der Transplantierten im Rahmen der Immunsuppression kommen. Begleitend tritt meistens eine Leukopenie auf. Eine Therapie mit Azathioprin oder Mycophenolatmofetil sollte in diesen Fällen unterbrochen und eine orale Aciclovirbehandlung durchgeführt werden. Bei reduziertem Allgemeinzustand des Patienten empfiehlt sich eine intravenöse Aciclovirgabe unter stationären Bedingungen. Die Herpeszoster-Infektion ist eine Reaktivierung einer latenten Varizella-zoster-Infektion. Wird der transplantierte Patient unter Immunsuppression primär mit Varizella infiziert, so kann es zu einem fulminanten Verlauf kommen. Aus diesem Grund sollen alle Transplantierten, die mit Windpockenkranken oder Herpes-zoster-Patienten in Berührung kommen, unbedingt prophy-

laktisch mit Aciclovir und Immunglobulinen behandelt werden, wenn nicht sicher ist, dass sie Varizella-zoster-Antikörper besitzen, d.h. eine Windpockeninfektion durchgemacht haben.

Herpesviren der Gruppe 6 und 7 verursachen ähnliche Allgemeinsymptome wie das CMV und gehen mit Fieber und Leukopenie einher. An eine Co-Infektion mit HHV 6 oder 7 ist bei schwerem CMV-Verlauf zu denken. Auch bei fehlendem CMV-Nachweis, aber den klinischen Zeichen der CMV ist die Reaktivierung einer HHV-6- oder -7-Infektion eine Erklärungsmöglichkeit. Diese Infektionen sprechen auch auf Ganciclovirtherapie an.

Die HHV-8-Infektion nimmt eine Sonderstellung ein. Sie fällt auf durch das Auftreten eines Kaposi-Sarkoms (s. Abschnitt „Malignome und Nierentransplantation", 7.13, S. 322ff.).

Andere Viren

Weitere in der Transplantation wichtige Virusinfektionen sind **Papillomavirusinfektionen**. Sie werden mit Warzenbildung der Haut assoziiert, aber auch mit spinozellulären Karzinomen der Haut, die häufig an verschiedenen sonnenexponierten Stellen auftreten.

Die **Polyomaviren** (Typ BK-Virus, benannt nach den Initialen des Patienten, bei dem das Virus das erste Mal isoliert wurde) wiederum können zu Infektionen des Transplantates führen. Sie lösen eine interstitielle Nephritis des Transplantates aus, die histologisch manchmal nur schwer von einer Abstoßung unterschieden werden kann. Es kommt zur Verschlechterung der Nierenfunktion. Wegen Verdachts auf Abstoßung wird die Immunsuppression gesteigert, und die Nierenfunktion verschlechtert sich weiter. Diese Fälle wurden gerade in letzter Zeit unter Verwendung potenterer Immunsuppressiva wie Tacrolimus zusammen mit Antikörpertherapien beobachtet. Die Polyomavirusinfektion kann mittels Urindiagnostik (typische Decoyzellen), Nierenbiopsie (virustypische Veränderungen) und mittels BKV-PCR-Nachweis im Plasma verifiziert werden. Eine interstitielle Nephritis bei BKV wird bei 2–5% der Biopsien mit einem Häufigkeitsgipfel ca. 9 Monate nach Transplantation gesehen. Betroffen sind Patienten mit einer Anamnese von Abstoßungsreaktionen und besonders hoher Immunsuppression. Eine sterile Leukozyturie sollte an eine Polyomavirusinfektion denken lassen. Die einzige derzeitige Therapie besteht in Reduktion der Immunsuppression.

7.12.3 Pilzinfektionen

Pilzinfektionen sind opportunistische Infektionen. Dabei handelt es sich um systemische Infektionen, die für die geographische Region, wie Blastomykose, Kokzidiomykose und Histoplasmose, charakteristisch sind. Diese Erreger können Pneumonien oder zentralnervöse Störungen hervorrufen. Sie sind in unseren Zonen unwahrscheinlich. Wichtiger sind folgende opportunistischen Pilzinfektionen: **Aspergillose, Candidiasis, Mukormykose** und **Kryptokokkose**. Bei diesen Infektionen kommt es vor allem in den ersten 6 Monaten nach Transplantation entweder zur primären Besiedlung der Lunge oder der Nasennebenhöhlen (vorwiegend ausgelöst durch Aspergillen und Kryptokokken); ähnliche Symptome können auch Nokardien verursachen. Die Infektion kann auch entlang von Kathetern oder Wunden oder als Sekundärinfektionen nach antibiotischer Therapie z.B. beim Diabetiker auftreten. Alle Pilzinfektionen können bei fehlender Therapie oder später Diagnosestellung zu Metastasen in der Haut oder dem ZNS führen, was die Letalität erhöht und die Therapie erschwert. Die Therapie der Pilzerkrankungen umfasst die Azolderivate (cave Interaktionen mit Ciclosporin A) und bei systemischer Infektion das nephrotoxische Amphotericin B, das in großen Mengen Flüssigkeit gegeben werden muss. Alternativ kann bei Unverträglichkeit und enger Indikationsstellung das liposomale enkapsulierte Amphotericin eingesetzt werden, das weniger nephrotoxisch ist, aber extrem teuer.

Candida

Infektionen durch **Candida albicans** sind die häufigsten Pilzinfektionen nach Nierentransplantation. Eine Prophylaxe mit Nystatin kann Soorbildung in den Schleimhäuten verhindern. Candidainfektionen sind indirekt ein Hinweis auf ein hohes Maß an Immunsuppression und die allgemeine Infektionsgefährdung des Patienten. Der diabetische Patient unter antibiotischer Therapie ist dafür prädestiniert. Eine Candidainfektion im Bereich der Gefäßnaht kann zur Aneurysmabildung und Ruptur führen. Ebenso sollte eine Candidurie mit Leukozyturie beim Transplantierten behandelt werden, da eine systemische Pilzinfektion zur Sepsis und eine Ausbreitung von Pilzhyphen im Nierenparenchym zur Verschlechterung der Nierenfunktion führen kann. Im letzteren Fall ist eine Therapie mit Fluconazol nicht ausreichend, statt dessen sollte Amphotericin B verwendet werden.
Candida-glabrata-Infektionen sprechen häufig auf Azolderivate nicht ausreichend an und benötigen ebenfalls – bei klinisch relevanter Infektion – eine Therapie mit Amphotericin oder einem der neueren Fungistatika, die allerdings für den Nierentransplantierten noch nicht offiziell zugelassen und getestet sind.

Aspergillus

Ausgedehnte Aspergillusinfektionen verlaufen häufig letal. Schlüssel zum positiven Krankheitsverlauf ist die frühzeitige Diagnosestellung. Zur Diagnostik sollte bei Verdacht auf Aspergillose ein Thorax-CT auch bei noch unauffälligem konventionellem Thoraxröntgenbild durchgeführt werden, da in dieser Untersuchungstechnik schon kleine Pilzherde sichtbar werden. Eine Bronchoskopie ist zur Diagnosesicherung wichtig. Die Aspergillustherapie umfasst Amphotericin B in Kombination mit Ancotil zur Wirkungsverstärkung, nach Rückbildung der Herde sollte auf Itraconazol umgestellt werden. Auch hier sind vielversprechende neuere Fungistatika in

Entwicklung. Aspergillusinfektionen treten häufig nach Renovierungsarbeiten an Häusern auf.

Mukormykose

Die Mukormykose entsteht als opportunistische Infektion bei schwerkranken Patienten. Diese Pilze besiedeln Lunge, Nasennebenhöhlen und verlaufen fatal, wenn sie sich diffus ausbreiten und das ZNS mitbefallen. Diese Pilze werden eingeatmet, z.B. durch alte Nahrungsmittel, Brot und Obst. Die Therapie besteht aus Amphotericin B und chirurgischer Entfernung des lokalisierten Pilzherdes. Bei fehlendem nodulären Befall ist die Therapie meist aussichtslos.

7.13 Malignome und Nierentransplantation

Das Risiko, nach Nierentransplantation an einem Malignom zu erkranken, ist gegenüber der Normalbevölkerung deutlich erhöht. Dies ist als Folge der Immunsuppression zu deuten, durch die es zu einer verminderten T-Zell-Überwachung von Tumorantigenen kommt.

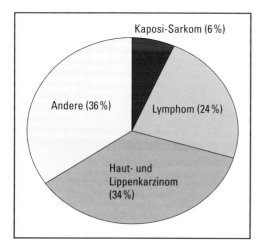

Abb. 7.23 Häufigkeit verschiedener Tumoren nach Nierentransplantation (mod. nach Penn 2000).

Charakteristischerweise treten Tumoren in niedrigerem Lebensalter als bei der Normalbevölkerung auf. Die kumulativen Dosierungen an Immunsuppression und in Besonderem an T-Zell-Antikörpern konnten in mehreren Untersuchungen mit dem gehäuften Auftreten von Malignomen assoziiert werden.

Die Tumorrate pro Jahr liegt bei 1–2% und nimmt nach 10 Jahren erfolgreicher Transplantation exponentiell zu. Die in der Transplantationspopulation auftretenden Tumoren unterscheiden sich von denen der Normalbevölkerung mit einem Überwiegen von spinozellulären Hauttumoren und Lymphomen (Abb. 7.23).

7.13.1 Post Transplant Lymphoproliferative Disease

Beim Nierentransplantierten ist das Risiko für eine **lymphoproliferative Erkrankung** (post transplant lymphoproliferative disease, PTLD) um das 10- bis 50fache gegenüber der Normalbevölkerung gesteigert. Besonders mit Epstein-Barr-Virus (EBV [HHV4]) assoziierte B-Zell-Lymphome stehen im Vordergrund (Abb. 7.24). Sie treten gehäuft bei EBV-Primärinfektionen in der Frühphase nach Transplantation auf. Das Risiko wird erhöht durch Gabe von T-Zell-Antikörpern. Diese Lymphome reichen von polyklonalen benignen B-Zell-Hyperplasien bis zu monoklonalen malignen B-Zell-Lymphomen. Therapie der Wahl, die besonders bei frühen Formen erfolgreich ist, besteht aus Reduktion der Immunsuppression und antiviraler Therapie, bevorzugt mit Ganciclovir. Eine Therapie mit Anti-CD20-Antikörpern (Rituximab) hat sich mittlerweile als besonders erfolgreich erwiesen.

Die Lymphome manifestieren sich häufig auch extranodal mit Befall von inneren Organe oder der Haut. Auch zerebrale Metastasen werden beobachtet, zudem kann das Transplantat selbst betroffen sein. Falls die Erkrankung nicht beherrschbar ist, muss das Transplantat entfernt

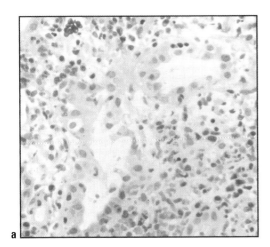
a

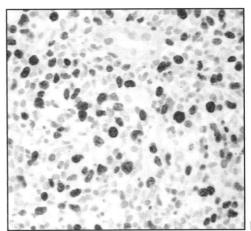
b

Abb. 7.24 Mit Epstein-Barr-Virus (EBV) assoziierte PTLD (post transplant lymphoproliferative disease) im Nierentransplantat bei EBV-Primärinfektion:
a Lichtmikroskopisches Bild einer Lymphozyteninfil- tration im Transplantat, klinisch Anstieg des Serum- kreatinins und Fieber;
b B-Zell-Infiltration, identifiziert durch spezifische Färbung mit CD19-Antikörpern, Diagnose: PTLD.

werden. Lymphome, die in der Spätphase mehr als 10 Jahre nach Transplantation auftreten, sind häufiger T-Zell-Lymphome und sprechen auf eine Reduktion der Immunsuppression und anti- virale Therapie selbst bei EBV-Nachweis selten an. Auch bei zytostatischer Therapie ist die Prognose oft infaust.

7.13.2 Kaposi-Sarkom

Kaposi-Sarkome werden mit der Infektion durch **humanes Herpesvirus 8 (HHV 8)** in Verbin- dung gebracht und treten nach Transplantation insbesondere bei Patienten aus dem Mittelmeer- raum auf. Ein Kaposi-Sarkom ist eine maligne Erkrankung, die von proliferierenden Spindel- zellen der Haut ausgeht und dort mit dunkel ver- färbten Papeln auffällt, aber auch zu Schleim- hauttumoren führen kann. Bei Transplantierten findet man häufig die kutane Form mit milde- rem Verlauf. Eine Reduktion der Immunsuppres- sion reicht als Therapie oft aus. In manchen Fäl- len sind eine Bestrahlung und eventuell eine Interferontherapie mit dem Risiko der Trans- plantatabstoßung erforderlich. Bei AIDS-Pa-

tienten zeigte sich eine verminderte Inzidenz unter antiviraler Therapie mit Ganciclovir. Ka- posi-Sarkome treten besonders häufig im ersten Jahr nach Transplantation auf und stellen ca. 5% aller Tumoren transplantierter Patienten dar.

7.13.3 Solide Tumoren

Bei den soliden malignen Tumoren stehen die **Hauttumoren** im Vordergrund und werden ge- häuft bei starker Sonnenexposition beobachtet, z.B. bei Patienten in Australien. Im Unterschied zu der Normalbevölkerung, die gehäuft Basal- iome haben, handelt es sich beim Nierentrans- plantierten um spinozelluläre Karzinome der Haut, die oft multipel auftreten und auch meta- statisch wachsen können und damit malignen Charakter bekommen. Sie müssen exzidiert wer- den. Vorläufer dieser Hauttumoren sind eine Warzenneigung der Patienten und eine Assozia- tion mit dem Typ 5 des humanen Papillomavirus. Auch Lippenkarzinome sind vermehrt zu beob- achten. Melanome treten doppelt so häufig auf wie in der Normalbevölkerung und haben eine äußerst schlechte Prognose.

An anderen soliden Tumoren sind vermehrt Tumoren im **Perineum** und an der **Zervix** aufgefallen, diese werden mit den Typen 16 und 18 der Papillomaviren assoziiert. Regelmäßige gynäkologische Untersuchungen sind erforderlich. Analog sollten männliche Transplantierte regelmäßig eine Prostatavorsorgeuntersuchung durchführen lassen inklusive Kontrolle des prostataspezifischen Antigens (PSA).

Bei Patienten mit Hepatitis B oder C in der Vorgeschichte ist an das gehäufte Auftreten von primären **Leberzellkarzinomen** zu denken. Regelmäßige Ultraschallkontrollen und Verlaufsuntersuchungen vor und nach Transplantation sowie Kontrollen von α_1-Fetoprotein machen zumindest eine Früherkennung möglich, bei der dann eine chirurgische Intervention erfolgreich sein kann.

Tumoren der **Eigennieren, Nierenzellkarzinome**, Tumoren der **ableitenden Harnwege** oder der **Blase** sollten bei langzeittransplantierten Patienten nicht außer Acht gelassen werden, insbesondere bei solchen mit einer Analgetikanephropathie als Grunderkrankung. Manche Zentren empfehlen bei dieser Risikogruppe die beidseitige Nephrektomie der Eigennieren, was natürlich vor der Blasentumorerkrankung nicht schützt. Auch gibt es De-novo-Nierenzellkarzinome im Transplantat, bei diesen sollte wie bei Nierengesunden eine Tumorexzision im Gesunden versucht werden; wenn dies nicht möglich ist, muss die Niere entfernt werden.

Im Gegensatz zu den Beobachtungen bei den früh nach Transplantation entstehenden Lymphomen gibt es bei Karzinomen keine gesicherten Daten, dass ein Absetzen der Immunsuppression tatsächlich die Tumorprogression bzw. die Ausbildung weiterer Metastasen verhindert. Eine so niedrig wie möglich dosierte Immunsuppression ist zu empfehlen, jedoch ist bei einem Patienten mit bestehender Metastasierung des Karzinoms ein Absetzen der Immunsuppression mit drohender erneuter Dialysepflicht wegen Abstoßung kaum zu verantworten und wird auch nach eingehender Aufklärung in der Regel vom Empfänger abgelehnt.

7.14 Langzeitaspekte nach Transplantation

Zum Abschluss seien noch zwei wichtige Langzeitaspekte nach Nierentransplantation angesprochen.

7.14.1 Kardiovaskuläre Morbidität

In den Abschnitten Hochdruck, Hyperlipidämie und Diabetes mellitus sowie bei der Berücksichtigung der unerwünschten Nebenwirkungen von Immunsuppressiva wird klar, wie vielfältig und ausgeprägt das kardiovaskuläre Morbiditätsrisiko des nierentransplantierten Patienten ist, ganz zu schweigen von den in der Vorphase der Transplantation abgelaufenen Schädigungen wie langjähriger renaler Hochdruck oder Gefäßverkalkung bei sekundärem Hyperparathyreoidismus. Weiterhin werden bei 25% aller Patienten der Warteliste Retransplantationen vorgenommen, d.h. die Patienten haben schon Jahre unter Immunsuppression und den Nebenwirkungen dieser Immunsuppressiva hinter sich. Auch werden ältere, kardiovaskulär vorgeschädigte Patienten in der Mehrzahl der Fälle nicht von der Transplantation ausgeschlossen. Insofern sind die Prävention und Therapie kardiovaskulärer Erkrankungen in das Zentrum der Behandlung nach Nierentransplantation gerückt.

Bei den einzelnen Immunsuppressiva wurde auf das kardiovaskuläre Risikoprofil der Calcineurinphosphatase-Inhibitoren, der Glucocorticosteroide und des Rapamycins hingewiesen. Im Prinzip müsste man verschiedene immunsuppressive Protokolle auf ihre Effizienz, das kardiovaskuläre Risiko gering zu halten, untersuchen. Das ist bei der Vielzahl der Kombinationsmöglichkeiten von Immunsuppressiva kaum durchführbar, insbesondere weil Co-Faktoren wie die Abstoßungsinzidenz mitberücksichtigt werden müssten. Da wir aber die immunologischen Risiken eines Patienten kennen und die nichtimmunologisch bedingten Nebenwirkungen einzelner Immunsuppressiva sowie ihre immunsuppressive Effizienz, können wir mit einiger Erfahrung die adäquat erscheinende Immunsuppression für den einzelnen Patienten wählen. Ergänzend sollten aber Hyperlipidämie und Bluthochdruck – wie in den entsprechenden Abschnitten geschildert – konsequent eingestellt werden.

Es gibt bisher keine Studien zur Beeinflussung der kardiovaskulären Morbidität und Mortalität nach Nierentransplantation; dagegen ist bekannt, dass Transplantierte ein erhöhtes kardiovaskuläres Risiko gegenüber der Normalbevölkerung haben. Anzunehmen ist, dass in Analogie zu nichttransplantierten Patienten durch präventive Maßnahmen die kardiovaskuläre Morbidität und vielleicht auch die chronische Transplantatvaskulopathie reduziert werden können. Der Mangel an Studien zeigt aber auch, dass den Themen Hochdruck und Hyperlipidämie in diesem Zusammenhang bisher zu wenig Beachtung geschenkt wurde. Ein Kardiologisches Routinediagnostikprogramm für den Nierentransplantierten sollte umfassen: Blutzuckerwert 2 Stunden postprandial, HDL/LDL-Cholesterin-Profil, 24-Stunden-Blutdruckmessung, Herzecho, Karotis-Doppler und bei Bedarf Koronarangiographie. Die Therapie sollte beim gefährdeten Patienten Statine, ACE-Hemmer, Betablocker und Acetylsalicylsäure beinhalten.

7.14.2 Schwangerschaften und Transplantation

Eine Familienplanung wird für viele junge Dialysepatienten erst möglich durch eine erfolgreiche Transplantation. Bei männlichen Patienten ist die Fertilität bei 75% der Patienten erhalten, Ciclosporin A und Azathioprin haben bisher keine nennenswerten teratogenen Effekte gezeigt. Manchmal treten nach Transplantation unter Ciclosporin und antihypertensiver Therapie aber auch Potenzstörungen auf.

Frauen sind in der Regel unter Dialysebehandlung infertil aufgrund anovulatorischer Zyklen oder Amenorrhö. Schon 1–2 Monate nach erfolgreicher Transplantation kann bei guter Nierenfunktion eine Ovulation auftreten und die Patientin fertil werden. Darüber sollten die Patientinnen aufgeklärt werden und, wenn sie im gebärfähigen Alter sind, eine medikamentöse Antikonzeption mit niedrig dosiertem Östrogenanteil erhalten. Eine Schwangerschaft ist durchaus möglich, wenn bestimmte Forderungen erfüllt sind:

- stabile Nierenfunktion (Serumkreatinin unter 2 mg/dl, fehlende Proteinurie)
- ausreichender Abstand zur Transplantation (über 1 Jahr)
- gut eingestellter Blutdruck (Werte unter 140/90 mmHg)

Unter diesen Bedingungen verläuft eine Schwangerschaft bei 90% der Patientinnen erfolgreich. Trotzdem handelt es sich um eine **Risikoschwangerschaft**, deshalb sollte der Nephrologe die Schwangerschaft konsiliarisch begleiten. Regelmäßige Tests der Nierenfunktion, des Blutdrucks, des Ciclosporinspiegels, von Proteinurie, Sediment, sonographischem Befund und Bestimmung der Virusserologie – insbesondere Herpes simplex – sind wichtig. Hochdruck und Proteinurie treten im 3. Trimester viermal häufiger auf als bei Nierengesunden, sind aber nach Entbindung meist reversibel und entsprechen nicht dem Bild einer Eklampsie. Bei wirklicher Eklampsie ist die Geburt zum Wohl der Patientin frühzeitig künstlich einzuleiten.

Azathioprin und Ciclosporin A, aber wohl auch die neueren Immunsuppressiva Tacrolimus und Mycophenolatmofetil sind nicht fruchtschädigend, allerdings kommt es in der Anfangsphase der Schwangerschaft zum deutlichen Abfall des Ciclosporinspiegels, sodass die Dosis angepasst werden muss. Ebenso gilt dies nach der Entbindung im umgekehrten Sinn. Das Kind muss abgestillt werden, da es sonst über die Muttermilch immunsuppressiv wirksame Mengen von Ciclosporin A erhält.

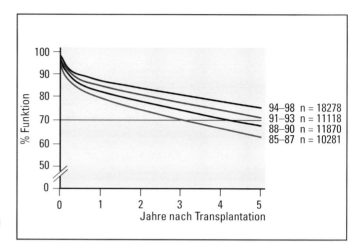

Abb. 7.25 Verbesserung des prozentualen Jahrestransplantatüberlebens 1985–1998 (mod. nach Wujciak et al. 2000).

Harnwegsinfektionen treten zu 40% häufiger auf und sollten behandelt werden. Ein signifikanter Harnstau sollte ausgeschlossen werden. Häufig kommt es bei transplantierten Patientinnen zur frühzeitigeren Entbindung, und die Kinder sind etwas untergewichtig. Eine Therapie mit ACE-Hemmern soll spätestens ab dem 4. Schwangerschaftsmonat vermieden werden.

Eine hochgradige Anämie muss behandelt werden. Bei eingeschränkter Nierenfunktion ist die Gefahr des Abortes größer. Nach Entbindung ist darauf zu achten, dass wiederum Blutdruck, Nierenfunktion und Volumenhaushalt überwacht werden.

7.15 Ausblick

7.15.1 Ergebnisse nach Nierentransplantation

Auf die Transplantatüberlebensraten in Abhängigkeit von verschiedenen Einflussgrößen wie Spenderalter, HLA-Kompatibilität und Bluthochdruck des Empfängers wurde in den verschiedenen Abschnitten bereits hingewiesen. Insgesamt kann man sagen, dass sich das Trans-

plantatüberleben in den letzten Jahren immer weiter verbessert hat, und dies trifft auch für das allgemeine Patientenüberleben zu, sowohl unter Dialyse als auch nach Transplantation (Abb. 7.25, 7.26).

Diese Verbesserungen sind auf Fortschritte in der Immunologie, der immunsuppressiven Therapie und der Abstoßungsdiagnostik, aber auch der Infektionsdiagnostik und -therapie zurückzuführen. Für die nahe Zukunft gilt es, diese Standards zu halten oder zu verbessern unter Verwendung der bisher verfügbaren immunsuppressiven Therapie.

In den folgenden beiden Abschnitten werden mögliche Therapieoptionen der Zukunft angesprochen, mit deren realistischer Umsetzung in die klinische Praxis für die nächsten 5 Jahre noch nicht zu rechnen ist.

7.15.2 Xenotransplantation

Unter Xenotransplantation verstehen wir die Transplantation von Organen zwischen unterschiedlichen Arten, also auch von Tierorganen auf den Menschen. In der Pionierphase der Nierentransplantation wurde die Xenotransplantation versucht und scheiterte. Mit Zunahme des immunologischen Wissens verstand man, dass

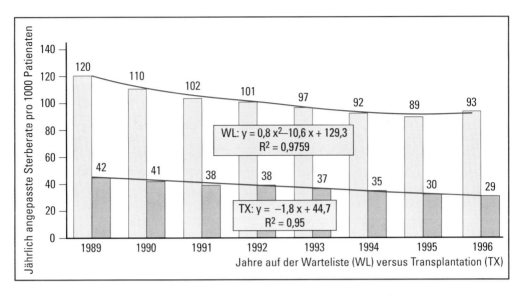

Abb. 7.26 Verbesserung des Patientenüberlebens an Dialyse und Transplantation (mod nach Meier-Kriesche et al. 2001).

Tierorgane mit speziesspezifischen Proteinen eine Transplantation auf den Menschen unmöglich machen. Durch neue Erkenntnisse in der Molekularbiologie ist man mittlerweile so weit, dass man Tierorgane derart modifizieren kann, dass sie für den Menschen in Zukunft vielleicht doch als Spenderorgane verfügbar sein könnten. Diese Überlegungen sind immer unter dem Gesichtspunkt des enormen Organmangels zu verstehen. Weltweit warten pro Jahr über 150000 Patienten auf ein Spenderorgan (Niere, Herz etc.), und nur ein Drittel der Patienten kann tatsächlich transplantiert werden.

Von den Tierarten, die für eine Transplantation in Frage kommen, würde man zunächst an sog. konkordante, d.h. phylogenetisch nahe stehende Organismen wie Menschenaffen denken. Die Übertragung dieser Organe aber verbietet sich aus ethischen Gründen und birgt auch gerade wegen der verwandten Art die Übertragung von Krankheitserregern in sich. Ein Tier, das dem Menschen phylogenetisch entfernter ist, ist das Hausschwein. Es ist als Nahrungsmittellieferant und Haustier etabliert und damit in seiner Nutzung gesellschaftlich akzeptiert: Es ist von

der Größe der Organe gut kompatibel mit den Organen des Menschen. Außerdem wurden Herzklappen vom Schwein und Schweineinsulin über Jahrzehnte eingesetzt, wobei die Übertragung von Infektionserkrankungen vom Schwein auf den Menschen praktisch nicht vorgekommen ist.

Immunologie der Xenotransplantation

Im Einzelnen sei nun auf die immunologischen Aspekte der Xenotransplantation eingegangen.

Hyperakute Abstoßung

Bei der Transplantation eines Schweineorgans auf den Menschen bzw. alternativ auf einen Primaten kommt es zur hyperakuten Abstoßung mit Endothelschaden, Thrombose der Gefäße, Hämorrhagien und Ischämie des Organs. Es handelt sich um eine komplementvermittelte Reaktion, die durch Antikörper ausgelöst wird. Als nichtkompatibles Antigen auf der Oberfläche von Schweineendothelien wurde ein Glykoprotein aGAL entdeckt, gegen das der Mensch natürliche Antikörper besitzt. Durch Behandlung mittels Plasmaseparation und molekulare Veränderungen der Endothelzelloberfläche durch Enzyme konnte die Abstoßungsreaktion im Tiermodell gemindert, aber nicht eliminiert werden. Es zeigte sich, dass noch weitere Endothelzellantigene zur komplementabhängigen hyperakuten Abstoßung führen. Durch komplementinhibierende Substanzen wie Kobragiftfaktor konnte die hyperakute Abstoßung vermieden werden.

Beim Menschen wird die Komplementaktivierung durch speziesspezifische Komplementregulatoren feinmoduliert. Beteiligte Komplementfaktoren sind DAF (decay accelerating factor), CD59 und MCP (membrane cofactor protein). In vitro konnte die Zerstörung von Schweineendothelien verhindert werden, wenn diese Endothelien humanes DAF exprimierten. Es konnten transgene Schweine gezüchtet werden, deren Endothelien humanes DAF exprimieren, und Verpflanzungen von Niere und Herz auf Primaten waren bei diesen Tieren erfolgreich. Mittlerweile wurden auch transgene Schweine für CD59 und MCP gezüchtet. Mit diesen molekular veränderten Schweinen scheint die hyperakute Abstoßung überwunden zu sein.

Akute vaskuläre Abstoßung

Nach Ausschalten der hyperakuten vaskulären Abstoßung kommt es im Tiermodell zu Zeichen einer am ehesten antikörpervermittelten akuten vaskulären Abstoßung. Histologisch zeigt sich eine Einengung des Gefäßlumens mit entzündlicher Reaktion der Endothelien. Eine Endothelzellaktivierung wird auch durch Nachweis von Zelladhäsionsmolekülen und Zytokinen gezeigt. Letztendlich kommt es auch bei vaskulärer Abstoßung zur Thrombose des Transplantates nach im Mittel 30 Tagen. Durch Plasmaseparation kann die akute vaskuläre Abstoßung vermindert werden. Auch zeigten immunsuppressive Protokolle, die eine Cyclophosphamidinduktionstherapie zur Verminderung der Antikörperproduktion einsetzten, zusammen mit einer Dreifachtherapie aus Glucocorticosteroiden, Ciclosporin

A und Mycophenolatmofetil oder Rapamycin ein verbessertes Transplantatüberleben.

Außer der Elimination von Antikörpern oder der supprimierten Bildung von Anti-Endothelzell-Antikörpern hat man Versuche durchgeführt, die eine sog. Akkommodation des Endothels ermöglichen. Durch die Überexpression von das Endothel schützenden Molekülen, wie der antiapoptotischen Moleküle bcl2 oder bclxl und des antikoagulatorisch wirkenden endothelzellspezifischen Thrombomodulins auf der Endothelzelloberfläche, verspricht man sich auch Verbesserungen des Transplantatüberlebens. Da wohl auch den Thrombozyten nach Gefäßthrombose eine lokal aktivierende Rolle zukommt, könnten auch Plättchenaggregationshemmer sinnvoll sein.

Akute zelluläre Abstoßung

Da in den meisten Tierversuchen die Transplantate durch das Auftreten von hyperakuten Abstoßungen oder akuten vaskulären Abstoßungen verloren wurden, kann man die Bedeutung der bei Allotransplantaten üblichen zellulären Abstoßung für die Xenotransplantation nicht abschätzen. Aus Untersuchungen in vitro aber geht hervor, dass menschliche T-Zellen porcine MHC erkennen können und es damit auch zur fremdantigenspezifischen T-Zell-Antwort kommen kann. Sowohl eine direkte als auch eine indirekte Antigenprozession sind möglich. Dies lässt vermuten, dass nach Überwinden der antikörpervermittelten vaskulären Abstoßungen die uns bekannten zellulären Abstoßungen ebenso auftreten und eine dauerhafte, der bei Allotransplantation eingesetzten ähnliche Immunsuppression notwendig wird. Auch das Problem der chronischen Abstoßung ist mit der Xenotransplantation gewiss nicht gelöst.

Neben Abstoßungsreaktionen sind auch einige physiologische Funktionen, die von einer normalen Niere geleistet werden, z.B. die Produktion humanen Erythropoietins (EPO), von der Schweineniere nicht zu leisten, bzw. porcines Erythropoietin erkennt nicht den humanen EPO-Rezeptor. Dieses Problem lässt sich aber leicht durch Gabe von rekombinantem humanem Erythropoietin, einmal pro Woche subkutan appliziert, beheben.

Infektionen

Die Xenotransplantation kann nur dann für den Menschen eine therapeutische Option werden, wenn sie auch im Hinblick auf potenzielle Infektionen Sicherheit bietet. Zwar können Schweine unter besonderen mikrobiologischen Bedingungen, einem sog. SPE (specific pathogen free environment), gehalten werden und damit arm an Krankheitserregern sein. Trotzdem ist nicht mit letzter Sicherheit auszuschließen, dass Zoonosen vom Schwein auf den Menschen übertragen werden und sich insbesondere unter den besonderen Bedingungen der Immunsuppression ausbreiten. Zwar sind aus der Schweinehaltung in der Landwirtschaft keine derartigen Infektionen beobachtet worden, jedoch konnte kürzlich ein porcines Retrovirus (PERV) identifiziert werden, das in der Lage ist, humane Zellen zu infizieren. Dieses Virus ist im Schwein mit keiner Infektionserkrankung assoziiert, und die Zahl der Viren ist gering, da die im Schweinegenom vorkommenden PERV-Kopien weitgehend defekt sind. Trotz allem ist die Möglichkeit einer Pathogenität dieses Virus beim Menschen nicht auszuschließen. Weiterhin weiß man, dass Menschen, die z.B. eine extrakorporale Leberperfusion mit Schweinelebern im Rahmen eines Leberversagens erfahren haben, keine PERV-Infektion zeigten. Bezüglich der in der Allotransplantation relevanten Viren wie z.B. des Zytomegalievirus besteht der Nachteil, dass Schweine-CMV nicht auf Ganciclovirtherapie anspricht. Insgesamt muss gefordert werden, wenn es nach Überwindung immunologischer Schwierigkeiten tatsächlich zu einer Übertragung von Schweineorganen auf den Menschen kommt, dass eine engmaschige mikrobiologische Kontrolle der Spendertiere stattfindet. Aber auch die Überwachung des Empfängers und seiner Angehörigen ist notwendig, um die Ausbreitung bis heute noch nicht bekannter potenzieller Infektionen beim Einzelnen, aber auch in der Gesellschaft zu vermeiden.

Die interdisziplinäre Zusammenarbeit zwischen Infektiologen, Immunologen, Transplantationsmedizinern sowie Molekularbiologen und Medizinethikern ist gefordert, um den optimalen Nutzen aus der Therapie zu ziehen und mögliche Gefahren rechtzeitig zu erkennen und zu verhindern. Eine realistische Umsetzung des molekularen Wissens in die Klinik ist gerade aus ethischen Überlegungen noch nicht absehbar.

7.15.3 Toleranzinduktion beim Empfänger

Die Induktion einer spezifischen Immuntoleranz gegenüber einem definierten Fremdantigen bei gleichzeitiger Reaktionsbereitschaft des Immunsystems gegenüber allen anderen Antigenen, z.B. im Rahmen von Infektionen oder Tumoren, ist der Traum des Transplantationsmediziners. Immuntoleranz bedeutet Freiheit von akuter und/oder chronischer Abstoßung ohne dauerhafte Immunsuppression.

Man unterscheidet in diesem Zusammenhang eine zentrale und eine periphere Immuntoleranz sowie die Begriffe Deletion antigenspezifischer T-Zellen, Anergie antigenspezifischer T-Zellen und sog. regulatorische T-Zellen oder Suppressorzellen.

Die **zentrale Toleranz** entsteht im Thymus während der menschlichen Entwicklung, ein Beispiel dafür ist die Toleranz gegenüber Selbstantigenen. Autoreaktive T-Zellen werden zu einem bestimmten Zeitpunkt der Reifung im Thymus durch Apoptose zerstört (Deletion). Auf diesem Wege entsteht die Toleranz gegenüber Selbstantigenen. Diese Toleranzentstehung kann durch Immunsuppressiva gestört werden, da die primäre Erkennung von Fremdantigen durch den T-Zell-Rezeptor Voraussetzung ist. Klinisch versucht man diese zentrale Toleranz zu erzeugen durch Infusion von Knochenmarkzellen des

Spenders; man erwartet dabei die Entstehung eines Mikrochimärismus, d.h. Spenderzellen (Spenderlymphozyten oder aus hämatopoetischen Stammzellen differenzierte Gewebszellen) überleben bzw. existieren weiter im Empfänger, ohne eliminiert zu werden. Ein weiterer Ansatz zur Erzeugung zentraler Toleranz ist die intrathymale Injektion von Donorantigen und die gleichzeitige Gabe von Antilymphozytenantikörpern als sog. **Konditionierung**. Im Tiermodell sind diese Toleranzinduktionen untersucht worden; beim Menschen werden momentan Protokolle überprüft, in denen Knochenmarkzellen des Donors bei solider Organtransplantation infundiert werden unter gleichzeitiger Gabe von Antilymphozytenantikörpern. Als Maß der Toleranzinduktion wird anschließend die Entstehung von Mikrochimärismen untersucht.

Bei der **peripheren Toleranz** werden die Begriffe Anergie und regulatorische T-Zellen diskutiert. Bei der **Anergie** entstehen funktionslose antigenspezifische T-Zellen. Signal 1 der T-Zell-Aktivierung wird gesendet, d.h. der T-Zell-Rezeptor trifft auf das durch antigenpräsentierende Zellen (APZ) dargebotene Fremdantigen und wird aktiviert. Für die Proliferation dieser antigenspezifischen T-Zellen aber ist ein sog. 2. Signal notwendig, nämlich die Bindung sog. co-stimulatorischer Moleküle auf T-Zellen an ihre Liganden auf den APZ. Die klassischen co-stimulatorischen Moleküle sind CD28 auf T-Zellen und CD80/86 (B7-1 und -2) auf antigenpräsentierenden Zellen sowie Fas (CD40) und Fas-Ligand (CD40L oder CD154). Durch Blockade des 2. Signals durch Antikörper oder Fusionsproteine entstehen anerge antigenspezifische T-Zellen, die in vivo keine klonale Expansion zeigen. Auch bei dieser Art der Toleranzinduktion ist die Aktivierung der T-Zell-Rezeptoren (Signal 1) notwendig, und daher können bei solchen Immuntoleranzprotokollen bestimmte Immunsuppressiva wie Ciclosporin A störend wirken. Rapamycin hingegen scheint Signal 1 nicht zu verhindern und kann eingesetzt werden. Im

Tiermodell hat sich der Einsatz eines Antikörpers gegen Fas-Ligand (CD154) zusammen mit CTLA4-IgG – einem Fusionsprotein, das CD80/86 bindet – als erfolgreich erwiesen. Bei dem Fusionsprotein, das immunmodulatorisch wirkt, ist der Fc-Anteil humanen IgGs gekoppelt an die extrazelluläre Domäne von CTLA4. CTLA4 bindet mit hoher Affinität an CD80/86 auf APZ und verhindert die Interaktion mit CD28 auf T-Zellen. Beim Menschen sind derzeit Therapieversuche mit diesen Fusionsproteinen in Erprobung; auch wurden Anti-CD154-Antikörper erfolgreich als Immunsuppressiva eingesetzt, jedoch wegen intolerabler Nebenwirkungen (erhöhtes Thromboserisiko) wurde die Studie abgebrochen. Andere Antikörper gegen CD154 werden derzeit entwickelt, sodass dieses Therapiekonzept weiter verfolgt wird. Auch wurden weitere co-stimulatorische Moleküle definiert (z.B. ICOS), gegen die ebenfalls Antikörper generiert wurden und die auch in experimenteller Erprobung sind. Ein weiteres Toleranzinduktionsregime, das im Affenmodell untersucht wurde und erfolgreich war, beinhaltet den Einsatz von Anti-CD3-Antikörpern zusammen mit dem Immunsuppressivum 15-Desoxispergualin.

Zuletzt sei auf die Rolle sog **regulatorischer T-Zellen** eingegangen, die lange in Vergessenheit geraten waren. Dieses Gebiet der Immunologie wird momentan intensiv beforscht. Unter dem Einfluss unterschiedlicher Zytokine und Wachstumsfaktoren entstehen T-Zellen, die auf das Verhalten bzw. Überleben der übrigen T-Zellen Einfluss nehmen und – vereinfacht ausgedrückt – die Immunantwort in Richtung Toleranz lenken können, indem sie suppressorisch auf aktivierte T-Zellen wirken. Man weiß heute, dass regulatorische T-Zellen CD25-positive Zellen sind. Damit besteht die Schwierigkeit, dass regulatorische T-Zellen den gleichen Oberflächenmarker tragen wie antigenspezifische aktivierte T-Zellen. Ziel wäre es, regulatorische T-Zellen zu vermehren und damit die Immunantwort in Richtung Toleranz zu unterstützen.

Trotz der Fortschritte im Verständnis der Immuntoleranz bleibt die klinische Toleranzinduktion beim Menschen eine Herausforderung der Transplantationsforschung. Ziel ist es, Toleranzprotokolle zu entwickeln, die mit einem akzeptablen Nebenwirkungsprofil einhergehen und möglicherweise keine komplette Toleranz erzeugen, aber eine minimale Dauerimmunsuppression ermöglichen. Zur Überwachung des Immuntoleranzstatus des Patienten müssen allerdings dann auch geeignete Immuntoleranz-Assays zur Verfügung stehen. Eine Möglichkeit ist sicher, die donorspezifische Immunantwort des Empfängers in regelmäßigen Abständen in vitro zu überprüfen und Mikrochimärismen zu verfolgen. Der intraindividuelle Verlauf dieser Reaktionen wird dann entscheidend sein bei der Steuerung der Immunsuppression.

Bis zum Erreichen dieses Ziels der klinischen Immuntoleranz sollten wir die Vielfalt der uns zur Verfügung stehenden Immunsuppressiva optimal und individuell zur Verbesserung des Langzeittransplantat- und Patientenüberlebens nutzen lernen.

Danksagung

Wir danken Frau Dr. R. Riess (Klinikum Nürnberg Süd, Institut für Pathologie) für das Überlassen und die Beurteilung der histologischen Bilder. Die sonographischen Bilder wurden von Frau Dr. Frey und Herrn Dr. Betz (Medizinische Klinik IV, Funktionsbereich Nephrologie, Universität Frankfurt/Main) freundlicherweise zur Verfügung gestellt.

Internetadressen

Deutsche Stiftung Organstransplantation
http://www.dso.de
Eurotransplant in Leyden
http://www.Eurotransplant.nl

Literatur

Bach FH. Xenotransplantation problems and prospects. Annu Rev Med 1998; 49: 301–10.

Basadonna GP, Matas AJ, Gillingham KJ, Payne WD, Dunn DL, Sutherland DR, Gores PF, Gruessner RWG, Najarian JS. Early versus late acute renal allograft rejection: Impact on chronic rejection. Transplantation 1993; 55: 993–5.

Bennett WM, DeMattos A, Meyer MM Andoh T, Barry JM. Chronic cyclosporin nephropathy. The Achilles' heel of immunosuppressive therapy. Kidney Int 1996; 50: 1089–100.

Bjorkman PJ. MHC restriction in three dimensions: a view of T cell receptor/ligand interactions. Cell 1997, 89: 167–70.

Brennan DC. Cytomegalovirus in renal transplantation. J Am Soc Nephrol 2001; 12: 848–55.

Briganti EM, Russ GR, McNeil JJ, Atkins RC, Chadban SJ. Risk of renal allograft loss from recurrent glomerulonephritis. N Engl J Med 2002; 347: 103–9.

Brinkmann V, Davis MD, Heise CE, Albert R, Cottens S, Hof R, Bruns C, Prieschl E, Baumruker T, Hiestand P, Foster CA, Zollinger M, Lynch KR. The immune modulator FTY 720 targets sphingosine-2-phosphate receptors. J Biol Chem 2002; 277: 21453–7.

Brinkmann V, Pinschewer D, Chiba K, Feng L. FTY 720: a novel transplantation drug that modulates lymphocyte traffic rather than activation. Trends Pharmacol Sci 2000; 21: 49–52.

Budde K, Schmouder RL, Brunkhorst R, Nashan B, Lucker PW, Mayer T, Choudhury S, Skerjanec A, Kraus G, Neumayer HH. First human trial of FTY 720, a novel imunomodulator, in stable renal transplant patients. J Am Soc Nephrol 2002, 13: 1073–83.

Cosimi AB, Colvin RB, Burton RC, Rubin RH, Goldstein G, Kung PC, Hansen WP.

Calne RY. Immunosuppression and clinical organ transplantation. Transplant Proc 1974; 4 (Suppl 1): 49–51.

Campistol JM, Grinyo JM. Exploring treatment options in renal transplantation: the problems of chronic allograft dysfunction and drug-related nephrotoxicity. Transplantation 2001; 71 (Suppl 11): SS42–51.

Chatenoud L. Tolerogenic antibodies and fusion proteins to prevent graft rejection and treat autoimmunity. Mol Med Today 1998, 4: 25-30.

Chatenoud L, Ferran C, Bach JF. Clinical applications of anti-T-cell monoclonal antibodies. Adv Nephrol Necker Hosp 1991; 20: 281–304.

Chertow GM, Milford EL, Mackenzie HS, Brenner BM. Antigen-independent determination of cadaveric kidney transplant failure. J Am Med Ass 1996; 276: 1732–6.

Christians U, Guengerich FP, Schmidt G. In vivo metabolism of FK 506, cytochrome P450 and drug interactions. Ther Drug Monitor 1993; 15: 145.

Clipstone NA, Crabtree GR. Identification of calcineurin as a key signalling enzyme in T-lymphocyte activation. Nature 1992; 357: 695–7.

Collins T, Read MA, Neish AS, Whitley MZ, Thanos D, Maniatis T. Transcriptional regulation of endothelial cell adhesion molecules: NF-_B and cytokine-inducible enhancers. FASEB J 1995; 9: 899–909.

Cresswell P. Assembly, transport and function of MHC class II molecules. Annu Rev Immunol 1994; 12: 259–93.

Cruzado JM, Torras J, Gil-Vernet S, Grinyo JM. Glomerulonephritis associated with hepatitis C virus infection after renal transplantation. Nephrol Dial Transplant 2000; 15 (Suppl 8): 5–7.

Danovitch GM. Handbook of Kidney Transplantation. 2nd ed. Boston: Little Brown Company 1996.

De Meester J, Persijn GG, Wujciak T, Opelz G, Vanrenterghem Y. The new Eurotransplant Kidney Allocation System: report one year after implementation. Eurotransplant International Foundation. Transplantation 1998; 66: 1154–9.

Delmonico, FL, Russell PS. Use of monoclonal antibodies tonT-cell subsets or immunologic monitoring and treatment in recipeints of renal allografts. New Engl J Med 1981; 305: 308–14.

Dietl KH, Wolters H, Marschall B, Senninger N, Heidenreich S. Cadaveric "two-in-one" kidney transplantation from marginal donors: experience of 36 cases after 3 years. Transplantation 2000; 70: 790–4.

EBPG Expert Group on renal transplantation European Best Guidelines. Practice guidelines for renal transplantation (Part 1). Nephrol Dial Transplant 2000; 15 (Suppl 7).

Fassbinder W, Ernst W, Stutte HJ, Scheuermann E, Fursch A, Schoeppe W. Reversal of acute vascular rejection by plasma exchange. Int J Artif Organs 1983; 6 (Suppl 1): 57–60.

First MR. Expanding the donor pool. Semin Nephrol 1997; 17: 373–80.

First MR. Transplantation in the nineties. Transplantation 1992; 53: 1–11.

First MR. Clinical diagnosis of renal allograft rejection. In: Solez K, Racusen LC, Billingham LE (eds). Solid Organ Transplant Rejection. New York: Marcel Dekker 1996; 431–43.

Fischereder M, Luckow B, Hocher B, Wuthrich RP, Rothenspieler U, Schneeberger H, Panzer U, Stahl RA, Hauser IA, Budde K, Neumayer H, Kramer BK, Land W, Schlondorff D. CC chemokine receptor 5 and renal transplant survival. Lancet 2001; 357: 1758–61.

Fishman JA, Rubin RH. Infection in organ-transplant recipients. N Engl J Med 1998; 338: 1741–51.

Fritsche L, Nordal KP, Vanrenterghem Y, Grinyo JM, Moreso F, Budde K, Neumayer HH. Different diagnostic approaches to adult candidates for cadaveric kidney transplantation in Europe. Transpl Int 2000; 13 (Suppl 1): S263–6.

Gaber LW, Moore LW, Alloway RR, Flax SD, Shokouh-Amiri MH, Schroder T, Gaber AO. Correlation between Banff classification, acute renal rejection scores and reversal of rejection. Kidney Int 1996; 49: 481–7.

Gudmunsdottir H, Turka LA. T cell costimulatory blockade: New therapies for transplant rejection. J Am Soc Nephrol 1999; 10: 1356–65.

Halloran P, Mathew T, Tomlanovich S, Groth C, Hooftman L, Barker C. Mycophenolate mofetil in renal allograft recipients: a pooled efficacy analysis of three randomized, double-blind, clinical studies in prevention of rejection. The International Mycophenolate Renal Transplant Study Groups. Transplantation 1997; 63: 39–47.

Hancock WW. Chemokines and transplant immunobiology. J Am Soc Nephrol 2002; 13: 821–4.

Hariharan S, Peddi VR, Savin VJ, Johnson CP, First MR, Roza AM, Adams MB. Recurrent and de novo renal diseases after renal transplantation: a report from the renal allograft disease registry. Am J Kidney Dis 1998; 31: 928–31.

Hauser IA. Recurrent renal allograft rejection: Therapeutic options. Kidney Blood Press Res 1999; 22: 259–63.

Hauser IA, Riess R, Hausknecht B, Thüringer H, Sterzel RB. Expression of cell adhesion molecules in primary renal disease and renal allograft rejection. Nephrol Dial Transplant 1997; 12: 1122–31.

Hauser IA, Sterzel RB. Mycophenolate mofetil: Therapeutic applications in kidney transplantation and immune-mediated renal disease. Curr Opin Nephrol Hypertens 1999; 8: 1–6.

Hauser IA. Akute und chronische Abstoßungsreaktionen. In: Neumayer HH (Hrsg). Neue Medikamente in der Transplantationsmedizin. Bremen, London, Boston: Unimed 2001; 33–43.

Helderman JH, Goral S. Transplantation for the millenium: attaining tolerance in our time – the Holy Grail. Semin Nephrol 2000, 20: 83–6.

Hutchinson I. Transplantation und Abstoßung. In: Roitt IM, Brostoff J, Male DK (Hrsg). Kurzes Lehrbuch der Immunologie. 3. Aufl. Stuttgart, New York: Thieme 1995; 321–33.

Jordan ML, Naraghi R, Shapiro R, Smith D, Vivas CA, Scantlebury VP, Gritsch HA, McCauley J, Randhawa P, Demetris AJ, McMichael J, Fung JJ, Starzl TE. Tacrolimus rescue therapy for renal allograft rejection – five year experience. Transplantation 1997; 63: 223–8.

Kahan BD. Sirolimus: a comprehensive review. Expert Opin Pharmacother 2001, 2: 1903–17.

Kahan BD, Podbielski J, Napoli KI, Katz SM, Meier-Kriesche HU, van Buren CT. Immunosuppressive effects and safety of a sirolimus/cyclosporine combination regimen for renal transplantation. Transplantation 1998; 66: 1040–6.

Kahan BD, Rajagopalan PR, Hall M. Reduction of the occurence of acute cellular rejection among renal allograft recipients treated with basiliximab, a chimeric anti-interleukin-2-receptor monoclonal antibody. United States Simulect Renal Study Group. Transplantation 1999; 67: 276–84.

Kaplan B, Srinivas TR, Meier-Kriesche HU. Factors associated with longterm renal allograft survival. Ther Drug Monit 2002, 24: 36–9.

Kasiske BL. Clinical correlates to chronic renal allograft rejection. Kidney Int Suppl 1997; 63: S71–4.

Kasiske BL. Epidemiology of cardiovascular disease after renal transplantation. Transplantation 2001, 72: S5-8.

Kasiske BL et al. The evaluation of renal transplant candidates: clinical practice guidelines. Patient Care and Education Committee of the American Society of Transplant Physicians. J Am Soc Nephrol 1995; 6: 1–34.

Krensky AM. The HLA-System, antigenprocessing and presentation. Kidney Int 1997; 51 (Suppl 58): S2–7.

Frei U, Klempnauer J, Ringe B, Sperschneider H. Langzeitüberleben nach Nierentransplantation sichern: Einflussfaktoren und Behandlungskonzepte. Berlin, Heidelberg: Springer 2001.

Li Y, Li XC, Zheng XX, Wells AD, Turka LA, Strom TB. Blockng both signal 1 and signal 2 of T-cell activation prevents apoptosis of alloreactive T cells and induction of peripheral allograft tolerance. Nature Medicine 1998; 11: 1298–302.

Mayer AD et al. Multicenter randomized trial comparing tacrolimus (FK 506) and cyclosporine in the prevention of renal allograft rejection: a report of the European Tacrolimus Multicenter Renal Study Group. Transplantation 1997; 64: 436–43.

Meier-Kriesche HU, Ojo AO, Port FK, Amdorfer JA, Cibrik DM, Kaplan B. Survival improvement among patients with end-stage renal disease: trends over time for transplant recipients and wait-listed patients. J Am Soc Nephrol 2001; 12:1293–6.

Meier-Kriesche HU, Port FK, Ojo AO, Rudich SM, Hanson JA, Cibrik DM, Leichtman AB, Kaplan B. Effect of waiting time on renal transplant outcome. Kidney Int 2000; 58: 1311–7.

Mihatsch MJ, Kyo M, Morozumi K, Yamaguchi Y, Nickeleit V, Ryffel B: The side-effects of ciclosporine-A and tacrolimus. Clin Nephrol 1998; 49: 356–63.

Mihatsch MJ, Nickeleit V, Gudat F. Morphologic criteria of chronic renal allograft rejection. Transplant Proc 1999; 31: 1295–7.

Morris PJ (ed). Kidney Transplantation: Principles and Practice. 3rd ed. Philadelphia: WB Saunders Company 1988.

Morris RE. Mechanisms of action of new immunosuppressive drugs Kidney Int 1996; 49 (Suppl 53): S26–38.

Murray JE, Merrill JP, Harrison JH. Renal homotransplantation in identical twins 1955. J Am Soc Nephrol 2001; 12: 201–4.

Neumayer HH. Neue Medikamente in der Transplantationsmedizin. Bremen, London, Boston: Unimed 2001.

Nickeleit V, Hirsch HH, Binet IF, Gudat F, Prince O, Dalquen P, Thiel G, Mihatsch MJ. Polyomavirus infection of renal allograft recipients: from latent infection to manifest disease. J Am Soc Nephrol 1999; 10: 1080–9.

Ohmacht C, Kliem V, Burg M, Nashan B, Schlitt HJ, Brunkhrst R, Koch KM, Floege J. Recurrent immunoglobin A nephropathy after renal tarnsplantation: a significant contributor to graft loss. Transplantation 1997. 64: 1493–6.

Olsen TS. Pathology of allograft rejection. In: Burdick JF, Racusen LC, Solez K, Williams GM (eds). Kidney Transplant Rejection, 2nd ed. New York: Marcel Dekker 1992; 333–58.

Opelz G, for the Collaborative Transplant Study Group. Critical evaluation of the association of acute with chronic graft rejection in kidney and heart transplant recipients. Transplant Proc 1997; 29: 73–6.

Opelz G, Wujciak T, Ritz E. Association of chronic kidney graft failure with recipient blood pressure. Collaborative Transplant Study. Kidney Int 1998; 53: 217–22.

Pascual M, Saidman S, Tolkoff-Rubin N, Williams WW, Mauiyyeddi S, Duan JM, Farrell ML, Colvin RB, Cosimi AB, Delmonico FL. Plasma exchange and tacrolimus-mycophenolate rescue for acute humoral rejection in kidney transplantation. Transplantation 1998; 66: 1460–4.

Paul LC. Chronic renal transplant loss. Kidney Int 1995; 47: 1491–9.

Penn I. Cancers in renal transplant recipients. Adv Ren Replace Ther 2000, 7: 147–56.

Persijn GG, Smits JM, Frei U. Eurotransplant kidney allocation. Lancet 2000; 355: 71.

Pirsch JD, D'Alessandro AM, Sollinger HW, Knechtle SJ, Reed A, Kalayoglu M, Belzer FO. Hyperlipidemia and transplantation: etiologic factors and therapy. J Am Soc Nephrol 1992; 2 (Suppl 12): S238–42.

Platt JL. Xenotransplantation: New risks, new gains. Nature 2000; 407: 27: 29–30.

Pober JS, Cotran RS. The role of endothelial cells in inflammation. Transplantation 1990; 48: 537–44.

Ponticelli C, Tarantino A. Promising new agents in the prevention of transplant rejection. Drugs 1999; 1: 55–60.

Racusen LC, Solez K, Colvin RB, Bonsib SM, Castro MC, Cavallo T, Croker BP, Demetris AJ, Drachenberg CB, Fogo AB, Furness P, Gaber LW, Gibson IW, Glotz D, Goldberg JC, Grande J, Halloran .PF, Hansen HE, Hartley B, Hayry PJ, Hill CM, Hoffman EO, Hunsicker LG, Lindblad AS, Yamaguchi,Y et al. The Banff 97 working classification of renal allograft pathology. Kidney Int 1999; 55: 713–23.

Rahn KH, Barenbrock M, Fritschka E, Heinecke A, Lippert J, Schroeder K, Hauser I, Wagner K, Neumayer HH. Effect of nitrendipine on renal function in renal transplant patients treated with cyclosporin: a randomised trial. Lancet 1999, 354: 1415–20.

Rifkin MD, Needleman L, Pasto ME, Kurtz AB, Foy PM, McGlynn E, Canino C, Baltarovich OH, Pennell RG, Goldberg BB. Evaluation of renal transplant rejection by Doppler examination: value of the resistive index. Am J Radiol 1987; 148: 759–62.

Rostaing L. Treatment of hepatitis C virus infection after renal transplantation: new insights. Nephrol Dial Transplant 2000, 15 (Suppl 8): 74–6.

Rush DN, Karpinski ME, Nickerson P, Dancea S, Birk P, Jeffery JR. Does subclinical rejection contribute to chronic rejection in renal transplant patients? Clin Transplant 1999; 13: 441–6.

Sayegh MH, Turka LA. T-cell costimulatory pathways: promising novel targets for immunosuppression and tolerance induction. J Am Soc Nephrol 1995, 6: 1143–50.

Sayegh MH, Turka LA. The role of T-cell costimulatory activation pathways in transplant rejection. N Engl J Med 1998; 338: 1813–21.

Scheinmann RI, Cogswell PC, Lofquist AK, Baldwin Jr AS. Role of transcriptional activation of IkBa in mediation of immunosuppression by glucocorticoids. Science 1995; 230: 283–6.

Schreiber SL, Crabtree GR. The mechanism of action of cyclosporine A and FK 506. Immunol Today 1992; 13: 136–42.

Schrier RW, Bennett WM (eds). Atlas of Transplantation as Treatment of End-stage Renal Disease. Philadelphia: Blackwell Current Medicine Inc. 2000.

Seghal S. Rapamune (RAPA, Rapamycin, Sirolimus). Mechanism of action immunosuppressive effect: results from blockade of signal transduction and inhibition of cellcycle progression. Clin Biochem 1998; 31: 5335–40.

Sellers MT, Deierhoi MH, Curtis JJ, Gaston RS, Julian BA, Lanier DC, Diethelm AG. Tolerance in renal transplantation after allogenic bone marrow transplantation. 6 year follow-up. Transplantation 2001; 71: 1681–3.

Sollinger HW. Mycophenolate mofetil. Kidney Int Suppl 1995, 52: S14–7.

Springer TA. Traffic signals for lymphocyte recirculation and leukocyte emigration: the multistep paradigm. Cell 1994; 76: 301–14.

Starzl TE. Heterologous antilymphocyte globulin New Engl J Med 1968; 279: 700–5.

Strehlau J, Pavlakis M, Lipman M, Shapiro M, Vasconcellos L, Harmon W, Strom TB. Quantitative detection of immune activation transcripts as a diagnostic tool in kidney transplantation. Proc Natl Acad Sci USA 1997; 94: 695–700.

Suthanthiran M. Human renal allograft rejection: Molecular characterization. Nephrol Dial Transplant 1998; 13 (Suppl): S21–4.

Terasaki PJ. The HLA-matching effect in different cohorts of kidney transplant recipients. Clin Transpl 2000, 497-514.

Terasaki PJ, Cecka JM, Gjertson DW, Takemoto S. High survival rates of kidney transplants from spoual and living unrelated donors. N Engl J Med 1995, 333: 333–6.

Tilney NL, Strom TB, Paul LC (eds). Transplantation Biology: Cellular and Molecular Aspects. Philadelphia: Lippincott-Raven1996.

Wolfe RA, Ashby VB, Milford EL, Ojo AO, Ettenger RE, Agodoa LY, Held PJ, Port FK. Comparison of mortality in all patients on dialysis, patients on dialysis awaiting transplantation, and recipients of a first cadaveric transplant. N Engl J Med 1999; 341: 1725–30.

Woodle ES, Cronin D, Newell KA, Millis JM, Bruce DS, Piper JB, Haas M, Josephson MA, Thistlethwaite JR. Tacrolimus therapy for refractory acute renal allograft rejection. Transplantation 1996; 62: 906–10.

Woodle ES, Thistlethwaite JR, Gordan JH, Laskow D, Deierhoi MH, Burdick J, Pirsch JD, Sollinger H, Vincenti F, Burrows L, Schwartz B, Danovitch GM, Wilkinson AH, Shaffer D, Simpson MA, Freeman RB, Rohrer RJ, Mendez R, Aswald S, Munn SR, Wiesner RH, Delmonico FL, Neylan J, Welchel J. A multicenter trial of FK 506 (tacrolimus) therapy in refractory acute renal allograft rejection. A report of the Tacrolimus Kidney Transplantation Rescue Study Group. Transplantation 1996; 62: 594–9.

Wujciak T, Döhler B, Opelz G, for the Collaborative Transplant Study. CTS-Jahresbericht 2000.

Wujciak T, Opelz G. A proposal for imoproved cadaver kidney allocation. Transplantation 1993; 56: 1513–7.

Yamada AA, Sayegh MH. The CD154-CD40 costimulatory pathway in transplantation. Transplantation 2002 73: S36–9.

7.16 Ethische Aspekte der Transplantation

R. Bickeböller, W. Kramer

7.16.1 Was ist Ethik

Ethik ist ein eigenständiges Gegenstandsgebiet der Philosophie. Sie versucht, methodisch gesichert die Grundlagen für ein gerechtes, vernünftiges und sinnvolles Handeln aufzuzeigen, um so die Frage nach dem Wie eines „guten" und „gelingenden" Lebens zu thematisieren. Ihre Begründungen sollen sich nicht auf Konventionen oder äußere Autoritäten berufen, was der Ethik gegenüber einer geltenden Moral einen übergeordneten kritischen Standpunkt verleiht. Die Medizin als praktische Wissenschaft ordnet sich hin auf das ärztliche Handeln am Patienten. Dies Handeln bindet sich an Entscheidungen, die vernünftig, gerecht und sinnvoll sein sollen, sodass Ethik eine **Komponente innerhalb des ärztlichen Entscheidungsprozesses** darstellt.

7.16.2 Besonderheiten ethischer Überlegungen zur Organtransplantation

Operationstechnische Details, Strategien der Immunsuppression oder neue Formen der gentechnischen Erzeugung von Immuntoleranz stellen nicht die Besonderheit der Transplantation menschlicher Organe dar. Es sind dies Fragen, die sich um den gerechtfertigten Zeitpunkt der Organentnahme, die Bedingungen der Lebendspende und die gerechte Verteilung der gespendeten Organe ranken. Dies scheint umso eindringlicher, als die Transplantationsmedizin zumindest zum heutigen Zeitpunkt noch als einziges Gebiet der Medizin vollständig von der Beteiligung Dritter, die außerhalb der Arzt-Patient-

Beziehung stehen, abhängt, so vermittelt sie auch sein mag. Die Mitglieder der Gesellschaft sind zur Organspende aufgerufen, sei es zur Lebendspende, sei es zur Spende zum Zeitpunkt des eingetretenen Hirntodes. Ohne die Bereitschaft zur Organspende kann es keine Transplantationsmedizin geben.

> So groß die potenziellen Erfolge der Transplantationsmedizin auch sein mögen, sie sind primär keine Leistung der Transplantationsmedizin, sondern sie sind eine Folge ihres Getragenseins durch die Bevölkerung.

Die sich mit der Organtransplantation entwickelnden Themen sind daher keine spezifisch medizinischen Themen, sondern sind in einem hohen Maße auch gesellschaftspolitische, die durch die Aufarbeitung allgemeinmenschlicher Anfragen, z.B. an den Tod, an die Gerechtigkeit etc., auch die erreichen und treffen, die unmittelbar nicht betroffen scheinen.

7.16.3 Konfliktfelder der Organtransplantation

Kaum umstritten ist die Tatsache, dass mittels Organtransplantation das Leben vieler Menschen verlängert oder in seiner Qualität verbessert werden kann. Die Statistiken der Transplantationsmedizin können beeindruckende Ergebnisse vorstellen, die selbst der kritischsten Analyse standhalten. Auch wird kaum in Abrede gestellt, dass Menschen, die eine Organtransplantation benötigen, tatsächlich transplantiert werden dürfen. Selbst die Möglichkeit, dass Menschen freiwillig Organe zu Transplantationszwecken spenden, wird überwiegend als ethisch vertretbar eingeschätzt. Allerdings entstehen Konflikte im Zusammenhang mit einzelnen Aspekten, die sich erst im Zusammenhang mit dem jeweiligen Menschenbild als relevante

Konfliktfelder kenntlich machen. Doch nicht jeder sich auftuende Konflikt ist ein ethischer Konflikt. Ethische Fragen lassen sich dort identifizieren, wo es um verschiedene, nicht miteinander vereinbare Werte geht, dort, wo die Distanz zu wagen ist. Es geht um die verantwortbare Entscheidung, die die eigene Moralvorstellung kritisch hinterfragt und dabei die Juristerei außen vor lässt, so wichtig die Beachtung der rechtlichen Rahmenbedingung auch sein mag, damit in sich eine Begründung gefunden werde.

> Handlungen bedürfen der ethischen Begründung, nicht allein der rechtlichen.

So mag es juristisch in Deutschland verboten sein, unbegrenzt über seinen Körper zu verfügen, sodass dessen Teile verkaufbar wären, was noch lange nicht bedeutet, dass das Verfügungsrecht über den eigenen Körper damit ethisch ausreichend abgehandelt wäre.

Ethische Konfliktfelder stellen unter anderem die Verteilungsgerechtigkeit, die Kommerzialisierung der Transplantationsmedizin, der Zeitpunkt der Organentnahme, die Lebendspende, die Art und Weise der Berichterstattung über die Transplantationsmedizin, die Kriterien zur Aufnahme auf die Warteliste oder der Umgang mit Tieren als potenzielle Organlieferanten dar. Die einzelnen Konfliktfelder haben nicht zu jeder Zeit das gleiche Gewicht. Aufgrund aktueller Ereignisse, die auch durch die Medien bestimmt werden, erscheinen bestimmte Themen im öffentliche Interesse. Die breite Diskussion um das Kriterium des Hirntodes als den gerechtfertigten Zeitpunkt der Organentnahme hob mit dem Gesetzgebungsverfahren des Bundestages an und verdrängte andere Themen fast vollständig. War vor einigen Jahren das Thema Hirntod im Interesse der Allgemeinheit, so bewegt sich die derzeit stattfindende Auseinandersetzung um die Themen Lebendspende und Verteilungsgerechtigkeit eher im inneren Zirkel. Die Prio-

rität der Themen findet sich daher nicht in den Themen selbst, sondern im aktuellen Handlungsbedarf, der sich in der ethischen Auseinandersetzung dokumentiert.

7.16.4 Empfänger – Spender

Seitens der Empfänger von gespendeten Organen ist der Nutzen der Transplantation unstrittig. Die verlängerte Lebenszeit oder verbesserte Lebensqualität des Empfängers konfligiert jedoch mit den Rechten der Organspender. Der Wunsch und das Interesse der in der Transplantation verwirklichten Hilfe muss die Würde und die Interessen des Spenders in das ethische Kalkül mit einbeziehen. In diesem Spannungsverhältnis zwischen Empfänger- und Spenderinteressen ist der Arzt eingefügt, der durch sein Handeln die konkrete Wirklichkeit herbeiführt und darum besondere Verantwortung trägt. Drei Fragen lassen sich identifizieren:

- Wer kann Organspender sein?
- Unter welchen Bedingungen ist die Organentnahme zulässig?
- Welche Zustimmungsform ist für die Organentnahme erforderlich?

Wer kann Organspender sein?

Der **ideale, freilich zumeist idealisierte Organspender** ist der im Vollbesitz seiner körperlichen und geistigen Fähigkeiten in allen Belangen vollständig entscheidungsfähige erwachsene Mensch, der die Tragweite seiner Entscheidung in Gänze überblicken kann. Er hat sich zu Lebzeiten für oder gegen eine Organspende im Falle seines Todes geäußert und findet sich für der Fall der Lebendspende in einer Lebenssituation, die keineswegs aufgrund äußerer Verpflichtungen leitend für die Entscheidung ist, sondern sich kraft vernünftiger Einsicht der Notwendigkeit des Eingriffs in aller Freiwilligkeit versichert.

Doch die **Wirklichkeit** in der Entscheidungsnot sieht zumeist weniger ideal aus. Dürfen Eltern für ihre verstorbenen Kinder in die Organspende einwilligen? Darf das Kind (ab welchem Alter?) aktiv über sich bestimmen? Wie sieht es mit den Einwilligungsmöglichkeiten behinderter Menschen aus? In welchem Maß sind sie selbst einwilligungsfähig, und wer darf statt ihrer entscheiden? Welchen Status nehmen schwerstgeschädigte Neugeborene ein, die aufgrund ihrer Missbildungen nicht lebensfähig sind? Wer „verfügt" über diese Neugeborenen und aus welchem Anspruch leitet sich die Verfügung ab? Die aktuelle Diskussion konzentriert sich vor allem auf anenzephale Neugeborene und auf „überschüssige" Embryonen infolge der Reproduktionsmedizin. Die Argumentationslinien der Diskussion münden in verschiedene Ansichten darüber, was der Mensch sei. Der jeweilige Personenbegriff spielt hierin eine zentrale Rolle, ob er sich auf bestimmte Eigenschaften bezieht, die eine Person ausmachen oder auf die Bezeugung durch den Anderen, sodass Person nicht ein Haben, sondern ein Sein ist, wodurch Würde jenseits des Könnens zuzusprechen wäre. Ohne die Klärung des jeweiligen Menschenbildes, das sich im Person-Begriff formiert, kann eine Diskussion wenig fruchtbar sein.

Unter welchen Bedingungen ist die Organentnahme zulässig?

Die Grundbedingung für die Organtransplantation ist, dass die entnommenen Organe nach der Transplantation im Körper des Empfängers ihre Funktion übernehmen. Die gespendeten Organe müssen **„lebensfrisch"** transplantiert werden. Für die Entnahme lebenswichtiger Organe bedeutet dies, dass einerseits das betreffende Organ nicht abgestorben sein sollte, dass aber andererseits der Spender durch die Organentnahme nicht zu töten ist, was einem Mord gleich käme.

In den meisten Industrienationen der Welt hat sich die Organentnahme auf der Grundlage des **Hirntodes** durchgesetzt. Da die zentrale Steuerung aller Körperfunktionen, das Bewusstsein und jegliche Form des Erlebens an die Gehirntätigkeit gebunden ist, ist für den Fall des vollständigen und irreversiblen Ausfalls von Großhirn, Kleinhirn und Hirnstamm Leben nicht mehr möglich. Der Zustand des Hirntodes lässt die Organentnahme zu, weil es sich bei einem hirntoten Menschen um einen Toten mit nur durch intensivmedizinische Maßnahmen passager erhaltenen Körperfunktionen handelt, letztlich um eine Leiche. Die technischen Maßnahmen der Intensivmedizin verdecken nur die erkennbaren Zeichen des bereits eingetretenen Todes, der ohne intensivmedizinische Überdeckung unmittelbar auch sinnlich erfahrbar wäre. Für den hirntoten Patienten sind zwei Ziele zu benennen. Da er ein intensivmedizinisch überdeckter Toter ist, mithin eine Leiche, müssen die intensivmedizinischen Maßnahmen eingestellt werden, um die Überdeckung aufzugeben. Im Fall der Fortführung der Maßnahmen handelt es sich um eine Therapie an einer Leiche, so dass nun Fragen der Pietät angesprochen sind. Insbesondere benötigt die Therapiefortführung eine Begründung, die sie in der Organspende findet, falls dies mit dem Willen als Ausdruck der nachwirkenden Persönlichkeitsrechte des Verstorbenen übereinstimmt. Der Hirntote ist nicht mehr das therapeutische Subjekt, sondern in der Vermittlung seiner Organe der potenzielle Organspender. Somit stellt die Intensivtherapie des Organspenders eine vorweggenommene Therapie des Organempfängers dar.

Doch ist auch eine andere Sichtweise möglich. Konzentrierte sich die Argumentation auf die intensivmedizinische Überdeckung des bereits eingetretenen Todes, so können die sichtbaren Zeichen des Lebens wie Atmung, Pulsschlag oder Körperwärme an einem Hirntoten Anlass geben, den Hirntod als letzte Phase des Sterbeprozesses zu interpretieren, wodurch nun das noch nicht vollzogene Sterben in den Vordergrund rückt. Naturwissenschaftlich lässt sich nicht entscheiden, ob wir es bei einem hirntoten Menschen mit einem Toten oder einem Sterbenden zu tun haben. Es gilt, die jeweiligen Phänomene vor dem Hintergrund des jeweiligen Menschenbildes zu interpretieren, wobei dieselben Fakten durchaus unterschiedliche Einsichten zulassen. Das Transplantationsgesetz hat zwar juristische Unklarheiten ausgeräumt, die unterschiedlichen Sichtweisen auf dem Hintergrund unterschiedlicher ethischer Bewertungen verbleiben allerdings, was bisher noch zu keinem gesamtgesellschaftlichen Konsens mit Ausnahme der juristischen Regelung führte. Da die Fürsprecher und Widersacher des Hirntodkriteriums verschiedenste Menschenbilder in ihrer jeweiligen Argumentation benutzen, wird es auch in der Zukunft zu keinem den Widerspruch auflösenden Konsens kommen können. Unstrittig bleibt bei allen Gräben, dass mit dem Eintritt des Hirntodes der „Point of no Return" erreicht ist.

Von ganz anderen Argumenten ist die Debatte um das **Non-Heart-beating-Kriterium** geprägt. 1992 setzte die Universität von Pittsburgh ein Protokoll in Kraft, das die Organentnahme bei herztoten Patienten ermöglichen soll, zumal das Kriterium des Herzstillstandes noch immer, auch in der aktuellen Diskussion um den Hirntod, vielfach als das „eigentliche Kriterium" zur Feststellung des Todes angesehen wird. In der Folge wurden auch in Europa Protokolle mit ähnlichem Anspruch entwickelt, z.B. in den Niederlanden. In Pittsburgh stehen die Patienten für eine Organentnahme zur Verfügung, die ausdrücklich lebenserhaltende Maßnahmen ablehnen und sich freiwillig im Falle eines 2-minütigen Herzstillstandes für eine Organspende ausgesprochen haben. Wenn für die Dauer von 2 min unter kontrollierten Bedingungen ein Herzstillstand nachgewiesen werden konnte, darf unmittelbar mit der Organentnahme begonnen werden.

Die bisher vorliegenden Protokolle zur Organspende von herztoten Menschen können das Problem der Todesfeststellung im Zusammenhang mit der Transplantationsmedizin jedoch nicht widerspruchsfrei lösen. Zunächst muss der Begriff der **Irreversibilität** dahingehend geändert werden, dass es eine Irreversibilität unter ganz bestimmten Umständen ist, nämlich im bewussten Verzicht auf intensivmedizinische Maßnahmen. Irreversibel ist der Zustand damit tatsächlich nicht. Das Kriterium Herz-Kreislauf-Stillstand stellt kein sicheres diagnostisches Mittel zur punktgenauen Todesfeststellung im Vollzug des Sterbens dar. Die Organgewinnung von herztoten Spendern bietet neben den Schwierigkeiten, tatsächlich von toten Menschen sprechen zu können, noch zwei weitere Punkte, die letztlich zur Ablehnung eines solchen Protokolls führen. Eine Voraussetzung des gesamten Prozedere stellt der Ausschluss aller extern zugefügten Maßnahmen dar, die eventuell den Sterbeprozess verkürzen könnten, damit sicher ausschließlich innere Ursachen zum Tode führen. Kann es im Interesse des sterbenden Patienten liegen, nicht die notwendige Medikamentenmenge zur Schmerzbekämpfung zu erhalten, nur weil ein Protokoll der nichtmedizinischen Umgebung beweisen muss, dass man ihn „nur hat sterben lassen", sterben lassen ohne jede möglicherweise beschleunigende Maßnahme?

Einen weiteren Problempunkt bildet die **Einwilligung** in das Verfahren der Organgewinnung. Nur unter der Bedingung des assistierten Sterbens kann vor Abschalten der lebenserhaltenden Geräte der Patient aufgeklärt und befragt werden. Der überwiegende Teil der potenziellen Spender, im Maastricht-Protokoll beinahe alle, erleiden ihr akut lebensbedrohliches Ereignis, werden in die Notaufnahme eines Krankenhauses gebracht, wo der Herztod festgestellt wird, um sofort unter Fortsetzung der Beatmung und der Herzmassage Katheter zur Perfusion einzubringen. Obwohl der betreffende Patient gemäß den aufgestellten Todeskriterien tot ist, wird ohne Einwilligung die Intensivtherapie fortgesetzt und zur Organgewinnung zusätzlich Material im Körper platziert. Erst nach Anlage des

Katheters und nach Beginn der Perfusion mit kalter organprotektiver Lösung wird die Behandlung abgebrochen. Die invasiven Maßnahmen an einem unmittelbar Verstorbenen seien gerechtfertigt, weil von einem „Presumed Consent" ausgegangen werden könne. Auch die vorherige Zustimmung schwersterkrankter Patienten, die im Rahmen des assistierten Sterbens intensivmedizinische Maßnahmen ablehnen und in eine Organspende bei ihrem Herzstillstand einwilligen, entkräften die Bedenken bezüglich der Einwilligungsfähigkeit zu solch einem Eingriff nicht.

Welche Zustimmungsform ist für die Organentnahme erforderlich?

Jedwede Form medizinischen Eingreifens am Menschen erfordert dessen Zustimmung. Im Rahmen des Transplantationsgesetzes wurden fünf Modelle diskutiert, die eigentlich jeweils Variationen von zwei Regelungen darstellen, einer Zustimmungs- und einer Widerspruchslösung.

Die **enge Zustimmungslösung** verlangt, dass nur nach ausdrücklicher, schriftlicher Einwilligung zu Lebzeiten des Patienten Organe entnommen werden dürfen. Die **enge Widerspruchslösung** nimmt grundsätzlich eine stillschweigende Zustimmung zur Organspende an, so lange der Patient sich nicht schriftlich gegen eine Organspende ausgesprochen hat.

Beide „engen" Regelungen übersehen die Wirklichkeit des menschlichen Lebensvollzuges. Die feststellbare große Diskrepanz zwischen dem Vorhandensein eines Organspendeausweises und der tatsächlich geäußerten Spendewilligkeit der Menschen zeigt, dass wichtige Lebensentscheidungen nicht prospektiv gefällt werden, sondern zumeist in Situationen, die ein Nichtentscheiden gar nicht mehr zulassen. Entscheidungen werden aus einer in einem Gesamt des Lebens stehenden Lebenssituation gefällt, die zu jedem anderen

Zeitpunkt allenfalls im Konjunktiv zu treffen sind, sich jedoch in der konkreten Entscheidung bewähren müssen. Eine irgendwann getroffene Entscheidung im Wenn-und-Aber wird erst im Moment der Entscheidungsnotwendigkeit zur Entscheidung, da in der konkreten Situation erst das Sowohl-als-Auch sich in ein Entweder-Oder verwandelt. Außerhalb einer konkreten Situation gefällte Entscheidungen bewahrheiten sich durch die tatsächliche Entscheidung, sodass die in eine noch nicht oder gar nicht sich vollziehende Zukunft hinein gefällten Aussagen eine Richtschnur bilden, die sich im prallen Leben aus dem gehabten Lebensverlauf in das gelebte Leben einfügen muss. Beide engen Lösungen überinterpretieren die Nichtentscheidung. Die enge Widerspruchslösung baut auf den Nichtentscheid, um eine möglichst große Verfügungsgewalt über den potenziellen Spender zu erlangen, gar nicht erst fragend, wie sich die Entscheidungsnot jetzt in sein gelebtes Leben einbetten lässt. Genauso steht es mit der engen Zustimmungslösung, nur unter einem umgekehrten Vorzeichen. Widerspruchs- oder Zustimmungsäußerungen, vor allem schriftlicher Art, müssen in voller Breite angenommen werden, denn hierin findet sich ein eindeutig geäußerter Wille bezüglich der jetzt eingetretenen Situation des Hirntodes. Wie aber ist die Nichtäußerung zu verstehen, die in der jetzt konkret gewordenen Situation zur Entscheidung auffordert?

Die sich angesichts der unumkehrbaren bewusstlosen Begegnung entwickelnde Frage hinsichtlich der Organspende lässt sich nicht dadurch unausgesprochen machen, dass sie dann nicht offen gestellt werde, wenn zu Lebzeiten keine Spendeeinwilligung unterschrieben wurde. Die Frage bleibt im Raum stehen und würde entschieden sein, wenn keiner sich entscheiden wollte und sich dadurch scheinbar aus der Affäre zieht, dass er auf den nicht bezeugten Willen des Patienten verweist, der in der Nichtbezeugung sogleich ein anscheinendes Nichtwollen sich vollziehen lässt. Letztlich haben wir es dann mit einer schlichten Ausrede zu tun, die sich der

Frage „Was willst du, dass ich dir tue" achselzuckend und sich entschuldigend entzieht. Hier geht es um ein Ja oder um ein Nein, das nicht mit einem „Ich-will-mich-nicht-entscheiden" gelöst werden kann. Nicht zu folgen ist der Ausschließlichkeit der Forderung, die nur in der zu Lebzeiten gegebenen Zustimmung die Organspende als personalen Akt einstuft. Wenn die Organspende ein personaler Akt sein kann, kann er es auch dann sein, wenn der Patient zugestimmt hätte, wenn er bezüglich seiner jetzigen Situation befragt worden wäre. Dies meint das **Sorgerecht der Angehörigen**, das eine Sorgepflicht ist, nämlich auf den letzten Blick des Sterbenden zu antworten, indem sie, auch der behandelnde Arzt, sich die Frage stellen, was dieser will, dass ich ihm jetzt tue. Ein ganzes gelebtes Leben mit all seinen Unwägbarkeiten, seinen gelungenen Lebensvollzügen und kleinen wie großen Lebenslügen wird vom Patienten als Entscheidungsgrundlage hinterlassen und wird gerade in der letztendlichen Gegebenheit zum Ausdruck der Person, die sich so gibt, wie sie war, ein Leben lang. Wir haben es mit einer zur Entscheidung auffordernden Verpflichtung zu tun, wo nichts mehr vom Patienten geleistet werden kann, wo das letzte Können überantwortet wurde. Aus dieser Entscheidung kann sich niemand stehlen, denn er muss auch den Konjunktiv bedenken, um zu einem Indikativ zu gelangen. Gerade die Not der Entscheidung angesichts des nahen Angehörigen in der Umgebung der Intensivstation kann die besondere personale Nähe in der Weise einer abwesenden Anwesenheit unterstreichen: „Was soll ich dir tun? Würdest du jetzt spenden?" Die Unsicherheit der Entscheidung bleibt, doch könnte der keine Frage mehr an den anderen stellen, würde er sich des Entscheidens grundsätzlich verweigern.

So müssen wir also feststellen, dass die beiden „engen" Regelungen der personalen Wirklichkeit nicht entsprechen können, sodass Regelungen im Sinne einer Erweiterung zu fordern sind, Regelungen, die die Angehörigen als Entscheidende akzeptieren. Bei der **erweiterten Zustim**mungslösung dürfen nur dann Organe entnommen werden, wenn der potenzielle Spender zu Lebzeiten der Organentnahme zustimmte oder wenn Angehörige der Organentnahme zustimmen. Die **erweiterte Widerspruchslösung** verbietet nur dann die Organentnahme, wenn der betreffende Patient oder die Angehörigen ausdrücklich die Organentnahme untersagen. Die als **Informationslösung** bezeichnete Regelung stellt eine Variation der erweiterten Widerspruchslösung dar. Die Angehörigen müssen vor einer Organentnahme informiert werden. Eine Organentnahme findet dann statt, wenn die informierten Angehörigen ihr nicht widersprechen.

Grundsätzlich nehmen Widerspruchslösungen, so auch die erweiterte Widerspruchslösung und die Informationslösung, an, dass dann eine Zustimmung zur Organentnahme vorliegt, wenn keine ausdrückliche Stellungnahme gegen die Organspende formuliert wurde. Nun geht es bei der Organspende gerade um die Formulierung des Willens des hirntoten Patienten und um einen verantwortungsvollen Umgang mit dem Nichtwissen der Angehörigen, denen letztlich die Last der Entscheidung nicht abgenommen werden kann und darf. Jede Widerspruchslösung und die enge Zustimmungslösung verschanzen sich hinter den Strukturen, statt im Lichte des Nichtwissens aus dem gesamten Lebensvollzug des Hirntoten sich der Mühe zu unterziehen, die Frage nach dem „Was-soll-ich-dir-tun" zu beantworten. Aus den genannten Gründen stellt sich derzeit die erweiterte Zustimmungslösung als eine gangbare Regelung im Umgang mit der Einwilligung in die Organspende eines hirntoten Patienten angesichts der Personalität des potenziellen Spenders dar.

7.16.5 Verteilungsgerechtigkeit

In keinem Feld des menschlichen Lebensvollzuges gibt es unbegrenzte Ressourcen. Auch in der Medizin sind die einsetzbaren Mittel begrenzt. Wie erst stellt sich die Gerechtigkeitsfrage, wenn die Zahl der potenziellen Empfänger von Transplantaten die Zahl der verfügbaren Transplantate um ein Vielfaches übersteigt?

Für die Verteilung von knappen Ressourcen lassen sich vier **Allokationsebenen** (Verteilungsebenen) identifizieren:

- Auf der **hohen Ebene der Makroallokation** erfolgt die Verteilung des Bruttosozialprodukts auf die verschiedenen Ressorts. Das Gesundheitssystem steht in der Zuteilungskonkurrenz zu anderen Versorgungs- und Infrastrukturaufgaben.
- Auf der **unteren Ebene der Makroallokation** werden die zugeteilten Gesamtmittel für das Gesundheitssystem unter die verschiedenen Aufgaben und damit verbundenen Projekte verteilt.
- Auf der **hohen Ebene der Mikroallokation** werden die medizinischen Ressourcen auf bestimmte Patientengruppen verteilt.
- Auf der **unteren Ebene der Mikroallokation** fällt die konkrete Entscheidung der Ressourcenvergabe für einen bestimmten Patienten.

Erst im letzten Schritt innerhalb der Entscheidungsstruktur der Zuteilung knapper Güter erscheint der konkrete Patient, denn das, was es tatsächlich zu verteilen gilt, wird ausschließlich durch die drei übergeordneten Ebenen bestimmt und fällt nicht in den Bereich der Medizin, d.h. in die konkrete Arzt-Patienten-Beziehung, sondern hängt von Faktoren ab, die von diesen beiden nicht steuerbar und kaum beeinflussbar sind. Für den Bereich der unteren Ebene der Mikroallokation wurden verschiedenste Kriterien entwickelt. Da die Funktion der Niere in einem gewissen Rahmen und über lange Zeiten hinweg medizintechnisch ersetzbar ist, können für die Nierentransplantation andere Vergaberichtlinien gelten als für zu transplantierende Organe, die nicht paarig vorkommen und bei deren Funktionsausfall der Patient versterben

wird, so für das Herz und für die Leber. Die funktionellen und immunologischen Besonderheiten der Herz- oder Lebertransplantation mit deren besonderen Konsequenzen für die Allokation sollen hier nicht thematisiert werden. Hier soll es nur um die Zuteilung einer gespendeten Niere gehen.

Die gleiche Behandlung für vergleichbare Fälle setzt einen **egalitären Ansatz** voraus. Jeder potenzielle Empfänger hätte den gleichen Anspruch auf Zuteilung, was jedoch wegen der Unteilbarkeit von Organen und den immunologischen Voraussetzungen nicht umsetzbar ist. Das Lotterieprinzip würde über eine Zufallsauslosung jedem die gleichen Chancen einräumen, würde aber die medizinische Dringlichkeit unberücksichtigt lassen. Für eine Organverteilung gemäß des Anmeldedatums (First-come-firstserve) spräche die scheinbare Gleichbehandlung, hingegen zeigt ein sorgsame Untersuchung des Kriteriums seine Abhängigkeit von sozialen Faktoren im Zugang zur Warteliste.

Würde das egalitäre Prinzip verlassen und käme allein das Kriterium der **medizinischen Dringlichkeit** zur Anwendung, so würde zwar der individuelle Patient in den Blickpunkt rücken, gleichzeitig aber verschärft die Frage auftauchen, wie denn Dringlichkeit konkret und nachvollziehbar feststellbar ist, zumal medizinische Bedürftigkeit nicht unbedingt positiv mit den Erfolgsaussichten zu korrelieren sind.

Der **soziale Wert** einer Person für die Gesellschaft stellt ein weiteres Kriterium dar, bei dem derjenige bevorzugt versorgt wird, der besonders viel für eine Gesellschaft geleistet hat. Insbesondere aufgrund der sehr schlechten Objektivierbarkeit und den weiten Gefahren der subjektiven Fehleinschätzung und der persönlichen Befangenheit in der Bewertung des gesellschaftlichen Wertes finden Kriterien vor dem Hintergrund psychosozialer Einschätzungen eine breite eher ablehnende Haltung.

In einem **Clubmodell** haben nur die Patienten überhaupt ein Anrecht auf Zuteilung eines gespendeten Organs, die zu Zeiten eigener Gesundheit sich für eine Organspende ausgesprochen haben. Das Faktum der Spende allerdings ist so aufgegeben, auch die Verpflichtung des Arztes wie der Gesellschaft, sich um seine Kranken gerecht ohne Ansehen ihrer Person zu kümmern.

Die zu erwartende Funktionsfähigkeit des Transplantates ist ein weiteres Kriterium. Hier ist die Zuteilung gemäß der Gewebeübereinstimmung zunächst zu nennen. Ein Mindestmaß an Übereinstimmung ist für die **Funktionsfähigkeit des Transplantates** aus biologischen Gründen zu fordern, wobei Patienten mit seltenen Gewebetypen ein sehr viel geringere Chance besitzen als Patienten mit häufigen Gewebetypen.

Auch **psychosoziale Kriterien** haben einen Einfluss auf die Funktionsfähigkeit eines Transplantates. Die Patienten müssen sorgfältig ihre Medikamente einnehmen, sie müssen diszipliniert leben und einen speziellen Lebensstil pflegen. Die Vorhersagekraft bezüglich der Transplantatfunktion zum Zeitpunkt der Transplantation ist jedoch nur sehr schlecht möglich, insbesondere wenn Persönlichkeitsmerkmale in den Vordergrund treten. Zugunsten der Gesamtstatistik würden Chancen für einen individuellen Menschen vergeben.

Die Gesamtschau der hier in aller Kürze vorgestellten Einzelkriterien zeigt, dass eine gerechte Verteilung nicht einfach herzustellen ist. Aus diesem Grund einigten sich die Transplantationszentren im Eurotransplant-Bereich auf ein Verfahren, das über die Kombination mehrerer Kriterien die Chancengleichheit für die realisierte Organtransplantation in einem bestimmten Zeitraum anstrebt, wir es also mit einer **Mischlegitimation** unter dem Vorzeichen der Gleichheit zu tun habe. Zur Berechnung genutzt werden die Gewebeübereinstimmung des Empfängers mit dem gespendeten Organ, die Häufigkeit des Auftretens des Gewebetypes des Empfängers in der Gesamtbevölkerung, die Wartezeit, die Entfernung zum Ort der Organspende, die Nettoaustauschbilanz mit anderen Zentren und die Dringlichkeit. Die Gewichtung der einzelnen

Kriterien richtet sich nach den tatsächlich realisierten Transplantationen, sodass lang wartende Patienten eine immer höhere Punktzahl erreichen, bis im gegebenen Zeitraum alle Patienten bei gleicher Chance transplantiert wurden.

7.16.6 Lebendspende

Die Transplantation von lebendgespendeten Nieren steht in einer durch das Spender-Empfänger-Verhältnis bestimmten Situation, die, zumindest in Europa, durch eine nahe verwandtschaftliche und/oder eine nahe emotionale Beziehung ausgezeichnet ist. Ihre Realisierung hängt von der größtmöglichen Einsicht in das Verfahren und von der bedingungslosen Freiwilligkeit der Spende ab. Die Diskussion bewegt sich derzeit vor allem um die **Modalitäten der Überprüfbarkeit von Freiwilligkeit** und Spenderaltruismus, nicht so sehr um das Überhaupt der Lebendspende aus altruistischen Motiven, die ethisch hoch einzuschätzen ist. Wie allerdings müssen finanzielle Gegenleistungen und Organhandel bewertet werden?

Zunächst heißt Kommerz nichts anderes als Handel und bezeichnet genau die Tätigkeit, die z.B. Eurotransplant in Leiden als Aufgabe besitzt. Der Handel vermittelt Güter zwischen dem Erzeuger und dem Verbraucher. Über die Art der Güter ist damit noch keine Aussage gemacht. Auch die unmittelbar am Transplantationsgeschehen beteiligten Personen betreiben einen Handel, und zwar im letzten Glied, vergleichbar vielleicht dem Einzelhandel. Das Alltagsverständnis verbindet mit Kommerz jedoch nicht nur den Handel im Sinne einer Vermittlungstätigkeit, sondern auch das Gewinnstreben. Ein wirtschaftlicher Handel zielt auf eine Gewinnerzielung mittels des zu vermittelnden Guts. Jedes kleine Geschäft, jedes Industrieunternehmen, jeder Mensch ist in irgendeiner Weise in den Kommerz eingebunden und partizipiert von ihm, auch wenn es nur das Salz und der Pfeffer in der Suppe sind.

Zunächst also bezeichnet Kommerz nur einen Handel, der auf Gewinn ausgelegt ist. Damit wurde Gewinn noch nicht definiert und selbst wenn er in der Kategorie Geld erfolgen sollte, so betreiben auch Non-Profit-Unternehmen einen gewaltigen Handel zur Gewinnmaximierung, selbst wenn es Spendengelder für wohltätige Zwecke sind. Ohne Kommerz kann der Mensch in komplexeren Gesellschaften nicht leben. Kommerz ist zunächst weder gut noch schlecht, und erst seine Art und Weise verleihen dem Kommerz die Attribute Gut oder Schlecht. Eine Organisation wie das Rote Kreuz betreibt einen ausgiebigen, gewinnbringenden Handel mit menschlichem Material, nämlich mit Blut und Blutbestandteilen. Dieser Kommerz wird, von wenigen Ausnahmen abgesehen, allgemein akzeptiert. Anders ist die Beurteilung, wenn wir von Sklavenhandel oder Drogenhandel sprechen. Einen solchen Handel bezeichnen wir als unmoralisch und bestrafen ihn im Rahmen des Rechtsstaates, weil er kriminelle Energien freisetzt und zur Unfreiheit und Versklavung führt. Wie steht es also mit dem Handel mit menschlichen Organen, die aufgrund ihrer Paarigkeit oder aufgrund der vorhandenen chirurgischen Technik ein „gesundes" Weiterleben des Spenders erlauben?

Dass ein **internationaler Organhandel** besteht, kann in jeder Zeitung nachgelesen werden. Die Umstände des Handels sind klar benennbar, nämlich auf der einen Seite die Situation der Armut, der mangelnden Aufklärung bei schlechtester schulischer Ausbildung, die Möglichkeit der Erpressung in einem Umfeld, das allenfalls das nackte Überleben erlaubt, wenn überhaupt, auf der anderen Seite der Vermittler, der zu seinen Konditionen den Preis der Ware bestimmt. Gemäß den Theorien der Marktwirtschaft werden jedoch in einem Handel Vertragspartner angenommen, die beide in einer ausgeglichenen Situation der Stärke gleichberechtigt entscheiden können. Ein Tauschvertrag kann dann als fair bezeichnet werden, wenn er zwischen gleichberechtigten Partnern gemäß eines gerechten Interessensausgleichs eingedenk der

geltenden Marktpreise und der Nebenwirkungen des Tauschgeschäfts abgeschlossen wird. Die Not seitens der potenziellen Spender, auch die sittliche Not aus der Verantwortung gegenüber anderen Menschen, ist die entscheidende Grundbedingung für den Organhandel. Die Ausnutzung persönlicher und gesellschaftlicher Notlagen im Sinne eines Organverkaufs, die unerlaubte Organentnahme im Sinne eines Organraubs und die Vermittlung von Organen unter der Motivation des Gewinnstrebens müssen im Kontext der sich auftuenden kriminellen Energie streng verboten bleiben. Das System ist auf Gewinnmaximierung für die Vermittler angelegt. Der Kunde soll kommen, schnell operiert werden und soll schnell, bevor überhaupt Komplikationen auch dem Laien auffallen, die Heimreise antreten. Jede unmittelbar chirurgische Komplikation, jede Abstoßungsreaktion, jeder längere Krankenhausaufenthalt und jede überbrückende Dialyse würde den Gewinn schmälern. Ein schlechter medizinischer Standard und ein ausbeuterisches Gehabe gegenüber den Spendern und den Empfängern darf nicht verwundern, zumal juristische Konsequenzen kaum zu befürchten stehen.

7.16.7 Transplantation tierischer Organe

Zum derzeitigen Zeitpunkt ist die **Xenotransplantation** noch ein experimentelles Verfahren, sodass nur hypothetisch Szenarien konstruiert werden können. Im ersten Szenarium findet die Xenotransplantation keinen Eingang in die klinische Routine, was keine Änderung der ethischen Themenfelder mit sich brächte. Im zweiten Szenario findet die Xenotransplantation Eingang, steht allerdings nur in einem begrenzten Umfang zur Verfügung, entweder weil die Produktion der Xenotransplantate sehr aufwendig und teuer ist oder weil die Qualität der Transplantate bezüglich der Prognose nicht mit humanen Transplantaten zu vergleichen ist. Hier kommt zum Problem der Verteilungsgerechtigkeit hinzu, dass zusätzlich die Zuteilung zu einem menschlichen oder tierischen Transplantat geregelt werden muss, was die Kombinationsmöglichkeiten und die Möglichkeiten für Ungerechtigkeiten vergrößert. Im dritten Szenario ersetzen Xenotransplantate vollständig humane Organe, sodass die Konflikte um die Rechtfertigung der Organentnahme beim Menschen eine Entschärfung erfahren, hingegen die Rechtfertigung für die Verwendung genetisch veränderter Tiere zu Transplantationszwecken neu hinzu käme.

Literatur

Albert FW, Land W, Zwierlein E (Hrsg). Transplantationsmedizin und Ethik. Lengerich, Berlin, Riga, Scottsdale, Wien, Zagreb: Pabst 1995.

Feuerstein G. Das Transplantationssystem. Weinheim, München: Juventa 1995.

Löw-Friedrich I, Schoeppe W. Transplantation: Grundlagen – Klinik – Ethik – Recht. Darmstadt: Wissenschaftliche Buchgesellschaft 1996.

Wujciak T, Opelz G. A proposal for improved cadaver kidney allocation. Transplantation 1993; 56: 1513–7

8 Infektionen der Nieren und der ableitenden Harnwege

J. Gossmann, R. Bickeböller, T. Lenz

Fallstricke/Fußangeln

- Persistierende Leukozyturie oder Erythrozyturie immer abklären!
- Klinische Beschwerden können bei Harnwegsinfekten fehlen.
- Die Gewinnung eines echten Mittelstrahlurins ist schwierig, insbesondere bei Frauen. Die Patientinnen benötigen in der Regel eine mündliche Instruktion.
- Häufige Antibiotikatherapie bereitet den Boden für eine vaginale Candidose.
- Der mikroskopische Nachweis von Bakterien im sedimentierten Harn – insbesondere bei größeren Zahlen von Plattenepithelien – ist diagnostisch nicht wegweisend.

Leitsymptome

- Pollakisurie
- Dysurie
- trüber, übelriechender Urin
- suprapubische Schmerzen

Kasuistik 1

Eine 43-jährige Patientin stellte sich mit Pollakisurie vor. Im Urinstix war der Nachweis von Leukozyten und Nitrit positiv. In der Urinkultur zeigten sich Escherichia coli > 100000 Kolonien/ml. Die Behandlung erfolgte mit einem Fluorchinolon.

Die Pollakisurie und Leukozyturie persistierten.

4 Wochen später wurde in einer Urinkultur Klebsiella pneumoniae > 100000 Kolonien/ml nachgewiesen. Bei der sonographischen Untersuchung wurden 80 ml Restharn und eine verdickte Blasenwand festgestellt.

Bei der Zystoskopie fand sich ein monströser Tumor, der bis zum Blasenausgang reichte. Histologisch handelte es sich um ein mäßig differenziertes Urothelkarzinom.

Kasuistik 2

Ein 62-jähriger Patient mit bekannter chronisch obstruktiver Lungenerkrankung und Diabetes mellitus Typ 2 wurde wegen Stauungsniere links mit einem Ausgussstein der linken Niere zur extrakorporalen Stoßwellenlithotripsie (ESWL) vorgestellt. 2 Wochen vorher hatte der Patient eine Prostataadnexitis durchgemacht. Weiterhin bestanden eine persistierende Hämaturie und Leukozyturie, die auch nach mehrwöchiger Therapie mit Fluorchinolonen und

Clarithromycin persistierten. Bei der Untersuchung fand sich eine etwas druckdolente Prostata. Bei der Zystoskopie zur Einlage eines Doppel-J-Katheters in den linken Ureter fand sich am linken Ostium eine Raumforderung, die histologisch als follikuläre Urozystitis diagnostiziert wurde. Die ESWL führte nicht zu einer vollständigen Steindesintegration, die Aufweitung des Nierenbeckens war auch nach Einlage des Doppel-J-Katheters noch nachweisbar. In der Isotopennephrographie fand sich eine normale Gesamt-Clearance, der Anteil der linken Niere war mit 36% allerdings deutlich vermindert. Vor allem im unteren Pol der linken Niere fanden sich eine schlechte Durchblutung und Exkretion. Bei der Dreigläserprobe fanden sich in allen drei Portionen reichlich Leukozyten. Wegen der persistierenden Leukozyturie wurde eine Urinkultur auf Mykobakterien angelegt, die einen positiven Befund erbrachte. Die Mykobakterien waren sensibel gegenüber allen gängigen Tuberkulostatika (Abb. 8.1).

8.1 Definition

Von einer Harnwegsinfektion spricht man bei einem Nachweis von infektiösen Erregern – Bakterien, Pilze, Protozoen, Viren – in Nieren, Blase, Prostata, Urethra oder Urin. Bei der aus Mittelstrahl gewonnenen Urinkultur gilt traditionell der Nachweis von mehr als 10^5 Bakterien/ml als diagnostisch für einen „signifikanten Harnwegsinfekt". Da bei bis zu einem Drittel der Patienten niedrigere Koloniezahlen vorliegen können – z.B. Männer, durch Blasenpunktion oder Katheter gewonnener Urin –, wird neuerdings auch eine Koloniezahl von mehr als 10^3 „koloniebildenden Einheiten"/ml als Kriterium für einen Harnwegsinfekt akzeptiert. Für den kulturellen Nachweis von Pilzinfektionen werden keine quantitativen Parameter angegeben. Der Nachweis von Protozoen erfolgt meist mikroskopisch; Virusinfektio-

nen werden klinisch, zytologisch, serologisch oder durch entsprechende Kulturen nachgewiesen.

8.2 Einteilung

Nach der **Lokalisation** werden Harnwegsinfekte in zwei Kategorien eingeteilt:
- unterer Harntrakt: Urethritis, Zystitis und Prostatitis
- oberer Harntrakt: Pyelonephritis, intra- und perirenale Abszesse

Weitere klinisch bedeutsame Einteilungen sind die Unterscheidung zwischen akuten und chronischen Infektionen sowie unkomplizierten – ohne Begleiterkrankungen – bzw. komplizierten

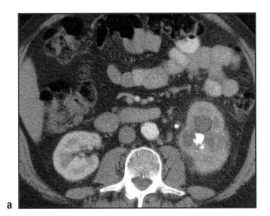

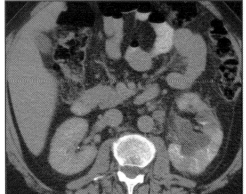

a

b

Abb. 8.1 Computertomographie der Nieren mit Kontrastmittel bei Tuberkulose:
a Arterielle Phase: verzögerte Kontrastmittelanfär-

bung der deutlich geschädigten linken Niere, Stein im Nierenbecken;
b venöse Phase: verspätete Anfärbung der Nierenrinde.

Harnwegsinfekten. Bei letzteren liegen anatomische oder funktionelle Pathologika im Harntrakt vor: Steine, Begleiterkrankungen wie Diabetes mellitus, Niereninsuffizienz, Immundefizienz oder besondere bzw. resistente Keime.

8.3 Epidemiologie

Harnwegsinfekte, insbesondere Infektionen der Harnblase, sind häufig. Etwa 3% der Mädchen und 1–2% der Jungen machen im Vorschulalter einen akuten symptomatischen Harnwegsinfekt durch. Bis zu 50% erwachsener Frauen geben an, mindestens einmal in ihrem Leben einen Harnwegsinfekt gehabt zu haben. Bei Männern sind Harnwegsinfekte wesentlich seltener, die Inzidenz wird mit fünf bis acht Harnwegsinfekten pro Jahr und 10000 junge Männer angegeben. Ab dem 50. Lebensjahr steigt die Häufigkeit von Harnwegsinfekten bei Männern im Zusammenhang mit dem Auftreten von Prostatahyperplasie und Restharn bzw. der zunehmend häufigeren Anlage von Blasenkathetern. Eine asymptomatische Bakteriurie wird bei bis zu 50% älterer Männer und Frauen gefunden.

8.4 Ätiologie

8.4.1 Erreger

Die Mehrzahl der Harnwegsinfektionen werden durch **Bakterien** hervorgerufen. Bei ambulanten Patienten machen Infektionen mit Escherichia coli etwa 80% aus, gefolgt von Proteus mirabilis, Klebsiella pneumoniae, Enterokokken und Staphylococcus saprophyticus, die je 2–3% der Infektionen verursachen. Die restlichen Erkrankungen verteilen sich auf Enterobacter, Pseudomonas und Staphylococcus aureus.

Bei hospitalisierten Patienten liegt ein etwas anderes Keimspektrum vor: Escherichia-coli-Infektionen etwa 50%, gefolgt von Proteus mirabilis, Klebsiella pneumoniae, Enterokokken, Enterobacter, Pseudomonas aeruginosa, anderen Proteusarten, Serratia und Staphylococcus aureus.

Bei den **Pilzinfektionen** spielen Candidaarten bei weitem die wichtigste Rolle. Risikofaktoren hierfür sind vor allem Blasenkatheter, vorangegangene Antibiotikatherapie, Diabetes mellitus und Immunsuppression mit Corticosteroiden. Der Harntrakt ist bei etwa 10% der Patienten mit einer Candidämie der Ausgangspunkt der Infek-

Tab. 8.1 Häufigkeit von Bakterienspezies bei unkomplizierten und komplizierten Harnwegsinfekten

Bakterienspezies	Unkomplizierter Infekt	Komplizierter Infekt
Escherichia coli	70–95%	20–55%
Koagulase-negative Staphylokokken	5–20%	1–4%
Proteus mirabilis	1–2%	1–10%
Klebsiella sp.	1–2%	2–20%
Enterokokken	1–2%	1–20%
Citrobacter sp.	< 1%	5%
Enterobacter sp.	< 1%	2–10%
Pseudomonas aeruginosa	< 1%	2–20%
Streptokokken der Gruppe B	< 1%	1–4%
Staphylococcus aureus	< 1%	1–2%
Andere	< 1%	6–20%

tion. Häufiger ist die hämatogene Aussaat von Pilzinfektionen in den Harntrakt. Dies betrifft sowohl Candida als auch besonders Coccidia sp., Blastomyces sp. und Cryptococcus neoformans (Tab. 8.1).

Andere Erreger: Chlamydia trachomatis und Ureaplasma urealyticum sind seltene Erreger von Blaseninfektionen. Beide Organismen sind jedoch häufig bei der Urethritis zu finden. Zusätzlich zu nennen ist hier die Assoziation von Ureaplasma urealyticum mit Nierensteinen, die Anlass zu oberen Harnwegsinfektionen geben kann. Bei Kindern werden auch Oxyuren als Ursache für Harnwegsinfekte gefunden.

Infektionen mit Adenovirus Typ 11 werden für ein Viertel bis die Hälfte aller Fälle einer hämorrhagischen Zystitis bei Schulkindern verantwortlich gemacht. Herpes-simplex-Virus spielt bei Vaginitis und Urethritis eine Rolle.

Die Niere ist der häufigste nichtpulmonale Manifestationsort für die **Tuberkulose**. Die Besiedlung der Niere erfolgt hämatogen. Typischer Befund hierbei ist die sog. sterile Leukozyturie, die immer Anlass zu einer Urinkultur auf Mykobakterien sein sollte.

8.4.2 Risikofaktoren

Bei Frauen spielt die Besiedlung von Introitus vaginae und distaler Urethra mit gramnegativen Keimen der Darmflora eine entscheidende Rolle. Diese hier unphysiologische Flora wird begünstigt durch andere Urogenitalinfekte, Störung der residenten Flora aufgrund einer Antibiotikatherapie sowie Gebrauch von Diaphragmen und Spermiziden. Frauen, die im Urin keine Blutgruppenantigene sezernieren, haben ein deutlich erhöhtes Risiko für eine Besiedlung mit gramnegativen Keimen, da die Adhäsion insbesondere von Escherichia coli an Schleimhautzellen erleichtert wird. Geschlechtsverkehr begünstigt die Aszension von Keimen in die weibliche Urethra.

Weitere Risikofaktoren sind Steine im Harntrakt, Obstruktion, Restharn, vesikoureteraler Reflux, Blasenkatheter, Schwangerschaft, Diabetes mellitus und Immunsuppression.

8.5 Diagnostik

8.5.1 Klinische Verfahren

Bei der unkomplizierten Zystitis der jungen Frau ist, bei typischer Anamnese, die Untersuchung des Urins mittels Teststreifenmethode ausreichend und begründet die Indikation zur antibiotischen Therapie. Bei allen anderen Harnwegsinfekten sind körperliche Untersuchung, Urinkultur, die mikroskopische Untersuchung des Urins und eventuell eine Blutentnahme für die Kultur und zum Nachweis unspezifischer Entzündungsparameter wie Leukozytose, Blutkörperchensenkungsgeschwindigkeit (BSG) und C-reaktives Protein (CRP) notwendig.

Harnwegsinfektionen sind – so gut wie immer – von einer Leukozyturie begleitet. Diese kann mittels Nachweis der Leukozytenesterase durch **Teststreifenuntersuchung** mit einer Sensitivität von 95% nachgewiesen werden Der Nachweis von Nitrit mit dem Teststreifen ist dagegen weniger sensitiv und weniger spezifisch. Die Spezifität der Teststreifenmethode wird insgesamt mit 75% angegeben, sodass sich bei positivem Teststreifenbefund ein positiver Vorhersagewert von 30–40% ergibt. Bei negativem Teststreifenbefund kann ein Harnwegsinfekt mit etwa 95%iger Wahrscheinlichkeit ausgeschlossen werden. Der Nachweis einer Hämaturie ist für die Differenzialdiagnose zwischen Zystitis und Urethritis hilfreich; bei Letzterer ist eine signifikante Hämaturie ausgesprochen selten. Die hämorrhagische Zystitis unterscheidet sich ansonsten in ihrem Verlauf und in der Therapie nicht von der nichthämorrhagischen.

Bei der **körperlichen Untersuchung** ist besonders zu achten auf Druck- bzw. Klopfschmerz im Nierenlager und in der Blasenregion und bei der Untersuchung des Genitale auf Ausfluss bzw. Entzündungszeichen.

Zur Gewinnung des Urins für die **Urinkultur** und die mikroskopische Untersuchung ist in den meisten Fällen Mittelstrahlurin ausreichend. Um eine Kontamination mit Keimen der Haut- und Harnröhrenflora zu vermeiden, ist hierbei eine gründliche Instruktion des Patienten über die Gewinnung des Mittelstrahlurins notwendig:

1. Reinigung der Harnröhrenöffnung mit Wasser und Seife
2. erste Harnportion wirklich ablaufen lassen (also nur bei relativ voller Blase möglich)

Zum Anzüchten der Bakterien sollten möglichst sofort Eintauchnährböden beimpft werden. Bei Kindern kann die Gewinnung des Urin mittels suprapubischer Blasenpunktion notwendig sein. Falls eine Beimpfung der Kulturen erst am nächsten Tag möglich ist, sollte der Urin bis dahin gekühlt werden, ansonsten ist eine quantitative Auswertung nicht mehr möglich. Bei Nachweis mehrerer Keime in der Urinkultur – häufig in jeweils geringen Koloniezahlen – liegt in der Regel eine Kontamination vor.

Die **mikroskopische Untersuchung** des Urinsediments ist hinsichtlich Nachweis bzw. Ausschluss einer Leukozyturie der Teststreifenmethode eher unterlegen. Eine echte Quantifizierung der Leukozytenzahl ist nur durch Auszählung in einer Zählkammer möglich. Plattenepithelien in größerer Zahl im Urinsediment sind ein Hinweis auf einen nicht korrekt gewonnenen Urin, eine solche Probe sollte verworfen werden. Die Anwesenheit von **Leukozytenzylindern** im Sediment ist beweisend für eine Mitbeteiligung der Nieren.

Der Nachweis von **Bakterien** im gramgefärbten Präparat von **nichtzentrifugiertem** Urin hat eine hohe Spezifität und kann in Einzelfällen – z.B. bei Nachweis von Streptokokken – für die schnelle Therapieentscheidung hilfreich sein. Die Abwesenheit von Bakterien im Urin schließt allerdings einen Harnwegsinfekt nicht aus. Zum Nachweis von **Trichomonaden** und **Oxyuren** benötigt man frischen Urin.

Bei der einfachen Zystitis sind die unspezifischen Entzündungsparameter (Leukozytose, BSG- oder CRP-Erhöhung) in der Regel negativ. Ihre Erhöhung ist deshalb meist als Zeichen einer **Nierenbeteiligung** zu werten.

8.5.2 Bildgebende Verfahren

Die Untersuchung mit bildgebenden Verfahren ist insbesondere bei **komplizierten** Harnwegsinfekten sinnvoll.

- Zum Nachweis von Restharn, Obstruktion, Steinen, Abszessen und Vernarbungen der Nieren ist die **Sonographie** eine gute Untersuchungsmethode.
- Das **intravenöse Urogramm** gibt wertvolle Informationen zu Durchblutung, Morphologie von Nieren und Kelchsystem und zu den Abflussverhältnissen. Es ist die Methode der Wahl zum Nachweis nichtschattengebender Konkremente.
- Das **Miktionszysturethrogramm** ist sinnvoll zum Nachweis eines vesikoureteralen Refluxes, der insbesondere bei kindlichen Harnwegsinfektionen eine Rolle spielt.
- Untersuchungen mit **Isotopen** sind nützlich zur Messung der seitengetrennten Clearance, zur Klärung der urodynamischen Relevanz von Ureter- oder Pyelonektasien mit Furosemidgabe und eventuell zum Nachweis infektiöser Prozesse mit Gallium- bzw. Leukozytenszintigraphie.
- **Computertomographie** und **Magnetresonanztomographie** dienen dem Nachweis von renalen bzw. perirenalen Abszessen.

8.6 Klinische Konstellationen

8.6.1 Infektionen bei Frauen

Akute unkomplizierte Zystitis bei jungen gesunden Frauen

- Typische **Anamnese**: Dysurie, Pollakisurie, vermehrter Harndrang seit weniger als 7 Tagen, suprapubische Schmerzen, bisher keine Harnwegsinfekte oder letzter Harnwegsinfekt vor mehreren Wochen
- klinischer Untersuchungsbefund: unauffällig
- **Teststreifenbefund** für Nitrit und/oder Leukozytenesterase: positiv

In dieser Situation kann auf eine weitere Diagnostik verzichtet werden.
Therapie (Tab. 8.2): Trimethoprim/Sulfamethoxazol, 160 mg/800 mg zweimal täglich für 3 Tage. Alternative: Fluorchinolone ebenfalls für 3 Tage, z.B. Ofloxacin zweimal 200 mg, Ciprofloxacin zweimal 250 mg, Norfloxacin zweimal 400 mg
Die Einmaltherapie hat eine geringere Erfolgsrate, die Therapie für länger als 3 Tage bringt kei-

Tab. 8.2 Empfehlung zur oralen Antibiotikatherapie unkomplizierter Harnwegsinfekte

Medikament	Dosierung
Trimethoprim/Sulfamethoxazol	2 × 160 mg/800 mg pro Tag
Trimethoprim	2 × 100 mg pro Tag
Norfloxacin	2 × 400 mg pro Tag
Ciprofloxacin	2 × 250 mg pro Tag
Ofloxacin	2 × 200 mg pro Tag
Lomefloxacin	1 × 400 mg pro Tag
Noxacin	2 × 400 mg pro Tag
Amoxicillin	3 × 250–500 mg pro Tag

nen Vorteil. Wenn durch diese Therapie Symptomfreiheit erzielt wird und die Symptome nicht innerhalb von 2 Wochen wiederkehren, kann der Harnwegsinfekt als ausgeheilt betrachtet werden. Zur Differenzialdiagnostik der Dysurie bei Frauen siehe Tabelle 8.3.

Komplizierte Zystitis

Von einer komplizierten Zystitis spricht man bei Rezidivzystitis nach mehr als 2 Wochen, Patientinnen mit Symptomen, die mehr als 7 Tage bestehen, Patientinnen über 65 Jahre oder Patientinnen mit Diabetes mellitus
Bei diesen Konstellationen sollte eine **Urinkultur** angelegt werden und die Therapie ggf. nach Sensitivitätstestung modifiziert werden. Besteht anamnestisch eine typische „Honeymoon-Zystitis" (Wechsel des Sexualpartners) oder ist der Gebrauch eines Diaphragmas, eventuell mit Spermizid, anzuschuldigen, so kann auf eine weitere Diagnostik verzichtet werden. Liegen diese Risikofaktoren nicht vor, sollte bei Rezidiv eine Sonographie der Blase (Restharn?) und der Nieren (Narben, Stau, Steine?) erfolgen. Falls dabei keine Ursache gefunden wird, sollte nach einer funktionellen oder anatomischen Obstruktion oder einer Detrusor-Sphinkter-Dyssynergie gefahndet werden.

Zur initialen Therapie werden die gleichen Antibiotika wie oben empfohlen, die Therapiedauer sollte allerdings 7 Tage betragen. Bei typischer Honeymoon-Zystitis ist eine postkoitale Prophylaxe zu erwägen mittels einmaliger Gabe von Trimethoprim/Sulfamethoxazol 160 mg/600 mg, alternativ von Ofloxacin 200 mg, Ciprofloxacin 250 mg oder Norfloxacin 400 mg. Hilfreich bei der Elimination von Keimen aus der Urethra soll auch eine unmittelbar postkoitale Miktion sein. Findet sich als Risikofaktor für den Rezidivinfekt der Gebrauch eines Diaphragmas, eventuell mit Spermizid, so sollte eine Änderung der Verhütungsmethode erwogen werden.
Bei postmenopausalen Frauen ist eine systemische oder lokale Östrogensubstitution zur Regeneration der atrophischen Vaginalschleimhaut zu empfehlen.
Bei **häufig wiederkehrenden** Harnwegsinfekten junger Frauen ohne identifizierbare Risikofaktoren, wendet man unterschiedliche therapeutische Strategien an:
● tägliche oder dreimal wöchentliche Antibiotikaprophylaxe mit Trimethoprim/ Sulfamethoxazol 40/200 mg, Norfloxacin 200 mg oder Ciprofloxacin 250 mg
● postkoitale Prophylaxe (s. o.)
● Selbsttherapie durch die Patientin bei Symptomen: 3-Tage-Therapie wie bei akuter, unkomplizierter Zystitis

Tab. 8.3 Differenzialdiagnose der Dysurie bei Frauen

Diagnose	Pyurie	Hämaturie	Typische Keime	Typische Konstellationen
Urethritis	ja	selten	Chlamydia trachomatis, Neisseria gonorrhoeae, Herpes simplex	geringe Keimzahlen, milde Symptome, häufig neuer Sexualpartner
Zystitis	ja	bis 30%	Escherichia coli, Staphylococcus saprophyticus, Proteus sp., Klebsiella sp.	plötzlicher Beginn, Dysurie, Pollakisurie
Vaginitis	selten	selten	Candida sp., Trichomonas vaginalis	geringe Keimzahlen, häufig Ausfluss und Juckreiz, Dysurie ohne Pollakisurie

Möglicherweise bringt auch das regelmäßige Trinken von Preiselbeersaft oder Joghurt oder das Ansäuern des Harns mit L-Methionin eine Verringerung der Rezidivfrequenz.

Persistieren die Symptome trotz antibiotischer Therapie oder kommt es zu einem Rezidivinfekt innerhalb von 2 Wochen nach Therapieende, sollte eine Urinkultur angelegt werden und der Infekt nach Sensitivitätstestung für **2 Wochen** behandelt werden.

Akute unkomplizierte Pyelonephritis bei jungen Frauen

Bei klinischem Verdacht auf Pyelonephritis – Krankheitsgefühl, Spontan- bzw. Klopfschmerz im Nierenlager, Leukozytenzylinder im Sediment, Leukozytose oder CRP-Erhöhung – sollte immer eine Urin- und Blutkultur angelegt werden.

Bei geringem Krankheitsgefühl ohne Übelkeit und Erbrechen kann die Erkrankung ambulant therapiert werden. Bei schwerem Verlauf mit Fieber, ausgeprägtem Krankheitsgefühl, Übelkeit und Erbrechen ist die stationäre Aufnahme und eventuell die intravenöse Therapie angezeigt. Die Dauer der Antibiotikatherapie sollte immer 10–14 Tage betragen. 2 Wochen nach Ende der Therapie sollte eine erneute Urinkultur angelegt werden.

8.6.2 Infektionen bei Männern

Harnwegsinfekte beim Mann gelten als komplizierte Infektionen, deshalb sollte immer, zusätzlich zur körperlichen Untersuchung und Urinteststreifenuntersuchung, eine Urinkultur angelegt werden und eine weitergehende Untersuchung mittels Sonographie und Uroflow-Messung erfolgen. Risikofaktoren sind bei jungen Männern Homosexualität oder eine Sexualpartnerin, deren Vagina mit uropathogenen Keimen besiedelt ist.

Bei Männern über 50 Jahre sind die Risikofaktoren Restharn bei obstruktiver Prostata, liegender Blasenkatheter und Diabetes mellitus.

Harnwegsinfekt bei Männern unter 50 Jahre

Bei positiver Kultur – mehr als 10^3 Keime/ml – sollte für 7–10 Tage antibiotisch behandelt werden. Die Art der empirischen antibiotischen Therapie unterscheidet sich nicht von der Therapie von Harnwegsinfektionen bei Frauen.

Liegt **Restharn** vor, so sollte die Ursache des Restharns beseitigt werden. Bei negativer Urinkultur sollte das Urinsediment untersucht werden. Findet sich eine Leukozyturie bei negativer Urinkultur, sollte eine Urinkultur auf Mykobakterien angelegt werden und ein Harnröhrenabstrich auf Gonorrhö und Chlamydien untersucht werden.

Harnwegsinfekt bei Männern über 50 Jahre

Bei Männer in diesem Alter sollte auch ohne entsprechende Symptome von einer Mitbeteiligung der **Prostata** und/oder der Nieren ausgegangen werden. Deshalb sollte hier die Therapie auf 4–6, eventuell sogar 12 Wochen ausgedehnt werden (Tab. 8.4).

Prostatitis

Symptome der Prostatitis sind Rückenschmerzen oder Schmerzen der Hoden und der Dammregion. Häufig ist aufgrund der vergrößerten, entzündeten Prostata Restharn feststellbar.

Akute bakterielle Prostatitis

Diese Erkrankung wird vorwiegend bei jungen Männern angetroffen, allerdings kann sie auch bei älteren Patienten durch Blasenkatheter ausgelöst werden. In der Regel bestehen Fieber und allgemeines Krankheitsgefühl und eine starke **Druckempfindlichkeit** der Prostata.

> Da es bei der akuten bakteriellen Prostatitis zur hämatogenen Aussaat der Keime kommen kann, verbietet sich hier die Prostatamassage, und die Keimanzucht muss aus dem Mittelstrahlurin erfolgen.

In unkomplizierten Fällen ist mit dem üblichen uropathogenen Keimspektrum zu rechnen, sodass die initiale Antibiotikatherapie den gewohnten Regeln folgt. Obwohl Antibiotika im Allgemeinen schlecht die Prostata erreichen, ist die Situation bei der akut entzündeten Prostata offenbar günstiger, sodass mit einer baldigen Besserung und Ausheilung zu rechnen ist. Gelegentlich kommen aber auch Abszesse oder eine Mitbeteiligung von Nebenhoden und Samenblasen vor. Wegen der obstruktiven Wirkung der entzündeten Prostata empfiehlt sich häufig die Anlage einer suprapubischen Harnableitung. Bei **Katheterträgern** ist mit einem veränderten Keimspektrum zu rechnen, sodass hier primär andere Antibiotika zum Einsatz kommen. Imipenem-Cilastatin oder Cephalosporine der dritten Generation werden für die initiale Therapie empfohlen. Auch der Austausch des transurethralen Blasenkatheters gegen eine suprapubische Harnableitung kann hilfreich sein.

Chronisch bakterielle Prostatitis

Im Unterschied zur akuten Prostatitis ist die Symptomatik bei der chronisch bakteriellen Prostatitis sehr viel weniger ausgeprägt, und die Prostata ist nicht vermehrt druckempfindlich. Das **Hauptsymptom** bei dieser Erkrankung sind die rezidivierenden Harnwegsinfekte.

Lokalisationsdiagnostik bei Prostatitis

Bei Verdacht auf Prostatitis sollte eine **fraktionierte Uringewinnung** durchgeführt werden: Dabei werden die ersten 10 ml als Urethralurin aufgefangen, anschließend wird ein Mittelstrahlurin gewonnen und die Blase vollständig entleert. Danach erfolgen die Massage der Prostata und das Auffangen des Prostatasekrets, gefolgt von einer erneuten Miktion. Somit liegen vier verschiedene Urinportionen vor, die getrennt kultiviert und mikroskopisch auf Leukozyten untersucht werden sollten. Sind die Keimzahlen in den ersten Portionen höher als in den beiden letzten, ist von einer Urethral- oder Blaseninfektion auszugehen, bei deutlich höheren Keimzahlen in den beiden letzten Portionen

Tab. 8.4 Therapieempfehlung zur oralen Behandlung der Pyelonephritis und komplizierter Harnwegsinfektionen

Medikament	Dosierung
Trimethoprim/Sulfamethoxazol	2 × 160 mg/800 mg pro Tag
Trimethoprim	2 × 100 mg pro Tag
Norfloxacin	2 × 400 mg pro Tag
Ciprofloxacin	2 × 500 mg pro Tag
Ofloxacin	2 × 400 mg pro Tag
Lomefloxacin	1 × 400 mg pro Tag
Noxacin	2 × 400 mg pro Tag
Amoxicillin	3 × 500 mg pro Tag

ist eine Prostatitis als Ursache anzunehmen. Bei deutlich höheren Leukozytenzahlen im Prostatasekret als in den restlichen Urinportionen ohne Nachweis von Bakterien ergibt sich die Diagnose einer nichtbakteriellen chronischen Prostatitis. Zur Untersuchung von Prostatasekret kann auch eine **Ejakulatkultur** angelegt werden.

Die Therapie der chronisch bakteriellen Prostatitis ist aufgrund der erwähnten schlechten Penetration der Antibiotika problematisch. Die besten Erfolge werden mit Fluorchinolonen – Ciprofloxacin, Ofloxacin – erzielt, die über mindestens 12 Wochen gegeben werden müssen. Auch diese Therapie ist, insbesondere bei Patienten mit vielen Prostatakalkuli, nicht immer erfolgreich. Eine chirurgische Sanierung ist nur durch radikale Prostatektomie möglich.

Nichtbakterielle Prostatitis

Die Ätiologie der sog. nichtbakteriellen Prostatitis, die durch die oben angegebene fraktionierte Uringewinnung diagnostiziert wird, ist unklar. Ureaplasma urealyticum und Chlamydia trachomatis werden angeschuldigt, aber definitive Aussagen zum typischen Keimspektrum sind bislang nicht möglich. Möglicherweise handelt es sich um sexuell übertragene Keime, da die Erkrankung überwiegend bei jungen, sexuell aktiven Männern vorkommt. Eine Behandlung mit Erythromycin, Doxycyclin, Trimethoprim/Sulfamethoxazol oder einem Fluorchinolon über 4–6 Wochen kann in Einzelfällen erfolgreich sein.

Prostatodynie

Unter der Diagnose einer Prostatodynie (pelvic pain syndrome) werden Patienten mit Symptomen einer Prostatitis, bei denen die fraktionierte Uringewinnung weder Leukozyten noch Keime zu Tage fördert, subsumiert. Hier ist eine antibiotische Therapie meist zwecklos. In einigen Fällen finden sich pathologische Befunde bei der Funktionsuntersuchung der Blase. Therapeutisch kann eine Neuromodulation von S 3 versucht werden.

8.6.3 Katheterassoziierte Harnwegsinfekte

Katheterassoziierte Harnwegsinfekte sind die häufigsten im Krankenhaus erworbenen Infektionen. Das Risiko der Infektion liegt bei 3–5% pro Tag, an dem der Katheter liegt. Bei Patienten, die über mehr als 2 Wochen einen Blasenkatheter haben, entwickelt die Mehrzahl eine **Bakteriurie**. Begünstigt wird die Infektion durch einen Biofilm, der sich sowohl auf der Außen- als auch auf der Innenseite des Katheters bildet und die Aszension von Keimen begünstigt. Luminale Infektionen werden im Wesentlichen durch Manipulation durch das Personal begünstigt. Die Keime auf der Außenseite des Katheters stammen, insbesondere bei Frauen, häufig aus der Darmflora. Die Therapie besteht im Wechsel des Katheters und antibiotischer Therapie für 5–7 Tage, initial mit den üblichen Harnwegstherapeutika. Eine Antibiotikaprophylaxe ist nur selten indiziert, z.B. bei immunsupprimierten Patienten, und erscheint nur dann sinnvoll, wenn der Blasenkatheter für einen eng umrissenen Zeitraum belassen werden muss.

> Bei Dauerkatheterträgern bringt die Therapie der asymptomatischen Infektion keine Vorteile, sodass hier nur symptomatische Infektionen behandelt werden sollten.

8.6.4 Asymptomatische Bakteriurie

Die asymptomatische Bakteriurie ist nicht selten. Die Angaben liegen zwischen 2 und 5% bei Mädchen, etwa 20% bei Diabetikern und bis zu 40% bei älteren Frauen. Bei Dauerkatheterträgern ist dieser Befund, wie oben erwähnt, noch häufiger. Die Diagnose einer asymptomatischen Bakteriurie sollte erst nach einer zweimaligen positiven Kultur gestellt werden.

Über den Nutzen eines Screenings für Bakteriurie und einer anschließenden antibiotischen Behandlung liegen eine ganze Reihe von groß angelegten Studien vor. Da insbesondere bei älteren Patienten mit asymptomatischer Bakteriurie eine erhöhte Mortalität beobachtet worden war, wurden Screening und antibiotische Therapie für diese Gruppe zeitweise als bedeutsam erachtet. Ein Einfluss auf die Mortalität durch Behandlung der asymptomatischen Bakteriurie bei älteren Patienten ließ sich jedoch nicht feststellen. Außerdem fand sich bei bakteriurischen, verglichen mit nicht bakteriurischen älteren Menschen, eine deutlich erhöhte Inzidenz von anderen Begleiterkrankungen. Die erhöhte Mortalität in dieser Gruppe ist also wahrscheinlich nicht durch den Harnwegsinfekt selbst, sondern durch diese Komorbiditäten bedingt.

Ein **Screening** auf asymptomatische Bakteriurie und eine anschließende antibiotische Behandlung wird für die im Folgenden beschriebenen Personengruppen empfohlen.

Schwangere

Das Risiko für eine begleitende **Pyelonephritis** ist bei Schwangeren sehr viel höher (bis zu 40%) als bei Nichtschwangeren. Außerdem werden bei Schwangeren mit Bakteriurie gehäuft Schwangerschaftskomplikationen beobachtet. Screening und eine nachfolgende antibiotische Behandlung werden deshalb im ersten Trimester empfohlen. Therapeutisch eingesetzt werden Amoxicillin, orale Cephalosporine und Nitrofurantoin. Auch Sulfonamide können, außer wenige Tage vor der Entbindung, eingesetzt werden. Die Behandlung mit Trimethoprim in der Schwangerschaft ist umstritten. Die Behandlungsdauer in der Schwangerschaft unterscheidet sich nicht von der ansonsten bei jungen Frauen üblichen, d.h. 3-Tage-Therapie. Der Behandlungserfolg sollte durch anschließende **Urinkultur** kontrolliert werden. Weiterhin werden monatliche Kontrollkulturen während der gesamten Schwangerschaftsdauer empfohlen.

Kinder mit ausgeprägtem vesikoureteralem Reflux

Da gezeigt werden konnte, dass zumindest bei höhergradigem Reflux, d.h. Grad III bis IV, rezidivierende Infekte die renale Narbenbildung fördern, werden bei diesen Kindern Screening und eine antibiotische Therapie empfohlen. Bei häufig wiederkehrenden Infekten sollte bei diesen Kindern eine antibiotische **Dauerprophylaxe** erwogen werden. Infrage kommen Trimethoprim/Sulfamethoxazol 2 mg/kg KG bzw. 10 mg/kg KG ein- bis zweimal täglich, Nitrofurantoin 2 mg/kg KG einmal täglich oder Methenamin 50 mg/kg KG pro Tag in drei Einzeldosen. Diese Therapie ist, bei konsequenter Durchführung, der chirurgischen Therapie gleichwertig. Die Indikation zur Operation bei Reflux ist abhängig vom Grad des Refluxes und vom Alter des Kindes. Refluxgrade II und III werden nur bei Funktionsverschlechterung operiert, Grad V ist eine sichere Operationsindikation.

Präoperativ

Da die Rate an postoperativen Komplikationen und postoperativer Bakteriämie bei Patienten, bei denen eine **urologische Operation** ansteht, durch antibiotische Sanierung des Harntrakts deutlich gesenkt wird, wird für diese Patientengruppe ein Screening mit nachfolgender Behandlung empfohlen.

8.7 Renaler und perirenaler Abszess

Renale Abszesse können auf zwei unterschiedlichen Infektionswegen zustande kommen:

- hämatogene Aussaat bei systemischer Infektion, insbesondere mit Staphylokokken (Endokarditis, Pyoderma)
- als aufsteigende Infektion infolge einer Pyelonephritis

Hämatogen entstandene Abszesse sind in der Regel kortikal lokalisiert, während Abszesse im Gefolge einer Pyelonephritis eine medulläre Lokalisation, häufig mit Anschluss an das Hohlsystem, aufweisen.

> Bei den kortikalen, hämatogen entstandenen Nierenabszessen können pathologische Urinbefunde völlig fehlen.

Charakteristisch für Abszesse im Gefolge einer Pyelonephritis ist die fehlende klinische Besserung der Pyelonephritis nach 72 Stunden Therapie.
Die Diagnose wird mittels Ultraschalluntersuchung oder Computertomographie gesichert. Große, solitäre Abszesse sollten operiert werden, kleine, multifokale nur bei Resistenz gegen die konservative Therapie. Eine antibiogrammgerechte Antibiotikatherapie über 4–8 Wochen ist die Regel.

8.8   Infizierte Nierenzysten

Infektionen von Zysten kommen insbesondere bei Patienten mit hereditären **Zystennieren** vor. Gelegentlich werden Schmerzen auf der entsprechenden Seite angegeben, häufig sind jedoch die einzigen Symptome wiederkehrende fieberhafte Episoden mit oder ohne Bakteriämie. Bei Zysten ohne Anschluss an das Hohlsystem können pathologische Urinbefunde fehlen. Der Nachweis einer infizierten Zyste ist schwierig. Gelegentlich führt die Magnetresonanztomographie (MRT) oder Computertomographie (CT) zum

Ziel. Bei einigen Patienten kann eine Gallium- oder Leukozytenszintigraphie hilfreich sein. Häufig jedoch kann die Verdachtsdiagnose erst durch die Nephrektomie bestätigt werden. Bei terminal niereninsuffizienten Patienten mit Zystennieren an Dialyse oder nach Nierentransplantation sollte die Indikation zur Nephrektomie im Verdachtsfall großzügig gestellt werden.

8.9   Xanthogranulomatöse Pyelonephritis

Hierbei handelt es sich um eine seltene Sonderform der Pyelonephritis mit Zerstörung von Nierengewebe, Granulomen und Einschmelzungen. Frauen sind doppelt so häufig betroffen wie Männer. Über 70% der Patienten haben eine Steinanamnese, andere obstruktive Harnwegserkrankungen oder einen Diabetes mellitus. Symptome bestehen in Flankenschmerzen, rezidivierenden Harnwegsinfekten, unklarem Fieber, teilweise mit Gewichtsverlust und Schwäche. Bei der präoperativen Diagnostik – Sonographie, CT, MRT – wird häufig der Verdacht auf einen Nierentumor geäußert, sodass die korrekte Diagnose nur bei 40% der Patienten bereits präoperativ gestellt wird. Therapie der Wahl ist die Nephrektomie.

8.10   Malakoplakie

Die Malakoplakie wird hervorgerufen durch eine aberrante entzündliche Reaktion auf Darmbakterien, in den meisten Fällen Escherichia coli, die in zahlreichen Organen gefunden wird, z.B. Prostata, Knochen, Lunge, Hoden, Gastrointestinaltrakt, Nieren und Haut, am häufigsten aber in der Harnblase. Man nimmt an, dass eine

defekte Makrophagenfunktion zugrunde liegt. Die Patienten klagen über Fieber und Flankenschmerzen. Häufig bestehen eine Pyurie und Bakteriurie. Die Diagnose wird in der Regel endoskopisch gestellt, hier zeigen sich 3–4 cm große, gelbliche Plaques der Harnblasenschleimhaut. Bei Beteiligung der Nieren finden sich im CT vergrößerte Nieren, die fokal kein Kontrastmittel aufnehmen. Histologisch findet man zahlreiche Makrophagen und Schaumzellen mit gelegentlichen Lymphozyten und Riesenzellen. Typisch ist das Auftreten sog. Michaelis-Gutmann-Bodies (laminäre, kristalline, PAS-positive Einschlüsse in Makrophagen und im Interstitium). Diese erlauben die Differenzial-diagnose zur xanthogranulomatösen Pyelonephritis bei Malakoplakie der Nieren. Die Therapie erfolgt nach Antibiogramm, in der Regel mit Fluorchinolonen.

8.11 Urogenitaltuberkulose

Etwa 10% jährlich auftretender neuer Tuberkulosen sind extrapulmonal lokalisiert, davon die Mehrzahl im Urogenitaltrakt. Symptome können bestehen in Dysurie, Hämaturie, Flankenschmerzen oder steriler Pyurie. Konstitutionelle Symptome wie Fieber, Schwäche und Unwohlsein sind eher selten, und 20% der Patienten sind völlig symptomlos. 95% der Patienten haben einen positiven Tuberkulintest, und bei 90% der Patienten mit Urogenitaltuberkulose lassen sich Mykobakterien aus dem Urin anzüchten. Das CT der Nieren zeigt einen charakteristischen Befund mit Narben, Kavernen und Verkalkungen. Vor Beginn der **Therapie** sollte in jedem Falle eine Sensitivitätstestung erfolgen. Unkomplizierte Fälle erhalten Rifampicin, Isoniazid und Pyrazinamid für 2 Monate, gefolgt von 4 Monaten Rifampicin und Isoniazid. Diese Weiterbehandlung sollte bei Männern um 3–6 Monate verlängert werden, da abgekapselte Herde in der Prostata vorkommen. Falls Pyrazinamid nicht toleriert wird, werden Rifampicin und Isoniazid bei Frauen für 9 Monate, bei Männern für 12–15 Monate gegeben. Zur Therapie bei Medikamentenresistenzen und zugrunde liegenden immunologischen Erkrankungen – z.B. HIV-Infektion – sollte ein infektiologisch versierter Spezialist hinzugezogen werden.

8.12 Pilzinfektionen

8.12.1 Candidainfektionen

Die Unterscheidung zwischen Kolonisation und Infektion bleibt schwierig. Bei Katheterträgern sind weder die Koloniezahlen noch der Nachweis von Hyphen oder einer Leukozyturie hilfreich. Bei Patienten ohne Blasenkatheter kann der Nachweis von mehr als 10000–15000 Zellen/ml Urin eine Entscheidungshilfe sein. Zuverlässige Methoden zur Lokalisation des Infekts in Nieren oder Blase fehlen. Über 50% der Candidainfektionen des Harntrakts werden durch **Candida albicans** hervorgerufen, die restlichen verteilen sich auf C. glabrata, C. tropicalis, C. krusei, C. parapsilosis und andere. Bei Patienten mit Blasenkatheter werden der Wechsel des Blasenkatheters und eine 3- bis 5-tägige lokale Amphotericintherapie empfohlen, bei Patienten ohne Blasenkatheter eine orale Therapie mit Fluconazol, 200–400 mg pro Tag für 10–14 Tage. Eine systemische Therapie mit Fluconazol oder Amphotericin ist auch bei Patienten mit Candidurie, bei denen eine urologische Operation geplant ist, anzuraten.

8.12.2 Andere Pilzinfektionen

Andere Pilzinfektionen wie Blastomykose, Histoplasmose, Kokzidiomykose, Aspergillose und

Kryptokokkose sind bei Immunkompetenten sehr selten, können jedoch bei **AIDS-Patienten** und **Immunsupprimierten** erhebliche Probleme bereiten. Bei diesen Infekten ist eine Beteiligung von Nieren und Prostata häufig, sodass eine Behandlungsdauer von mindestens 6 Wochen empfohlen wird, eventuell auch lebenslange Therapie.

8.13 Zusammenfassung

Harnwegsinfektionen sind häufige Erkrankungen. In der Mehrzahl der Fälle ist die Therapie standardisiert und richtet sich nach der entsprechenden Risikogruppe, zu der der Patient gehört. Die Kunst besteht darin, diejenigen Patienten zu identifizieren, die nicht in das Standardschema passen, und diese gezielt zu behandeln.

Literatur

Bailey RR. Management of lower urinary tract infections. Drugs 1993; 45 (Suppl 3): 139–44.

Hooton TM, Scholes D, Hughes JP, Winter C, Roberts PL, Stapleton AE, Stergachis A, Stamm WE. A prospective study of risk factors for symptomatic urinary tract infection in young women. N Engl J Med 1996; 335: 468–74.

Nicolle LE. A practical guide to the management of complicated urinary tract infection. Drugs 1997; 53: 583–92.

Nicolle LE, Harding GKM, Preiksaitis J, Ronald AR. The association of urinary tract infection with sexual intercourse. J Infect Dis 1982; 146: 579–83.

Nicolle LE, Harding GKM, Thomson M, Kennedy J, Urias B, Ronald AR. Efficacy of five years of continuous, low-dose trimethoprim-sulfamethoxazole prophylaxis for urinary tract infection. J Infect Dis 1988; 157: 1239–42.

Pappas PG. Laboratory in the diagnosis and management of urinary tract infections. Med Clin North Am 1991; 75: 313–25.

Stamm WE, Hooton TM. Management of urinary tract infection in adults. N Engl J Med 1993; 329: 1328–34.

Weiss R, Duckett J, Spitzer A. Results of a randomised clinical trial of medical versus surgical management of infants and children with grades III and IV primary vesicoureteral reflux (United States). The international reflux study in children. J Urol 1992; 148: 1667–73.

9 Nierentumoren

9.1 Nierenzellkarzinome

J. Binder

Fallstricke/Fußangeln

- Symptome des Nierenzellkarzinoms sind Spätsymptome.
- Frühsymptome des Nierenzellkarzinoms existieren nicht.

Leitsymptome

- Die typische Symptomentrias Makrohämaturie, Flankenschmerz und palpabler Tumor existiert nur noch in Ausnahmefällen.
- Nierensonographie sowie Computertomographie und Kernspintomographie des Oberbauchs führen immer häufiger zur Frühdiagnose eines Nierenkarzinoms.

Merksätze zur Therapie

- Operative Entfernung des Tumors oder der tumortragenden Niere ist einzige kurative Therapieform.
- Palliative Chemotherapie und Immuntherapie mit rekombinanten Zytokinen (Interferonen, Interleukin-2) sollten nur im Rahmen von kontrollierten Studien erfolgen.

Kasuistik

Anamnese: Ein 55-jähriger leitender Angestellter, Adipositas permagna, Kettenraucher, keine Beschwerden, erhielt als Weihnachtsgeschenk einen Gesundheits-Checkup in einer Diagnoseklinik. Dort wurde sonographisch trotz erschwerter Beurteilbarkeit ein ca. 5 cm durchmessender Tumor am unteren Nierenpol links festgestellt.

Befund: Der Urinstatus ist unauffällig, die Blutsenkung auf 25/50 mm erhöht, weitere Routinetinelaborparameter sind im Normbereich. Im intravenösen Urogramm zeigt sich eine Raumforderung am unteren Pol der linken Niere mit Verdrängung der unteren Kelchgruppe und Deformation der Kelche. Sonographisch handelt es sich um eine solide Raumforderung. Das Computertomogramm des Abdomens beweist den Tumor. Auffällige Lymphome im Hilusbereich lassen sich nicht nachweisen. Die Nierenvene ist gut erkennbar, ebenso die V. cava inferior, und ohne Tumor. Die Thoraxaufnahme in zwei Ebenen ist unauffällig.

Präoperative Diagnose: Nierenzellkarzinom links, Stadium T1 N0 M0

Therapie: Es erfolgt die extrakapsuläre Tumornephrektomie über einen Interkostalschnitt im Bereich der zehnten und elften Rippe, d.h. unter Mitnahme der Nebenniere und der Gerota-Kapsel, außerdem eine regionäre Lymphadenektomie mit Entfernung der paraaortalen, präaortalen, interaortokavalen und retroaortalen Lymphknoten.

Histologie: Es handelt sich um ein gut differenziertes klarzelliges Nierenzellkarzinom mit einer Tumorgröße von 5 cm in größter Ausdehnung, begrenzt auf die Niere. Gerota-Kapsel, Nierenvene und insgesamt zehn regionale Lymphknoten sind tumorfrei. Klassifikation pT1 pN0 G1.

Verlauf und Prognose: Der postoperative Verlauf ist komplikationsfrei. Es ist mit einer Dauerheilung zu rechnen. Nachkontrollen sind aus rein onkologischen Gründen nicht erforderlich, da bei Auftreten eines Rezidivs keine etablierte erfolgversprechende Weiterbehandlung zur Verfügung steht.

9.1.1 Definition

Nierenzellkarzinome sind epitheliale Tumoren des Nierenparenchyms. Mit mehr als 85% stellen sie den Hauptanteil der malignen Nierentumoren. In der Niere erscheinen außerdem noch Transitionalzellkarzinome, mesenchymale Tumoren (Sarkome und Lymphome), embryonale Karzinome wie Nephroblastome, Neuroblastome und Embryonalzellkarzinome sowie Metastasen anderer Karzinome (Tab. 9.1). Fast ein Jahrhundert lang wurden Nierenzellkarzinome als „**Hypernephrome**" bezeichnet, da die Vorstellung bestand, dass sie ihren Ursprung von in der Niere liegenden, versprengten Nebennierenzellen nehmen.

Heute werden die Nierenzellkarzinome als eine Familie von Malignomen verstanden, die vom renalen Tubulusepithel ausgehen, sich jedoch in ihren morphologischen Eigenschaften unterscheiden, und denen verschiedene genetische Abnormitäten zugrunde liegen.

9.1.2 Epidemiologie

Das Nierenzellkarzinom ist nach Prostata- und Blasenkarzinom der dritthäufigste urologische Tumor. In den Industriestaaten wird in den letzten 60 Jahren eine steigende Inzidenz des Nierenzellkarzinoms beobachtet (Katz et al. 1994). Sie beträgt derzeit in Deutschland bis zu 9 pro 100000 Einwohner, wobei Männer etwa doppelt so oft erkranken wie Frauen. In den ersten zwei Lebensdekaden tritt das Nierenzellkarzinom nur selten auf. Es stellt nur 2% der pädiatrischen Nierentumoren (Leuschner et al. 1991). Mit zunehmendem Alter steigt die Neuerkrankungsrate: bei den unter 45-Jährigen erkranken ein bis zwei Personen, zwischen dem 45. und dem 64. Lebensjahr ca. 20 und bei den über 65-Jährigen ca. 50 pro 100000 der Bevölkerung pro Jahr.

Über eine **familiäre Häufung** des Nierenzellkarzinoms außerhalb von bekannten hereditären Syndromen, wie dem Von-Hippel-Lindau-Syndrom (s.u.), wurde berichtet. Es ist bis jetzt jedoch nicht geklärt, ob sich diese Häufungen auf eine Vererbung, eine vermehrte Exposition ge-

Tab. 9.1 Einteilung der malignen Nierentumoren

Epitheliale Tumoren	• Nierenzellkarzinom (Parenchym) • Adenom des Nierenparenchyms • Transitionalzellkarzinom/Nierenbecken (Plattenepithelkarzinom, Adenokarzinom)
Mesenchymale Tumoren	• Fibrosarkom • Hämangiosarkom/Hämangioperizytom • Lymphangiosarkom • Leiomyosarkom/Rhabdomyosarkom • Liposarkom
Embryonale Tumoren	• Nephroblastom • Embryonalzellkarzinom • Neuroblastom
Sonstiges	• Hämoblastosen • Metastasen anderer Primärtumoren in der Niere

genüber Karzinogenen oder einen Zufall zurückführen lassen. Bei ca. 1,5% der Patienten tritt das Nierenzellkarzinom bilateral auf.

9.1.3 Ätiologie

Zigarettenrauchen gilt als hauptsächlicher Risikofaktor und verursacht 25–30% der Nierenzellkarzinome (McLaughlin et al. 1984; LaVecchia et al. 1990). Adipositas erhöht vor allem bei Frauen das Risiko, am Nierenzellkarzinom zu erkranken. Weitere Risikofaktoren sind die Langzeiteinnahme von Phenacetin und Paracetamol sowie die Exposition gegenüber Cadmium, Raffinerieprodukten und Industriechemikalien. Das zusätzliche Risiko durch Benzin ist nach einer Latenzzeit von 30 Jahren am höchsten. Nierensteine gelten als weiterer Risikofaktor. Bei ca. 5,8% der terminal niereninsuffizienten Patienten, die während mehrjähriger Dialyse Nierenzysten entwickeln, treten von diesen Zysten ausgehende Nierenzellkarzinome auf (Bretan et al. 1986). Auch nach erfolgreicher Nierentransplantation bleibt das erhöhte Risiko bestehen. Innerhalb dieser Patientengruppe wurden als Risikofaktoren die Dauer der Dialyse, große Nieren und männliches Geschlecht identifiziert.

9.1.4 Onkologische Klassifikation

In klassischer Weise wird das Nierenzellkarzinom je nach Erscheinungsbild des Zytoplasmas als **klarzelliger** oder als **granularzelliger Typ** bezeichnet. Mischtumoren aus beiden Typen sind jedoch sehr häufig, ebenfalls Tumoren, die sich nicht richtig in eine Kategorie einordnen ließen. Klein und Valensi beschrieben 1976 eine morphologisch homogene Untergruppe von Nierenzellkarzinomen mit einem reichlich fein granulierten eosinophilen Zytoplasma und einer ausgesprochen guten Prognose (Klein u. Valensi 1976). Diese Tumoren sind heute als gutartige **Onkozytome** bekannt (s.u.). Thoenes berichtete 1985 erstmals über Fälle eines morphologisch distinkten Subtyps des Nierenzellkarzinoms, den **chromophoben Typ**. Im folgenden Jahr wurde dann die Mainz-Klassifikation der Nierenzelltumoren vorgeschlagen (Tab. 9.2). Diese Klassifikation richtet sich nach morphologischen Kriterien. **Immunhistologisch** lassen sich klarzellige und chromophile Nierenzellkarzinome dem proximalen Tubulusepithel, chromophobe Nierenzellkarzinome dem distalen Tubulusepithel und Ductus-Bellini-Karzinome sowie Onkozytome den Sammelrohren als ihrem histogenetischen Ursprungsort zuordnen.

Tab. 9.2 Morphologische Klassifikation der Nierenzelltumoren (mit Häufigkeit in Operationspräparaten) (mod. nach Katz et al. 1994)

Tumor	Häufigkeit
Renales Karzinom	
● klarzelliges Nierenzellkarzinom	70%
● chromophiles Nierenzellkarzinom	15%
– eosinophil	
– basophil	
● chromophobes Nierenzellkarzinom	5%
– typisch	
– eosinophil	
Sammelrohrkarzinom (Ductus-Bellini-Karzinom)	2%
Renales Onkozytom (benigne)	5%
Andere und unklassifizierte	3%

Tab. 9.3a TNM-Klassifikation des Nierenzellkarzinoms der UICC (mod. nach Sobin u. Wittekind 1997)

T: Primärtumor	TX: Primärtumor kann nicht beurteilt werden
	T0: Kein Anhalt für Primärtumor
	T1: Tumor ≤ 7 cm in größter Ausdehnung, begrenzt auf Niere
	T2: Tumor > 7 cm in größter Ausdehnung, begrenzt auf Niere
	T3: Tumor breitet sich in größeren Venen aus oder infiltriert Nebenniere oder perirenales Gewebe, jedoch nicht jenseits der Gerota-Faszie
	T3a: Tumor infiltriert Nebenniere oder perirenales Gewebe, jedoch nicht jenseits der Gerota-Faszie
	T3b: Tumor mit makroskopischer Ausbreitung in Nierenvene(n) oder V. cava unter Zwerchfell
	T3c: Tumor mit makroskopischer Ausbreitung in V. cava oberhalb Zwerchfell
	T4: Tumor infiltriert über die Gerota-Faszie hinaus
N: Regionäre Lymphknoten	NX: Regionäre Lymphknoten können nicht beurteilt werden
	N0: Keine regionären Lymphknotenmetastasen
	N1: Metastase(n) in solitärem regionären Lymphknoten
	N2: Metastase(n) in mehr als einem regionären Lymphknoten
Regionäre Lymphknoten sind die hilären sowie die abdominalen paraaortalen und parakavalen Lymphknoten. Hierbei sind die interaortokavalen Lymphknoten mit eingeschlossen. Lateralität beeinflusst die N-Klassifikation nicht.	
M: Fernmetastasen	MX: Vorliegen von Fernmetastasen kann nicht beurteilt werden
	M0: Keine Fernmetastasen
	M1: Fernmetastase(n)

Tab. 9.3b pTNM-Klassifikation des Nierenzellkarzinoms der UICC (mod. nach Sobin u. Wittekind 1997)

pTNM	Klinische Klassifikation
Die pT-, pN- und pM-Kategorien entsprechen den T-, N- und M-Kategorien. Die nach den allgemeinen Regeln des TNM-Systems vorgesehene V-Klassifikation zur Beschreibung einer Veneninvasion entfällt beim Nierenzellkarzinom. Erfordernisse für pTNM:	
pT	histologische Untersuchung des Primärtumors ohne makroskopisch erkennbaren Tumor an den Resektionsrändern oder mikroskopische Bestätigung der Infiltration bis jenseits der Gerota-Faszie (pT4)
pN0	histologisch negative Untersuchung von acht oder mehr regionären Lymphknoten
pN1	mikroskopische Bestätigung einer Metastasierung in einem solitären regionären Lymphknoten
pN2	mikroskopische Bestätigung von mindestens zwei metastatisch befallenen regionären Lymphknoten
pM1	mikroskopischer Nachweis von Fernmetastasen (histologisch oder zytologisch)

Tab. 9.3c TNM-Stadieneinteilung des Nierenzellkarzinoms der UICC (mod. nach Sobin u. Wittekind 1997)

Stadium	pTNM-Status
Stadium I	(p)T1, (p)N0, M0
Stadium II	(p)T2, (p)N0, M0
Stadium III	(p)T3, (p)N0, M0 jedes (p)T, (p)N1, M0
Stadium IV	jedes (p)T4, jedes (p)N2, jedes (p)M1

Tab. 9.4 Stadieneinteilung des Nierenzellkarzinoms (mod. nach Robson 1969)

Stadium	Beschreibung
Stadium I	Tumor auf die Niere begrenzt
Stadium II	Tumor infiltriert das pararenale oder peripelvine Fettgewebe innerhalb der Gerota-Faszie
Stadium III Stadium IIIa Stadium IIIb Stadium IIIc	makroskopische Veneninvasion und/oder regionäre Lymphknotenmetastasen makroskopische Veneninvasion regionäre Lymphknotenmetastasen makroskopische Veneninvasion und regionäre Lymphknotenmetastasen
Stadium IV	Tumor infiltriert Nachbarorgane (außer Nebenniere) oder Fernmetastasen

Genetische Studien erbrachten den Nachweis charakteristischer genetischer Abnormitäten und konnten so die Validität der morphologischen Einteilung bestätigen (Kovacs 1993). Das klarzellige Nierenzellkarzinom wurde mit Aberrationen an den Chromosomen 3, 5, 12 und 14, einer Tri- oder Tetrasomie des Chromosoms 7 sowie einer Monosomie des Chromosoms 14 assoziiert. Für das chromophile Nierenzellkarzinom wurden dagegen Aberrationen am Chromosom 1, Tri- oder Tetrasomie der Chromosomen 7 und 17 sowie Verlust des Y-Chromosoms beschrieben. Es besteht jedoch bisher kein Nachweis darüber, welche prognostische Bedeutung diesen zytogenetischen Veränderungen zukommt.

Keines der zahlreichen **Grading-Systeme** zur zytologischen Bestimmung des Malignitätsgrades ist international als Verfahren der Wahl akzeptiert. In Deutschland wird empfohlen, das Grading nach der Mainz-Klassifikation vorzunehmen (Thoenes u. Störkel 1991). Hierbei wird unter besonderer Berücksichtigung des Zellkerns in die Kriterien G1 bis G3 eingeteilt. Die histologische Wachstumsform wird als kompakt, azinär, tubulopapillär oder zystisch (Bielsa et al. 1998) bzw. als aus diesen Qualitäten gemischt beschrieben. Die WHO-Empfehlungen zur Klassifikation der Nierenparenchymtumoren (Mostofi u. Davies 1997) folgt in weiten Teilen der Mainz-Klassifikation.

Morphologische Haupttypen stellen das Nierenzellkarzinom und das Sammelrohrkarzinom dar, wobei das Nierenzellkarzinom seinerseits unterteilt wird in:

- Klarzellkarzinom
- Granularzellkarzinom
- chromophobzelliges Nierenkarzinom
- Spindelzellkarzinom
- zystenassoziierte Nierenzellkarzinome
- papilläres Nierenzellkarzinom

In den WHO-Empfehlungen beinhaltet das Grading des Nierenzellkarzinoms neben der Kerngröße entsprechend der Mainz-Klassifikation auch den Grad der zellulären Anaplasie.

Die anatomische Ausbreitung des Nierenzellkarzinoms wird nach den Kriterien des TNM-Systems der UICC aus dem Jahr 1997 definiert (Tab. 9.3). Die Vierstadieneinteilung des TNM-Systems zeigt in seiner aktuellen Form deutliche Abweichungen vom in den USA noch gebräuchlichen, von Robson modifizierten Staging-System nach Flocks und Kadesky (Robson et al. 1969) (Tab. 9.4).

9.1.5 Verlauf und Prognose

Der natürliche Krankheitsverlauf des Nierenzellkarzinoms ist außerordentlich vielfältig. Der Primärtumor zeigt oft ein langsames Wachstum über Monate bis Jahre. Damit kommt dem „inzidentellen" Screening durch die breite Anwendung von Schnittbilduntersuchungen wie Sonographie und Computertomographie inzwischen eine große Rolle in der Früherkennung des Nierenzellkarzinoms zu.

Das Nierenzellkarzinom metastasiert lymphogen und hämatogen. Der Nachweis von regionären Lymphknotenmetastasen erfolgt intraoperativ, und die Häufigkeit ist abhängig von der Ausdehnung der regionären Lymphadenektomie. Werden nur makroskopisch auffällige Lymphknoten disseziert, beträgt die Häufigkeit ca. 10%, bei ausgedehnter Lymphknotendissektion dagegen bis zu 25%. Die 5-Jahre-Überlebensrate für Patienten mit Lymphknotenmetastasen beträgt nur ca. 13–16% (Hermanek u. Schrott 1990).

Eine Besonderheit des Nierenzellkarzinoms ist der in manchen Fällen frühe Einbruch in die venösen Hauptgefäße, der mit einer relativ frühzeitigen hämatogenen Metastasierung in Lunge, Knochen, Leber und ZNS verbunden ist. Zum Zeitpunkt der Diagnose eines Nierenzellkarzinoms bestehen bereits zu 25% hämatogene Fernmetastasen. Mehr als 80% der Patienten mit Fernmetastasen sterben innerhalb 1 Jahres, während vereinzelte Patienten 5 und mehr Jahre mit Metastasen überleben.

Auf der anderen Seite können jedoch metachrone Fernmetastasen auch nach mehr als 5 oder 10 Jahren noch auftreten und finden sich dann oft an ungewöhnlichen Lokalisationen, z.B. im Pankreas (Bräutigam et al. 2000).

9.1.6 Prognostische Faktoren

Das **histopathologische Stadium** ist der wichtigste Prognosefaktor beim Nierenzellkarzinom. Die Tumorgröße korreliert ebenfalls mit der Prognose: Tumoren mit einem Durchmesser von über 10 cm haben eine schlechte Prognose, während Tumoren unter 5 cm Durchmesser auf eine bessere Prognose hindeuten als Tumoren mit einem Durchmesser zwischen 5 und 10 cm. Das Grading ist der wichtigste histologische Prognosefaktor.

Eine Tumorausdehnung durch die Gerota-Faszie, eine Infiltration angrenzender Organe, der Befall der regionalen Lymphknoten und Fernmetastasen sind weitere Faktoren, die mit einer ungünstigen Prognose korrelieren. Tumorthrombosen der Nierenvene haben dagegen wahrscheinlich keine unabhängige prognostische Bedeutung, wenn es sich ansonsten um einen organbegrenzten Tumor handelt. Tumorzapfen in der inferioren V. cava haben allenfalls einen geringen Einfluss auf die Prognose, wenn dieser Thrombus komplett operativ entfernt wurde.

Onkozytom

Renale Onkozytome werden den benignen Tumoren zugerechnet. Sie können jedoch eine beträchtliche Größe erreichen und klinisch als maligne Nierenzellkarzinome imponieren. Ihre Inzidenz liegt bei ca. 5% der Nierenparenchymtumoren. Die Unterscheidung von einem Nierenzellkarzinom gelingt in der Regel erst intraoperativ. Onkozytome haben eine rötlich-braune Schnittfläche, meist eine zentrale Narbe und eine Pseudokapsel. Lichtmikroskopisch sind sie durch **Onkozyten**, transformierte, geschwollen erscheinende Epithelzellen mit einem azidophilen, granulären Zytoplasma, gekennzeichnet (Nachweis durch Hale-Färbung). Diese Granulationen lassen unter dem Elektronenmikroskop eine besonders ausgeprägte Hypertrophie und Hyperplasie der Mitochondrien erkennen.

Adenome des Nierenparenchyms

Renal-tubuläre Adenome entsprechen im zytologischen Bild dem gut differenzierten Nierenzellkarzinom. Beträgt der Maximaldurchmesser eines G1-Tumors weniger als 1 cm, wird vom Pathologen immer ein Adenom diagnostiziert, beträgt er mindestens 3 cm, wird immer ein Karzinom diagnostiziert. G1-Tumoren mit einem Durchmesser zwischen 1 und 3 cm werden als Nierenzelltumoren zweifelhafter Dignität bezeichnet. In einer Autopsiestatistik wurden bei 4% der Patienten Metastasen von Nierentumoren festgestellt, die kleiner als 3 cm im Durchmesser waren (Hellsten et al. 1990). Daher empfiehlt es sich, diese kleinen Läsionen auch als potenziell maligne Tumoren zu betrachten.

9.1.7 Symptome

Typische **Frühsymptome** liegen beim Nierenzellkarzinom nicht vor. Die früher als typisch beschriebene Symptomentrias Hämaturie, Flankenschmerz und palpabler Tumor wird nur noch bei 5–10% der Patienten mit einem Nierenzellkarzinom gefunden und entspricht dann in aller Regel Spätsymptomen. **Paraneoplastische Syndrome** können gelegentlich beobachtet werden: Diese sind Hyperkalzämie, arterielle Hypertonie, Polyglobulie, Thrombozytose, Anämie und nichtmetastatische Leberdysfunktion. Paraneoplastische Symptome spielen aber als Auslöser für die Erstdiagnose keine wesentliche Rolle

> Die meisten Nierenzellkarzinome werden heute sozusagen durch ein „inzidentelles" Screening durch die weite Verbreitung von Schnittbilduntersuchungen wie Sonographie oder Computertomographie diagnostiziert.

9.1.8 Diagnostik

Anamnese: Klinische Symptome wie Flankenschmerzen, Koliken (bei Koagelabgang), Makrohämaturie, unklares Fieber und Gewichtsverlust stellen in aller Regel Spätsymptome dar. In der Familienanamnese ist besonders auf das Vorkommen von Nierenzellkarzinomen und von

Phakomatosen wie das Von-Hippel-Lindau-Syndrom und die tuberöse Sklerose zu achten.

Klinische Untersuchung: Selbst beim schlanken Patienten sind nur große Nierentumoren der Palpation zugänglich. Beim Mann findet sich gelegentlich eine neu aufgetretene symptomatische Varicocele testis. Mehr als zur Primärdiagnose dient die klinische Untersuchung beim Nierentumor dem Ausschluss relevanter Nebenerkrankungen.

Laboruntersuchungen: Im Urinsediment kann bei 60% der Patienten zumindestens sporadisch eine Mikro- oder Makrohämaturie festgestellt werden. Die Blutsenkungsgeschwindigkeit ist bei der Mehrzahl der Patienten zum Teil deutlich erhöht. Blutbildveränderungen im Sinne einer Anämie finden sich bei einem Viertel der Patienten, im Sinne einer Polyzythämie bei ca. 3% der Patienten.

Während das Serumkreatinin als Parameter für die globale Nierenfunktion in der Regel nicht pathologisch ist, muss es speziell vor bildgebenden Verfahren mit intravenöser Kontrastmittelgabe (Urogramm, CT) bestimmt werden. Weitere klinisch-chemische Laborparameter können im Rahmen eines paraneoplastischen Syndroms erhöht sein. Eine Hyperkalzämie sowie eine erhöhte Konzentration der alkalischen Phosphatase (Stauffer-Syndrom) finden sich bei ca. 10% der Patienten. Tumormarker gibt es für das Nierenzellkarzinom bisher nicht.

Bildgebende Verfahren: Die **Sonographie** ist als führende Früherkennungsuntersuchung der Nierentumoren anzusehen. Ein Großteil der zufällig im Rahmen von bildgebenden Untersuchungen entdeckten Nierenzellkarzinome wird bei der Sonographie der Oberbauchorgane festgestellt (Thompson u. Peek 1988). Diese ist in der Lage, Nierentumoren bereits bei einem Durchmesser von 2–3 cm zu erkennen und mit guter Treffsicherheit zwischen zystischen, soliden und komplexen Raumforderungen zu unterscheiden. Einfache gutartige Zysten gehorchen klaren sonographischen Kriterien: echofreier Binnenraum, glatte Wand, runde oder ovale Form und ein akustischer Schatten, der vom Rand der Zyste

ausgeht. Die Sonographie ermöglicht darüber hinaus den Nachweis von Lebermetastasen ab einer Größe von 2–2,5 cm sowie von Tumorthromben in der Nierenvene oder der V. cava inferior. Eine weitere Bedeutung hat die Sonographie intraoperativ zum Ausschluss multipler Nierentumoren bei geplanter Tumorenukleation (Choyke et al. 2001).

Die **Computertomographie** (CT) verbessert die diagnostische Treffsicherheit der Sonographie in Bezug auf die Differenzialdiagnose zwischen solider und zystischer Raumforderung der Nieren auf über 96%. Die CT-Untersuchung des Abdomens ist daher bei Verdacht auf einen Nierentumor immer indiziert. Ein Angiomyolipom als benigner gefäßreicher Tumor kann aufgrund seines hohen Fettgehalts durch Dichtemessung sicher erkannt und dann in der Regel der konservativen Behandlung zugeführt werden. Onkozytome sind allerdings computertomographisch nicht von Nierenzellkarzinomen abzugrenzen.

Neben der Tumorgröße liefert das Computertomogramm auch Aussagen über die Ausdehnung des Tumors in das perirenale Fettgewebe, Vorliegen von Tumorthromben in der V. renalis oder V. cava inferior sowie regionäre metastasenverdächtige Lymphome von über 1 cm Durchmesser. Des Weiteren erlaubt das Computertomogramm auch eine grobe Einschätzung der Funktion der befallenen sowie der kontralateralen Niere, was für die Operationsplanung von Bedeutung ist.

Voraussetzung ist die standardgemäße Durchführung der Untersuchung vor und nach Kontrastmittelbolusinjektion in einer Schichtdicke von 0,5 cm oder im Spiral-CT, direkt am Zwerchfell beginnend und bis unterhalb beider Nierenpole reichend.

Zur exakten Beurteilung eines Tumorthrombus und seiner Ausdehnung in die Vena cava hat die **Magnetresonanztomographie** als weniger invasives Verfahren ohne zusätzliche Kontrastmittelbelastung die Kavographie im wesentlichen abgelöst und ist in dieser Fragestellung auch der Computertomographie überlegen. In der Differenzialdiagnose einer zystischen Raumforderung der Niere ist die Kernspintomographie der Computertomographie jedoch noch nicht gleichwertig und daher auch nicht Bestandteil der Basisdiagnostik des Nierenzellkarzinoms.

Die **Ausscheidungsurographie** hat in der Diagnosestellung eines Nierentumors in der Regel keine wesentliche Bedeutung mehr. Die Beurteilung des Nierenschattens in der Abdomenübersicht lässt gelegentlich die Ausdehnung des Nierentumors erkennen, insbesondere wenn Verkalkungsherde vorliegen. Meist fällt eine Verdrängung der Nierenkelche durch den Tumor auf. Eine hochgradig eingeschränkte Nierenfunktion kann im Sinne einer „stummen Niere" Ausdruck einer Obstruktion der Nierenvene sein.

Die **Arteriographie** ist als invasive Untersuchungsmethode mit der breiten Verbreitung der Computertomographie inzwischen ebenfalls in den Hintergrund getreten. Auch bei unklarem computertomographischen Befund oder bei der Differenzialdiagnose eines Nebennierentumors sind die gebotenen zusätzlichen Informationen wie Gefäßreichtum des Nierenzellkarzinoms und Gefäßversorgungstyp der tumortragenden Niere selten von Relevanz. Auch das operative Vorgehen beim organerhaltenden Eingriff wird nur selten durch arteriographische Informationen vereinfacht.

Die nuklearmedizinische Funktionsdiagnostik des Nierenparenchyms, die **MAG**(Mercaptoacetyltriglycin)-**3-Clearance**, ermöglicht präoperativ eine quantitative Bestimmung der zu erwartenden postoperativen Nierenfunktion. Damit können die funktionelle Notwendigkeit bzw. der Nutzen einer parenchymerhaltenden Tumorenukleation eingeschätzt werden.

9.1.9 Präoperative mikroskopische Diagnostik

Das Nierenzellkarzinom bildet eine Ausnahme unter den malignen Tumoren, da eine präoperative mikroskopische Diagnostik in aller Regel nicht notwendig ist. Eine perkutane sonographisch oder computertomographisch gesteuerte Punktion birgt die Gefahr einer Verschleppung von Tumorzellen in den Punktionskanal. Selten findet sich im Punktat gutartig angesehener Nierenzysten ein zytologischer Nachweis von Tumorzellen. Äußerste Zurückhaltung seitens des Pathologen ist in einem solchen Fall erforderlich. Im Gegensatz zum Urothelkarzinom spielt die Urinzytologie beim Nierenzellkarzinom keine Rolle.

9.1.10 Therapie des Nierenzellkarzinoms

Operative Therapie

Die Operation ist die einzige kurative Behandlung des Nierenzellkarzinoms. Voraussetzung für eine erfolgreiche operative Behandlung ist jedoch eine lokalisierte Tumorerkrankung. Aus diesem Grunde sind bei der Therapieplanung des Nierenzellkarzinoms grundsätzlich das klinisch lokalisierte, nichtmetastasierte Nierenzellkarzinom (T1–T4 N0 M0) vom metastasierten Nierenzellkarzinom (N1 oder M1) zu unterscheiden.

Operative Therapie des nichtmetastasierten Nierenzellkarzinoms

Die **radikale Nephrektomie** ist der Standardeingriff beim nichtmetastasierten Nierenzellkarzinom. Traditionell beinhaltet dieser Eingriff nach Ligatur der Nierengefäße vor Manipulation am Tumor die En-bloc-Entfernung von tumortragender Niere, ipsilateraler Nebenniere, Fettkapsel und anhaftendem Peritoneum sowie eine ausgedehnte retroperitoneale Lymphadenektomie (Robson et al. 1969). Abhängig von der Größe und der Lokalisation des Tumors wird als operativer Zugang der transperitoneale anteriore, der extraperitoneale interkostale oder, bei sehr großen Tumoren, der thorakoabdominale Schnitt gewählt.

Der therapeutische Nutzen einer ausgedehnten retroperitonealen **Lymphadenektomie** und einer ipsilateralen Adrenalektomie konnte bis heute noch nicht eindeutig belegt werden, ebenfalls die Notwendigkeit der Totalentfernung der Niere bei kleineren Tumoren. Aus diesem Grunde wurde über die operative Behandlung des nichtmetastasierten Nierenzellkarzinoms in den letzten Jahren viel diskutiert (Schröder et al. 1997). Die 5-Jahre-Überlebensrate bei Patienten mit Lymphknotenmetastasen wird mit 4–20% angegeben. Eine Reihe retrospektiver Studien befassen sich mit der Frage, ob durch eine ausgedehnte Lymphknotendissektion die Prognose der Patienten gebessert werden kann.

Die retroperitoneale Lymphadenektomie beinhaltet beim rechtsseitigen Tumor die Entfernung der parakavalen, präkavalen, retrokavalen und interaortokavalen Lymphknoten, beim linksseitigen Tumor die Entfernung der paraaortalen, präaortalen, interaortokavalen und retroaortalen Lymphknoten. Ein korrektes pathologisches Lymphknoten-Staging gibt eine wesentliche prognostische Information und bietet zumindestens die Grundlage für aussagekräftige Studien zu adjuvanten Therapieoptionen.

Auf die routinemäßige **ipsilaterale Nebennieren-exstirpation** kann verzichtet werden (Paul et al. 2001). Die Sensitivität der CT in der Diagnostik von Nebennierenmetastasen beträgt 100%, die Inzidenz von Nebennierenmetastasen lediglich 4%, wovon zwei Drittel bei Tumoren des oberen Nierenpols vorkommen. Für eine routinemäßige Adrenalektomie sprechen lediglich noch Gründe der Radikalität (komplette Entfernung der Gerota-Faszie) sowie die Beobachtung, dass gelegentlich zu einem späteren Zeitpunkt metachrone ipsilaterale Nebennierenmetastasen auftreten.

Bei der **organerhaltenden Tumorentfernung** muss zwischen imperativer und elektiver Indikation unterschieden werden. Sie ist Operationstechnik der Wahl bei Patienten mit einem lokalisierten Nierenzellkarzinom und einer gleichzeitig bestehenden urologischen oder internistischen Erkrankung, die ein Risiko für die Gesamtnierenfunktion darstellt.

Bei Patienten mit gesunder kontralateraler Niere und guter Nierenfunktion ist der Organerhalt als elektiv zu betrachten (Van Poppel et al. 2001). Aktuelle Studien haben die Rolle der organerhaltenden Tumorchirurgie bei Patienten mit einem lokalisierten unilateralen Nierenzellkarzinom und einer gesunden kontralateralen Niere weitgehend geklärt. Sie zeigen, dass die radikale Tumornephrektomie und die organerhaltende Tumorenukleation bei Patienten mit einem singulären kleinen (Tumor weniger als 4 cm im Durchmesser) und lokalisierten Nierenzellkarzinom gleichermaßen kurative Eingriffe darstellen (Fichtner 1998). Ob der Organerhalt jedoch bei gesunder kontralateraler Niere im Langzeitverlauf auch den funktionellen Gewinn bringt, der ein solches Verfahren rechtfertigt, muss allerdings noch geklärt werden (Novick 1998).

Die operative Entfernung eines **Tumorthrombus** aus der unteren Hohlvene sollte beim ansonsten lokalisierten Nierenzellkarzinom (T3b,c N0 M0) angestrebt werden, da das Vorliegen eines isolierten Kavathrombus keine unabhängige prognostische Bedeutung hat (Kuczyk et al. 1998). Diese Patienten haben auch mit bis in die V. cava reichendem, diese jedoch nicht infiltrierendem Tumorthrombus nach Radikaloperation eine relativ gute 5-Jahre-Überlebensrate mit bis zu 69% (Hatcher et al. 1991).

Als minimal invasive Methode hat die **Laparoskopie** auch in der Behandlung des Nierenzellkarzinoms in einigen Zentren routinemäßigen Einsatz gefunden und wird vor allem zur Nephrektomie bei kleineren Tumoren angewandt. Die operative Vorgehensweise entspricht im Wesentlichen dem der transperitonealen Tumornephrektomie unter Mitnahme der Gerota-Faszie. Auch die Adrenalektomie und retroperitoneale Lymphadenektomie können laparoskopisch durchgeführt werden. Die tumortragende Niere wird in der Regel in einen Organbeutel verpackt und über einen Unterbauchwechselschnitt extrahiert. Die Vorteile des minimal invasiven Vorgehens sind die reduzierte postoperative Morbidität und frühzeitige Rehabilitation. Langzeituntersuchungen über bis zu 8 Jahre zeigen keine onkologischen Nachteile des minimal invasiven Vorgehens bei Patienten mit Tumoren bis 5 cm

Durchmesser (Ono et al. 2001). Es ist zu erwarten, dass mit zunehmender Verbreitung der laparoskopischen Operationstechnik in der Urologie durch die Entwicklung fortgeschrittener computerunterstützter Hilfssysteme wie dem daVinci Surgical System® auch komplexere Operationen wie die Nierenteilresektion und Tumorenukleation minimal invasiv durchführbar werden.

Operative Therapie des metastasierten Nierenzellkarzinoms

Die Möglichkeiten der operativen Therapie sind beim metastasierten Nierenzellkarzinoms auf die **Palliation** begrenzt (Boeckmann u. Jakse 2001). Bei metastasierten Tumoren findet sich meist ein ausgedehnter, lokal fortgeschrittener Primärtumor, der einen sicheren und schnellen Zugang zu den Gefäßen erfordert. Eine Lymphknotendissektion oder Adrenalektomie ist nicht mehr indiziert. Die palliative Nephrektomie bei Patienten mit metastasiertem Nierenzellkarzinom erhöht nicht, wie früher oft angegeben, die Rate der Spontanremissionen von Metastasen (0,001–0,8%). Bei symptomatischen Patienten mit unstillbarer Blutung, Harnstauung und schmerzhafter Raumforderung ist dieses Operationsverfahren jedoch allgemein akzeptiert. Da systemische paraneoplastische Symptome wie z.B. die Hyperkalzämie, Fieber, Leberfunktionsstörungen und die Erythrozyturie auch von den Metastasen verursacht werden, wird die Nephrektomie diese Situationen selten verbessern. Die **Embolisation der Nierenarterie** mit Histoakryl oder Ethanol wird bei unstillbarer Blutung aus dem Nierentumor durchgeführt, wenn eine palliative Tumornephrektomie nicht mehr möglich ist. Früher wurde die Embolisation auch bei Patienten mit metastasiertem Nierenzellkarzinom mit der Absicht durchgeführt, die Blutversorgung des Nierentumors einzuschränken und eine antitumoröse Immunreaktion zu stimulieren. Da kein Beweis für einen diesbezüglichen Nutzen der Gefäßembolisation erbracht werden konnte, wurde diese Methode inzwischen weitgehend verlassen.

Während lokale Symptome die operative Entfernung der tumortragenden Niere bei metastasierter Erkrankung selten erforderlich machen, ist die palliative Tumornephrektomie zur Reduktion der Tumorlast dann angezeigt, wenn Patienten anschließend einem medikamentösen Behandlungsversuch zugeführt werden (Flanigan u. Yonover 2001), der ausschließlich im Rahmen von Studien vorgenommen werden sollte. Zu diesem Zweck ist z.B. das nationale Nierenzellkarzinomprojekt initiiert worden. Leider sind jedoch die Ergebnisse der multimodalen Behandlung des metastasierten Nierenzellkarzinoms bisher sehr unbefriedigend.

Operative Therapie des Lokalrezidivs oder von metachronen Metastasen

Eine operative Sanierung eines Lokalrezidivs oder von metachronen Metastasen sollte nur dann erfolgen, wenn

- nach der Tumornephrektomie bereits mehr als 2,5 Jahre vergangen sind
- nur eine oder wenige Metastasen vorliegen
- eine komplette Resektion technisch möglich erscheint
- Alter und Allgemeinzustand des Patienten einen solchen, meist belastenden Eingriff zulassen

Trotz sorgfältiger Selektion zur operativen Sanierung überlebt jedoch nur etwa ein Drittel der Patienten länger als 5 Jahre. Eine besondere Situation stellen Wirbelsäulenmetastasen dar, die bei drohendem Querschnitt operativer Intervention bedürfen (Kiwit 1998).

Nichtoperative Therapie des metastasierten Nierenzellkarzinoms

Es gibt keine allgemein anerkannte Behandlung des metastasierten Nierenzellkarzinoms. Daher sollten alle Patienten mit einem Behandlungswillen in Studien eingehen. Einsatz finden derzeit vor allem die Chemotherapie, die Hormontherapie und die spezifische sowie unspezifische Immuntherapie. Außerdem werden Behandlungsversuche mit Kombinationsschemata durchgeführt (Schmitz-Dräger u. Müller 1998).

Chemotherapie

Die dringende Notwendigkeit einer palliativen Behandlungsmöglichkeit beim Nierenzellkarzinom hat dazu geführt, dass eine große Zahl verschiedenartiger Chemotherapeutika in Phase-I- und -II-Studien eingesetzt wurden (Schmitz-Dräger et al. 1998). Die meisten Zytostatika wurden als wirkungslos befunden. In einigen Studien wurden Tumorremissionen beobachtet, eine Verbesserung der Prognose konnte jedoch in keinem Fall nachgewiesen werden. Cyclophosphamid und Vinblastin sind mit maximalen Response-Raten von 21 bzw. 24% die einzigen Substanzen, denen eine Wirkung auf das Nierenzellkarzinom zugesprochen wird.

Zur Steigerung der Effektivität der Chemotherapeutika werden Kombinationstherapien mit anderen Zytostatika, mit Immunmodulatoren und verschiedene Applikationsformen wie z.B. Dauerinfusion getestet. Die bisherigen Ergebnisse sind jedoch enttäuschend.

Unspezifische und spezifische Immuntherapie

Die Variabilität des spontanen Krankheitsverlaufs, die durch gelegentliche prolongierte Stabilität trotz nachgewiesener Metastasen, durch Spätrezidive nach Nephrektomie und durch die gelegentlich beobachtete spontane Tumorregression gekennzeichnet ist, lässt ähnlich wie beim Melanom auch beim Nierenzellkarzinom eine Rolle des Immunsystems für die Kontrolle der Tumorprogression vermuten. Dies hat zu neuen therapeutischen Ansätzen geführt, die zum einen die Antigenität der Tumorzelle und zum anderen die Effektormechanismen des Immunsystems beeinflussen.

Die unspezifische Immuntherapie mit **Zytokinen** wird trotz eingeschränkter Wirksamkeit derzeit weitgehend als Standardtherapie des metastasierten Nierenzellkarzinoms angesehen, nachdem eine Vielzahl unkontrollierter Studien einen therapeutischen Wert für γ-Interferon

und/oder IL-2 gefunden haben (Godley u. Taylor 2001). Während zunächst Ansprechraten von bis zu 30–40% beschrieben wurden, geht man inzwischen von 15–20% aus, mit 2–5% „Complete Response". Immerhin wurden in der letzten Zeit drei kontrollierte Studien an größeren Patientenzahlen veröffentlicht, die nun doch unerwartete Erfolge durch die Immuntherapie des metastasierten Nierenzellkarzinoms zeigen (Ravi u. Oliver 1999). Rekombinantes α-Interferon in einer Dosierung von 10 MU dreimal wöchentlich über 12 Wochen führte in einer randomisierten Multizenterstudie des Medical Research Council (MRC) beim Vergleich mit einer Hormontherapie mit Medroxyprogesteronacetat zu einer Verbesserung der 1-Jahr-Überlebensrate von 12% (43 vs. 31%) und einer verlängerter medianen Überlebensrate von 2,5 Monaten (8,5 vs. 6 Monate) (Medical Research Council Renal Cancer Collaborators 1999). In einer weiteren Studie wurde der Effekt von IL-2, rekombinantem α-Interferon-2a oder ihre Kombination bei 425 Patienten mit progredienter Erkrankung verglichen. Die Ansprechraten waren bei Kombinationstherapie mit 18,6% signifikant besser als bei Anwendung einer einzigen Substanz (6,5 bzw. 7,5%) (Negrier et al. 1998). Die immunchemotherapeutische Kombinationen von Interleukin-2, Interferon und Fluorouracil (Atzpodien-Schema) erscheint besonders Erfolg versprechend bezüglich der Response-Rate (Atzpodien et al. 1997). Bei 41 Patienten wurden sieben „Complete Responses" und neun „Partial Responses" beobachtet.

Eine weiteres immunologisches Behandlungskonzept beim Nierenzellkarzinom sind **Tumorzellvakzine**. Durch Fortschritte in der Gentransfertechnologie, der Tumorimmunologie, der Molekularbiologie und im Nachweis immunologischer Antworten sind nun neue, spezifischere Vakzinierungen möglich geworden.

Während die erste Generation an Tumorvakzinen noch aus ganzen inaktivierten Tumorzellen oder aus Tumorlysaten bestand, die zusammen mit Immunadjuvanzien wie dem BCG (Bacille Calmette-Guérin) injiziert wurden, können jetzt

gentechnisch modifizierte Tumorantigene eingesetzt werden. So werden nun Gene einge-
schleust, die Moleküle produzieren, welche die
zytotoxische T-Zell-Antwort stimulieren, z.B.
Zytokingene, fremde HLA-Gene, tumorassoziierte Antigene (TAA) sowie kostimulatorische
Moleküle (Gitlitz et al. 2001). Die Aktivierung
der zellulären Immunität erfordert mindestens
drei synergistische Signale: die Präsentation des
spezifischen Tumorantigens, kostimulatorische
Signale wie das B7 Molekül sowie das Fortschreiten der Immunantwort via Zytokinaus-
schüttung. Im Allgemeinen fehlt Tumorzellen
jede dieser immunstimulierenden Eigenschaften.
Vakzine aus **dendritischen Zellen** gewinnen zunehmend an Beliebtheit, da sie es vermögen,
dem Immunsystem tumorassoziierte Antigene
zu präsentieren und so die schwache Antigenität
der Tumorzellen zu umgehen. Dendritische
Zellen können mit tumorassoziierten Antigenen
oder anderen Molekülen beladen werden, entweder durch ihre Endozytosefähigkeit oder durch
genetische Modifikation.

Literatur

Atzpodien J, Kirchner H, Franzke A et al. Results of a randomised clinical trial comparing SC interleukin-2, SC alpha-2a-interferon and IV bolus 5-fluoroura-cil against oral tamoxifen in progressive metastatic renal cell carcinoma patients. Proc Am Soc Clin Oncol 1997; 16: Abstr 1164.

Bielsa O, Lloreta J, Gelabert-Mas A. Cystic renal cell carcinoma: pathological features, survival and implications for treatment. Br J Urol 1998; 82: 16–20.

Boeckmann W, Jakse G. Nierenzellkarzinom. In Rübben H (Hrsg). Uroonkologie. 3. Aufl. Heidelberg, Berlin: Springer 2001.

Bräutigam R, Binder J, Riester U, Merkle P. Metachrone Pankreasmetastasen – seltene Spätmanifestationen des Nierenzellkarzinoms. Viszeralchirurgie 2000; 35: 338–41.

Bretan PN, Busch MP, Hricak H. Development of acquired renal cysts and renal cell carcinoma. Cancer 1986; 57: 1871–9.

Choyke PL, Pavlovich PL, Daryanani KD, Hewitt SM, Lineham WM, Walther MM Intraoperative ultraso-und during renal parenchymal sparing surgery for heriditary renal cell cancers: a 10 year experience. J Urol 2001; 165: 397–400.

Fichtner J. Therapie des lokal begrenzten Nierenzellkarzinoms. Urologe [B] 1998; 38: 340–1.

Flanigan RC, Yonover PM. The role of radical nephrectomy in metastatic renal cell carcinoma. Semin Urol Oncol 2001; 19: 98–102.

Gettman MT, Blute ML, Spotts B, Bryant SC, Zincke H. Pathologic staging of renal cell carcinoma: significance of tumor classification with the 1997 TNM staging system. Cancer 2001; 91: 354–61.

Gitlitz BJ, Belldegrun AS, Figlin RA. Vaccine and gene therapy of renal cell carcinoma. Semin Urol Oncol 2001; 19: 141–7.

Godley PA, Taylor M. Renal cell carcinoma. Curr Opin Oncol 2001; 13: 199–203.

Hatcher PA, Anderson EE, Paulson DF, Carson CC, Robertson JE. Surgical management and prognosis of renal cell carcinoma invading the vena cava. J Urol 1991; 145: 20–4.

Hellsten S, Johnsen J, Berge T, Linell F. Clinically unrecognized renal cell carcinoma. Eur Urol 1990; 18(S2): 2–3.

Hermanek P, Schrott KM. Evaluation of the new tumor, nodes and metastases classification of renal cell carcinoma. J Urol 1990; 144: 238–42.

Katz DL, Zheng T, Holford TR, Flannery J. Time trends in the incidence of renal carcinoma: analysis of Connecticut Tumor Registry data, 1935–1989. Int J Cancer 1994; 58: 57–63.

Kiwit J. Behandlung des drohenden Querschnitts bei spinalen Metastasen. Urologe [B] 1998; 38: 231–2.

Klein MJ, Valensi QJ. Proximal tubular adenomas of kidney with so-called oncocytic features, a clinico-pathologic study of 13 cases of a rarely reported neoplasm. Cancer 1976; 38: 906–14.

Kovacs G. Molecular differential pathology of renal cell tumours. Histopathology 1993; 22: 1–8.

Kuczyk MA, Köhn G, Höfner K et al. Prognostische Relevanz des Kavathrombus beim Nierenzellkarzinom. Urologe [A] 1998; 37: 299–305.

La Vecchia C, Negri E, D´Avanzo B et al. Smoking and renal cell carcinoma. Cancer Res 1990; 50: 5231–3.

Leuschner I, Harms D, Schmidt D. Renal cell carcinoma in children: histology, immunohistochemistry, and follow-up of 10 cases. Med Pediatr Oncol 1991; 19: 33–41.

McLaughlin JK, Mandel JS, Blot WJ et al. A population-based case-control study of renal cell carcinoma. J Natl Cancer Inst 1984; 72: 275–84.

Medical Research Council Renal Cancer Collaborators. Interferon-a and survival in metastatic renal carcinoma: early results of a randomised controlled trial. Lancet 1999; 353: 14–7.

Mostofi FK, Davis CJ. Histological typing of kidney tumours. 2nd ed. WHO International Histological Classification of Tumours. Berlin, Heidelberg, New York: Springer 1997.

Negrier S, Escudier B, Lasset C et al. Recombinant human interleukin-2, recombinant human interferon alpha-2a, or both in metastatic renal cell carcinoma. N Engl J Med 1998; 338: 1272–8.

Novick AC. Nephron-sparing surgery for renal cell carcinoma. Br J Urol 1998; 82: 321–4.

Ono Y, Kinukawa T, Hattori R, Gotoh M, Kamihira O, Oshima S. The long-term outcome of laparoscopic radical nephrectomy for small renal cell carcinoma. J Urol 2001; 165: 1867–70.

Paul R, Mordhorst J, Leyh H, Hartung R. Incidence and outcome of patients with adrenal metastases of renal cell cancer. Urology 2001; 57: 878–82.

Ravi R, Oliver RTD. Recent progress in cytokine therapy for renal cell cancer: a case for the European Organization for Research and Treatment of Cancer adjuvant cytokine trial in patients with poor-risk renal cell cancer after maximum debulking surgery. Review. BJU International 1999; 83: 219–21.

Robson CJ, Churchill BM, Anderson W. The results of radical nephrectomy for renal cell carcinoma. J Urol 1969; 101: 297–301.

Schmitz-Dräger BJ, Anastasiadis A, Ebert T. Nierenzellkarzinom. Stellenwert von Immuntherapie und Chemotherapie. Urologe [B] 1998; 38: 385–91.

Schmitz-Dräger BJ, Müller M. Palliativtherapie beim Nierenzellkarzinom. Urologe [B] 1998; 38: 258–9.

Schröder A, Lampel A, Eggersmann C, Thüroff JW. Kontroversen in der operativen Therapie des Nierenzellkarzinoms. Urologe [A] 1997; 36: 460–6.

Sobin LH, Wittekind C (eds). TNM Classification of Malignant Tumours. 5th ed. New-York: John Wiley & Sons 1997.

Thoenes W, Störkel S. Die Pathologie der benignen und malignen Nierenzelltumoren. Urologe [A] 1991; 30: W 41–50.

Thompson IM, Peek M. Improvement in survival of patients with renal cell carcinoma – the role of the serendipitously detected tumor. J Urol 1988; 140: 187–90.

Van Poppel H, Dilen K, Baert L. Incidental renal cell carcinoma and nephron sparing surgery. Curr Opin Urol 2001; 11: 281–6.

9.2 Urothelkarzinom des Nierenhohlsystems

R. Bickeböller, W. Kramer, D. Jonas

Fallstricke/Fußangeln

- Auch bei schmerzhafter Makrohämaturie ist ein Urothelkarzinom möglich.
- Häufig besteht eine Anamnese bezüglich Noxen.
- Auch die sporadische Mikrohämaturie ist abklärungsbedürftig.
- Die Tumoren können panurothelial auftreten.

Leitsymptome

- schmerzlose Makrohämaturie
- Koliken
- Harnstauungsnieren

Kasuistik

Eine 56-jährige Frau bekommt nach mehrjähriger Wartezeit aufgrund einer dialysepflichtigen Niereninsuffizienz unklarer Genese eine Spenderniere zugewiesen, die ihr transplantiert wird. Das Transplantat funktioniert prompt und scheidet, das Serumkreatinin senkend, Urin aus. Am 2. postoperativen Tag wird die anfänglich nur leichte Blutbeimengung zum Urin stärker. Der zunächst „fleischwasserfarbene" Urin erfährt unter der frischen Blutung eine deutliche Rötung. Die Blutung ist nicht kreislaufrelevant, zu einer wesentlichen Veränderung des Hämatokrit kommt es nicht. Nach 1 Tag sistiert die Blutung, zunächst interpretiert als postoperative Blutung infolge der Harnleiterneuimplantation im Rahmen der Nierentransplantation. Nach weiteren 2 Tagen kommt es erneut zu einer stärkeren Makrohämaturie, die die Einlage eines Harnblasenverweilkatheters mit intermittierender Spülung notwendig werden lässt. Um eine bessere Übersicht über die Blutungsquelle zu erhalten und eventuell endoskopisch intervenieren zu können, unterzieht sich die Patientin einer Zystoskopie.

Meist zeigt sich als Blutungsursache im unmittelbar postoperativen Verlauf nach Nierentransplantation eine Blutung aus der A. ureterica des Transplantatharnleiters. Zu unserer Überraschung sahen wir jedoch eine frische Blutung aus dem Ostium des rechten eigenen Harnleiters. Die übrigen Anteile der Harnblase zeigten bei Zustand nach Harnleiterneuimplantation einen endoskopisch unauffälligen Befund. Die retrograde röntgenologische Kontrastmitteldarstellung des rechten Harnleiters, des entsprechenden Nierenbeckens und der Nierenkelche konnte eine Kontrastmittelaussparung im Sinne einer Raumforderung im Nierenbecken der rechten Eigenniere nachweisen (Abb. 9.1). Unter dem dringlichen Verdacht auf einen Nierenbeckentumor wurde das Nierenbecken in Intubationsnarkose der Patientin endoskopisch untersucht, wobei ein villöser Tumor nachgewiesen werden konnte. Es schloss sich die operative Entfernung der rechten Niere samt Harnleiter und regionärer Lymphknoten sowie Teilresektion der sich in unmittelbarer Nachbarschaft zur Harnleitermündung befindlichen Blasenanteile an.

Die histopathologische Aufarbeitung des Operationspräparates wies ein Urothelkarzinom des Nierenbeckens pT2 pN0 G2 nach. Der postoperative Verlauf stellte sich komplikationslos dar, während der gesamten Phase des stationären Verlaufes funktionierte das Nierentransplantat gut, sodass die Patienten mit einer Serumkreatinkonzentration von 1,7 mg/dl nach Hause entlassen werden konnte. Im Zuge der Tumornachsorge fand sich nach ca. 1 Jahr eine ca. 4 cm durchmessende Raumforderung im Bereich des ehemaligen Nierenlagers. Nach operativer Entfernung des Tumors stellt sich dieser als lokoregionäres Rezidiv des bekannten Urothelkarzinoms dar. Wegen der nur sehr begrenzten Prognose bei jetzt fortgeschrittenerem Befund rieten wir zu einer Polychemotherapie, die die Patientin jedoch ablehnte. Im nun 2. Jahr der Nachbeobachtung trat kein weiteres Rezidiv in Erscheinung.

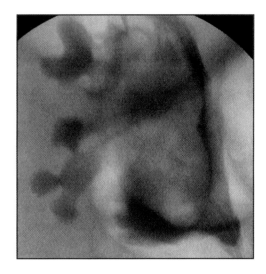

Abb. 9.1 Retrograde Pyelographie mit Kontrastmittelaussparung im rechten Nierenbecken bei Urothelkarzinom (s. Kasuistik).

9.2.1 Definition

Urothel- oder Transitionalzellkarzinome des Nierenhohlsystems sind vom Übergangsepithel der Nierenkelche und des Nierenbeckens ausgehende bösartige Tumoren.

9.2.2 Epidemiologie und Ätiologie

Epidemiologische Daten zum Urothelkarzinom des Nierenhohlsystems stehen in nur sehr geringer Anzahl zur Verfügung. Von allen bösartigen Nierentumoren entfallen 5–10% auf das Urothelkarzinom. Bei Betrachtung aller Lokalisationsmöglichkeiten von Urothelkarzinomen finden sich 5% im Nierenhohlsystem. Nur selten tritt ein Urothelkarzinom des Nierenhohlsystems vor dem 40. Lebensjahr auf. Bezogen auf das Lebensalter der Patienten stellen die 60- bis 70-Jährigen die größte Patientengruppe. Männer besitzen im urbanen Raum eine doppelt so hohe und im ländlichen Raum eine vierfach erhöhte Wahrscheinlichkeit des Auftretens urothelialer Malignome im Nierenhohlsystem als Frauen. 20–40% der Nierenbeckenkarzinome haben zum Zeitpunkt der Diagnosestellung ein multilokuläres Auftreten. Die **Multilokularität** hängt von der Tumordifferenzierung ab. Hochdifferenzierte papilläre Tumoren treten bei etwa einem Drittel der Patienten multilokulär auf, hingegen sind niedrig differenzierte Tumoren meist solitär. Findet sich ein Nierenbeckenkarzinom, so hat der betreffende Patient eine Wahrscheinlichkeit von 30–70%, dass er zum selben Zeitpunkt auch einen Tumor der Harnblase trägt. Von einem meta- oder synchronen Auftreten bilateraler Tumoren wird bei 2–5% der Patienten berichtet. Bei virginell gefundenen Karzinomen der Harnblase lassen sich gleichzeitig zu 2–4% Urothelkarzinome des Nierenhohlsystems finden. Unter einer bestehenden Blasentumoranamnese muss mit einer Wahrscheinlichkeit

von 13% mit dem metachronen Auftreten eines Karzinoms im Nierenhohlsystem gerechnet werden. Der zeitliche Abstand zwischen dem Nachweis der beiden Lokalisationen beträgt im Durchschnitt 70 Monate mit einer Spannweite von bis zu 170 Monaten. Patienten mit einem vesikoureteralen Reflux haben ein zwanzigfach erhöhtes Risiko, einen Tumor des Harnleiters oder des Nierenbeckens zu entwickeln als Patienten ohne Reflux. Bei bestehender Harnblasenkarzinomerkrankung und meta- oder synchronem Auftreten eines Karzinoms im Nierenhohlsystem haben Tumoren der unterschiedlichen Lokalisation eine Wahrscheinlichkeit von 74%, denselben Differenzierungsgrad zu besitzen.

Mehrere Theorien versuchen diese epidemiologischen Beobachtungen mit dem sehr häufigen Auftreten multilokulärer Befunde zu interpretieren. Neben Theorien, die die lymphatische Ausbreitung, die direkte Ausbreitung entlang der Mukosa und die Implantation maligner Zellen postulieren, findet die Vorstellung weite Akzeptanz, dass es sich bei malignen Erkrankungen des Urothels um eine Erkrankung des gesamten uroepithelialen Systems handelt und nicht um ein nur lokales Geschehen, das sich sekundär multizentrisch darstellt.

Unter bestimmten Umständen sind die genannten statistischen Wahrscheinlichkeiten jedoch wegen der individuellen Situation des Patienten verändert. So müssen für die Balkanstaaten, z.B. Rumänien, Griechenland, Bulgarien und die Nachfolgestaaten Jugoslawiens, höhere Inzidenzen bedacht werden. Dort stellen Urothelkarzinome etwa 40% aller Nierenkarzinome, was auf eine Assoziation mit der **Balkan-Nephropathie**, einer endemischen familiären Nephritis, hindeutet. So ist es nicht verwunderlich, dass bei bestehender Balkan-Nephropathie und dem Auftreten von Urothelkarzinomen im Nierenhohlsystem die Wahrscheinlichkeit des bilateralen Auftretens auf 10% steigt.

Umweltfaktoren spielen in der Entwicklung eines Urothelkarzinoms im Nierenhohlsystem eine wichtige Rolle.

> Als wichtigster Risikofaktor ist das Zigaret-
> tenrauchen hervorzuheben.

Das relative Risiko von Rauchern ist gegenüber Nichtrauchern um das 2,6fache erhöht. Immerhin 56% der männlichen und 40% der weiblichen Patienten mit Nierenbecken- oder Harnleitertumoren berichten über einen Zigarettenkonsum. Das Risiko ist streng mit dem Ausmaß des Konsums korreliert. Kettenraucher weisen ein bis zu achtfach erhöhtes Risiko auf. Umgekehrt, das Tumorrisiko reduziert sich mit der Beendigung des Zigarettenkonsums.

Ein weiterer Risikofaktor findet sich im beruflichen Umgang mit Noxen aus der chemischen, petrochemischen und plastikverarbeitenden Industrie. Asphaltarbeiter tragen ein um das 5,5fach erhöhtes Risiko im Vergleich zur Normalbevölkerung. Bei entsprechender beruflicher Exposition muss an die Meldung einer Berufskrankheit gedacht werden. Ein nur mäßig erhöhtes Risiko findet sich bei ausgeprägtestem Kaffeegenuss mit einem relativen Risiko von 1,3. Ein wichtiger Risikofaktor zur Entwicklung von Malignomen im oberen Harntrakt ist der **Analgetikaabusus**. Bei Phenacetinmissbrauch steigt das Risiko um das 150fache. Immerhin 22% aller Patienten mit Urothelkarzinomen des Nierenhohlsystems berichten von einem Phenacetinabusus, wobei die Latenz zwischen der Medikamenteneinnahme und dem Auftreten des Malignoms zwischen 24 und 26 Jahren liegt. Bei bestehender Analgetikanephropathie und dem Eintritt in die Dialysepflichtigkeit steigt die Inzidenz für das Auftreten urothelialer Malignome im oberen Harntrakt auf bis zu 70%. Bei Betrachtung aller Phenacetinabhängiger entwickeln 10% Karzinome im Nierenhohlsystem. Obwohl Phenacetin den wichtigsten Risikofaktor darstellt, kann auch für Paracetamol und Acetylsalicylsäure ein positiver Zusammenhang zwischen der häufigen Einnahme und der Entwicklung von Übergangszellkarzinomen im oberen Harntrakt hergestellt werden.

Patienten mit einer Cyclophosphamidtherapie in der Anamnese haben ein gegenüber der Normalbevölkerung neunfach erhöhtes Risiko. Obwohl in tierexperimentellen Studien in hohen Dosen die Süßstoffe Saccharin und Cyclamat Urothelkarzinome induzierten, konnten epidemiologische Studien beim Menschen einen derartigen Effekt nicht nachweisen. Möglicherweise stellt ein erhöhter Nitratgehalt des Trinkwassers einen Risikofaktor dar.

Promotoren für die Entwicklung von **Plattenepithelkarzinomen** im Nierenbeckenkelchsystem sind chronische bakterielle Infektionen bei Urolithiasis und Obstruktion. Zu nennen ist in diesem Zusammenhang auch die Schistosomiasis.

Über das gehäufte Auftreten von **Transitionalzellkarzinomen** im oberen Harntrakt wurde von Familien mit diversen familiären Karzinomsyndromen berichtet. Hier ist insbesondere das hereditäre kolorektale Karzinom (Lynch-Syndrom I und II) zu nennen. Weitere Anhaltspunkte für eine Familiarität konnten bisher nicht erhoben werden.

9.2.3 Pathologie

Über 90% der malignen Tumoren des Nierenhohlsystems entwickeln sich aus dem **Übergangsepithel** (Transitionalepithel) des Harntraktes. Das normale Übergangsepithel ist drei bis sieben Zelllagen dick. Bei einer größeren Anzahl von Zelllagen, ohne dass Abnormitäten der Kerne und der Architektur vorhanden wären, sprechen wir von einer **Hyperplasie** des Epithels. Auf dem Boden verschiedenster Noxen, so z.B. bei Entzündungen, nach Bestrahlung oder unter dem Einfluss von Karzinogenen, zeigen sich Änderungen im Sinne einer Metaplasie oder Proliferation. Bei einer **atypischen Hyperplasie** kommt es neben der erhöhten Anzahl an Zelllagen auch zu Kernabnormitäten und zu einer teilweisen Änderung der schirmartigen obersten Zellschicht. Von einer **Dysplasie** spre-

Tab. 9.5 TNM-Klassifikation der Karzinome des oberen Harntraktes

T: Primärtumor	TX: Primärtumor kann nicht beurteilt werden
	T0: Kein Anhalt für Primärtumor
	Tis: Carcinoma in situ
	Ta: Papilläres, nichtinvasives Karzinom
	T1: Tumor infiltriert subepitheliales Bindegewebe
	T2: Tumor infiltriert Muskulatur
	T3: Tumor infiltriert jenseits der Muskulatur in periureterales oder peripelvines Fettgewebe oder Nierenparenchym
	T4: Tumor infiltriert Nachbarorgane oder durch die Niere in das perirenale Fettgewebe
N: Regionäre Lymphknoten	NX: Regionale Lymphknoten können nicht beurteilt werden
	N0: Keine regionalen Lymphknotenmetastasen
	N1: Metastase in einem einzigen Lymphknoten, ≤ 2 cm in seiner größten Dimension
	N2: Metastase in einem einzigen Lymphknoten, > 2 cm und ≤ 5 cm in seiner größten Dimension; oder multiple Lymphknoten, keiner > 5 cm in seiner größten Dimension
	N3: Metastase in einem Lymphknoten > 5 cm in seiner größten Dimension
M: Fernmetastasen	MX: Fernmetastasen können nicht beurteilt werden
	M0: keine Fernmetastasen
	M1: Fernmetastasen nachweisbar

chen wir bei Veränderungen des Urothels, die sich intermediär zwischen normalem Urothel und dem Carcinoma in situ einordnen lassen. Dysplastische Zellen haben große, runde Kerne, die keine normale epitheliale Polarität aufweisen. Dysplastisches Epithel weist keine vermehrten Zelllagen auf und keine Mitosefiguren. Die histopathologische Unterscheidung zwischen einer schweren Dysplasie und einem Carcinoma in situ kann extrem schwer sein.

Das Bild eines **Transitionalzellkarzinoms** weist gegenüber normalem Urothel eine erhöhte Anzahl an Zelllagen auf. Des Weiteren zeigt es papilläre Formationen der Mukosa, einen Verlust der Zellpolarität, eine abnormale Zellmaturation von den basalen zu den oberflächlichen Schichten, Riesenzellen, veränderte Kern-Plasma-Relationen, verklumptes Chromatin und eine erhöhte Mitoserate. Transitionalzellkarzinome besitzen eine große Variation ihres Wachstums-

verhaltens. Sie wachsen papillär, infiltrierend, nodulär, flach intraepithelial oder in einem Mischung aus den einzelnen Varianten. Da das Urothel keine umschriebene Basilarmembran besitzt, kann die Beurteilung einer Invasion der Lamina propria Schwierigkeiten bereiten. Auch Invaginationen von normalem Urothel in die Submukosa – wie bei den Brunn-Nestern – kann die Beurteilung bezüglich der Karzinominvasion erschweren. Wegen der großen metaplastischen Potenz des Urothels finden sich bei Transitionalzellkarzinomen häufig spindelige, plattenepithelartige oder auch adenokarzinomartige Elemente, die bei einem Drittel der Urothelkarzinome auftreten. Drei Differenzierungsgrade werden unterschieden.

Das **Carcinoma in situ** stellt einen Sonderfall dar. Es ist ein sehr schlecht differenziertes Transitionalzellkarzinom, jedoch nicht infiltrierend intraepithelial wachsend. Bis zu 80% der

Tab. 9.6 Gegenüberstellung von TNM- und AJCC-Klassifikation der Karzinome des oberen Harntraktes

AJCC-Klassifikation	TNM-Klassifikation
0a	Ta N0 M0
0is	Tis N0 M0
I	T1 N0 M0
II	T2 N0 M0
III	T3 N0 M0
IV	T4 N0 M0; jedes T N1 M0; jedes T N2 M0; jedes T N3 M0; jedes T jedes N M1

Patienten mit einem Carcinoma in situ entwickeln im weiteren Verlauf invasive Tumoren mit einer schlechten Prognose. Dass in den letzten Jahren der Anteil der Patienten mit einem Carcinoma in situ des Nierenhohlsystems zugenommen hat, liegt wahrscheinlich an den heute verbesserten Diagnosemöglichkeiten.

Der Anteil der **Plattenepithelkarzinome** an den Tumoren des Nierenhohlsystems beträgt etwa 8%. Sie sind überwiegend assoziiert mit einer langwährenden, durch Infektionen komplizierte Urolithiasis. Zum Zeitpunkt der Erstdiagnose weisen die meisten Patienten bereits ein fortgeschrittenes Stadium ihrer Erkrankung auf.

Das primäre **Adenokarzinom** des Nierenhohlsystems ist eine extreme Rarität und wurde bisher nur in Einzelfällen als Diagnose gefunden. Ähnlich der Situation beim Plattenepithelkarzinom findet sich eine Assoziation mit einer Steinerkrankung, chronischer Infektion und chronischer Obstruktion.

Einen Sonderfall stellt das **invertierte Papillom** dar. Es ist eine benigne Veränderung mit dem Potenzial zur malignen Entartung und wird im Zusammenhang mit chronischen Entzündungen und chronischen Obstruktionen gesehen. Histologisch stülpen sich papilläre Formationen in das fibrovaskuläre Stroma ein und werden üblicherweise von einer Lage normalem Urothel über-

deckt, sodass eine Unterscheidung zu einem infiltrierenden Karzinom sich schwierig gestalten kann. Auch das **nephrogene Adenom** ist eine seltene Veränderung des Urothels im Nierenhohlsystem. Es ähnelt histologisch primitiven Sammelrohren der Niere und ist wahrscheinlich eine metaplastische Antwort auf chronisch auf das Urothel einwirkende Noxen wie Bestrahlung, Entzündung etc. Maligne Entartungen als mesonephrogene Adenokarzinome sind beschrieben. Sehr selten lassen sich auch **nichturotheliale Tumore** im oberen Harntrakt finden. Zu nennen sind Sarkome, z.B. das Leiomyosarkom.

Zumeist haben wir es bei malignen Tumoren des oberen Harntraktes mit primären Neoplasien zu tun. In seltenen Einzelfällen können auch Metastasen anderweitig lokalisierter Primärtumoren gefunden werden.

Lokal breitet sich das Urothelkarzinom des Nierenhohlsystems durch direkte Infiltration in das Nierenparenchym, seine umliegenden Strukturen, durch lymphogene und hämatogene Metastasierung aus.

Ein weiteres Charakteristikum von Urothelkarzinomen ist deren Vermögen, **Impfmetastasen** in anderen urothelausgekleideten Abschnitten des Harntraktes von kranial nach kaudal auszubilden. Des Weiteren können sich Urotheltumoren lokal entlang der Mukosa ausbreiten. Die Tumorausbreitung über das Lymphsystem erfolgt in Abhängigkeit von der Lokalisation über die paraaortalen und parakavalen Lymphknotenketten. Die hämatogene Dissemination hat Leber-, Lungen- oder Knochenmetastasen zur Folge. Insgesamt lassen sich je nach publizierter Studie im weiteren Verlauf bei bis zu 40% der Patienten Leber-, bei bis zu 84% Lymphknoten-, bei bis zu 5% Lungen- und bei bis zu 40% Knochenmetastasen finden.

Zur **klinischen Klassifikation** von Malignomen des oberen Harntraktes hat sich die TNM-Klassifikation bewährt (Tab. 9.5). Gebräuchlich ist auch die Klassifikation des American Joint Committee on Cancer (Tab. 9.6).

9.2.4 Diagnostik und Differenzialdiagnostik

Nur sehr selten wird ein Urothelkarzinom des Nierenhohlsystems bei Sektionen als Zufallsbefund entdeckt. Die Diagnose kann in der Regel korrekt klinisch gestellt werden, da die meisten Patienten im Verlauf ihrer Erkrankung Symptome haben, die sie zum Arzt führen.

> Das häufigste Erstsymptom, unter dem Tumoren des oberen Harntraktes auffallen, ist die schmerzlose Makrohämaturie.

Sie tritt bei ca. zwei Drittel der Patienten auf. Flankenschmerzen geben nur ca. 30% der Patienten an, meist infolge einer tumorbedingten Obstruktion. Manche Patienten klagen über akute, kolikartige Schmerzen wie bei der Passage von Harnleitersteinen. Sie sind die Folge von Blutkoagelabgängen. Kommt es durch den Nierenbeckentumor zu einer langsam zunehmenden Harnabflussstörung, so können Beschwerden im Sinne einer Harnstauungsniere mit einem dumpfen Nierenorgangefühl seitens der Patienten beschrieben werden. Selten sind Harnwegsinfekte oder klinisch septische Nieren das Erstsymptom. Bei über 15% der Patienten findet sich ein Malignom des oberen Harntraktes als Zufallsbefund im Rahmen einer aus anderem Grund eingeleiteten Diagnostik. Manchmal bieten Patienten ein positives Psoaszeichen oder eine symptomatische Varicocele testis. Die wenigsten Patienten bieten ein klinisches Bild, wie es in älteren Lehrbüchern beschrieben ist, nämlich Makrohämaturie, Flanken- und Bauchschmerz, palpabler Tumor, Gewichtsverlust und Knochenschmerzen. Diese klassische Symptomkonstellation ist leider nur Patienten vorbehalten, die sich in einem sehr fortgeschrittenen Tumorstadium befinden.

Obwohl die Makrohämaturie als ein alarmierendes klinisches Zeichen gedeutet werden müsste, ist die Latenz zwischen dem Erstauftreten einer Makrohämaturie und der Diagnosestellung sehr lang, nämlich bis zu 8 Monate bei ca. 30% der Patienten. Eine schmerzlose Makrohämaturie sollte immer eine sofortige Zystoskopie nach sich ziehen, um unter der akuten Blutung den Blutungsort zu identifizieren. Dies ist umso wichtiger, als Urothelkarzinome nur episodisch makroskopisch bluten und jeder Aufschub der Untersuchung eventuell in eine Phase führt, in der der Tumor nicht mehr blutet und so die Blutfahne aus der jeweiligen Mündung des Ureters nicht mehr gesehen werden kann. Wird in der akuten Blutung zystoskopisch eine Blutfahne aus einem Ureterostium kommend gesehen, so kann sich der weitere Untersuchungsgang zielgerichtet auf diese Seite beschränken, sodass dem Patienten eine Überdiagnostik erspart bleibt und gleichzeitig die notwendigen Maßnahmen sicherer zur Diagnosefindung führen.

> Eine sofortige Zystoskopie ist bei allen Patienten mit einer akut auftretenden schmerzlosen Makrohämaturie indiziert, egal zu welcher Tages- oder Nachtzeit!

Auch in der Folge von **schmerzhaften Makrohämaturien** ist eine sorgfältige Diagnostik hinsichtlich von Tumoren des oberen Harntraktes notwendig, um die durch den Koagelabgang bedingten Nierenkoliken, die ein Symptom eines Urotheltumors darstellen, auch in der richtigen Weise interpretieren zu können, damit nicht fälschlicherweise ein harmloses Ureterkonkrement als Ursache des Schmerzes angenommen wird. Das gleiche gilt von der schmerzlosen und der schmerzhaften **Mikrohämaturie**. Eine weitergehende, den oberen Harntrakt einbeziehende Diagnostik ist angezeigt, um die sich hinter dem Bild einer Urolithiasis oder eines Harnwegsinfektes sich versteckenden Malignome nicht zu übersehen.

Im Rahmen der Diagnostik stehen laborchemische Methoden nur in einem sehr begrenzten Umfang zur Verfügung. Im Sinne eines Screenings sollt immer ein **Urinsediment** angefertigt werden, um Mikrohämaturien frühzeitig zu entdecken. Da Tumoren des Urothels häufig nur sporadisch bluten, sollte ein Urinsediment auch bei einem zuvor negativen Befund routinemäßig bei jeder ärztlichen Vorstellung angefertigt werden oder eine Schnelluntersuchung mittels der im Handel befindlichen trockenchemischen Methoden, die in Form von Teststäbchen zur Verfügung stehen. Wird eine Mikrohämaturie nachgewiesen, führt der nächste diagnostische Schritt zur morphologischen Untersuchung der im Urinsediment zu findenden Erythrozyten, die sich bezüglich des Ursprunges der Blutung unterscheiden in eine glomeruläre und eine urotheliale Genese. Eine Mikrohämaturie mit Erythrozyten ohne Veränderungen im Sinne eines glomerulären Ursprungs erfordert eine weitere intensive urologische Diagnostik.

Eine klassische Methode stellt die **exfoliative Urinzytologie** dar, die aus dem Spontanurin oder aus Spülflüssigkeit gewonnen werden kann. Bei unklaren Situation, z.B. im Rahmen der Abklärung einer Mikrohämaturie, kann fraktioniert Urin zur zytologischen Diagnostik gewonnen werden. Die erste Fraktion ist die spontan gelassene Blasenurin, die zweite der über einen Ureterkatheter gewonnene Urin aus einem Nierenbecken und der dritte der der Gegenseite. Veränderungen in der Blase zeigen ausschließlich im Blasenurin verdächtige Zellexfoliationen, wohingegen Tumoren in den Nierenkelchen oder im Nierenbecken zytologisch auffällige Befunde im Urin der jeweiligen Seite und in der Blase aufweisen, sodass zumindest eine Ortszuordnung gelingen kann. Da die exfoliative Urinzytologie sehr artefaktanfällig ist und erheblich von der Erfahrung des Untersuchers abhängt, ist es nicht verwunderlich, dass zum einen die Rate falsch positiver und falsch negativer Befunde hoch ist. Bei 80% der Patienten mit einem gut differenzierten Urothelkarzinom erhebt der Zytologe einen nichtpathologischen Befund. Bei zunehmender Entdifferenzierung des Tumors nimmt die Treffsicherheit zu. Die zytologische Untersuchung erbringt bei 45% der Patienten mit mittleren Differenzierungsgraden einen malignitätsverdächtigen Befund und bei 80% mit schlechten Differenzierungsgraden.

Als histopathologische Methode kann in seltenen Ausnahmefällen zur weiteren Abklärung unklarer Befunde eine **retrograde Bürstenbiopsie** vorgenommen werden. Mittels einer kleinen Bürste kann der Untersucher aus verdächtigen Läsionen des oberen Harntraktes Gewebeteile des Urothels abbürsten, wozu er retrograd über einen Ureterkatheter das Bürstchen einbringen muss. Die Treffsicherheit der Methode ist hoch. Die Sensibilität beträgt etwa 90%, und die Spezifität liegt bei 88%. Trotz dieser Genauigkeit kann die Bürstenbiopsie keineswegs als Routinemaßnahme betrachtet werden, denn sie ist mit Blutungskomplikationen und der Gefahr der Ureterperforation belastet. Des Weiteren kann die Gefahr nicht ausgeschlossen werden, dass durch den Vorgang des oberflächlichen Abbürstens Läsionen entstehen, die einen zusätzlichen Infiltrationsschub bewirken. Schließlich besteht die Gefahr, durch mit der Bürste verschlepptes Tumormaterial Metastasen in gesundes Urothel einzuimpfen.

Andere laborchemische Parameter, z.B. Cyfra-21-1, konnten sich bisher nicht etablieren, da ihre Sensibilität und Spezifität hinsichtlich des Urothelkarzinoms nicht ausreichend sind.

An nichtinvasiven Untersuchungsmethoden bietet sich die **Sonographie** an. Die Treffsicherheit hinsichtlich von Tumoren des Nierenhohlsystems ist jedoch nur sehr eingeschränkt. Größere Infiltrationen können gesehen werden, auch in die V. renalis reichende Tumorzapfen. Möglicherweise fällt eine Harnstauungsniere auf, deren weitere Abklärung einen Urotheltumor als Ursache nachweist. Als Zufallsbefund mag ein Blasentumor auffallen. Eventuell können sonographisch entdeckte Lebermetastasen oder retroperitoneale Lymphome richtungweisend werden. Bei bekannten, radiologisch bestehenden Kontrastmittelfüllungsdefekten des Nierenbeckenkelchsystems kann die Sonographie eine Urolithiasis als Ursache des Füllungsdefektes ausschließen. Die nähere Zuordnung der dem

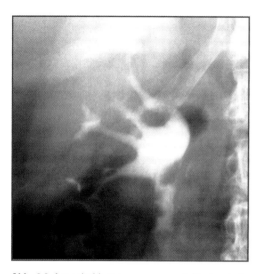

Abb. 9.2 Ausscheidungsurogramm mit Kontrastmittelaussparung im rechten Nierenbecken und weiteren kleinen Aussparungen im Harnleiter bei Urothelkarzinom des Nierenbeckens und des Harnleiters.

Füllungsdefekt zugrunde liegenden Raumforderung entzieht sich jedoch weitestgehend der Sonographie.

Nach der Anamnese, der klinischen Untersuchung und der Urindiagnostik besitzt das **Ausscheidungsurogramm** eine zentrale Position in der diagnostischen Abfolge. Bei über 70% der Patienten mit Urotheltumoren findet sich ein Füllungsdefekt im Nierenhohlsystem. Eine Raumforderung, welcher Art auch immer, verdrängt das in das Nierenhohlsystem anflutende Kontrastmittel. Als Ursache des Füllungsdefektes treten neben Malignomen unter anderem auch in das Nierenbecken abgestoßene nekrotische Papillen, Blutkoagel, Luftblasen, röntgennegative Konkremente, tuberkulöse Gummen, kreuzende Blutgefäße oder andere Kompressionen auf. Manchmal entzieht sich eine ganze Kelchgruppe der urographischen Darstellung, wobei entweder der Kelchhals von einem kleineren Tumor oder der gesamte Kelch verlegt bzw. ausgekleidet sein kann. Bei 10–30% der Patienten lassen sich tumorbedingte Harnabflussstörungen nachweisen, mögen es auch nur einzelne

Kelchbereiche sein. Findet sich eine Harnabflussstörung, steigt die Wahrscheinlichkeit des Auftretens eines bereits fortgeschritteneren Tumors. Insbesondere das Ausbleiben einer Kontrastmittelausscheidung auf der jeweiligen Seite muss als prognostisch schlechtes Zeichen verstanden werden. Es kann Ausdruck einer weitestgehenden Parenchymschädigung sein oder Ausdruck einer tumorbedingten Venenthrombose. Zumeist zeigt sich so ein schnell wachsendes Malignom an. Sollte im Ausscheidungsurogramm ein Füllungsdefekt nachweisbar sein, gilt es, die Aufmerksamkeit auf kleinere, auch kontralaterale Füllungsdefekte zu lenken (Abb. 9.2).

Kann eine Hämaturie mittels Ausscheidungsurographie nicht ausreichend differenzialdiagnostisch geklärt werden oder im Falle eines bereits in der Ausscheidungsurographie beschriebenen Füllungsdefektes, sollte sich eine **retrograde Pyelographie** anschließen, um nach Zystoskopie und Einbringen eines Ureterkatheters Urin zur exfoliativen Urinzytologie zu gewinnen, eventuell um eine Bürstenbiopsie durchzuführen, aber vor allem, um eine genauere morphologische Analyse des Nierenhohlsystems vornehmen zu können. Die retrograde Darstellung des Nierenbeckenkelchsystems, eventuell mit verdünntem Kontrastmittel, bietet die Möglichkeit, unter Durchleuchtung den Patienten zu drehen, erlaubt eine sehr präzise Diagnostik und auch den Nachweis kleiner Füllungsdefekte.

> Wird ein Tumor des Nierenhohlsystems nachgewiesen, so muss mittels Zystoskopie und entsprechender bildgebender Verfahren das gesamte Urothel einschließlich Harnblase sowie ipsi- wie kontralateralem Nierenbeckenkelch- und Harnleitersystem auf das Vorliegen von weiteren urothelialen Tumoren untersucht werden.

Als weitere Methode bietet sich die **antegrade Pyelographie** an. Ihr Einsatzbereich beschränkt sich auf die Situationen, die eine Diagnostik mittels Ausscheidungsurographie oder retrograder Pyelographie nicht erlauben, insbesondere bei Harnstauungsnieren. Die sonographisch gesteuerte Punktion des Nierenbeckens erlaubt zum einen das Einbringen eines Katheters, über den der Urin in einen Beutel abfließen kann, zum anderen die Kontrastmitteldarstellung zur weiteren Ursachenklärung. Besteht allerdings der dringende Verdacht auf ein Urothelkarzinom des oberen Harntraktes, so sollte die antegrade Pyelographie nur bei sehr strenger Indikationsstellung zum Einsatz kommen, es sei denn, dass eine septische Komplikation auf dem Boden der Harnstauungsniere zur Anlage einer **perkutanen Nephrostomie** zwingt. Durch die perkutane Drainage des Urins aus dem Nierenbeckenkelchsystem können sich nämlich Tumorzellen entlang des Drainageschlauches absiedeln und die ersten Stufen eines kontinuierlichen Tumorwachstums vom Nierenbecken über die Flankenschichten bis über das Hautniveau hinaus darstellen, was für die betroffenen Patienten katastrophale Auswirkungen hat.

Moderne schnittbildgebende Verfahren können wertvolle Zusatzinformationen liefern. Die **Computertomographie** (CT), insbesondere in ihrer Variation der Spiraltechnik, vermag häufig auch kleine Füllungsdefekte im Nierenhohlsystem nachzuweisen. Hingegen scheint bei kleinsten Läsionen weiterhin die retrograde Pyelographie der Computertomographie überlegen, insbesondere durch die Möglichkeit des aus dem Nierenhohlsystem entnommenen Urins zur zytologischen Diagnostik. Die Treffsicherheit der Computertomographie liegt bei über 80%. Bei differenzialdiagnostischen Fragen über die Art der Raumforderung, die als Füllungsdefekt in der Urographie auffiel, kann ein zusätzlich durchgeführtes CT wertvolle Hinweise bieten, ob es sich z.B. um ein Blutkoagel handelt oder um einen nichtschattengebenden Stein, dessen Radiodensität über 100 Hounsfield-Einheiten (HE) liegt. Transitionalzellkarzinome bieten eine Dichte von im Durchschnitt 46 HE mit einer Streuung von 10– 70 HE. Somit ist das vornehmliche Einsatzgebiet der Computertomographie nicht die Erstdiagnostik, sondern sie hat im weiteren Verlauf zur differenzialdiagnostischen Abklärung und zur näheren Bestimmung der Tumorausdehnung ihren Stellenwert. Die lokale Tumorausbreitung wie Infiltration, Verdrängung, Vaskularisierung, aber auch eventuell auftretende Metastasen können beurteilt werden, um das weitere Vorgehen mit dem Patienten planen zu können. Allerdings neigt das Untersuchungsverfahren zur Überschätzung des Tumorstadiums bei bis zu 36% der Patienten, was für die Planung des therapeutischen Vorgehens von großer Relevanz ist, damit durch die Überschätzung des Stadiums operative, eventuell kurative Optionen nicht vergeben werden.

Das Einsatzgebiet der **Magnetresonanztomographie** unterscheidet sich im Wesentlichen nicht von dem der Computertomographie. Es bietet allerdings Vorteile, da es auch bei niereninsuffizienten Patienten Anwendung finden kann und in moderneren Techniken die Vorteile der Schnittbildverfahren mit den Vorteilen des Ausscheidungsurogramms verbindet. Zusätzlich bietet die neuste Gerätegeneration als ergänzende Information die Möglichkeit der Quantifizierung der Nierenleistung im Sinne einer Clearance-Untersuchung an.

Nach der Identifikation eines Tumors im Nierenhohlsystem sollte endoskopisch das entsprechende Nierenbeckenkelchsystem evaluiert werden. Hierbei kommt neben der unmittelbar visuellen Beurteilung des Befundes die Möglichkeit der Biopsieentnahme zum Einsatz, um durch die histologische Aufarbeitung Informationen über die Dignität des Tumors zu erhalten. Die diagnostische Genauigkeit liegt bei einem Vorgehen in genannter Reihenfolge ohne die Ureterorenoskopie (URS) bei 58%, mit URS hingegen bei 83%. Bei unklaren Raumforderungen des Nierenhohlsystems ist die endoskopische Untersuchung des entsprechenden Harnleiters und Nierenbeckenkelchsystems mittels **Ureterorenoskopie** zu fordern, es sei denn, dass das Verfahren aus außerurologischer Ursache bei dem betroffenen Patienten kontraindiziert wäre (Abb. 9.3). Die wesentlichen Komplikationen bei der Ureterorenoskopie hängen mit der Alteration des Harntraktes durch das Endoskop zusammen. Es kann zur Denudierung der ureteralen Mukosa kommen, zur Harnleiterperforation mit Extravasation, zu sonstigen Harnleiterverletzungen bis zum vollständigen Ureterabriss und im weiteren Verlauf zu Harnleiterstrikturen, Ostiumstenose oder zum vesikoureteralen Reflux. Obwohl mit einem druckgesteuerten Spülsystem gearbeitet wird, kann unter der Ureterorenoskopie eine Fornixruptur mit Ausbildung einer Extravasation auftreten, schließlich führt die Einschwemmung größerer Flüssigkeitsmengen in Einzelfällen zu einem TUR-Syndrom. Im Zusammenhang mit unserer Fragestellung ist zusätzlich von Relevanz, dass durch die mechanischen Alterationen der ableitenden Harnwege Tumorzellen innerhalb des Harntraktes verschleppt werden könnten, möglicherweise auch im Zuge einer Extravasation nach außerhalb des Hohlsystems gelangen.

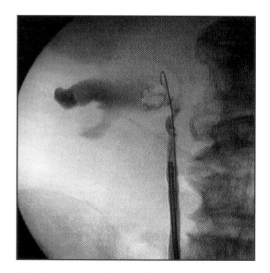

Abb. 9.3 Intraoperativ erstellte retrograde Pyelographie bei einem Nierenbeckentumor. Zu sehen sind der als Kontrastmittelaussparung imponierende Nierenbeckentumor, ein Führungsdraht und am unteren Bildrand das im adrenalen Ureter befindliche Endoskop.

> Die perkutane Nephroskopie ist zur näheren endoskopischen Abklärung ungeeignet, da sich Tumorzellen entlang des Punktionskanales in der Flanke implantieren können.

Im Verlauf der diagnostischen Kaskade, die in Abbildung 9.4 dargestellt ist, kann in Einzelfällen, falls keine Klärung des Befundes gelang, die **operative Nierenfreilegung** mit Eröffnung des Nierenhohlsystems und eventueller Schnellschnittdiagnostik angezeigt sein, um in gleicher Sitzung das definitive therapeutische Vorgehen anschließen zu können.

Die **Differenzialdiagnose** von Tumoren des Nierenhohlsystems umfasst neben den bereits genannten Erkrankungen eine Vielzahl an Diagnosen. Oftmals bietet die Abgrenzung zu einer Urolithiasis Schwierigkeiten. Zu denken ist an Blutkoagel, Papillennekrosen, an die Malako-

plakie, an das Fibroepitheliom, an Mykosen, an die Cholesteatose, an die Pyelitis cystica, an parapelvine Nierenzysten, retroperitoneale Lymphome jedweder Genese, an Blutgefäßvariationen oder an die Tuberkulose. Die genannten Differenzialdiagnosen können allerdings mittels der in Abbildung 9.4 dargestellten diagnostischen Kaskade sicher identifiziert werden.

9.2.5 Therapie

Patienten mit einem hoch differenzierten Malignom des Nierenhohlsystems in einem niedrigen Tumorstadium haben nach organerhaltender Chirurgie und nach radikaler Tumorchirurgie die gleiche Prognose, wobei im Kollektiv der Patienten mit organerhaltender Operation bei ipsilateralen Rezidiv im Verlauf auch meist eine radikale Operation durchgeführt wurde, sodass die Angaben bezüglich der Prognose mit Vorsicht zu interpretieren sind. Patienten mit Tumo-

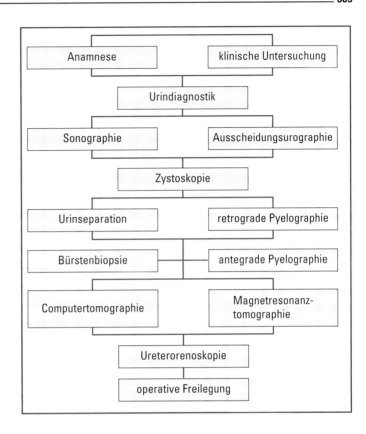

Abb. 9.4 Organigramm zur Diagnostik von Tumoren des Nierenhohlsystems.

ren mittleren Differenzierungsgrades und niedrigem Stadium profitieren bezüglich ihrer weiteren krankheitsfreien Lebenszeit von der radikalen Chirurgie, wohingegen Patienten mit niedrig differenzierten Tumoren und höheren Tumorstadien unabhängig von ihrer operativen Therapie eine schlechte Prognose besitzen. Bei einer organerhaltenden Operation mit alleiniger Resektion des Tumors ist die Wahrscheinlichkeit, ipsilateral im Nierenhohlsystem erneut ein Malignom zu entwickeln, bis zu 60%. Wird beim Auftreten eines malignen Nierenhohlsystemtumors alleinig eine Nephrektomie durchgeführt, so beträgt die Wahrscheinlichkeit, dass im weiteren Verlauf im Harnleiterstumpf oder im Mündungsbereich des Harnleiters in die Blase ein Tumorrezidiv auftreten wird, fast 70%. Der direkte Vergleich der Überlebensraten in Abhängigkeit vom Differenzierungsgrad vermag ähnliche Aussagen zu machen. Die 5-Jahre-Überle-

bensrate beträgt 88% nach radikaler Chirurgie gegenüber 75% nach organerhaltender Chirurgie bei hoch differenzierten Urothelkarzinomen. Bei mittelgradig differenzierten Urothelkarzinomen findet sich eine 2-Jahre-Überlebensrate von 90% nach radikaler Chirurgie versus 46% nach organerhaltender Operation. Bei schlecht differenzierten Karzinomen versterben alle Patienten unabhängig von der Therapie innerhalb der ersten beiden postoperativen Jahre.

Aus den genannten Daten, die in vielen Serien bestätigt werden konnten, lässt sich ableiten, dass die radikale Tumorchirurgie im Sinne einer **Nephroureterektomie mit Resektion einer Blasenmanschette** für die meisten Patienten das Verfahren der Wahl darstellt. Der operative Zugang erfolgt von einer Flankeninzision. Die Niere wird nach Dissektionsligaturen der Blutgefäße einschließlich der Fettkapsel mobilisiert und entfernt. Im Gegensatz zur Tumornephrektomie im Rahmen der Therapie eines Nierenzellkarzinoms kann die Nebenniere belassen werden, da eine Adrenalektomie keinen Einfluss auf die Prognose beim Urothelkarzinom besitzt. Nach der Versorgung der Flankeninzision wird über einen paramedianen Unterbauchzugang der distale ipsilaterale Harnleiter einschließlich seines transmuralen Verlaufs mit einer Blasenmanschette reseziert. Andere Autoren wählen andere Zugangswege, z.B. eine mediane Laparotomie, wobei das Prinzip der Operation in allen Fällen das Gleiche ist. Um die vom operativen Zugang abhängige Hautinzision möglichst klein zu gestalten, schlagen manche Autoren vor, dass endoskopisch transurethral der distale Harnleiter einschließlich Blasenmanschette präpariert werden könne, um dann das Nephroureterektomiepräparat über eine Flankeninzision zu bergen. Auch sind laparoskopische Verfahren beschrieben, die jedoch noch als experimentelle Verfahren zu bezeichnen sind.

Die radikale Entfernung der betroffenen Niere einschließlich Fettkapsel, Harnleiter und Blasenmanschette um die Harnleitermündung in die Blase ist die Therapie der Wahl für Patienten mit Malignomen des Nierenhohlsystems.

Welchen Stellenwert die **regionale Lymphadenektomie** besitzt, kann endgültig nicht beurteilt werden. Liegen regionale Lymphknotenmetastasen vor, so muss von einer disseminierten Erkrankung ausgegangen werden, die durch lokale chirurgische Maßnahmen, wie ausgedehnt sie auch sein mögen, nicht mehr zu beherrschen ist und von einer regionalen Lymphadenektomie nicht profitiert. Dem ist entgegenzuhalten, dass die regionale Lymphadenektomie keine wesentliche Erweiterung der Operation darstellt mit einer allenfalls sehr geringen Zunahme der operationsbedingten Komplikationen, die den Informationsgewinn durch den zusätzlichen Staging-Parameter „Lymphknoten"

nicht aufwiegen. Bei nachgewiesener Lymphknotenmetastasierung kann nämlich eine weitergehende systemische Therapie erwogen werden, die sich ohne den sicheren Nachweis einer Metastasierung verbieten würde. Über die Wertigkeit der Lymphadenektomie im Sinne einer Staging-Operation hinaus können Einzelberichte die Vermutung nahelegen, dass sie durchaus für individuelle Patienten von Nutzen sein kann. In einem nichtrandomisierten Krankengut von Patienten mit Urothelkarzinomen im Stadium T3 und T4, die sich neben der Nephroureterektomie einer retroperitonealen Lymphadenektomie unterzogen, konnten 5-Jahre-Überlebensraten von 74% erzielt werden, die jedoch, das sei einschränkend benannt, von keiner weiteren Arbeitsgruppe bestätigt werden konnten. Die Wahrscheinlichkeit von tumorpositiven regionalen Lymphknoten steigt mit dem Tumorstadium von 20% im pT1-Stadium auf über 50% im pT4-Stadium. Solch eine Metastasierung tritt vor allem in wenig fortgeschrittenen Tumorstadien häufig als Mikrometastasierung auf, die der konventionellen histologischen Aufarbeitung entgehen kann. Für dieses Patientengut könnte die regionale Lymphadenektomie einen günstigen Einfluss auf die Prognose haben, weil vor der Disseminierung mit der chirurgischen Entfernung des ersten Metastasierungsortes eine weitere Verschleppung unterbunden werden konnte. Statistisch kann jedoch über die wenigen publizierten Einzelberichte hinaus die Vermutung nicht belegt werden. Eingedenk des geringen chirurgischen Aufwandes, der genaueren Aussage bezüglich des Stagings sowie den daraus sich ableitenden Therapieoptionen und der für den Einzelpatienten eventuell möglichen Verbesserung der Prognose scheint uns die regionale Lymphadenektomie bei malignen Tumoren des Nierenhohlsystems angezeigt.

Eine **organerhaltende chirurgische Therapie** ist nur in begründeten Einzelfällen indiziert. Patienten mit Einzelnieren, mit bilateralen Tumoren oder bei deutlich eingeschränkter Nierenfunktion können unter Beachtung der Allgemeinsituation des Patienten einer nichtradikalen Therapie zugeführt werden, um angesichts der Prognose des Tumorleidens eine eventuell notwendig werdende Nierenersatztherapie vermeiden zu können. Die ersten Erfahrungen der konservativen Chirurgie wurden im Zusammenhang mit infolge einer Balkan-Nephropathie entstandenen Transitionalzellkarzinomen gesammelt, die eine hohe Wahrscheinlichkeit des bilateralen, multifokalen Auftretens besitzen und die Betroffenen damit fast sicher im weiteren Verlauf dialysepflichtig würden. Für Patienten mit gut differenzierten Tumoren in einem frühen Tumorstadium scheint die Prognose hinsichtlich des Überlebens gegenüber der Radikalchirurgie nicht verschlechtert zu sein. Wir haben es hier jedoch mit einem selektionierten Krankengut zu tun, das den Schluss auf eine elektive Operation nicht zulässt. Die präoperative Diagnostik hinsichtlich des Tumorstadiums ist sehr unsicher, schließlich sind die Ergebnisse nach Nephroureterektomie gerade bei gut differenzierten Tumoren in einem frühen Stadium hervorragend, sodass ein Abweichen von der operativen Strategie einer Begründung bedarf, die angesichts von Rezidivraten bei organerhaltender Chirurgie von bis zu 60% und einer Tumorprogression im Vergleich zum Stadium des Primärtumors von bis zu 25% sehr eng zu stellen ist. Außerdem besteht die Gefahr, dass mit der Eröffnung des Nierenhohlsystems Tumormaterial in die Umgebung verschleppt wird und zusätzliche Probleme induziert. Nur in Anbetracht eines fortgeschrittenen, inkurablen Tumorleidens mit der drohenden Gefahr der Dialysepflichtigkeit ist eine Organerhaltung imperativ anzustreben. Haben wir es allerdings mit einem kurablen Befund zu tun, dessen Gesamtkonstellation eventuell die Nierenersatztherapie erfordert, so wird nur bei ausdrücklichem Wunsch des Patienten mit ausreichender Aufklärung über die Prognose der Erkrankung ein organerhaltendes Vorgehen indiziert sein. Selbst bei ausgedehnten Befunden ist eine Resektion der tumortragenden Nierenanteile möglich, falls die begründete Aussicht be-

steht, dass nach der Resektion eine ausreichende Menge Nierenparenchyms zur Aufrechterhaltung der Nierenfunktion verbleibt. In diesen Ausnahmesituationen kann die extrakorporale Resektion auf der Bank notwendig werden, wobei die Niere schließlich als Autotransplantat neu implantiert werden muss. Falls große Anteile des Nierenbeckens und des Harnleiters reseziert werden mussten, kann die Harnableitung über eine Vesikopyelostomie erfolgen. Die autotransplantierte Niere ist nun zystoskopisch beurteilbar und mittels transurethraler Resektion auch leicht endourologisch zugänglich. Es bleibt allerdings weiterhin zu betonen, dass die organerhaltende Chirurgie maligner Tumoren des Nierenhohlsystems nur im Rahmen einer imperativen Indikation zu sehen ist und im Sinne eines Heilversuches oder eines klinischen Experimentes eingestuft werden muss, was höchste Anforderungen an die Aufklärung und Betreuung stellt.

Neben der offen chirurgischen Resektion bieten sich **endoskopische Verfahren** an. Manche Tumoren lassen sich ureterorenoskopisch erreichen. Mittels Elektrokauter oder Neodym:YAG-Laser lassen sich sehr oberflächliche Befunde behandeln. Größere Tumoren lassen sich eventuell elektrochirurgisch abtragen oder werden ebenfalls laserkoaguliert. Neben der onkochirurgischen Problematik stehen Komplikationen im Zusammenhang mit den kleinen Verhältnissen im Harnleiter bei der Ureterorenoskopie im Vordergrund, nämlich Harnleiter- und Nierenbeckenperforation, Harnleiterstrikturen, Implantation von Tumormaterial in das denudierte Urothel bei fast 70% der Patienten. Die Rate der Harnleiterstrikturen ist mit dem Einsatz der Hochfrequenzelektrochirurgie im Vergleich zur Laserkoagulation erhöht. Eventuell lassen sich Perforationen des Hohlsystemes bei der Verwendung eines Argonlasers leichter vermeiden, indem die Tumorkoagulation durch eine Nichtkontaktbestrahlung erfolgt. Wegen der geringen Erfahrung mit den ureterorenoskopischen Methoden in der Therapie von Nierenhohlsystemtumoren können allerdings weitergehende Angaben nicht gemacht werden.

Falls eine Ureterorenoskopie misslingt, kann auf eine **perkutanes Vorgehen** umgestiegen werden. Hierzu liegen noch weniger Erfahrungen vor, sodass eine auch nur ansatzweise Beurteilung nicht möglich ist. Jedoch sollte in der Erwägung zu einem perkutanen endoskopischen Vorgehen die Gefahr einer Tumorausbreitung über den Nephrostomiekanal ausreichend bedacht sein!

Als **adjuvante Therapie** nach organerhaltender Operation ist eine Instillationsbehandlung mit der Gabe von Mitomycin C oder dem Bacillus Calmette-Guérin (BCG) möglich. Besteht ein vesikoureteraler Reflux – z.B. bei liegendem Doppel-J-Ureterenkatheter – in die tumortragende Niere, erfolgt die Medikamentenapplikation intravesikal. Besteht kein vesikoureteraler Reflux, sind die chemo- und immuntherapeutischen Substanzen über eine perkutane Nephrostomie applizierbar. Ob und welchen Effekt die adjuvante Instillationstherapie besitzt, entzieht sich aufgrund der sehr sporadischen, unsystematischen Berichte einer Beurteilung. Als einzige Ausnahme kann der Einsatz der BCG-Instillationsbehandlung beim Vorliegen eines Carcinoma in situ des Nierenhohlsystems gewertet werden, da hiermit vollständige Heilungen nachweisbar sind. Die Anwendung der BCG-Instillationstherapie beim Carcinoma in situ des Nierenhohlsystems zeitigt jedoch im Vergleich zur Anwendung bei der Harnblase eine höhere Rate an Sepsisfällen. Mit der Ausnahme des Carcinoma in situ wird die Indikation zur Instillationstherapie mit Chemo- oder Immuntherapeutika sehr individuell und eng zu stellen sein.

Strahlentherapeutische Verfahren spielen nur eine sehr untergeordnete Rolle. Die Nachbestrahlung bei fortgeschrittenen Urothelkarzinomen des oberen Harntraktes soll gemäß einzelner Berichte die Wahrscheinlichkeit des lokalen Rezidives vermindern. Ob dies tatsächlich der Fall ist, kann anhand der nur sehr kleinen Fallzahlen nicht hinreichend beurteilt werden. Die Strahlentherapie hat ihren Stellenwert als Behandlungsmodalität bei tumorbedingten Schmerzsyndromen in der palliativen Situation.

Die **Embolisation** findet nur selten Anwendung bei Patienten mit Malignomen des oberen Harntraktes. Sie kann in der Palliation bei symptomatischen Blutungen zur Beherrschung dieser lokalen Komplikation notwendig werden.

Eine **systemische Chemotherapie** kann induktiv oder adjuvant durchgeführt werden. Auch hier gilt, wie bei den anderen bereits angeführten Therapieoptionen, dass ausreichendes Zahlenmaterial nicht vorliegt, weil Malignome des oberen Harntraktes relativ selten sind und systematische Studien darum kaum erfolgreich durchgeführt werden können. Für die systemische Chemotherapie darf jedoch angenommen werden, dass aufgrund der Tatsache, dass es sich bei Tumoren des oberen Harntraktes vorwiegend um Transitionalzellkarzinome handelt, die denen der Harnblase gleichen, ein Analogieschluss von der Harnblase auf das Nierenhohlsystem möglich ist. Bei Urothelkarzinomen des oberen Harntraktes finden darum dieselben Chemotherapieprotokolle Anwendung wie bei der Harnblase. Diverse Chemotherapeutika wurden allein und in Kombination geprüft. In prospektiv randomisierten Studien konnte für die Anwendung von cisplatin- und methotrexathaltigen Schemata die häufigsten objektivierbaren Remissionen gefunden werden. Komplette Remissionen können bei bis zu 30% der Patienten und ein Down-Staging bei bis zu etwa der Hälfte der Patienten gefunden werden, die jedoch nur eine kurzfristigen Dauer von wenigen Monaten hatten. Einen Einfluss auf das Überleben der Patienten scheint die Polychemotherapie trotz ihres nachweisbaren Einflusses auf das Urothelkarzinom nicht zu haben. Dauerhafte – länger als 3 Monate – komplette Remissionen werden bei nur 5% der Patienten gesehen.

Das bisher am ausführlichsten untersuchte Schema beinhaltet Cisplatin, Methotrexat, Adriamycin (oder Epirubicin) und Vinblastin (**M-VAC**). Die Toxizität des Schemas darf im Rahmen der Indikationsstellung nicht übersehen werden. Der

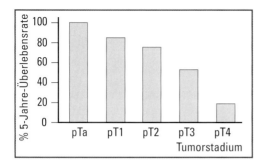

Abb. 9.5 5-Jahre-Überlebensraten nach Nephroureterektomie in Abhängigkeit vom Stadium beim Urothelkarzinom des Nierenhohlsystems.

Anteil der Zyklusabbrüche oder -verschiebun-
gen beträgt 29% und die Rate behandlungsbe-
dürftiger Leukopenien fast 70%, die jedoch
durch die Gabe von rekombinanten Wachstumsfaktoren zumeist beherrschbar bleiben. Ein weiteres Problem der Polychemotherapie beim
Urothelkarzinom stellt die Nephrotoxizität des
Cisplatin dar. Als Alternative bietet sich das
Carboplatin an, dessen Wirksamkeitsspektrum
dem des Cisplatins entspricht, ohne dass in gleichem Ausmaß unerwünschte Wirkungen zu ver-
zeichnen wären. In Phase-II-Studien wird derzeit die Wirksamkeit eines Carboplatin-Pacli-
taxel-Schemas im Vergleich zum M-VAC-Schema in einem randomisierenden Protokoll für das
Urothelkarzinom untersucht. Aufgrund nicht-
randomisierter Vorstudien scheint die Hoffnung
begründet, dass das Carboplatin-Paclitaxel-
Schema dem M-VAC-Schema nicht unterlegen
ist, wobei die Toxizität und Morbidität erheblich
reduziert werden können. Noch liegen allerdings
keine validen Daten vor.
Auf eine ebenfalls schlechte Datenbasis beruft
sich ein weiteres neueres Chemotherapeutikum,
das **Gemcitabine**. In der Monotherapie wurde
eine gewisse Wirksamkeit bei Urothelkarzinomen nachgewiesen, die jedoch der der cisplatin-
haltigen Schemata unterlegen ist. Bessere Ergebnisse scheint die Kombination des Gemcitabine mit Cisplatin erwarten zu lassen, wobei bis-

her nur vorläufige Studien mit kleinen Fallzahlen vorliegen. Leider bleibt zum jetzigen Zeitpunkt festzustellen, dass die verfügbaren Che-
motherapieregime einen nur sehr begrenzten Effekt im Rahmen der Therapie des fortgeschrittenen Urothelkarzinoms besitzen. Auch im eigenen Krankengut konnten wir in der Überlebenszeit nach Nephroureterektomie keinen signifikanten Unterschied zwischen den Gruppen mit
und ohne Polychemotherapie nachweisen. Der
Anteil der Patienten mit einer kompletten Remission lag jedoch bei 30%, sodass eingedenk
fehlender anderer Therapieoptionen die Polychemotherapie ihren Stellenwert besitzt.

9.2.6 Verlauf und Prognose

Der Verlauf und die Prognose bei Urothelkarzinomen des oberen Harntraktes hängt wesentlich
vom **Tumorstadium** zum Zeitpunkt der Diagnose ab. Nach radikaler Nephroureterektomie
werden im Stadium pTa ohne zusätzliche Therapiemaßnahmen 5-Jahre-Überlebensraten von
100% erreicht, im pT1-Stadium auf 85%, im
pT2-Stadium auf 75%, im pT3-Stadium auf
55% und im pT4-Stadium auf 20% sinkend
(Abb. 9.5).
Treten **Lymphknotenmetastasen** auf, so ist die
Prognose noch erheblich ungünstiger. Im eigenen Krankengut sind alle Patienten nach 47 Monaten verstorben, wobei wir keinen signifikanten Unterschied zwischen den polychemothera-
pierten und den ausschließlich mittels Nephroureterektomie Behandelten fanden. Ob im Rahmen des Lymphknotenbefalls das lokale Tumorstadium der Niere einen prognostischen Faktor
darstellt, kann derzeit nicht entschieden werden,
da die publizierten Fallzahlen zu statistischen
Auswertungen viel zu gering sind.
Als prognostische Parameter dienen die **Tumordifferenzierung** und die **Infiltrationstiefe** des
Malignoms. Zwischen diesen beiden besteht ein
enger Zusammenhang. Gut differenzierte Tumoren sind meist oberflächlich und schlecht diffe-

renzierte invasiv wachsend. Die mediane Überlebensrate für gut differenzierte Tumoren beträgt etwa 67 Monate, die von schlecht differenzierten nur 14 Monate. Wird der Nierenhilus durch das Karzinom infiltriert, so findet sich eine Wahrscheinlichkeit von über 0,9, dass im weiteren Verlauf Metastasen auftreten, hingegen eine Wahrscheinlichkeit von 0,8 bei Gefäßinvasion und eine von 0,7 bei einer Beteiligung der Lymphgefäße.

DNA-Analysen von Nierenbeckenkarzinomen erbringen im Vergleich zur konventionellen Bestimmung des Differenzierungsgrades zumeist keine zusätzlichen Informationen. Patienten mit einem diploiden Urothelkarzinom besitzen gegenüber denen mit nondiploiden Karzinomen eine bessere Prognose. Für schlecht differenzierte und klinisch fortgeschrittene Tumoren erbringt die Bestimmung des **Ploidiemusters** keine zusätzlichen Informationen. Kann allerdings bei gut differenzierten, klinisch noch nicht fortgeschrittenen Tumoren eine Aneuploidie nachgewiesen werden, so besitzen diese Patienten eine deutlich schlechtere Prognose als die Patienten mit euploiden Mustern.

Verschiedene andere **molekularbiologische Marker** scheinen außerdem von prognostischer Relevanz zu sein, wobei sie bisher in ihrer prädiktiven Aussagekraft hinsichtlich des Überlebens der Tumordifferenzierung und dem Tumorstadium unterlegen sind. Bei der quantitativen Bestimmung der S-Phase-Fraktion in Urothelkarzinomen des Nierenhohlsystems findet sich eine Korrelation zur Tumordifferenzierung. Ist der Anteil der S-Phase-Fraktion unter 10%, so ist die Wahrscheinlichkeit für einen nichtinvasiven Tumor groß, hingegen liegt bei einer S-Phase-Fraktion von über 20% mit hoher Wahrscheinlichkeit ein infiltrierendes Karzinom vor. Entsprechend verhalten sich die Überlebensraten. Patienten mit einem Anteil der S-Phase-Fraktion von unter 10% haben eine 3-Jahre-Überlebensrate von 83%, Patienten mit einem Anteil von über 10% nur eine von 16%. Mutationen des p53-Gens mit einer Überexpression

des p53-Genprodukts scheinen auf eine schlechtere Prognose hinzudeuten. Ähnliche Aussagen lassen sich für das Produkt des Cyclin-E-Gens machen. Der Ki67-Proliferations-Index besitzt eine positive Korrelation zur Tumordifferenzierung und scheint ebenfalls prognostische Aussagen zuzulassen. Über den Ki67-Proliferations-Index können eventuell Risikopatienten identifiziert werden, die auch bei oberflächlichen Tumoren von einer systemischen Therapie profitieren könnten. Noch muss jedoch für alle molekularbiologischen Marker betont werden, dass sie in der Diagnostik und der Prognoseabschätzung eine sehr untergeordnete Rolle spielen und einen eher experimentellen Charakter besitzen. Als wichtigster prognostischer Parameter hinsichtlich des Überlebens muss derzeit noch die Infiltrationstiefe des Karzinoms herausgestellt werden.

9.2.7 Nachsorge

Die Nachsorge von Patienten mit einem Urothelkarzinom des Nierenhohlsystems ist von der panurothelialen **Rezidivbereitschaft** geprägt. Auch nach vollständiger Entfernung eines Karzinoms durch die Nephroureterektomie mit Blasenmanschette kann in der Harnblase oder in den kontralateralen ableitenden Harnwegen ein erneutes Urothelkarzinom auftreten.

> Wir haben es bei urothelialen Malignomen immer mit einer Erkrankung des Gesamtorgansystems Urothel zu tun, auf das sich die Nachsorge richten muss.

So wie prätherapeutisch die Zystoskopie ein diagnostisches Routineverfahren ist, so sollte sich der Patient innerhalb der ersten 3 Jahre nach dem Auftreten eines Karzinoms des Nierenhohlsystems alle 3 Monate zystoskopieren lassen. Das Urinsediment und die exfoliative Urinzytologie gehören in diesen kurzen Intervallen zum

Tab. 9.7 Nachsorgeempfehlung bei Urothelkarzinomen des Nierenhohlsystems

Monate nach Therapie	3	6	9	12	15	18	21	24	27	30	33	36	42	48	54	60	72	Jährl.
Körperliche Untersuchung	x	x	x	x	x	x	x	x	x	x	x	x	x	x	x	x	x	x
Urinsediment/ -zytologie	x	x	x	x	x	x	x	x	x	x	x	x	x	x	x	x	x	
Zystoskopie	x	x	x	x	x	x	x	x	x	x	x	x	x	x	x	x		
Sonographie	x			x			x			x			x	x	x	x	x	
CT/MRT		x				x					x				x	x	x	
Intravenöses Urogramm		x				x					x				x	x	x	
Röntgenthorax		x				x					x				x	x	x	

Routinenachsorgeprogramm. Nach 3 Jahren können die Intervalle für die Dauer von 2 Jahren auf 6 Monate gestreckt werden.

Die halbjährlich durchgeführte Sonographie der Abdominalorgane und des Retroperitoneums soll lokoregionäre Rezidive nach Nephroureterektomie und Fernmetastasen frühzeitig entdecken helfen. Zu diesem Zweck sollte auch jährlich eine Computertomographie oder Magnetresonanztomographie des Abdomens einschließlich einer Röntgen-Thorax-Untersuchung erfolgen. Ebenfalls jährlich scheint die Anfertigung eines Ausscheidungsurogramms zur Beurteilung der ableitenden Harnwege der kontralateralen Seite angezeigt, ggf. auch durch eine retrograde Pyelographie ersetzt. Bei Symptomen, z.B. dem Auftreten von Knochenschmerzen, wird das Nachsorgeprogramm zielorientiert erweitert, z.B. durch eine Knochenszintigraphie. Wenn die ersten 5 Jahre rezidivfreiwaren, erfolgt nun die Nachsorge jährlich (Tab. 9.7).

Sollte bei begründeter Ausnahme keine Nephroureterektomie durchgeführt worden sein, richtet sich die Nachsorge auch auf die frühzeitige Entdeckung eines Rezidives im ipsilateralen Nierenhohlsystem. Hierzu kann die kurzfristige Kontrolle mittels Ausscheidungsurographie oder retrograder Pyelographie einschließlich der Gewinnung von direkt aus dem Nierenhohlsystem entnommenen Urins zur zytologischen Aufarbeitung genutzt werden, im Bedarfsfall ergänzt durch regelmäßige Endoskopien des oberen Harntraktes. So individuell wie die Indikation zur organerhaltenden Therapie gestellt wurde, so individuell sollte sich die Nachsorge der jeweiligen Situation anpassen.

Nach BCG-Behandlung eines Carcinoma in situ scheint bereits nach 6 Wochen eine erneute Endoskopie mit Gewebeentnahme aus dem inkriminierten Bereich sinnvoll zu sein, um bei einem weiterhin positiven Befund eine neuerliche BCG-Behandlung einleiten zu können oder um nun zweizeitig den Patienten einer Nephroureterektomie zuzuführen. Hier hat die Tumornachsorge im unmittelbaren Kontext der konservativen Therapie den Sinn, Therapieversager frühzeitig zu entdecken, damit der Zeitpunkt der noch möglichen Kurabilität nicht überschritten wird. Insbesondere beim Carcinoma in situ des oberen Harntraktes sollte auch nach zunächst erfolgreicher konservativer Therapie das betreffende Nierenhohlsystem engmaschiger kontrolliert werden.

Für Patienten, die aufgrund eines erhöhten Risikos eine adjuvante Polychemotherapie erhielten, muss auf die Nachuntersuchungshinweise der jeweils genutzten Protokolle verwiesen werden, da diese Therapieform zumeist im Rahmen von Studien erfolgt. Seitens eines primär palliativen Ansatzes muss der Nutzen der jeweiligen Nachsorgeuntersuchung in Bezug auf die bestehenden Therapieoptionen und die Belästigung des Patienten durch die Untersuchung individuell abgeschätzt werden. Hier gilt es, die Sekundärkomplikationen wie Schmerz, Harnstauungsnieren, Blutungen und zunehmende körperliche Schwächung in einem vertrauensvollen Verhältnis zum Patienten mit diesem zu bearbeiten, sodass das Hauptgewicht auf die Anamnese, die körperliche Untersuchung und die Sonographie in einem kürzeren Intervall zu liegen kommt.

9.2.8   Zusammenfassung

Auf maligne Tumoren des Nierenhohlsystems entfallen 5–10% aller Malignome der Niere. Der Altersgipfel liegt um das 6. Lebensjahrzehnt. Der Analgetikaabusus, Zigarettenabusus, beruflicher Umgang mit aromatischen Aminen, ausgeprägtester Kaffeegenuss, die Balkan-Nephropathie, die Schistosomiasis und das Auftreten des Lynch-Syndroms erhöhen die Wahrscheinlichkeit des Auftretens eines Malignoms des Nierenhohlsystems.

Über 90% der malignen Tumoren des Nierenhohlsystems sind Urothelkarzinome. Die Tumordifferenzierung wird nach WHO in drei Malignitätsgrade eingeteilt. Für das Tumorstadium hat sich die TNM-Klassifikation bewährt. Das Carcinoma in situ stellt eine Sonderform dar, da es als schlecht differenziertes Transitionalzellkarzinom noch nicht infiltrierend wächst, jedoch eine hohe Potenz zur Progression besitzt.

Die häufigste Primärsymptomatik ist die schmerzlose Makrohämaturie, gefolgt von der Nierenkolik und dem Aufstau der oberen Harnwege. Die unmittelbare Zystokopie zum Zeitpunkt der Makrohämaturie ist der erste diagnostische Schritt. Eine weitere Klärung gelingt mittels exfoliativer Urinzytologie, Ausscheidungsurographie, retrograder Pyelographie, Ureterorenoskopie mit Biopsie. Sonographie, Computertomographie und Magnetresonanztomographie geben Hinweise auf die Tumorausbreitung. Da das Urothelkarzinom eine systemische Erkrankung des gesamten Urothels ist, muss der gesamte Harntrakt auf ein multilokuläres Vorliegen des Tumors untersucht werden.

Jede Kontrastmittelaussparung ist zunächst verdächtig auf das Vorliegen eines Urothelkarzinoms. Differenzialdiagnostisch kommen Konkremente und andere benigne wie maligne Veränderung in Betracht.

Die Therapie besteht in der Nephroureterektomie mit Blasenmanschettenresektion und regionärer Lymphadenektomie. Die organerhaltende Tumorresektion ist nur in seltenen Ausnahmefällen indiziert. Bei einem Carcinoma in situ kann eine Behandlung mittels BCG-Instillation erfolgreich sein. Die systemische Polychemotherapie bietet Remissionsraten von bis zu 30%. Der wichtigste prognostische Parameter ist das Tumorstadium mit 5-Jahre-Überlebensraten von bis zu 100% im Stadium pTa, fallend auf 20% im Stadium pT4.

Die Tumornachsorge ist engmaschig und umfasst neben der Kontrolle der lokalen Tumorsituation die Untersuchung des gesamten mit Urothel ausgekleideten Harntraktes.

Literatur

Corrado F, Ferri C, Mannini D. Transitional cell carcinoma of the upper urinary tract: evaluation of prognostic factors by histopathology and flow cytometrie analysis. J Urol 1991; 145: 1159–63.

Cummings KB. Nephroureterectomy: rationale in the management of transitional cell carcinoma of the upper urinary tract. Urol Clin North Am 1980; 7: 569–78.

Furihata M, Ohtsuki Y, Sonobe H, Shuin T, Yamamoto A, Terao N, Kuwahara M. Prognostic significance of cyclin E and p 53 protein overexpression in carcinoma of the renal pelvis an ureter. Brit J Cancer 1998; 77: 783–8.

Grossman HB, Schwartz SL, Konnak JW. Ureteroscopic treatment of urothelial carcinoma of the ureter and renal pelvis. J Urol 1992; 148: 275–7.

Hatch TR, Hefta TR, Barry JM. Time-related recurrence rates in patients with upper tract transitional cell carcinoma. J Urol 1987; 140: 40–1.

Jakse R. Nierenbecken- und Harnleiterkarzinom. In: Rübben H (Hrsg). Uroonkologie. Berlin, Heidelberg, New York: Springer 1997.

Messing EM, Catalona W. Urothelial tumors of the urinary tract. In: Walsh PC, Retik AB, Vaughan ED (eds). Campbell's Urology. Philadelphia: W.B. Saunders 1998; 2327–410.

Milestone B, Friedman AC, Seidmon EJ, Radecke PD, Lev-Toaff AS, Caroline DF. Staging of ureteral transitional cell carcinoma by CT and MRI. Urology 1990; 36: 346–9.

Ranch T, Granerus G, Henriksson C, Pettersson S. Renal function after autotransplantation with direct pyelocystostomy. Long-term follow-up. Br J Urol 1989; 63: 233–8.

Skinner DG. Technique of nephroureterectomy with regional lymph node dissection. Urol Clin North Am 1978; 5: 253.

Sternberg CN, Yagoda A, Scher HI. Methotrexate, vinblastine, doxorubicine and cisplatin for advanced transitional cell carcinoma of the urothelium. Cancer 1989; 64: 2448–58.

Witte RS, Elson P, Bono B. Eastern Cooperative Oncology Group phase II trial of ifosfamide in the treatment of previously treated advanced urothelial carcinoma. J Clin Oncol 1994; 15: 589–93.

10 Urolithiasis

M. Wolfram, M. Eishold, D. Jonas

Fallstricke/Fußangeln

- Nicht jede Harnleiterobstruktion muss mit Koliken einhergehen.
- Die Durchführung eines intravenösen Pyelogramms muss vom Kreatininwert abhängig gemacht werden.
- Nicht alle Steine sind röntgendicht.
- Ein Patient mit Calciumsteinen sollte nicht automatisch mit calciumarmer Diät behandelt werden.

Leitsymptome

- unruhiger Patient
- Flankenschmerz
- pathologischer Urinbefund: Erythrozyten fast immer positiv; Leukozyten eventuell positiv
- je nach Lokalisation des Steines Schmerzen bis ins Genitale ziehend

Merksätze zur Therapie

- Während der akuten Kolik muss die Diagnose klinisch gestellt werden und die Schmerztherapie der Diagnostik vorangehen.
- Fieber und Stauungsniere bedeuten höchste Gefahr. Die antibiotische Abdeckung *und* sofortige Entlastung der Niere müssen unverzüglich erfolgen.
- Obwohl Allopurinol die Xanthinoxidase hemmt, verursacht eine Allopurinoltherapie fast nie Xanthinsteine.

Kasuistik 1

Ein 54-jähriger Mann wird von einem Rettungs-
wagen notfallmäßig in die urologische Poliklinik eingeliefert. Der zuvor hinzugezogene
Notarzt stellte bereits die Einweisungsdiagnose
„Verdacht auf Harnleiterstein links" und hat
eine intravenöse Analgesie mit Novalgin® und
Buscopan® begonnen. Bei der Aufnahmeunter-
suchung findet sich ein kaltschweißiger und
unruhiger adipöser Patient. Er berichtet, bei
sonst leerer urologischer Anamnese, über vor
2 Stunden plötzlich einsetzende krampfartige
Schmerzen in der linken Flanke, die bis ins
linke Skrotum zogen. Er habe sich gekrümmt
vor Schmerzen und sei unruhig in der Wohnung
auf und ab gelaufen. Da er fast ohnmächtig
geworden sei, habe seine Frau den Notarzt ver-
ständigt. Unter oben genannter Analgesie sei es
zu einer raschen Besserung gekommen, jedoch
würde weiterhin ein Dauerschmerz in der linken Flanke bestehen, überlagert von wellenför-
migen krampfartigen Schmerzen.

Bei Untersuchung des Abdomens finden sich
die Bauchdecken weich und ein Klopfschmerz
über der linken Flanke. Darmgeräusche sind
vorhanden, jedoch reduziert. Der Patient hat
keine erhöhte Temperatur. Außer einem erhöhten C-reaktiven Protein (CRP) von 3,1 mg/dl
finden sich sämtliche Laborparameter norm-
wertig. Im Urinstix sind Erythrozyten und
Leukozyten positiv. Sonographisch findet sich
ein erstgradig ektatisches Nierenbeckenkelchsystem links ohne Steinnachweis, sonst ist der
abdominelle Schall unauffällig. Die Einweisungsdiagnose wird somit erhärtet und die
Analgesie weitergeführt sowie eine Röntgenaufnahme des Abdomens angefertigt. Hier findet sich eine kalkdichte Struktur im Bereich
des linken mittleren Harnleiters. Der Patient
wird stationär aufgenommen, am nächsten Morgen wird nach entsprechenden Abführmaßnahmen im schmerzfreien Intervall ein Urogramm
durchgeführt. Hier bestätigt sich die Diagnose,
sodass sofort eine extrakorporale Stoßwellenlithotripsie (ESWL) auf das Konkrement
durchgeführt wird. Im Verlauf wird kein Steinabgang bemerkt, sonographisch und radiologisch bleibt es bei einer erstgradig ektatischen
Niere links mit persistierendem Konkrement
im linken Harnleiter. Hierauf wird eine Double-
J-Schiene in den linken Harnleiter eingelegt
und dabei das Konkrement unter Röntgenkontrolle ins linke Nierenbecken manipuliert.
Eine erneute ESWL wird angeschlossen. Am
nächsten Morgen ist der Patient beschwerdefrei, sandförmiger Steinabgang wurde bemerkt.
Röntgenologisch lässt sich kein Konkrement
mehr nachweisen, sonographisch ist das linke
Nierenbeckenkelchsystem entstaut. Der Patient
wird unter der Empfehlung einer regelmäßigen
fachurologischen Kontrolle entlassen (Abb. 10.1,
10.2).

Kasuistik 2

Ein 70-jähriger Mann wird in die urologische
Poliklinik eingewiesen. Diagnose des einwei-
senden Urologen: großer Nierenbeckenstein
links (Abb. 10.3). Ein intravenöses Pyelo-
gramm wurde schon ambulant durchgeführt.
Bei leerer urologischer Anamnese und keiner-
lei Beschwerden handelt es sich um einen
Zufallsbefund im Rahmen einer urologischen
Vorsorgeuntersuchung. Vor ESWL wird eine
Double-J-Harnleiterschiene eingelegt. Nach 9
Therapiesitzungen ist kein Stein mehr nach-
weisbar, die Schiene wird entfernt (Abb. 10.4).

10.1 Definition

Urolithiasis beschreibt das Vorkommen von
einem oder mehreren Konkrementen im ableitenden Harntrakt, die aus vorwiegend kristalli-
nen sowie anorganischen Bestandteilen bestehen
und von einer Matrix aus Mukoproteinen durchsetzt sein können.

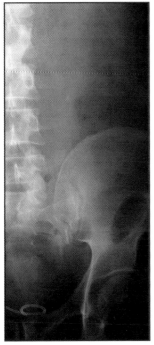

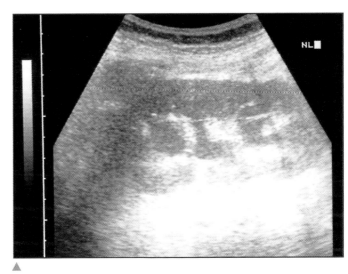

▲
Abb. 10.2 Harnstauungsniere Grad I–II aufgrund eines Harnleitersteines.

◀ **Abb. 10.1** Obstruktives Harnleiterkonkrement im mittleren Harnleiter links.

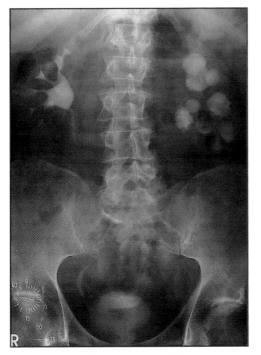

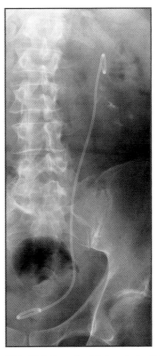

Abb. 10.3 Großer Nierenbeckenstein links im intravenösen Pyelogramm. Die Ausscheidung ist im Seitenvergleich verzögert.

Abb. 10.4 Derselbe Stein wie in Abb. 10.3: Desintegrationsergebnis nach dreimaliger extrakorporaler Stoßwellenlithotripsie (ESWL). Die eingelegte Harnleiterschiene liegt korrekt.

10.2 Epidemiologie

In der BRD erleiden etwa 250000 Patienten pro Jahr eine akute Harnsteinepisode. Die Rezidivrate liegt ohne Langzeitmetaphylaxe bei fast 60%. Etwa 75% der Steine bestehen aus Calciumsalzen. Die Inzidenz der Urolithiasis beträgt in der Bundesrepublik Deutschland zwischen 0,3 und 1,0%, die Prävalenz zwischen 4 und 5%. Die Inzidenz im Kleinkindes- und Kindesalter liegt in Nordamerika und Europa unter 0,01% und steigt bis zum 35. Lebensjahr an. Die höchste Wahrscheinlichkeit der Steinbildung liegt zwischen der 3. und 5. Lebensdekade. Nach den beiden Weltkriegen war die Inzidenz am geringsten (0,5–1,0%) und zeigt auch heute die höchsten Werte in der sog. ersten Welt, den „Wohlstandsländern", während Immigranten sich in der Wahrscheinlichkeit, einen Harnstein zu entwickeln, der Wahrscheinlichkeit der dort lebenden Bevölkerung anpassen. Deshalb wird weiterhin in der Ätiologie der Urolithiasis von einem multifaktoriellen Geschehen ausgegangen.

Neben der Altersabhängigkeit und der sozioökonomischen Entwicklung des Landes haben Geschlecht, Ernährung und Trinkgewohnheiten, Lebensweise sowie genetische Faktoren, verschiedene Begleiterkrankungen und die Jahreszeit einen Einfluss auf die Harnsteinbildung. Häufig findet sich bei Steinträgern eine positive Familienanamnese. Das Missverhältnis zwischen erkrankten Männern und Frauen von etwa 20:1 Ende des 19. Jahrhunderts hat sich seit der Emanzipation und somit gleichen Lebensgewohnheiten nahezu ausgeglichen und liegt heute bei unter 3:1. Bei kindlichen Urolithiasispatienten ist das Verhältnis zwischen Jungen und Mädchen ausgeglichen. Im Krankengut überwiegen Angestellte und Akademiker.

Im Wesentlichen handelt es sich bei den Steinbildungen um Nieren- und Harnleitersteine (jeweils etwa 40–50%), wobei es keine Seitenbevorzugung zu geben scheint. Blasensteine kommen in Europa aufgrund verbesserter Therapiemöglichkeiten einer subvesikalen Obstruktion immer seltener vor (< 10%), Harnröhrensteine sind nur bei weniger als 1% der Patienten zu beobachten. In den westlichen Industrieländern bestehen etwa 80% der Steine aus Calciumsalzen, gewöhnlich aus Calciumoxalat, seltener aus Calciumphosphat. Die übrigen 20% enthalten Harnsäure, Struvit, Karbonapatit, Cystin und seltenere Verbindungen. Sehr selten sind reine Matrixsteine. Seit der Behandlung des Human Immunodeficiency Virus (HIV) mit Indinavirsulfat, einem Inhibitor der rekombinanten Protease des HI-Virus, wird bei 3–14% der so behandelten Patienten eine symptomatische Urolithiasis beschrieben.

10.3 Ätiologie und Pathogenese

Das Steinwachstum beginnt an den Nierenpapillen in den Nierenkelchen. Eine Ausnahme bildet die Markschwammniere, wo das Wachstum in den zystisch erweiterten Sammelrohren stattfindet. Der Stein löst sich und kann sich anschließend, je nach Größe, im gesamten Urogenitaltrakt wiederfinden. Je nach Lokalisation werden die Steine benannt: Kelchstein, Nierenbeckenstein, Nierenbeckenausgussstein (partiell oder total), Infundibulumstein (Kelchhals), Divertikelstein (Kelchdivertikel), Harnleiterstein (proximal, mittlerer, distal, prävesikal, intramural), Ureterozelenstein, Blasenstein und Harnröhrenstein. Hinsichtlich der Steinentstehung werden eine formale und eine kausale Genese unterschieden. Während die kausale Genese endogene und exogene Faktoren zur Steinentstehung beschreibt, handelt es sich bei der formalen Genese um die Steinentstehung per se im Harn, also um chemisch-physikalische Vorgänge.

Steinarten: Calciumoxalatsteine (ca. 75%) sind die am häufigsten vorkommenden Steinarten und unterteilen sich in Calciumoxalatmonohydrat (Mineralname: Whewellit, $CaC_2O_4 \times H_2O$) und Calciumoxalatdihydrat (Mineralname: Weddellit, $CaC_2O_4 \times 2\,H_2O$).

Mit etwa 15% sind die Harnsäuresteine die am zweithäufigsten vorkommende Steinart (Harnsäure: $C_5H_4N_4O_3$ und Harnsäuredihydrat: $C_5H_4N_4O_3$ × 2 H_2O), gefolgt von Calciumphosphatsteinen (Calciumhydrogenphosphat, Mineralname: Brushit, $CaHPO_4$ × 2 H_2O; Tricalciumphosphat, Mineralname: Whitlockit, $Ca_3(PO_4)_2$; Pentacalciumhydroxidphosphat, Mineralname Hydroxylapatit, $Ca_5(PO_4)_3OH$ und basisches Calciumphosphat mit Carbonat, Mineralname Carbonatapatit, $Ca_{4,75}(PO_4)_{2,65}(OH)_{0,85}(CO_3)_{0,35}$ sowie Oktalcalciumphosphat $Ca_8H_2(PO_4)_6$ × 5 H_2O).

Bei etwa 5% der Steine handelt es sich um die sog. Infektsteine aus Magnesiumammoniumphosphat(-hexahydrat) (Mineralname: Struvit, $MgNH_4PO_4$ × 6 H_2O). Cystinsteine finden sich zu 0,2–1% ($C_6H_{12}N_2O_4S_2$). Zu weniger als 0,5% finden sich folgende Steine: Ammoniumdihydrogenureat, Natriumhydrogenuratmonohydrat, Xanthin, Eiweiß, Magnesiumhydrogenphosphattrihydrat. Bei 3–14% der mit Indinavirsulfat behandelten HIV-Patienten wird eine symptomatische Urolithiasis durch reine Indinavirsulfatsteine beschrieben.

10.3.1 Formale Genese

Harnsteine bestehen in der Regel aus anorganischen Kristallen (> 95% des Steingewichtes) und einer organischen Struktur aus Mukoproteinen. Daher werden eine Kristallisationstheorie und eine Matrixtheorie unterschieden.

Matrixtheorie

Nach dieser Theorie wird von einem primären Vorkommen einer organischen nichtkristallinen Struktur ausgegangen, an die sich sekundär kristalline nichtorganische Substanzen anlagern. Die Entstehung dieser organischen Matrix, die den Stein mit einem Anteil von 2–10% wie ein Gerüst durchzieht, ist nicht endgültig geklärt. Den Entstehungsmechanismus nennt man auch heterogene Nukleation. Unter pathologischen Bedingungen scheint die Niere organische Substanzen auszuscheiden, z.B. kommt es im Rahmen von Infektionen zu einem Ausfall von organischen Substanzen. Dieses Uromukoid, bestehend unter anderem aus Osteopontin, Nephrocalcin und Calprotectin, entsteht in den Zellen des distalen Tubulus und konnte in der Matrix von calciumhaltigen Steinen nachgewiesen werden. Weitere Modulatoren der Kristallisation konnten isoliert werden: Insbesondere bei entzündlichen Erkrankungen wie schweren Harnwegsinfekten, Pyelonephritiden und Gewebeschäden in der Niere werden Proteine freigesetzt, die in der Matrix von Steinen gefunden werden konnten. Zum Teil gehören diese Proteine zur physiologischen Immunantwort auf eine Infektion, wie das Osteopontin, Hyaluronat, Tamm-Horsfall-Protein und S-100-Protein. In welcher Form diese Proteine die Kristallisation modulieren, ist zum Teil noch nicht abschließend geklärt. Auch nichtlaminare Strömungen könnten die heterogene Nukleation fördern, insbesondere bei anatomischen Abweichungen.

Kristallisationstheorie

Hierbei handelt es sich um die De-novo-Bildung von Steinen im übersättigten Harn. Diese wird im Gegensatz zur Matrixtheorie (heterogene Nukleation) auch homogene Nukleation genannt. Die Entstehung von Steinen in einer Lösung ist abhängig vom Ausfallen kristalliner Stoffe und somit vom Löslichkeitsprodukt. Ist eine Lösung untersättigt, kommt es zur Kristallauflösung, bei einer Übersättigung zur Kristallbildung. Im Bereich des Löslichkeitsproduktes liegen gelöstes Salz (dissoziierte Form) und kristallines Salz (assoziierte Form) im Gleichgewicht. In einer gesättigten Lösung verlassen pro Zeiteinheit ebenso viele Ionen das Ionengitter wie umgekehrt in das Ionengitter eintreten. Dieses Gleichgewicht ist abhängig vom pH-Wert, der Konzentration der einzelnen Substanzen und der Temperatur. Bilden sich Kristalle in einer Lösung, ist diese gesättigt.

Urin zeigt jedoch ein anderes Verhalten als reines Wasser und ist in der Lage, auch bei Überschreiten des Löslichkeitsproduktes für einen Stoff diesen in einem gewissen Bereich in Lösung zu halten. Dies liegt an der komplexen Zusammensetzung des Urins mit verschiedenen aktiven Ionen, die miteinander interagieren und somit die Löslichkeit seiner Elemente verändert. Die Temperatur liegt konstant bei nahe 37 °C und entfällt somit zur Regulation der Kristallisation. Zur Kristallisation ist zunächst die Übersättigung des Urins mit entsprechenden Ionen notwendig. Bei ansteigender Konzentration kommt es bei Überschreitung des Löslichkeitsproduktes zunächst zur metastabilen Übersättigung. Hier reicht die alleinige Konzentrationsänderung noch nicht zur Kristallisation aus, sondern es sind weitere Faktoren zur Steinentstehung notwendig: Es kommt zur heterogenen Nukleation. Steigt die Ionenkonzentration weiter an, sind keine zusätzlichen Faktoren zur Kristallisation und Steinentstehung notwendig. Es kommt zur homogenen Nukleation in der instabilen Übersättigung.

Da viele Menschen trotz hoher Harnkonzentration an lithogenen Substanzen keine Harnsteinerkrankung erleiden, wurde das Vorkommen von antilithogenen Substanzen, also Inhibitoren, postuliert. Inzwischen sind v.a. Citrat, aber auch andere Stoffe wie Pyrophosphat, Magnesium, Heparin, Calgranulin, Chondroitinsulfat, Prothrombin (PT-F1), α1-Mikroglobulin und Bikunin als Inhibitoren bekannt. Diese beeinflussen Bildung, Wachstum, Aggregation und Anheftung von Kristallen an renale Zellen (Komplexbildner). Insbesondere im Urin von Kindern konnten vermehrt diese inhibitorischen Substanzen – vor allem Citrat und Magnesium – nachgewiesen werden, was das größere Inhibitionspotenzial gegenüber dem Urin Erwachsener erklärt.

10.3.2 Kausale Genese

Die Steinbildung wird durch verschiedene Faktoren beeinflusst: Abweichungen der Urinzusammensetzung, Stoffwechselfaktoren wie Hy-

perkalzurie, Hypozitraturie, Hyperurikosurie, Zystinurie, Harnwegsinfekte sowie genetische Faktoren, Wohnort, Jahreszeiten und Hitzeepisoden, Ernährung, Bewegungsmangel etc.

Stoffwechselstörungen

Stoffwechselstörungen im Calciumhaushalt

Primärer Hyperparathyreoidismus: Beim primären Hyperparathyreoidismus (pHPT) kommt es durch Adenome (80% des pHPT) oder Hyperplasien (15% des pHPT) der Nebenschilddrüse zu einer vermehrten Produktion von Parathormon (PTH). In diesem Fall unterliegt es nicht mehr dem Regelkreis. Aus den Knochen wird durch die PTH-Wirkung Calcium freigesetzt, in den Nieren wird vermehrt Phosphat ausgeschieden und Calcium reabsorbiert. Durch den verminderten Serumphosphatspiegel wird über eine Stimulation der renalen 1α-Hydroxylase vermehrt $1,25(OH)_2$-Vitamin-D_3(Calcitriol = aktive Form des Vitamin D) gebildet. Dies führt zu einer Erhöhung der enteralen Calciumresorption. Sekundär kommt es nun zu einer erhöhten Calciumserumkonzentration mit konsekutiv vermehrter glomerulärer Filtration und erhöhter Nettoausscheidung im Urin. Deshalb überwiegen bei diesem Krankheitsbild Calciumphosphatsteine gegenüber den Calciumoxalatsteinen. Bei etwa 4% der Steinerkrankten lässt sich ein primärer Hyperparathyreoidismus nachweisen. Sehr selten sind Karzinome der Epithelkörperchen oder multiple endokrine Neoplasien (MEN I und II) Ursache für den pHPT.

Immobilisation und Vitamin-D-Überdosierung: In beiden Fällen kommt es zu einer erhöhten Konzentration von Calcium im Serum. Im Fall der Immobilisation unterliegt der Knochen, aufgrund der verminderten Aktivität und Belastung, einem erhöhtem Abbau mit entsprechend vermehrter Calciumfreisetzung. Eine Vitamin-D-Intoxikation hat durch Erhöhung des $1,25(OH)_2$-D_3

den gleichen Pathomechanismus zur Folge wie der primäre Hyperparathyreoidismus.

Maligne Tumoren: die häufigste Ursache für Hyperkalzämien (ca. 60% der Fälle). Als Primärerkrankung bei Steinpatienten kommen sie äußerst selten vor. Häufigste Tumoren sind Bronchialkarzinom, Mammakarzinom und Plasmozytom. Durch osteolytische Knochenmetastasen oder als paraneoplastisches Syndrom kommt es zur Hyperkalzämie mit erhöhter Calciumfiltration. Auch die Sarkoidose ist selten Ursache einer Hyperkalzämie: Etwa 40% der Sarkoidosepatienten haben eine Hyperkalzurie.

Weitere Ursachen einer Hyperkalzämie: Neben den oben erwähnten Erkrankungen, die für eine erhöhte Calciumkonzentration im Serum und im Urin verantwortlich sein können, gibt es noch weitere Erkrankungen, die jedoch nur erwähnt werden sollen: Milch-Alkali-Syndrom (gleichzeitiges Auftreten von Hyperkalzämie, metabolischer Alkalose und häufig Azotämie mit Hypokalzurie), Addison-Krankheit, Akromegalie, Hypothyreose, Neurofibromatose, Tuberkulose.

Renal tubuläre Azidose

Bei etwa 4% der Steinbildner liegt eine renal tubuläre Azidose als Ursache zugrunde. Sie wird in Typ I und II unterteilt: Typ I beruht auf einer distalen tubulären Azidose. Es handelt sich um eine schwere metabolische Azidose bei Unvermögen der Nieren, den Urin-pH unter 6 zu senken, da die Nieren nicht in der Lage sind, genügend Wasserstoffionen zu sezernieren. Die Bicarbonatkonzentration im Serum ist dabei erniedrigt, die Azidose bezieht sich also auf das Serum (hyperchlorämische Azidose), während der Urin-pH alkalisch ist. Folgen sind unter anderem schwere Vitamin-D-resistente Osteomalazien, Nephrokalzinosen mit Entstehung von Calciumphosphatsteinen und Hyposthenurie. Die Markschwammniere (zystische Dilatation der Sammelrohre mit Kalkablagerungen) ist bei

50% der Patienten mit einer renal tubulären Azidose vergesellschaftet.

Klinisch weniger schwerwiegend ist der Typ II der renal tubulären Azidose, der proximal tubulären Azidose. Hierbei handelt es sich um eine Störung der Rückresorption für Bicarbonat, wodurch es zu einer „Bicarbonatverlustazidose" kommt. Osteomalazie und Nephrokalzinose werden hierbei nicht beobachtet. Diagnostisch sind die Blutgasanalyse und das Urin-pH-Tagesprofil richtungsweisend. Das Serumkalium ist erniedrigt.

Der Ammoniumchloridbelastungstest ermöglicht die Diagnose der renal tubulären Azidose. Bestehen Zweifel an der Diagnose, z.B. wenn eine inkomplette Form der renal tubulären Azidose vorliegt, kann die Säurebelastung sinnvoll sein. Unbedingt müssen jedoch die Lebertoxizität und das mögliche Auftreten einer enteralen Azidose sowie die Verstärkung der azidotischen Stoffwechsellage berücksichtigt werden. Dem Patienten werden hierzu 0,1g Ammoniumchlorid pro kg Körpergewicht verabreicht. Während der Testphase soll der Patient reichlich Flüssigkeit in Form ungesüßter Getränke zu sich nehmen. Der Urin-pH wird stündlich gemessen und fällt nicht unter 5,4. Nach drei Stunden wird eine Blutgasanalyse abgenommen. Im Fall einer kompletten renal tubulären Azidose findet sich eine metabolische Azidose, während sich bei der inkompletten Form der pH-Wert im Normbereich befinden kann.

Im Ammoniumchloridbelastungstest sinkt der Urin-pH nicht unter 5,4. **Cave:** Verstärkung der azidotischen Stoffwechsellage!

Hyperoxalurie

Die Hyperoxalurie ist durch rezidivierende Calciumoxalatsteinbildung, Nephrokalzinose und progressive Niereninsuffizienz gekennzeichnet. Unterschieden wird die primäre von der sekundären Hyperoxalurie. Etwa 10% der im Harn ausgeschiedenen Oxalsäure stammen aus der intestinalen Resorption, etwa 90% aus der endogenen Oxalatsynthese.

Die primäre Oxalose ist eine angeborene Enzymstörung, hierbei handelt es sich um eine metabolische Blockierung im Glycinstoffwechsel. Bei Mangel an α-Ketoglutarat-Glyoxylatkarboxylase bei der Oxalose Typ I oder Mangel an D-Glycerinsäure-Dehydrogenase bei der Oxalose Typ II kommt es zur Hyperoxalurie mit konsekutiver Steinbildung.

Im Gegensatz zur äußerst selten vorkommenden primären Oxalose ist die sekundäre Oxalose Folge von chronisch entzündlichen Darmerkrankungen (Crohn-Krankheit, Colitis ulcerosa), einseitiger Ernährung oder operativer Entfernung bzw. Ausschaltung von Ileumanteilen. Oxalsäure wird im Darm an Calcium gebunden und kann somit nicht resorbiert werden. Wird jedoch weniger Fett resorbiert, steht vermehrt Fett zur Calciumbindung zur Verfügung (Kalkseifen), wodurch weniger Oxalsäure in nichtresorbierbares Calciumoxalat überführt werden kann. Die freie Oxalsäure kann dann vermehrt resorbiert werden. Auch die Nahrungszufuhr spielt eine große Rolle bei der sekundären Oxalose: die Hyperoxalurie ist auf einen vermehrten Verzehr von oxalatreichem Obst (z.B. Kiwis, Brombeeren, Stachelbeeren, Rhabarber), Gemüse (z.B. Spinat, rote Bete) und Nüssen (z.B. Walnüsse, Haselnüsse, Mandeln) zurückzuführen. Weiterhin korreliert die Menge des alimentär aufgenommenen Vitamin C (Ascorbat) als Vorläufer der endogenen Oxalatsynthese mit der Oxalatausscheidung im Urin. Als weitere Ursache einer Hyperoxalurie kann das Fehlen oder das verminderte Vorkommen von Oxalobacter formigenes in Betracht kommen. Diese obligat anaeroben Darmbakterien kommen physiologischerweise in der menschlichen Darmflora vor und verstoffwechseln Oxalat.

Hyperurikosurie

Ursache für die Hyperurikosurie ist eine Hyperurikämie. Etwa 20% der Männer und 3% der Frauen haben eine Hyperurikämie mit Harnsäurewerten über 7 mg/dl. Bei 25% der Patienten mit Calciumoxalatsteinen findet sich ebenfalls eine Hyperurikämie. Der Grund für das häufige Vorkommen von Calciumoxalat- neben Uratsteinen liegt darin, dass Harnsäurekristalle Keimzentren für die Calciumoxalatkristallation bilden. Dies wird auch als Epitaxie bezeichnet, da es sich um einen Grenzfall der heterogener Nukleation bei ähnlicher Gitterstruktur von Oxalat und Harnsäure handelt. Die Urolithiasis betrifft jedoch nur 10–20% der Gichtpatienten, häufiger manifestiert sich diese Erkrankung durch Uratablagerungen, Gichtanfälle, interstitielle Entzündungen, Pyelonephritiden und vaskuläre Veränderungen.

Das Risiko, an einem Steinleiden zu erkranken, liegt bei asymptomatischer Hyperurikämie bei ca. 0,2% pro Jahr und bei manifester Gicht bei ca. 0,8% pro Jahr. Die Ursache der primären Hyperurikämie liegt zumeist in einer übermäßigen und vor allem purinreichen Ernährung. Diese Ernährungsweise kann auch zur Manifestation einer genetischen Anlage (multifaktoriell oder autosomal dominant) führen: Hier liegt als Folge eines renal tubulären Defektes eine verminderte Ammoniakbildung zugrunde, ursächlich für die Harnsäuresteinbildung ist dabei ein saurer Urin. Ein dauernder Urin-pH von 5 wird als Säurestarre bezeichnet. Aber auch eine Überproduktion von Harnsäure durch Mangel an Hypoxanthin-Guanin-Phosphoribosyltransferase (Lesch-Nyhan-Syndrom, Kelley-Seegmiller-Syndrom) kann äußerst selten (< 1%) Ursache der Hyperurikämie sein und ist zumeist mit weiteren, auch neurologischen, Symptomen vergesellschaftet.

Bei der sekundären Hyperurikämie mit konsekutiver Hyperurikosurie liegt meist ein erhöhter Nukleinsäure-Turnover vor, z.B. im Rahmen maligner Erkrankungen, Zytostatika- oder Strahlentherapie sowie hämolytischer Anämien.

Zystinurie

Die Zystinurie (Zystin-Lysinurie) gehört zu den renalen Aminoazidurien. Ihnen liegt ein gemeinsamer hereditärer Block für den Transport und somit die Rückresorption von Cystin und die weiteren basischen Aminosäuren Lysin, Arginin und Ornithin zugrunde. Dies betrifft sowohl den

Gastrointestinaltrakt als auch die Niere. Ursache für die angeborene Tubulustransportstörung sowohl im proximalen Tubulus als auch im Jejunum ist die Mutation im SLC3A1-Gen. Nur bei der homozygoten Form kommt es zu einer Cystinkonzentration, die das Löslichkeitsprodukt übersteigt und somit zur Steinbildung führt. Während die restlichen basischen Aminosäuren gut wasserlöslich sind und nicht zur Steinbildung neigen, ist Cystin nur schwer löslich und fällt somit leicht aus. Die Rezidivneigung dieser Steine liegt bei nahezu 100%. Die Erkrankung manifestiert sich bereits in der Kindheit, die Lebenserwartung der Patienten ist durch die entstehende Niereninsuffizienz deutlich reduziert (mittlere Lebenserwartung bei Männern 37,3 Jahre, bei Frauen 53,8 Jahre). Diagnostisch finden sich die charakteristischen Cystinkristalle im Urin.

Xanthinurie

Die Xanthinurie betrifft den Harnsäurestoffwechselweg, da Xanthin eine Vorstufe der Harnsäure darstellt. Die Xanthinoxidase verstoffwechselt Hypoxanthin über Xanthin zu Harnsäure. Bei Fehlen der Xanthinoxidase kommt es somit zu einer Erhöhung des Xanthinspiegels in Serum und Urin, während typischerweise nur sehr geringe Harnsäurekonzentrationen vorgefunden werden. Interessanterweise werden unter Allopurinoltherapie fast nie Xanthinsteine beobachtet, obwohl Allopurinol die Xanthinoxidase hemmt.

Harnwegsinfektion und Phosphatsteine

Durch Harnwegsinfektionen mit ureasebildenden Keimen wird die Entstehung verschiedener Steine gefördert. Hierzu gehört vor allem der typische Infektstein aus Magnesiumammoniumphosphat sowie Carbonatapatit und Ammoniumurat. Diese Steine entstehen im alkalischen Milieu, das durch Infektionen mit Ureasebildnern

entsteht. Zu diesen Keimen gehören die Proteusgruppe (70%), Klebsiellen, Pseudomonas aeruginosa, Staphylococcus aureus und Ureaplasma urealyticum. Durch die Urease wird Harnstoff unter Anwesenheit von Wasser in Ammoniak (NH_3) und CO_2 gespalten. Das Ammoniak reagiert mit Magnesium und Phosphat zu Magnesiumammoniumphosphat (Mineralname Struvit). Unter diesen pathologischen Bedingungen eines schweren Harnwegsinfektes scheint die Niere organische Substanzen auszuscheiden, die ausgefällt werden. Dieses Uromukoid, bestehend unter anderem aus Osteopontin und Calprotectin, entsteht in den Zellen des distalen Tubulus und kann die Matrix solcher Steine bilden, die sekundär im Rahmen der heterogenen Nukleation mit Magnesiumammoniumphosphat und Carbonatapatit verkalken. Eine weitere Ursache kann das Fanconi-Syndrom sein, in dessen Rahmen es zu einer Kombination von renaler Glukosurie, Phosphaturie, Urikosurie und Hyperaminoazidurie kommt.

Urolithiasis bei Indinavirtherapie

Indinavir ist ein hochwirksamer Inhibitor der rekombinanten Protease des Human Immunodeficiency Virus (HIV). Die Inzidenz der indinavirinduzierten Urolithiasis wird in verschiedenen Studien mit insgesamt über 4000 Patienten mit 3–14% angegeben. Ursache ist die Erreichung des Löslichkeitsproduktes von Indinavir in Abhängigkeit vom pH-Wert. Die unveränderte renale Elimination beträgt etwa 19%, sodass bei der üblichen therapeutischen Dosierung von dreimal 800 mg pro Tag und einer oralen Bioverfügbarkeit von 30% bei niedriger Diurese bereits ab einem pH von 5 die Löslichkeitsgrenze erreicht wird. Steigt der pH-Wert weiter in den alkalischen Bereich, kann es sogar bei niedrigerer Dosierung zur Ausfällung von Indinavirkristallen kommen. Bei 20–25% aller Patienten, die Indinavir einnehmen, finden sich im Urin charakteristische büschelförmige Indinavirkristalle. Indinavirinsulfatsteine sind primär nicht röntgendicht, können im Rahmen einer heterogenen Nukleation jedoch verkalken.

Alternative Theorie: Nanobakterien

Diese Bakterien sind seit neuestem in die Diskussion der Steinätiologie hinzugetreten. Obwohl sie nur zwischen 0,05 und 0,2 µm groß sind, tragen sie eine Zellwand und sind in der Lage, auch Filter von 0,1 µm zu durchwandern und können somit aus dem Blut in den Urin „filtriert" werden. Dieser Vorgang konnte inzwischen auch für den Menschen nachgewiesen werden: In allen untersuchten Steinarten konnten nanobakterienspezifische Antigene nachgewiesen werden. Die Bakterien produzieren in allen Wachstumsphasen in ihrer Hülle Carbonatapatit und könnten so einen Kristallisationsprozess fördern.

Idiopathische Urolithiasis

Wenn sämtliche primären Ursachen für eine Steinentstehung ausgeschlossen sind, spricht man von einer idiopathischen Urolithiasis. Dies trifft für etwa 65% aller Steinbildner mit calciumhaltigen Rezidivsteinen zu.

10.4 Symptome

Die Symptomatik des Steinpatienten kann je nach Lokalisation und Größe des Steins sehr unterschiedlich sein. Bei manchen Patienten findet sich ein Nierenbeckenstein als Zufallsbefund im Rahmen einer Routineuntersuchung. Über gelegentliches Ziehen in der Flanke bis zu unspezifischen abdominellen Beschwerden können viele Symptome geschildert werden: Fieber, Meteorismus, Übelkeit und Erbrechen, Kollapsneigung, Pollakisurie, Mikro- oder Makrohäma-

turie, ziehende Schmerzen bis ins Genitale, dumpfer Flankenschmerz, Klopfschmerz über der Flanke oder der typische kolikartige und wellenförmige stärkste Flankenschmerz. Häufig sind es auch Rückenschmerzen, die den Patient zunächst einen Orthopäden aufsuchen lassen. Im Notfalldienst oder der urologischen Poliklinik wird man jedoch zumeist mit dem typischen Bild der Steinkolik konfrontiert.

Der Schmerz entsteht über die Dehnung und damit über die Erhöhung der Wandspannung des Harnleiters, wodurch die Nn. splanchnici gereizt werden. Über viszero-viszerale Afferenzen kann so die Magen-Darm-Motorik beeinträchtigt werden. Die viszeralen Afferenzen des Magens und der Niere werden beide im Ganglion coeliacum verschaltet, weshalb Erbrechen und Übelkeit häufige Begleiterscheinungen von Harnleitersteinen sind. Die Ausstrahlung von Harnleiterkoliken ins Skrotum oder Penis erklärt sich durch die gemeinsame Verschaltung sensibler Fasern im Bereich Th6–L5.

Treten Steine in den Ureter ein, bleiben sie meist an den typischen Engen des Harnleiters hängen:
- dem pyeloureteralen Übergang
- der Überkreuzung des Harnleiters über die Iliakalarterie
- dem in die Blase mündenden intramuralen Anteil des Harnleiters

10.4.1 Kolik

Der Patient ist unruhig (im Gegensatz z.B. zur Appendizitis), kaltschweißig und kaum in der Lage, während der Untersuchung ruhig liegen zu bleiben. Die Schmerzattacke setzt in der Regel schlagartig ein und beginnt meist nachts oder am frühen Morgen. Die Patienten beschreiben ihren Schmerz in der Regel kolikartig, auch wenn sie nie zuvor Koliken hatten. Bei Harnleitersteinen ist dieses Leitsymptom „kolikartiger Schmerz" fast immer vorhanden, während Patienten mit Nierensteinen nur zu einem Drittel über dieses Symptom klagen.

Der Ort der Schmerzen kann bereits erste Hinweise über die Lokalisation eines Harnleitersteines geben: Während hochsitzende adrenale oder proximale Harnleitersteine typischerweise einen Flankenschmerz auslösen, wandert der Schmerz weiter nach distal über den lateralen Mittelbauch bis ins Genitale, je weiter distal der Stein sitzt. Bei Männern können distale Harnleitersteine neben Flankenschmerzen auch Schmerzen in der Leistengegend und im ipsilateralen Hoden auslösen, bei der Frau im Bereich der ipsilateralen großen Labie oder des Lig. rotundum. Größe und Form der Steine können stark variieren und sind nicht streng mit einem entsprechendem Beschwerdebild korreliert – im Gegenteil, häufig verhält sich die Größe umgekehrt zur Symptomatik.

Die Kolik ist ein intermittierender krampfartiger Schmerz, der durch Affektion des Nierenhohlsystems oder des Harnleiters entsteht. Aber auch ein dumpfer Dauerschmerz kann bei länger bestehender Obstruktion der ableitenden Harnwege auftreten, wie er sonst typischerweise bei Erkrankungen mit Beteiligung parenchymatöser Organe vorkommt, z.B. der Pyelonephritis.

10.4.2 Obstruktive Pyelonephritis

Prinzipiell kann sich jeder Stein sekundär infizieren oder im Rahmen eines Harnwegsinfektes entstehen. Ein alkalischer Urin-pH durch erhöhte Ammoniumkonzentration sowie eine Proteinurie, Hyperkalzurie und eine Hypozitraturie sind prädisponierend für Infektsteine. Steine selbst verändern das Strömungsverhalten des Urins und können so auch über eine Stase des Urins die Infektneigung begünstigen.

> Insbesondere bei obstruktiven Harnleitersteinen kann es zu einer aszendierenden Pyelonephritis bis hin zur Pyonephrose und zur Urosepsis kommen.

Die Pyelonephritis kann auch hämatogen entstehen, ist jedoch meistens kanalikulär aszendierend bedingt. Sie ist in der Regel einseitig und verursacht Flankenschmerzen und erhöhte Temperaturen. In den Laborparametern finden sich die typischen Zeichen einer Entzündungsreaktion.

Kommt es zur Einschwemmung pathogener Erreger in die Blutbahn mit generalisierter Entzündungsreaktion, spricht man von einer Urosepsis. Es handelt sich meist um gramnegative Keime wie Escherichia coli; seltenere Erreger sind Proteus, Pseudomonas, Enterokokken, Enterobacter oder Staphylokokken. Das Krankheitsbild kann foudroyant verlaufen und bedarf unbedingter sofortiger Therapie. Liegt dagegen eine gute Abwehrlage des Patienten vor und ist die Virulenz des Erregers gering, kann das Krankheitsbild auf die Niere beschränkt bleiben. Es handelt sich um eine obstruktive Pyonephrose und bedarf ebenfalls sofortiger Intervention.

Kommt es zu einem Abflusshindernis und konsekutiv zum Stau einer Niere, produziert diese zunächst trotzdem weiter Urin. Wird das Abflusshindernis nicht innerhalb von wenigen Wochen beseitigt, stellt die Niere ihre Funktion zunehmend ein, bis es sogar zu einer Sackniere mit Parenchymatrophie kommt. Kreatinin und Harnstoff können hierbei zunächst normal bleiben, wobei Obstruktion und einseitiger Funktionsverlust in der seitengetrennten MAG3-Clearance sichtbar werden. Eine inkomplette Obstruktion führt in der Regel nicht zu einem bleibenden Schaden.

10.5 Diagnostik und Differenzialdiagnose

10.5.1 Anamnese

Prinzipiell sollte jeder körperlichen Untersuchung, apparativen Diagnostik und Therapie eine Anamnese vorausgehen. Nicht immer ist dies auf Grund des äußerst hohen Leidensdruck des Patienten bei der akuten Steinkolik möglich, was eine sofortige Analgesie notwendig macht. Trotzdem sollte die Diagnostik immer mit einer gezielten Anamnese beginnen. Neben den oben beschriebenen typischen Kolikbeschwerden sind weitere Angaben des Patienten für die Diagnostik und spätere Therapieplanung hilfreich: Steinanamnese (Spontanabgänge, frühere Behandlungen, positive Familienanamnese), Harnwegsinfekte und Miktionsbeschwerden, urologische Vorerkrankungen (Pyelonephritiden), Operationen an Harnorganen, Grunderkrankungen (Tuberkulose, Stoffwechselstörungen wie Gicht, HIV-Infektion) und Medikamenteneinnahme (unter anderem Indinavir). Zum Ausschluss von Differenzialerkrankungen sollte auch eine allgemeine Anamnese erhoben und nach sonstigen Operationen (z.B. Appendektomie) gefragt werden.

10.5.2 Körperliche Untersuchung und apparative Diagnostik

Jede Untersuchung sollte mit der Inspektion des Patienten beginnen, um Kaltschweißigkeit, Blässe oder ein aufgetriebenes Abdomen zu sehen. Weiterhin sollte das äußere Genitale inspiziert werden, um insbesondere bei Männern differenzialdiagnostisch infrage kommende Erkrankungen wie Hodentorsion oder eine Epididymitis zu erkennen. Anschließend erfolgt die eigentliche körperliche Untersuchung. Das betroffene Nierenlager ist häufig klopfschmerzhaft, meist besteht ein Druckschmerz von der Flanke über den Unterbauch bis hin zur Blase. Das Abdomen kann reflektorisch aufgetrieben sein, häufig findet sich dann eine schmerzhafte Perkussion mit sonorem Klopfschall. Auskultatorisch ist die Darmperistaltik reduziert. Die Temperatur kann bei einfachem Steinleiden normal oder bei Beteiligung der Niere durch einen aszendierenden Harnwegsinfekt erhöht sein.

10.5.3 Laboruntersuchung

Die laborchemische Untersuchung sollte sowohl eine Urindiagnostik (Tab. 10.1) sowie die Bestimmung verschiedener Laborparameter des Blutes enthalten.

Urin

Da sich der Urochromgehalt und somit die Farbintensität des Harnes umgekehrt proportional zum Harnvolumen und spezifischem Gewicht verhält, kann auch schon die Inspektion erste Informationen geben, so auch über Makrohämaturie oder Infektionsgerüche. Der handelsübliche Urinstix (Teststäbchen) dient der schnellen und sensitiven Informationsgebung (Screening). Jedoch ist – außer bei schwangeren Patientinnen – ein asymptomatischer Harnwegsinfekt erst ab einer signifikanten Keimzahl (Spontanurin: 10^5/ml) behandlungsbedürftig. Diese Quantität kann der Urinstix nicht erfassen. Jedoch sind bei der Steinerkrankung typischerweise Erythrozyten positiv. Bei Nitritnachweis muss an einen Harnwegsinfekt, Pyelonephritis oder an eine kombinierte Steinerkrankung mit Infektion gedacht werden.

> **Cave:** Auch ein Urothelkarzinom kann durch Koliken auffällig werden, wenn im Rahmen einer Makrohämaturie ein Blutkoagel den Harnleiter verstopft.

Die schmerzhafte Mikrohämaturie ist Leitsymptom der Urolithiasis. Prinzipiell ist aber auch immer an ein Urothelkarzinom bei Hämaturie zu denken (meistens schmerzlos). Auch hämorrhagische Zystitiden müssen differenzialdiagnostisch bedacht werden, wobei hier die Dysurie im Vordergrund steht.
Die Urinuntersuchung im Labor sollte folgende Untersuchungen beinhalten: Sediment, Kultur mit Antibiogramm und Urinstatus, ggf. kann eine Urinzytologie (maligne Zellen) und Eryth-

Tab. 10.1 Urinsediment und Differenzialdiagnosen (mod. nach Merkle 1997)

Erythrozyturie	
Tumor	Niere, Nierenbecken, Harnleiter, Blase, Prostata
Steine	
Entzündung	Niere, Blase, Prostata, Harnröhre, Samenblase, Nebenhoden
Urotuberkulose	
Verletzung	Niere, Harnleiter, Blase, Harnröhre
Appendizitis	
Adnexitis der Frau	
Glomerulonephritis	
Parasiten	Bilharziose
Leukozyturie	
Entzündungen	steril oder bakteriell
Urotuberkulose	sterile Leukozyturie
Steine	
Tumor	
Zellen	
Plattenepithel	normal oder maligne
Zylinderepithelien	Verdacht auf Blasen-Darm-Fistel (Tumor/Divertikulitis)
Proteinurie/Eiweißzylinder	Hinweis auf Nierenparenchymschaden (Pyelonephritis, nephrotisches Syndrom)
Cystinkristalle	erhöhte Cystinkonzentration und charakteristische Cystinkristalle

rozytenmorphologie angeschlossen werden, um die Herkunft der Erythrozyten zu bestimmen (Niere vs. Harntrakt).

Zur Steindiagnostik sollte prinzipiell ein 24-Stunden-Urin gesammelt werden. Die zu bestimmenden Parameter sind Volumen, pH-Wert, spezifisches Gewicht, Calcium, Harnsäure, Harnstoff (Proteineinfuhr), Kreatinin, Oxalsäure (erhöht bei Hyperoxalurie), Citrat (als Hinweis für einen Inhibitor der Kristallisation), Magnesium, Phosphat und ggf. Cystin. Ein erhöhter pH-Wert (alkalischer Bereich) findet sich bei Infektsteinen und der renal tubulären Azidose, ein erniedrigter pH-Wert (saurer Bereich) bei der Hyperurikämie mit Hyperurikosurie. Calcium ist beim primären Hyperparathyreoidismus (vergesellschaftet mit erhöhtem Phosphat und niedrigem spezifischen Gewichts des Urins) sowie bei allen Formen der Hyperkalzurie, Immobilisation, Vitamin-D-Überdosierung, renal tubulären Azidose und eventuell Neoplasien im Urin erhöht. Eine

Kristallurie findet sich bei fast 50% der mit Indinavir behandelten HIV-Patienten.

Zur weiteren Urindiagnostik gibt es verschiedene Stoffwechselbelastungsteste: Säurebelastung (renal tubuläre Azidose), Purinbelastung (latente Gicht), Calciumbelastung (Differenz zwischen Nüchternurin und Belastungsurin bei der absorptiven Hyperkalzämie), Oxalbelastung (alimentäre Hyperoxalurie).

Zur Diagnostik der Genese der Hyperkalzurie wurde früher der Calciumbelastungstest nach Paks durchgeführt. Paks unterschied absorptive, resorptive und renale Hyperkalzurie. Eine eindeutige Korrelation zwischen dieser Hyperkalzämieklassifikation und der zugrunde liegenden pathophysiologischen Konstellation konnte jedoch nicht immer hergestellt werden. Heute stehen neben dem Calciumbelastungstest nach Paks andere Formen der Diagnostik zur Verfügung, sodass in Abhängigkeit von Laborparametern über die entsprechende Therapie entschieden werden kann.

Urinstatus: Diese Untersuchung dient der Gewinnung zusätzlicher Informationen, die die Sedimentuntersuchung nicht leisten kann. Für die Steindiagnostik und anschließende Therapie sowie Metaphylaxe ist vor allem der Urin-pH von Bedeutung (z.B. Ansäuerung des Urins bei Infektsteinen, Harnneutralisierung bei Säurestarre). Weitere Routinebefunde im Urinstatus, der einem qualitativem und quantitativen Urinstix entspricht: Erythrozyten, Leukozyten, Nitrit, pH, Eiweiß, Glucose, Keton, Bilirubin und Urobilinogen.

Urinkultur und Antibiogramm: Vor der ersten Gabe eines Antibiotikums bei Verdacht auf einen Harnwegsinfekt sollte immer die Abnahme einer Urinkultur erfolgen, um ggf. antibiogrammgerecht zu therapieren.

Normalwerte: Erythrozyturie: mehr als zwei bis drei pro Gesichtsfeld, in mehreren Gesichtsfeldern konstant nachweisbar (im Mikroskop), 8/µl (Zählkammer), 3 Mio./Tag (Addis-Count). Leukozyturie: zehn pro Gesichtsfeld (im Mikroskop), 10/µl (Zählkammer), 5 Mio./Tag (Addis-Count).

Blutbild und serologische Parameter

Routinemäßig wird eine Blutabnahme durchgeführt, wobei auch eine Gerinnungsanalyse abgenommen werden sollte, falls eine anschließende interventionelle Therapie notwendig wird. Das Blutbild gibt Aufschluss über einen eventuellen Leukozytenanstieg, was auf eine Parenchyminfektion der Niere hinweisen kann. Ein Abfall der Thrombozyten kündigt die Entwicklung einer Sepsis mit Endotoxinschock an, während der Hämoglobinwert über eine eventuell relevante Blutung Aufschluss gibt. Zur Beurteilung einer Elektrolytentgleisung werden die üblichen Parameter bestimmt. Kreatinin und Harnstoff dienen als Parameter der Nierenfunktion und können z.B. bei einer Hydronephrose erhöht sein. Calcium und Parathormon lassen Rückschlüsse auf einen primären Hyperparathyreoidismus zu.

10.5.4 Sonographie

Die Sonographie sollte die erste apparative Untersuchung darstellen. Sie ist schnell, zuverlässig, sensitiv und kostengünstig. Nachteil ist, dass die Ureteren außer bei starker Stauung nicht sonographisch einzusehen sind. Gut zu beurteilen sind dagegen die Nieren und die Blase. Prävesikal sitzende Harnleitersteine können bei voller Harnblase im Ultraschall gesehen werden. Sonographisch können alle Konkremente, auch röntgennegative Steine, im Nierenbecken ab einer Größe von etwa 5 mm, je nach Untersucher und Qualität des Gerätes auch zwischen 2 und 5 mm, sicher dargestellt werden. Der typische Befund ist eine echoreiche Struktur mit dorsaler Schallauslöschung. Außerdem lassen sich das Nierenhohlsystem, Nierenrinde und -mark beurteilen. Tumoren der Nieren sollten ausgeschlossen werden. Weiterhin kann die Blase hinsichtlich des Füllungszustandes und bei Männern die Größe der Prostata beurteilt werden.

Zur Differenzialdiagnostik sollte neben der urologischen Sonographie freie intraabdominelle Flüssigkeit ausgeschlossen werden (z.B. im Morrison-Pouch zwischen rechter Niere und Leber), was auf eine gynäkologische oder chirurgische Ursache der Beschwerden hindeuten könnte. Gallensteine lassen sich ebenfalls sonographisch leicht diagnostizieren. Auch in der Diagnose von nicht röntgendichten Konkrementen im Bereich von Nierenbecken- oder Kelchsteinen ist die Sonographie zur Ortung unerlässlich (Abb. 10.5).

10.5.5 Röntgen und intravenöses Pyelogramm (Ausscheidungsurogramm)

Eine Nierenleeraufnahme sollte nach den oben genannten Untersuchungsschritten erfolgen. Hierbei geht es vor allem um das Auffinden ureteraler aber auch renaler Steine. Durch Darmgas- oder Stuhlüberlagerung kann die Diagnostik jedoch erheblich erschwert werden. Die

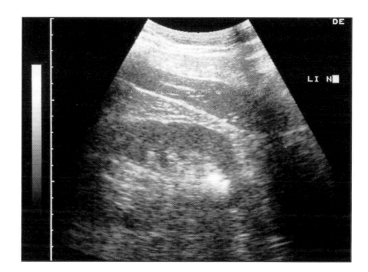

Abb. 10.5 Sonographischer Nachweis eines Steines der unteren Kelchgruppe.

Röntgendichte nimmt von den Calciumoxalatsteinen über Calciumphosphat- zu Cystinsteinen ab. Während letztere in der Leeraufnahme noch sichtbar sind, können reine Harnsäure-, Struvit- und Indinavirsteine erst im intravenösen oder im retrograden Pyelogramm durch eine Kontrastmittelaussparung dargestellt werden. Das intravenöse Pyelogramm ist kontraindiziert bei bekannter Kontrastmittelunverträglichkeit.

Durchführung des intravenösen Pyelogramms: Es erfolgt im schmerzfreien Intervall, ggf. unter entsprechender Analgesie. Der Patient sollte ab dem Vorabend nüchtern sein und vor Durchführung durch geeignete Abführmaßnahmen (z.B. X-Prep® und Gasbindung mit Lefax®) vorbereitet werden, um qualitativ hochwertige Aufnahmen zu erhalten, die eine Beurteilung des gesamten Hohlsystems zulassen. Eine Niereninsuffizienz des Patienten sollte wegen der geringeren Kontrastmittelanreicherung ausgeschlossen werden, da das Kontrastmittel zu 99% glomerulär filtriert und durch Wasserresorption im proximalen Tubulus konzentriert wird. Außerdem sind Reaktionen auf Kontrastmittel bei erhöhten Kreatininwerten ebenfalls häufiger. Deshalb sollte bei leicht erhöhten Kreatininwerten nach Durchführung der Untersuchung eine ausreichende Diurese erfolgen, um das Kontrastmittel auszuwaschen. Ab einem Kreatininwert von etwa 3 mg/dl sollte kein intravenöses Pyelogramm durchgeführt werden, ab einem Kreatininwert von 4,5 mg/dl ist es strikt kontraindiziert. Insbesondere bei den hochosmolaren Kontrastmitteln besteht die Gefahr der osmotischen Diurese mit möglicher Fornixruptur. Zur intravenösen Anwendung sollten ausschließlich niederosmolare jodhaltige wasserlösliche Kontrastmittel verwendet werden, da diese deutlich weniger allergische Reaktionen verursachen und keine Hypovolämie und osmotische Diurese verursachen.

Im schmerzfreien Intervall und unter entsprechender Analgesie und Vorbereitung erfolgt zunächst immer die Nierenleeraufnahme. Röntgendichte Konkremente werden hier bereits dargestellt, weiterhin werden die Weichteilschatten retroperitonealer Organe, Psoasrandschatten, Darmanteile und – soweit möglich – das knöcherne Skelett beurteilt. Nach 7 und 15 min erfolgen weitere Aufnahmen. Unter physiologischen Verhältnissen kommt es nach etwa 3 min zur Darstellung des Nierenparenchyms (nephrographische Phase) und nach 7 min zur Darstellung des Nierenbeckenkelchsystems und proximaler Harnleiteranteile. Nach 15 min werden je nach Peristaltik die Harnleiterabschnitte und Blase sichtbar (zystographische Phase); ggf. werden Spätaufnahmen bis zu 24 (48) Stunden später notwendig, bis es zu einer sog. Kontrast-

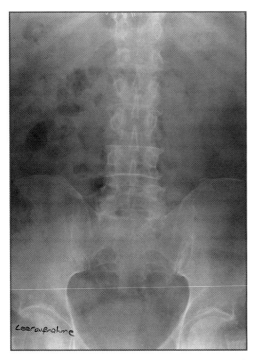

Abb. 10.6 Normales intravenöses Urogramm: Leeraufnahme.

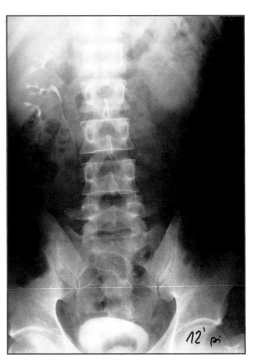

Abb. 10.8 Nephrographischer Effekt links, 12 Minuten nach Kontrastmittelgabe. Die Ursache ist ein mittlerer Harnleiterstein.

mittelsäule kommt, die am obstruktiven Hindernis abbricht. Während oder kurz nach einer Kolik kann es durch ein intravenöses Pyelogramm zur Zunahme der Beschwerden kommen.

Prinzipiell wird jedes Pyelogramm hinsichtlich von Malignitätskriterien beurteilt. Röntgendichte Steine stellen sich bereits in der Leeraufnahme dar, während nicht sichtbare Konkremente in den nachfolgenden Phasen vom Kontrastmittel umspült und somit sichtbar werden. Eine Besonderheit stellen obstruktive Harnleitersteine dar: Sie verursachen eine Harnstauungsniere und verhindern durch eine Druckerhöhung im Nierenbeckenkelchsystem die Filtration des Kontrastmittels. Es kommt zu einem anhaltendem nephrographischen Effekt, bei dem es nur zu einer Kontrastmitteldarstellung des Nierenparenchyms kommt. Der Harnleiter ist proximal des Hindernisses meistens durchgezeichnet, peristaltische Wellen sind nicht mehr zu erkennen. Bei nicht röntgendichten Konkrementen sollte differenzialdiag-

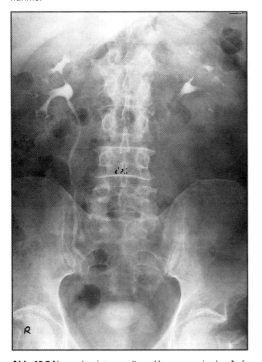

Abb. 10.7 Normales intravenöses Urogramm in der Aufnahme 15 Minuten nach Kontrastmittelgabe.

nostisch stets an einen Tumor oder Blutkoagel gedacht werden (Abb. 10.1 und 10.6–10.8).

10.5.6 Erweiterte bildgebende Verfahren

Gelingt keine sichere Darstellung eines Konkrementes, bieten sich weitere radiologische Untersuchungsmöglichkeiten wie Tomographie, CT, und Magnetresonanzurographie an.

Die **Tomographie** kann indiziert sein, wenn es sich nur um schwach röntgendichte Konkremente handelt und in der konventionellen Aufnahme keine sichere Darstellung gelingt. Eine sichere Darstellung und Methode der Wahl ist eine **Spiral-CT**. Hier gelingt ein sicherer Nachweis eines Steines. Außerdem können differenzialdiagnostisch abzuklärende Erkrankungen ausgeschlossen werden. Bei Patienten mit Allergie auf die üblichen Kontrastmittel kann eine **Magnetresonanzurographie** durchgeführt werden. Das hierbei als Kontrastmittel verwendete Gadolinium ist eine jodfreie paramagnetische Substanz. Welchen Stellenwert diese nicht strahlenbelastende Untersuchungsmethode einnehmen und ob sie sich etablieren wird, bleibt abzuwarten (Abb. 10.9–10.11).

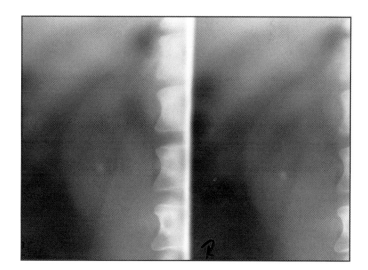

Abb. 10.9 Tomographischer Nachweis eines Nierenbeckensteins (Anmerkung: das Röntgengerät wurde während der Aufnahme um den Stein gedreht).

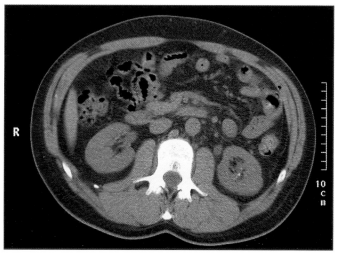

Abb. 10.10 Kleinstes Nierenbeckenkonkrement links im nativen CT-scan; spontan abgangsfähig.

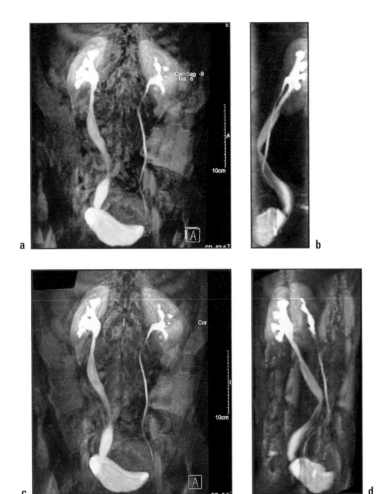

Abb. 10.11a bis d: Magnetreso-
nanz-Urographie: prävesikales
Abflusshindernis rechts. Der
Harnleiter und das Nierenbecken rechts sind weitgestellt.

10.5.7 Invasive Untersuchung

Bleibt bei Verdacht auf eine Urolithioasis die
endgültige Sicherung der Diagnose aus, weil
kein intravenöses Pyelogramm durchgeführt
werden kann, wird eine **retrograde Pyelographie** durchgeführt. Obwohl auch hierbei Kontrastmittel verwendet wird, bleibt dies bei sau-
berer Durchführung der Untersuchung intralu-
minär und kann somit auch bei Patienten mit
Kontrastmittelallergie durchgeführt werden. Bei
Niereninsuffizienz stellt – neben einem Nativ-
CT – die retrograde Darstellung die Untersuchungsmethode der Wahl dar, da die Durchführung eines intravenösen Pyelogramms bei er-

höhten Kreatininwerten nur eingeschränkt bzw.
ab einem Kreatinin von 4,5 mg/dl gar nicht
durchgeführt werden darf (s.o.). Ein Vorteil dieser Untersuchung ist die mögliche Harnleiterschienung in gleicher Sitzung.

10.5.8 Differenzialdiagnosen im Überblick

- **Urologische** Differenzialdiagnosen:
  - Urothelkarzinome des Nierenbeckens
  - Urothelkarzinome des Harnleiters

- Nierenzellkarzinom
- Blutkoagel (nach Trauma oder im Rahmen von Tumoren)
- Harnwegsinfekt, Reizblase, Hodentorsion, Epididymitis
- Psoasabszess
- **Nichturologische** Differenzialdiagnosen:
  - extraureterale Obstruktion (retroperitoneale Fibrose oder Ormond-Krankheit, Zustand nach Radiatio, iatrogen im Rahmen von Operationen)
  - gynäkologische Ursachen: extrauterine Gravidität, Adnexitis, schmerzhafter Eisprung, stielgedrehte Ovarialzyste
  - chirurgische Differenzialdiagnosen: Appendizitis, Sigmadivertikulose und -divertikulitis, Gallensteinkolik, akute Cholezystitis, Ulcus duodeni et ventriculi, Pankreatitis
  - vertebragene Schmerzen
  - Neuralgien
  - Porphyrie
  - Herpes zoster

10.5.9 Steinanalyse

> Die Steinanalyse gibt den entscheidenden Hinweis zur Metaphylaxe der Steinerkrankung.

Nicht bei jedem Steinbildner ist die Ursache klinisch zu erkennen. Die Laboruntersuchungen dienen vor allem der Erkennung einer kausalen Grunderkrankung wie z.B. dem primären Hyperparathyreoidismus. Es ist unbedingt notwendig, dass Steinpatienten unter einer Therapie den Urin sieben, um so Steinmaterial für die Steinanalyse zu gewinnen.

Die älteste Form der Steinuntersuchung ist die **chemische Analyse**. Sie ist mit einer hohen Fehlbestimmung behaftet und gibt keinen Hinweis auf die Kristallart. Ebensowenig können Mischsteine differenziert werden. Deshalb ist man inzwischen von dieser Methode der

Analyse abgekommen, sie sollte nicht mehr zur Anwendung kommen. Zu den modernen Analyseformen gehören die Infrarotspektroskopie, Röntgenstrukturanalyse, Thermoanalyse und verschiedene Formen der Mikroskopie: Phasenkontrast-, Polarisations- und Elektronenmikroskopie. Zur Routineuntersuchung und semiquantitativen Steinanalyse haben sich die **Infrarotspektroskopie** und **Röntgenstrukturanalyse** aufgrund der zuverlässigen Diagnostik bei nur etwa 1 mg benötigtem Probenmaterial durchgesetzt.

10.6 Therapie

10.6.1 Behandlung der akuten Kolik

Die **Analgesie** steht während der akuten Kolik absolut im Vordergrund. Da es sich um stärkste Schmerzen handelt, bis hin zum Vernichtungsschmerz, gilt hier ausnahmsweise der Grundsatz: Therapie vor Diagnostik. Hierfür eignet sich ein Analgetikum, das keine parasympathomimetischen (Zunahme der Ureterperistaltik) Nebenwirkungen hat und die Blutgerinnung nicht beeinflusst, um eine eventuelle interventionelle Therapie anschließen zu können. Mittel der ersten Wahl ist unter diesem Gesichtspunkt Metamizol (z.B. Novalgin®) oder Diclofenac (z.B. Voltaren®). Zur **Spasmolyse** eignet sich Butylscopolamin (z.B. Buscopan®). Metamizol und Butylscopolamin können intravenös verabreicht werden, sind somit schnell wirksam und auch bei Übelkeit und Erbrechen gut wirksam. Die Spasmoanalgesie mit Butylscopolamin ist derzeit jedoch umstritten, da eine Wirkung auf die glatte Muskulatur des Harnleiters nicht erwiesen ist. In der Praxis hat sich die Medikation bei Koliken jedoch gut bewährt, deshalb ist es trotz des fehlenden Wirksamkeitsnachweis weiterhin zu empfehlen. Ist trotz mehrmaliger

Gabe keine deutliche Schmerzlinderung eingetreten, kann Diclofenac intramuskulär verabreicht werden. Wegen der Gefahr eines akuten Nierenversagens sollte die Indikation streng gestellt werden: Der Kreatininwert muss im Normbereich liegen, sonst ist mit einer erhöhten Gefahr des akuten Nierenversagens zu rechnen.

Erst wenn die genannten Analgetika nicht greifen, sollte bei Schmerzpersistenz auf ein **Opioid** zurückgegriffen werden. Hierbei sollte ein Produkt mit wenig oder keinen parasympathomimetischen Nebenwirkungen verabreicht werden. Prinzipiell gilt: Opioide nur wenn unbedingt notwendig! Morphin, Hydromorphon und Piritramid sind hinsichtlich ihrer analgetischen Wirkung gleich zu bewerten. Cave: Opioide bewirken eine Tonuszunahme der glatten Ringmuskulatur. Unbedingt sind die Nebenwirkungen zu beachten, insbesondere die Ateminsuffizienz und Hypotonie (Pentazocin: arterielle Hypertonie!); entsprechende Kontrollen sind angezeigt! Sind die Nieren nicht gestaut und hat der Patient keine erhöhte Temperatur, kann im schmerzfreien Intervall ein **intravenöses Pyelogramm** durchgeführt werden. Findet sich ein Stein, der im Durchmesser kleiner als 1 cm ist, ist er bei 90% der Patienten spontan abgangsfähig.

Persistiert die Kolik trotz Analgesie, ist die Harnableitung durch einen Double-J-Ureterkatheter indiziert. In gleicher Sitzung ist zuvor auch eine retrograde Darstellung möglich. Bei gleichzeitiger Harnstauungsniere und Fieber scheint jedoch die primäre PCN-Anlage überlegen zu sein (s.u.). Nach Entfieberung kann eine interventionelle Therapie angeschlossen werden. Sind die konservativen Maßnahmen erfolglos, muss eine **interventionelle Therapie** erfolgen. Insbesondere bei persistierenden oder rasch aufeinanderfolgenden Koliken, Stauungsniere oder Reduktion der Nierenfunktion (Anstieg der von der Nierenfunktion abhängigen Laborparameter: Kalium, Kreatinin, Harnstoff) muss die Diagnostik schnell abgeschlossen und eine interventionelle Therapie begonnen werden.

> Bei Temperaturerhöhung und Harnstauungsniere besteht immer die Gefahr einer Urosepsis.

Deshalb sollte unbedingt in solchen Fällen nach Entnahme einer Blutkultur eine **Antibiose** mit einem Breitspektrumantibiotikum mit besonderer Wirkung gegenüber Escherichia coli begonnen werden. Bei Übelkeit und Erbrechen sollte dies, wie auch die Schmerzmedikation, intravenös erfolgen. Wichtig ist in einem solchen Fall die umgehende **Entlastung der gestauten Niere**. Sowohl die Einlage eines Double-J-Ureterkatheters als auch die perkutane Nephrostomie (PCN) sind hierfür geeignet. Bei etwa 20% der Patienten ist eine Double-J-Einlage primär aufgrund eines Harnleiter-Kingking oder blockierender Harnleitersteine (insbesondere proximaler) nicht durchführbar, während die PCN in der Regel durch einen erfahrenen Urologen immer durchführbar ist. Die retrograde Manipulation hat den Nachteil, dass sie eher zu einer Infektion oder aszendierenden Verschleppung von Erregern führt. Außerdem ist die Lebensqualität nach Patientenbefragung durch eine vorübergehende PCN weniger beeinträchtigt als durch eine Double-J-Schiene (Blasenirritation, zweiter Eingriff zur Double-J-Entfernung). Vor allem ist jedoch die Effektivität der PCN hinsichtlich Rückbildung des Infekts und der Harnstauungsniere der Double-J-Schiene überlegen, was in einer prospektiven und randomisierten klinischen Untersuchung an 40 Patienten gezeigt werden konnte (Mokhmalji et al. 2001).

10.6.2 Konservative Therapie und Prophylaxe

Eine konservative Therapie sollte nur bei Patienten durchgeführt werden, deren Kolik schnell medikamentös durchbrochen werden konnte und die keine weiteren Koliken haben, sofern es sich um einen nichtobstruktiven Stein handelt und zu keinem Zeitpunkt Fieber bestand oder eine Erhöhung von harnpflichtigen Substanzen oder Leukozyten im Labor zu finden war. Differenzialdiagnosen müssen sicher ausgeschlossen sein. Der konservativ behandelte Patient muss über mögliche erneute Koliken und Komplikationsmöglichkeiten aufgeklärt sein. Eine gute Compliance ist Voraussetzung.

Primär gilt es, eine **Grunderkrankung** zu finden oder auszuschließen. Die Behandlung wird sich entsprechend danach richten. Findet sich keine Grunderkrankung (idiopathische Urolithiasis), muss sich die Therapie nach dem **Ergebnis der Steinanalyse** richten. Neben allgemeinen Empfehlungen für Steinbildner kann die steinspezifische Therapie und Prophylaxe unterschiedlich ausfallen. Durch die verbesserten Therapiemöglichkeiten der Urolithiasis wie extrakorporale Stoßwellenlithotripsie (ESWL) und flexible Ureteroskopie ist die Harnsteinmetaphylaxe zunehmend in den Hintergrund getreten. Gerade unter dem volkswirtschaftlichen Aspekt der Einsparungen im Gesundheitssystem wäre jedoch die konsequente Metaphylaxe wünschenswert. Hierdurch würde sich die Rezidivrate um etwa 40% senken lassen, was, im Vergleich der Kosten mit einer Behandlung durch ESWL und daraus resultierenden Arbeitsunfähigkeitstagen, bei 200000 Steinrezidiven pro Jahr in der Bundesrepublik Deutschland eine Einsparung im Bereich von 150–200 Millionen Euro bedeuten würde.

Allgemeine Empfehlungen

Am wichtigsten ist die **Harndilution**. Auf eine Trinkmenge von 2,5–3 l pro Tag, die gleichmäßig über den Tag verteilt wird, sollte hingewiesen werden. Der normale Urin-pH-Wert schwankt zwischen 5,5 und 7,0. Werden diese Werte über- bzw. unterschritten, besteht ein erhöhtes Steinbildungsrisiko. Ihre Über- bzw. Unterschreitung stellen die Indikation zur Metaphylaxe, ebenso wie ein Citrat von < 1,7 mmol/24 h sowie ein konzentrierter Harn (spezifisches Gewicht > 1010 g/l). Geeignete Getränke sind Leitungswasser, Früchte- und Blättertees sowie Apfelsaft. Bohnenkaffee, schwarzer Tee und Alkohol sind zu vermeiden. Dabei ist auf eine ausreichende Bewegung zu achten. Insbesondere unter warmen klimatischen Bedingungen oder körperlicher Aktivität mit starkem Schwitzen muss ein entsprechender Flüssigkeitsverlust ausgeglichen werden. Adipöse Patienten sollten eine kontrollierte Gewichtsreduktion anstreben, während der Konsum eiweißhaltiger Nahrungsmittel eingeschränkt werden sollte. Der Eiweißgehalt der Nahrung sollte 100 g pro Tag nicht überschreiten. Die optimale Ernährung besteht aus einer salzarmen gesunden Mischkost.

Hyperkalzurie

Bei einem Calciumoxalatstein-Anteil von 75% in der westlichen Welt stellt – neben der allgemeinen Harnsteinmetaphylaxe – eine gezielte Therapie die beste Möglichkeit dar, das Gesamtaufkommen an Rezidivsteinen zu vermindern. Eine Calciumausscheidung von mehr als 8 mmol/24 h ist der Grenzwert im Urin. Im Fall eines Calciumoxalatsteinrezidivs muss vor einer Therapieempfehlung eine erweiterte Diagnostik durchgeführt werden. Grundsätzlich kann bei der Hyperkalzurie nicht zu einer calciumarmen Diät geraten werden, um Osteopenien zu vermeiden. Abhängig von Parathormon und 1,25-Dihydroxycholecalciferol steht beim primären Hyperparathyreoidismus die chirurgische Therapie durch Entfernung des Nebenschilddrüsenadenoms im Vordergrund. Die parathormonunabhängige Form kann gut mit Thiaziden behandelt werden, die die renale Calciumelimination reduzieren. Nur bei erhöhtem Serumspiegel von 1,25-Dihydroxycholecalciferol ist eine calciumarme Diät anzuraten. Zur Beurteilung des Langzeitverlaufs von Patienten mit renaler Hyperkalzurie und Patienten, die mit calciumarmer Ernährung behandelt werden, hat sich die Osteodensitometrie bewährt.

Harnsäurelithiasis

Als Folge der Sekretionsstörung für Ammoniak im proximalen Tubulus (primäre Hyperurikosurie) kommt es zu einer sog. Säurestarre mit stetig erniedrigten pH-Werten. Eine Hyperurikosurie besteht bei mehr als 3 mmol Harnsäure im 24-Stunden-Urin. Die Therapie zielt neben der allgemeinen Metaphylaxe auf eine **Alkalisierung** des Urins. Dies erfolgt durch Gabe von Alkalisalzen (z.B. Uralyt U®) und richtet sich nach dem täglich gemessenen Urin-pH-Wert. Der Ziel-pH-Wert beträgt 6,2–6,8. Zur allgemeinen Ernährungsempfehlung gehören daneben bicarbonathaltige Mineralwasser, die ebenfalls positiv auf die Harnalkalisierung wirken. Weiterhin ist der Verzicht oder zumindest eine starke Reduzierung des Alkoholkonsums anzustreben. Insbesondere Bier ist reich an Guanosin, das zu Harnsäure abgebaut wird.

Im Fall der sekundären Hyperurikosurie (alimentär bedingt, Tumornekrose, Therapie mit Urikosurika, parenterale Ernährung mit Aminosäuren oder Östrogentherapie bei Männern) steht die primäre Ursache im Vordergrund der Therapie. Erbringen die diätetischen Maßnahmen keinen Erfolg, ist die urikostatische Therapie mit Allopurinol indiziert.

Hyperoxalurie

Bereits gering erhöhte Mengen an Oxalsäure im Urin führen zu einem stark erhöhten Steinbildungsrisiko. Von einer Hyperoxalurie wird bei einer Ausscheidung von mehr als 0,5 mmol/24 h gesprochen. Es werden die alimentäre, die durch Darmerkrankungen oder Darmoperationen hervorgerufene (= sekundäre) sowie die primäre Oxalose unterschieden.

Der **sekundären Hyperoxalurie** im Rahmen von chronisch entzündlichen Darmerkrankungen liegt die vermehrte Oxalataufnahme zugrunde. Deshalb ist die Therapie der Wahl eine vermehrte Calciumzufuhr von etwa 2–3 g/Tag. Das enterale Calcium bindet das Oxalat, das dann nicht mehr an Fettsäuren konjugiert aufgenommen werden kann.

Die **alimentäre Form** beruht auf einer erhöhten Nahrungsaufnahme von Oxalat. Insbesondere Nüsse und verschiedene Obst- und Gemüsesorten sind hieran besonders reichhaltig. Aber auch eine erhöhte Zufuhr von tierischen Proteinen oder Ascorbinsäure sowie eine zu geringe Aufnahme von Magnesium und Calcium können zur Calciumoxalatsteinbildung führen. Magnesium bindet Oxalat im Darm zu schwer löslichem Magnesiumoxalat. Besonders oxalatreiche Obst- und Gemüsesorten sind Kiwi, Feigen, Brombeeren, Stachelbeeren, Spinat, Mangold, rote Bete und Rhabarber.

Sowohl bei primärer als auch sekundärer Hyperoxalurie besteht zusätzlich die medikamentöse Behandlungsmöglichkeit durch **Cholestyramin** zur Verminderung der Oxalatresorption und die Beeinflussung des Oxalsäurestoffwechsels durch **Diethylaminozellulose** und **Vitamin B$_6$** (Pyridoxin).

Bei etwa 25% der Patienten mit Calciumoxalatsteinen findet sich auch eine Hyperurikosurie, die entsprechend behandelt werden sollte (s.o.), um die Rezidivrate zu senken.

Cystinsteine

Bei der Zystinurie handelt es sich um eine kongenitale Erkrankung; eine kausale Behandlung ist nicht möglich. Die Rezidivrate beträgt ohne Metaphylaxe 100%, und die Ortung von Cystinsteinen für eine extrakorporale Stoßwellenlithotripsie kann bei fehlender Kalzifizierung der Steine problematisch sein. Deshalb ist hier die forcierte Diurese mit einer Urinausscheidung von mindestens 3 l/Tag besonders wichtig. Der Harn-pH-Wert sollte im Rahmen der allgemeinen Metaphylaxe auf etwa 7,4 eingestellt werden. Die medikamentöse Therapie mit 5 g Ascorbinsäure zur Umwandlung des Cystins in das besser lösliche Cystein oder die Komplexbildung durch D-Penicillamin oder Alpha-

Mercapto-Propionylglycin findet seine Grenzen in der gastrointestinalen Verträglichkeit.

Infektsteine

Als Infektsteine werden alle Steine aus **Magnesiumammoniumphosphat** bezeichnet. Häufig sind auch Apatitsteine (Calciumphosphatsteine) und Ammoniumuratsteine mit einem Harnwegsinfekt vergesellschaftet. Ursache ist ein Infekt durch vor allem harnstoffspaltende Bakterien. Die Harnstoffspaltung führt zu einer Alkalisierung des Urins mit daraus resultierender Ammoniakkonzentration im Urin. In Infektsteinen findet sich häufig eine organische Matrix, die ebenfalls von Bakterien besiedelt werden kann.

Die Rezidivhäufigkeit für Infektsteine beträgt fast 70%. Deshalb ist auch hier nach erfolgreicher Primärbehandlung die Metaphylaxe besonders wertvoll und relativ leicht möglich. Sie besteht aus der allgemeinen Metaphylaxe und eventuellen Harnansäuerung. Eine resistogrammgerechte Langzeitantibiose in niedriger Dosierung kann im Einzelfall der Akutbehandlung angeschlossen werden. Eine primäre Ursache für das Vorliegen eines alkalischen Urins sollte ausgeschlossen bzw. entsprechend behandelt werden (renal tubuläre Azidose).

> Primäre Ziele beim Vorliegen eines Infektsteines sind die vollständige Entfernung des gesamten Steinmaterials und die Infektsanierung.

Indinavirsteine

Die Ausfällung von Indinavir im Urin ist konzentrations- und pH-abhängig. Hiernach muss sich die Therapie richten. Bei entsprechender Medikamentenanamnese sollte das Urinsediment nach büschelartigen Indinavirkristallen untersucht werden. Die übrige Diagnostik entspricht der allgemeinen Steindiagnostik. Unter Spasmoanalgesie und forcierter Diurese sind die Beschwerden in der Regel innerhalb von 6 Stunden rückläufig. Die Diurese sollte auf über 150 ml/h gesteigert werden. Da Indinavir im Gegensatz zur Harnsäure im alkalischen Urin ausfällt, sollten Getränke vermieden werden, die den Harn alkalisieren. Persistieren die Beschwerden oder ist eine zuvor bestehende Harnstauungsniere unter den konservativen Maßnahmen nicht rückläufig, muss sich der Patient in fachurologische Behandlung begeben. Die Medikation sollte dann nach Rücksprache mit dem behandelnden Infektiologen für 1–3 Tage pausiert werden, ggf. ist die Einlage einer Double-J-Schiene notwendig. Eine Therapie mittels extrakorporaler Stoßwellenlithotripsie wird nur in den seltensten Fällen notwendig.

10.6.3 Interventionelle Steintherapie

Häufig ist eine alleinige medikamentöse Therapie zur Steinbehandlung nicht ausreichend. Insbesondere bei steinbedingter Harnstauungsniere, Infektsteinen und großen Steinen ist eine interventionelle Therapie unumgänglich. Natürlich handelt es sich nur um eine rein symptomatische Behandlung, die ursächliche Behandlung insbesondere bei Rezidivsteinbildnern ist deshalb weiterhin notwendig, auch wenn die Metaphylaxe durch die relativ komplikationslose und einfach durchzuführende extrakorporale Stoßwellenlithotripsie (ESWL) abgenommen hat. Nach Einführung der ESWL, ureterorenoskopischen Therapie und perkutanen Nephrolithotomie findet die offen chirurgische Therapie kaum noch Anwendung.

Extrakorporale Stoßwellenlithotripsie

Die extrakorporale Stoßwellenlithotripsie (ESWL) findet seit ihrer Einführung in den achtziger

Jahren heute breite Anwendung. Die Indikation wird bei nicht spontan abgangsfähig erscheinenden oder komplizierten Steinen gestellt. Ab einer Größe von 8 mm ist eine ESWL-Therapie sinnvoll, Steine bis 7 mm gelten als spontan abgangsfähig. Infektsteine sollten unbedingt nach antibiogrammgerechter Behandlung und Entfieberung restlos entfernt werden, bevor eine Metaphylaxe wirkungsvoll greifen kann. Obstruktive Harnleiter- oder Kelchsteine können zunächst ohne zusätzliche Maßnahmen der ESWL zugeführt werden. Restkonkremente nach perkutaner Nephrolitholapaxie oder offenen Operationen sind ebenfalls eine Therapiedomäne der ESWL.

Bei Steingrößen über 2 cm, bei denen durch Bruchfragmente Koliken zu erwarten sind, oder bei persistierender Stauung nach einer ESWL bei obstruktivem Stein ist die Double-J-Einlage indiziert. Hat ein Patient eine infizierte Stauungsniere, muss vor ESWL neben der entsprechenden Antibiose unverzüglich eine Entlastung der Niere durch eine perkutane Nephrostomie oder einen Harnleiter-Stent erfolgen. Die ESWL erfolgt im symptomfreien Intervall.

Ihre Grenzen findet die ESWL bei sehr großen Steinen, wie z.B. Nierenbeckenausgusssteinen. Ab einer Größe von 2 cm beträgt die Steinfreiheitsrate bei Nierenbeckensteinen nur noch 54%, weshalb ab einer Größe von über 2,5 cm die perkutane Nephrolitholapaxie, bei Nierenbeckenausgusssteinen auch die offene Operation empfohlen werden kann. Ist die Nierenfunktion bereits eingeschränkt, kann eine ESWL-Therapie zu langwierig sein, um eine weitere irreversible Funktionseinschränkung zu vermeiden. Eine Prognose, wann es im Einzelfall im Rahmen einer Harnstauungsniere oder stummen Niere zu einer irreversiblen Schädigung kommen kann, ist prinzipiell nicht vorherzusagen. Bei zwei Drittel aller ESWL-Behandlungsfälle handelt es sich um Rezidivsteine.

Verschiedene Systeme zur Therapie stehen heute zur Verfügung. Die handelsüblichen modernen Geräte sind als gleichwertig zu beurteilen. Während es verschiedene Möglichkeiten der Stoßwellenerzeugung gibt (Funkenstreckensystem, piezoelektrisches System, elektromagnetisches System), beruht das Prinzip der Fokussierung der Stoßwelle immer auf der eines Ellipsoids. Dieses hat zwei Brennpunkte. Im ersten Brennpunkt wird die Stoßwelle erzeugt und im zweiten, in den der Stein eingestellt wird, gebündelt.

Zur **Ortung des Steines** stehen zwei Möglichkeiten zur Verfügung: zum einen konventionelles Röntgen, zum anderen Ultraschall. Bei Steinen, die nicht röntgendicht sind (Harnsäure-, Cystin-, Indinavir- und reinen Matrixsteinen), ist die Ultraschallortung Mittel der Wahl, soweit der Stein dieser zugänglich ist. Ist der Stein weder durch Sonographie noch durch Nativröntgen darstellbar, wird Kontrastmittel appliziert (intravenös oder retrograd) und auf die durch den Stein entstehende Kontrastmittelaussparung geschossen. Im Fall von obstruktiven Harnleitersteinen kann auch auf die nach Kontrastmittelgabe entstehende Kontrastmittelsäule bzw. deren Ende geschossen werden, da sich hier der Stein vermuten lässt (Abb. 10.12).

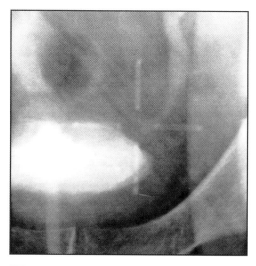

Abb. 10.12: Röntgenkontrolle während einer extrakorporalen Stoßwellenlithotripsie (ESWL). 30 min nach Kontrastmittelgabe findet sich eine Kontrastmittelsäule auf dem Stein. Das Zielkreuz zeigt den Fokus der Stoßwelle.

Die Stoßwelle wird in einer Flüssigkeit erzeugt, um möglichst wenig Energie durch das Übertragungsmedium zu verlieren. Zur **Übertragung der Stoßwelle** in den Körper wird entweder ein Wasserbad verwendet oder ein Wasserkissen, das sich der Körperoberfläche anpasst. Um einen Energieverlust zwischen Wasserkissen und Patient zu verhindern, wird Ultraschallgel auf das Kissen aufgetragen. Je nach Gerät erfolgt eine entsprechende Anzahl von Stoßwellen und Einstellung der Energie (in Kilovolt) pro Stoßwelle. Zusätzliche Maßnahmen werden notwendig, wenn Steine größer als 2 cm sind. Wegen der zu erwartenden großen Restkonkremente ist die Einlage einer Harnleiterschiene primär sinnvoll, um einer Stauungsniere vorzubeugen. Steine können entlang der **Harnleiterschiene** abgehen. Obstruktive Harnleitersteine können durch einen Untersuchungskatheter ins Nierenbecken retromanipuliert und dort therapiert werden. Hier ist die Erfolgsquote einer ESWL höher als bei im Harnleiter verbliebenen Steinen. Im Fall von Kelchsteinen sollte zuvor radiologisch ein ausreichend weiter Kelchhals nachgewiesen werden.

Im Gegensatz zu anderen interventionellen Therapieverfahren ist zur Durchführung der ESWL bei Erwachsenen keine Vollnarkose notwendig. Eine **intravenöse Analgosedierung** erlaubt eine schmerzfreie Behandlung und Durchführung zusätzlicher Maßnahmen wie Einlage einer Ureterschiene. Ist eine Analgosedierung auf Grund internistischer Kontraindikationen oder Patientenwunsch nicht möglich, kann auch in Lokalanästhesie, einem Feldblock, behandelt werden. Hier wird die Haut, der das Wasserkissen aufliegt, lokal betäubt. Eine Vollnarkose ist nur bei Kleinkindern notwendig, die über die Therapiezeit nicht ruhig liegen bleiben.

> Absolute Kontraindikation für eine ESWL ist eine unbehandelte Gerinnungsstörung, da hier vermehrt intraparenchymatöse oder subkapsuläre Hämatome entstehen oder gar konservativ nicht beherrschbare Blutungen verursacht werden können.

Über Fruchtschädigung innerhalb der **Schwangerschaft** liegen keine Ergebnisse am Menschen vor, weshalb auch hier eine Kontraindikation besteht. Liegt eine infizierte Stauungsniere vor, darf ohne die oben beschriebene Vorbereitung nicht therapiert werden. Besteht eine Harnleiterabgangsstenose oder Harnleiterstenose, ist eine vorherige Stent-Einlage oder primär eine operative Therapie in Erwägung zu ziehen.

Die **Komplikationsrate** ist insgesamt niedrig. Jedoch muss immer bedacht werden, dass es sich um eine Therapie mit Komplikationsmöglichkeiten handelt. Am häufigsten treten Hautpetechien und lokale Schmerzen auf. Der Patient muss über eventuelle Koliken und Hämaturie bei Steinabgang sowie über eine möglicherweise erneut auftretende Infektion bei Infektsteinen aufgeklärt werden.

Die Niere kann durch die Stoßwellentherapie verletzt werden, so können intraparenchymatöse oder subkapsuläre Hämatome auftreten. In diesem Fall muss die Therapie abgebrochen werden, auch wenn es noch zu keinem Therapieerfolg gekommen ist; ggf. muss eine Harnleiterschiene eingelegt werden. Prinzipiell gilt: Die fraktionierte Stoßwellentherapie hat deutlich weniger Nebenwirkungen als die Einzelapplikation einer hohen Stoßwellenzahl.

Auch wenn primär keine weiteren Maßnahmen geplant waren, können diese notwendig werden. Über eine eventuell notwendige Einlage einer Harnleiterschiene (eventuell auch PCN) sollte jeder Patient aufgeklärt werden. Auch zusätzliche Maßnahmen haben Komplikationsmöglichkeiten. Insbesondere die Harnleiterschiene kann Blasenirritation, Miktionsbeschwerden, vesikorenalen Reflux oder eine Hämaturie verursachen. Sie kann Infektionen Vorschub leisten und verkalken. Durch die Schieneneinlage sind Harnröhren- und Harnleiterverletzungen möglich. Manche Patienten tolerieren eine Harnleiterschiene nicht. Weiterhin ist zu bedenken, dass immer eine zweite Zystoskopie zur Entfernung notwendig ist.

Die **Kontrolluntersuchung** nach ESWL umfasst bei röntgendichten Steinen die Röntgenaufnahme der betroffenen Seite sowie eine Ultraschalluntersuchung zum Ausschluss eines Hämatoms oder Stauung des Nierenbeckens. Insgesamt beträgt die Erfolgsrate der ESWL 80% bei einmaliger Therapie, bis 96% insgesamt. Je nach Steinlokalisation und Steingröße variiert die Erfolgsrate jedoch erheblich. Bei einer Größe eines Nierenbeckensteins von über 2 cm ist die Monotherapie nur zu 50–75% erfolgreich. Bei distalen Harnleitersteinen ist die ureteroskopische Entfernung der ESWL hinsichtlich ihrer Erfolgsrate überlegen, jedoch sollte der ESWL wegen ihrer geringeren Invasivität der Vorzug gegeben werden. Kelchsteine sind in Abhängigkeit vom Kelchhals in der Regel bis zu einer Größe von 1,5–2 cm der ESWL zugänglich. Obere Kelchsteine haben eine höhere Erfolgsrate als untere, obere Harnleitersteine eine schlechtere als untere. Restkonkremente bis 5 mm sind als spontan abgangsfähig zu beurteilen und sollten durch die allgemeine Metaphylaxe behandelt und regelmäßig kontrolliert werden.

Besonderheiten im Kindesalter: Nur 1–3% aller Steine treten im Kindesalter auf. Als Ursache einer Urolithiasis im Kindesalter müssen Grunderkrankungen und Anomalien der ableitenden Harnwege ausgeschlossen werden.

Im Vergleich zum Erwachsenenkollektiv wird mittels ESWL eine noch höhere Desintegrationsrate von insgesamt 50–97% erreicht. Die ESWL wird je nach Alter und Reife des Kindes in Vollnarkose oder Analgosedierung durchgeführt. Mit Mehrfachbehandlung ist bei etwa 40%, mit zusätzlichen Maßnahmen bei etwa 28% der Patienten zu rechnen. Ureteroskopische Eingriffe sollten insbesondere bei Knaben wegen der Gefahr der Harnröhrentraumatisierung so weit wie möglich vermieden werden. Langzeitschäden sind bei Kindern hinsichtlich der Nierenfunktion durch die ESWL nicht be-

schrieben. Da jedoch eine mögliche Nierenschädigung abhängig ist von Anzahl und Höhe der Energie der Stoßwelle, wird je nach Gerätetyp eine Reduzierung der Stoßwellenenergie und -anzahl empfohlen. Aufgrund der anatomischen Verhältnisse liegt prozentual mehr Gewebe im Fokus der Behandlung. Besonders muss hierbei auf Nachbarorgane geachtet und ggf. mit stoßreduzierenden Dämmstoffen abgedeckt werden.

Endourologische Steintherapie

Die Endoskopie ist heute in der Urologie weit verbreitet. Seit der Entwicklung kleiner Endoskope mit Durchmessern von 7–12 Charrière ist sie auch zur Steintherapie geeignet. Zwei verschiedene Prinzipien kommen je nach gewünschter Behandlung zum Einsatz. Erstens die **Ureterorenoskopie**, bei der gleich einer Zystoskopie über die Harnröhre und Blase in den Ureter bis in die Niere eingegangen werden kann. Zweitens steht die **perkutane Nephritholapaxie** zur Verfügung. Nach Anlage einer perkutanen Nephrostomie und Aufbougierung des Nephrostomiekanals wird mit einem Endoskop ins Nierenbecken eingegangen.

Ureterorenoskopie

Neben der Diagnostik ist mittels Ureterorenoskopie (URS) auch eine Steintherapie möglich. Der ESWL sollte jedoch bei der Primärbehandlung wegen der geringeren Invasivität der Vorzug gegeben werden. Je distaler der Stein im Harnleiter liegt, desto leichter ist die URS durchzuführen. Sie sollte zum Einsatz kommen, wenn die ESWL erfolglos bleibt oder der Patient einen schnellen und definitiven Behandlungserfolg wünscht. Die Domäne der URS sind Harnleitersteine, die eine Harnstauungsniere verursachen und bei denen eine Harnleiterschienung frustran verlief.

Es stehen flexible und starre Instrumente zur Verfügung. Unter Sicht wird hiermit in den Harnleiter eingegangen und der Stein mit Schlinge,

Dormia-Korb oder Zange gefasst und extrahiert, anschließend wird vorübergehend eine Harnleiterschiene eingelegt. Komplikationsmöglichkeiten werden mit insgesamt etwa 10% angegeben, wobei die meisten konservativ beherrscht werden können. Hiervon macht den größten Teil postoperatives Fieber aus, die Gefahr einer schweren Urosepsis liegt aber unter 1%. Eine Abscherung der Mukosa oder Perforation des Harnleiters (2–4%) ist mit dem ohnehin eingelegtem Harnleiterkatheter adäquat behandelt. Am gefürchtetsten ist der Harnleiterabriss (1–2%), der eine sofortige operative Versorgung erfordert. Prinzipiell besteht ein Risiko von postoperativen Harnröhren- und Harnleiterstrikturen (1–2%).

Neben der reinen Steinbergung ist auch eine Lithotripsie möglich. Die Konkremente werden anschließend geborgen. Hierfür stehen verschiedene Möglichkeiten zur Verfügung: Elektrohydraulik, Ultraschall oder Laser. Der neu entwickelte Holiumlaser scheint hierbei besonders gewebeschonend zu arbeiten. Mit flexiblen Endoskopen ist sogar eine Lithotripsie in Nierenbecken und -kelchen möglich.

Perkutane Nephrolithotripsie

Ähnlich der ureteroskopischen Lithotripsie werden hierbei Nierenbecken- oder -kelchsteine zertrümmert und geborgen. Eine Indikation besteht für große Steine (> 2 cm), für Nierenbeckenausgusssteine sowie für Steine, die frustran mittels extrakorporaler Lithotripsie (ESWL) behandelt wurden.

Zunächst wird über eine perkutane Nephrostomie ein Führungsdraht in das Nierenbecken eingebracht. Der Nephrostomiekanal wird bougiert und anschließend der Lithotriptor darüber vorgeschoben. Hierzu muss das Nierenbecken gestaut sein. Ist dies nicht der Fall, kann über einen Ballonharnleiterkatheter eine Harnstauung erzeugt werden. Zertrümmerung und Steinbergung entsprechen der Ureterorenoskopie (URS). Die Steinfreiheitsrate dieser Methode liegt bei etwa 80%, die in Abhängigkeit der Steingröße auf unter 50% sinkt. In diesen Fällen

kann die Therapie wiederholt oder eine ESWL angeschlossen werden. Proximale Harnleitersteine können über eine antegrade URS ebenfalls behandelt werden.

Kontraindikationen stellen Harnwegsinfekte sowie unbehandelte Gerinnungsstörungen dar. Komplikationsmöglichkeiten sind insbesondere die Gefahr von Blutungen, die bei bis zu 2–4% der Patienten transfusionspflichtig sind. Die Gefahr einer Verletzung des Pleuraspaltes steigt von der Punktion der unteren bis zur oberen Kelchgruppe von 1 auf 3% an. Bei 25% der Patienten kommt es zu Infektionen, weshalb eine prophylaktische Antibiose sinnvoll erscheint. Zu jeweils knapp 1% kommt es zu einer retroperitonealen oder intraperitonealen Extravasation mit der Gefahr eines TUR-Syndroms. Die Möglichkeit einer intestinalen Fistel liegt unter 1%.

10.6.4 Schnittoperation

Die operative Steintherapie ist aufgrund heutiger Therapiemöglichkeiten wie extrakorporaler Stoßwellenlithotripsie (ESWL) und ureterorenoskopischer Behandlung sehr selten geworden. Nur komplizierte Steine müssen noch der Operation zugeführt werden, das sind weniger als 1% aller Steine. **Indikation** zur Operation besteht bei Nierenbeckenausgusssteinen und Harnleiterabgangsstenose und Ausgusssteinen bei Kelchhalsstenosen. In diesen Fällen wird in gleicher Sitzung eine operative Korrektur der Abflussstörung durchgeführt. Weitere Indikationen können bei dystopen Nieren bestehen, wie der Beckenniere, oder frustraner Vorbehandlung durch weniger invasive Verfahren.

Prinzipiell werden zwei Operationsverfahren unterschieden: die Pyelolithotomie und die transparenchymatöse Eröffnung des Hohlsystems. Bei der **erweiterten Pyelolithotomie** wird der Schnitt über das Nierenbecken hinaus bis in die obere und untere Kelchgruppe fortgesetzt. Liegen behandlungsbedürftige Kelchausgusssteine bei engen Kelchhälsen vor, ist die **radiä-**

re **Nephrotomie** Mittel der Wahl, wenn die Steine nicht vom Nierenbecken her entfernt werden können. Der Zugang wird duplex- und ultraschallgesteuert gewählt und kann mit einer passageren transarteriellen Kühlung verbunden werden, um Blutverluste gering zu halten. Intraoperativ wird die Steinfreiheit durch hochfrequenten Ultraschall, ggf. auch durch intraoperatives Röntgen oder mit dem Endoskop kontrolliert. Trotzdem wird bei über 1–5% der Patienten keine komplette Steinfreiheit erreicht. In solchen Fällen ist die anschließende ESWL oder endourologische Therapie der Restkonkremente angezeigt.

10.7 Nachsorge

Der Steinpatient sollte sich regelmäßig fachurologisch kontrollieren lassen. Je nach Grunderkrankung ist eine internistische Therapie anzustreben. Die urologische Kontrolle dient der frühzeitigen Erkennung eines Rezidivs und Kontrolle der Metaphylaxe. Das Kontrollintervall sollte zunächst 3, dann 6 Monate und bei weiterer Steinfreiheit 1 Jahr betragen. Es sei noch mal daran erinnert, dass sich die Rezidivrate durch eine ordentlich durchgeführte und der Grunderkrankung angepasste Metaphylaxe um etwa 40% senken lässt, während ohne Metaphylaxe, je nach Ursache, die Rezidivrate etwa 60% beträgt.

10.8 Zusammenfassung

In der Bundesrepublik Deutschland erleiden etwa 250000 Patienten pro Jahr eine akute Harnsteinepisode. Neben diagnostizierbaren Grunderkrankungen ist die Ätiologie der Urolithiasis ein multifaktorielles Geschehen. Im Wesent-

lichen handelt es sich bei den Steinbildungen um Nierensteine und Harnleitersteine. Es wird eine formale und kausale Genese unterschieden, die die Harnsteinbildung erklären. Verantwortlich ist die Übersättigung des Urins mit lithogenen Substanzen. Steine entstehen im Nierenhohlsystem und können in die harnableitenden Wege abgehen und dort eine entsprechende Symptomatik hervorrufen. Neben der akuten Schmerztherapie ist je nach klinischem Befund eine konservative oder interventionelle Therapie möglich. Das konservative Vorgehen richtet sich nach der immer durchzuführenden Harnsteindiagnostik. Die interventionelle Therapie mit ESWL, ureterorenoskopischem Eingriff oder perkutaner Litholapaxie ist rein symptomatisch und stellt ein Stufenschema dar, je nach Steingröße und vorhergehender Therapie. Die offene Schnittoperation ist durch die zuvor genannten weniger invasiven Verfahren weitestgehend verdrängt worden und stellt in der Therapie nur noch die Ultima Ratio dar. In jedem Fall ist eine Metaphylaxe notwendig, insbesondere bei Rezidivsteinbildnern. Die Urolithiasis kann Ausdruck von verschiedenen Grunderkrankungen sein wie der renal tubulären Azidose oder dem primären Hyperparathyreoidismus. Jeder Steinpatient gehört in eine fachurologische und je nach Grunderkrankung internistische Behandlung.

Danksagung

Die Autoren bedanken sich für die Röntgenbilder bei Herrn Prof. Dr. med. Thomas J. Vogl, Direktor der Abteilung für diagnostische und interventionelle Radiologie, Frankfurt.

Literatur

Boyce WH. Organic matrix of human urinary concretions. Am J Med 1968; 45: 673.

Braun PM et al. Therapie der Urolithiasis im Kindesalter. Monatsschr Kinderheilkd 2000; 148: 1012–6.

Chaussy C et al. Extrakorporale Stoßwellenlithotrypsie heute – eine Standortbestimmung. Urologe [A] 1997. 36: 194–9.

Drach GW. Urinary lithiasis: etiology, diagnosis, and medical management. In: Walsh, Retik, Stamey Vaughan. Campbell's Urology. Vol.3. 6.ed. Philadelphia: 1992; 2083–311.

Flohr P et al. ESWL-Zentren und Harnsteinabklärung. Urologe [A] 1997. 36: 222–5.

Geider S et al. Calcium carbonate crystals promote calcium oxalate crystallization by heterogeneous or epitaxial nucleation: possible involvement in the control of urinary lithogenesis. Calcif Tissue Int 1996 59: 33–7.

Grover PK, Ryall RL. Urate and calcium oxalate stones: from repute to rhetoric to reality. Review. Miner Electrolyte Metab 1994; 20: 361–70.

Hamm M et al. Urinzytologische Veränderungen bei Indinavir-Urolithiasis. Urologe [B] 2000; 39: 429–31.

Hauri D; Jaeger P et al. Checkliste Urologie. 4.Aufl. Stuttgart, New York: Thieme 2000.

Hautmann R. Urolithiasis. Epidemiologie und Pathogenese. Dtsch Ärztebl 1985; 82: 27.

Hautmann RE, Huland H (Hrsg.). Urologie. 2.Aufl. Berlin, Heidelberg, New York: Springer 2000.

Hermieu J et al. Urolithiasis and the protease inhibitor indinavir. Eur Urol 1999; 35: 239-241.

Herold G et al. Innere Medizin 1995. Köln: Eigenverlag 1995;534.

Hesse A, Bach D. Harnsteine und klinisch-chemische Diagnostik. Stuttgart: Thieme 1982.

Joost J, Rübben H. Urolithiasis. In: Altwein E, Rübben H (Hrsg). Urologie. 3. Aufl. Stuttgart: Enke 1991; 247–69.

Kajander EO, Ciftcioglu N. Nanobacteria: an alternative mechanism for pathogenic intra- and extracellular calcification and stone formation. Proc Natl Acad Sci 1998; 95: 8274–9.

Kaneko K et al. Microanalysis of pathological crystals andurinary calculi. Adv Exp Med Biol 1998; 431: 41–5.8

Kemper MJ, Conrad S, Müller-Wiefel DE. Primary hyperoxaluria type 2. Eur J Pediatr 1997; 156: 509–12.

Khan SR. Calcium phosphate/calcium oxalate crystal association in urinary stones: implications for heterogeneous nucleation of calcium oxalate. J Urol. 1997; 157: 376–83.

Märki HH. Eiweißstoffwechsel. In: Siegenthaler W (IIrsg). Klinische Pathophysiologie. 5.Aufl. Stuttgart, New York: Thieme 1982; 122–5.

Merkle W (Hrsg). Duale Reihe: Urologie. 1.Aufl. Stuttgart: Hippokrates 1997.

Mokhmalji H et al. Percutaneous nephrostomy versus ureteral stents for diversion of hydronephrosis caused by stones: a prospective, randomized clinical trial. J Urol 2001; 165: 1088–92.

Miyake O et al. High urinary excretion level of citrate and magnesium in children: potential etiology for the reduced incidence of pediatric urolithiasis. Urol Res 1998; 26: 209–13.

Pak CY. Kidney stones. Lancet 1998; 351: 1797–801.

Pelekanos C. Indinavir-Urolithiasis bei HIV-Patienten. Med Report 2001; 19: 2.

Pillay SN, Asplin JR, Coe FL. Evidence that calgranulin is produced by kidney cells and is an inhibitor of calcium oxalate crystallization. Am J Physiol 1998; 44: F255–61.

Rich JD et al. Management of indinavir associated nephrolithiasis. J Urol 1997; 158: 2228.

Santos-Victoriano M, Brouhard BH, Cunningham RJ. Renal stone disease in children. Clin Pediatr 1998; 37: 583–99.

Schneider HJ. What is a urolith and what is a recurrent urolith? J Urol 1982; 127: 72.

Schneider HJ. Phytopharmaka in der Harnsteintherapie. Med Welt 1985; 36: 1050.

Schneider HJ,. Steinerkrankungen: Ätiologie, Pathogenese, konservative Therapie. In: Jocham D, Miller K (Hrsg). Praxis der Urologie. Band I. 1. Aufl. Stuttgart, New York: Thieme 1994; 518–66.

Schultz-Lampel D et al. Extrakorporale Stoßwellenlithotrypsie im Kindesalter. Urologe [A] 1997; 36: 200–8.

Schwille PO et al. Magnesium, citrate, magnesium citrate and magnesium-alkali citrate as modulators of calcium oxalate crystallization in urine: observations in patients with recurrent idiopathic calcium urolithiasis. Urol Res 1999; 27: 117–26.

Schwindl B, Ay R. Harnsteinleiden im Kindesalter. Urologe [B] 2000; 40: 349–52.

Siener R et al. Urolithiasis. Urologische Nachrichten 2001; 1: 9–16.

Strohmaier WL. Volkswirtschaftliche Aspekte des Harnsteinleidens und der Harnsteinmetaphylaxe. Urologe [A] 2000; 39: 166–70.

Tawada et al. Distribution of osteopontin and calpro-tectin as matrix protein in calcium-containing stone. Urol Res 1999; 27: 238–42.

Valensieck W (Hrsg). Das Harnsteinleiden. Heidel-berg: Springer 1987.

Verkoelen CF, Schepers MSJ. Changing concepts in the aetiology of renal stones. Review. Curr Opin Urol 2000; 10: 539–44.

Wilbert DM et al. Diagnostik und Therapie der Urolithiasis – Tübinger Konzept. Urologe [B] 1998; 38: 509–21.

Yasui T et al. Effects of citrate on renal stone formati-on and osteopontin expression in a rat urolithiasis model. Urol Res 2001; 29: 50-6

11 Nierenverletzungen

W.-D. Beecken, J. Jones, W. Kramer

Fallstricke/Fußangeln

- Nicht jede Nierenverletzung geht mit einer Hämaturie einher.
- Anhand der Ausprägung einer Hämaturie kann die Ausprägung der Nierenverletzung nicht sicher eingeschätzt werden.
- Eine Hämaturie, die nicht im Verhältnis zum Trauma steht, gibt Hinweise auf eine vorbestehende Pathologie (z.B. Nierenzellkarzinom).
- Bei Kindern kann ein scheinbar leichtes Trauma zu einer hochgradigen Nierenverletzung führen.

Leitsymptome

- äußere Prellmarke in der Flanke
- Hämaturie
- Flankenschwellung als Ausdruck eines großen Hämatoms oder Urinoms

Merksätze zur Therapie

- Die genaue Rekonstruktion des Unfallherganges ist ein wichtiges diagnostisches Mittel.
- Schwerwiegende isolierte Nierenverletzungen sind selten.
- Umfassend diagnostizieren, zurückhaltend therapieren!

Kasuistik

Ein 31-jähriger Soldat wurde mit dem Rettungshubschrauber in unsere Notfallambulanz eingeliefert. Es bestand ein komplexes thorakoabdominelles Trauma, das durch Einklemmung des Patienten zwischen zwei Panzerfahrzeuge verursacht worden war. Der Patient erreichte die Klinik intubiert und beatmet. Die Primärdiagnostik umfasste Röntgenaufnahmen von Thorax, Becken, Brust- und Lendenwirbelsäule. Eine CT-Untersuchung vom knöchernen Thorax und der Wirbelsäule wurde wegen des instabilen Zustandes des Patienten abgebrochen und der Patient direkt in den OP zur explorativen Laparotomie gebracht.
Intraoperativ wurden die folgenden Befunde erhoben: komplette Magenruptur, Zerfetzung des Duodenums Pars III, Nierenruptur Grad V links, Deserosierung der Leber, ausgedehnte Weichteilverletzung – reichend von der Bauchdecke (Zerstörung von Anteilen des M. rectus abdominis und des Omentum majus) bis nach

tief retroperitoneal –, mehrere Gefäßausrisse im Bereich der V. cava inferior, V. mesenterica superior und der linken Nierenvene. Die operative Primärversorgung beinhaltete die Zweidrittelresektion des Magens mit Rekonstruktion nach Roux, die Resektion der Pars III des Duodenums sowie des proximalen Jejunums mit Duodenojejunostomie End-zu-Seit nach Roux-Y, die Nephrektomie links sowie die partielle Resektion des M. rectus abdominis rechts und des Omentum majus. Im Rahmen der linksseitigen Nephrektomie kam es bei Eröffnung der Gerota-Faszie zu Entleerung von etwa 1,5–2,0 l Hämatom und zu spritzenden Blutungen aus dem Nierenhilus. Die Nierenfragmente wurden komplikationslos entfernt und die Blutungen durch Ligaturen der Hilusgefäße versorgt. Die Exploration der rechten Niere zeigte einen unauffälligen Befund. Perioperativ wurden dem Patienten mehr als 30 Erythrozytenkonzentrate verabreicht.

Postoperativ zeigte der Patient eine Anurie und steigende Nierenretentionswerte. Daraufhin wurde eine Doppler-Untersuchung der verbleibenden, rechtsseitigen Niere durchgeführt. Diese Untersuchung zeigte keinerlei Perfusion der rechten Niere, woraufhin ein Angio-CT veranlasst wurde (Abb. 11.1). Hier wurde ein kompletter Perfusionsausfall der rechten Niere und ein Kontrastmittelabbruch in der rechten Nierenarterie festgestellt. Unter der Verdachtsdiagnose einer Intimaruptur mit konsekutiver Nierenarterienthrombose wurde der Patient erneut operiert. Intraoperativ bestätigte sich die Verdachtsdiagnose, es zeigte sich eine Intimadissektion im proximalen Drittel der Nierenarterie. Es wurde ein aortorenaler Venenbypass mit einem Veneninterponat (V. saphena magna) vorgenommen. Trotz der aufwendigen Rekonstruktion kam es zu keiner Besserung der Nierenfunktion, und der Patient wurde dialysepflichtig (Abb. 11.2).

11.1 Definition

Beim Nierentrauma handelt es sich um eine Verletzung der Niere, die entweder das Nierenparenchym, das Nierenhohlraumsystem, die Nierengefäße oder eine Kombination dieser Strukturen umfasst. Eine Nierenverletzung kann entweder offen (Eröffnung der Körperoberfläche) oder geschlossen (stumpfes Trauma) vorliegen. Da die Nieren (beim Erwachsenen) sehr geschützt im Retroperitonealraum liegen, bedarf es einer nicht unerheblichen Krafteinwirkung, um eine Nierenverletzung hervorzurufen. Aus diesem Grunde sind schwerwiegende, isolierte Nierenverletzungen eher selten, und häufig kommt es zu einer Beteiligung anderer Organsysteme.

11.2 Epidemiologie

Während in Kriegsgebieten und armen Regionen vorwiegend offene Nierentraumata aufgrund von Stich- oder Schussverletzungen auftreten, ist der Großteil der Nierenverletzungen in friedlichen Industrieländern (90%) auf stumpfe Traumata im Rahmen von Auto-, Arbeits-, Haushalts- oder Sportunfällen zurückzuführen.

11.3 Ätiologie und Pathogenese

Die Nieren sind bei etwa 10% aller Bauchtraumata beteiligt. Der weitaus größte Anteil der

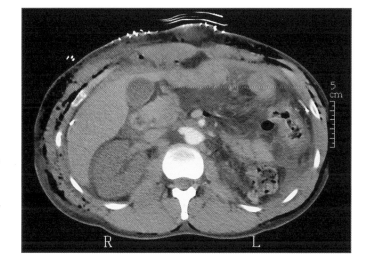

Abb. 11.1 Abbruch der Nierenarteriendarstellung im Angio-CT aufgrund einer Intimadissektion mit konsekutiver Nierenarterienthrombose und fehlender Nierenperfusion.

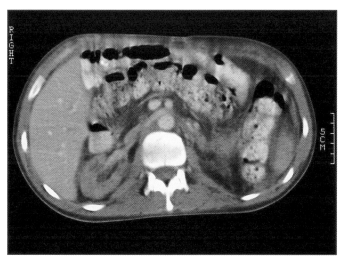

Abb. 11.2 Gleicher Patient wie in Abb. 11.1. Zustand 4 Wochen nach Saphenamagna-Interponat. Im CT gute Perfusion des Interponates, aber nur schwache Perfusion des Nierenparenchyms.

Nierenverletzungen in unseren Regionen (etwa 90%) basiert auf einem **stumpfen Trauma**. Dieses wird hauptsächlich durch plötzliches Abbremsen des menschlichen Körpers aus höheren Geschwindigkeiten verursacht, z.B. bei Autounfall oder Sturz aus größeren Höhen. Dabei kann das Trauma auf das Abdomen, die Flanke oder den Rücken einwirken. Kontakt mit beschleunigten Objekten, z.B. Faustschlag, Fußtritt oder Fußball, ist eine weitere Ursache stumpfer Traumata. Im Rahmen stumpfer Nierenverletzungen kommt es entweder durch Scherkräfte, welche die Spannkraft des Nierenparenchyms über-

schreiten, durch Zerreißung der Niere über einem Hypomochlion (z.B. Wirbelsäule) oder die Einspießung von frakturierten Knochen (z.B. Rippen) zur Verletzung der Niere.

Den stumpfen Nierenverletzungen stehen die penetrierenden, **offenen Verletzungen** gegenüber. Offene Nierenverletzungen sind zumeist durch Messerstiche oder Schusswunden hervorgerufen. Jede offene Verletzung des unteren Thorax oder des oberen Bauch- bzw. Rückenraumes ist prinzipiell verdächtig auf eine Beteiligung der Nieren und sollte zur entsprechenden Diagnostik veranlassen. Die offenen Nieren-

Tab. 11.1 Häufigkeiten von Organbeteiligungen in Abhängigkeit von der Traumaursache (mod. nach Sagalowsky et al. 1983)

Organ	Schusswunden (n = 122, %)	Stichverletzungen (n = 33, %)	Stumpfes Trauma (n = 30, %)
Leber	48	18	40
Dünndarm	38	12	3
Magen	37		
Dickdarm	35	13	7
Milz	23	13	57
Pankreas	20		13
Brust	10		13
V. cava	7	3	
Aorta	4		
Ureter	2		3

verletzungen sind in unseren Regionen zwar relativ selten (10%), bilden jedoch den Hauptanteil der Patienten mit höhergradigen Nierenverletzungen. Hieraus ergibt sich, dass Patienten mit offenen Nierenverletzungen häufiger der chirurgischen Exploration und Versorgung bedürfen. Sagalowsky et al. berichten über eine Serie von 185 konsekutiven Nierenverletzungen, die operativer Intervention bedurften. Hiervon waren 66% durch Schusswunden, 18% durch Stichwunden und 16% durch stumpfe Traumata verursacht (Sagalowsky et al. 1983). In einer Serie von über 2500 Nierenverletzungen der Gruppe aus San Francisco (Santucci et al. 2001) waren 89% durch stumpfe Traumata, 4% durch Schusswunden und 7% durch Stichwunden verursacht. Chirurgischer Intervention bedurften 2,1% der stumpfen Verletzungen, 72,8% der Schuss- und 41,6% der Stichverletzungen. Die Notwendigkeit zur chirurgischen Exploration ergibt sich häufig aus der Beteiligung anderer Organe, die bei offenen Verletzungen bei 80–95% und bei stumpfen Traumata bei 44–100% der Patienten vorliegt. In einer Untersuchung von Nierenverletzungen durch Schusswunden waren in allen berichteten Fällen andere Organe beteiligt (Sagalowsky et al. 1983). Bernath et al. berichteten über eine besonders niedrige Inzidenz von Organbeteiligungen (nur 12%) bei Stichwunden, die posterior der anterioren Axillarlinie lagen (Bernath et al. 1983). Betrachtet man die Gesamtheit der Stichwunden (auch solche, die vor der anterioren Axillarlinie liegen), steigt die Organbeteiligungen auf 30–77% der Patienten an. Die am häufigsten betroffenen Organe sind Leber, Dünndarm, Milz, Magen und Pankreas (Tab. 11.1).

Verletzungen des **Gefäßhilus** der Niere (Nierenarterien- und/oder Nierenvenenverletzungen) stellen eine besondere Gruppe der Nierenverletzungen dar. Der Verletzungsmechanismus kann auf stumpfen und offenen Verletzungen beruhen. In einigen Serien stellt die stumpfe Dezeleration des Nierenhilus, mit Verletzung der Intima der Nierenarterie, und konsekutiver Nierenarterienthrombose die häufigste Ursache derartiger Verletzungen dar (Abb. 11.3). In anderen Serien herrscht die offene Nierenverletzung, meist durch Schussverletzungen, als Hauptursache der Nierengefäßverletzungen vor. Bei etwa 80% der Nierengefäßverletzungen ist eine sofortige Nephrektomie notwendig. Der Grund für diese hohe Nephrektomierate liegt in erster Linie an der zusätzlichen, zumeist sehr ausgeprägten, Nierenparenchymverletzung und/oder der Beteiligung anderer Organe. Insgesamt

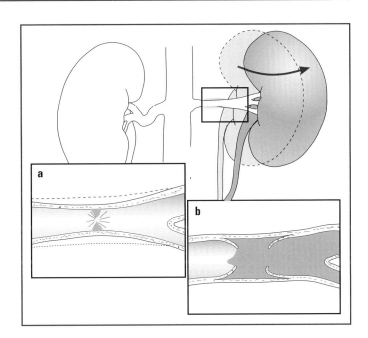

Abb. 11.3 Mechanismus der Intimaverletzung der Nierenarterie mit konsekutiver Nierenarterienthrombose (mod. nach Peters u. Bright 1977).

haben polytraumatisierte Patienten, die einer Nephrektomie bedürfen, aufgrund des Umfanges der zusätzlichen Verletzungen, eine nach wie vor hohe Mortalität (50–70%).

Gelegentlich kommt es zu Nierenverletzungen, die dem verursachenden Trauma nicht proportional sind oder die durch Bagatellverletzungen entstehen. Bei diesen Verletzungen liegt häufig eine zuvor nicht klinisch aufgefallene Pathologie der Niere vor, z.B. eine Hydronephrose oder auch sehr häufig ein Nierenzellkarzinom.

beweisend für eine Beteiligung der Niere. Andererseits können zusätzliche innere Verletzungen, z.B. Darmeinrisse oder Knochenfrakturen, leicht eine Nierenverletzung maskieren.

> Eine Mikro- oder auch Makrohämaturie ist pathognomonisch für die Beteiligung des Urogenitalsystems, aber nicht beweisend für eine Nierenverletzung. Allerdings schließt das Fehlen einer Hämaturie eine Verletzung des Urogenitalsystems nicht aus.

11.4   Symptome

Die Symptome einer Nierenverletzung sind zumeist unspezifisch. Für gewöhnlich sind äußerliche Zeichen für ein entsprechendes Trauma vorhanden (Prellmarken, Hautabschürfungen, Hämatome). Obwohl auch kleinere Verletzungen der Niere, z.B. subkapsuläre Hämatome, durch die Kapseldehnung Schmerzen verursachen, ist ein Flanken- bzw. Rückenschmerz nicht

Die Hämaturie kann bei 10–25% der Nierenverletzungen fehlen. Bei einer Untersuchung von 102 Patienten mit Nierenverletzungen war eine Hämaturie bei 5,8% der leichten, 2,8% der ausgeprägten und sogar bei 64,3% der meist schweren Nierengefäßverletzungen, nicht vorhanden. Der Schweregrad einer Nierenverletzung kann nicht sicher an der Intensität der Hämaturie abgeschätzt werden. Trotzdem findet sich bei der Großzahl der Nierenverletzungen (95%) eine Hämaturie, und eine Makrohämaturie ist zumeist mit einer ausgeprägteren Nierenverletzung

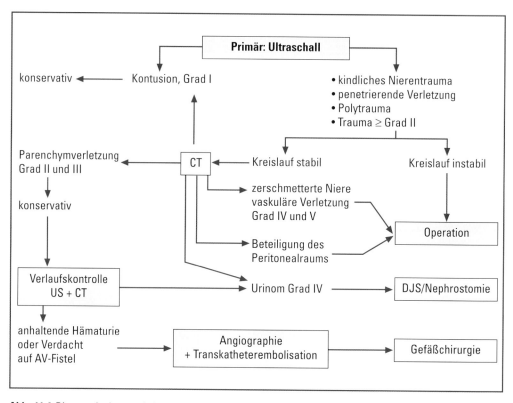

Abb. 11.4 Diagnostisches und therapeutisches Vorgehen bei Patienten mit Nierentrauma (mod. nach Carl 1997). US = Ultraschall; CT = Computertomographie; DJS = Double-J-Stent.

assoziiert. Daher gehört zur Diagnostik eines jeden Traumas, das eine Beteiligung des Urogenitalsystems aufweisen könnte, eine Beurteilung des Urins. Dies ist heute leicht durch den sog. Urinstix möglich. Eine Hämaturie, die nicht im Verhältnis zum Trauma steht, gibt Hinweis auf eine vorbestehende Pathologie der Niere, z.B. Hydronephrose, Nierenzellkarzinom, Zysten, vaskuläre Malformationen etc. Bei ausgedehnten retroperitonealen Blutungen kann es zu Kollaps- und Schockzuständen kommen. Ein in der Flanke palpabler Tumor kann dabei einem retroperitonealen Hämatom oder auch Urinom entsprechen. Oft ist das Abdomen gespannt, und die Darmgeräusche fehlen. Hierzu kommt es entweder reflektorisch durch eine starke retroperitoneale Blutung oder durch eine Mitbeteiligung der Bauchorgane (z.B. Darmperforation).

11.5 Diagnostik und Differenzialdiagnostik

> Die Diagnostik der Nierenverletzungen soll eine schnelle Übersicht über das Ausmaß der Verletzung sowie über die Funktion der verletzten und der kontralateralen Niere geben.

Die Abbildung 11.4 zeigt ein bewährtes Diagnostik- und Therapieschema, wie es auch in unserer Klinik durchgeführt wird. Durch die sehr geschützte Lage der Niere im Retroperitoneum kommt es beim Erwachsenen häufig nur durch sehr massive Krafteinwirkungen zur höhergradigen Nierenverletzung. Dies ist die Ursache

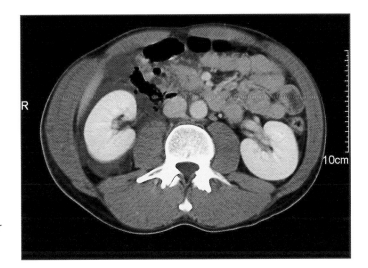

Abb. 11.5 Stumpfes Bauchtrauma mit perirenalem Hämatom und freier Luft als Korrelat einer koexistenten Duodenumperforation.

dafür, dass ausgeprägte Nierenverletzungen nur selten isoliert vorliegen: Bei bis zu 80% der Patienten sind Beteiligungen anderer Organe vorhanden (Abb. 11.5; s. Tab. 11.1). Daher findet die Diagnostik von schweren Nierenverletzungen häufig unter Notfallbedingungen im Schockraum statt.

Unter diesen Bedingungen ist die **Anamneseerhebung** zumeist deutlich erschwert, allerdings können Hinweise auf den Unfallhergang, die Krafteinwirkung und dergleichen bereits einen guten Eindruck des zu erwartenden Ausmaßes der Verletzung geben. So sind z.B. bei Sturz die Sturzhöhe sowie die Oberflächenbeschaffenheit des Aufprallortes von Interesse. Beim Autounfall sind die Fahrtgeschwindigkeit, die Lokalisation des Opfers im Fahrzeug und der Gebrauch bzw. Nichtgebrauch eines Sicherheitsgurtes wichtig. Bei Schussverletzungen sind der Waffentyp und die Entfernung, aus der geschossen wurde, wichtige Indizien. Bei offensichtlichen Kriminaltaten (Messerstich, Schusswunde) ist eine photographische Dokumentation aus kriminalistischer Sicht sinnvoll. **Körperliche Untersuchungsbefunde** wie gespanntes Abdomen, Ekchymosis oder offene Verletzungen der Flankenregion geben wichtige Hinweise auf das Vorliegen eines Nierentraumas.

Zur Primärdiagnostik gehört in jedem Fall eine Untersuchung des **Urins** auf **Blut** (Urinstix).

> Falls möglich, sollte der Urin für die Stixuntersuchung durch Miktion produziert werden, denn die Einlage von Kathetern führt praktisch immer zur Ausbildung einer passageren Mikrohämaturie, sodass es zu falsch positiven Ergebnissen kommt.

Die Ausprägung der Hämaturie kann einen ersten Hinweis auf die Schwere der Nierenverletzung geben. Es können jedoch auch schwere Nierenverletzungen ohne eine Hämaturie vorliegen. Zumeist entspricht jedoch eine Mikrohämaturie einer leichteren und eine Makrohämaturie einer schwereren Nierenverletzung.

Als primäre bildgebende Diagnostik hat sich, insbesondere bei leichteren Nierenverletzungen, wegen der guten Zuverlässigkeit und leichten Durchführbarkeit die **Sonographie** durchgesetzt. Das Ergebnis der sonographischen Untersuchung (im Zusammenhang mit den Ergebnissen der Untersuchung des Urins auf Erythrozyten und der klinischen Untersuchung) ist bestimmend für die weitere Diagnostik. Ergibt sich hieraus der Verdacht auf eine höhergradige Nie-

Tab. 11.2 Gradeinteilung der Nierenverletzungen mit typischem Erscheinungsbild (mod. nach Miller u. McAninch 1995)

Grad I	Nierenkontusion (subkapsuläres Hämatom, intakte Nierenkapsel)
Grad II	Parenchymriss ≤ 1 cm tief (ohne Beteiligung des Nierenbeckenkelchsystems)
Grad III	Parenchymriss > 1 cm tief (ohne Extravasation von Urin)
Grad IV	Parenchymriss bis ins Nierenbeckenkelchsystem ohne Segmentgefäßverletzung (Extravasation)
Grad V	komplette Zerschmetterung der Niere (mit Gefäßstielverletzungen)

renverletzung, sollte unbedingt ein **Computertomogramm** (CT) durchgeführt werden, das der Sonographie bei der Diagnostik höhergradiger Nierenverletzungen überlegen ist. Grundsätzlich sollte eine CT-Untersuchung bei allen offenen Verletzungen sowie bei stumpfen Traumata mit Makrohämaturie und stumpfen Traumata mit Mikrohämaturie und Schock durchgeführt werden. Das CT gibt genauen Aufschluss über das Ausmaß der Verletzung, sowie über die Verhältnisse bezüglich der kontralateralen Niere. Auch lassen sich pathognomonische Zeichen für Verletzungen mitbeteiligter Organe, z.B. freie Luft bei Darmperforationen, sicher erkennen.

Anhand des computertomographischen Befundes (oder notfalls auch schon anhand des Sonographiebefunds) lässt sich die **Schwere der Nierenverletzung** nach dem „Organ Injury Scaling Committee of the American Association for Surgery of Trauma" in fünf Grade einteilen (Tab. 11.2; Abb. 11.6). In einer kürzlich erschienenen retrospektiven Studie konnte anhand der Krankengeschichten von 2500 Patienten gezeigt werden, dass der Grad der Nierenverletzung mit der Notwendigkeit einer operativen Intervention korrelierte (Santucci et al. 2001). So wurden bei 0% der Grad-I-, 15% der Grad-II-, 76% der Grad-III-, 78% der Grad-IV- und 93% der GradV-Verletzungen chirurgische Interventionen notwendig. Die Klassifikation korrelierte auch gut mit der Notwendigkeit der Nephrektomie (Grad I und II = 0%, Grad III = 3%, Grad IV = 9% und Grad V = 86%). Ichigi und Kollegen untersuchten an 33 Patienten die Fläche des Hämatoms im Verhältnis zur Körpergesamtfläche und fanden,

dass das Verhältnis eine gute Einschätzung des Grades der Nierenverletzung zuließ (Ichigi et al. 1999). Bei konservativ behandelten Patienten diente die Hämatomgröße als guter Verlaufsparameter.

Bei Unfallverletzungen, die einer sofortigen chirurgischen Versorgung bedürfen, ohne dass zuvor eine bildgebende Diagnostik stattfinden konnte, werden Nierenverletzungen bei der explorativen Laparotomie durch den Unfallchirurgen anhand eines retroperitonealen Hämatoms diagnostiziert. Der Urologe wird dann zu der Operation hinzugerufen, ohne einen Anhalt für die Schwere der Verletzung sowie über das Vorliegen und die Funktion der Gegenniere zu haben. In dieser Situation empfiehlt sich eine **Hochdosisausscheidungsurographie**, die auch auf dem Operationstisch durchgeführt werden kann.

Eine **Angiographie** als Primädiagnostik bei Nierenverletzungen ist heute kaum noch indiziert. Die mangelhafte oder fehlende Darstellung der Niere im intravenösen Pyelogramm (IVP) und/oder CT stellt heutzutage die Hauptindikation für eine Angiographie dar. Bei schwerer Nierenkontusion kann eine fehlende Darstellung der Niere auf einem Gefäßspasmus basieren, meistens jedoch ist die Ursache eine Nierenarterienthrombose. Weitere Gründe für das Fehlen einer oder beider Nieren im IVP und/ oder CT sind die kongenitale Agenesie, die vorherige chirurgische Entfernung, Ektopie, Schock und hochgradige Obstruktion des Nierenbeckenkelchsystems. Beim Vorliegen arteriovenöser Fisteln oder Shunts ergibt sich im Rahmen der

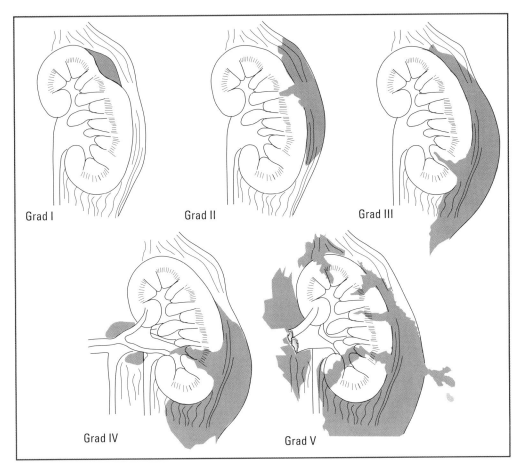

Abb. 11.6 Bildliche Darstellung der unterschiedlichen Grade der Nierenverletzungen nach dem Organ Injury Scaling Committee of American Association for Surgery of Trauma (mod. nach Miller u. McAninch 1995).

Angiographie auch gleichzeitig die Möglichkeit einer therapeutischen Intervention in Form einer Katheterembolisation.

11.6   Therapie

Der Großteil der Nierenverletzungen wird heutzutage konservativ behandelt. Die Indikation zur operativen Exploration der Niere ergibt sich aus einer nicht kontrollierbaren Blutung, Hilusgefäßverletzungen, nicht durchbluteten Parenchymanteile oder großen Urinextravasationen. Da eine höhergradige Nierenverletzung bei der Großzahl der Patienten in Kombination mit anderen Verletzungen vorliegt, muss sich die Primärversorgung nach dem Gesamtbild der Situation und der jeweiligen Priorität einer Verletzung richten.

Das Wissen um die Aussagekraft des Traumaherganges und der körperlichen Untersuchung, den Einfluss der unterschiedlichen Mechanismen der Nierenverletzung für offene und stumpfe Traumata und wie sich diese zu Häufigkeit und Ausprägung der Nierenverletzung verhalten ist essenziell für die exakte Planung der Therapie. Allerdings sollte immer der Zustand des Patienten bei Einlieferung in die Klinik darüber entscheiden, ob primär eine konservative Therapie oder eine sofortige chirurgische Exploration vorgenommen wird.

> Im Vordergrund der chirurgischen Maßnahmen bezüglich der Nierenverletzung steht das Stillen von Blutungen und der Erhalt von funktionsfähigen Nephronen.

Es ist allgemein akzeptiert, dass die 80–85% stumpfen, niedriggradigen Nierenverletzungen (Kontusionen und Parenchymrisse bis 1 cm) **konservativ** zu behandeln sind. In unserer Klinik werden derartige Patienten stationär beobachtet. Bettruhe, niedrig dosierte Antikoagulation (z.B. ein fraktioniertes Heparinpräparat einmal pro Tag), Flüssigkeitszufuhr und eine prophylaktische Antibiose (z.B. Levofloxacin einmal 250 mg pro Tag) sind obligat. Täglich wird der Urin auf die Erythrozytenkonzentration untersucht und eine sonographische Beurteilung der Nieren vorgenommen. Bei Sistieren der Mikrohämaturie wird die stationäre Beobachtung beendet. Das Antibiotikum wird für 7–10 Tage weitergegeben. Ambulante urologische Kontrollen werden empfohlen.

Es besteht auch weitgehender Konsens darüber, dass die 10% der stumpfen Nierentraumata, die mit Hilusgefäßverletzungen einhergehen, der **sofortigen chirurgischen Therapie** bedürfen. Leider ist bei derartigen Verletzungen, wie bereits oben erwähnt, bei über 80% der Patienten nur eine Nephrektomie möglich. Haas und Kollegen berichten über zwölf Patienten mit Nierenarterienthrombose, basierend auf einem stumpfen Bauchtrauma (Haas et al. 1998). Fünf dieser Patienten wurden einer chirurgischen Therapie zugeführt. Keiner der operierten Patienten zeigte hinsichtlich der Nierenfunktion ein befriedigendes Operationsergebnis (s. Kasuistik). Sieben Patienten wurden konservativ behandelt. Von diesen sieben Patienten entwickelten drei (43%) innerhalb von 3–7 Monaten nach dem Ereignis eine Hypertonie, die im weiteren Verlauf zur Nephrektomie führte. Kein Patient zeigte eine Erholung der Nierenfunktion. Die Autoren kommen zu der Schlussfolgerung, dass die operative Revaskularisierung von traumatisch bedingten Nierenarterienthrombosen nur ausgesprochen selten zu dem angestrebten Erfolg führt. Weiterhin schließen die Autoren, dass konservativ behandelte Patienten wegen der Gefahr der Entwicklung einer Hypertonie in enger Nachsorge verbleiben müssen. So berichtete auch Cass in einer Übersichtsarbeit, dass 50% der konservativ behandelten Patienten mit Nierenarterienthrombose im weiteren Verlauf eine Hypertonie entwickeln (Cass 1989).

Eine weitere Studie, die 89 Patienten mit Nierenverletzungen Grad IV und V untersuchte, identifizierte drei Faktoren die mit einer **schlechten Prognose** der Verletzung einhergingen (Knudson et al. 2000):

- ein stumpfes Bauchtrauma als Ursache der Nierenverletzung
- eine Nierenverletzung Grad V
- der Versuch einer Nierenarterienrekonstruktion

Die Autoren kommen zu dem Ergebnis, dass Patienten mit den beschriebenen Risikofaktoren am besten mit einer primären Nephrektomie geholfen ist.

Das therapeutische Vorgehen bei Patienten mit **höhergradigen Nierenverletzungen aufgrund stumpfer Bauchtraumata**, die etwa 10–15% der Patienten mit Nierenverletzungen ausmachen, wird jedoch kontrovers diskutiert. Diese Patienten haben schwerwiegende Verletzungen der Niere, sind aber (zumindest aufgrund der Nierenverletzung) zumeist nicht vital bedroht. Die Befürworter einer konservativen Therapie argumentieren, dass die meisten dieser Nierenverletzungen spontan heilen und eine Exploration der frischen Verletzung das Risiko einer Blutung, die eine Nephrektomie notwendig macht, hervorrufen könne. Moudouni und Kollegen berichten in einer vor kurzem erschienenen Arbeit über die konservative Behandlung von 20 Patienten mit ausgedehnten Nierenverletzungen (Grad IV und V) und Urinextravasation (Moudouni et al. 2001). Elf der Patienten zeigten zusätzlich devitale Segmente im CT. Die Autoren berichteten, dass in den meisten Fällen die Urinextravasation spontan sistierte und die konservative Haltung keinen negativen Einfluss auf die Krankenhausverweildauer und das Behandlungsergebnis hatte. Die Autoren favorisieren eine konservative Behandlung derartiger Nierenverletzungen, weisen aber abschließend darauf hin, dass wegen der hohen Komplikationshäufigkeit eine engmaschige Überwachung angezeigt ist. Die Verfechter eines primär chirurgischen Vorgehens weisen darauf hin, dass nahezu alle Patienten mit Spätkomplikationen, sekundär notwendigen chirurgischen Maßnahmen und verlängerten Krankenhausliegezeiten aus dieser Patientengruppe rekrutieren.

Die chirurgische Exploration der offenen Nierenverletzungen ist häufig schon wegen der Mitbeteiligung anderer Organe notwendig.

Im Rahmen des chirurgischen Vorgehens hat sich eine Bauchschnitt in der Mittellinie (**mediane Laparotomie**), vom Xyphoid bis zum Os pubis, etabliert. Nach Eröffnung des Peritoneums werden die parenchymatösen Bauchorgane sowie Magen und Darm auf Verletzungen untersucht und diese ggf. in Zusammenarbeit mit einem Abdominal- oder Unfallchirurgen versorgt. Anschließend wird das posteriore Peritoneum über Aorta und V. cava inzidiert, und die Nierengefäßabgänge werden dargestellt.

> Bevor die Gerota-Faszie zur Exploration der Niere eröffnet wird, sollen die Nierengefäße unbedingt mit Tourniquets angezügelt werden.

Dieses Vorgehen ermöglicht die schnelle Unterbindung der Blutzufuhr bei Eintreten einer starken Blutung. Bei der Darstellung der Hilusgefäße ist daran zu denken, dass bei 25% aller Menschen mehrere Nierenarterien vorliegen, die Verteilung ist hierbei seitengleich. Mehrere Nierenvenen liegen bei 15% der Patienten vor. Hierbei überwiegt die rechte Seite mit 80 versus 20%.

McAninch und Carroll zeigten, dass die frühzeitige Darstellung und Sicherung der Nierengefäße die Nephrektomierate von 56 auf 18% reduzierte (McAninch u. Carroll 1982). In zwei Serien mit 92 und 185 Patienten war die zeitweilige Blutsperre bei 12 und 17% der Patienten notwendig. Hierbei gab die präoperative Diagnostik kein Anhalt dafür, welche Patienten einer zeitweiligen Ausschaltung der Nierengefäße bedurften. Die postoperative Nierenfunktion wird durch die kurzzeitige Ausschaltung der Niere nicht negativ beeinflusst. Im Gegensatz zu den obigen Ausführungen berichten Gonzalez et al., dass die Hilusgefäßsicherung vor Eröffnung der Gerota-Faszie die Nephrektomierate nicht beeinflusst und zu einer deutlichen Verlängerung der Operationszeit führt (Gonzalez et al. 1999).

Traumatisiertes Nierengewebe sollte unter Belassung der Kapsel reseziert werden, obwohl einige Arbeiten zeigen das dies nicht notwendig ist (s.o.). Parenchymdefekte an den Nierenpolen sollten durch Polresektionen behandelt werden, sonstige Parenchymdefekte werden nach Möglichkeit mit der belassenen Kapsel (ggf. auch mit freien Peritoneumlappen) verschlossen und können zum Schutz vor Urinextravasationen und Fisteln mit perinephritischem oder omentalem Fett übernäht werden. Bei Verletzungen von Segmentvenen können diese ligiert werden. Verletzungen von Segmentarterien sollten korrigiert werden (Endarterien); ist dies nicht möglich, muss das entsprechende Segment reseziert werden.

Ist das **Nierenbeckenkelchsystem** eröffnet, wird dieses primär durch resorbierbare Nähte verschlossen. Der Abfluss der Niere sollte durch eine Harnleiterschiene und einen Blasendauerkatheter gesichert sein. Drainagen sollten an den verletzten Anteil der Niere gelegt und ausgeleitet werden. Diese Drainagen sollten erst entfernt werden, wenn sicher gestellt ist, dass keine Extravasation von Urin mehr stattfindet (Bestimmung von Kreatinin aus der Drainageflüssigkeit).

Die Niere ist ein außerordentlich regenerationsfähiges Organ. Bei der postoperativen Kontrolle sollte allerdings berücksichtigt werden, das dass Serumkreatinin erst bei einer Funktionsbeeinträchtigung von mehr als 50% mit einem Anstieg reagiert. Daher sollten in der **Nachsorge** unbedingt weitere Methoden zur Funktionsbeurteilung (z.B. MAG3-Szintigraphie, Kreatinin-Clearance, intravenöses Pyelogramm) zum Einsatz kommen.

mit stumpfem Bauchtrauma untersucht (Wessel et al. 2000). In dieser Studie wurde die Ultraschalluntersuchung der Nieren in Verbindung mit der Urinanalyse als das optimale Screening-Verfahren für kindliche Nierenverletzungen identifiziert. Bei der exakten Klassifikation des Grades der Nierenverletzung war allerdings auch in dieser Studie die CT-Untersuchung dem Ultraschall überlegen.

11.7 Nierenverletzungen bei Kindern

Bei Kindern ist die perirenale Fettkapsel nicht derart ausgeprägt wie bei einem Erwachsenen, und die Niere steht tiefer im Abdomen, sodass der Schutz durch den knöchernen Thorax wegfällt. Zusätzlich ist das kindliche Gewebe noch wesentlich fragiler. Hieraus resultiert eine erheblich höhere Vulnerabilität der kindlichen Niere. Daher führen auch stumpfe Traumata bei Kindern häufig zu ausgedehnten Verletzungen. Aus diesem Grunde sollen Kinder, die nach Trauma eine Hämaturie aufweisen, unabhängig von der Ausprägung der Hämaturie oder dem Vorliegen einer Hypotonie, mit allen zur Verfügung stehenden diagnostischen Mitteln (insbesondere CT) untersucht werden. Eine Untersuchung von 48 stumpfen Nierentraumata bei Kindern fand bei 25 Patienten eine höhergradige Verletzung (Stein et al. 1994). Basierend auf diesen Ergebnissen empfehlen die Autoren eine CT-Diagnostik bei jedem kindlichen Nierentrauma. Trotz des aggressiven diagnostischen Vorgehens beim kindlichen Trauma ist das therapeutische Vorgehen auch bei Kindern zumeist konservativ. Kuzmarov und Kollegen berichteten bei der Untersuchung von 240 Kindern mit stumpfen Nierenverletzungen über eine Nephrektomierate von 12% (Kuzmarov et al. 1981). In einer kürzlich veröffentlichten Arbeit wurden 308 Kinder

11.8 Verlauf und Prognose

Verzögerte **urologische Komplikationen** treten nur bei 13% der Patienten mit Nierenverletzungen (ohne Operation) auf, wenn alle Segmente in der bildgebenden Diagnostik durchblutet waren. Sind nicht alle Anteile der Niere perfundiert und wurde keine operative Resektion der Areale vorgenommen, kommt es zu einer Komplikationsrate von 38%. Ein perinephritischer Abszess entwickelte sich bei allen Patienten mit einem nicht versorgten devitalisierten Segment und einer koexistenten Pankreas- oder Darmverletzung. Postoperative Komplikationen manifestieren sich hauptsächlich als sekundäre Blutungen, kontaminierte Hämatome, Abszesse und/oder Urinome. Der plötzlich auftretende Flankenschmerz (nach vorausgegangener Besserung), Fieber, plötzlicher Abfall der Hämoglobinkonzentration oder ein erneuter Anstieg des Kreatinins mögen Hinweise auf eine oder mehrere dieser Komplikationen sein. Die perkutane Drainage von Abszessen, Hämatomen oder Urinomen stellt eine effektive Behandlung dieser Komplikationen dar. Die selektive angiographische Embolisation hat sich bei der Behandlung sekundärer Blutungen, basierend auf Segmentarterienblutungen oder der Bildung von AV-Fisteln, bewährt. Eine Entlassung der Patienten aus der stationären Behandlung sollte erst angestrebt werden, nachdem die Nierenfunktion normalisiert ist.

Eine **posttraumatische Hypertonie** nach Nierenverletzung entwickelt sich bei einem hohen Prozentsatz der Patienten mit höhergradigen Nierenverletzungen. Zumeist kommt es zu einer spontanen Remission innerhalb von 6 Wochen. Allerdings kann die Hypertonie auch persistieren und zur sekundären Nephrektomie führen.

11.9 Zusammenfassung

Das vorliegende Kapitel beschreibt das diagnostische und therapeutische Vorgehen bei Nierenverletzungen. Als diagnostische Methoden haben sich heute die Sonographie und CT-Untersuchung als Primär- und Therapieplanungsverfahren etabliert. In unserer hochtechnisierten Medizin sollte man aber weiterhin den sicherlich hohen Stellenwert der Eigen- bzw. Fremdanamnese (Unfallhergang) und der klinischen Untersuchung (Ausprägung der Hämaturie, Prellmarken) berücksichtigen. Therapeutisch gehen die Bemühungen heute, hinsichtlich der Behandlung auch ausgeprägter stumpfer Traumata, weitestgehend in die Richtung einer konservativen Strategie. Im Gegensatz hierzu sind ausgeprägte offene Verletzungen und Verletzungen der Nierengefäße weiterhin eine Domäne der primär chirurgischen Versorgung, die auch heutzutage (im Sinne des Patienten) häufig in der Nephrektomie münden muss.

Literatur

Altman AL, Haas C, Dinchman KH, Spirnak JP. Selective nonoperative management of blunt grade 5 renal injury. J Urol 2000; 164: 27–31.

Bernath AS, Schutte H, Fernandez RRD, Addonizio JC. Stab wounds of the kidney: Conservative management in flank penetration. J Urol 1983; 129: 468–70.

Carl P. Diagnostik und Therapie von Nierenverletzungen. Urologe[A] 1997; 36: 523–30.

Carlton CE, Scott R, Goldman M. The management of penetrating injuries of the kidney. J Trauma 1968; 8: 1071–83.

Carroll PR, KlostermanPW, Mcninch JW. Early vascular control of renal trauma: A critical review. J Urol 1989; 141: 826–9.

Carroll PR, McAninch JW, Wong A. Outcome of temporary vascular occlusion for the management of renal trauma. J Urol 1994; 151: 1171–3.

Cass AS. Renovascular injuries from external trauma. Diagnosis, treatment, and outcome. Urol Clin North Am 1989; 16: 213–20.

Cass AS, Susset J, Kahn A. Renal pedicle injury in the multiple injured patient. J Urol 1979; 122: 728–30.

Gonzalez RP, Falimirski M, Holevar MR, Evankovich C. Surgical management of renal trauma: is vascular control necessary? J Trauma 1999; 47: 1039–42.

Haas CA, Dinchman KH, Nasrallah PF, Spirnak JP. Traumatic renal artery occlusion: a 15-year review. J Trauma 1998; 45: 557–61.

Haas CA, Spirnak JP. Traumatic renal artery occlusion: a review of the literature. Tech Urol 1998; 4: 1–11.

Hai MA, Pontes JE, Pierce JM. Surgical management of major renal trauma. J Urol 1977; 118: 7–9.

Heyns CF, DeKlerk DP, DeKock MLS. Stab wounds associated with hematuria – a review of 6 cases. J Urol 1983; 130: 228–31.

Husmann DA, Gilling PJ, Perry MO. Major renal lacerations with a devitalized fragment following blunt abdominal trauma: A comparison between nonoperative (expectant) versus surgical management. J Urol 1993; 150: 1772–7.

Husmann DA, Morris JS. Attempted nonoperative management of blunt renal lacerations extending though the corticomedullay junction: The short-term and long-term sequelae. J Urol 1990; 143: 682–4.

Ichigi Y, Takaki N, Nakamura K, Sato S, Kato A, Matsuo Y, Kudo S, Masaki Z. Significance of hematoma size for evaluating the grade of blunt renal trauma. Int J Urol 1999; 6: 502–6.

Knudson MM, Harrison PB, Hoyt DB, Shatz DV, Zietlow SP, Bergstein JM, Mario LA, McAninch JW. Outcome after major renovascular injuries: a Western trauma association multicenter report. J Trauma 2000; 49: 1116–22.

Kuzmarov IW, Morehouse DD, Gibson S. Blunt renal trauma in the pediatric population: a retrospective study. J Urol 1981; 126: 648–9.

McAninch JW, Carroll PR. Renal trauma: kidney preservation through improved vascular control – a refined approach. J Trauma 1982; 22: 285–90.

Miller KS, McAninch JW. Radiographic assessment of renal trauma: our 15-year experience. J Urol 1995; 154: 352–5.

Moudouni SM, Patard JJ, Manunta A, Guiraud P, Guille F, Lobel B. A conservative approach to major blunt renal lacerations with urinary extravasation and devitalized renal segments. BJU Int 2001; 87: 290–4.

Narrod JA, Moore EE, Posner M, Peterson NE. Nephrectomy following trauma-impact on patient outcome. J Trauma 1995; 25: 842–4.

Nash PA, Bruce JE, McAninch JW. Nephrectomy for traumatic renal injuries. J Urol 1995; 153: 609–11.

Peters PC, Bright TC III. Blunt renal injuries. Urol Clin North Am 1977; 4: 17–28.

Sagalowsky AI, McConnell JD, Peters PC. Renal trauma requiring surgery: An analysis of 185 cases. J Trauma 1983; 23: 128–31.

Sagalowsky AI, Peters PC. Genitouurinary trauma. In: Walsh PC, Retik AB, Vaughan ED, Wein AJ (eds). Campbells Urology. 7th ed. Philadelphia: WB Saunders Comp 1998; 3085–120.

Santucci RA, McAninch JW, Safir M, Mario LA, Service S, Segal MR. Validation of the American Association for Surgery of Trauma organ injury severity scale for the kidney. J Trauma 2001; 50: 195–200.

Stein JP, KajiDM, Eastham J, Freeman JA, Esrig D, Hardy BE. Blunt renal trauma in the pediatric population: indications for radiographic evaluation. Urology 1994; 44: 406–10.

Turner WJ, Snyder WH III, Fry WJ. Mortality and salvage after renovascular trauma. Am J Surg 1983; 146: 848–51.

Wessel LM, Scholz S, Jester I, Arnold R, Lorenz C, Hosie S, Wirth H, Waag KL. Managment of kidney injuries in children with blunt abdominal trauma. J Pediatr Surg 2000; 35: 1326–30.

12 Erkrankungen der Niere und der ableitenden Harnwege

J. Jones, W.-D. Beecken, W. Kramer

Inhalt

12.1 Kongenitale Fehlbildungen der Niere

12.1.1 Einleitung

> Das Auftreten kongenitaler Fehlbildungen wird in der Niere häufiger beobachtet als in jedem anderen Organ.

Kinder mit Fehlbildungen einer Ohrmuschel oder des Viszerokraniums auf einer Seite haben häufig ipsilaterale renale Anomalien (Potter-Syndrom). Hierbei scheint das Fruchtwasser, das zu etwa 90% aus fetalem Urin produziert wird, in zu geringer Menge vorhanden zu sein (Oligohydramnion), sodass es zur Kompression des Kraniums und des Thorax (Folge: Lungenhypopla-

sie) kommt. Auch kongenitale Kyphosen oder Skoliosen sind häufiger mit Fehlbildungen der Niere assoziiert.

Die fetale Ultraschalluntersuchung führt zur Diagnostik einer Reihe von Anomalien, die in der Vor-Ultraschall-Ära unentdeckt geblieben wären. Hierbei stellen insbesondere die Hydronephrosen mit der Frage nach der interventionellen Dringlichkeit ein therapeutisches Dilemma dar, da nur bei etwa 50% der Neugeborenen eine postnatal messbare Abflussbehinderung besteht.

12.1.2 Nierenagenesie

Zur regelrechten Nierenentwicklung ist die Induktion des **metanephrogenen Blastems** durch die Ureterknospe aus dem Wolff-Gang erforderlich. Erreicht die Ureterknospe das metanephrogene Blastem nicht, bleibt die Wachstumsinduktion der Nierenanlage aus und es kommt zu einer Nierenagenesie – dem völligen Fehlen der Nierenanlage. Das Gleiche kann auch durch Fehlentwicklung des Wolff-Ganges, aus dem die Ureterknospe aussprießt, oder durch das Fehlen des metanephrogenen Blastems resultieren.

Eine **bilaterale Nierenagenesie** kommt mit einer Häufigkeit von etwa 1:10000 vor und wird bei Jungen dreimal häufiger als bei Mädchen beobachtet. In der pränatalen Diagnostik fällt ein Oligohydramnion auf; äußerlich lassen sich bei den betroffenen Kindern ein Potter-Syndrom (Fehlbildungen des Viszerokraniums und der Ohrmuscheln) sowie eine Lungenhypoplasie feststellen. Die terminale Niereninsuffizienz führt dazu, dass die betroffenen Kinder entweder tot geboren werden oder nur wenige Tage überleben.

Die **unilaterale Nierenagenesie** kommt mit einer Häufigkeit von etwa 1:1500 vor. Jungen sind doppelt so häufig betroffen wie Mädchen. Das einseitige Fehlen einer Nierenanlage bleibt asymptomatisch und wird meist als Zufallsbefund entdeckt. Die kontralaterale Seite zeigt dabei eine kompensatorische Hypertrophie. Der diagnostische Nachweis einer Nierenanlage durch Ausschlussverfahren gelingt durch die Sonographie, CT-Untersuchung des Abdomens, selektive Angiographie der V. renalis oder durch die DMSA(Dimercaptobernsteinsäure)-Szintigraphie.

12.1.3 Nierenhypoplasie

Bei der Nierenhypoplasie findet sich eine regelrecht aufgebaute, aber zu kleine Niere. Pathophysiologisch kommt es zu einer mangelhaften Aufzweigung der Ureterknospe. Ätiologisch scheint eine Alkoholembryopathie oder eine intrauterine Cocainexposition eine Rolle zu spielen. Diagnostisch stellt sich im Infusionsurogramm eine verminderte Kelchzahl bei regelrechter, zarter Kelchkonfiguration dar (im Gegensatz zur pyelonephritischen Atrophie).

12.1.4 Einfache Nierenzyste

Die einfachen Nierenzysten stellen die häufigste Nierenfehlbildung dar, können angeboren oder erworben sein und ein- oder beidseitig auftreten.

Ätiologie: Man nimmt eine Abflussstörung im Bereich der Nephrone an, die dann zu einer Aussackung und schließlich zu einer Zystenbildung führt.

Symptomatik: Abhängig von der Zystengröße (meist über 10 cm Durchmesser) kann es zu einer Verdrängungssymptomatik kommen mit abdominellen oder Flankenbeschwerden.

Diagnostik: Bei der klinischen Untersuchung kann bei sehr großen Zysten eine palpable abdominelle Raumforderung auffallen. Sonographisch stellt sich eine Nierenzyste scharf abgegrenzt, echofrei und mit dorsaler Schallverstärkung dar.

Differenzialdiagnose: Sog. atypische Zysten, bei denen obengenannte Kriterien nicht eindeutig zutreffen, können durch Zysteneinblutung oder durch ein Zystenwandkarzinom bedingt sein (Therapie: Nierenfreilegung und ggf. Nierenteilresektion oder radikale Nephrektomie).

Therapie: Keine bei asymptomatischen Zysten. Bei symptomatischen Zysten:

- perkutane Zystenpunktion und Injektion sklerosierender Substanzen (z.B. Ethoxysklerol); Nachteil: etwas höhere Rezidivrate als bei den operativen Eingriffen
- offene oder laparoskopische Zystenwandresektion

12.1.5 Multizystische Nierendysplasie

Die multizystische Nierendysplasie stellt die häufigste zystische Fehlbildung der Niere dar und kommt meist einseitig vor.

Ätiologie und Pathogenese: Die Teilung der Ureterknospe nach Erreichen des metanephrogenen Stranges sistiert vorzeitig, sodass eine weitere Differenzierung des Nierengewebes unterbleibt oder fehlerhaft ist. Eine maligne Entartung ist sehr selten.

Symptomatik: Es kommt zu unspezifischen abdominellen Beschwerden oder Flankenschmerzen durch die größenbedingte Verdrängung der Nachbarorgane.

Diagnostik: Bei der klinischen Untersuchung fällt eine palpable abdominelle Raumforderung auf. Sonographisch zeigt sich eine vergrößerte Niere mit multiplen Zysten.

Therapie: Bei Symptomatik: Nephrektomie.

12.1.6 Polyzystische Nierendegeneration

Die polyzystische Nierendegeneration (Syn.: Zystennieren) ist eine vererbliche Nierenerkrankung und wird in eine autosomal rezessiv und eine autosomal dominant vererbte Form unterteilt. Sie tritt zu etwa 95% bilateral auf.

Autosomal rezessiv vererbte polyzystische Nierendegeneration

Die autosomal rezessiv vererbte Form (Inzidenz etwa 1:40000) macht sich bereits im Säuglingsalter bemerkbar. Sie ist immer mit fibrotischen Veränderungen im Bereich der Leber (cholangiodysplastische Fibrose) vergesellschaftet.

Ätiologie: Ursächlich scheint eine durch hyperplastisches Tubulusepithel bedingte Abflussstörung der Nephrone mit konsekutiver Zystenbildung zu sein. Bereits gebildete Zysten stellen ihrerseits ein Abflusshindernis für andere Nephrone dar und führen zu einem Fortschreiten der Erkrankung.

Symptomatik: Potter-Symptomatik und Atemnot (Lungenhypoplasie) sowie massive Gedeihstörung.

Diagnostik: Intrauterin fällt sonographisch ein Oligohydramnion auf bei bilateral massiv vergrößerten zystischen Nieren. Beide Nieren sind als große abdominelle Raumforderung palpabel.

Prognose: Respiratorische und renale Insuffizienz sowie portaler Hypertonus führen bereits nach wenigen Lebensmonaten zum Tod.

Autosomal dominant vererbte polyzystische Nierendegeneration

Die autosomal dominant vererbte Form (Inzidenz ca. 1:1000) wird oft erst nach dem 30. Lebensjahr symptomatisch. Zysten im Bereich der Leber, des Pankreas oder der Milz werden ebenfalls beobachtet.

Ätiologie: Wie bei der autosomal rezessiven Form.

Symptomatik: Intraabdominelle oder Flankenbeschwerden. Makrohämaturie und Koliken als Folge einer Nephrolithiasis oder abgehender Blutkoagel. Fieber und Schüttelfrost (bei Infekten).

Diagnostik: Sonographie, CT-Abdomen.

Therapie: Bei starken Beschwerden, Blutungen oder rezidivierenden Infekten: Nephrektomie, zusätzlich bei terminaler Niereninsuffizienz Hämodialyse/Nierentransplantation.

12.1.7 Markschwammniere

Die Markschwammniere ist eine zumeist nicht erbliche Erkrankung, obwohl vereinzelt auch autosomal dominante und autosomal rezessive Vererbungsmodi beschrieben sind. Charakteristisch ist die **zystische Erweiterung der Sammelrohre** im Nierenmark, die der Niere makroskopisch ein schwammartiges Aussehen geben. In den meisten Fällen tritt die Erkrankung bilateral auf. Bei etwa der Hälfte der Patienten tritt auch eine renale Kalzurie aufgrund einer Störung der Calciumrückresorption auf, mit der auch häufig eine renale tubuläre Azidose einher geht. Es bestehen eine mangelnde Exkretionsfähigkeit von Wasserstoffionen und somit eine

mangelnde Ansäuerung des Urins mit der Gefahr einer metabolischen Azidose im Blutplasma. Hyperkalzurie und tubuläre Azidose führen zur Steinentstehung in den dilatierten Sammelrohren (**Nephrokalzinose**). Treten Konkremente aus den Sammelrohren in das Nierenbeckenkelchsystem und Harnleiter über, kann es zu Koliken, einer Makrohämaturie oder anderen Symptomen einer obstruktiven Uropathie kommen. Diagnostisch lassen sich insbesondere bei Nephrokalzinose auf der Röntgenleeraufnahme streifenförmige Veränderungen im Bereich des Nierenmarks erkennen. Im Falle einer klinisch bedeutsamen Urolithiasis kommt die für das Steinleiden adäquate Steintherapie in Betracht (ESWL, perkutane Nephrolitholapaxie, Ureterorenoskopie). Zur Behandlung der Hyperkalzurie können Thiaziddiuretika eingesetzt werden.
Ätiologie: Zystische Dilatation der Sammelrohre.
Pathophysiologie: Renale Hyperkalzurie und distale tubuläre Azidose bei etwa 50% der Patienten führen zur Bildung von Calciumoxalat- und Calciumphosphatsteinen.
Symptomatik: Koliken, Makrohämaturie (im Falle einer Urolithiasis).
Diagnostik: Sonographie, Infusionsurogramm.
Therapie: Extrakorporale Stoßwellenlithotripsie, perkutane Nephrolitholapaxie (bei Urolithiasis), Thiaziddiuretika (Prophylaxe der Hyperkalzurie).

12.1.8 Seltene zystische kongenitale Nierenerkrankungen

Von-Hippel-Lindau-Syndrom

Hierbei handelt es sich um eine autosomal dominant vererbte Erkrankung, die durch eine Angiomatose des zentralen Nervensystems (Kleinhirnhämangioblastome, retinale Angiome) und viszerale zystische Läsionen charakterisiert ist. Bei zwei Drittel aller Patienten finden sich Nieren-

zysten, aus denen bei bis zu 40% Nierenzellkarzinome (beidseits) entstehen können. Das Erkrankungsalter liegt zwischen dem 20. und 50. Lebensjahr. Regelmäßige sonographische Kontrollen sind daher erforderlich.

Tuberöse Sklerose (Bourneville-Pringle-Syndrom)

Diese autosomal dominant vererbte Phakomatose ist durch die Trias aus Adenoma sebaceum, Epilepsie und progressive geistige Behinderung charakterisiert. Bei 40–80% der Betroffenen werden Angiomyolipome der Niere beobachtet.

12.1.9 Anomalien der Nierenanzahl

Erreichen zwei Ureterknospen das metanephrogene Blastem, wird die Entstehung zweier Nierenhohlsysteme induziert (sog. **Doppelniere**), wobei das Nierenparenchym meist zusammenhängend ist. Nur in ganz seltenen Fällen kommt es zu einer zusätzlichen Niere. Nachdem der distale Anteil des Wolff-Ganges, aus dem die zwei Ureterknospen aussprießen, in den Sinus urogenitalis (später: Blase) inkorporiert worden ist, kommt es zu einer Drehung der Ureteren im Sinus urogenitalis. Daher liegt in der späteren Blase der Ureter des oberen Nierenanteils kaudal und der des unteren Nierenanteils weiter kranial (Meyer-Weigert-Regel). Eine Doppelniere und seine zwei Harnleiter (**Ureter duplex**) bleiben oft völlig asymptomatisch. Symptome können allerdings aus der veränderten intravesikalen Einmündungsstelle der Harnleiter resultieren. Hierbei ist der untere Harnleiter (untere Nierenanlage der Doppelniere) dadurch, dass er weiter kranial und lateral in der Blase mündet, häufig refluxiv (insuffizienter Ventilmechanismus) und führt zu einem vesikoureteralen Reflux. Der obere Harnleiter mündet weiter kaudal in der Blase oder ektop in Folgestrukturen des ehemaligen Wolff-Ganges

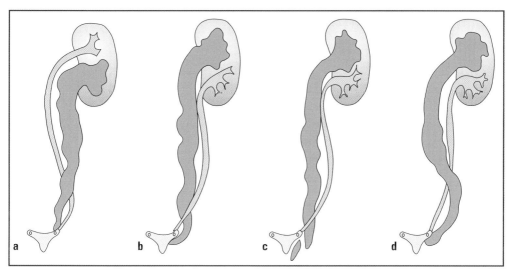

Abb. 12.1 Anomalien mit Doppelniere:
a Ektoper Ureter (rot) mit Reflux in den unteren Nierenanteil;
b ektoper Ureter (rot) mit Obstruktion des oberen Nierenanteils;
c ektoper extravesikaler Ureter (rot) mit Obstruktion des oberen Nierenanteils;
d ektoper Ureter (rot) mit Ureterozele und Obstruktion des oberen Nierenanteils.

(Samenblase, prostatische Harnröhre, Ductus deferens beim Mann bzw. obere Vagina, Zervix, Uterus, Urethra, Ovarialtuben bei der Frau). Die ektope Lage kann dann in manchen Fällen ein obstruktives Abflusshindernis für den oberen Harnleiter (obere Nierenanlage) darstellen und zu einer Hydronephrose führen (Abb.12.1).

Doppelniere und Ureter duplex

Ätiologie: Induktion des metanephrogenen Blastems durch zwei Ureterknospen.
Pathophysiologie: Der Harnleiter der oberen Nierenanlage mündet weiter distal und medial in der Blase (gelegentlich auch ektop in Folgestrukturen des Wolff-Ganges) und kann zu einer Hydronephrose führen. Der Harnleiter der unteren Nierenanlage mündet weiter kranial und lateral in der Blase und kann einen vesikoureteralen Reflux bedingen.
Symptome: Häufig asymptomatisch, bei ektopem Harnleiter Flankenschmerzen, abdominelle

Beschwerden (bei Hydronephrose), Inkontinenz (bei Mädchen mit ektopem Harnleiter), bei refluxivem Harnleiter Infekte mit Gedeihstörungen)
Diagnostik: Sonographie, Infusionsurogramm, Zystoskopie, Isotopennephrogramm.
Therapie: Heminephrektomie bei Hydronephrose (oberer Nierenanteil), Harnleiterneueinpflanzung bei ektopem Ureter.

Ureter fissus

Teilt sich eine Ureterknospe vor Erreichen des metanephrogenen Blastems frühzeitig auf, kann ebenfalls die Bildung zweier Nierenhohlsyteme induziert werden, wobei in diesem Fall ein Ureter fissus entsteht. Dabei handelt es sich um einen Y-förmigen Ureter, dessen zwei Arme sich vor dem Eintritt in die Blase vereinigen. In seltenen Fällen kann an der Vereinigungsstelle ein sog. **Jo-Jo-Phänomen** mit Rückfluss des Urins in den anderen Doppelnierenanteil entstehen.

Eine Therapie ist nur in seltenen Fällen notwendig. Hierbei wird der obere Harnleiter mit dem kaudalen Nierenbecken anastomosiert und der distale Ureter des kranialen Pols reseziert.

12.1.10 Lage- und Verschmelzungs-anomalien der Niere

Nach Induktion des Nierenwachstums durch den Kontakt der Ureterknospe mit dem metanephrogenen Blastem in der 5. Woche kommt es zu einem Aszensus und Rotation der Niere bis zu ihrer normalen retroperitonealen Lage am Ende der 8. Woche. Kommt es in diesem Zeitraum zu einer Entwicklungsstörung, wird der Nierenaszensus aufgehalten, und die Niere verbleibt in einer kaudaleren, ektopen Lage. Man bezeichnet die Niere nach ihrer endgültigen Lage als **Beckenniere** oder lumbale Niere. Differenzialdiagnostisch muss man sie von der Nephroptose unterscheiden, die ursprünglich eine orthotope Lage hat und durch eine Hypermobilität gekennzeichnet ist. Therapeutisch erfolgt bei Symptomatik die Nephrektomie.

Hufeisenniere

Die Hufeisenniere stellt die häufigste Verschmelzungsanomalie der Niere dar. Ihre Inzidenz beträgt 1:425. Jungen sind doppelt so oft betroffen wie Mädchen. Entwicklungsgeschichtlich zeigt sich eine **Störung im Nierenaszensus**, der häufig durch die A. mesenterica inferior bedingt ist. Die Fusion beider unterer Nierenpole führt zu dem charakteristischen hufeisenförmigen Aussehen. Die Blutversorgung erfolgt aus den Beckengefäßen (A. iliaca communis oder Aorta abdominalis). Die Rotation der Nieren ist ebenfalls gehemmt, sodass die Nierenbecken und Ureter nach ventral verlaufen. Klinisch kann es durch den Harnleiterverlauf über den Isthmus (Brücke der Hufeisenniere) zu einer Harntransportstörung kommen, welche die Entstehung von Infekten oder einer Urolithiasis begünstigt. Zur Therapie wird bei Obstruktion eine Harnableitung mittels Double-J-Schiene durchgeführt, bei rezidivierenden Infekten muss eine operative Isthmusdurchtrennung erwogen werden (Abb. 12.2, 12.3).

Gekreuzte Nierendystopie

Hierbei handelt es sich um eine seltene Anomalie, bei der die betroffene Niere kontralateral liegt, ihr Harnleiter jedoch ipsilateral einmündet.

12.2 Obstruktive Uropathie

Historisch wurde die Hydronephrose mit dem Vorliegen einer Obstruktion und einem damit einhergehenden Nierenfunktionsverlust gleichgesetzt. Experimentelle Untersuchungen zeigen allerdings, dass diese Gleichsetzung nicht ohne weiteres korrekt ist. Eine Hydronephrose kann auch ohne Obstruktion bestehen. Nach Koff stellt eine Obstruktion eine Abflussstörung des Urins dar, ohne deren Behandlung ein progressiver Nierenfunktionsverlust resultiert. In dieser Definition wird die morphologische Erscheinung der Hydronephrose um eine wesentliche Komponente erweitert: die Funktion.

Die zunehmende Verbreitung der Ultraschalluntersuchung in der pränatalen Diagnostik führte zu einer Darstellung dilatierter Nierenbeckenkelchsysteme mit einer Inzidenz von 1:100. Diese Zahl reduziert sich allerdings postnatal um fast die Hälfte. Ursache für die pränatal darstellbaren Hydronephrosen sind die hohe fetale Urinproduktion und die Beeinflussung durch mütterliche Hormone. Die verbliebenen, weiterhin darstellbaren dilatierten Nierenbeckenkelchsysteme bedürfen zu ihrer korrekten Interpretation weiterer Untersuchungen.

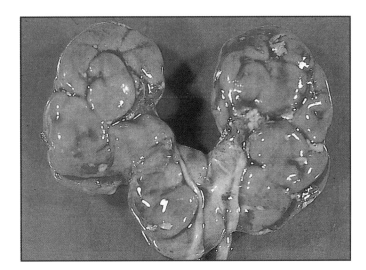

Abb. 12.2 Hufeisenniere
(anatomisches Präparat).

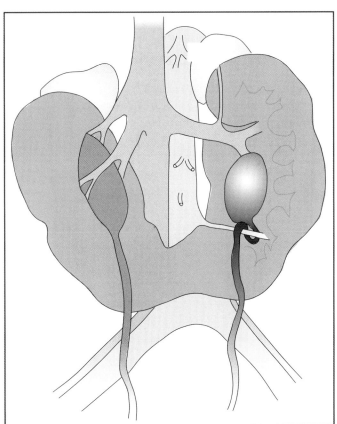

Abb. 12.3 Hufeisenniere
mit einer extrinsischen
subpelvinen Stenose
(obstruktives Gefäß am
unteren Nierenpol).

Pathophysiologisch zeigt sich bei einem obstru-ierten Harnabfluss ein erhöhter Druck im Nie-renbeckenkelchsystem und in den Tubuli rena-les. Dies führt zu einem erniedrigten renalen Blutfluss sowie einer reduzierten glomerulären Filtrationsrate und somit zu einer Nierenfunktionseinschränkung. In der bildgebenden Diagnostik zeigen sich dann ein deutlich erweitertes Nierenbeckenkelchsystem und je nach Dauer der Obstruktion auch eine Rarefizierung des Parenchyms. Im Infusionsurogramm stellen sich die Nierenkelche erweitert und bei chronischen Prozessen verplumpt dar.

Einteilung: Die obstruktiven Uropathien können nach Lage (supra- und infravesikal) und Ursache (kongenital, erworben) der Obstruktion unterteilt werden:

- **Lage:** Je nach Lage des obstruktiven Prozesses in Bezug auf die Harnblase lässt sich eine supra- von einer infravesikalen Obstruktion unterscheiden. Die infravesikale Obstruktion hat Auswirkung auf beide Nieren (bilaterale Hydronephrose), während sich eine supravesikale meist nur ipsilateral auswirkt (Ausnahme: große retroperitoneale Tumoren).
- **Ursache:** Kongenitale Ursachen einer obstruktiven Uropathie sind Meatusenge, Harnröhrenklappen, ektoper Ureter, Ureterozele,

primär obstruktiver Megaureter, retrokavaler Ureter und subpelvine Stenose. Erworbene Ursachen sind Harnröhrenenge (posttraumatisch, postinfektiös), benigne Prostatahyperplasie, Prostatakarzinom (im fortgeschrittenen Stadium), Blasentumor, Harnleiterstein. Bei den erworbenen Ursachen kann eine extrinsische ureterale Kompression durch ein Zervixkarzinom, einen retroperitonealen Tumor (Metastasen, Ormond-Krankheit) oder eine Schwangerschaft) bedingt sein.

12.2.1 Subpelvine Stenose

Die **Harnleiterabgangsenge** stellt die häufigste kongenitale Ursache einer Hydronephrose dar. Ihre Inzidenz beträgt 1:200 mit einer Bevorzugung des männlichen Geschlechts (5:2).
In der normalen Ureterentwicklung kommt es zu einem transienten Verschluss des Ureterlumens

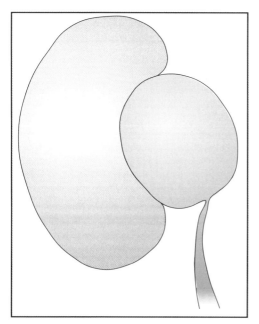

Abb. 12.4 Subpelvine Stenose. Ursache hier: intrinsische Harnleiterenge.

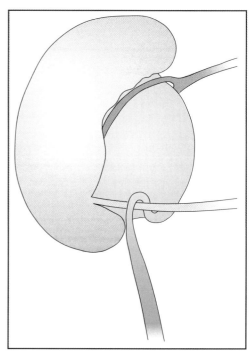

Abb. 12.5 Subpelvine Stenose. Ursache hier: extrinsische Harnleiterenge durch Unterpolgefäß.

zwischen dem 35. und 37. Gestationstag, der sich zwischen dem 43. und 49. Tag wieder zurückbildet. Ist die Rekanalisierung des Ureters am Harnleiterabgang unvollständig oder persistiert die ureterovesikale Membran, kommt es zur Ausbildung einer subpelvinen Stenose. In den meisten Fällen handelt es sich um eine intrinsische Enge mit einem aperistaltischem Segment, was histologisch durch Kollageneinlagerungen und atrophische Muskulatur imponiert (Abb. 12.4). Weiterhin kann ein aberrierendes Nierenpolgefäß Ursache einer extrinsischen Harnleiterabgangsenge sein (Abb. 12.5).

Die Erkrankung bleibt oft asymptomatisch. Bei Kindern kann die subpelvine Stenose mit unspezifischen Symptomen (abdominelle Beschwerden, Übelkeit und Erbrechen), aber auch mit febrilen Harnwegsinfekten in Erscheinung treten. Im Erwachsenenalter kann sich die Erkrankung neben Flankenschmerzen auch durch Koliken und Hämaturie manifestieren. Diagnostisch zeigt die Ultraschalluntersuchung je nach Ausprägung eine Ektasie des Nierenbeckenkelchsystems mit einer Ballonierung des Nierenbeckens. Ähnlich stellt sich das Bild im Infusionsurogramm dar, wobei man hier aber den filiformen Harnleiterabgang besser darstellen kann. Die Morphologie lässt allerdings in beiden Fällen keine Aussage zur Funktion der betroffenen Niere zu.

> Indirektes Zeichen einer fortgeschrittenen Funktionsverschlechterung der Niere ist die kompensatorische Hypertrophie der kontralateralen Seite.

Der „Goldstandard" zur Funktionsbestimmung der Niere und zur Beurteilung einer dekompensierten Harnabflussstörung ist nach wie vor die Diureseszintigraphie.

Eine Megakalikosis kann differenzialdiagnostisch im Infusionsurogramm unterschieden werden. Ein vesikoureteraler Reflux kann durch Sonographie der Niere bei leerer Blase und durch ein Miktionszysturethrogramm ausgeschlossen werden.

Bei etwa 20% der Patienten kommt es zu einer zunehmenden Funktionsverschlechterung der Niere. Als Therapie der Wahl ist die **Nierenbeckenplastik nach Anderson-Hynes** seit mehreren Jahrzehnten etabliert (Erfolgsrate 95%). Hierbei wird das aperistaltische Segment entfernt, das Nierenbecken bogenförmig inzidiert und mit dem Ureter wieder anastomosiert.

12.2.2 Megaureter

Die prävesikale oder gesamte Erweiterung eines Harnleiters über 6 mm Durchmesser wird als Megaureter bezeichnet. Man unterscheidet den primären vom sekundären Megaureter. Während bei der primären Form ein distales **aperistaltisches Segment** (ähnlich der subpelvinen Stenose) eine funktionelle Enge bedingt (Abb. 12.6), ist die sekundäre Form Folge eines **infravesikalen Hindernisses**, das zu einer Dekompensation des ureterovesikalen Ventilmechanismus geführt hat. Histologische Untersuchungen zeigen beim primären Megaureter eine vermehrte Kollageneinlagerung in die Muskelfasern. Entwicklungsgeschichtlich geht man wie bei der subpelvinen

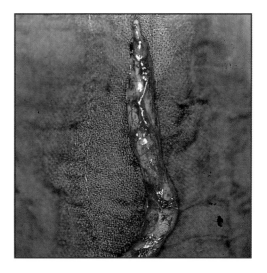

Abb. 12.6 Primär obstruktiver Megaureter mit distal aperistaltischem Segment.

Stenose von einer mangelhaften Rekanalisierung des Ureters aus. Durch die insuffiziente Peristaltik im distalen Abschnitt kommt es zu einer Harntransportstörung. Diese wird durch Dilatation des Ureters proximal des apersitalischen Segmentes derart kompensiert (zunehmende Ureterschlängelung), dass eine Nierenfunktionsverschlechterung nur sehr selten auftritt. Der primäre (obstruktive) Megaureter stellt nach der subpelvinen Stenose die zweithäufigste Ursache einer angeborenen Hydronephrose dar. Während die Erkrankung bei Erwachsenen meist asymptomatisch verläuft, können sich im Kindesalter fieberhafte Harnwegsinfekte als einziges Symptom manifestieren. Später können Koliken und Hämaturie hinzutreten. Die Diagnose wird aufgrund der prä- und postnatalen Sonographie bereits sehr früh gestellt. Im Infusionsurogramm wird die Morphologie des gesamten oberen Harntraktes dargestellt; der Übergang vom dilatierten Ureter zum aperistaltischen distalen Uretersegment zeigt oft einen typischen Kalibersprung. Differenzialdiagnostisch sollte ein Miktionszysturethrogramm zum Ausschluss eines vesikoureteralen Reflux angeschlossen werden. Zur Beurteilung einer Funktionseinschränkung der Niere ist die Diureseszintigraphie erforderlich.

Als **Operationsindikation** werden eine Nierenfunktionsverschlechterung sowie rezidivierende febrile Harnwegsinfekte angesehen. In der akuten Phase erfolgen zunächst eine passagere Harnableitung über eine perkutane Nephrostomie und eine antibiotische Behandlung. Danach schließt sich eine Ureterozystoneostomie (Harnleiterneueinpflanzung) in der Psoas-Hitch-Technik an. Sofern Kinder im Säuglingsalter betroffen sind, sollte der operative Eingriff aufgrund höherer Komplikationsraten nicht vor dem 6. Lebensmonat erfolgen.

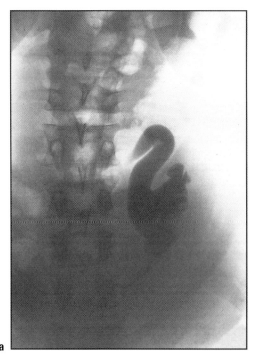
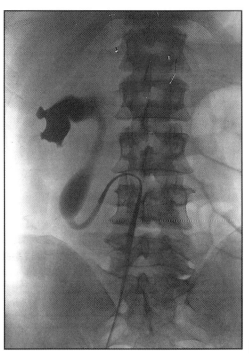

a b

Abb. 12.7 Retrokavaler Ureter: **a** Intravenöses Urogramm; **b** retrograde Ureteropyelographie.

12.2.3 Retrokavaler Ureter

Bei dieser seltenen Anomalie unterkreuzt der rechte Ureter die V. cava inferior. Der abnorme Verlauf führt zu einer Harntransportstörung und kann sich in unspezifischen abdominellen oder Flankenschmerzen manifestieren. Entwicklungsgeschichtlich entsteht die V. cava aus einer dorsal des Ureters gelegenen Kardinalvene. Die ventralen Kardinalvenen (vor dem Ureter) bilden sich normalerweise zurück. Ein retrokavaler Ureter entsteht dann, wenn die ventralen Kardinalvenen persistieren und ihrerseits die V. cava bilden. Der abnorme Ureterverlauf im Infusionsurogramm oder im CT-Abdomen führt zur Diagnose (Abb. 12.7). Die Therapie besteht in der Durchtrennung des Ureters und Reanastomosierung ventral der V. cava.

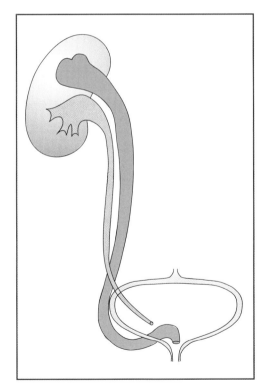

Abb. 12.8 Ektope Ureterozele bei Ureter duplex. Nierenansicht: hydronephrotischer oberer Nierenanteil.

12.2.4 Ureterozele

Eine weitere Ursache einer obstruktiven Uropathie stellt die Ureterozele dar. Es handelt sich hierbei um eine zystische Erweiterung des submukösen Harnleiters. Die Ureterozele kann sowohl intra- als auch extravesikal liegen und ist in den meisten Fällen mit einer Doppelniere vergesellschaftet. Der betroffene Harnleiter drainiert entsprechend der Meyer-Weigert-Regel den oberen Teil der Doppelniere bei Ureter duplex, mündet etwas weiter kaudal und medial in der Blase (ektop) und wirkt je nach Größe obstruktiv (Abb. 12.8, 12.9). Der kraniale Pol der Doppelniere ist hydronephrotisch verändert. Während die zystische Ureterdilatation meist intravesikal liegt, kann der Ureter auch extravesikal (ektop) in Folgestrukturen des Wolff-Ganges (prostatische Harnröhre, Samenblase, Ductus deferens) münden. Fieberhafte Harnwegsinfekte oder rezidivierende Nebenhodenentzündungen sind dann die Folge. Die diagnostische Abklärung in solchen Fällen erlaubt oft die sonographische Darstellung einer intravesikalen, zystischen echofreien Raumforderung. Das Infusionsurogramm kann neben der Darstellung

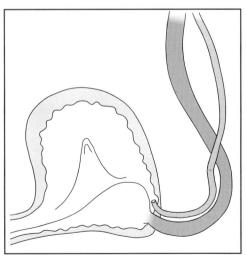

Abb. 12.9 Ektoper Ureter bei Ureter duplex. Blasenansicht.

einer Doppelniere mit Ureter duplex auch die typische Kobrakopfform des distalen Harnleiters darstellen. Die Therapie besteht bei orthotopen Ureterozelen einerseits in ihrer endoskopischen Schlitzung mit der Gefahr eines anschließenden vesikoureteralen Reflux oder in der offenen Ureterozelenresektion und der Harnleiterneueinpflanzung (Ureterozystoneostomie). Sofern bei Doppelanlage durch eine relevante Obstruktion der kraniale Nierenanteil einen deutlichen Funktionsverlust aufzeigt, ist eine Heminephroureterektomie indiziert.

12.2.5 Harnblasenentleerungsstörungen

Die regelrechte und komplette Entleerung der Harnblase ist für den oberen Harntrakt und damit letztlich auch für die Nierenfunktion von entscheidender Bedeutung. Entleerungsstörungen der Harnblase können aus einer infravesikalen mechanischen Obstruktion resultieren oder durch eine neurologische Erkrankung, die zu einer Blasenentleerungsstörung führt, bedingt sein.

Die häufigsten Ursachen einer **infravesikalen Obstruktion** sind im Erwachsenenalter die benigne Prostatahyperplasie (BPH) und die Harnröhrenenge. Seltener werden Prostatakarzinome beobachtet, die – im fortgeschrittenen Stadium – durch ihre Größenzunahme die prostatische Harnröhre verengen und die Blasenentleerung behindern. Blasenhalsengen, die meist nach einer transurethralen Operation entstehen, oder lokal fortgeschrittene Blasentumoren, die den Blasenhals obstruieren, zählen ebenfalls zu möglichen Ursachen einer Blasenentleerungsstörung. Im Kindesalter stellen die Meatusenge (Enge des Meatus urethrae externus), die Phimose und die Harnröhrenklappen mechanische Hindernisse für die komplette Blasenentleerung dar.

Erkrankungen im zentralen, spinalen und peripheren **Nervensystem** können zu einer neurogenen Blasenentleerungsstörung führen. Hierbei kann die betreffende Erkrankung auch Folge eines anderen lokalen (z.B. Apoplex) bzw. systemischen Prozesses (Diabetes mellitus) oder einer Fehlbildung (Myelomeningozele) sein.

Pathophysiologie: Normalerweise beträgt der intravesikale Druck bei Miktion 20–40 cm H_2O. Bei einer Drucksteigerung, wie sie z.B. bei einer infravesikalen Obstruktion bei BPH zu beobachten ist, kommt es kompensatorisch zu einer Hypertrophie des Detrusormuskels, um die Blasenentleerung trotz Widerstand zu gewährleisten. Das innere Relief der Blase kann sich hierbei derart verändern, dass ähnlich dem hypertrophierten Myokard eine Trabekulierung entsteht. Der hohe intravesikale Druck führt zu einem Durchpressen der Blasenschleimhaut durch die Detrusormuskulatur nach außen, sodass schließlich Pseudodivertikel entstehen. Pseudodivertikel können an Größe zunehmen und als Urinreservoir während der Miktion dienen. Als Schleimhautaussackungen besitzen sie keine kontraktorische Fähigkeit und führen zu einer erhöhten Restharnbildung, was wiederum Ursache für rezidivierende Harnwegsinfekte und der Entstehung einer Urolithiasis ist. Große Pseudodivertikel können auch zu einer Ureterkompression führen und somit direkte Ursache einer Hydronephrose sein. Durch die Detrusorhypertrophie entsteht auch eine Hypertrophie des Trigonum vesicae, was sich obstruktiv auf den intravesikalen Ureterabschnitt auswirkt, den Urinfluss behindert und letztlich zu einer Hydroureteronephrose führt. Steigt der intravesikale Druck weiter an, dekompensiert auch der intravesikale Ventilmechanismus des Ureters, und es kommt zu einem vesikoureteralen und vesikorenalen Reflux. Der intravesikale Druck wird in den Harnleiter und bei weiterer Progredienz der Erkrankung bis in das Nierenbeckenkelchsystem fortgeleitet. Auch im Ureter kommen zunächst Kompensationsmechanismen in Gang: Die Uretermuskulatur hypertrophiert und die Ureterwand dilatiert zunehmend bis zu ihrer charakteristischen Schlängelung. Der dilatierte und geschlängelte Harnleiter kann nun auch für die proximalen Ureteranteile obstruktiv wirken. Der Nierenbeckendruck steigt schließlich an. Während das extrarenale Nierenbecken auf die Druckerhöhung mit einer Erweiterung und ohne unmittelbare Parenchymschädigung reagieren kann, kommt es im intrarenalen Nierenbecken zu einer Drucktransmission auf das Parenchym. Die glomeruläre Filtrationsrate und der renale Blutfluss sinken. Die globale Nierenfunktion nimmt ab, und es entwickelt sich im Endstadium eine Parenchymatrophie bei stark dilatiertem Nierenbeckenkelchsytem (**hydronephrotische Atrophie**).

Das Ausmaß der Harntransportstörung kann mit Hilfe einer **Nierenfunktionsszinigraphie** (^{99m}Technetium-Mercaptoacetyl-Triglycin; MAG-3-Clearance) quantifiziert werden.

Bei bilateraler Hydronephrose kann es auch nach längerer obstruktiver Phase durch eine Harnableitung (Harnleiterscheine oder perkutane Nephrostomie) zu einer deutlichen Funktionsverbesserung kommen. Im Gegensatz dazu kommt es bei einseitiger Harntransportstörung durch die kompensatorische Hypertrophie der kontralateralen Niere nach Korrektur oft zu keiner relevanten Restitutio der betroffenen Niere. Eine rechtzeitige Therapie der Blasenentleerungsstörung kann somit für die Funktion des oberen Harntraktes ganz erheblich sein.

Benigne Prostatahyperplasie

Die gutartige Vermehrung des Prostatadrüsengewebes bei der benignen Prostatahyperplasie (BPH, benignes Prostatahyperplasiesyndrom) erfolgt ab der 4. Lebensdekade und ist multifaktorieller Genese. Sie ist für die zunehmenden Miktionsbeschwerden (lower urinary tract symptoms – LUTS) bei Männern über 50 Jahren hauptsächlich verantwortlich. Hierbei lässt sich allerdings keine Korrelation zwischen Prostatagröße und Symptomen feststellen. Zur Objektivierung der Beschwerden hat sich der Gebrauch eines standardisierten Fragebogens (International Prostatic Symptom Score, IPSS) mit sieben Fragen zum Miktionsverhalten (pro Frage 0–5 Punkte) und einer Frage zur Lebensqualität etabliert.

Neben Anamnese und klinischer Untersuchung mit Augenmerk auf die **digitale rektalen Palpation** ist vor allem die **Uroflowmetrie** (Harnstrahlmessung) zur Erfassung eines abgeschwächten Harnstrahls von Bedeutung. Die sonographische Untersuchung der Nieren kann eine Harntransportstörung im Sinne einer postrenalen Obstruktion erfassen; die Darstellung der Harnblase mit der möglichen Diagnose einer Blasenwandverdickung oder von Pseudodivertikeln gibt indirekten Aufschluss über das Ausmaß der infravesikalen Obstruktion (Abb. 12.10). Schließlich lässt sich auch die Prostatagröße transvesikal abschätzen, wenngleich die **transrektale Ultraschalluntersuchung** (TRUS) zur exakten Erfassung der Prostatagröße und Morphologie geeigneter erscheint. Laborchemisch ist vor allem die Bestimmung des prostataspezifischen Antigens (PSA) zur differenzialdiagnostischen Abklärung eines Prostatakarzinoms hervorzuheben.

Der therapeutische Ansatz reicht vom medikamentösen bis hin zum operativen (endoskopischem oder offenem) Vorgehen. Die **medikamentöse Therapie** umfasst die Phytotherapeutika, deren Wirksamkeit umstritten ist, die Alpharezeptorenblocker, die vor allem bei Patienten im Anfangsstadium wirksam sind und den 5-α-Reduktase-Hemmer Finasterid, der vor allem bei größeren Drüsen (> 40 g) von Nutzen ist. Die **transurethrale Resektion** der Prostata (TUR-P) stellt den „Goldstandard" in der operativen Therapie dar; bei sehr großen Drüsen (> 60 g) kann die **offene Prostataadenomenukleation** (transvesikal nach Freyer oder retropubisch nach Millin) durchgeführt werden. Alternativverfahren, die in den letzten Jahren entwickelt wurden, habe hinsichtlich ihrer Langzeitergebnisse (> 12 Monate) nicht die erhofften Resultate erzielen können.

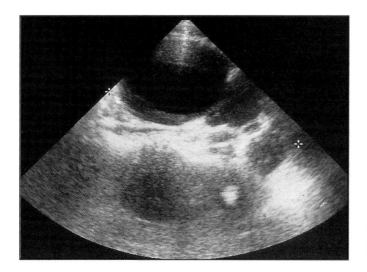

Abb. 12.10 Transabdominelle Sonographie einer hypertrophierten Blasenwand bei benigner Prostatahypertrophie.

Urethrastriktur

Harnröhrenengen können in jedem Alter vorkommen, wobei kongenitale Formen nur selten beobachtet werden. Urethrastrikturen im Kindesalter sind meist iatrogen nach transurethraler Manipulation entstanden. Engen im Bereich des Meatus urethrae externus (**Meatusstenosen**) werden als Folge rezidivierender Vorhautentzündungen (Balanitis) oder als postoperative Komplikation nach Zirkumzision gesehen. Im Erwachsenenalter kommen Urethrastrikturen vor allem nach transurethraler Manipulation (Dauerkatheter, transurethrale Eingriffe), postinfektiös (Chlamydien-, Gonokokkenurethritis) oder als Folge eines Traumas (Verletzung der Dammregion: Straddle-Trauma, Beckenringfraktur). Der Pathomechanismus ist dabei vergleichbar: Trauma oder Entzündung lösen eine fibrotische Reaktion im Corpus spongiosum aus, was zu einer fibrotischen Verengung der Urethra führt.

Vorherrschendes **Symptom** ist die Harnstrahlabschwächung; erschwerter Miktionsbeginn, Nachtröpfeln und das Gefühl, die Blase unvollständig entleert zu haben, werden ebenfalls beobachtet. Aufgrund der Restharnbildung werden gehäuft rezidivierende Harnwegsinfekte und Nebenhodenentzündungen diagnostiziert. Die Darstellung der Striktur gelingt radiologisch mit Hilfe einer Urethrographie (retrograde Kontrastmitteldarstellung der Harnröhre) oder endoskopisch im Rahmen der Urethrozystoskopie.

Die **Therapie** richtet sich nach Lokalisation der Striktur, ihrer Länge sowie der Häufigkeit ihrer Rezidive. Einfache Strikturen werden meist endoskopisch mit einer Urethrotomia interna behandelt. Der stenosierte, fibrotische Bereich wird endoskopisch dargestellt und anschließend unter Sicht durch einen Schnitt bei 12 Uhr inzidiert (Urethrotomia interna nach Sachse). Distalere Strikturen (penile Harnröhre) können bei vergleichbarem Ergebnis auch ohne Sicht urethrotomiert werden (Urethrotomia interna nach Otis). Handelt es sich um längerstreckige, komplizierte oder mehrfach rezidivierende Strikturen, ist eine offene Harnröhrenplastik indiziert. Hierbei wird der stenotische Bereich reseziert und im Anschluss End-zu-End anastomosiert. Falls der Urethradefekt zu lang ist oder eine spannungsfreie Anastomose nicht erreicht werden kann, lässt sich der betroffene Bereich alternativ durch die Verwendung eines gestielten (Vorhaut-)Lappens oder eines freien Transplantats (z.B. Mundschleimhaut) decken.

Weitere Ursachen für Harnblasenentleerungsstörungen

Die **neurogenen Blasenentleerungsstörungen** lassen sich in Störungen der Harnspeicherphase und der Harnentleerungsphase unterteilen.

Als **Harnspeicherstörung** ist vor allem die **Detrusorhyperaktivität** zu nennen, bei der durch einen unphysiologisch hohen (> 40 cm H_2O) intravesikalen Druckanstieg strukturelle und schließlich auch funktionelle Änderungen im Bereich der Harnblase (Blasenwandverdickung, Pseudodivertikel) entstehen und bei Persistenz/Progredienz über Veränderungen am oberen Harntrakt (sekundärer vesikorenaler Reflux) zu einer Niereninsuffizienz führen. Ursache hierfür ist eine Läsion oberhalb des sakralen Miktionszentrums (S2–S4) und somit eine fehlende Kontrolle durch das pontine Miktionszentrum, sodass es bei Füllung der Harnblase zu einer reflektorischen, ungehemmten und überschießenden Detrusorkontraktion kommt.

Klinisch imponiert die Erkrankung oft neben pollakisurischen Beschwerden und einem imperativem Harndrang durch die Ausbildung einer Harninkontinenz (genauer: Überlaufinkontinenz). Dies erklärt sich dadurch, dass der intravesikale Druck den urethralen Verschlussdruck übersteigt und dann zu einem unfreiwilligen Harnverlust führt. Therapeutisch ist eine medikamentöse Behandlung mit Anticholinergika (z.B. Oxybutinin, Tolterodin) zur Senkung der hohen intravesikalen Drucke indiziert.

Die Detrusorhypokontraktilität und die funktionelle infravesikale Obstruktion stellen Beispiele für **Störungen der Harnentleerung** dar. Bei der **Detrusorhypokontraktilität** unterscheidet man die myogene und die neurogene Form. Während bei der myogenen Form Störungen im Bereich der Muskulatur (z.B. durch Blasenüberdehnung) zu finden sind, liegt der neurogenen Form eine Störung im Bereich der Kauda (z.B. Myelomeningozele) oder im Bereich der peripheren Innervation (Denervierung) zugrunde, z.B. als Folge operativer Eingriffe im kleinen Becken.

Durch den zu geringen intravesikalen Druckaufbau erfolgt die Miktion nur unvollständig oder gar nicht. Es resultieren eine großkapazitäre Blase mit hohen Restharnmengen und ein sekundärer vesikoureteraler und -renaler Reflux. Harnstrahlabschwächung bis hin zum Harnverhalt und Harninkontinenz (Überlaufinkontinenz) sind die führenden Symptome. Die einfachste Therapieform stellt die intermittierende Katheterisierung dar, die entweder nach jeder Miktion oder – falls eine Miktion nicht möglich ist – alle 3–4 Stunden durchgeführt werden sollte.

Kommt es bei Kontraktion des Detrusors nicht zu einer reflektorischen Relaxation des urethralen Sphinkters, resultiert eine **Detrusor-Sphinkter-Dyssynergie** (funktionelle infravesikale Obstruktion). Ähnlich wie bei der Detrusorhyperaktivität ist hier von einer supranukleären Läsion des Rückenmarkes auszugehen. Die Symptomatik zeigt einen abgeschwächten Harnstrahl, Harninkontinenz (Überlaufinkontinenz). Die Therapie kann medikamentös mit spasmolytischen Mitteln (Baclofen), durch intermittierende Katheterisierung oder operativ durch eine Blasenhalsinzision/Sphinkterotomie erfolgen.

Grundsätzlich ist bei allen Funktionsstörungen des unteren Harntraktes eine urodynamische Untersuchung zur Erfassung von Störungen der Blasenfüllung, -entleerung oder häufig vorkommender gemischter Formen indiziert.

Die Sonographie kann über die Morphologie des Nierenparenchyms, des Nierenbeckenkelchsystems und der Harnblasenwanddicke informieren und somit indirekten Aufschluss über funktionelle Änderungen geben. Das Miktionszystourethrogramm spiegelt einen vesikoureteralen (-renalen) Reflux wieder. Zur Bestimmung der seitengetrennten Nierenfunktion und zur Erfassung des Harnabflusses ist die Nierenfunktionsszintigraphie ([99m]Technetium-Mercaptoacetyl-Triglycin; MAG3-Clearance) unerlässlich.

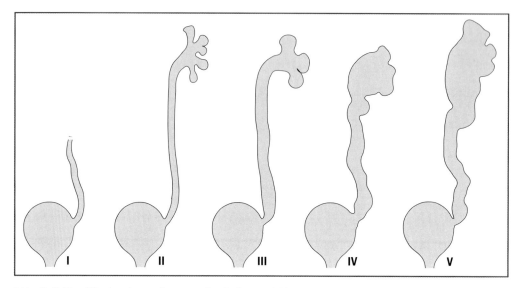

Abb. 12.11 Klassifikation des vesikoureteralen Reflux nach Heikel und Parkkulainen.

Die **Therapie** erfolgt einerseits zur Senkung eines intravesikal pathologisch erhöhten Druckes und andererseits zur restharnfreien Blasenentleerung. Prognostisch relevant ist hierbei der Erhalt der Nierenfunktion. Bei starken Veränderungen des Harntraktes im Sinne eines höhergradigen vesikoureteralen Reflux und hohen intravesikalen Druckwerten kann auch eine supravesikale Harnableitung (z.B. Ileum-Conduit) zur Bildung eines sog. Niederdrucksystems erforderlich werden.

Vesikoureteraler Reflux

Bei insuffizientem intravesikalem Ventilmechanismus des betroffenen Ureters kommt es bei Füllung der Blase zu einem Rückfluss des Urins in den Harnleiter oder auch in die Niere (vesikoureteraler oder vesikorenaler Reflux). Der **antirefluxive Mechanismus** basiert auf den schrägen Harnleiterdurchtritt durch die Blasenwand, einem ausreichend langem submukösen Tunnel und der Verankerung des Ureters durch die Waldeyer-Scheide an der Blasenwand.

Entwicklungsgeschichtlich kommt es bei einem zu tiefem Ursprung der Ureterknospe zu einer zu frühen Einmündung des Ureters in den Sinus urogenitalis, der Ureter wandert dann zu weit nach kranial und lateral. Es zeigt sich ein steiler Harnleiterdurchtritt durch die Blasenwand bei kurzem submukösem Tunnel. Die intravesikale Uretermündungsstelle befindet sich lateral des Trigonums, sodass bei intravesikaler Drucksteigerung auch das trigonale Widerlager (passiver Druckschutz) fehlt. Die Inzidenz beträgt 1:200 mit einer Bevorzugung des weiblichen Geschlechts (Mädchen : Jungen = 4 : 1). Aufgrund der Wachstumsvorgänge des Harnleiters („Maturation") kommt es in den meisten Fällen zu einer Restitutio bis zum 10. Lebensjahr.

Die Klinik des vesikoureteralen Reflux kann völlig asymptomatisch verlaufen oder aber durch Harnwegsinfektionen erschwert sein. Neben unspezifischen Symptomen, die vor allem im Kindesalter angetroffen werden, zeigen insbesondere Flankenschmerzen und Fieber einen vesikorenalen Reflux mit einer parenchymatösen Nierenbeteiligung an. Die Gefahr einer irreversiblen Funktionseinschränkung der Niere

Tab. 12.1 Klassifikation des vesikoureteralen Reflux der International Study Group

Grad	Beschreibung
Grad I	Reflux erreicht das Nierenbecken nicht
Grad II	Reflux erreicht das Nierenbecken, keine Dilatation des Hohlraumsystems
Grad III	leichte oder mäßige Dilatation des Hohlraumsystems, Fornices normal oder nur leicht verplumpt
Grad IV	mäßige Erweiterung des Hohlraumsystems, Fornices verplumpt, Impressionen der Papillen sichtbar
Grad V	starke Erweiterung des Ureters mit Kinking, starke Erweiterung des Hohlraumsystems, papilläre Impressionen in der Mehrzahl der Kelche nicht mehr sichtbar

resultiert aus den entzündlich bedingten Parenchymschäden. Im fortgeschrittenen Stadium kann dies auch zur Bildung pyelonephritischer Schrumpfnieren führen. Hochgradiger Reflux kann ferner durch eine fokalen Ischämie die Entstehung eines arteriellen Hypertonus bedingen.

Das Miktionszysturethrogramm, das erst bei Infektfreiheit durchgeführt werden sollte, kann den Reflux radiologisch darstellen. Zusätzlich lässt sich somit auch eine regelrechte Blasenentleerung demonstrieren und eine infravesikale Obstruktion ausschließen (Ausschluss eines sekundären vesikoureteralen Reflux). Häufige Klassifikationsschemata des Reflux zeigen die Abbildung 12.11 und Tabelle 12.1.

Rezidivierende, therapierefraktäre Infekte stellen die Indikation zur operativen Korrektur des vesikoureteralen Reflux dar. Die Antirefluxoperation schafft einen submukösen, schrägen Tunnel des Ureters durch die Blasenwand und verhindert durch den Refluxschutz eine progressive Nierenparenchymschädigung. Unterschieden werden die extravesikale Technik (Lich-Gregoir) von den rein intravesikalen Verfahren (Politano-Leadbetter, Cohen). Bei beidseitigem Reflux sollte zur Vermeidung einer neurogenen Blasenentleerungsstörung (Verletzung des Plexus hypogastricus) ein zweizeitiges Vorgehen gewählt werden. Insgesamt sind die Erfolgsraten der operativen Korrektur des primären vesikoureteralen Reflux sehr gut (ca. 95%).

12.3 Synopsis

Krankheitsbild	Ätiologie	Symptomatik	Diagnostik	Differenzialdiagnostik	Therapie
Hufeisenniere	Störung des Nierenaszensus	Fieber, Koliken bei Infekten und Urolithiasis	Sonographie, Infusionsurogramm, CT-Abdomen		Harnableitung (Doppel-J-Schiene) bei obstruktiver Uropathie; ggf. operative Isthmusdurchtrennung bei rezidivierenden Infekten
Beckenniere	Stillstand des Nierenaszensus	gelegentlich Unterbauchschmerzen bei körperlicher Belastung	Sonographie, Infusionsurogramm	Nephroptose	Nephrektomie bei Symptomatik
Subpelvine Stenose	fehlende Rekanalisierung des Ureters zwischen dem 43. und 49. Gestationstag	Flankenschmerzen, Koliken, Fieber, aber oft asymptomatisch	Sonographie, Infusionsurogramm, Diureseszintigraphie, Miktionszysturethrogramm, retrograde Ureteropyelographie	Megakalikosis, vesikoureteraler Reflux	Nierenbeckenplastik nach Anderson-Hynes, bei Kindern Infektprophylaxe bis zur Operation (Alter > 3 Monate)
Primärer Megaureter (kongenitale Dilatation des Ureters auf einen Durchmesser > 6 mm)	fehlende Rekanalisierung im distalen Ureter, verspätete Resorption der Chwalla-Membran am ureterovesikalen Übergang, aperistaltisches Segment	meist asymptomatisch, sonst febrile Harnwegsinfekte, Koliken, Hämaturie	(prä-, postnatale) Sonographie, Infusionsurogramm, Diureseszintigraphie, Miktionszysturethrogramm	vesikoureteraler Reflux	akut: passagere Harnableitung (perkutane Nephrostomie), Antibiotika elektiv: Ureterozystoneostomie (Harnleiterneueinpflanzung) und ggf. Uretermodellage
Retrokavaler Ureter	Persistenz der hinteren Kardinalvenen	Flankenschmerzen, abdominelle Beschwerden	Infusionsurogramm, CT-Abdomen, ggf. Diureseszintigraphie		Ureterdurchtrennung und präkavale Reanastomosierung

Krankheitsbild	Ätiologie	Symptomatik	Diagnostik	Differenzialdiagnostik	Therapie
Ureterozele	zystische Dilatation des intravesikalen, submukösen Ureters	Obstruktion des oberen Anteils einer Doppelniere; fieberhafte Harnwegsinfekte, rezidivierende Nebenhodenentzündungen (bei ureteraler Mündung in die Samenblase)	Sonographie, Infusionsurogramm, Miktionszysturethrogramm		endoskopische Schlitzung; Ureterozelenresektion und Ureterozystoneostomie; ggf. Heminephroureterektomie
Benigne Prostatahyperplasie	multifaktoriell	Harnstrahlabschwächung, Nachtröpfeln, Restharngefühl, Nykturie, akuter Harnverhalt	digitale rektale Palpation, Sonographie, transrektale Sonographie, Uroflowmetrie, PSA	Prostatakarzinom	medikamentös (Alpharezeptorenblocker, 5-α-Reduktase-Hemmer), Operation: TUR-P; offene Prostataadenomenukleation
Harnröhrenstriktur	iatrogen, Infekte, Trauma	Harnstrahlabschwächung, Nachtröpfeln, Restharngefühl, rezidivierende Infekte	Urethrographie, Uroflowmetrie, Urethrozystoskopie	Urethrotomia interna; Harnröhrenrekonstruktion	
Vesikoureteraler Reflux	insuffizienter vesikoureteraler Verschlussmechanismus	Flankenbeschwerden, Fieber, arterielle Hypertonie (im fortgeschritten Stadium)	Sonographie, Miktionszysturethrogramm, Zystoskopie	Antirefluxplastik (Ureteroneozystostomie nach Lich-Gregoir/Politano-Leadbetter/Cohen)	

Literatur

Berges R, Senge Th. Benigne Prostatahyperplasie (BPH-Syndrom). In: Hautmann R, Huland H (Hrsg). Urologie. 2. Aufl. Berlin, Heidelberg: Springer 2001.

Brühl P, Schaefer M. Fehlbildungen und spezielle Erkrankungen. In: Jocham D, Miller K(Hrsg). Praxis der Urologie. Stuttgart, New York: Thieme 1994.

Conrad S, Huland H. Kinderurologie und Fehlbildungen des Urogenitaltraktes. In: Hautmann R, Huland H (Hrsg). Urologie. 2. Aufl.. Berlin, Heidelberg: Springer 2001.

Deutsche Gesellschaft für Urologie. Leitlinien zur Therapie des BPH-Syndroms. Urologe [A] 1999; 38: 529–36.

Glassberg KI, Braren V, Duckett JW, Jacobs EC, King LR, Lebowitz RL, Perlmutter AD, Stephens FD. Report of the committee on terminology, nomenclature and classification, section on urology, American Academy of Pediatrics. J Urol 1984; 132: 1153–4.

Gordon HL, Kessler R. Ectopic ureter entering the seminal vesicle associated with renal dysplasia. J Urol 1972; 108: 389–91.

Höfner K, Jonas U. Funktionsstörungen des unteren Harntraktes. In: Hautmann R, Huland H (Hrsg). Urologie. 2. Aufl. Berlin, Heidelberg: Springer 2001.

Janetschek G, Eberle J, Bartsch G. Unterer Harntrakt. In: Jocham D, Miller K (Hrsg). Praxis der Urologie. Stuttgart, New York: Thieme 1994.

Jones J, Dahms SE, Fichtner, Hohenfellner M, Thüroff JW. An unusual case of ureteral ectopia in the seminal vesicle: Diagnosis and Surgical Management. Urologia Internationalis 1999; 62: 130–2.

Koff SA. Problematic ureteropelvic junction obstruction. J Urol 19087; 138: 390.

Lloyd-Davies W, Parkhouse H, Gow J, Davies. Congenital abnormalities. In: Lloyd-Davies W, Parkhouse H, Gow J, Davies (eds). Color Atlas Of Urology. 2nd ed. London: Mosby-Year Book Europe Limited 1994.

Mackie GG, Stephens FD. Duplex kidneys: a correlation of renal dysplasia with position of the ureteral orifice. J Urol 1975; 114: 274–80.

Maizles M. Normal and anomalous development of the urinary tract. In: Walsh PD, Retik AB, Vaughan ED, Wein AJ (eds). Campbell's Urology. 7 th ed.Philadelphia: W. B. Saunders 1998.

McAninch JW. Disorders of the kidneys. In: Tanagho E, McAninch JW (eds). Smith's General Urology. 15th ed.New York, St. Louis: Lange 2000.

Riedmiller H, Gerharz E. Ureterozele. In: Jocham D, Miller K (Hrsg). Praxis der Urologie. Stuttgart, New York: Thieme 1994.

Stephens FD, Smith ED, Hutson JM. The kidney. In: Stephens FD, Smith ED, Hutson, JM (eds). Congenital Anomalies Of The Urinary Tract. Oxford: Isis Medical Media 1996.

Stephens FD, Smith ED, Hutson JM. The ureter. In: Stephens FD, Smith ED, Hutson JM (eds). Congenital Anomalies Of The Urinary Tract. Oxford: Isis Medical Media 1996.

Tanagho EA. Embryologic basis for lower ureteral anomalies: a hypothesis. Urology 1976; 7: 451–64.

Tanagho E. Embryology. In: Tanagho E, McAninch JW (eds). Smith's General Urology. 15th ed..New York, St. Louis: Lange 2000.

Tanagho E. Urinary obstruction and stasis. In: Tanagho E, McAninch JW (eds). Smith's General Urology. 15th ed.. New York, St. Louis: Lange 2000.

Tanagho E. Vesicoureteral reflux. In: Tanagho E, Mc Aninch JW (eds). Smith's General Urology. 15th ed.New York, St. Louis: Lange 2000.

Thomas DFM. Embryology. In: Mundy AR, Fitzpatrick JM, Neal DE, George N(eds). The Scientific Basis Of Urology. Oxford: Isis Medical Media 1999.

Umeyama T, Kawamura T, Hasegawa A. Ectopic ureter presenting with epididymitis in early childhood: report of five cases. J Urol 1985; 134: 131–3.

van den Ouden D, Blom JHM, Bangma C, de Spiegeleer AHVC. Diagnosis and management of seminal vesicle cysts associated with ipsilateral renal agenesis: a pooled analysis of 52 cases. Eur Urol 1998; 34: 433–40.

Venn SN, Mundy AR. Tissue transfer in urology. In: Mundy AR, Fitzpatrick JM, Neal DE, George N (eds). The Scientific Basis Of Urology. Oxford: Isis Medical Media 1999.

Williams JL, Sago AL. Ureteral ectopia into seminal vesicle: embryology and clinical presentation. Urology 1983; 22: 594–6.

Young LS, Hegarty NJ, Fitzpatrick JM. Upper urinary tract obstruction. In: Mundy AR, Fitzpatrick JM, Neal DE, George N (eds). The Scientific Basis Of Urology. Oxford: Isis Medical Media 1999.

13 Minimal invasive Interventionstechniken an der Niere

W.-D. Beecken, J. Binder, W. Kramer

13.1 Allgemeine Aspekte

Die Fortentwicklung chirurgischer Techniken verfolgt zugleich mehrere, bisweilen einander ausschließende Ziele: Die Morbidität durch den Eingriff, seine Dauer, das operative Risiko, Komplikationen, die Dauer von Arbeitsunfähigkeit und Rekonvaleszenz und die Behandlungskosten sollen reduziert werden. Daneben steht das Bemühen, die Lebensqualität des Patienten, die Effektivität der Behandlung und die Präzision des chirurgischen Eingriffs zu erhöhen. Während die Anzahl unserer Sinne begrenzt bleibt, ermöglicht der technische Fortschritt, diese näher „vor Ort" anzuwenden; das Bedürfnis, ins Körperinnere zu schauen, ist so alt wie die Medizin selbst. Kleinste endoskopische Instrumente versetzen den Operateur in die Lage, die Niere über winzige, mit geringerem operativem Trauma verbundene Wunden bzw. über die anatomisch vorgegebenen Wege zu erreichen und rekonstruktiv, ablativ oder gar berührungsfrei zu arbeiten; die optische Vergrößerung und miniaturisierte Instrumente gewährleisten eine verbesserte Präzision bei reduziertem Trauma. Am augenfälligsten geschieht dies mit den Mitteln der laparoskopischen computerunterstützten Telechirurgie, die das offene Operieren mit allen Freiheitsgraden der menschlichen Hand unter die Bauchdecke verlagert.

Allerdings müssen sich alle neue Methoden bezüglich der oben genannten Parameter in prospektiven Studien an der Ergebnisqualität der jeweiligen bisherigen Standardprozedur messen lassen. Am erfolgreichsten ist das dem Verfahren der extrakorporalen Stoßwellenlithotripsie (ESWL) gelungen. Während in den historischen Zeiten der Harnsteinchirurgie die Nephrektomierate nach dem zweiten Eingriff an der Niere steil angestiegen ist, wird die Indikation zur Therapie der Urolithiasis in den Industriestaaten heute von der ubiquitären Verfügbarkeit der ESWL geprägt; die Erinnerung, hierüber nicht die Steinmetaphylaxe zu vernachlässigen, erscheint angebracht.

13.1.1 Operative Erfahrung

Grundlagen guter operativer Ergebnisqualität sind unter anderem, die korrekte Indikation vorausgesetzt: ausreichend hohe Frequenz der infrage stehenden Operation und Technik, kompetente Infrastruktur und Nachsorge, ausgezeichnete Ausbildung und Talent. „Am Handwerk erkennt man den Chirurgen, an der Indikationsstellung den Arzt" – dieser Satz von K. H. Bauer gilt heute unverändert (Bauer 1954).

Der Wandel zu Gesundheitssystemen mit pauschalisierten Entgelten für bestimmte medizinische Prozeduren beschert Anbietern und Nutzern von Gesundheitsleistungen eine nie gekannte Transparenz. Mittels moderner Informationstechnologien kann der Patient rasch feststellen, welche medizinischen Institutionen an welchem Ort minimal invasive Interventionstechniken anbieten, welche Verfahren vorgehalten und mit welcher Frequenz und Komplikationsrate durchgeführt werden.

So bedingen z.B. die Komplexität der meisten Eingriffe und die geringe Zahl einfacher laparoskopischer Operationen in einer durchschnittlichen urologischen Klinik eine steile Lernkurve. Patienten, die am Beginn der operativen Erfahrung behandelt werden, erleben eine längere Operationszeit sowie ein höheres Komplikationsrisiko. Diese Tatsache begünstigt die Ausbildung von Zentren mit speziellen operativen Schwerpunkten gerade hinsichtlich komplexer rekonstruktiver minimal invasiver Interventionstechniken.

13.1.2 Vor- und Nachteile für den Patienten

Die Anwendung minimal invasiver Techniken vermag im Vergleich zur konventionellen, meist offen operativen Technik die intra- und postoperative Morbidität der Patienten zu mindern, die Rekonvaleszenz zu verkürzen und die Arbeitsfähigkeit rascher wiederherzustellen. Das Arbeiten mit optischer Vergrößerung und in mikrochirurgischer Technik wird der Anatomie und speziell kleinen anatomischen Verhältnissen eher gerecht. Ein geringeres operatives Trauma, reduzierte Narbenbildung und kleinere, funktionell und kosmetisch vorteilhafte operative Zugänge sind die Folge. Neue minimal invasive Interventionstechniken müssen sich hinsichtlich ihrer funktionellen und ggf. onkologischen Ergebnisse am Therapiestandard messen lassen und sollten daher nur in kontrollierten, (angesichts ihrer Frequenz) multizentrischen prospektiven Studien eingesetzt werden. In Nachfolgenden werden die in der Urologie angewandten minimal invasiven Methoden, wie sie bei Erkrankungen der Niere zum Einsatz kommen, systematisch abgehandelt. Jedes Verfahren wird dabei nach dem Schema Indikationen, Technik und Komplikationen vorgestellt. Unser Ziel ist es dabei weniger, ein Spezialwissen zu vermitteln, als den nicht operativ Tätigen und den minimal invasiv weniger erfahrenen Kollegen eine genaue Vorstellung der Methodik zu geben.

13.2 Extrakorporale Stoßwellenlithotripsie

Nach ihrer klinischen Einführung durch Chaussy und Mitarbeiter (Chaussy et al. 1980) ist die extrakorporale Stoßwellenlithotripsie (ESWL) heute das Standardverfahren zur Therapie von Nierensteinen in sämtlichen Lokalisationen. Das bedeutet, dass jede neu Methode ihre Effektivität an den Ergebnissen der ESWL messen muss.

Indikation

> Steine im Harnleiter sowie im Nierenbecken und in allen Kelchen können mit der ESWL effektiv therapiert werden.

Hinsichtlich der Lokalisation von Konkrementen gibt es bei der ESWL, im Gegensatz zur Nephrolitholapaxie (s.u.), keine Ausschlusskriterien.

Vor der ESWL-Behandlung muss eine **Kontrastmitteldarstellung** des Nierenbeckenkelchsystems (intravenöses Pyelogramm oder instrumentelle retrograde Kontrastmitteldarstellung), zumindest auf der steinbefallenen Seite, zur sicheren Lokalisation der Konkremente innerhalb des harnableitenden Systems und zur Beurteilung der Abflussverhältnisse erfolgen. Bei Kelchsteinen sollte gesichert sein, dass der Kelchhals die erforderliche Weite für die Passage von Steindesintegraten aufweist. Die ESWL-Behandlung eines Kelchdivertikelsteines ist bei engem Divertikelhals sinnlos. Sollte an der Funktion der steintragenden Niere ein Zweifel bestehen (z.B. sonographischer Nachweis eines nur schmalen Parenchymsaums), empfiehlt sich die Durchführung eines **Nierenfunktionsszintigramms** (MAG3-Clearance) vor ESWL-Therapie. Die ESWL-Behandlung eines Harnsteins in einer funktionslosen Niere ist sinnlos.

Hinsichtlich der **Steingröße** empfehlen die Leitlinien der Deutschen Gesellschaft für Urologie (DGU) die ESWL-Behandlung bis zu einem Steindurchmesser von 3,0 cm. Im eigenen Patientengut haben wir allerdings Patienten mit deutlich größeren Steinen erfolgreich behandelt. Auch kann sich die Indikation hinsichtlich der Steingröße verändern, wenn ein Patient mit einer symptomatischen Nephrolithiasis aufgrund sekundärer Erkrankungen keiner operativen Therapie zugeführt werden kann. Der Vorteil liegt hier bei der geringen Invasivität der ESWL. Kontraindikationen für eine ESWL-Behandlung sind unbehandelte und therapeutische Gerinnungsstörungen wie nach Applikation von Acetylsalicylsäure oder Cumarinen. Weiterhin stellen eine Schwangerschaft, eine unbehandelter Harnwegsinfekt sowie ein Aneurysma eine **Kontraindikation** dar. Aus technischer Sicht gelingt es häufig bei stark adipösen Patienten (> 130 kg KG) nicht, die Stoßwelle auf den Stein zu fokussieren, sodass die Adipositas permagna eine relative Kontraindikation für die ESWL darstellt. Die ESWL-Behandlung von nicht oder schwach schattengebenden Konkrementen kann unter sonographischer Ortung oder Kontrastmittelapplikation durchgeführt werden.

Technik

Die ESWL-Behandlung wird ist als wenig invasive Methode in der Regel ohne Narkose oder in Sedoanalgesie durchgeführt. Bewährt hat sich auch ein Feldblock im Bereich der Eintrittsstelle der Stoßwellen in den Körper (meistens in der Flanke). Das Prinzip der Behandlung basiert auf der Erzeugung von Druckwellen (Stoßwellen), die an mehreren Stellen gleichzeitig in den Körper eintreten und idealerweise im Zentrum des Steines zusammenfinden (fokussieren) (Abb. 13.1, 13.2). Die **Erzeugung der Stoßwellen** wird bei den heute verwendeten Geräten auf drei Arten erreicht:

- funkeninduzierte Stoßwelle (Abb. 13.3)
- elektromagnetisch induzierte Stoßwelle (Abb. 13.4)
- piezoelektrisch induzierte Stoßwelle (Abb. 13.5)

Die Stärke der Stoßwellen wird in kV (Kilovolt) angegeben. Üblicherweise werden Steine im Nierenbecken und Kelchsteine mit einer geringeren Energie und Schusszahl behandelt als Harnleitersteine wegen des Risikos, Hämatome und Blutungen der Niere zu induzieren. Zwischen den jeweiligen Behandlungen liegen 1–2 Tage behandlungsfreies Intervall. Während der Behandlung wird entweder unter Röntgendurchleuchtung in zwei Ebenen oder durch Ultraschallortung die Steinlage im Energiefokus überprüft. Probleme können dabei eine starke Atemverschieblichkeit der Niere

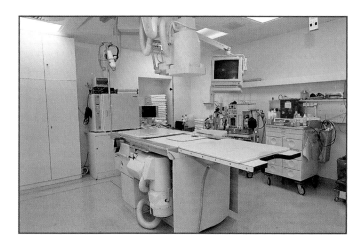

Abb. 13.1 Phillips Lithotriptor Lithognost M in der Klinik für Urologie und Kinderurologie, Klinikum der Johann-Wolfgang-Goethe-Universität Frankfurt/Main.

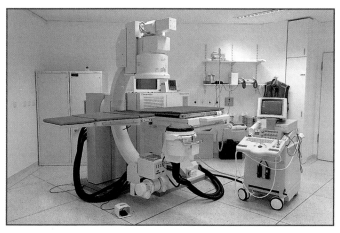

Abb. 13.2 Dornier Lithotriptor S in der Urologischen Klinik, Kliniken des Main-Taunus-Kreises GmbH, Bad Soden.

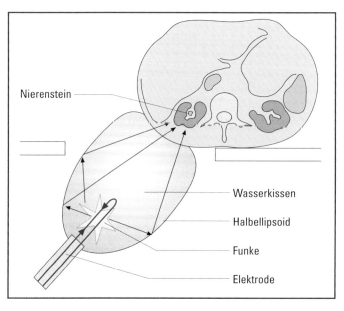

Nierenstein

Wasserkissen

Halbellipsoid

Funke

Elektrode

Abb. 13.3 Schema der funkeninduzierten Stoßwelle.

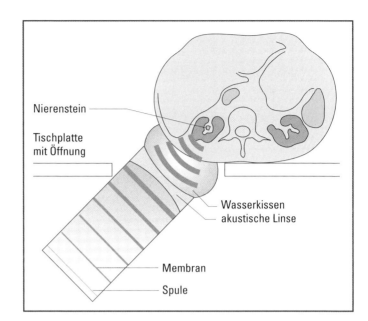

Abb. 13.4 Schema der elektromagnetisch induzierten Stoßwelle.

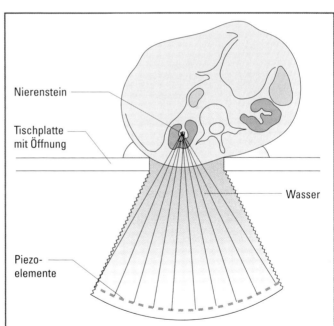

Abb. 13.5 Schema der piezoelektrisch induzierten Stoßwelle.

bzw. des Steins und ein unruhiger Patient bereiten. Insbesondere wegen der sicheren Fokussierung des Steines wird die ESWL bei Kleinkindern in Vollnarkose durchgeführt. Am Tag nach der Stoßwellenbehandlung werden eine sonographische und röntgenologische Kontrolle durchgeführt.

Komplikationen

Im Allgemeinen ist die ESWL eine komplikationsarme Therapieoption für die Nephrolithiasis. Komplikationen entstehen gelegentlich sekundär durch die Obstruktion des distalen Harnleiters durch Steinfragmente. Dieser Befund wird als **Steinstraße** bezeichnet (Abb. 13.6). Die Entwicklung von Steinstraßen verhält sich proportional zur Menge von abgehenden Steinfragmenten.

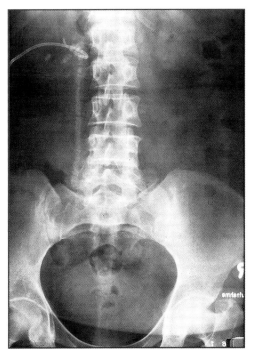

Abb. 13.6 Typischer radiologischer Befund einer Steinstraße: Steinstraße im mittleren Harnleiter rechts bei liegender Nephrostomie.

Da diese wiederum proportional zur Steingröße ist, empfiehlt man ab einer Steingröße von 1,5 cm vor der ESWL-Behandlung die Platzierung einer Harnleiterverweilschiene (Doppel-J-Schiene, Double-J-Stent). Die Doppel-J-Schiene verhindert zwar nicht die Bildung der Steinstraße, beugt aber der Obstruktion, den damit verbundenen kolikartigen Schmerzen und insbesondere der Entwicklung einer Urosepsis bei Harnstauung vor.

Die häufig nach einer ESWL-Behandlung entstehende **Makrohämaturie** hat weniger den Charakter einer Nebenwirkung bzw. Komplikation, sondern dient vielmehr als Indiz für die richtige Fokussierung eines Harnleiter- oder Nierensteines. Die Hämaturie sistiert meist spontan innerhalb von 24 Stunden. Als relevante Komplikationen der ESWL-Behandlung gelten **Parenchym- oder Kapselhämatome** (Abb. 13.7). Diese Komplikation ist selten und tritt geräteabhängig mit einer Frequenz von 1:800 bis 1:3000 auf. Gelegentlich kommt es bei der Behandlung von Infektsteinen durch die Freisetzung von Bakterien zu **Septikämien**, die mit Antibiotika effektiv behandelt werden können, solange der freie Harnabfluss gewährleistet ist.

Mit der ESWL-Behandlung von Nierensteinen aller Lokalisationen insgesamt werden heute ausgezeichnete Steinfreiheitsraten erreicht (Steinfreiheitsrate nach ESWL von Nierensteinen ≤ 2 cm

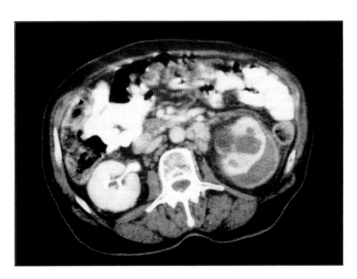

Abb. 13.7 Intrarenales und subkapsuläres Hämatom nach extrakorporaler Stoßwellenlithotripsie.

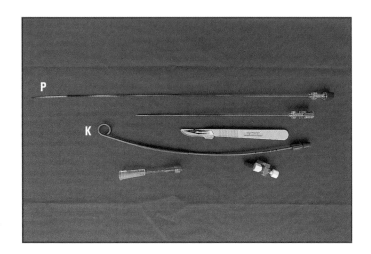

Abb. 13.8 Perkutanes Nephrostomieset mit Punktionsnadel (P) und Nephrostomiekatheter (K).

nach verschiedenen Sammelstatistiken bei 48–99%). In der Beurteilung des Therapieerfolgs sind Nierenschichtaufnahmen und Spiral-CT-Untersuchungen der normalen Nierenleeraufnahme überlegen. Problematisch – weil unbefriedigend – ist die ESWL-Behandlung von Steinen der unteren Nierenkelche bzw. Restkonkrementen in der unteren Kelchgruppe. Diese können wachsen und die Ursache künftiger symptomatischer Episoden sein. Die Steingröße und der informierte Patient bestimmen hier die Indikation zur perkutanen Nephrolitholapaxie oder der flexiblen ureterorenoskopischen Lithotripsie. Der Patient muss den Wert der Steinfreiheit verstehen und an der Therapieentscheidung teilhaben können.

13.3 Perkutane Operationen

13.3.1 Perkutane Nephrostomie und perkutane Nierenabszessdrainage

Indikation

Unterschiedliche Hersteller bieten gebrauchsfertige Operationssets für die perkutane Einlage von Drainagekathetern an (Abb. 13.8). Diese Sets bestehen aus Punktionsnadeln, auf die der einzulegende Drainagekatheter aufgezogen wird, und einem Führungsdraht. Die Hauptindikation für diese Art der Drainage stellen **abflussbehinderte Nieren** (okkludierende Harnleitersteine, Lymphadenopathie, fortgeschrittenes Blasen- oder Prostatakarzinom) und **Abszesse** dar. In einer kürzlich veröffentlichten Arbeit verglichen Mokhamalji und Kollegen (Mokhmalji et al. 2001) die Entlastung aufgrund von okkludierenden Harnleitersteinen aufgestauter Nieren mittels einer perkutanen Nephrostomie (PCN) mit der Entlastung durch die Einlage einer inneren Harnleiterschiene (Doppel-J-Schiene). Es zeigte sich, dass die PCN in allen Fällen erfolgreich eingelegt werden konnte, wohingegen die Einlage einer Doppel-J-Schiene bei 20% der Patienten nicht gelang. Weiterhin war die Frequenz von Nebenwirkungen, wie die Entwicklung von Fieber und Irritationssymptomatik, bei den Patienten mit einer PCN deutlich seltener. Zusätzlich bietet die PCN gerade bei der Behandlung von Harnleitersteinen die Möglichkeit, jederzeit eine antegrade Kontrastmitteldarstellung des ableitenden Harnsystems vorzunehmen, ohne dabei intravenös Kontrastmittel applizieren zu müssen (vorteilhaft bei Kontrastmittelallergie, eingeschränkter Nierenfunktion).

Die perkutane Drainage von Nierenkarbunkeln oder paranephritischen Abszessen ist eine effektive therapeutische Maßnahme, die eine Notfalloperation zu verhindern vermag. Bei der Mehrzahl der Patienten kann ein Abszess durch die perkutane Drainage und zusätzliche parenterale antibiotische Therapie zur Abheilung gebracht werden. Haben jedoch bereits große Einschmelzungen stattgefunden und bietet der Patient Symptome einer Sepsis, sind die breite operative Inzision, Spülung und Drainage des Herdes umgänglich. Oft ist in diesen Fällen eine Nephrektomie nicht zu vermeiden. Nicht nur paranephritische Abszesse, sondern alle perkutan zugänglichen, drainagebedürftigen Raumforderungen (Lympho-

zelen, Urinome, Abszesse im Becken etc.) können auf diese Art primär entlastet werden.

Technik

Die von unterschiedlichen Herstellern zur Verfügung gestellten **Punktionssets** beinhalten außer Lokalanästhetikum und Stichskalpell alle notwendigen Materialien zur Einlage des Katheters. Bei der Punktion einer Harnstauungsniere wird der Patient am besten auf dem Bauch gelagert, die untere Kelchgruppe der Niere sonographisch lokalisiert und mit einer Punktionshilfe am Schallkopf (Abb. 13.9) die Stichrich-

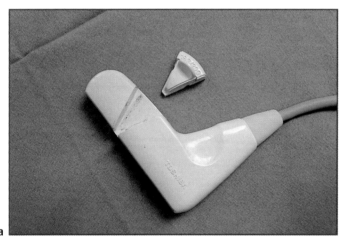

a

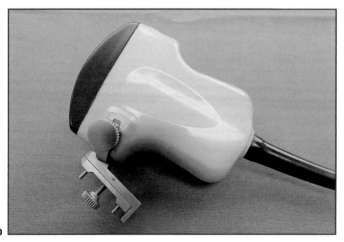

b

Abb. 13.9 Ultraschallkopf zur perkutanen Organpunktion:
a Perforierter Punktionsschallkopf;
b Schallkopf mit Punktionshilfe.

tung festgelegt, die zur Vermeidung von Verletzungen der Aa. interlobares und Aa. interlobulares der Niere transpapillär zu erfolgen hat.

Nachdem die kutane Einstichstelle festgelegt ist, werden mit 8–15 ml Lokalanästhetikum die Haut und der Stichkanal bis auf die Nierenkapsel anästhesiert. Anschließen wird die Punktionsnadel mit dem aufgezogenen Nephrostomiekatheter eingeführt. Dabei wird die Nadel unter sonographischer Kontrolle durch die untere Kelchgruppe bis ins Nierenbecken vorgeschoben. Nach Entfernung des Mandrins lässt sich Urin aspirieren, der zur mikrobiologischen Untersuchung asserviert wird. Anschließend wird durch Applikation von Kontrastmittel und unter Röntgendurchleuchtung die richtige Lage der Nadel im Nierenbecken überprüft. Ist dies der Fall, wird zur Sicherheit ein Führungsdraht gelegt und dann der Nephrostomiekatheter ins Nierenbecken vorgeschoben. Abschließend wird der Katheter im Hautniveau fixiert und seine intrarenale Lage röntgenologisch dokumentiert. Bei der Punktion von Abszessen, Lymphozelen oder Urinomen wird prinzipiell in analoger Weise vorgegangen. Die Punktion kann auch unter computertomographischer Kontrolle durchgeführt werden, was sich häufig bei tiefer liegenden Abszessen (kleines Becken) anbietet.

Komplikationen

Komplikationen der Nephrostomie sind selten. Gelegentlich kommt es zu Blutungen oder Verletzung benachbarter Organe. Schwerwiegende Komplikation, wie Verletzung großer Gefäße mit hämoglobinwirksamer Blutung oder Darmperforationen, die eine Operation notwendig machen, sind extrem selten. Im Verlauf kann es zur Verstopfung und/oder bakteriellen Besiedlung des Katheters kommen, weshalb allgemein ein Wechsel oder die Entfernung der Nephrostomie nach spätesten 4–6 Wochen empfohlen wird. Zur Dislokation der Nephrostomie kommt es nur bei extremem Zug oder bei nicht sachgerechter Fixierung des Katheters (mit zwei Nähten) im Hautniveau.

13.3.2 Perkutane Verödung von Nierenzysten

Indikation

Die Niere ist das am häufigsten von Zysten befallene Organ (Abb. 13.10). Etwa 50% aller 50-Jährigen haben eine oder mehrere Nierenzysten.

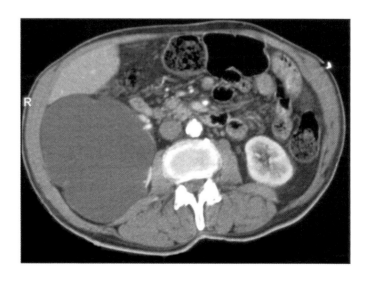

Abb. 13.10 Große solitäre Nierenzyste rechts in der Computertomographie.

Die Indikation zur Therapie einer Nierenzyste ist nur bei Symptomen gegeben (Schmerzen, Hypertonie oder Obstruktion). Eine Indikation zur Therapie symptomloser, einfacher Zysten besteht nicht.

Die Nierenzystensklerosierung stellt eine therapeutische Option für die sog. **einfachen Nierenzysten** dar. Kongenitale zystische Nierenanomalien, wie z.B. die autosomal rezessiv vererbte polyzystische Nierendegeneration, sind keine Indikation zur therapeutischen Sklerosierung.

Vor 1970 wurden einfache Zysten zumeist durch offen operative Resektion oder die Zystenwandfensterung behandelt. Erst in den 80er-Jahren des 20. Jahrhunderts setzten sich die perkutane Zystendrainage und später die zusätzliche Sklerosierung durch. Es wurden unterschiedlichste sklerosierende Agenzien beschrieben (z.B. Glucose, Phenol, Iophendylat und Ethanol), ohne dass eine dieser Lösungen einen definitiven Vorteil gegenüber den anderen zeigte. Holmberg und Hietala untersuchten 1989 drei verschiedene Vorgehensweisen bei 156 Patienten mit einfachen Nierenzysten. In der ersten Gruppe wurden die Patienten ohne Therapie beobachtet. Bei 25% dieser Patienten nahmen die Zysten über einen Beobachtungszeitraum von 3 Jahren an Größe zu. In der zweiten Gruppe wurde eine Zystenpunktion durchgeführt. In dieser Gruppe kam es zum vollständigen Verschwinden der Zysten bei 10% der Patienten. Das Zystenvolumen bei den verbleibenden Patienten wurde über einen 24-monatigen Beobachtungszeitraumes um 10% vermindert. In der dritten Gruppe wurden eine Zystendrainage und gleichzeitige Sklerosierung (mit Bismutphosphat) durchgeführt. In dieser Gruppe kam es bei 44% der Patienten zu einem vollständigen Verschwinden der Zysten. Das Zystenvolumen bei den verbleibenden 66% der Patienten wurde, bei einer Nachbeobachtungszeit von 3–4 Jahren, um 79% vermindert (Holmberg u. Hietala 1989). Diese Arbeit unterstreicht die Effektivität der perkutanen Zystenpunktion insbesondere in Kombination mit dem Einsatz sklerosierender Agenzien.

Bevor die perkutane Zystensklerosierung einer einfachen Nierenzyste durchgeführt werden kann, muss mittels geeigneter bildgebender Verfahren (Sonographie und CT/MRT) ausgeschlossen sein, dass es sich um eine komplizierte Zyste handelt. Merkmale komplizierter Zysten sind eine verdickte Zystenwand, eine Septierung eine Einblutung oder Verkalkungen. In diesem Zusammenhang ist auf die Koexistenz von Nierenmalignomen und Nierenzysten bei bis zu 3% der Fälle hinzuweisen. Zumeist handelt es sich in diesen Fällen um ein zystisch zerfallendes Nierenzellkarzinom, wohingegen das Zystenwandkarzinom sehr selten ist.

Technik

Die Punktion der Nierenzyste kann mit den bereits beschriebenen PCN-Sets (s.o., S. 465f.) in Lokalanästhesie und unter sonographischer Kontrolle durchgeführt werden. Zusätzlich sollte jedoch eine Röntgendurchleuchtungseinheit vorhanden sein. Nach erfolgreicher Punktion der Zyste wird ein Aliquot der Zystenflüssigkeit aspiriert und zur chemischen, zytologischen und ggf. mikrobiologischen Analyse asserviert. Anschließend wird Röntgenkontrastmittel in die noch gefüllte Zyste appliziert und die Begrenzung des Kontrastes auf die Zyste dokumentiert. Es ist auszuschließen, dass eine Kommunikation mit dem Nierenhohlsystem (Kelchdivertikel) oder/und Gefäßsystem besteht. Existiert eine derartige Verbindung, verbietet sich die Applikation von sklerosierenden Substanzen in die Zyste. Zeigt die Kontrastdarstellung eine glatt begrenzte Zyste ohne die oben beschriebenen Verbindungen bzw. Abflüsse, wird die Zystenflüssigkeit vollständig entleert und anschließend die sklerosierende Substanz in die Zyste eingebracht. Nach einer Einwirkdauer von 30 min sollte versucht werden, die Substanz in toto zu aspirieren. Der Drainagekatheter wird entfernt. Sonographische Kontrollen der drainierten und sklerosierten Zyste sollten im Verlauf stattfinden. Beim Zystenrezidiv ist eine wiederholte Sklerosierung oft erfolgreich (komplette Rückbildung der Zyste bei über 80% der Patienten) (Delakas et al. 2001).

Komplikationen

Die perkutane Zystensklerosierung ist eine wenig invasive und nebenwirkungsarme Therapie für einfache Zysten. Problematisch ist lediglich, dass die histologische Überprüfung der Dignität der Zyste nicht möglich ist. Die Zuverlässigkeit der CT-Diagnostik im Hinblick auf Nierenmalignome, aber auch die zuverlässige Beurteilung der Zystenwand in der Kontrastmittelphase der CT (cave Zystenwandkarzinome) lassen diesen Nachteil in den Hintergrund treten.

Nebenwirkungen der Zystensklerosierung treten zumeist in Form postoperativer Schmerzen, als Ausdruck der zur Zystenwandverklebung führenden Entzündungsreaktion, und gelegentlicher passagerer Temperaturentwicklungen auf. Kritisch ist die Effektivität bei einmaliger Behandlung von nur etwa 50% zu werten. Da es sich im Vergleich zur Zystenfensterung (welche heute häufig laparoskopisch durchgeführt wird) jedoch um die deutlich weniger invasive Methode handelt, ist die perkutane Zystensklerosierung primär zwei Versuche wert.

13.3.3 Perkutane Nephrolitholapaxie

Indikation

Bereits 1976, also noch vor Einführung der ESWL, berichteten Fernstrom und Johansson über die erste perkutane Steinentfernung durch einen Nephrostomiekanal (Fernstrom u. Johansson 1976). Vor 1976 wurden Nierensteine zumeist offen operativ angegangen. Im Jahre 1979 beschrieben Smith und Mitarbeiter erstmals die geschlossene Manipulation am Harntrakt als „Endourology" und gaben damit einem neuen Feld innerhalb der Urologie seinen Namen (Smith et al. 1979).

Die Indikation zur perkutanen Nephrolitholapaxie (PNL) ergibt sich heutzutage aus einer nicht suffizienten ESWL-Behandlung kleinerer Nierensteine, speziell der unteren Kelchgruppe, oder dem primären Vorliegen größerer Konkremente (≥ 3 cm, große Ausgusssteine). Zusätzlich bilden sehr harte Konkremente, die mit der ESWL erfahrungsgemäß kaum zu desintegrieren sind (z.B. Cystinsteine und Calciumoxalatmonohydrat-Steine) eine primäre PNL Indikation.

Die Erfolgsrate der PNL z.B. bei unteren Kelchsteinen liegt bei 91% (ESWL 61%).

Technik

Der klassische und einfachste Zugangsweg für die PNL führt über die **untere Kelchgruppe**, aber auch die mittlere und obere Kelchgruppe sind direkt zu punktieren. Zur Punktion der oberen Kelchgruppe bietet sich ein Zugang zwischen der elften und zwölften Rippe an. Vor Beginn einer PNL müssen eine negative Urinkultur sowie normale Gerinnungsparameter vorliegen. Zudem empfiehlt sich eine intraoperative Einmalgabe eines Antibiotikums (z.B. 1,5 g Cefuroxim). Die Operation wird in Spinal- oder Intubationsnarkose durchgeführt. Der Patient sollte auf dem Bauch liegend mit auseinandergespreizten Beinen positioniert werden, sodass eine gleichzeitige antegrade und retrograde Manipulation am Harntrakt vorgenommen werden kann.

Nach retrograder Einlage eines Okklusionsballonkatheters in den pyeloureteralen Übergang und Verschluss des Nierenbeckens durch den Ballon wird ein Gemisch aus Blaufarbstoff und physiologischer Kochsalzlösung über den Okklusionskatheter in das Nierenhohlraumsystem infundiert. Dieses Gemisch führt zu einer Dilatation, die die perkutane Punktion erleichtert. Zu diesem Zeitpunkt sollte noch kein Röntgenkontrastmittel appliziert werden, da jegliche Extravasation die Prozedur erschweren würde. Nun wird die perkutane Punktion der entsprechenden Kelchgruppe mit dem Nephrostomieset vorgenommen. Anschließend wird der Punk-

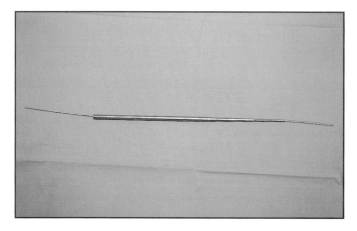

Abb. 13.11 Dilatationsset nach Alken. Die Aufweitung des Punktionskanals geschieht durch Übereinanderführen der Metallhülsen, ähnlich einer Teleskopautoantenne.

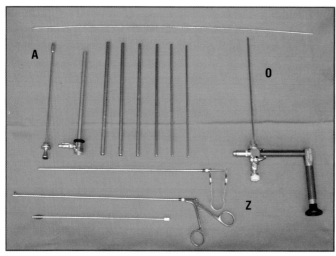

Abb. 13.12 Instrumente zur perkutanen Nephrolitholapaxie mit Teleskopbougies (A), Nephroskopoptik (O) und Steinfasszangen (Z).

tionskanal mit den Teleskopbougies nach Alken (Abb. 13.11) bis auf 30 Charrière aufgeweitet, um darüber dann die eigentliche Steinentfernung oder -zertrümmerung vorzunehmen. Hierzu kann die PNL mit der elektrohydraulischen oder Laserlithotripsie kombiniert werden, indem die Geräte über das Nephroskop in die Niere eingebracht werden (Abb. 13.12). Möglichst alle Steinfragmente sollten geborgen werden, um einem Verschluss des Harnleiters durch abgehende Reststeine auch bei eventuell liegendem Doppel-J-Schiene vorzubeugen. Am Ende der Prozedur muss eine Kontrastmitteldarstellung des Nierenbeckenkelchsystems und des Harn-

leiters eventuelle Perforationen oder Organverletzungen ausschließen oder frühzeitig erkennen. Eine Doppel-J-Schiene sollte für 1–2 Wochen belassen und der dilatierte Nephrostomiekanal vernäht werden. Ein intravenöses Pyelogramm 2 Wochen nach der Operation schließt die Behandlung ab.

Komplikationen

Obwohl die PNL weniger invasiv als die offene Steinsanierung ist, kann es während der Punktion, der Dilatation oder auch während der

Steinentfernung zu schweren Verletzungen und Komplikationen kommen. Die Komplikationen der Punktion entsprechen denen der perkutanen Nephrostomie.

Im Rahmen der PNL wurde über eine 0,2%ige Rate an **Kolonperforationen** berichtet. Kommt es zur extraperitonealen Kolonperforation, sollte die Nephrostomie in das Kolon zurückgezogen werden und als Kolostomie erhalten werden. Zusätzlich muss eine neue Nephrostomie angelegt werden. Bei intraperitonealer Kolonperforation ist eine Laparotomie zur Verhinderung einer Peritonitis indiziert. Bei rechtsseitiger PNL kann es zur Duodenalperforation kommen, wohingegen Leberverletzungen bisher nicht beschrieben wurden.

Insbesondere während der Entfernung von Steinen kann es zu ausgeprägten venösen und arteriellen **Blutungen** kommen. Im Falle einer arteriellen oder starken venösen Blutung sollte ein großlumiger Nephrostomiekatheter platziert (Kompression) und die Prozedur beendet werden. Geschieht dies nicht, droht durch den Übertritt von Spülflüssigkeit in das venöse System des Patienten eine hypotone Hyperhydratation, es kommt zu Bradykardie und Hypotension. Weitere Komplikationen können die Entwicklung einer Urosepsis sowie eine protrahierte Nachblutung sein, die meist auf der Ausbildung punktionsbedingter arteriovenöser Fisteln basiert. Perforationen des Nierenbeckenkelchsystems oder auch des Ureters können zu jeder Zeit der Operation geschehen.

13.3.4 Endopyelotomie und Endoureterotomie

Indikation

Hauptindikation für die Endopyelotomie ist die intrinsische **Ureterabgangsenge**. Zusätzlich können auch extrinsische Engen des pyelouretralen Überganges oder des Harnleiters mittels Endopyelotomie behandelt werden.

Die Indikation zur Behandlung entspricht der der offenen Operation. Sie basiert auf der Schmerzsymptomatik einer Abgangsenge oder der Verschlechterung der Nierenfunktion (MAG3-Szintigraphie).

Technik

Die Technik der Endopyelotomie ist mindestens so alt wie die Technik der offen operativen Behandlung der Nierenbeckenabgangsstenose. Lange vor der Erstbeschreibung der heutigen Standardoperation nach Anderson-Hynes berichtete der Franzose Albarran im Jahre 1909 über eine Methode zur Behandlung einer Harnleiterenge, die er als „Ureterotomie externe" bezeichnete. Hierbei wurde ein verengter Harnleiter durch alle Wandschichten eingeschnitten und anschließend eine Schiene eingelegt. Zusätzlich wurde eine großlumige Drainage ins Retroperitoneum eingebracht, um entweichenden Harn zu drainieren. Auch bei den heutigen Methoden zur Endopyelotomie werden die gesamten Wandschichten bis ins retroperitoneale Fettgewebe inzidiert.

Die Endopyelotomie kann sowohl antegrad als auch retrograd durchgeführt werden. Bei der **antegraden Vorgehensweise** wird zunächst wie bei der PNL eine Nephrostomie in die obere oder mittlere Kelchgruppe eingelegt. Der Kanal wird entsprechend der Art des endoskopischen Instrumentes (flexibel oder starr) bzw. der Messerwahl (Stahlklinge oder Elektroschlinge) bougiert und ein Amplatz-Schaft eingelegt. Über eingelegte Führungsdrähte (antegrad und retrograd) und ggf. einen Dilatationsballon, der im Bereich der Enge platziert wird, kann jetzt die Pyelotomie durchgeführt werden. Am Ende der Operation wird ein Endopyelotomie-Stent in den Harnleiter eingelegt, der sich durch eine Verdickung von etwa 14 Charrière im Bereich des Nierenbeckenabgangs auszeichnet. Diese Schiene wird nach etwa 6 Wochen transvesikal entfernt. Die Erfolgsrate der antegraden Methoden liegt zwischen 61 und 88%.

Die **retrograden endoskopischen Methoden** enttäuschten zunächst technikbedingt. Obwohl initiale Erfolgsraten den antegraden Methoden vergleichbar waren, kam es im weiteren Verlauf häufig zu Rezidivstrikturen bzw. Komplikationen. Besonders bemerkenswert war die Entwicklung von distalen Harnleiterstrikturen bei bis zu 20% der Patienten, die sich einer retrograden Endopyelotomie unterzogen. Zudem kam es in frühen Serien zu intraoperativen transfusionsbedürftigen Blutungen bei bis zu 16% der Eingriffe. Verbessert wurden diese Ergebnisse erst, als man dazu überging, den zu operierenden Harnleiter 1–2 Wochen vor der Prozedur mit einem Stent zu versehen, was zu einer Vordilatation führt. Insbesondere auch die Entwicklung dünnerer Ureteroskope verminderte die Komplikationsrate. Seither werden Erfolgsraten zwischen 80 und 85% bei deutlicher Reduktion der Komplikationen beschrieben. Nach eigener Überzeugung werden die ausgezeichneten Spätergebnisse der Operation nach Anderson-Hynes von der Endopyelotomie nicht erreicht.

Komplikationen

Bei der antegraden Endopyelotomie kann es durch die Nephrostomie und Bougierung der oberen bzw. mittlere Kelchgruppe zu den Komplikationen der PNL kommen. Zusätzlich besteht die Gefahr des Harnleiterabrisses, was allerdings eine Seltenheit darstellt. Im Rahmen der eigentlichen Endopyelotomie kann es infolge der Durchtrennung sämtlicher Wandschichten zu einer Verletzung von Nachbarstrukturen kommen. Im Verlauf des Harnleiters ist hier besonders auf dicht am Ureter liegende Blutgefäße zu achten. Im oberen Harnleiterdrittel verläuft medial des Harnleiters die V. testicularis/ovarica, sodass hier nach lateral inzidiert werden muss.

13.4 Laparoskopie

Technik

Die Laparoskopie wurde in den frühen 70er-Jahren des 20. Jahrhunderts in die Urologie eingeführt. Obwohl die meisten transabdominellen und retroperitonealen urologischen Eingriffe prinzipiell laparoskopisch durchführbar sind, ist die laparoskopische Methode nicht immer die Technik der Wahl. Die laparoskopische Operationstechnik bedarf anderer chirurgischer Fertigkeiten als die offene Operation. Ein Chirurg mit

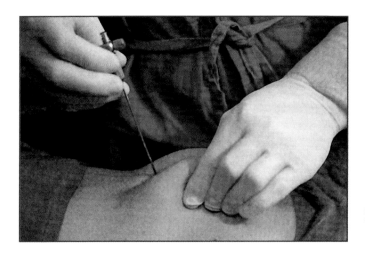

Abb. 13.13 Einbringen der Veress-Nadel zur Anlage des Pneumoperitoneums.

begrenzten Erfahrungen sollte nicht laparoskopisch operieren, ohne die zuvor notwendigen Einführungen in die Technik erhalten zu haben (Lehrgänge, Übungen im Tiermodell und am Phantom, Hospitationen). Eine weitere wichtige Voraussetzung für erfolgreiche laparoskopische Eingriffe ist die vorsichtige Patientenselektion. Obwohl die Laparoskopie weniger belastend ist als der offene chirurgische Eingriff, eignet sich nicht jeder Patient für die Laparoskopie. Für eine Intubationsnarkose nicht optimale Patienten, z.B. mit schweren kardiopulmonalen Erkrankungen, sind im Allgemeinen keine Kandidaten für die Laparoskopie, andererseits sollte die Indikation oder Kontraindikation hier immer auch mit der Anästhesieabteilung abgesprochen werden. Weitere Kontraindikationen für die Laparoskopie sind nicht behandelte Gerinnungsstörungen, unbehandelte Infektionen und der hypovolämische Schock. Häufig ungünstige Verhältnisse für eine Laparoskopie finden sich bei abdominell voroperierten Patienten.

Der erste Schritt einer laparoskopische Operation ist die Herstellung des **Pneumoperitoneums**. Dazu wird eine Veress-Nadel (Abb. 13.13) zumeist unterhalb des Nabels in das Peritoneum eingebracht. Handelt es sich um einen abdominell voroperierten Patienten, sollte der Zugangsweg im Bereich der Narbe vermieden werden, weil hier häufig Darm an der vorderen Bauchwand haftet. Alternativ kann in jeden Quadranten, lateral des M. rectus abdominis, im elften Interkostalraum oder durch die vordere Vaginalwand primär eingegangen werden. Nach Herstellung des Pneumoperitoneums werden die anderen Trokare unter Sicht mit der Endokamera platziert. Je nach geplanter Operation werden Anzahl und Position der Trokare festgelegt.

Komplikationen

Komplikationen der Laparoskopie lassen sich in vier Gruppen einteilen:

- Komplikationen, die mit dem abdominellen Zugang assoziiert sind
- Komplikationen aufgrund des Pneumoperitoneums
- spezifische Operationskomplikationen
- Komplikationen während des Wundverschlusses

Bei der Einbringung der Trokare durch die Bauchdecke kann es zu Verletzungen von Gefäßen, Darm und parenchymatösen Organen kommen. Vor Beginn des Eingriffs empfiehlt sich meist die Einlage eines Blasenkatheters sowie einer Magensonde zur Drainage dieser Hohlorgane. Dies vermindert die Verletzungsgefahr erheblich.

Eine **Darmverletzung** mit der Veress-Nadel heilt für gewöhnlich unter konservativer Therapie ab. Im Gegensatz hierzu muss die Darmverletzung durch Trokare übernäht werden. Verletzungen der **Harnblase** zeigen sich zumeist intraoperativ an einer Makrohämaturie und/oder Gasansammlungen im Katheterbeutel. Falls der Verdacht auf eine okkulte Blasenverletzung besteht, kann über den Blasenkatheter Methylenblau verabreicht werden, um die Perforation zu lokalisieren. Größere Perforationen sollten übernäht werden. Läsionen von **Blutgefäßen** stellen eine signifikante Ursache laparoskopisch assoziierter Morbidität dar. Verletzungen der Gefäße der vorderen Bauchwand sind die häufigste Ursache laparoskopischer Blutungen. Die Punktion von Bauchwandgefäßen kann durch das Einbringen des ersten Trokars lateral des M. rectus abdominis und folgender Platzierung der Mittellinientrokare unter Translumineszenz mit der Endokamera verhindert werden. Kommt es nach Platzierung der Trokare zu einer starken Blutung und/oder zu hämodynamischen Komplikationen, sollte unmittelbar eine Notlaparotomie durchgeführt werden.

Bei falscher Positionierung der Veress-Nadel kann sich ein ausgedehntes **subkutanes Emphysem** entwickeln. Gerade adipöse Patienten haben eine erhöhtes Risiko für subkutane und präperitoneale Insufflation von Gas. Eine Herztamponade droht, wenn ein ausgedehntes subkutanes Emphysem in das Mediastinum einwandert. Artifizielle Gasinsufflation in den Darm wird zumeist durch schnell steigende Drucke bei nur geringer insufflierter Gasmenge offensichtlich. In diesem Fall ist die Prozedur abzubrechen. Der **erhöhte intraabdominelle Druck**, der durch das Pneumoperitoneum hervorgerufen wird, kann zur Beeinträchtigung der Ventilation führen. Außerdem kann der verminderte Blutrückstrom eine Hypotension begünstigen. Der hohe Druck des Pneumoperitoneums vermag sogar größere Blutungen zu maskieren, sodass vor Beendigung jedes laparoskopischen Eingriffes empfohlen wird, den intraabdominellen Druck auf 7 mmHg zu senken und eine ausgiebige Kontrolle auf Bluttrockenheit vorzunehmen.

Die wohl am meisten gefürchtete Nebenwirkung der Herstellung eines Pneumoperitoneums ist die **Gasembolie** durch das Eindringen von Gas in den Blutkreislauf. Es ist essenziell, diese Komplikation frühzeitig zu erkennen, um einen fatalen Verlauf zu verhindern. Ein zentraler Venenkatheter oder eine direkte Punktion des rechten Vorhofes sind geeignet, um die intravasale Luft zu aspirieren.

Bei den verschiedenen laparoskopischen Eingriffen kann es zu organspezifischen Nebenwirkungen und Komplikationen kommen, die auch bei der entsprechenden offenen Operation auftreten können. Bei Operationen an der Niere ist dies insbesondere die Blutung aus Nierengefäßen. Außerdem kann es zur Eröffnung des Nierenhohlraumsystems mit Entwicklung von Urinfisteln und Urinomen kommen.

> Sämtliche Trokare sollten unter visueller Kontrolle entfernt werden, um eventuell komprimierte Blutungen aus Bauchwandgefäßen aufzuspüren.

Indikationen

Im Folgenden werden die unterschiedlichen Indikationen der laparoskopischen Operationstechnik aufgezeigt. Hierbei gibt es einige Überschneidungen zu bereits beschriebenen Indikationen, z.B. bei perkutanen Vorgehensweisen. Für sämtliche Indikationen gibt es natürlich auch offen chirurgische Verfahren, auf die nicht weiter eingegangen wird. Auf die Komplikationen einer jeweiligen Technik wird hier im Einzelnen nur eingegangen, wenn zusätzliche Komplikationen bekannt sind, die über die oben erwähnten hinaus gehen.

Nierenzystenresektion

Indikation: Die laparoskopische Nierenzystenresektion gilt nicht als Therapieoption erster Wahl. Die Primärtherapie der Nierenzyste ist heute sicherlich die oben beschriebene perkutane Nierenzystenpunktion und Sklerosierung. Sollte diese Methode nicht zum Erfolg führen, ergibt sich die Indikation für das laparoskopische oder offen chirurgische Vorgehen.

Technik: Nierenzysten sind laparoskopisch entweder transperitoneal oder direkt retroperitoneal anzugehen. Ein Vorteil der laparoskopischen Zystenresektion gegenüber der Punktion und Sklerosierung ist die Gewinnung histologisch zu untersuchenden Materials. Die Zystenoberfläche sollte zunächst komplett freigelegt werden. Dann wird die Zystenflüssigkeit abpunktiert und ein Aliquot zur zytologischen, chemischen und mikrobiologischen Untersuchung asserviert. Anschließend wird die gesamte Zystenwand reseziert (Abb. 13.14). Das resezierte Material wird zur histologischen Untersuchung eingeschickt. Finden sich unterhalb der Zystenwand im Nierengewebe auffällige Areale, sollten diese biopsiert und zur Schnellschnittuntersuchung abgegeben werden. Findet sich ein Karzinom, sollte die Nephrektomie oder zumindest Nierenteilresektion erfolgen.

Literaturberichte: Kleine Serien in der Literatur berichten über Erfolgsraten der laparoskopischen Nierenzystenresektion von 95% mit einer Komplikationsrate von 4% (Munch et al. 1994). In einigen Publikationen wird über die postoperative Feststellung eines Neoplasmas in der Zystenwand einiger Patienten berichtet. Diese Patienten wurden in einer zweiten Operation of-

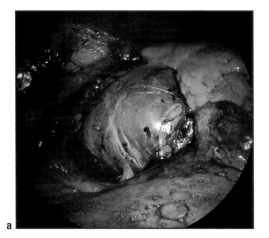

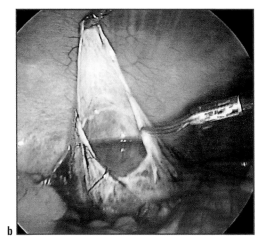

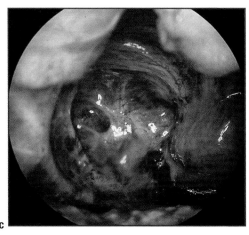

Abb. 13.14 Laparoskopische Nierenzystenresektion: **a** Intraoperativer Befund; **b** Resektion der Zystenwand; **c** abgeschlossene Zystenresektion.

fen chirurgisch nephrektomiert. Während der Nachbeobachtungszeit kam es bei keinem dieser Patienten zum Tumorrezidiv (Stanley et al. 1993).

Nierenbeckenplastik

Indikation: Die Nierenbeckenabgangsstenose ist die häufigste Fehlbildung der oberen Harnwege. Eine spezielle Indikation für das laparoskopische Vorgehen gibt es nicht. Alle Fälle können sowohl offen chirurgisch als auch laparoskopisch angegangen werden, sofern keine allgemeinen Ausschlusskriterien für die Laparoskopie bestehen. Da die Nierenbeckenabgangsstenose häufig bei jüngeren Patienten auftritt, wird das kosmetische Ergebnis der laparoskopischen Operation als Vorteil angesehen. Von der Erfolgsquote her besteht kein Unterschied zwischen offen chirurgischer und laparoskopischer Vorgehensweise.

Technik: Für die laparoskopische Nierenbeckenplastik, unabhängig von peritonealem oder extraperitonealem Zugang, werden drei bis vier Trokare eingebracht. Das Nierenbecken wird komplett präparativ dargestellt und anschließend die Nierenbeckenplastik nach der Methode nach Anderson-Hynes, Foley Y-V oder Fenger durchgeführt. Das operative Vorgehen unterscheidet sich nicht von der jeweils offen chirurgischen Technik. Gelegentlich bereits vor Beginn, auf jeden Fall aber am Ende der Operation wird eine Doppel-J-Schiene in den Harnleiter eingelegt. Das Retroperitoneum, wenn eröffnet, wird drainiert.

Literaturberichte: Bauer und Kollegen verglichen die offen chirurgische mit der transperitonealen laparoskopischen Nierenbeckenplastik. Diese Studie belegt eine übereinstimmende Effektivität der Techniken mit einer Erfolgsrate von über 95% (Bauer et al. 1999). Die Zeiten für den laparoskopischen Eingriff waren in sämtlichen Berichten deutlich länger als die der offenen Operation. Soulie und Kollegen berichteten 2001 über eine Multicenter-Serie von 55 Patienten, bei denen die laparoskopische Nierenbeckenplastik über einen extraperitonealen Zugang vorgenommen wurde. Die Operationszeit betrug zwischen 100 und 260 min, und die Erfolgsrate lag bei 88,9%. Die Autoren schlussfolgerten, dass die retroperitoneale laparoskopische Nierenbeckenplastik eine wertvolle Alternative zur offen chirurgischen Methode darstellt. Langzeitergebnisse stehen allerdings noch aus (Soulie et al. 2001).

Nephropexie

Indikation: Nephroptose ist definiert als das Tiefertreten der Niere um mehr als 5 cm oder 2,5 Wirbelkörper bei Wechsel von horizontaler in vertikale Position. Die Nephroptose tritt meistens bei jungen, schlanken Frauen auf und betrifft häufiger die rechte Niere. Die operative Nephropexie ist nur indiziert, wenn das Erscheinungsbild der Nephroptose mit einer relevanten klinischen Symptomatik einhergeht, z.B. passagere Harnstauung, Schmerzen, Hypertonie, rezidivierende Harnwegsinfekten oder Verschlechterung der Nierenfunktion.

Literaturberichte: Die erste operative Nephropexie wurde 1881 von Hahn beschrieben. Seitdem sind zahlreiche operative Techniken und Methoden beschrieben worden. Bis zum Anfang der 90er-Jahre des 20. Jahrhunderts haben die erhebliche postoperative Morbidität und die hohe Rate an operativen Therapieversagern dazu geführt, dass die Patienten zumeist symptomatisch mit Analgetika, Antibiotika und Antihypertensiva behandelt wurden. Im Jahre 1993 berichteten Urban und Kollegen über die erste erfolgreich durchgeführte laparoskopische Nephropexie (Urban et al. 1993). Im Jahre 1997 berichteten Fornara und Mitarbeiter über ihre Serie von 23 Patienten mit laparoskopischer Nephropexie wegen symptomatischer Nephroptose. In dieser Studie wurden die Ergebnisse der laparoskopisch operierten Patienten mit denen von 12 offen chirurgisch behandelten Patienten verglichen. Die Operationszeit war in beiden Gruppen mit im Mittel 61 Minuten für die Laparoskopie und 49 Minuten für die offene Operation vergleichbar. In der Laparoskopiegruppe kam es postoperativ zu drei kleinen Komplikationen (13%). Die laparoskopische Operation

war der offen chirurgischen in allen untersuchten Parametern bis auf die Länge der Operationszeit überlegen. Bei eine Nachbeobachtungszeit von 13 Monaten wurde eine Erfolgsrate von 91% mit der laparoskopischen Nephropexie erreicht (Fornara et al. 1997). Plas und Kollegen beschrieben die Langzeitergebnisse ihrer laparoskopischen Nephropexietechnik mit einer mittleren Nachbeobachtungszeit von 5,9 Jahren. Diese Gruppe verwendete einen transperitonealen Zugang und schlug ein Polypropylennetz um die Niere. Das Netz wurde nach Positionierung der Niere in einer Normalposition an der Bauchwand vom oberen bis zum unteren Pol fixiert. Bei dieser Studie waren die Langzeitergebnisse mit denen der 13-monatigen Nachbeobachtungszeit von Fornara et al. vergleichbar. Die Autoren führten zusätzlich eine Analyse der in der Literatur beschriebenen Erfolgsquoten von offen operativer und laparoskopischer Nephropexie durch. Bei 221 beschriebenen offenen Nephropexien betrug die Erfolgsrate im Mittel nur 68,6%, während die Erfolgsquote bei 67 laparoskopischen Nephropexien im Mittel 94,2% betrug (Plas et al. 2001).

Technik: Für die laparoskopische Nephropexie wird ein transabdomineller Zugang mit drei oder vier Trokaren gewählt. Die Trokare werden supraumbilikal, lateral des M. rectus abdominis auf der zu operierenden Seite und ggf. in der vorderen Axillarlinie eingebracht. Die Gerota-Faszie wird inzidiert und die Niere komplett exponiert. Anschließend wird die Niere mit nichtresorbierbarem, starkem Nahtmaterial mit dem oberen Pol an den M. psoas oder M. quadratus lumborum fixiert. Weitere Nähte fixieren die laterale Zirkumferenz der Niere an der lateralen Bauchwand. Alternativ kann die Niere in ein Polypropylennetz verpackt und dieses mit Nähten an der Bauchwand fixiert werden (Plas et al. 2001). Die laparoskopische Nephropexie hat zu eine Renaissance der operativen Therapie der Nephroptose geführt. Das Geheimnis der guten Resultate ist in der Indikationsstellung zu suchen.

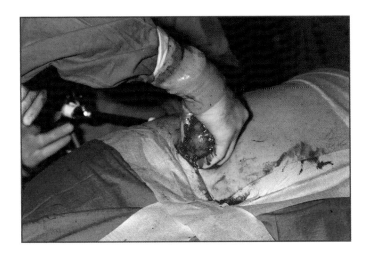

Abb. 13.15 Handassistierte laparoskopische Spendernephrektomie links.

Ablative Nierenoperationen

Indikationen: Für ablative und teilablative Nierenoperationen gibt es vielfältige laparoskopische Indikationen. Im Folgenden werden die Nephrektomie aus benigner Ursache, die Spendernephrektomie, die Nierenteilresektion aus benigner und maligner Ursache, die radikale Tumornephrektomie und die Nephroureterektomie abgehandelt.

Heutzutage ist die laparoskopische Nephrektomie eine Standardmethode, die in vielen operativen Zentren Anwendung findet. Die Hauptindikationen für die Nephrektomie oder Nierenteilresektion aus **benigner Ursache** sind die symptomatische Hydronephrose, Schrumpfnieren, Infektionen, Hypertonie, polyzystische Nierendegeneration, Nierensteine und das Nierentrauma. Sämtliche dieser Indikationen können auch laparoskopisch durchgeführt werden.

Eine aktuell populäre Indikation für die laparoskopische Nephrektomie ist die **Lebendspendernephrektomie**, die entweder rein laparoskopisch oder handassistiert (Abb. 13.15) durchgeführt wird. Die erste erfolgreiche laparoskopische Lebendspendernephrektomie wurde 1995 von Ratner und Mitarbeitern unternommen (Ratner et al. 1995).

Ein weitere Indikation zur laparoskopischen Nephrektomie oder Nierenteilresektion wird gegenwärtig in der **Tumorchirurgie** gesehen. Laparoskopische Methoden wurden für die Nierenteilresektion zum Management kleiner, polständiger Nierenzellkarzinome, für die Nephrektomie zur Therapie größerer und zentral lokalisierter Nierenzellkarzinome und für die Nephroureterektomie bei Transitionalzellkarzinomen des oberen Harntraktes entwickelt. Das laparoskopische Vorgehen bei malignen Erkrankungen ist in der medizinischen Literatur nicht unumstritten. Insbesondere die gynäkologische und die allgemeinchirurgische Literatur berichtet vielfach über das Auftreten von Bauchwand- und Portmetastasen (Paolucci et al. 1999). Bei der Betrachtung größerer Serien von offen chirurgischen Tumoroperationen zeigt sich allerdings in der gleichen Häufigkeit das Auftreten von Wundmetastasen. Zusätzlich ist bei Patienten, die sich einer Tumorhemikolektomie unterziehen mussten, die 3- und 5-Jahre-Überlebensrate für laparoskopisch und offen chirurgisch operierte Patienten identisch. Eine differenzierte Betrachtung muss berücksichtigen, dass die Metastasierung einzelner Tumoren über Verschleppung von Einzelzellen, z.B. über Operationsinstrumente oder durch Gasverwirbelung, auch auf ihre individuelle Biologie zurückzuführen ist. Offensichtlich gibt es Tumorentitäten, die vermehrt zur Tumorzellverschleppung neigen. Weiterhin spielen Erfahrung und Technik des laparoskopischen Operateurs hier eine wesentliche Rolle.

Die laparoskopische Nephroureterektomie zur Behandlung von **Transitionalzellkarzinomen des oberen Harntraktes** vermeidet zwei große abdominelle Operationswunden und bietet daher Vorteile für die postoperative Rekonvaleszenz. Allerdings sind die Operationszeiten mit im Mittel 5,5 und 7,7 Stunden in zwei Studien, verglichen mit 3,9 Stunden für die offene Prozedur, sehr lang (Shalhav et al. 2000). Obwohl in zwei größeren Studien keine Port- und Bauchwandmetastasen aufgetreten sind, scheint das Transitionalzellkarzinom zur Tumorverschleppung über Operationsinstrumente zu neigen, was zur Vorsicht bei der Indikationsstellung zur Laparoskopie für diese Erkrankung mahnt (Jarrett et al. 2001).

Die **Nierenteilresektion** wird auch bei onkologischer Grunderkrankung heute vermehrt durchgeführt. Die onkologischen Ergebnisse der Nierenteilresektion sind denen der Radikaloperation, bei entsprechender Patientenselektion, gleichwertig. Die Inzidenz von Lokalrezidiven liegt insgesamt bei 0–10%, wobei die Größe des Primärtumors entscheidend ist. Misst der Primärtumor 4 cm im Durchmesser oder weniger, treten nur zu 0–3% Lokalrezidive auf. Die Inzidenz von multifokalen Nierenzellkarzinomen liegt bei etwa 15%. Allerdings liegt das Risiko auf Multifokalität bei einem Primärtumor von 4 cm oder darunter um 5% (Uzzo u. Novick 2001). Das Wissen um diese Verhältnisse sowie die heute deutlich verbesserte bildgebende Diagnostik stellen die Grundlage der steigenden Indikationsstellung zur Nierenteilresektion und Tumorresektion beim Nierenzellkarzinom dar.

Literaturberichte: Die erste laparoskopische Nephrektomie wurde 1990 von Clayman und Kollegen beschrieben (Clayman et al. 1991). Winfield und Kollegen beschrieben 3 Jahre später die erste laparoskopische Nierenteilresektion (Winfield et al. 1993). Zunächst wurden die laparoskopischen Nephrektomien über einen transperitonealen Zugang durchgeführt, Gaur und Kollegen berichteten über die erste laparoskopische Nephrektomie über einen retroperitonealen Zugang (Gaur et al. 1993).

Fornara untersuchte die klinischen Daten von 249 Patienten, die sich einer **Nephrektomie aus benigner Ursache** unterzogen. Von diesen 249 Patienten wurden 118 offen chirurgisch und 131 laparoskopisch nephrektomiert. Von den 131 laparoskopischen Operationen wurden 117 transperitoneal und 14 extraperitoneal durchgeführt. Die Operationszeit betrug bei den offen chirurgischen sowie auch bei den laparoskopischen Operationen im Mittel 90 min. Von den laparoskopisch begonnenen Operationen mussten 6,1% wegen intraoperativer Komplikationen konvertiert werden. Komplikationen traten bei den offenen Nephrektomien bei 25,4% der Eingriffe auf, aber nur bei 20,6% der laparoskopischen Nephrektomien. Der Krankenhausaufenthalt sowie der postoperative Morphinverbrauch waren in der laparoskopischen Gruppe signifikant niedriger. Die Autoren schlussfolgerten, dass die laparoskopische Nephrektomie in der Hand entsprechend trainierter Operateure der offenen Nephrektomie für Elektiveingriffe ebenbürtig ist (Fornara et al. 2001b).

Rassweiler und Mitarbeiter stellten die Ergebnisse der laparoskopischen Nephrektomie von 14 Zentren zusammen. Bei insgesamt 482 Eingriffen (377 transperitoneal und 138 retroperitoneal) wurden 444 wegen benigner Indikationen und 38 aufgrund eines Nieren- oder Transitionalzellkarzinoms durchgeführt. Die intra- und perioperative Komplikationsrate lag bei 6,0% (n = 29 Patienten) und umfasste Blutungen (n = 22), Darmverletzungen (n = 3), Hyperkapnie (n = 2), Pleuraverletzung (n = 1) und Lungenembolie (n = 1). Die Konversionsrate betrug 10,3%. Die Gründe hierfür waren Blutung, Darmverletzung oder schwierige Präparation. Die Revisionsrate lag bei 3,4%, Ursachen waren Blutungen (n = 6), Abszessbildung (n = 3),

Darmstenose (n = 2) und Pankreasfistel und Porthernie (n = 1). Die Krankenhausverweildauer lag im Mittel bei 5,4 Tagen. Die Autoren stellten fest, dass die laparoskopische Nephrektomie, auch bei dieser großen Anzahl von unterschiedlichen Zentren und insgesamt 20 unterschiedlichen Chirurgen, eine sichere und der offen chirurgischen Operation gleichgestellte Methode ist (Rassweiler et al. 1998). In einer erst kürzlich erschienenen Arbeit konnte gezeigt werden, dass die laparoskopische Nephrektomie auch für geriatrische Patienten über 65 Jahre eine sichere und schonende Operationsmethode darstellt (Fornara et al. 2001a).

Brown und Mitarbeiter verglichen die offen chirurgische mit der laparoskopischen **Lebendspendernephrektomie** an insgesamt 100 Patienten (50 offen chirurgisch und 50 laparoskopisch). Die durchschnittlichen Operationszeiten lagen bei 208 bzw. 234 min für das offen chirurgische bzw. das laparoskopische Vorgehen. Der durchschnittliche Blutverlust betrug 193 bzw. 114 ml für die offen chirurgische bzw. laparoskopische Methode, und der Krankenhausaufenthalt wurde mit 4,7 bzw. 3,5 Tagen Dauer angegeben. Die warme Ischämiezeit bei der laparoskopischen Nephrektomie war mit im Durchschnitt 2,8 min durchaus akzeptabel. Die funktionellen Ergebnisse nach Transplantation der laparoskopisch entnommenen Nieren waren äquivalent zu denen, die offen chirurgisch entnommen wurden (Brown et al. 2001). Zwei Arbeiten verglichen die offen chirurgische bzw. die konventionell laparoskopische und die handassistierte laparoskopische Lebendspendernephrektomie. Hierbei zeigte es sich, dass die warme Ischämiezeit durch die handassistierte Methode von 3,9 auf 1,6 min verringert werden konnte. Von den funktionellen Ergebnissen her waren die drei Methoden gleichwertig (Wolf et al. 2000).

In einer Serie von 157 laparoskopischen Nephrektomien wegen **Nierenzellkarzinomen** wurde bei einer Nachbeobachtungszeit von 19 Monaten kein Fall einer Bauchwand- oder Portmeta-

stase beschrieben (Cadeddu et al. 1998). Allerdings wurde bisher über zwei Fälle von Portmetastasen bei laparoskopischen Operationen aufgrund von Transitionalzellkarzinomen berichtet. In großen Serien ist das onkologische Ergebnis der laparoskopischen Nephrektomie bei Nierenzellkarzinom durchaus mit denen der offen chirurgischen Operation zu vergleichen. So berichten Ono und Kollegen bei 103 Patienten mit laparoskopischer Nephrektomie aufgrund von Nierenzellkarzinomen unter 5,0 cm im Durchmesser über eine 5-Jahre-Überlebensrate von 95% (Ono et al. 2001). Daher wird die laparoskopische Nephrektomie in der Therapie des Nierenzellkarzinoms heute als der offen chirurgischen Operation ebenbürtig angesehen.

Die erste laparoskopische **Nierenteilresektion** wurde 1993 von Winfield et al. beschrieben (Winfield et al. 1993). Wolf und Kollegen stellten ihre Ergebnisse von zehn laparoskopischen Nierenteilresektionen aufgrund von Tumorverdacht vor. Die Operationszeit des laparoskopischen Eingriffs war gegenüber elf Patienten, die konventionell offen operiert wurden, um 24% verlängert. Ansonsten sprachen alle Parameter der postoperativen Rekonvaleszenz für die laparoskopische Operation. Bei keiner der laparoskopischen Operationen fand sich ein positiver Absetzungsrand, und keine Operation musste konvertiert werden. Keine ernsten Komplikationen traten bei den laparoskopischen Resektionen auf. Die guten Ergebnisse dieser Serie liegen wesentlich darin begründet, dass es sich bei den Autoren um eine in der Laparoskopie erfahrene Gruppe handelt (Wolf et al. 2000). Auch Kozlowski und Winfield kommen in ihrer Übersichtsarbeit zu dem Ergebnis, dass die laparoskopische Nierenteilresektion eine anspruchsvolle Operation ist, die nur in speziell trainierten Zentren unternommen werden sollte (Kozlowski et al. 2001).

Technik: Bisher hat sich für keine der oben aufgeführten Indikation eine laparoskopische Standardtechnik etabliert. Im Allgemeinen gilt, dass der meist genutzte **transperitoneale Zugang** eine

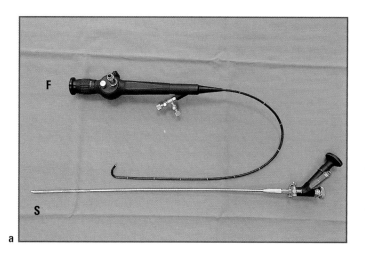

Abb. 13.16 Ureterorenoskopie:
a Flexibles (F) und starres (S)
Ureterorenoskop;
b schematische Darstellung
der retrograden
Ureterorenoskopie.

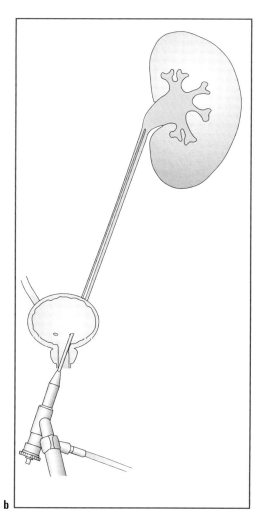

bessere Übersicht (bessere Orientierungsstrukturen) verschafft, die besseren Arbeitsverhältnisse (Platz) her- und damit die sicherere Methode darstellt. Das retroperitoneale Vorgehen wird zunehmend beschrieben, ist aber noch als Spezialisteneingriff zu werten. Die zusätzlich Handassistenz führt zur Erleichterung der laparoskopischen Operation und insbesondere bei der Lebendspendernephrektomie zu einer wichtigen Verkürzung der warmen Ischämiezeit.

Für die laparoskopische Tumornephrektomie wird wegen des größeren Arbeitsfeldes ebenfalls meist ein transperitonealer Zugang gewählt (Portis et al. 2001). Unlängst erschienene Arbeiten berichteten allerdings über die ersten Serien von rein retroperitoneal vorgenommenen Tumornephrektomien (Gill et al. 2000). Im Rahmen einer Serie wurden dabei Nierenzellkarzinome bis zu einer Ausdehnung von 12 cm behandelt, sodass die eingeschränkte Größe des Arbeitsfeldes heute durch technische Neuerungen ausgeglichen werden kann. Eine technische Neuerung, die das retroperitoneale Arbeiten erleichterte, war die Einführung eines Druckballons, der das Arbeitsfeld im Retroperitoneum herstellte (Gaur 1992).

13.5   Ureterorenoskopie

Die Ureterorenoskopie (URS) wird für diagnostische und therapeutische Indikationen angewandt. Heute stehen starre und flexible Geräte von unterschiedlicher Herstellern zur Verfügung (Abb. 13.16). Das Ureterorenoskop wird zumeist mit einer Videokamera kombiniert und die Spiegelung auf dem Monitor verfolgt. Als diagnostisches Instrument kommt die Ureterorenoskopie insbesondere bei Tumoren des oberen Harntraktes zum Einsatz. Allerdings kann sie bei dieser Indikation auch als palliativ therapeutisches Mittel eingesetzt werden (s.u.). Hierbei, sowie auch bei der endoureteralen Lithotripsie, wird die URS in Verbindung mit elektrohydraulischen oder Lasersonden angewandt.

13.5.1 Diagnostik

Indikation

Besteht der Verdacht auf eine Raumforderung der oberen Harnwege, deren Dignität mittels bildgebender Verfahren nicht ausreichend geklärt werden kann, bietet sich die URS in Verbindung mit der Verwendung von Biopsiezangen als diagnostisches Mittel an (Guarnizo et al. 2000).

Technik

Unter Vollnarkose wird das Ureterorenoskop, gelegentlich auch über einen zuvor zystoskopisch eingelegten Führungsdraht, in die Harnblase und von dort in den Harnleiter eingebracht. Zur Entfaltung des Harnleiters mittels des Spülstroms bedarf es eines relativ hohen Druckes, der bei dem schmalen Spülport des Ureterorenoskopes nur schwer aufgebaut werden kann. Daher wird bei der URS die Spülung meist über eine Pumpe durchgeführt, bei der der

Pumpdruck innerhalb eines festgelegten Bereichs variiert werden kann. Mit starren Geräten gelingt es, den gesamten Harnleiter, das Nierenbecken und die obere Kelchgruppe einzusehen. Die mittlere und insbesondere die untere Kelchgruppe lassen sich mit starren Geräten meist nicht ausreichend beurteilen. Hierfür stehen flexible Geräte zur Verfügung. Kontrastmittel kann zur besseren Kontrastierung vor Ort appliziert werden. Zudem können Bilder zur Dokumentation des Befundes aufgenommen werden und histologische Proben zur Dignitätsklärung asserviert werden.

> Am Ende der Prozedur sollte wegen der postoperativ zu erwartenden Verschwellung der Harnleiterschleimhaut mit konsekutiver Harntransportstörung eine Harnleiterschiene eingelegt werden.

Komplikationen

Bei der Verwendung starrer Instrumente ist insbesondere auf eine nicht zu starke Abwinkelung (Hebelung) des Gerätes zu achten. Der Harnleiter steht bei der URS häufig unter starker Spannung. Daher kann eine unachtsame Hebelung des Gerätes oder auch ein zu schnelles Vorgehen, ohne das Lumen des Harnleiters in Sicht zu haben, zu einer Perforation oder im Extremfall zu einem Abriss des Harnleiters führen. Zur Sicherung der Unversehrtheit des Harnleiters sollte am Ende einer URS im Zweifel stets eine retrograde Darstellung unternommen werden. Nach Biopsie oder auch durch Verletzung von Gefäßen der Harnleiterwand kann es postoperativ zu Blutungen und Koagelbildung kommen, die zu einer Harntransportstörung führen können. Wie bereits erwähnt, schützt die Einlage einer Harnleiterschiene nach erfolgter URS zuverlässig vor derartigen Obstruktionen. Insgesamt ist die URS mit modernen schlanken Instrumenten eine nebenwirkungsarme, elegante Methode.

13.5.2 Ureterorenoskopische Lithotripsie

Indikation

Wegen der Notwendigkeit einer Vollnarkose ist die URS nicht die Standardtherapie zur Behandlung der Nephrolithiasis. Allerdings gibt es Steinerkrankungen, die aufgrund ihrer Steinposition (z.B. untere Kelchgruppe, Harnleiter), ihrer Steingröße (Konkremente über 3,0 cm im Durchmesser) oder/und aufgrund des Steinmaterials (z.B. Cystin) die Erfolge der ESWL-Behandlung reduzieren. Hier stellt die URS in Kombination mit Schlingen und Körbchen, Laser oder pneumatischen Lithotriptersonden eine gute Alternative dar.

Technik

Hinsichtlich der Technik unterscheidet sich die ureterorenoskopische Lithotripsie nicht wesentlich von der Ureterorenoskopie. Der Ort der Steinposition wird in gleicher Weise aufgesucht wie bei der diagnostischen URS. Bei Harnleitersteinen ist darauf zu achten, in der Nähe des Konkrements den Spülstrom zu drosseln, um den Stein nicht nach proximal wegzuspülen. Das Gleiche gilt bei der intraluminalen Steinzertrümmerung für die entstehenden Fragmente. Von unterschiedlichen Herstellern werden Katheter angeboten, die den Harnleiter okkludieren, meist mit einem Ballon oberhalb des Steines, und so das Abschwimmen der Steine nach proximal verhindern.

Es gibt vielfältige Instrumente (Sonden), die in Verbindung mit der URS zur Steindesintegration angewandt werden können. Besonders effektiv erscheint eine neue Methode der **Laserdesintegration** von Konkrementen: Dabei wird eine dünne Lasersonde durch den Arbeitskanal des Ureterorenoskopes direkt an den Stein herange-

führt und mittels Zielstrahl die Laserenergie auf den Stein gerichtet. Gould kam in seiner Untersuchung von 160 Patienten mit Urolithiasis unterschiedlicher Lokalisation, die er mit einem Holmium:YAG-Laser behandelte, zu der Schlussfolgerung, dass diese Methode eine ausgezeichnete Alternative zur ESWL darstellt (Gould 1998). Reddy et al. untersuchten die Effektivität des Holmium:YAG Lasers bei Steinen von kindlichen Patienten zwischen 4 und 14 Jahren. Fünf der Patienten benötigten nur eine Behandlung, um steinfrei zu werden. Im Rahmen der Laserbehandlung kam es bei den acht Patienten zu keinerlei Nebenwirkungen. Die Autoren befanden die Methode als sicher und effektiv in der Behandlung kindlicher Urolithiasis (Reddy et al. 1999). Andreoni und Kollegen empfahlen kürzlich die flexible, ureterorenoskopische Laserlithotripsie als die Methode der Wahl in der Behandlung proximaler Uretersteine bei adipösen Patienten (Andreoni et al. 2001). Während das Konkrement bei der Holmiumlaserlithotripsie wie bei einer Resektion „abgeschmolzen" wird, transportiert die FREDDY-Laser-Lithotripsie (Zorcher et al. 1999) die Stoßwelle direkt an den Stein heran. Beide Techniken verschonen die Wand von Harnleiter und Hohlsystem und ermöglichen eine suffiziente Lithotripsie von therapierefraktären Steinen der unteren Kelchgruppe mittels flexibler URS-Instrumente. Allerdings erscheint die Effektivität des FREDDY-Lasers höher, die Behandlungsdauer kürzer. Aktuell finden viele technische Neuerungen Einzug in die Therapie ESWL-resistenter Urolithiasis. Für eine abschließende Bewertung ist es noch zu früh.

13.5.3 Palliative Tumortherapie durch URS

Indikation

Die Ureterorenoskopie in der Behandlung von Transitionalzellkarzinomen des oberen Harntraktes hat weitgehend palliativen oder diagnostischen (s.o.) Charakter. Im Rahmen der Palliation bei fortgeschrittenen Tumoren, die eine Nephroureterektomie nicht mehr rechtfertigen, bei funktionellen oder echten Einzelnieren und Ablehnung der Nephroureterektomie oder aufgrund von Sekundärerkrankungen, die eine solche nicht zulassen, werden z.B. Lasersonden zur Ablation von Tumorgewebe eingesetzt (Abb. 13.17). Mit der Verbesserung der bildgebenden und endoskopischen Technik ergibt sich zunehmend die Möglichkeit, Transitionalzellkarzinome des oberen Harntraktes endoskopisch zu therapieren. Keeley und Kollegen behandelten zwischen 1985 und 1995 insgesamt 92 Patienten mit Transitionalzellkarzinomen des oberen Harntraktes. Von diesen Patienten wurden 38 nur endoskopisch und unter engmaschiger Kontrolle behandelt. Bis zum Ende der Nachbeobachtungszeit hatte kein Patient eine Tumorprogression. Auch Rezidive wurden endoskopisch entfernt. 75% der Rezidive wurden nur endoskopisch diagnostiziert. Die Kontrastmittelaufnahmen des Nierenbeckenkelchsystems waren jeweils unauffällig. Die Autoren schlossen, dass die endoskopische Behandlung von Transitionalzellkarzinomen des oberen Harntraktes eine realistische Option sei. Allerdings müssen regelmäßig ureterorenoskopische Kontrollen durchgeführt und die Patienten vorsichtig selektioniert werden (Keeley et al. 1997).

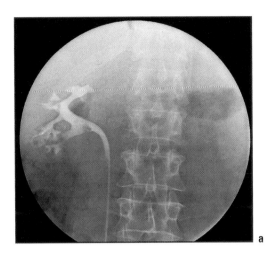
a

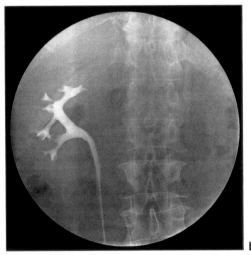
b

Abb. 13.17 Therapie von Urothelkarzinomen:
a Retrograde Kontrastmitteldarstellung der rechten Niere vor Therapie;
b 18 Monate nach ureterorenoskopischer Nd: YAG-Laser-Therapie von Urothelkarzinomen des Hohlsystems.

Technik

Die operative Technik der Ureterorenoskopie für Stein- und Tumorerkrankungen unterscheidet sich nicht.

Komplikationen

Die Komplikationen entsprechen im Wesentlichen denen der Ureterorenoskopie für andere Indikationen. Bei der Behandlung von Transitionalzellkarzinomen des oberen Harntraktes ist besondere Vorsicht zur Vermeidung von Perforationen angebracht, da diese Tumoren eine Tendenz zur Tumoraussaat über die iatrogene Verschleppung von Einzelzellen zu besitzen scheinen.

13.6 Robotik in der laparo- skopischen Urologie

Seit einigen Jahren werden insbesondere bei der laparoskopischen Operationstechnik im Thorax aufwendige Robotersysteme eingesetzt, die die Handhabung der laparoskopischen Instrumente erleichtern. Dabei erfolgt die Führung der Instrumente indirekt über kleine Handgriffe. Der Operateur sitzt an einer Konsole, und die am Joystick durchgeführten Manöver und Bewegungen werden von einem Roboter in Echtzeit umgesetzt, welcher die Operationsinstrumente im Patientensitus manövriert (Abb. 13.18). Im Mai 2000 wurde die weltweit erste radikale Prostatektomie mit der roboterassistierten Laparoskopie mit dem Da Vinci™ (Intuitive Surgical) am Universitätsklinikum der J. W. Goethe Universität Frankfurt am Main durchgeführt (Binder u. Kramer 2001).

Seitdem hat die Robotik, in Verbindung mit der Laparoskopie, breiten Einzug in die Urologie gehalten. Neben der radikalen Prostatektomie werden inzwischen die Nierenbeckenplastik die Adrenalektomie, die Nephrektomie und auch die Zystektomie mit dem Operationsroboter durchgeführt. Die Patientenvoraussetzungen entsprechen denen für die herkömmliche Laparoskopie. Bisher sind noch keine vergleichenden Studien zwischen offen chirurgischen, laparoskopischen und roboterassistierten laparoskopischen Operationen veröffentlicht. In der eigenen Erfahrung erleichtert die Roboterassistenz das laparoskopische Operieren ungemein. Die größeren Freiheitsgrade der Instrumente (Endowrist®-Technik) und die physiologische Darstellung der Augen-Hand-Achse auf dem dreidimensional projizierten Operationsbild sowie die bis zu zehnfache Vergrößerung führen zur deutlichen Verfeinerung der laparoskopischen Möglichkeiten. Über sich daraus ergebende Erweiterungen der laparoskopischen Operationsindikationen und Methodiken wird die Literatur der nahen Zukunft berichten.

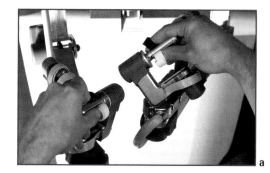

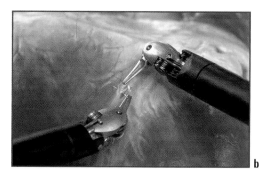

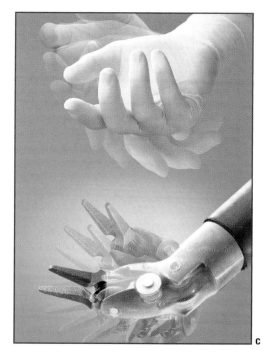

Abb. 13.18 Da Vinci System™: **a** Handgriffe des Operateurs an der Konsole des Da Vinci™ Systems; **b** Roboterarme des Da Vinci™ Systems in situ; **c** alle Freiheitsgrade der menschlichen Hand.

13.7 Mikrochirurgie

Mikrochirurgische Eingriffe an der Niere beziehen sich auf verschiedene Techniken der **Korrektur der kongenitalen Enge des pyeloureteralen Übergangs** bei Kleinkindern innerhalb des 1. Lebensjahres.

Indikation

Infizierte Harnstauungsnieren und Hydronephrosen mit Funktionverminderung unter 80% stellen die häufigsten Indikationen zur Nierenbeckenplastik im Kleinkindesalter dar. Die Bestimmung der seitengetrennten Clearance, auch unter Furosemidbelastung (vor dem 3. Lebensmonat sinnlos), der Eindruck der intravenösen Pyelographie und der Allgemeinzustand des kleinen Patienten sind für die Indikationsstellung wesentlich. Oft ergibt sich die Indikation zum konservativen organerhaltenden Vorgehen erst intraoperativ beim Anblick der freigelegten Niere und ist somit abhängig von der Erfahrung des Operateurs.

Technik

Die optische Vergrößerung durch Lupenbrillen mit dem Faktor 4 bis 8, feines resorbierbares Nahtmaterial der Stärke 8/0 sowie der dadurch mögliche Verzicht auf innere oder äußere Harnableitungen führen zu einer höheren Erfolgsrate und einer kürzeren Krankenhausverweildauer der kleinen Patienten (Kramer u. Jonas 1984; Oesterwitz et al. 1987).

Komplikationen

Die Erfolgsrate der mikrochirurgischen Nierenbeckenplastik liegt bei über 95%; Restrikturbildungen kommen vor. Die vorangehende längere Ableitung einer Niere durch eine perkutane Fistel und der daher unvermeidliche Harnwegsinfekt können das operative Ergebnis ungünstig beeinflussen.

Danksagung

Die Autoren bedanken sich:
für die Abbildungen 13.13 und 13.14 bei Herrn Professor Dr. med. Dirk Fahlenkamp, Neuruppin;
für die Abbildung 13.15 bei Herrn Professor Dr. med. Manfred Wiesel, Heidelberg;

Literatur

Andreoni C, Afane J, Olweny E, Clayman RV. Flexible ureteroscopic lithotripsy: first line therapy for proximal ureteral calculi in the morbidly obese and superobese patient. J Endourol 2001; 15: 1493–8.

Bauer JJ, Bishoff JT, Moore RG, Chen RN, Iverson AJ, Kavoussi LR. Laparoscopic versus open pyeloplasty: Assessment of objective and subjective outcome. J Urol 1999; 162: 692–5.

Bauer KH. Über Fortschritte der modernen Chirurgie und andere akademische Reden. Berlin, Heidelberg: Springer 1954.

Binder J, Kramer W. Robotically assisted laparoscopic radical prostatectomy. Br J Urol Int 2001; 87: 408.

Brown SL, Biehl TR, Rawlins MC, Hefty TR. Laparoscopic live donor nephrectomy: a comparison with the conventional open approach. J Urol 2001; 165: 766–9.

Cadeddu JA, Ono Y, Clayman RV, Barrett P, Janetschek G, Fentie DD, McDougall EM, Moore RG, Kinukawa T, Elbahnasy AM, Nelson J, Kavoussi LR. Laparoscopic nephrectomy for renal cell carcinoma: Evaluation of efficacy and safety: A multicenter experience. Urology 1998; 52: 773–7.

Chaussy CG, Brendel W, Schmiedt E. Extracorporally induced destruction of kidney stones by shockwaves. Lancet 1980; 2: 1265–70.

Clayman RV, Kavoussi LR, Soper NJ, Dierks SM, Meretyk S, Darcy MD, Roemer FD, Pingleton ED, Thomson PG, Long SR. Laparoscopic nephrectomy: Initial case report. J Urol 1991; 146: 278–82.

Delakas D, Karyotis I, Loumbakis P, Daskalopoulos G, Charoulakis N, Cranidis A. Long-term results after percutaneous minimally invasive procedure treatment of symptomatic simple renal cysts. Int Urol Nephrol 2001; 32: 321–6.

Fernstrom I, Johansson B. Percutaneous pyelolithotomy. Scand J Urol Nephrol 1976; 10: 257.

Fornara P, Doehn C, Frese R, Jocham D. Laparoscopic nephrectomy in young-old, old-old and oldest-old adults. J Gerontol A Biol Sci Med Sci 2001a; 56: 287–91.

Fornara P, Doehn C, Friedrich H-J, Jocham J. Nonrandomized comparison of open flank versus laparoscopic nephrectomy in 249 patients with benign renal disease. Eur Urol 2001a; 40: 24–31.

Fornara P, Doehn C, Jocham D. Laparoscopic nephropexy: 3-year experience. J Urol 1997; 158: 1679–83.

Gaur DD. Laparoscopic operative retroperitoneoscopy. J Urol 1992; 148: 1137.

Gaur DD, Agarwal DK, Purohit KC. Retroperitoneal laparoscopic nephrectomy: Initial case report. J Urol 1993; 149: 103–5.

Gill IS, Schweizer D, Hobart MG, Sung GT, Klein EA, Novick AC. Retroperitoneal laparoscopic radical nephrectomy: the Cleveland clinic experience. J Urol 2000: 163: 1665–70.

Gould DL. Holmium:YAG laser and its use in the treatment of urolithiasis: our first 160 cases. J Endourol 1998; 12: 23–6.

Guarnizo E, Pavlovich CP, Seiba M, Carlson DL, Vaughan ED, Sosa RE: Ureteroscopic biopsy of upper tract urothelial carcinoma: Improved diagnostic accuracy and histopathological considerations using a multi-biopsy approach. J Urol 2000; 163: 52.

Holmberg G, Hietala S. Treatment of simple renal cysts by percutaneous puncture and instillation of bismuthphosphate. Scand J Urol Nephrol 1989; 23: 207.

Jarrett TW, Chan DY, Cadeddu JA, Kavoussi LR. Laparoscopic nephroureterectomy for the treatment of transitional cell carcinoma of the upper urinary tract. Urology 2001; 57: 448–53.

Keeley FX, Bibbo M, Bagley DH. Ureteroscopic treatment and surveillance of upper urinary tract transitional cell carcinoma. J Urol 1997; 157: 1560–5.

Kozlowski PM, Winfield HN. Laparoscopic partial nephrectomy and wedge resection for the treatment of renal malignancy. J Endourol 2001; 15: 369–74.

Kramer W, Jonas D. Die Mikrochirurgie des Nierenbeckens. Urologe [A] 1984; 23: 254.

Mokhmalji H, Braun PM, Martinez Portillo FJ, Siegsmund M, Alken P, Köhrmann KU. Percutaneous nephrostomy versus ureteral stents for diversion of hydronephrosis caused by stones: a prospective, randomized clinical trial. J Urol 2001; 165: 1088–92.

Munch LC, Gill IS, McRoberts JW. Laparoscopic retroperitoneal renal cystectomy. J Urol 1994; 151: 135–8.

Oesterwitz H, Bick C, Muller P, Hengst E, Seeger W. Management of ureteropelvic junction obstruction using a microsurgical technique. Eur Urol 1987; 13: 412.

Ono Y, Kinukawa T, Hattori R, Gotoh M, Kamihira O, Ohshima S. The long-term outcome of laparoscopic radical nephrectomy fro small renal cell carcinoma. J Urol 2001; 165: 1882-3.

Paolucci V, Schaeff B, Schneider M, Gutt C. Tumor seeding following laparoscopy: International survey. World J Surg 1999; 23: 989–95.

Plas E, Daha K, Riedl CR, Hübner WA, Pflüger H: Long-term followup after laparoscopic nephropexy for symptomatic nephroptosis. J Urol 2001; 166: 449–52.

Portis AJ, Elnady M, Clayman RV. Laparoscopic radical/total nephrectomy: a decade of progress. J Endourol 2001; 15: 345–54.

Rassweiler J, Fornara P, Weber M, Janetschek G, Fahlenkamp D, Henkel T, Beer M, Stackel W, Boeckmann W, Recker F, Lampel A, Fischer C, Humke U, Miller K. Laparoscopic nephrectomy: the experience of the laparoscopy working group of the German Urologic Association. J Urol 1998; 160: 18–21.

Ratner LE, Ciseck LJ, Moore RG et al. Laparoscopic live donor nephrectomy. Transplantation 1995; 60: 1047.

Reddy PP, Barrieras DJ, Bagli DJ, McLorie GA, Khoury AE, Merguerian PA: Initial experience with endoscopic holmium laserlithotripsy for pediatric patients. J Urol 1999; 162: 1714–6.

Ruiz-Deya G, Cheng S, Palmer E, Thomas R, Slakey D. Open donor, laparoscopic donor and hand assisted laparoscopic donor nephrectomy: a comparison of outcomes. J Urol 2001; 166: 1270–4.

Shalhav AL, Dunn MD, Portis AJ, Elbahnasy AM, McDougall EM, Clayman RV. Laparoscopic nephroureterectomy for upper tract transitional cell cancer: the Washington University experience. J Urol 2000; 163: 1100–4.

Smith AD, Lange PH, Fraley EE. Application of percutaneous nephrostomy: New challenges and opportunities in endo-urology. J Urol 1979; 121: 382.

Soulie M, Salomon L, Patard J-J, Mouly P, Manunta A, Antiphon P, Lobel B, Abbou C-C, Plante P. Extraperitoneal laparoscopic pyeloplasty: a multicenter study of 55 procedures. J Urol 2001; 166: 48–50.

Stanley KE, Winfield HN, Donovan JF: Laparoscopic marsupialization of renal cysts. J Urol 1993; 149 :452A.

Urban DA, Clayman RV, Kerbl K, Figinsham RS, McDougall EM. Laparoscopic nephropexy for symptomatic nephroptosis: initial case report. J Endourol 1993; 7: 27–30.

Uzzo RG, Novick AC. Nephron sparing surgery for renal tumors: indications, techniques and outcomes. J Urol 2001; 166: 6–18.

Winfield HN, Donovan JF, Godet AS, Clayman RV: Laparoscopic partial nephrectomy: Initial case report for benign disease. J Endourol 1993; 7: 521–6.

Wolf JS, Marcovich R, Merion RM, Konnak JW. Prospective, case matched comparison of hand assisted laparoscopic and open surgical live donor nephrectomy. J Urol 2000; 163: 1650–3.

Wolf JS, Seifman BD, Montie JE: Nephron sparing surgery for suspected malignancy: Open surgery compared to laparoscopy with selective use of hand assistance. J Urol 2000; 163: 1659–64.

Zorcher T, Hochberger J, Schrott KM, Kuhn R, Schafhauser W. In vitro study concerning the efficiency of the frequency-doubled double-pulse Neodymium: YAG laser (FREDDY) for lithotripsy of calculi in the urinary tract. Lasers Surg Med 1999; 25: 38–42.

14 Pharmakotherapie

M. Zieschang, D. Höffler

Inhalt

Fallstricke/Fußangeln

- Bei rasch progredienter Niereninsuffizienz (wie z.B. beim akuten Nierenversagen) ist der Kreatininwert im Serum kein Maß für die Nierenfunktion.
- Bei den Nierenersatzverfahren können Arzneimittel in einem nicht unerheblichen Maße entfernt werden.
- Einige Medikamente sind, obwohl sie nicht kumulieren, erheblich nephrotoxisch (z.B. Amphotericin B). Oft führen Exsikkose, Sepsis oder die Kombination mit anderen Medikamenten (z.B. Aminoglykosiden) dazu, dass vorher über Jahre gut vertragene Substanzen (z.B. nichtsteroidale Antiphlogistika) die Niere schädigen.

● Auch ohne zusätzliche Schädigung der Niere können Medikamente bei Niereninsuffizienz gefährlich sein, indem sie Elektrolytstörungen verstärken (Hyperkaliämie bei ACE-Hemmern und kaliumsparenden Diuretika oder Trimethoprim), oder den Säure-Basen-Haushalt beeinflussen (Azetazolamid führt zur Verstärkung einer metabolischen Azidose).

Leitsymptome

● Bei Überdosierung kommt es zu einer dosisabhängigen unerwünschten Arzneimittelwirkungen des jeweiligen Medikamentes.

Merksätze zur Therapie

● Die Elimination von Arzneimitteln kann renal oder extrarenal erfolgen. Wird ein großer Anteil einer Substanz extrarenal ausgeschieden, braucht die Dosierung bei Niereninsuffizienz in der Regel nicht reduziert zu werden.
● Bei extrarenaler Elimination können Metaboliten entstehen, die kumulieren und toxisch sind. Daher ist bei allen Pharmaka, für die nur eine geringe Erfahrung bei Nierenkranken besteht, insbesondere bei allen neueren Pharmaka, Vorsicht geboten.
● Sinkt die renale Elimination, vermindert sich bei vielen Medikamenten auch die extrarenale Clearance. Beginnt man dann mit der Nierenersatztherapie, kann sie sich wieder verbessern. Dies legt den Schluss nahe, dass es ein Urämietoxin gibt, das die extrarenale Clearance beeinträchtigt, aber durch Dialyse entfernt werden kann.
● Ist die Wirkung eines Medikamentes leicht

zu messen, kann die Dosierung relativ leicht angepasst werden (z.B. Betablocker: Abfall der Herzfrequenz). Auch Medikamente mit einer großen therapeutischen Breite sind in der Regel unproblematisch. Anders liegt der Fall bei Aminoglykosiden, hier sind insbesondere bei schwerkranken Patienten Spiegelbestimmungen oft unerlässlich.
● Oft gibt es unterschiedliche Dosierungsempfehlungen für ein und dasselbe Medikament. Die Autoren haben sich dann nach den in ihrer Klinik gebräuchlichen Dosierungen gerichtet.

Kasuistik

Eine 81-jährige Patientin wurde am späten Abend in die Notaufnahme eines großen Klinikums gebracht. Sie hatte seit 1 Woche nur noch wenig Urin ausgeschieden. Am Nachmittag bekam sie Luftnot, die sich am Abend zu einem Lungenödem steigerte. Eine Hypertonie ist seit 1950, ein Diabetes seit 1982 bekannt. Medikamentenanamnese: Bei einem Serumkreatinin von 2,0 mg/dl hatte sie wegen eines Harnwegsinfektes für 2 Wochen zweimal eine Tablette Cotrimoxazol forte® täglich erhalten (320 mg Trimethoprim/1600 mg Sulfamethoxazol). Außerdem nahm sie seit einem halben Jahr einen ACE-Hemmer. Das EKG zeigte einen SA-Block III° mit einer Herzfrequenz von 40/min und Pausen bis 2,4 s. Der Serumkaliumwert betrug 7,7 mval/l. Die Patientin wurde notfallmäßig dialysiert. Allgemeinzustand und EKG besserten sich dramatisch. Die weitere Behandlung war konservativ, und die Patientin konnte in gutem Zustand aus der stationären Behandlung entlassen werden.

14.1 Einleitung

Viele Medikamente und ihre Metaboliten werden bei Niereninsuffizienz verzögert ausgeschieden. Daher ist eine Anpassung der Dosie-

rung an die Nierenfunktion bei einer größeren Zahl von Substanzen erforderlich. Im folgenden Kapitel werden die hierzu notwendigen Maßnahmen ganz unter dem Aspekt der Pharmakokinetik besprochen. Bezüglich allgemeiner pharmakologischer Aspekte der hier genannten

Substanzen muss auf Lehr- und Handbücher der Pharmakologie verwiesen werden.

14.2 Pharmakokinetik und Arzneimitteldosierung bei Niereninsuffizienz

Will man ein Medikament in seiner Dosis der Nierenfunktion anpassen, muss man diese quantifizieren. Die entscheidende Größe der Nierenleistung ist die **glomeruläre Filtrationsrate (GFR)**. Ihre Bestimmung mit Inulin- oder ^{51}Cr-EDTA ist aufwendig und in der Praxis nicht machbar. Da das Kreatinin bei Niereninsuffizienz tubulär sezerniert wird, ergibt die so beliebte Kreatinin-Clearance falsch hohe Werte und verwirrt mehr als sie nützt. Der Kreatininwert im Serum ist nur unter Kenntnis von Alter, Gewicht und Geschlecht zu beurteilen.

Eine erstaunlich gute Abschätzung der GFR ergibt sich durch die **Formel nach Cockcroft und Gault**

$$\frac{140 - \text{Lebensalter}}{\text{Kreatin (mg / dl)}} \times \frac{\text{Gewicht (kg)}}{72} (\times 0,85 \text{ bei Frauen})$$

Wie sehr die isolierte Betrachtung des Plasmakreatinins irreführen kann, sei an einem Beispiel erläutert:

Ein männlicher Patient, der 20 Jahre alt ist, 70 kg wiegt und ein Kreatinin im Serum von 1,0 mg/dl hat, verfügt über eine GFR von 120 ml/min. Wird derselbe Patient 90 Jahre alt und hat immer noch ein Kreatinin von 1,0, so ist die GFR auf 50 ml/min abgesunken. Wiegt derselbe 90-jährige Patient nur noch 36 kg und hat ein Kreatinin im Serum von 1,0, so hat er nur noch eine GFR von 25 ml/min. Und das bei einem Kreatininwert, der im „Normbereich" liegt!

Bei einigen Medikamenten, die zunächst nichtrenal eliminiert werden, entstehen wirksame/toxische Metabolite. Nicht immer sind sie be-

Tab. 14.1 Substanzen mit aktiver tubulärer Sekretion

- Amantadin
- Amilorid
- Atropin
- Captopril
- Cefamandol
- Cefoxitin
- Cephalexin
- Cephalothin
- Ciprofloxacin
- Clarithromycin
- Enalapril
- Ethambutol
- Famcyclovir
- Hydrochlorothiazid
- Pethidin
- Minoxidil
- Oxacillin
- Pentazocin
- Pindolol
- Ranitidin
- Terfenadin
- Triamteren
- Zidovudin

kannt. Neben reinen Spiegelbestimmungen der Wirksubstanz müssen also auch Wirkungen und unerwünschte Arzneimittelwirkungen des Pharmakons bei Niereninsuffizienz betrachtet werden.

Die **renale Clearance** einer Substanz setzt sich zusammen aus ihrer glomerulären Filtration plus der tubulären Sekretion abzüglich der tubulären Reabsorption. Studien, die diese Vorgänge unterscheiden, fehlen bei Pharmaka meist ganz. Praktische Bedeutung hat dies aber schon bei normaler Nierenfunktion bei Substanzen, die stark proximal sezerniert werden (z.B. Probenicid/Methotrexat) (Tab. 14.1).

Außerdem sind viele Medikamente allein oder in Kombination nephrotoxisch. Ihre Gabe sollte bei Niereninsuffizienz vermieden werden.

Der Albuminspiegel beim nephrotischen Syndrom kann zum Teil erheblich erniedrigt sein. Dies kann bei Medikamenten mit hoher Eiweißbindung zu einem deutlich höheren Anteil an ungebunden vorliegender Substanz führen. Phenprocoumon (Marcumar®) muss dann deutlich niedriger dosiert werden.

Im Folgenden werden in alphabetischer Reihenfolge die wichtigsten Stoffklassen/Indikationsgebiete abgehandelt.

wegen der erheblichen Natriumbelastung (ca. 6 g/die), zum anderen wegen der Auslösung einer metabolischen Alkalose (+ 0,5 mmol/l BE pro g Gammahydroxybuttersäure).

Über Scopolamin liegen keine Studien bei Niereninsuffizienz vor, es wird jedoch vorwiegend extrarenal eliminiert.

14.2.1 Anästhetika

Anästhetika zur Narkoseeinleitung dürfen in aller Regel nicht in reduzierter Dosis gegeben werden. Der erste Wirkverlust kommt meist durch Umverteilung der Substanzen in andere Kompartimente zustande. Erst bei mehrfacher Gabe sollten die Abstände zur nächsten Verabreichung verlängert werden. Da alle Anästhetika nach Wirkung „titriert" werden, ist ohnehin eine individuelle Dosierung möglich.

Normale Dosierung: Alfentanil (Rapifen®), Atracurium (Tracrium®), Cis-Atracurium (Nimbex®), Naloxon (Narcanti®), Etomidate (Hypnomidate®), Fentanyl (Fentanyl®), Isofluran (Forene®), Ketamin/S-Ketamin (Ketanest®, Ketanest S®), Methohexital (Brevimytal®), Propofol (Disoprivan®), Remifentanil (Ultiva®), Rocuronium (Esmeron®), Sufentanil (Sufenta®), Thiopental (Trapanal®), Vecuronium (Norcuron®).

Dosisreduktion: Mivacurium (Mivacron®), Wirkdauer 1,5fach verlängert bei Hämodialysepatienten; Succinylcholin (Lysthenon®), ungefähr 10% Ausscheidung unverändert im Urin, muss bei mittlerer Niereninsuffizienz ebenfalls niedriger dosiert (cave Hyperkaliämie!) und bei schwerer Niereninsuffizienz vermieden werden. Alcuronium (Alloferin®), Droperidol (Dehydrobenzperidol®), Neostigmin (Prostigmin®), Pyridostigmin (Mestinon®); Pancuronium bei schwerer Niereninsuffizienz vermeiden.

Die Metaboliten von Enfluran (Ethrane®) und Halothan (Fluothane®)werden renal eliminiert, Enfluran ist potenziell nephrotoxisch. Gammahydroxybuttersäure (Somsanit®) ist bei Nierenfunktionsstörungen kontraindiziert, zum einen

14.2.2 Analgetika

Nichtopioidanalgetika

Normale Dosierung: Nichtsteroidale Antiphlogistika (NSAR) kumulieren in aller Regel nicht, sie können aber bei vorgeschädigten Nieren und/oder Exsikkose ein akutes Nierenversagen auslösen. Bei Indometacin (Amuno®) wurde bei Nierenkranken keine Verlängerung der Halbwertszeit gesehen. Ibuprofen (Profen®) kann selbst bei Dialysepatienten normal dosiert werden. Diclofenac (Voltaren®), Naproxen (Proxen®) und Tolmethin (Tolectin®) werden beim Nierengesunden – wenn auch nur zu geringem Teil – in aktiver Form renal ausgeschieden, sollten also reduziert werden (etwa zwei Drittel bis drei Viertel der Normdosis). Auch COX-2-Antagonisten wie Celecoxib (Celebrex®) und Rofecoxib (Vioxx®) sind hier leider nicht selektiv genug, um diese Gefahr sicher zu vermeiden und können bei deutlich eingeschränkter Nierenfunktion nicht empfohlen werden. Zu einer Kumulation dieser Substanzen kommt es allerdings nicht, da sie fast ausschließlich metabolisiert werden. Bei Patienten mit Nierenersatztherapie können die NSAR normal dosiert werden. Meloxicam (Mobec®) wird bei diesen Patienten nur in einer Maximaldosierung von 7,5 mg empfohlen. Flupirtin (Katadolon®) hat selbst bei endgradiger Niereninsuffizienz nur eine geringe Verlängerung der Halbwertszeit und kann normal dosiert werden.

Dosisreduktion: 75–50% bei Acetylsalicylsäure (Aspirin®), Paracetamol (Benuron®).

Piroxicam (Felden®) mit seiner ohnehin schon langen Halbwertszeit und ca. 20% renalen Elimination vermeiden wir ganz. Zur Bekämpfung von Kopfschmerzen, Pleura- und perikarditischen Schmerzen bewährt sich Metamizol (Novalgin®) intravenös, bei Beachtung der üblichen Kontraindikationen (cave Hypotonie, Allergie). Es hat auch keine negativen Auswirkungen auf die Prostaglandinsynthese und somit auf die Nierendurchblutung. Wiederholte Gaben sind allerdings zu vermeiden.

Opioidanalgetika

Normale Dosierung: Buprenorphin (Temgesic®), Fentanyl (Fentanyl®), Piritramid (Dipidolor®) kumulieren nicht als aktive Substanzen.
Dosisreduktion: Pentazocin (Fortral®), Codein (Codicaps®), Levomethadon (L-Polamidon®), Morphin, Oxycodon (Oxygesic®, Kreatinin-Clearance < 60 ml/min: 50%), Tilidin (Valoron®), Tramadol (Tramal®). Wiederholte Gaben von Hydrocodon (Dicodid®) und Pethidin (Dolantin®) sollten vermieden werden.
Dextropropoxyphen (Develin®) wird relativ rasch zu Norpropoxyphen metabolisiert, das dann renal eliminiert wird. Bei schwerer Niereninsuffizienz sind die Spiegel für beide Substanzen erhöht.
Meptazinol (Meptid®) wird über seine Metaboliten zu 70% im Urin ausgeschieden, diese scheinen aber nicht pharmakologisch wirksam zu sein.

Sonstige Analgetika

Normale Dosierung: Ergotamin (Cafergot®), Dihydroergotamin (Dihydergot®), Sumatriptan (Imigran®), Zolmitriptan (AscoTop®).
Dosisreduktion: Rizatriptan (Maxalt®), Naratriptan (Naramig®) bei hochgradiger Niereninsuffizienz nicht mehr verwenden.

> Zur Schmerztherapie bei niereninsuffizienten Patienten sollten Paracetamol, Opioide und Metamizol bevorzugt werden, da bei diesen Präparaten keine Nephrotoxizität zu erwarten ist.

14.2.3 Antidiabetika

Die Kontrolle der Antidiabetikawirkung ist leicht über die **Bestimmung des Blutzuckerspiegels** möglich. Immer wieder kommt es jedoch bei fehlenden Kontrollen zu schweren Hypoglykämien, z.B. unter Sulfonylharnstoffpräparaten, die bei Niereninsuffizienz zur Kumulation neigen.
Bei Urämie kommt es in der Regel zu einer Glucosetoleranzstörung, die nicht mit dem eigentlichen Diabetes verwechselt werden sollte und keiner Behandlung bedarf.
Normale Dosierung: Acarbose (z.B. Glucobay®), Gliquidon (z.B. Glurenorm®), Miglitol (Diastabol®), Pioglitazon (Acots®), Repaglinide (Novo Norm®), Rosiglitazon (Avandia®).
Die Glitazone können jedoch Ödembildungen verstärken.
Dosisreduktion: Glibornurid (z.B. Glutril®), Glimepirid (Amaryl®), Glisoxepid (z.B. Pro-Diaban®), Tolbutamid (z.B. Rastinon®): geringe Kumulation, können daher oft recht niedrig dosiert werden.
Die Halbwertszeit des Insulins (auch Insulin glargin [Lantus®]) bei Niereninsuffizienz ist verlängert. Deshalb sinkt bei zunehmender Niereninsuffizienz der Insulinbedarf. Bei der Blutzuckereinstellung niereninsuffizienter Diabetiker wird darum den Normalinsulinen größere Bedeutung zugemessen.
Glibenclamid (z.B. Euglucon®) kumuliert bei schwerer Niereninsuffizienz zum Teil erheblich und kann schwere Hypoglykämien auslösen.
Cave: keine Verwendung von Metformin (z.B. Glucophage retard®), da die Gefahr der Lactatazidose auch bei geringen Graden der Niereninsuffizienz besteht.

14.2.4 Antihypertensiva

Kombinationspräparate mit Triamteren, Amilorid und Spironolacton sind wegen der Gefahr der Hyperkaliämie kontraindiziert. Insbesondere die

Kombination Niereninsuffizienz, ACE-Hemmer/AT$_1$-Blocker und kaliumsparendes Diuretikum führt immer wieder zu lebensbedrohlichen **Hyperkaliämien**.

Zu Beginn einer antihypertensiven Therapie kann zunächst ein Anstieg der harnpflichtigen Substanzen auftreten (vorübergehendes Absinken des Filtrationsdruckes der Niere). Der Anstieg liegt selten über 25% des Ausgangswertes, eine Rückkehr zum Ausgangswert erfolgt nach 8–14 Tagen.

In vielen Kombinationspräparaten ist eine geringe Menge (12,5 mg) Hydrochlorothiazid enthalten. Wird dann ein Schleifendiuretikum ergänzt, kann es trotz der niedrig gewählten Menge zu einer überschießenden diuretischen Antwort kommen (sog. sequenzielle Nephronblockade).

ACE-Hemmer

Bei Nierenarterienstenose und Hyperkaliämie sind ACE-Hemmer kontraindiziert. Trotz der unbestreitbaren nephroprotektiven Wirkungen dieser Substanzgruppe sind irreversible Verschlechterungen einer vorbestehenden Niereninsuffizienz beschrieben. Bei eindeutiger Indikation für ACE-Hemmer (diabetische Nephropathie, Herzinsuffizienz, Proteinurie > 1 g/24 h) sind engmaschige Kontrollen der Nierenfunktion und der Elektrolyte obligat.

Normale Dosierung: Fosinopril (Fosinorm®).

Dosisreduktion: Benazepril (Cibacen®), Captopril (Lopirin®), Cilazapril (Dynorm®), Enalapril (Xanef®), Lisinopril (Acerbon®), Moexipril (Fempress®), Perindopril (Coversum®), Ramipril (Delix®), Quinapril (Accupro®), Spirapril (Quadropril®) und Trandolapril (Udrik®) auf 25–50% der normalen Dosis.

Alpha$_1$-Rezeptor-Blocker

Normale Dosierung: Prazosin (Minipress®), Doxazosin (Cardular®) und Terazosin (Heitrin®) werden in der Leber abgebaut und können bei Dialysepatienten in normaler Dosierung gegeben werden.

Dosisreduktion: Bunazosin (Andante®) kumuliert in nicht unerheblichem Maße.

Alpha$_2$-Rezeptor-Agonisten, Imidazolinrezeptoragonisten

Dosisreduktion: Clonidin (Catapresan®) und Moxonidin (Physiotens®) kumulieren gering als aktive Substanz und können daher in vielen Fällen niedriger als normal dosiert werden. Sehr zu achten ist auf die Nebenwirkung „trockener Mund", die bei Dialysepatienten besonders ärgerlich ist (Überwässerung). Wir verwenden diese Substanzgruppe daher selten, und dann nur das lang wirksame Moxonidin.

AT$_1$-Blocker

Normale Dosierung: Sowohl Losartan (Lorzaar®), Eprosartan (Temeven®), Irbesartan (Aprovel®), Telmisartan (Micardis®) und auch Valsartan (Diovan®) werden hauptsächlich extrarenal eliminiert und brauchen bei Niereninsuffizienz nicht reduziert zu werden.

Dosisreduktion: Lediglich Candesartan (Blopress®) sollte bei hochgradiger Niereninsuffizienz etwas niedriger dosiert werden. In Bezug auf Nierenarterienstenosen und Hyperkaliämie gelten dieselben Einschränkungen wie für ACE-Hemmer.

Betarezeptorenblocker

Unter Betarezeptorblockade bei Niereninsuffizienz sind besonders **engmaschige Pulskontrollen** erforderlich!

Normale Dosierung: Alprenolol (Aptin®), Bupranolol (Betadrenol®), Carvedilol (Dilatrend®), Esmolol (Brevibloc®), Mepindolol (Corindolan®), Metoprolol (Beloc®), Oxprenolol (Trasicor®), Penbutolol (Betapressin®), Pindolol (Visken®) und Propanolol (Dociton®).

Dosisreduktion: Auf ca. 50% der Norm sollten vermindert werden: Acebutolol (Neptal®), Betaxolol (Kerlone®), Bisoprolol (Concor®), Carteolol (Endak®), Celiprolol (Selectol®), Nebivolol (Nebilet®). Bei Atenolol (Tenormin®, 50–25%) und Sotalol (Sotalex®), die bis zu 90% renal eliminiert werden, muss die Dosis erheblich reduziert werden. Bei Sotalol ist zudem eine deutliche Verminderung des Serumspiegels durch Dialyse zu beachten. Sotalol dosieren wir darum als Sotalex mite® (80 mg) einmal täglich, an Dialysetagen zweimal täglich. Bei durch Sotalol ausgelösten Bradykardien mit QT-Zeit-Verlängerung besteht zudem die hochgradige Gefahr von Torsades des Pointes.

Calciumantagonisten

Normale Dosierung, da sie bei eingeschränkter Nierenfunktion kaum kumulieren: Amlodipin (Norvasc®), Felodipin (Munobal®), Lercanidipin (Carmen®), Nicardipin (Antagonil®), Nilvadipin (Escor®), Nimodipin (Nimotop®), Nitrendipin (Bayotensin®), Isradipin (Vascal®) und Verapamil (Isoptin®).

Sonstige Antihypertensiva

Natriumnitroprussid (Nipruss®) sollte bei Niereninsuffizienz längstens 48 Stunden gegeben werden (cave Thiocyanat!).
Normale Dosierung: Urapidil (Ebrantil®), Minoxidil (Lonolox®). Letzteres kann aber zu erheblichen Wassereinlagerungen führen. Deswegen ist neben der Kombination mit einem Betablocker die Gabe eines Diuretikums obligat.
Dosisreduktion: Alpha-Methyl-Dopa (50–25%) (Presinol®), Dihydralazin (z.B. Nepresol®).

14.2.5 Antiinfektiöse Pharmaka

Die Aufstellungen in den folgenden Tabellen enthalten keine Normdosen, vielmehr obere Dosierungsgrenzen. Diese können in der Regel unterschritten werden. Werden sie überschritten, muss mit den für die Substanz typischen Nebenerscheinungen gerechnet werden.
Alle Dosierungsempfehlungen beziehen sich auf einen 70 kg schweren Patienten. Umrechnung bei Patienten mit Gewicht x:

$$\text{Dosis}_x = \text{Dosis}_{70} \times \text{kg KG}/70.$$

Bei dem letzten Behandlungsfall (letzte Tabellenspalte: GFR 2 ml/min) wird eine Hämodialysebehandlung (zwei- bis dreimal pro Woche) vorausgesetzt. Hier kann bei Lebensgefahr eine Initialdosis von doppelter bis dreifacher Höhe gegeben werden. Bei Aminoglykosiden ist die Kontrolle der Serumkonzentration anzustreben.
Aminoglykoside: Tab. 14.2
Antimykotika: Tab. 14.3
Cephalosporine: Tab. 14.4
Chinolone: Tab. 14.5
Makrolide: Tab. 14.6
Penicilline: Tab. 14.7
Antiprotozoenmittel: Tab. 14.8
Tuberkulostatika: Tab. 14.9
Sonstige: Tab. 14.10
Virustatika: Tab. 14.11

Benutzung der Tabellen 14.2 bis 14.11:
- Die Zuordnung zu einem der fünf aufgeführten „Nierenfälle" (GFR 120, 45, 18, 8 bzw. 2 ml/min) kann nicht allein aufgrund des Zahlenwertes des Serumkreatinins erfolgen, sondern muss auch im klinischen Zusammenhang gesehen werden: z.B. kennzeichnet der Kreatininwert einer muskelschwachen, kleinen alten Frau eine stärkere Einschränkung der Nierenfunktion als der eines muskelkräftigen großen jungen Mannes. Bei Anurie muss unabhängig vom Kreatininwert eine GFR unter 5 ml/min angenommen werden. Auf die Formel von Cockcroft und Gault wird noch einmal hingewiesen.
- Die Empfehlungen sind so gewählt, dass mit den reduzierten Dosen bei eingeschränkter Nierenfunktion etwa gleich hohe Konzentrationen wie bei normaler Nierenfunktion erreicht werden.

Tab. 14.2 Dosierung von Aminoglykosiden bei Niereninsuffizienz

GFR (ml/min)	120		45		18		8		2	
Plasmakrea-tinin (mg/dl)	0,8		2,0		3,5		6,0		15,5	
Medikament	DOS	DI	DOS	DI	DOS	DI	DOS	DI	DOS	DI
Amikacin*	1	24	0,5	24	0,350	24	0,250	24	0,100	24–48
Gentamicin*	0,240	24	0,160	24	0,080	24	0,040	24	0,020	24
Netilmicin*	0,350	24	0,200	24	0,100	24	0,050	24	0,030	24
Tobramycin*	0,240	24	0,160	24	0,080	24	0,040	24	0,020	24

Zur Benutzung der Tabellen siehe Hinweise S. 495
GFR = glomeruläre Filtrationsrate; DOS = höchste empfohlene Dosis (in g oder mg; absolut bzw. gewichts-bezogen); DI = Dosisintervall (h)
*Spiegelbestimmungen!

Tab. 14.3 Dosierung von Antimykotika bei Niereninsuffizienz

GFR (ml/min)	120		45		18		8		2	
Plasmakrea-tinin (mg/dl)	0,8		2,0		3,5		6,0		15,5	
Medikament	DOS	DI	DOS	DI	DOS	DI	DOS	DI	DOS	DI
Ampho-tericin B	0,8 mg/kg KG	24	0,8	24	0,8	24	0,8	24	0,8	24
Fluconazol	0,8	24	0,4	24	0,2	24	0,2	24	0,2	48
Flucytosin	50 mg/kg KG	8	50 mg/kg KG	12	25 mg/kg KG	12	25 mg/kg KG	24	25 mg/kg KG	48
Itraconazol	0,2	12	0,2	12	0,2	12	0,2	12	0,1	12
Ketoconazol	0,6	24	0,6	24	0,6	24	0,6	24	0,6	24
Terbinafin	0,25	24	0,25	24	0,125	24	0,125	24	0,125	24

Zur Benutzung der Tabellen siehe Hinweise S. 495
GFR = glomeruläre Filtrationsrate; DOS = höchste empfohlene Dosis (in g oder mg; absolut bzw. gewichts-bezogen); DI = Dosisintervall (h)

Tab. 14.4 Dosierung von Cephalosporinen bei Niereninsuffizienz

GFR (ml/min)	120		45		18		8		2	
Plasmakrea-tinin (mg/dl)	0,8		2,0		3,5		6,0		15,5	
Medikament	DOS	DI	DOS	DI	DOS	DI	DOS	DI	DOS	DI
Cefaclor	1,0	8	1,0	8	1,0	8	1,0	8	1,0	8
Cefadroxil	1,0	12	0,5	12	0,5	24	0,5	36	0,5	36

Tab. 14.4 (Fortsetzung)

GFR (ml/min)	120		45		18		8		2	
Plasmakreatinin (mg/dl)	0,8		2,0		3,5		6,0		15,5	
Medikament	DOS	DI	DOS	DI	DOS	DI	DOS	DI	DOS	DI
Cefalexin	1,0	6	0,5	8	0,5	12	0,5	24	0,5	24
Cefamandol	2	8	2	8	2	12	1	8	1	12–24
Cefazolin	1,5	6	1,5	8	1	8	1	12	0,5–1	24
Cefepim	2	12	2	12	1,5	12	1	12	1	24
Cefetamet-Pivoxil	0,5	12	0,250	12	0,125	12	0,125	24	0,125	24
Cefixim	0,4	24	0,4	24	0,2	24	0,2	24	0,2	24
Cefmenoxim	2	12	2	12	1,5	12	1	12	1	24
Cefodizim	2	8	2	8	2	12	1,5	12	0,5–1	24
Cefoperazon	4	12	4	12	4	12	4	12	2–2,5	12
Cefotaxim	2	8	2	8	2	12	2	12	1–2	12
Cefotiam	2	12	2	12	1,5	12	1	12	0,5–1	24
Cefoxitin	2	8	2	8	2	12	1	8	1	12
Cefpodoxim-Proxetil	0,2	12	0,2	12	0,2	24	0,2	24	0,2	48
Ceftazidim	2	8	1,5	12	1,5	24	1	24	0,5	24
Ceftibuten	0,4	24	0,2	24	0,1	24	0,1	24	0,1	24
Ceftizoxim	2	8	2	8	2	12	1,5	12	0,5–1	24
Ceftriaxon	4	24	4	24	4	24	4	24	2	24
Cefuroxim	1,5	8	1,5	8	1,5	12	0,75	8	0,5–0,75	24
Loracarbef	0,4	12	0,4	24	0,2	24	0,2	48	0,4	72

Zur Benutzung der Tabellen siehe Hinweise S. 495
GFR = glomeruläre Filtrationsrate; DOS = höchste empfohlene Dosis (in g oder mg; absolut bzw. gewichtsbezogen); DI = Dosisintervall (h)

Tab. 14.5 Dosierung von Chinolonen bei Niereninsuffizienz

GFR (ml/min)	120		45		18		8		2	
Plasmakreatinin (mg/dl)	0,8		2,0		3,5		6,0		15,5	
Medikament	DOS	DI	DOS	DI	DOS	DI	DOS	DI	DOS	DI
Ciprofloxacin	0,4	12	0,4	12	0,4	24	0,4	24	0,2	12
Enoxacin	0,4	12	0,4	24	0,4	24	0,4	24	0,4	24
Fleroxacin	0,4	24	0,2	24	0,1–0,2	24	0,1	24	0,1	24-48
Grepafloxacin	0,6	24	0,6	24	0,6	24	0,6	24	0,6	24

Tab. 14.5 (Fortsetzung)

GFR (ml/min)	120		45		18		8		2	
Plasmakreatinin (mg/dl)	0,8		2,0		3,5		6,0		15,5	
Medikament	DOS	DI	DOS	DI	DOS	DI	DOS	DI	DOS	DI
Levofloxacin	0,5	24	0,25	24	0,25	24	0,25	48	0,25	48
Lomefloxacin	0,4	24	0,1–0,15	24	0,1	24	0,1	24	0,05–0,1	24
Moxifloxacin	0,4	24	0,4	24	0,4	24	0,4	24	?	?
Ofloxacin	0,4	24	0,2	24	0,1	24	0,1–0,05	24	0,05	24
Pefloxacin (Einmalgabe)	0,8		0,8		0,8		0,4		0,4	
Sparfloxacin	0,2	24	0,2	24	0,1	24	0,1	48	0,1	48

Zur Benutzung der Tabellen siehe Hinweise S. 495
GFR = glomeruläre Filtrationsrate; DOS = höchste empfohlene Dosis (in g oder mg; absolut bzw. gewichtsbezogen); DI = Dosisintervall (h)

Tab. 14.6 Dosierung von Makroliden bei Niereninsuffizienz

GFR (ml/min)	120		45		18		8		2	
Plasmakreatinin (mg/dl)	0,8		2,0		3,5		6,0		15,5	
Medikament	DOS	DI	DOS	DI	DOS	DI	DOS	DI	DOS	DI
Azithromycin	0,25	24	0,25	24	0,25	24	0,25	24	0,25	24
Clarithromycin	1,0	12	1,0	12	1,0	12	0,5	12	0,5	12
Erythromycin	1,0	12	1,0	12	1,0	12	1,0	12	1,0	12
Roxithromycin	0,150	12	0,15	12	0,15	12	0,15	12	0,15	12

Zur Benutzung der Tabellen siehe Hinweise S. 495
GFR = glomeruläre Filtrationsrate; DOS = höchste empfohlene Dosis (in g oder mg; absolut bzw. gewichtsbezogen); DI = Dosisintervall (h)

Tab. 14.7 Dosierung von Penicillinen bei Niereninsuffizienz

GFR (ml/min)	120		45		18		8		2	
Plasmakreatinin (mg/dl)	0,8		2,0		3,5		6,0		15,5	
Medikament	DOS	DI	DOS	DI	DOS	DI	DOS	DI	DOS	DI
Amoxicillin	5	6	5	6	4	6	4	8	3–4	12–24
Amoxicillin/ Clavulansäure	1,2	6	1,2	6	0,6	12	0,6	24	0,6	24
Ampicillin	5	6	5	6	4	6	4	8	3–4	12–24

Tab. 14.7 (Fortsetzung)

GFR (ml/min)	120		45		18		8		2	
Plasmakreatinin (mg/dl)	0,8		2,0		3,5		6,0		15,5	
Medikament	DOS	DI	DOS	DI	DOS	DI	DOS	DI	DOS	DI
Ampicillin/ Sulbactam	3	6	3	8	3	12	3	24	3	48
Azlocillin	5	6	5	8	4	12	3	12	2–4	24
Aztreonam	2	6	2	8	2	12	1	12	1	12–24
Dicloxacillin	2	6	2	6	1,5	6	1,5	8	1,0	8–12
Flucloxacillin	2	6	2	6	1,5	6	1,5	8	1,0	8–12
Mezlocillin	5	6	5	8	4	12	3	12	2–4	24
Oxacillin	2	6	2	6	1,5	6	1,5	8	1,0	8–12
Penicillin-G-Natrium	5	6	5	8	4	8	5	12	2–3	12
Piperacillin	5	6	5	8	4	12	3	12	2–4	24
Piperacillin/ Tazobactam	4,5	6	4,5	12	4,5	12–24	4,5	24	4,5	24–48

Zur Benutzung der Tabellen siehe Hinweise S. 495
GFR = glomeruläre Filtrationsrate; DOS = höchste empfohlene Dosis (in g oder mg; absolut bzw. gewichtsbezogen); DI = Dosisintervall (h)
Penicillin-G-Dosierung in Mega

Tab. 14.8 Dosierung von Antiprotozoenmitteln bei Niereninsuffizienz

GFR (ml/min)	120		45		18		8		2	
Plasmakreatinin (mg/dl)	0,8		2,0		3,5		6,0		15,5	
Medikament	DOS	DI	DOS	DI	DOS	DI	DOS	DI	DOS	DI
Atovaquon	0,75	12	0,75	12	0,75	12	0,75	12	0,75	12
Chinin*	10 mg/kg KG	8	10 mg/kg KG	8	10 mg/kg KG	12	10 mg/kg KG	24	10 mg/kg KG	24
Chloroquin	0,5	24	0,250	24	0,125	24	0,125	24	0,125	24
Halofantrin	0,5	8	0,5	8	0,5	8	0,5	8	0,5	8
Mebendazol	0,5	24	0,5	24	0,5	24	0,5	24	0,5	24
Mefloquin	1,5	24	1,5	24	1,0	24	0,75	24	0,75	24
Metronidazol	0,5	8	0,5	8	0,5	12	0,5	12	0,5	12
Pentamidin	4 mg/kg KG	24	4 mg/kg KG	24	4 mg/kg KG	36	4 mg/kg KG	48	4 mg/kg KG	48

Tab. 14.8 (Fortsetzung)

GFR (ml/min)	120		45		18		8		2	
Plasmakrea-tinin (mg/dl)	0,8		2,0		3,5		6,0		15,5	
Medikament	DOS	DI	DOS	DI	DOS	DI	DOS	DI	DOS	DI
Praziquantel (1–3-mal insgesamt je nach Indikation)	20–40 mg/kg KG		20–40 mg/kg KG		20–40 mg/kg KG		10–20 mg/kg KG		10–20 mg/kg KG	
Proguanil	0,2	24	0,2	24	0,1	24	vermeiden		vermeiden	
Pyrantel	20 mg/kg KG	12	20 mg/kg KG	12	20 mg/kg KG	12	20 mg/kg KG	12	20 mg/kg KG	12
Pyrimethamin	0,075	24	0,075	24	0,075	24	75	24	75	24
Pyrivinium	5 mg/kg KG	24	5 mg/kg KG	24	5 mg/kg KG	24	5 mg/kg KG	24	5 mg/kg KG	24
Tinidazol (Einmalgabe)	2		2		2		2		2	

Zur Benutzung der Tabellen siehe Hinweise S. 495

GFR = glomeruläre Filtrationsrate; DOS = höchste empfohlene Dosis (in g oder mg; absolut bzw. gewichtsbezogen); DI = Dosisintervall (h)

* Monitor bei intravenöser Gabe, EKG-Kontrollen

Tab. 14.9 Dosierung von Tuberkulostatika bei Niereninsuffizienz

GFR (ml/min)	120		45		18		8		2	
Plasmakrea-tinin (mg/dl)	0,8		2,0		3,5		6,0		15,5	
Medikament	DOS	DI	DOS	DI	DOS	DI	DOS	DI	DOS	DI
Capreomycin	20 mg/kg KG	24	10 mg/kg KG	24	5 mg/kg KG	24	2,5 mg/kg KG	24	2,5 mg/kg KG	48
Ethambutol*	25 mg/kg KG	24	15 mg/kg KG	24	15 mg/kg KG	36	15 mg/kg KG	48	10 mg/kg KG	48
Ethionamid	0,25–0,5	12	0,25–0,5	12	0,25	12	0,25	24	0,25	24
Isoniazid	5 mg/kg KG	24	5 mg/kg KG	24	3 mg/kg KG	24	2,5 mg/kg KG	24	2,5 mg/kg KG	24
Pyrazinamid (max. 2,5 g/die)	25	24	25	24	25	48	25	48	25	3x/ Wch.

Tab. 14.9 (Fortsetzung)

GFR (ml/min)	120		45		18		8		2	
Plasmakrea-tinin (mg/dl)	0,8		2,0		3,5		6,0		15,5	
Medikament	DOS	DI	DOS	DI	DOS	DI	DOS	DI	DOS	DI
Rifabutin	0,6	24	0,6	24	0,3	24	0,3	24	0,3	24
Rifampicin	0,6	24	0,6	24	0,6	24	0,6	24	0,6	24
Streptomycin	15 mg/kg KG	24	7,5 mg/kg KG	24	7,5 mg/kg KG	48	7,5 mg/kg KG	72	7,5 mg/kg KG	96

Zur Benutzung der Tabellen siehe Hinweise S. 495
GFR = glomeruläre Filtrationsrate; DOS = höchste empfohlene Dosis (in g oder mg; absolut bzw. gewichts-bezogen); DI = Dosisintervall (h)
* Kontrolle der Augen!

Tab. 14.10 Dosierung verschiedener weiterer Antiinfektiva bei Niereninsuffizienz

GFR (ml/min)	120		45		18		8		2	
Plasmakrea-tinin (mg/dl)	0,8		2,0		3,5		6,0		15,5	
Medikament	DOS	DI	DOS	DI	DOS	DI	DOS	DI	DOS	DI
Aztreonam	2	8	1,5	12	1	12	1	24	1	24
Chloramphenicol	1	12	1	12	1	12	1	12	1	12
Clindamycin	0,6	8	0,6	8	0,6	8	0,6	8	0,6	8
Co-trimoxazol (Trim/Sulf)*	0,16/0,8	12	0,16/0,8	24	0,16/0,8	24	0,16/0,8	24	0,16/0,8	24
Doxycyclin	0,2	24	0,2	24	0,2	24	0,2	24	0,2	24
Fosfomycin	5	8	3	6	3	8	3	12	2	12–24
Imipenem/ Cilastatin	1	6	1	8	1	12	0,5	12	0,5	12–24
Linezolid	0,6	12	0,6	12	0,6	12	0,6	12	0,6	12
Meropenem	1	6	1	8	1	12	0,5	12	0,5	12–24
Metronidazol	0,5	8	0,5	8	0,5	8	0,5	12	0,5	12
Quinupristin/ Dalfupristin	0,25–0,5	12	0,25–0,5	12	0,25–0,5	12	0,25–0,5	12	0,25–0,5	12
Teicoplanin	0,8	24	0,6	24	0,6	24	0,4	24	0,4–0,8	7 Tg.
Vancomycin	1	12	0,5	24	0,5	48	0,5	72	1,0	7 Tg.

Zur Benutzung der Tabellen siehe Hinweise S. 495
GFR = glomeruläre Filtrationsrate; DOS = höchste empfohlene Dosis (in g oder mg; absolut bzw. gewichts-bezogen); DI = Dosisintervall (h)
* bei GFR < 50 ml/min besser vermeiden, da: 1. potenziell nephrotoxisch, 2. Hyperkaliämien ausgelöst werden können, 3. Hypoglykämien ausgelöst werden können. Bei terminaler Niereninsuffizienz nur mit Bestimmung der Sulfamethoxazolspiegel geben.

Tab. 14.11 Dosierung von Virustatika bei Niereninsuffizienz

GFR (ml/min)	120		45		18		8		2	
Plasmakrea-tinin (mg/dl)	0,8		2,0		3,5		6,0		15,5	
Medikament	DOS	DI	DOS	DI	DOS	DI	DOS	DI	DOS	DI
Abacavir	0,6	12	0,6	12	0,6	12	0,6	12	0,6	12
Aciclovir	5 mg/kg KG	8	5 mg/kg KG	12	5 mg/kg KG	24	2,5 mg/kg KG	24	2,5 mg/kg KG	24
Amantadin	0,2	24	0,1	24	0,1	48	0,2	7 Tg.	0,2	7 Tg.
Amprenavir	1,2	12	1,2	12	1,2	12	1,2	12	1,2	12
Cidofovir*	5 mg/kg KG	7–14 Tage	kontraindiziert		kontraindiziert		kontraindiziert		kontraindiziert	
Didanosin	0,2	12	0,1	12	0,15	24	0,1	24	0,1	48
Efavirenz	0,6	24	0,6	24	0,6	24	0,6	24	0,6	24
Famciclovir	0,5	8	0,5	12	0,25	12–24	0,25	48	0,25	48
Foscarnet** (Startdosis)	90 mg/kg KG	12	60 mg/kg KG	24	ver-meiden (40mg/kg KG)	24	ver-meiden (18mg/kg KG)	24	ver-meiden (18mg/kg KG)	24
Foscarnet (Er-haltungsdosis)	120 mg/kg KG	24	80	48	ver-meiden (60mg/kg KG)	48	ver-meiden	48	ver-meiden	
Ganciclovir (Startdosis)	5 mg/kg KG	12	2,5 mg/kg KG	24	1,25 mg/kg KG	24	1,25 mg/kg KG	48–96	5 mg/kg KG	96
Ganciclovir (Erhaltungs-dosis i.v.)	5 mg/kg KG	24	1,25 mg/kg KG	24	0,6 mg/kg KG	24	0,6 mg/kg KG	48–96	0,6 mg/kg KG	48–96
Ganciclovir (Erhaltungs-dosis oral)	1,0	8	0,5	12	0,5	24	0,5	48–96	0,5	48–96
Indinavir	0,8	8	0,8	8	0,8	8	0,8	8	0,8	8
Lamivudin	0,150	12	0,150	24	0,100	24	0,050	24	0,025	24
Nelfinavir	0,75	8	0,75	8	0,75	8	0,75	8	0,75	8
Nevirapin	0,2	24	0,2	24	0,2	24	0,2	24	0,2	24
Oseltamivir	0,075	12	0,075	12	0,075	24	?		?	
Ribavirin***	0,2	8	0,4	12	0,2	12–24	0,2	24	0,2	24–48
Rimantadin	100	12	100	12	100	24	100	24	100	24
Ritonavir	0,6	12	0,6	12	0,6	12	0,6	12	0,6	12

Tab. 14.11 (Fortsetzung)

GFR (ml/min)	120		45		18		8		2	
Plasmakrea-tinin (mg/dl)	0,8		2,0		3,5		6,0		15,5	
Medikament	DOS	DI	DOS	DI	DOS	DI	DOS	DI	DOS	DI
Saquinavir	0,6	8	0,6	8	0,6	8	0,6	8	0,6	8
Stavudin	0,04	12	0,04	12	0,02	12	0,02	24	0,02	24
Valaciclovir	1,0	8	1,0	12	1,0	24	0,5	24	0,5	24
Valganciclovir (Startdosis oral)	0,9	12	0,45	12–24	0,45	48	vermeiden		vermeiden	
Valganciclovir (Erhaltungs-dosis oral)	0,9	24	0,45	24–48	0,45	zweimal/ Woche	vermeiden		vermeiden	
Vidarabin	15 mg/kg KG	24	15 mg/kg KG	24	15 mg/kg KG	24	10 mg/kg KG	24	10 mg/kg KG	24
Zalcitabin	0,75mg	8	0,75	8	0,75	12	0,75	24	0,75	48
Zidovudin (AZT)	0,2	8	0,2	8	0,2	8	0,1	6–8	0,1	8

Zur Benutzung der Tabellen siehe Hinweise S. 495
GFR = glomeruläre Filtrationsrate; DOS = höchste empfohlene Dosis (in g oder mg; absolut bzw. gewichts-bezogen); DI = Dosisintervall (h)
* wichtig: gute Hydratation zur Vermeidung von Nephrotoxizität, Kombination mit Probenecid obligat
** wichtig: gute Hydratation zur Vermeidung von Nephrotoxizität
*** Cave: Verstärkung der renalen Anämie

- Eine stärkere Unterteilung als die genannten fünf Behandlungsfälle hat sich uns für die Praxis nicht als notwendig, eher hinderlich erwiesen. Da bei allen Substanzen eine große interindividuelle Streuung der Halbwertszeiten zu beobachten ist, entspräche eine stärkere Unterteilung nur einer Pseudogenauigkeit.
- Bei Dialysepatienten („Nierenfall" 5) sollten die Dosen jeweils am Ende der Dialysebehandlung gegeben werden, obwohl der Verlust durch die Dialyse meist relativ gering ist.
- Für Patienten an kontinuierlicher Hämofiltration kann in der Regel die Substituatmenge pro Tag als glomeruläre Filtrationsrate pro Minute umgerechnet werden. Dies entspricht zum Beispiel bei 25 l Filtration/24 h einer Rate von etwa 18 ml/min, d.h. also „Fall 3" unserer Tabelle.

- Bei Medikamenten mit enger therapeutischer Breite nicht „blind" diesen Richtlinien folgen, sondern strenge Kontrollen der möglichen Nebenwirkungen (z.B. bei Chiningabe die QT-Zeit)!

14.2.6 Antikoagulanzien und Thrombozyten-aggregationshemmer

Normale Dosierung: Heparin (Liquemin®) zeigt bei Niereninsuffizienz keine verlängerte Halbwertszeit, obwohl es bei Nierengesunden zu ca. 25% in aktiver Form eliminiert wird. Phenprocoumon (Marcumar®) hat bei Niereninsuffizienz keine verstärkte Wirkung, sollte aber im

Hinblick auf die urämische Blutungsneigung vorsichtig gehandhabt werden. Bei nephrotischem Syndrom und dadurch vermindertem Albuminspiegel liegt ein höherer Anteil des Medikaments als freie Substanz vor. Die Aufsättigung sollte deshalb sehr vorsichtig erfolgen (z.B. zwei Tabletten am 1. Tag, eine Tablette am 2. Tag, dann Kontrolle des Quick-Werts).

Streptokinase (Streptase®), Urokinase (Actosolv®) und Tissue Plasminogen Activator (Actilyse®) können normal dosiert werden.

Acetylsalicylsäure (Aspirin®) gehört heute in einer Dosierung von 100 mg pro Tag schon zur Standardtherapie bei koronarkranken Patienten, 300 mg bei Patienten mit zerebralen Ischämien. Diese Dosen verändern wir auch bei schwerster Niereninsuffizienz nicht. In der analgetischen Dosierung sind jedoch die bekannten Nebenwirkungen auf den Prostaglandinstoffwechsel zu erwarten mit möglicher Verschlechterung der Nierenfunktion. Für Dialysepatienten wird im Plasma eine Anhäufung sonst nur im Urin zu findender, dialysabler Metaboliten beschrieben. Die Blutspiegel von Acetylsalicylsäure und Salicylsäure, den nach heutiger Auffassung wirksamen Komponenten, lagen jedoch eher niedrig.

Ticlopidin (Tyklid®) und Clopidogrel (Plavix®) können auch bei schwerster Nierenfunktionseinschränkung normal dosiert werden.

Abciximab (ReoPro®) wird sehr rasch an Thrombozyten gebunden (initiale Halbwertszeit 10 min). Die Wirkung hält für 48 Stunden an. Eine Beeinflussung der Wirkdauer durch Niereninsuffizienz ist nicht wahrscheinlich. Untersuchungen bei niereninsuffizienten Patienten fehlen jedoch.

Dosisreduktion: Niedermolekulare Heparine müssen in der Dosis reduziert werden (etwa auf 50% der Normaldosis). Dabei sollte der Anti-Xa-Spiegel kontrolliert werden. Bei heparininduzierter Thrombopenie (HIT II) stehen mehrere Möglichkeiten zur Verfügung:

Bei Hirudin (Refludan®) kann sich die Halbwertszeit bis zum 30fachen auf 200 Stunden verlängern. Dadurch wird es nur schwer steuerbar und gerade bei Intensivpatienten, die in der Regel ein erhöhtes Blutungsrisiko aufweisen, kaum

einsetzbar. Bei Dialysepatienten kann man damit beginnen, da es sofort wirkt. Wir dialysierten eine Patientin mit 5–10 mg/Woche. Insbesondere in Anbetracht der erheblichen Kosten empfiehlt sich dann die Umstellung auf Phenprocoumon.

Danaparoid (Orgaran®) wird vorwiegend über die Nieren ausgeschieden. Seit es Hirudin gibt, soll es bei HIT II nicht mehr in erster Linie gegeben werden, da es zu Kreuzallergien kommen kann. Empfohlen werden als Bolus vor Dialyse 3000–3750 U, bei kontinuierlicher venovenöser Hämofiltration 2000 U als Bolus und dann 200–600 U/h zur Erhaltung eines Anti-Faktor-Xa-Spiegels zwischen 0,5 und 1,0 U/ml.

Bei Tirofiban (Aggrastat®) sollte die Dosis ab einer GFR unter 30 ml/min um 50% reduziert werden. Für das Eptifibatid (Integrelin®), das zu 50% unverändert renal ausgeschieden wird, fehlen Untersuchungen an niereninsuffizienten Patienten. Beide Substanzen sind gut dialysabel.

14.2.7 Bronchialtherapeutika

Normale Dosierung: Acetylcystein (Fluimicil®), Corticosteroide, Fenoterol (Berotec®), Montelukast (Singulair®).

Dosisreduktion: Aktive Metabolite des Theophyllins (Euphyllin®) werden zu 90% über die Niere ausgeschieden, weswegen eine Dosisreduzierung auf 75% ratsam erscheint. Durch Dialyse kommt es zu einer sehr starken Elimination, vor der Dialyse sollten deshalb 50% zusätzlich gegeben werden.

Salbutamol (Salbulair®) wird zu 62% renal eliminiert, die Clearance bei schwerer Niereninsuffizienz fällt um den Faktor 3 geringer aus.

Terbutalin (Bricanyl®) muss um 50% vermindert werden, bei einer GFR unter 10 ml/min ist es kontraindiziert. Ambroxol (Mucosolvan®) wird zwar nur zu 10% unverändert im Urin ausgeschieden, aber die Metabolite kumulieren. In Abwägung von Risiko und Nutzen dieser Substanz vermeiden wir Ambroxol deshalb bei schwerster Niereninsuffizienz.

14.2.8 Kardiaka

Als Besonderheit muss Phenytoin (Phenhydan®) bei schwerer Niereninsuffizienz höher dosiert werden (Spiegelbestimmungen!).

Bei den **Antiarrhythmika** ist insbesondere in der Anfangszeit die engmaschige Kontrolle von Wirkung und Nebenwirkung obligatorisch. Bei einigen der unten aufgeführten Substanzen beruht die Dosierungsempfehlung nur auf prinzipiellen pharmakokinetischen Überlegungen. Genaue Studien bei niereninsuffizienten Patienten können fehlen.

Normale Dosierung: Adenosin (Adrekar®), Ajmalin (Gilurytmal®), Amiodaron (Cordarex®), Calciumantagonisten, Digitoxin (Digimerck®), Dopamin, Dobutamin (Dobutrex®), Epinephrin (Suprarenin®), Lidocain (Xylocain®), Mexiletin (Mexitil®), Nitrate, Norepinephrin (Arterenol®), Prajmalin (Neo-Gilurytmal®), Propafenon (Rytmonorm®), Verapamil (Isoptin®).

Halbe Dosierung (bei schwerer Niereninsuffizienz): Amrinon (Wincoram®), Chinidin (Chinidin-Duriles®), Ipratropium (Itrop®), Milrinon (Corotrop®), Molsidomin (Corvaton®), Tocainid (Xylotocan®).

Dosisreduktion auf 50% bei leichter, 25–20% bei schwerer Niereninsuffizienz: Disopyramid (Rytmodul®), Flecainid (Tambocor®), Procainamid (Procainamid Duriles®) und Sotalol (Sotalex®). Procainamid und Sotalol werden zudem nennenswert durch Dialyse entfernt. Dies macht eine Zusatzgabe an Dialysetagen erforderlich. Atropin sollte nicht wiederholt gegeben werden. Magnesiumsulfat (Magnorbin®) kann bei schwerer Niereninsuffizienz in hohen Dosen (intravenös) zu ernsten unerwünschten neurologischen Arzneimittelwirkungen führen.

Digitalis

Metildigoxin (Lanitop®) und **Acetyldigoxin** (Novodigal®) kumulieren zum Teil erheblich und sind insbesondere bei schwankender Nierenfunktion (bedenkt man die enge therapeutische Breite) schlecht steuerbar. Die Aufsättigungsdosis sollte nur 50–75% der Normaldosis betragen, da das Verteilungsvolumen bei fortgeschrittener Niereninsuffizienz annähernd halbiert ist. Bei einem Serumkreatininwert von 2 mg/dl werden 50%, bei einem Serumkreatininwert von 3 30%, bei einem Serumkreatininwert von 4 25–20% der normalen Dosis empfohlen. Wir verwenden diese Substanzen bei eingeschränkter Nierenfunktion nicht. Allzu oft wird die Dosisanpassung bei sich verschlechternder Niereninsuffizienz vergessen. Dies kann bei der engen therapeutischen Breite des Medikamentes fatale Folgen haben. Wir verwenden nur Digitoxin, das nicht renal ausgeschieden wird, nach dem Schema von Tabelle 14.12.

14.2.9 Diuretika

Thiazide sind bei Niereninsuffizienz alleine gegeben nicht oder unsicher wirksam. Sie können sogar zu einer Verschlechterung der Nierenfunktion führen. Setzt man sie allerdings in Kombi-

Tab. 14.12 Dosierung von Digitoxin bei Niereninsuffizienz

Körpergewicht (kg) Alter (Jahren)	< 60 > 80	60–80 60–80	> 80 < 60
Muskulatur	schwach	normal	kräftig
Sättigungsdosis je nach Dringlichkeit in 24–48 Stunden	0,5 mg	0,75 mg	1,0 mg
Erhaltungsdosis	0,05 mg	0,07 mg	0,1 mg

Tab. 14.13 Dosierung verschiedener Schleifendiuretika bei Niereninsuffizienz (mg)

| Diuretikum | Niereninsuffizienz | | Nierenfunktion normal (GFR > 75 ml/min) | | |
| | gering | schwer | Nephrotisches Syndrom | Leberzirrhose | Herzinsuffizienz |
	Maximaldosis		Maximaldosis	Maximaldosis	Maximaldosis
Furosemid	80–160	160–250	80–120	40	40–80
Bumetanid	4–8	8–10	2–3	1	1–2
Torasemid	20–50	50–200	20–50	10	10–20

GFR = glomeruläre Filtrationsrate

nation mit den Schleifendiuretika ein (sog. **sequentielle Nephronblockade**), so können auch bei erheblicher Niereninsuffizienz erstaunliche Diureseerfolge erzielt werden. Metolazon (Zaroxolyn®) sollte man bei schwerer Niereninsuffizienz vermeiden, da es bis zu 2 Tage wirksam sein kann und dann unkalkulierbar kumuliert. Zu Xipamid (Aquaphor®) gibt es bei stark eingeschränkter Niereninsuffizienz Studien, die dessen Wirksamkeit in stark erhöhten Dosen belegen, ohne dass die Nierenfunktion verschlechtert wird. **Kaliumsparende Diuretika** sind auch bei geringen Graden der Niereninsuffizienz streng kontraindiziert. Besonders gefährlich ist deren Kombination mit ACE-Hemmern.

Schleifendiuretika sind bei allen Graden der Niereninsuffizienz wirksam. Lediglich die Dosierung variiert: Normale Dosierung bei normaler Nierenfunktion, doppelte Dosierung bei halber Nierenfunktion, fünffache Dosierung bei 20%iger Nierenfunktion etc.

Werden **Schleifendiuretika mit Thiaziden** kombiniert, so kann man die Dosierung der Schleifendiuretika auf ca. 30% reduzieren. Besondere Probleme können dabei eine Hypokaliämie und eine metabolische Alkalose bieten. Furosemid (Lasix®) hat unter Niereninsuffizienz eine verlängerte Halbwertszeit. Die Resorption ist jedoch bei oraler Gabe unsicher (10–90%, im Mittel 50%). Bessere Bioverfügbarkeit bieten Bumetanid (Burinex®), Piretanid (Arelix®), Torasemid (Unat®). Dosierung bei akutem Nierenversagen siehe Tabelle 14.14.

Acetazolamid (Diamox®) ist bei Niereninsuffizienz wegen seiner Wirkung auf den Säure-Basen-Haushalt (metabolische Azidose) kontraindiziert. Die zusätzliche Gabe von hochprozentigem Albumin in Kombination mit Schleifendiuretika beim nephrotischen Syndrom gehört meistens zu den Verzweiflungstaten und führt allenfalls zu einer Steigerung der Natriumausscheidung um 20%. In Anbetracht der hohen Kosten und möglichen Risiken führen wir diese Therapie nicht durch (Tab. 14.13).

14.2.10 Lipidsenker

Normale Dosierung: Gemfibrozil (Gevilon®). Cholesterinsynthesehemmer können in aller Regel ebenfalls normal dosiert werden: Atorvastatin (Sortis®), Fluvastatin (Locol®), Lovastatin (Mevinacor®), Pravastatin (Pravasin®) und Simvastatin (Zocor®) können in normaler Dosierung gegeben werden.

> Die Kombination von Gemfibrozil und Cholesterinsynthesehemmern sollte vermieden werden.

Die Gabe von Cholestyramin (Quantalan®) wäre vom toxikologischen Gesichtspunkt her die sicherste Lösung: Diese Substanz wird vom Körper nicht aufgenommen. Allein stößt dies auf praktische Probleme, da es mit vielen Medikamenten zu einer Interaktion (Resorptionsbehinderung) kommen kann.

Dosisreduktion: Die älteste Substanz dieser Art, Clofibrat (Regelan®), kann bei Niereninsuffizienz zu einem Syndrom führen, gekennzeichnet durch Muskelschwäche und Schmerzen sowie Anstieg der Kreatinphosphokinase. Überhöhte Spiegel an Metaboliten wurden nachgewiesen. Somit kann Clofibrat bei schwerster Niereninsuffizienz nicht gegeben werden. Etofibrat (Lipo-Merz®)und Etofyllinclofibrat (Duolip®) setzen Clofibrat als Metaboliten frei und können deswegen auch nicht eingesetzt werden. Von Bezafibrat (Cedur®) werden 10% der Normdosis empfohlen, von Fenofibrat (Lipanthyl®) 30% der Normdosis bei schwersten Graden der Niereninsuffizienz.

14.2.11 Magen-Darm-Therapeutika

Normale Dosierung: Domperidon (Motilium®), Protonenpumpenblocker, z.B. Omeprazol (Antra®), Loperamid (Imodium®), Misoprostol (Cytotec®), Ondansetron (Zofran®), Ursodesoxycholsäure (Ursofalk®), geringe Dosisreduktion für Pirenzepin (Gastrozepin®).

Dosisreduktion: 50–25% der Normaldosis für Butylscopolamin (Buscopan®), Mesalazin (Salofalk®), Metoclopramid (Paspertin®), H_2-Rezeptor-Antagonisten (Verwirrtheitszustände!). Aluminiumhaltige Medikamente sollten wegen der Gefahr der Kumulation nicht wiederholt gegeben werden: Magaldrat (Riopan®), Magnesium-Aluminium-Verbindungen, Sucralfat (Ulcogant®). Wismutpräparate sind kontraindiziert, da sie bei Niereninsuffizienz kumulieren und zu schweren unerwünschten Arzneimittelwirkungen führen können (Enzephalopathie, Nephrotoxizität).

14.2.12 Plasmaexpander

Dosisreduktion: Bis zu Serumkreatininwerten von 2,5 mg/dl können diese Substanzen in unveränderter Dosierung gegeben werden. Bei stark eingeschränkter Nierenfunktion kommt es jedoch zu einem Anstieg der Halbwertszeit: bei Dextran 40 (Rheomacrodex®) und Dextran 60 (Macrodex®) von 10 Stunden auf 3 Tage, bei Hydroxethylstärke (450/0,7 Plasmasteril®) von 1,5 auf 3,7 Tage, Hydroxyethylstärke (200/0,5 HAES-steril®) von 1 auf 3 Tage. Durch Hämofiltration wird Hydroxyethylstärke entfernt. Bei wiederholtem Einsatz kommt es zur Speicherung im retikuloendothelialen System. Gelatine (Haemaccel® 3,5) verlängert seine Halbwertszeit von 8 auf 16 Stunden, Oxypolygelatine (Gelifundol®) scheint sich ähnlich zu verhalten, auch durch Hämofiltration kommt es zu keiner Elimination.

> Die Substanzen sind alle nicht dialysabel, d.h. wenn man einen Dialysepatienten damit überinfundiert, bleibt die Substanz lange im Körper.

Durch den raschen Abbau von Hydroxyethylstärke durch Amylase bedeutet die Verlängerung der Halbwertszeit nicht automatisch auch eine Verlängerung der Volumenwirksamkeit des Medikamentes. Cave: Bei Dehydratation nie ohne zusätzliche Flüssigkeitszufuhr geben – Gefahr des akuten Nierenversagens! Verschlechterung einer bestehenden Hypertonie!

14.2.13 Röntgenkontrastmittel

Mit der Sonographie lässt sich bei Nierenfunktionsverschlechterung eine Abflussbehinderung zumeist sicher ausschließen. Insofern ist eine Belastung durch das Kontrastmittel einer intravenösen Pyelographie meist vermeidbar. Nicht vermeidbar ist jedoch die Kontrastmittelbelastung bei der Koronarangiographie sowie bei Angiographien im Becken-Bein-Bereich. Die heute gebräuchlichen Kontrastmittel, die zumeist nichtionisch und damit niedrigosmolar sind, haben bisher nicht zu einer eindeutigen Reduktion der Nephrotoxizität geführt. Bisher konnte in keiner Studie nachgewiesen werden, dass eine Dialyse nach erfolgter Kontrastmittelbelastung das Risiko einer anschließenden Nierenfunktionsverschlechterung vermindert. Wichtigste Maßnahmen zur Vermeidung einer Schädigung durch Röntgenkontrastmittel sind: ausreichende Wässerung und Absetzen von sämtlichen Diuretika (auch Osmodiuretika) vor und nach Kontrastmittelgabe. Wir führen eine Dialyse nach Kontrastmittelbelastung nur dann durch, wenn es sich um stark herzinsuffiziente Patienten oder um Patienten mit einer latenten oder manifesten Schilddrüsenfunktionsstörung handelt, bei denen aus diesen Gründen durch Volumen- oder Jodüberlastung eine Gefährdung entstehen kann. Inwieweit isoosmolare Röntgenkontrastmittel den üblichen Kontrastmitteln überlegen sind, bleibt abzuwarten.

Das **Gadolinium** (Omniscan®) für die Kernspintomographie scheint nicht nephrotoxisch zu sein. Die CO_2-Angiographie kommt als alternative Darstellung zumindest für großkalibrige Gefäße in Betracht.

14.2.14 Sedativa, Antikonvulsiva und Psychopharmaka

Die Indikation zur Gabe von Sedativa und Psychopharmaka bei Patienten mit schwerer Niereninsuffizienz und oder Dialyse ist streng zu stellen, und wenn möglich sollten sie nur begrenzte Zeit gegeben werden. Ist eine Dauermedikation unvermeidlich, muss an die Möglichkeit einer Sedierung durch schwächer wirksame Metaboliten gedacht werden.

Lithium (Quilonum®) wird renal eliminiert und muss deutlich geringer dosiert werden (50–25%). Es hat nur eine sehr geringe therapeutische Breite. Unter Spiegelkontrollen ist es aber auch bei Dialysepatienten anwendbar (300–600 mg nach jeder Dialyse). Es ist gut dialysabel. Dies wird bei Intoxikationen ausgenutzt. Vorsicht ist geboten bei der Kombination mit Diuretika, diese erhöhen die Lithiumspiegel. Lithium ist aber auch nephrotoxisch, es kann bei bis zu der Hälfte der Patienten einen renalen Diabetes insipidus auslösen. Diese Wirkung wird beim Syndrom der inadäquaten ADH-Sekretion ausgenutzt.

Baclofen (Lioresal®) kann bei hochgradiger Niereninsuffizienz schon nach wenigen Gaben zu schwersten Bewusstseinsstörungen führen und ist unbedingt zu vermeiden. Die Zeitdauer der Vergiftungssymptome wird durch Hämodialyse verkürzt.

Für **Donepezil** (Aricept®) wird bei Nierenfunktionsstörungen keine Dosisreduktion empfohlen.

Antiparkinsonmittel

Normale Dosierung: Benserazid (in Madopar®), Biperiden (Akineton®), Carbidopa (Nacom®). Levodopa (in Madopar®) und Metixen (Tremarit®) werden bei höchstgradiger Niereninsuffizienz in einer etwas reduzierten Normdosis empfohlen.

Dosisreduktion: Tiaprid (Tiapridex®) kumuliert stark und wird mit 50–25% der Normdosis gegeben. Amantadin (PK-Merz®) wird zu 100% über die Niere ausgeschieden und muss mit 50–10% der Norm dosiert werden. Bei Überdosierungen löst es schwere Verwirrtheitszustände aus. Wir geben z.B. bei Dialysepatienten eine Infusion (100–200 mg) pro Woche. Für Pramipaxol (Sitrol®) werden 60% der Normdosis empfohlen bei einer Kreatinin-Clearance zwischen 20 und 50 ml/min, bei geringerer Nierenfunktion 30% der Normdosis.

Neuroleptika

Normale Dosierung: Chlorprothixen (Truxal®), Clozapin (Leponex®, darf nur von Psychiatern mit besonderer Zulassung verordnet werden), Fluphenazin (Dapotum®), Flupentixol (Fluanxol®), Fluspirilen (Imap®), Haloperidol (Haldol®), Olan-

zapin (Zyprexa®), Perazin (Taxilan®), Prome-thazin (Atosil®), Sertindol (Serdolect®), Triflupro-mazin (Psyquil®), Zuclopenthixol (Ciatyl-Z®).
Dosisreduktion: Risperidon (Risperdal®). Cita-lopram (Cipramil®) wird zu 20% renal elimi-niert, bei einer Kreatinin-Clearance über 20 ml/min wird deshalb keine Dosisreduktion empfohlen. Es wird über Cytochrom P450 metabolisiert und verdoppelt Metoprololspiegel. Eine Wechselwir-kung mit Ciclosporin A ist deshalb zu erwarten. Die wiederholte Gabe von Levomepromazin (Neurocil®) sollte bei schwerer Nierenfunktions-einschränkung vermieden werden.
Sulpirid (Dogmatil®) wird zu 93% unverändert mit dem Urin ausgeschieden. Es muss daher er-heblich reduziert werden.

Antidepressiva

Normale Dosierung: Amitriptylin (Saroten®), Bupropion (Zyban®), Desipramin (Pertrofan®), Doxepin (Aponal®), Fluoxetin (Fluctin®), Imi-pramin (Tofranil®), Nortriptylin (Nortrilen®), Paroxetin (Tagonisv), Sertralin (Zoloft®, soll in einigen Fällen Dialysehypotonie mildern können).
Dosisreduktion: Maprotilin (Ludiomil®), Mian-serin (Tolvin®). Für Venlafaxin (Trevilor®) wird eine Reduktion um 25% bei leichter oder mäßig eingeschränkter Nierenfunktion empfohlen, bei stark eingeschränkter Nierenfunktion oder Dia-lysepatienten Gabe von 50% einmal täglich.

Sedativa

Normale Dosierung: Brotiazolam (Lendor-min®), Diazepam (Valium®), Lorazepam (Tavor®), Temazepam (Remestan®), Triazolam (Halcion®).
Dosisreduktion: Die mittlere Schlafdauer bei Midazolam (Dormicum®) wird bei schwerer Niereninsuffizienz im Mittel um den Faktor 5 (mit sehr großer Variationsbreite) verlängert. Für Flurazepam (Dalmadorm®, aktiver Metabo-lit kumuliert) sollten bei der ohnehin schon lan-gen Halbwertszeit wiederholte Gaben vermie-den werden. Flunitrazepam (Rohypnol®) kann schon bei Nierengesunden kumulieren; da we-sentliche aktive Abbauprodukte renal ausge-schieden werden, ist diese Gefahr bei Nieren-kranken noch vergrößert. Oxazepam (Adum-bran®) muss bei terminal Niereninsuffizienten reduziert werden. Chloralhydrat (Chloraldurat®) wird hauptsächlich renal ausgeschieden und muss schon bei leichten Graden der Nierenin-suffizienz deutlich reduziert werden. Clomethia-zol (Distraneurin®) ist bei schwerer Niereninsuf-fizienz kontraindiziert, da die Metaboliten hauptsächlich renal eliminiert werden und über ihre Aktivität nichts bekannt ist.

Antikonvulsiva

Phenytoin (Zentropil®) ist bei Nierengesunden zu 52-95% an Eiweiß gebunden. Bei Nieren-insuffizienten wird es durch einen eigenen Metaboliten aus der Eiweißbindung verdrängt, sodass es schneller abgebaut wird. Die Halb-wertszeit wird im Mittel auf die Hälfte verkürzt. Hier ist also der paradoxe Fall gegeben, dass bei Niereninsuffizienten die Dosis erhöht werden muss.
Normale Dosierung: Carbamazepin (Tegre-tal®), Clonazepam (Rivotril®), Ethosuximid (Su-xinutin®), Mesuximid (Petinutin®), Tiagabin (Gabitril®).
Lamitrigin (Lamictal®) hat eine Tendenz zur Ku-mulation bei schwerster Niereninsuffizienz und ist kaum dialysabel, deshalb vorsichtige initiale Aufdosierung.
Dosisreduktion: Felbamat (Taloxa®). Bei Primi-don (Mylepsinum®) wird eine Dosisreduktion auf 25–50% empfohlen.
Gabapentin (Neurontin®): GFR 60–90 ml/min: dreimal 300–400 mg, 30–60 ml/min: dreimal 100–200 mg, 15–30 ml/min: dreimal 100 mg, unter 15 ml/min: an jedem 2. Tag dreimal 100 mg. Bei Dialyse 200–300 mg nach jeder Dialyse (= dreimal pro Woche). Vigabatrin (Sabril®) wird hauptsächlich renal eliminiert, daher mit höchs-

tens 1 g pro Tag beginnen und langsam steigern. Es ist zu 40–60% dialysabel, bei einem Dialysepatienten reichte die Gabe von 500 mg nach jeder Dialyse aus. Keine Blutspiegelkontrollen möglich.

Phenobarbital (Luminal®) soll bei schwerster Niereninsuffizienz auf 25–50% reduziert werden. Valproinsäure (Ergenyl®) wird extrarenal eliminiert, kumuliert aber als aktiver Metabolit, wird aber auch dialysiert. Man sollte daher vorsichtig einschleichend dosieren.

14.2.15 Varia

Antihistaminika

Normale Dosierung: Astemizol (Hismanal®), Dimetinden (Fenistil®), Hydroxyzin (Atarax®), Loratadin (Lisino®), Terfenadin (Teldane®).
Dosisreduktion: Clemastin (Tavegil®) in 50% der Normdosis.

Bisphosphonate

Dosisreduktion: Clodronat (Ostac®) wird zu 80% renal eliminiert und kann selbst zu Nierenfunktionsverschlechterungen führen. Außerdem muss es in der Aufsättigungsphase täglich verabreicht werden. Etidronat (Didronel®) wird unverändert renal ausgeschieden, Erfahrungen bei eingeschränkter Nierenfunktion liegen für eine Dosierung von 300 mg jeden zweiten Tag vor. Ein Fall von akutem Nierenversagen unter Therapie ist beschrieben. Auch für Alendronat (Fosamax®) liegen Erfahrungen bei schwerer Niereninsuffizienz bzw. Dialyse vor. Es sollte auf die Hälfte der Dosis reduziert werden. Pamidronat (Aredia®) wird nur zu 30% renal eliminiert und kann erst in Höchstdosen nephrotoxischen Wirkungen haben. Es wird nur alle 4–12 Wochen verabreicht, Dosisreduktionen werden bei terminal Niereninsuffizienten empfohlen. Bei Dialysepatienten muss die mögliche Elimi-

nation durch Dialyse bedacht werden. Darum soll es nicht während Dialyse verabreicht werden.

Basistherapeutika rheumatoide Arthritis

Dosisreduktion: Die Ausscheidung von Chloroquin (Resochin®) hängt von der GFR ab. Bei einer GFR unter 10 ml/min sollte die Dosis um 50% reduziert werden. Bei einer längeren Therapie kann es dennoch zur Kumulation kommen, weshalb die Basisbehandlung mit Chloroquin bei rheumatoider Arthritis – tritt sie bei einem Dialysepatienten auf – nicht betrieben werden soll. Ebenso ist die Kumulation von Methotrexat (Lantarel®) erheblich, bei einer GFR unter 45 ml/min muss es halbiert werden. Bei höhergradiger Niereninsuffizienz ist es kontraindiziert. Bei massiver Hydrierung und Alkalisierung des Urins ist eine klinisch relevante Nephrotoxizität von Methotrexat selten. Gold und Penicillamin (Metalcaptase®) sollten schon bei leichteren Graden der Niereninsuffizienz nicht mehr gegeben werden. Sulfasalazin (AzulfidineRA®) wird nur zu einem geringen Teil resorbiert, davon werden ca. 10% unverändert oder als Metaboliten im Urin ausgeschieden. Somit kann es bei leichter und mittelschwerer Niereninsuffizienz normal, bei schwerer Niereninsuffizienz in leicht reduzierter Dosis geben werden. Bei Leflunomid (Arava®) wird über Verdoppelung der freien Fraktion des aktiven Metaboliten M1 bei eingeschränkter Nierenfunktion berichtet. Genaue Untersuchungen fehlen jedoch ebenso wie bei Etanercept (Enbrel®) und Infliximab (Remicade®).

Hormone

Normale Dosierung: Glucocorticoide werden in der Leber metabolisiert und als inaktive Metaboliten über den Urin ausgeschieden. Ihre Halbwertszeit ist bei Niereninsuffizienz nicht verlängert. Betamethason (Celestamine®), Cortison (Cortison Ciba®), Dexamethason (Fortecortin®), Hydrocortison (Hydrocortison Hoechst®), Methylprednisolon (Urbason®), Prednison (Decortin®), Triamcinolon (Volon®).

Schilddrüsenhormone wie Levothyroxin (Euthyrox®), aber auch Thyreostatika wie Carbimazol und Thiamazol (Favistan®) werden ebenfalls nichtrenal ausgeschieden und können in normalen Dosen gegeben werden.

Gichttherapeutika

Nicht gegeben werden sollten wegen Unwirksamkeit und möglicher Gefährdung des Patienten bei Nierenfunktionseinschränkungen Sulfinpyrazon (Anturano®), Benzbromaron (Uricovac®) und Probenicid (Probenicid Weimer®).

Dosisreduktion: Allopurinol (Zyloric®) wird im Organismus zu Oxipurinol metabolisiert, das ebenfalls als Xanthinoxidasehemmer wirksam ist. Dieses Oxipurinol zeigt bei Niereninsuffizienz eine verlängerte Halbwertszeit, sodass man die Gaben deutlich vermindern muss (50–25%). Die Erhöhung der Harnsäure gehört zur Niereninsuffizienz und ist eine bekannte unerwünschte Arzneimittelwirkung bei Diuretikagabe. Die alleinige Harnsäureerhöhung (auch > 10 mg/dl) ohne Symptome ist keine Indikation für die Gabe von Allopurinol beim Niereninsuffizienten! Colchicin (Colchicum-Dispert®) muss ebenfalls stark reduziert werden (50–25%), da es sonst zu Hämolysen führen kann.

14.3 Spezielle Aspekte der Pharmakotherapie beim akuten Nierenversagen

Beim akuten Nierenversagen ist es schwer, die **glomeruläre Filtrationsrate** (GFR) abzuschätzen. Ist der Patient anurisch, so ist der Fall einfach: Selbst bei einem aktuellen Serumkreatinin von 3 mg/dl beträgt die GFR 0 ml/min. Schwierig ist es jedoch bei den oligurischen oder gar normurischen Patienten. Die extrarcnale Clearance eines Medikamentes ist oft durch die Beeinträchtigung anderer Organe vermindert (z.B. Leber beim Multiorganversagen), was die Lage zusätzlich unübersichtlich macht.

Es empfiehlt sich daher generell, Substanzen einzusetzen, deren therapeutische Breite groß ist, deren Wirkungen und Nebenwirkungen leicht messbar und oder deren Serumspiegel leicht überprüfbar sind. Auf jeden Fall sind alle potenziell nephrotoxischen Medikamente zu vermeiden. Die Indikation zu Kontrastmitteluntersuchungen sollte besonders streng gestellt werden.

In der Regel wird man also beim akuten Nierenversagen nach einer Aufsättigungsdosis (z.B. eines Antibiotikums) die „Anuriedosis" (für eine GFR von 2 ml/min) weiter benutzen.

14.3.1 Kontinuierliche Nierenersatzverfahren

Sobald die **kontinuierlichen Nierenersatzverfahren** angewendet werden, muss bei den meisten Pharmaka die Dosis wieder erhöht oder das Dosierungsintervall verkürzt werden. Viele Stoffe sind nämlich durch diese Verfahren zu entfernen. Leider hängt die Dosierung dann nicht nur von der Art des angewendeten Verfahrens (CAVH, CVVHF o.a.), sondern auch von der Menge verwendeten Substitutes oder sogar von der Art des Filters ab. Aus den vielen Empfehlungen (Freiburger Liste u.a.) dann genau die richtige Dosis für seinen Patienten zu finden, ist schwierig. Nur selten wird man den 25-jährigen 70 kg schweren, männlichen und sonst an allen Organen Gesunden behandeln. Man wird also versuchen, die Therapie auf möglichst wenige Medikamente zu beschränken, die die oben genannten Kriterien erfüllen.

Tab. 14.14 Dosierung von Schleifendiuretika als Dauerinfusion bei Niereninsuffizienz und/oder akutem Nierenversagen

Diuretikum	Initialdosis (mg)	Infusionsrate (mg/h)		
		GFR < 25 ml/min	GFR 25–75 ml/min	GFR > 75 ml/min
Furosemid	40	20–40	10–20	10
Bumetanid	1	1–2	0,5–1	0,5
Torasemid	20	10–20	5–10	5

GFR = glomeruläre Filtrationsrate

Ist eine geringe Restdiurese vorhanden, so können Schleifendiuretika eingesetzt werden, um die Bilanzierung zu erleichtern. Einen positiven Einfluss auf die Nierenfunktion haben sie allerdings nicht. Nachdem Rudy nachgewiesen hat, dass die Dauerinfusion effektiver ist als die Bolusgabe, werden Schleifendiuretika kontinuierlich gegeben. Zu beachten ist, dass diese mit allen anderen Medikamenten ausfallen und einen eigenen Zugang benötigen (Tab. 14.14).

14.3.2 Dosierung von Medikamenten bei kontinuierlichen Nierenersatzverfahren

Medikamente mit einem Verteilungsvolumen von weniger als 1 l/kg KG und niedriger Eiweißbindung werden gut entfernt. Sind bei den einzelnen kontinuierlichen Verfahren keine Dosierungsangaben für ein Medikament vorgeschlagen, so kann man bei kontinuierlicher venovenöser Hämofiltration die Substituatrate, bei kontinuierlicher venovenöser Hämodialyse die Dialysatrate der glomerulären Filtrationsrate gleichsetzen und das Medikament entsprechend dosieren, dies jedoch nur, wenn der erwartete Nutzen der Substanz in einem vernünftigen Verhältnis zum Risiko steht. Nach möglichen unerwünschten Arzneimittelwirkungen ist penibel zu suchen, und wenn möglich sind Spiegelbestimmungen durchzuführen. **Normale Dosierung:** Ajmalin, Alphablocker, Amiodaron, Calciumantagonisten, Clonidin, Corticoide, Ciclosporin, Dobutamin, Dopamin, Digitoxin,

Urapidil, Fentanyl, Lidocain, Naloxon, Nitrate, Noradrenalin, Omeprazol, Pirenzepin, Propafenon. **Dosierung wie bei Anurie:** Benzodiazepine, Codein, Cyclophosphamid, Digoxin, Morphin, Metoclopramid, Paracetamol, Ranitidin, ACE-Hemmer. Medikamente mit anderweitig veränderter Dosierung bei Nierenersatzverfahren zeigt Tabelle 14.15.

14.4 Spezielle Aspekte der Pharmakotherapie bei der chronischen Nierenersatztherapie

Ob ein Medikament durch die Dialyse entfernt werden kann, hängt von verschiedenen Faktoren ab: Siebkoeffizient, Verteilungsvolumen und Proteinbindung (nur der freie Anteil eines Medikamentes ist dialysabel). Manchmal spielt auch die Art des verwendeten Filters eine Rolle: Während Vancomycin (Molekulargewicht 3300) durch Dialyse mit Low-Flux-Membranen nicht in relevantem Maße zu entfernen ist, werden mit High-Flux-Membranen doch relevante Mengen entfernt, sodass die Dosierung erhöht werden muss.

Bei einem Verteilungsvolumen unter 1 l/kg KG, niedriger Eiweißbindung und einem Molekulargewicht unter 500 sind Medikamente gut dialysabel.

Tab. 14.15 Medikamente mit veränderter Dosierung (g/24 h, soweit nicht anders angegeben) bei kontinuierlichen Nierenersatzverfahren

Medikament	CAVH (10 ml/min)	CVVH (20–30 ml/min)
Aciclovir	5 mg/kg KG/24 h	6,5–15 mg/kg KG/24 h
Amikacin	1,5–4 mg/kg KG (Talspiegel < 5 µg/ml)	5–7,5 mg/kg KG (Talspiegel < 5 µg/ml)
Amoxicillin	1	1,5
Amoxicillin/Clavulansäure	1,2	2,4
Amphotericin B	0,6–1 mg/kg KG	0,6–1 mg/kg KG
Ampicillin	2–3	3–5
Ampicillin/Sulbactam	1,5	2,25
Ampicillin/Sulbactam	1,5	2–3
Atenolol	0,025/12 h	0,05/12 h
Azithromycin	0,25	0,25
Azlocillin	?	3
Aztreonam	1	2
Cefaclor	0,5–1 g /8 h	0,5–1 g/8 h
Cefadroxil	0,5	1
Cefalexin	1	1,5
Cefamandol	1,5	2
Cefazolin	0,5	1
Cefepim	0,5	1
Cefetamet-Pivoxil	0,375	0,5
Cefixim	0,4	0,4
Cefmenoxim	1	2
Cefodizim	1	1,5
Cefoperazon	2	2
Cefotaxim	4	4
Cefotiam	1	1,5
Cefoxitin	1	1,5
Cefpodoxim-Proxetil	0,1	0,15
Ceftazidim	1,5	2
Ceftibuten	0,1	0,2
Ceftizoxim	0,5	0,75
Ceftriaxon	1	1
Cefuroxim	0,75	1
Chinin*	0,65/12 h	?
Chloramphenicol	1/12 h	1/12 h
Ciprofloxacin	0,2	0,2

Tab. 14.15 (Fortsetzung)

Medikament	CAVH (10 ml/min)	CVVH (20–30 ml/min)
Clindamycin	0,6/8 h	0,6/8 h
Clarithromycin	0,5	0,5
Co-trimoxazol (Trim/Sulf)	0,16/0,8	0,16/0,8
Dicloxacillin	2	2
Didanosin	0,13	0,13
Doxycyclin	0,1	0,1
Enoxacin	0,4	0,4
Erythromycin	2	2
Ethambutol	10–15 mg/kg KG/24 h	10–15 mg/kg KG/24 h
Fleroxacin	0,2	0,2
Flucloxacillin	2	2
Fluconazol	0,1	0,2
Flucytosin	0,05	0,05
Ganciclovir (Startdosis)	1,25 mg/kg KG	2,5 mg/kg KG
Gentamicin	1,5 mg/kg KG (Talspiegel < 2 µg/ml)	2 mg/kg KG (Talspiegel < 2 µg/ml)
Imipenem/Cilastatin	0,5/12 h	1/12 h
Isoniazid	5 mg/kg KG	5 mg/kg KG
Itraconazol	0,2/8 h	0,2/8 h
Loracarbef	0,2	0,4
Meropenem	1/12 h	1/12 h
Metronidazol	0,5/12 h	0,5/8 h
Mezlocillin	2	2/12 h
Netilmicin	1,5 mg /kg KG (Talspiegel < 2 µg/ml)	2 mg / kg KG (Talspiegel < 2 µg/ml)
Ofloxacin	0,1–0,2	0,2
Oxacillin	2	2
Penicillin-G-Natrium	3 Mega/12 h	4 Mega/12 h
Pentamidin	4 mg/kg KG alle 48 h	4 mg/kg KG alle 48 h
Phenobarbital	0,1/8 h	0,1/8 h
Phenytoin	0,25/12 h	0,25/12 h
Piperacillin	2/12 h	4/12 h
Piperacillin/Tazobactam	2,25	4,5
Rifampicin	10 mg/kg KG (max. 0,6)	10 mg/kg KG (max. 0,6)
Roxithromycin	0,3	0,3
Sotalol	0,08	0,08/8 h
Sparfloxacin	0,2	0,2
Streptomycin	7,5 mg/kg KG alle 48 h	7,5 mg/kg KG alle 24–48 h

Tab. 14.15 (Fortsetzung)

Medikament	CAVH (10 ml/min)	CVVH (20–30 ml/min)
Teicoplanin	0,4/7 d	0,4/7 d
Theophyllin	0,72	0,72
Tobramycin	1,5 mg/kg KG (Talspiegel < 2 µg/ml)	2 mg/kg KG (Talspiegel < 2 µg/ml)
Tocainid	0,2/12 h	0,3/12 h
Trovafloxacin	0,2	0,2
Vancomycin	1/3 d	0,5
Zidovudin (AZT)	0,1/8 h	?

CAVH = kontinuierliche arteriovenöse Hämofiltration; CVVH = kontinuierliche venovenöse Hämofiltration

Aus klinischer Sicht ist die Entfernung einer Substanz durch Dialyse erst dann von Bedeutung, wenn der Gesamtanteil an der totalen Clearance 30% übersteigt (Tab. 14.16).

Prinzipiell sollten alle Medikamente nach der Dialyse gegeben werden. Für den reibungslosen Ablauf einer Dialysestation wird diese Regel aber gerne mit Ausnahmen versehen: Während der Dialyse geben wir: Digitoxin, Eisen, Vancomycin (bei Low-Flux-Filtern), Erythropoietin. Nach Dialyse: Antibiotika, Vancomycin bei High-Flux-Membranen, Alpha-Liponsäure.

Antihypertensiva versuchen wir nur dann an den Dialysemodus anzupassen, wenn es zu häufigen Blutdruckabfällen an der Dialyse kommt. Dann ist eine Reduktion der Einnahme vor der Dialyse oft unerlässlich.

Die Einstellung von **Diabetikern** an der Dialyse ist besonders schwierig. Bei glucosefreien Dialysaten muss der Anteil kurzwirksamen Insulins vor Dialyse vermindert werden.

Bekommt ein Patient **Antiarrhythmika**, ist darauf zu achten, dass der Kaliumspiegel durch die Dialyse nicht zu sehr gesenkt wird. Hier muss dann der Kaliumspiegel außerhalb der Dialysebehandlung häufiger kontrolliert werden. Der Kaliumwert ist erst ca. 30 min nach Dialyseende wieder verlässlich.

Opioide mit niedriger Eiweißbindung (Morphin, Tilidin) sind gut dialysabel. Dies macht bei Schmerzpatienten häufig eine zusätzliche Gabe an der Dialyse notwendig. Auch Benzodiazepine werden teilweise durch die Dialyse entfernt.

Von **Theophyllin** werden ebenfalls relevante Mengen entfernt. Eine Therapiemöglichkeit bei lebensbedrohlicher Theophyllinintoxikation und Oligo-/Anurie ist ja die Dialyse.

Besondere Probleme bereiten Medikamente, die bei hochgradiger Niereninsuffizienz stark kumulieren, aber durch Dialyse gut entfernt werden: Sotalol muss bei einer GFR unter 10 ml/min nur mit einem Fünftel der üblichen Menge geben werden. Bis zu 40% der Gesamtkörpermenge an Sotalol können jedoch durch Dialyse entfernt werden. Hier ist eine Zusatzdosis nach der Dialyse notwendig.

Tab. 14.16 Dialysierbare Medikamente

- Aciclovir
- Allopurinol
- Aminoglykoside
- Ampicillin
- Atenolol
- Cephalosporine (mit Ausnahme Ceftriaxon)
- Flucytosin
- Isoniazid
- Lithium
- Metronidazol
- Piperacillin
- Ranitidin
- Sotalol
- Sulfamethoxazol
- Theophyllin
- Trimethoprim
- Vidarabin

Alkoholkranke Patienten werden ca. nach einer halben Stunde Dialyse schlagartig nüchtern. Die Entzugstherapie ist darauf einzustellen (oder auch der Alkoholkonsum). Hingewiesen sei auch auf mögliche anaphylaktoide Reaktionen bei der Gabe von ACE-Hemmern und der Dialyse mit AN-69-Filtern.

14.5 Spezielle Aspekte der Pharmakotherapie nach Nierentransplantation

14.5.1 Antithymozyten-immunglobulin (ATG)

Wirkmechanismus: Antikörper, der sich mit der Oberfläche von T-Lymphozyten verbindet und so deren Zahl vermindert.
Indikation: Zusätzlich zur immunsuppressiven Therapie zur Verzögerung der ersten Abstoßung, Therapie der Abstoßungsreaktionen.
Kontraindikation: Allergie gegen Pferdeeiweiß.
Unerwünschte Arzneimittelwirkung (UAW): Fieber (30%), Leukopenie, Hautreaktionen, Thrombozytopenie.
Dosierung: 10–15 mg/kg KG und Tag i.v. für 14 Tage.

14.5.2 Azathioprin

Wirkmechanismus: Antimetabolit der DNA- und RNA-Synthese. Hemmt Differenzierung und Proliferation von B- und T-Lymphozyten.
Indikation: Prophylaxe der Abstoßung.
Kontraindikation: Überempfindlichkeit gegen Azathioprin.
UAW: Leukopenie (> 50%), Infektionen, Malignomentwicklung.
Dosierung: 1–3 mg/kg KG und Tag.
Medikamenteninteraktionen: Allopurinol.

14.5.3 Ciclosporin A

Wirkmechanismus: Hemmt Freisetzung und Produktion von Zytokinen (besonders Interleukin-2, Calcineurin).
Indikation: Prophylaxe der Abstoßungsreaktion.
Kontraindikation: Überempfindlichkeit gegen Ciclosporin.
UAW: Niereninsuffizienz, Tremor, Hirsutismus, Hypertonie, Gingivahyperplasie. Anaphylaktische Reaktionen bei intravenöser Gabe. Malignomentwicklung.
Dosierung: Oral: auf 2 Dosen verteilt 150–300 mg/die unter Kontrolle der Serumspiegel.
Intravenös: Ein Drittel der oralen Gesamttagesdosis einmal täglich als Infusion über mindestens 1 Stunde unter Kontrolle der Serumspiegel (Tab. 14.17).

Tab. 14.17 Medikamenteninteraktionen unter Ciclosporin A

Erhöht Ciclosporinspiegel	Erniedrigt Ciclosporinspiegel
● Diltiazem	● Carbamazepin
● Erythromycin	● Rifampicin
● Methylprednisolon	● Phenobarbital
● Ketoconazol	● Phenytoin
● Verapamil	● Ticlopidin
● Metoclopramid	
● Nicardipin	
● Itraconazol	
● Fluconazol	

14.5.4 Mycophenolatmofetil

Wirkmechanismus: Inhibitor der Purinsynthese.
Indikation: Prophylaxe von Abstoßungsreaktionen.
Kontraindikation: Überempfindlichkeit gegen MMF.
UAW: Erbrechen, Diarrhö, Leukopenie, Infekte.
Dosierung: 2 × 1 g pro Tag (in Verbindung mit Ciclosporin und Corticosteroiden).
Medikamenteninteraktionen: Aciclovir, Antazida, Probenicid. Nicht mit Azathioprin zusammen einsetzen, da beide zu starken Leukozytopenien führen können.

14.5.5 Tacrolimus (FK-506)

Wirkmechanismus: Bindet an T-Zellen, verhindert Bildung von Lymphokinen (bes. Interleukin-2, Calcineurininhibitor).
Indikation: Prophylaxe der Abstoßungsreaktion.
Kontraindikation: Überempfindlichkeit gegen FK-506.
UAW: Hypertonie, Tremor, Kopfschmerzen, Durchfall, Erbrechen, Niereninsuffizienz.
Dosierung: 0,15–0,3 mg/kg KG und Tag aufgeteilt in zwei Dosen, Serumspiegelbestimmung (Tab. 14.18).

14.5.6 Sirolimus (Rapamycin)

Wirkmechanismus: Verhindert Bildung von Lymphokinen (kein Calcineurininhibitor!).
Indikation: Prophylaxe der Abstoßungsreaktion.
Kontraindikationen: Thrombopenie.
UAW: Thrombopenie, Hyperlipidämie, Anämie, Leukopenie.
Dosierung: 2 mg/die; Blutspiegelbestimmung.
Medikamenteninteraktionen: Ciclosporin, Rifampicin, Ketoconazol.

14.6 Einsatz von Zytostatika bei Nierenerkrankungen

Es gibt eine ganze Reihe zytostatischer Medikamente, die nephrotoxisch sind und/oder bei Niereninsuffizienz kumulieren. Dies ist besonders bei älteren Patienten mit überwiegend palliativer Zielsetzung von Bedeutung. Diese älteren Patienten haben oft eine eingeschränkte Nierenfunktion, obwohl das Serumkreatinin im Normbereich liegt. Gerade bei palliativer Therapie ist aber möglichst jede Schädigung durch therapeutische Maßnahmen zu vermeiden. Bei kurativer Zielsetzung kann die meist ohne-

Tab. 14.18 Medikamenteninteraktionen unter Tacrolimus

Erhöht Tacrolimusspiegel	Erniedrigt Tacrolimusspiegel
● Clarithromycin	● Carbamazepin
● Ciclosporin	● Rifampicin
● Diltiazem	● Rifabutin
● Erythromycin	● Phenobarbital
● Fluconazol	● Phenytoin
● Itraconazol	
● Ketoconazol	
● Methylprednisolon	
● Metoclopramid	
● Nicardipin	
● Verapamil	

hin hohe Toxizität der Therapie noch drastisch steigen, wenn man eine Niereninsuffizienz nicht beachtet. Somit ist die Kenntnis der Pharmakokinetik der einzelnen Substanzen wichtig. Eine gute Übersicht über Dosierungsrichtlinien bei eingeschränkter Nierenfunktion gibt es von Kintzel und Dorr (1995). Ondansetron (Zofran®) und Tropisetron (Navoban®) können normal dosiert werden.

Normale Dosierung: Chlorambucil (Leukeran®), Fluoruracil, Cytarabin (Alexan®) (Ausnahme: Hochdosistherapie), Busulfan (Myleran®), Docetaxel (Taxotere®), Irinotecan (Campto®), Mitoxantron (Novantron®), Paclitaxel (Taxol®), die Anthrazykline Daunorubicin (Daunoblastin®), Epirubicin (Farmorubicin®), Idarubicin (Zavedos®) sowie Vincristin, Vindesin (Eldisine®) und Vinblastin (Velbe®). Vinorelbine (Navelbine®): keine Dosisreduktion, jedoch ein Fall von erhöhter Toxizität bei einem Dialysepatienten. Anagrelide (Agrelin®) kann wahrscheinlich in unverminderter Menge gegeben werden: 75% der Substanz erscheinen im Urin, aber weniger als 1% unverändert. Untersuchungen bei Niereninsuffizienten liegen bisher nicht vor, es wird eine langsame Dosissteigerung mit 0,5 mg beginnend empfohlen. Bei Trastuzumab (Herceptin®) lassen die pharmakokinetischen Daten keinerlei Kumulation bei Niereninsuffizienz erwarten. Genaue Studien hierzu fehlen jedoch.

Dosisreduktion: Adriamycin (Adriblastin®) wird zu etwa 15% renal unverändert ausgeschieden, muss also bei Dialysepatienten gering reduziert werden. Azathioprin (Imurek®) wird rasch zu 6 Mercapto-Purin umgebaut. Obwohl eine wesentliche renale Elimination nicht nachgewiesen ist, wird dennoch die Gabe von 75% der Dosis bei eingeschränkter Nierenfunktion und von 50% bei einer GFR unter 10 ml/min empfohlen. Bleomycin wird zu 50–80% renal eliminiert, muss also stark reduziert werden (auf 50–30% der Dosis). Cyclophosphamid (Endoxan®) wird zu etwa 14% in aktiver Form renal ausgeschieden. Biologisch aktiv scheint jedoch nicht das

Cyclophosphamid selbst zu sein, sondern ein Aldehydderivat, Aldophosphamid. Im Tierexperiment kann durch Hämodialyse die Marksuppression des Cyclophosphamids aufgehoben werden. Somit ist der wirksame Anteil dialysabel. Praktisch handhaben wir es so: Die Dosis von Cyclophosphamid wird bei der ersten Gabe auf ca. 75% der Normdosis reduziert. 12 Stunden nach Beendigung der Infusion wird eine Dialyse zur Elimination des Cyclophosphamids und dessen Metaboliten durchgeführt. In Abhängigkeit von der dann beobachteten Marksuppression und der Wirkung auf die Grundkrankheit passen wir die Dosis bei der zweiten Gabe an. Methotrexat (MTX) kumuliert erheblich und muss mindestens um 50% reduziert werden, eine Hochdosischemotherapie ist kontraindiziert, zumal MTX auch nephrotoxisch sein kann. Über die Gabe von Cisplatin (Platinex®) bei Dialysepatienten liegen Einzelfallberichte vor. Es wird zu 90% renal eliminiert, ebenso wie Carboplatin (Carboplat®), und muss auf jeden Fall erheblich reduziert werden. Besteht ein kurativer Therapieansatz, können unter strenger Kontrolle der üblichen Parameter 20% der Normdosis zu Beginn verabreicht werden. Genaue Dosierungsanleitungen mit Hilfe komplizierter Formeln unter Berücksichtigung der Thrombozytenzahl und anderer Parameter finden sich bei Kintzel und Dorr (1995). Die Dosis von Oxaliplatin (Eloxatin®) muss bei schwerster Niereninsuffizienz wahrscheinlich reduziert werden, genaue Untersuchungen fehlen.

Etoposid (Vepesid®), Hydroxyurea (Litalir®), Ifosfamid (Holoxan®), Topotecan (Hycamtin®) sollen bei schwerer Niereninsuffizienz auf 75% der üblichen Dosis vermindert werden. Melphalan (Alkeran®) ebenfalls, jedoch erschien kürzlich eine Arbeit, die normale Dosierungen nahelegt, da die Wirkungen bei Niereninsuffizienten inklusive Dialysepatienten innerhalb der Schwankungsbreiten der Nierengesunden lagen. Fludarabin (Fludara®) fordert eine deutliche Dosisreduktion: bei leichter bis mittelschwerer

Niereninsuffizienz 50%, bei schwerer Niereninsuffizienz ist die Substanz kontraindiziert.

Nephrotoxizität: Gemcitabin (Gemzar®) erscheint zu weniger als 10% unverändert im Urin, bei der Hälfte der Patienten treten eine schwache Proteinurie und Hämaturie auf, wahrscheinlich infolge einer glomerulären Schädigung. In Einzelfällen sind Nierenversagen beschrieben, deswegen ist das Medikament bei höhergradiger Niereninsuffizienz kontraindiziert.

Carmustin kann dosisabhängig zu Nierenfunktionsstörungen führen.

Cladribin (2-CdA, Leustatin®) ist in hohen Dosen nephrotoxisch (0,3–0,5 mg/kg KG). Wahrscheinlich wird es renal ausgeschieden.

Cisplatin ist stark nephrotoxisch: Es schädigt die Niere am proximalen Tubulus, darüber hinaus wird auch die Magnesiumreabsorption gestört. Eine hinreichende Flüssigkeitszufuhr vor der Therapie und die Bestimmung der Kreatinin-Clearance sind obligat. Carboplatin scheint etwas weniger nephrotoxisch zu sein. Bei Oxaliplatin wird bei 3% der behandelten Patienten eine Verschlechterung der Nierenfunktion beobachtet.

Cyclophosphamid und Ifosfamid können zu einer hämorrhagischen Zystitis führen. Die Gabe von Mesna zur Verhinderung dieser Nebenwirkung ist obligat. Ifosfamid kann darüber hinaus ein Fanconi-Syndrom auslösen und zu Phosphatverlusten führen.

Pentostatin ist aufgrund seiner Nephrotoxizität schon bei leichter Nierenfunktionseinschränkung kontraindiziert.

14.7 Spezielle Aspekte bei Nierenerkrankungen im Alter

Die meisten älteren Patienten haben eine eingeschränkte Nierenfunktion, ohne dass das Serumkreatinin außerhalb des „Normbereichs" liegt.

> Der Kreatininwert im Serum ist nur unter Kenntnis von Alter, Gewicht und Geschlecht ein ungefähres Maß für die tatsächlich bestehende Nierenfunktion.

Genauere Angaben wie eine Cr-EDTA-Clearance stehen jedoch selten zur Verfügung. Eine gute Näherung bietet die Formel nach Cockcroft und Gault (s. S. 491).

Bei jedem Medikament muss überlegt werden, ob der erwartete Nutzen in einem angemessenen Verhältnis zur Lebenserwartung des Patienten liegt. So sollte z.B. die Blutdrucksenkung als Besserung der Langzeitprognose verhalten betrieben werden, wenn zu befürchten steht, dass der z.B. 80-jährigen Patientin schwindelig wird und sie hinfallen könnte. Oft sieht man in Dialysezentren Medikamentenpläne mit zehn Positionen. Auch wenn sich jede einzelne noch so gut begründen lässt: nimmt der Patient sie denn auch alle ein? Man sollte also die Tablettenmenge auf einige wirklich notwendige Substanzen beschränken. Die Einnahme dieser Medikamente muss dann aber auch sichergestellt werden. Hierzu bieten sich Dosierhilfen und maschinengeschriebene Einnahmevorschriften an. Die Größe der Schrift dieser Merkzettel muss dem Sehvermögen angepasst sein. Bestehen Zweifel, dass der Patient die verordneten Medikamente selbst richtig einnehmen kann, so ist mithilfe der Angehörigen, Sozialstation etc. die Gabe abzusprechen. Schließlich sollten Dosierungsangaben wie $\frac{1}{2}$ oder $\frac{1}{4}$ überprüft werden. Kann der Patient wirklich die Tablette teilen? Oder gelingt dies nur dem Pflegepersonal einer Station? Die Medikamente sollten möglichst selten dosiert werden. Einmal täglich hat eine Einnahmewahrscheinlichkeit von über 80%. Mit jeder weiteren Dosierung (zweimal, dreimal etc.) sinkt die Einnahmewahrscheinlichkeit drastisch. Wir setzen gerade auch bei älteren Patienten gerne Medikamente ein, die an der Dialyse verabreicht werden können, wie z.B. intravenöses Eisen. Damit haben wir die Gabe unter Kontrolle.

Kann der Patient die Tabletten auch wirklich schlucken? Kleinere Tabletten sind besser als größere. Manche Medikamente (Kaliumtabletten, Alendronat, Doxycyclin etc.) können Ulzera in der Speiseröhre verursachen, wenn sie nicht mit genügend Flüssigkeit genommen werden. Agiolax z.B. kann in der Speiseröhre liegen bleiben und dort quellen. Es muss dann mittels Gastroskop entfernt werden!

Bei vielen pflegebedürftigen Patienten ist die Zufuhr der notwendigen Flüssigkeit ein Problem. Das Durstgefühl lässt im Alter nach. Eine häufige Ursache eines Nierenversagens ist die Kombination: Sturz mit Fraktur, Einweisung ins Krankenhaus, dort Flüssigkeitszufuhr zu gering und zusätzliche Beeinträchtigung der Nierenfunktion durch nichtsteroidale Antiphlogistika.

Literatur

Aronoff et al. Drug Prescribing in Renal Failure. Dosing Guidelines for Adults. 4th ed. Philadelphia: American College of Physicians 1999.

Böhler J. Antibiotikatherapie bei Hämodialyse, Peritonealdialyse und kontinuierlicher Hämofiltration. In: Daschner F (Hrsg). Antibiotika am Krankenbett. Berlin, Heidelberg: Springer 1998; 211–29.

Burnham T et al. (eds). Drug Facts and Comparisons 2002. 56th ed. St. Louis: Facts and Comparisons 2002.

Höffler D, Zieschang M. Dialyse und Medikamente. In: Franz HE, Hörl W (Hrsg). Blutreinigungsverfahren. Stuttgart: Thieme 1997; 344–57.

Joy MS et al. A primer on continuous renal replacement therapy for critical ill patients. Ann Pharmacother 1998;. 32: 362–75.

Keller E. Einfluß der kontinuierlichen Nierenersatztherapie auf die Pharmakokinetik von Arzneimitteln. Dialyse-Journal 1995; 50: 39–45.

Kintzel PE, Dorr RT. Anticancer drug renal toxicity and elimination: dosing guidelines for altered renal function. Cancer Treat Rev 1995; 21: 33–64.

Kroh UF. Drug administration in critically ill patients with acute renal failure. New Horizons 1995; 3: 748–59.

Lam FYW et al. Principles of drug adminsitration in renal insufficiency. Clin Pharmacokinet 1997; 32: 30–57.

Rudy DW et al. Loop diuretics for chronic renal insufficiency: a continuous infusion is more efficacious than bolus therapy. Ann Intern Med 1991; 115: 360–6.

Sear JW. Drug handling in renal impairment. Curr Anaesthesia Crit Care 1992; 3: 133–9.

Seyffart G. Drug Dosage in Renal Insufficiency. Norwell: Kluwer Academic Publishers 1991.

Subach RA, Marx MA. Drug dosing in acute renal failure: the role of renal replacement therapy in altering drug pharmacokinetics. Adv Ren Replace Ther 1998; 5: 141–7.

Sachverzeichnis

(A) = Abbildung, (T) = Tabelle

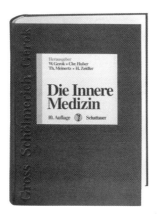

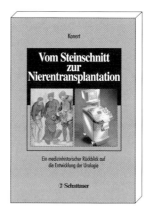

Gross/Schölmerich/Gerok
Die Innere Medizin
Herausgeber: W. Gerok, Chr. Huber,
Th. Meinertz, H. Zeidler

„Ich habe die ‚Innere Medizin' einem sechsmonatigen Praxistest unterzogen, alles andere aus der Nähe des Schreibtisches verbannt und erst bei Bedarf als zweite Wahl auf fachspezifischere Literatur zurückgegriffen.

Zusammengefasst: Fast sämtliche im Klinikalltag auftauchenden Fragen lassen sich mit diesem einen Buch lösen. Aufgrund der klaren Gliederung, der reichen Tabellenausstattung und der eindeutigen Bebilderung ist es möglich, sowohl orientierend als auch tiefergehend Informationen zu sammeln. Üblicherweise tauchen zumeist differentialdiagnostische Fragen auf, weiterhin Fragen nach Zusammenhängen mit anderen Krankheiten und dann grundsätzliche Therapierichtungen. Auf alles kann ‚Die Innere Medizin' eine Antwort geben. Deshalb ist sie im Klinikalltag als aktuelles Handbuch jederzeit einsetzbar."

Dr. med. Christoph Lanzendörfer, Oberarzt am St. Marien-Hospital Vechta.
In: Die Medizinische Welt 1/2 2001

„… ich halte Ihr Buch in der Tat für das beste Internistenlehrbuch, das in deutscher Sprache erhältlich ist."
Prof. Dr. med. W. F. Caspary, Frankfurt/Main

10., völlig neu bearbeitete und erweiterte Auflage 2000. 1600 Seiten,
1005 Abbildungen, davon 590 mehrfarbig und 184 vierfarbig,
700 Tabellen, 54 Synopsen, geb.
€ 101,–/CHF 157,– · ISBN 3-7945-1800-4

Konert
Vom Steinschnitt zur Nierentransplantation
Ein medizinhistorischer Rückblick auf
die Entwicklung der Urologie

Kaum ein anderes medizinisches Fachgebiet weist einen solch spannenden Entwicklungsbogen von der Antike bis zur Gegenwart auf wie die Urologie.

Dem Autor, selbst praktizierender Urologe, gelingt es in seinem Buch, die historische Entwicklung der Urologie detailliert und fesselnd zu beschreiben – von den teilweise erstaunlich fortschrittlichen Behandlungsversuchen in der ägyptischen Vorzeit und der Antike bis hin zu den heutigen diagnostischen und therapeutischen Möglichkeiten der Hightech-Medizin wie dem Einsatz von Lasern, Navigationssystemen oder der extrakorporalen Stoßwellenlithotripsie.

Mit einer lockeren und gut verständlichen Vermittlung interessanter medizinhistorischer „Highlights" wird das Werk gleichzeitig dem Anspruch an eine fundierte geschichtliche Darstellung gerecht.

Ziel des Autors ist dabei nicht nur, dem Leser die nicht immer geradlinig verlaufene Fachentwicklung aufzuzeigen, sondern auch falsche Vorstellungen und Angste bezüglich dieses facettenreichen Fachgebietes abzubauen.

2002. 229 Seiten, 51 teils farbige Abbildungen, kart.
€ 35,95/CHF 57,50,– · ISBN 3-7945-2139-0

http://www.schattauer.de

Irrtum und Preisänderungen vorbehalten